中国中医药年鉴（学术卷）（2011卷）

国家中医药管理局 主办
上海中医药大学 承办
《中国中医药年鉴》（学术卷）
编辑委员会 编审

上海浦江教育出版社
（原上海中医药大学出版社）
二〇一一年·上海

责任编辑 黄 健
封面设计 王 磊

图书在版编目(CIP)数据

中国中医药年鉴.2011卷.学术卷/《中国中医药年鉴.学术卷》编辑委员会编.—上海：上海浦江教育出版社有限公司.2011.12
ISBN 978-7-81121-199-3

Ⅰ.①中… Ⅱ.①中… Ⅲ.①中国医药学-2011-年鉴 Ⅳ.①R2-54

中国版本图书馆CIP数据核字(2011)第244483号

中国中医药年鉴(学术卷)(2011卷)
《中国中医药年鉴》(学术卷)编辑委员会 编审

上海浦江教育出版社(原上海中医药大学出版社)出版发行
(地址：上海市海港大道1500号图文信息中心楼5楼
中医药分社地址：上海蔡伦路1200号上海中医药大学内)
新华书店上海发行所经销 南京展望文化发展有限公司排版 上海图宇印刷有限公司印刷
开本 889mm×1194mm 1/16 印张 34 插页 36 字数 1053千字
版次 2011年12月第1版 印次 2011年12月第1次印刷

ISBN 978-7-81121-199-3 定价 280.00元(含光盘)
(本书如有印刷、装订问题，请寄回本社发行科或电话021-51322547联系)

Traditional Chinese Medicine Yearbook of China (Academic Volume)(2011)

Responsible Institution

State Administration of Traditional Chinese Medicine

Sponsor

Shanghai University of Traditional Chinese Medicine

Edited by

Editorial Office of Traditional Chinese Medicine Yearbook of China(Academic Volume)

Shanghai Pujiang Educationg Press

(Shanghai University of Traditional Chinese Medicine Press)

《中国中医药年鉴》(学术卷)编辑委员会

主 任 委 员	王国强
副主任委员	吴 刚　于文明　李大宁　马建中　王志勇　谢建群
顾　　　问	王永炎　石学敏　沈自尹　肖培根　陈可冀　陈凯先　胡之璧　强巴赤列
主　　　编	谢建群
常务副主编	王 炼　刘 平　张玉萍　华卫国
副 主 编	张如青　陶建生

委　　　员 （以姓氏笔画为序）

于文明　马建中　马绍尧　王 炼　王华章　王兴伊　王志勇
王克勤　王拥军　王国强　王树荣　王峥涛　王喜军　王道瑞
王新陆　仝小林　尼玛次仁　匡海学　朱锦善　华卫国　刘 平
孙光荣　严世芸　严隽陶　李大宁　李孝刚　吴 刚　吴勉华
邱若虹　沈远东　沈施德　张玉萍　张如青　张应文　陈 伟
陈红风　陈信义　陈珞珈　范昕建　林端宜　罗颂平　周登封
周文泉　郑玉玲　孟庆云　柳长华　哈木拉提·吾甫尔　俞桂新
袁久林　徐列明　徐志伟　徐皖生　高思华　陶建生　黄 健
黄龙祥　黄汉儒　曹洪欣　崔 蒙　梁繁荣　童 瑶　谢建群
蔡宝昌　熊大经

资深编委　马贵同　王锦鸿　韦贵康　刘祖贻　孙国杰　严永清　张丽英
　　　　　张学文　陈汉平　施 杞　章臣桂

副主任特邀编委　谢 恬
常务特邀编委　马 骥

特邀编委（以姓氏笔画为序）

乙 引　王之虹　车念聪　尹 平　吕玉波　吕志平　朱广旗　朱国胜
朱婉华　李大鹏　李玉新　李庆海　李荣亨　杨向东　肖涟波　何光远
宋柏林　张国清　张树峰　阿吉艾克拜尔·艾萨　陈建杰　庞 鹤
郑元林　钟 森　唐旭东　唐启盛　董大伦

编委办公室　主 任　王兴伊

《中国中医药年鉴》(学术卷)编辑部
　　　　　副主任　袁久林

学科编辑（以姓氏笔画为序）

方东行（肿瘤、骨伤科、推拿、气功）
孙晓燕（中药药剂、中药炮制、中药药理、方剂研究）
肖梅华（针灸、医史文献）
邱若虹（特载、专论、校院长论坛、中医基础理论、教学与科技
　　　　研究、记事、新订中医药规范原则等）
张玉萍（名医经验、内科、台港澳中医药）
张应文（传染科、五官科）
袁久林（儿科、外科）
徐丽莉（中药理论、中药资源、中药质量评价、中药化学）
鲍健欣（内科、国外中医药）
熊俊（妇科、护理、养生与保健、民族医药）
薛建维（获奖项目、出版新书目、学术期刊论文分类目录等）

前言

由国家中医药管理局主办、上海中医药大学承办的《中国中医药年鉴》是反映我国中医药事业和学术进展的资料工具书。自1983年卷创刊，已连续编撰出版了28卷。根据国家中医药管理局的决定，自2003年卷起，分行政和学术两卷出版。本书作为其学术卷，主要取材于原《中国中医药年鉴》中的学术进展部分，经栏目调整编纂而成，定名为《中国中医药年鉴》(学术卷)，由国家中医药管理局主办、上海中医药大学承办。

本书收录上一年度全国公开发行的中医药学术期刊和全国性学术会议中发表的优秀论文，经《中国中医药年鉴》(学术卷)编辑部学科编辑筛选论证，列出相关条目，由专业作者编写，学科编辑及主编初审、复审，《中国中医药年鉴》(学术卷)编委会审定后出版。

2011卷《中国中医药年鉴》(学术卷)由文字版(纸质)和光盘版两个部分组成。

文字版设有特载、专论、校院长论坛、学术进展、记事、索引等板块。其中对学术进展的选条，密切追踪各学科重大项目的连续性报道。如基础性研究条目突出反映在中医药理论指导下开展的各项实验研究，侧重理论与实践相结合；临床各科栏目，重点反映中医药对常见病、多发病、疑难疾病的治疗特色和用药经验。中医基础、中药及临床传染科、内科、外科、妇科等栏目引用国家"973"计划、"863"计划、国家自然基金、国家科技部、国家中医药管理局等资助项目的论文200余篇。2011卷《中国中医药年鉴》(学术卷)的目录采用中英文对照。

光盘版设有2010年中医药学术期刊论文目录索引、中医药专利、科研获奖项目、出版新书目、广告视听等栏目。其中中医药学术期刊论文目录索引约200余万字，具有多途径的检索功能，为读者查询上一年度的中医文献信息提供便利。

本着"一切有利于中医事业发展"和"一切便利读者"的思路，我们会尽力将反映中医药事业前进足迹的《中国中医药年鉴》(学术卷)编纂和出版工作做得更好，以期成为中医药工作者的挚友。

编　者
2011年7月

Preface

The Traditional Chinese Medicine Yearbook of China, sponsored by the State Administration of Traditional Chinese Medicine (SATCM), and compiled by the Shanghai University of Traditional Chinese Medicine (SUTCM), is the reference reflecting the academic advance of Traditional Chinese Medicine. Twenty-eight volumes have been consecutively published since its first publication in 1983. It has been published in two volumes annually since 2003, administration volume and academic volume. The content of the academic volume is adapted from the academic progress part in the former yearbook after adjusting some columns. The Traditional Chinese Medicine Yearbook of China (academic volume), is sponsored by SATCM, compiled by SUTCM.

Editors initially select articles published in TCM journals and presented in TCM congresses in the previous year and list relevant items. Professional authors detail each items. The Yearbook is finally published after proofreading by editors and editor-in-chief.

The Traditional Chinese Medicine Yearbook of China 2011 (academic volume) consists of paper version and CD-ROM.

The paper version includes special coverage and papers, university president forum, academic progress, news and events, and index. The academic progress focuses on and follows up key projects. The contents of theoretical researches largely reflect the experimental studies and their application in clinic practice in accordance with the TCM theories. The contents of clinic specialties emphasize the specific therapies and prescription experience in common difficult diseases. There are about 200 articles from the projects sponsored by "National 973 Plan", "National 863 Plan" National Natural Science Foundation of China, and SATCM being incited in the categories of Basic Theories of TCM, Chinese Materia Medica, Infectious Diseases, Internal Medicine, Surgery, and Gynecology. The catalog of the Yearbook is written in both Chinese and English.

The CD-ROM includes catalogindexes of articles from TCM journals 2010, TCM management, awarded research projects, newly published book list, etc. The catalog indexes of TCM articles contain 2,000,000 characters with multi-way retrieval function, providing easy access for readers to find the useful TCM literature of 2010.

For the benefit of the progress of TCM career and the readers, we will try our best in compiling and publishing the Traditional Chinese Medicine Yearbook of China (academic volume) in order to reflect the advance of TCM, we hope that the Yearbook would be the friends of the readers.

Editor

2011. 7

目 录

专 论

发展中医药 造福全人类
　——在第十二届中国科协年会上的讲话 …… 3
抓住机遇，科学谋划加快推进中医药信息化
建设步伐
　——在全国中医药信息化建设经验交流
　　会上的讲话 ……………………………… 8
万物毕罗 何足以行 …………………………… 15
用唯象理论促进中医现代化 …………………… 18
国际标准体系建设铺就中医药走向世界
之路 ……………………………………………… 22
中医学是弘扬中华优秀文化的重要载体 …… 24

校院长论坛

紧紧围绕科学发展 着力加强内涵建设
　——安徽中医学院"十一五"科学发展的
　　实践与体会 …………………………………… 29

学术进展

一、理论研究 …………………………………… 35
(一) 中医基础理论 ……………………………… 35
　概述 ……………………………………………… 35
　经络研究 ………………………………………… 36
　藏象理论研究 …………………………………… 37
　"肺与大肠相表里"理论研究 ………………… 37
　体质学说与疾病的相关性研究 ………………… 38
　营卫的实质与功能 ……………………………… 40
　证候动物模型制作方法研究 …………………… 40
　中医思维方法研究 ……………………………… 41
　[附] 参考文献 ………………………………… 43
(二) 中药理论 …………………………………… 46
　概述 ……………………………………………… 46
　中药性味归经理论的研究 ……………………… 47
　中药配伍理论的研究 …………………………… 48

　[附] 参考文献 ………………………………… 49
二、临床各科 …………………………………… 51
(一) 名医经验 …………………………………… 51
　邓铁涛 …………………………………………… 51
　何　任 …………………………………………… 52
　王绵之 …………………………………………… 54
　李振华 …………………………………………… 55
　任继学 …………………………………………… 57
　[附] 参考文献 ………………………………… 58
(二) 传染病 ……………………………………… 61
　概述 ……………………………………………… 61
　艾滋病的治疗与研究 …………………………… 63
　慢性重型肝炎的治疗与研究 …………………… 64
　急性黄疸型肝炎的治疗 ………………………… 65
　乙型病毒性肝炎辨治的思路研究 ……………… 65
　慢性丙型病毒性肝炎的治疗与研究 …………… 66
　肺结核的治疗及实验研究 ……………………… 67
　甲型 H1N1 流感的治疗及实验研究 …………… 67
　手足口病的治疗与研究 ………………………… 68
　[附] 参考文献 ………………………………… 69
(三) 肿瘤 ………………………………………… 73
　概述 ……………………………………………… 73
　肺癌的治疗及实验研究 ………………………… 74
　恶性胸腹水的治疗 ……………………………… 75
　胃癌的治疗与研究 ……………………………… 76
　宫颈癌的治疗及实验研究 ……………………… 77
　肿瘤多药耐药的应对研究 ……………………… 78
　[附] 参考文献 ………………………………… 80
(四) 内科 ………………………………………… 84
　概述 ……………………………………………… 84
　社区获得性肺炎的治疗及实验研究 …………… 87
　支气管哮喘的治疗及实验研究 ………………… 87
　慢性阻塞性肺疾病的临床与实验研究 ………… 88
　肺源性心脏病的中西医结合治疗与
　　研究 …………………………………………… 89
　高血压病的证型研究 …………………………… 90
　抗动脉粥样硬化的实验研究 …………………… 90
　病毒性心肌炎的治疗及实验研究 ……………… 91

心肌梗死的临床与实验研究 …………… 92
心力衰竭的治疗及实验研究 …………… 93
溃疡性结肠炎的治疗及实验研究 ……… 93
慢性萎缩性胃炎伴癌前病变的治疗 …… 94
肠易激综合征的治疗及实验研究 ……… 95
非酒精性脂肪肝的治疗及实验研究 …… 96
抗肝纤维化的实验研究 ………………… 97
肝损伤的实验研究 ……………………… 97
慢性肾衰竭的治疗及实验研究 ………… 98
IgA 肾病的治疗及实验研究 …………… 99
特发性血小板减少性紫癜的治疗及实验
　研究 …………………………………… 100
再生障碍性贫血的治疗及实验研究 …… 101
2 型糖尿病的证型研究 ………………… 102
2 型糖尿病血脂异常的治疗及实验研究
　………………………………………… 103
糖尿病肾病的治疗及实验研究 ………… 104
甲状腺肿大的治疗 ……………………… 104
代谢综合征的治疗及实验研究 ………… 105
缺血性中风的中西医结合治疗及实验
　研究 …………………………………… 105
脑卒中后抑郁的治疗 …………………… 106
帕金森病的临床与实验研究 …………… 107
类风湿关节炎的治疗与研究 …………… 107
失眠的治疗 ……………………………… 108
抑郁症的治疗 …………………………… 108
血管性痴呆的治疗及实验研究 ………… 109
慢性疲劳综合征的治疗 ………………… 110
［附］参考文献 ………………………… 110
（五）妇科 ……………………………… 120
概述 ……………………………………… 120
中医名家妇科临证经验 ………………… 122
内外合治法治疗痛经的研究 …………… 122
月经过少的治疗与研究 ………………… 123
崩漏的治疗 ……………………………… 124
继发性闭经的治疗 ……………………… 124
外阴阴道假丝酵母菌病的治疗 ………… 125
妊娠合并症的治疗及实验研究 ………… 125
输卵管阻塞性不孕的治疗及实验研究 … 126
免疫性不孕的治疗与研究 ……………… 127
宫颈病变的治疗及实验研究 …………… 128
子宫腺肌病的治疗与研究 ……………… 128
［附］参考文献 ………………………… 129
（六）儿科 ……………………………… 133

概述 ……………………………………… 133
川崎病的治疗 …………………………… 137
小儿上气道咳嗽综合征的治疗 ………… 137
小儿支气管哮喘缓解期的治疗 ………… 138
小儿病毒性心肌炎的治疗 ……………… 138
小儿厌食症的治疗 ……………………… 139
小儿病毒性肠炎的治疗及实验研究 …… 140
小儿功能性便秘的治疗 ………………… 141
小儿肾病综合征的治疗及实验研究 …… 141
小儿多发性抽动症的治疗及实验研究 … 143
［附］参考文献 ………………………… 144
（七）外科 ……………………………… 149
概述 ……………………………………… 149
皮肤溃疡的治疗及实验研究 …………… 152
湿疹的治疗及实验研究 ………………… 153
荨麻疹的治疗及实验研究 ……………… 154
银屑病的治疗及实验研究 ……………… 154
白癜风的治疗及实验研究 ……………… 156
痤疮的治疗 ……………………………… 157
干燥综合征的治疗及实验研究 ………… 157
白塞病的治疗 …………………………… 159
乳腺增生病的治疗及实验研究 ………… 159
混合痔术后并发症的治疗 ……………… 160
复杂性肛瘘的治疗 ……………………… 161
血管闭塞性脉管炎的治疗与研究 ……… 162
糖尿病足的治疗及实验研究 …………… 163
胆石症的治疗及实验研究 ……………… 164
急性胰腺炎的治疗及实验研究 ………… 165
慢性前列腺炎的治疗及实验研究 ……… 166
男性不育症的治疗及实验研究 ………… 167
［附］参考文献 ………………………… 168
（八）骨伤科 …………………………… 175
概述 ……………………………………… 175
桡骨远端骨折的治疗 …………………… 176
中药促进骨折愈合的实验研究 ………… 177
肩关节脱位的治疗 ……………………… 177
肩关节周围炎的治疗 …………………… 178
腰椎间盘突出症的治疗 ………………… 178
颈椎病的治疗与研究 …………………… 179
股骨头坏死的治疗 ……………………… 179
骨质疏松症的治疗与研究 ……………… 180
膝骨性关节炎的治疗与研究 …………… 181
［附］参考文献 ………………………… 181
（九）五官科 …………………………… 184

概述 …………………………………………… 184
视网膜静脉阻塞的治疗及实验研究 …… 186
糖尿病性视网膜病变的治疗及实验研究
　………………………………………… 187
玻璃体积血的治疗及实验研究 ………… 188
葡萄膜炎的治疗及实验研究 …………… 188
青光眼的治疗 …………………………… 189
干眼症的治疗及实验研究 ……………… 190
突发性耳聋的治疗 ……………………… 190
梅尼埃病的治疗与研究 ………………… 191
常年性变应性鼻炎的治疗 ……………… 192
慢性咽炎的治疗及实验研究 …………… 192
复发性口腔溃疡的治疗及实验研究 …… 193
[附] 参考文献 ………………………… 194
（十）针灸 …………………………………… 199
概述 …………………………………… 199
针灸对免疫功能的影响 ………………… 202
支气管哮喘的针灸治疗及实验研究 …… 203
穴位疗法治疗慢性阻塞性肺病 ………… 205
心律失常的针灸治疗及实验研究 ……… 206
高血压的针灸治疗及实验研究 ………… 206
肠易激综合征的针灸治疗及实验研究 … 207
糖尿病胃轻瘫的针灸治疗及实验研究 … 207
针灸治疗抑郁症 ………………………… 208
针灸治疗慢性盆腔炎 …………………… 209
针灸治疗小儿脑瘫 ……………………… 210
穴位疗法治疗荨麻疹 …………………… 210
针灸对腹部术后胃肠功能影响的研究 … 211
神经根型颈椎病的针灸治疗及实验研究
　………………………………………… 212
肩周炎的针灸治疗及实验研究 ………… 213
针灸戒毒的实验研究 …………………… 214
针灸抗衰老的实验研究 ………………… 215
刺络放血的文献研究 …………………… 216
灸法的文献研究 ………………………… 217
[附] 参考文献 ………………………… 217
（十一）推拿 ………………………………… 223
概述 …………………………………… 223
推拿治疗失眠 …………………………… 225
推拿治疗颈源性头痛 …………………… 226
推拿治疗功能性消化不良 ……………… 226
推拿治疗更年期综合征 ………………… 227
推拿治疗髌骨软化症 …………………… 227
[附] 参考文献 ………………………… 228

（十二）气功 ………………………………… 231
概述 …………………………………… 231
健身气功的应用 ………………………… 231
气功机理及应用研究 …………………… 232
易筋经文献与理论研究 ………………… 232
[附] 参考文献 ………………………… 233
（十三）护理 ………………………………… 235
概述 …………………………………… 235
中风的辨证施护 ………………………… 236
糖尿病足的护理 ………………………… 236
[附] 参考文献 ………………………… 237
三、中药 ……………………………………… 239
（一）中药资源 ……………………………… 239
概述 …………………………………… 239
石斛属植物的组织培养研究 …………… 242
中药有效成分动态累积规律的研究 …… 243
不同产地中药有效成分的研究 ………… 246
分子鉴别技术在药用植物分类及物种
　鉴别中的应用 ………………………… 249
[附] 参考文献 ………………………… 250
（二）中药质量评价 ………………………… 256
概述 …………………………………… 256
中药的品种考证 ………………………… 258
中药材质量标准研究 …………………… 260
中药DNA条形码的研究 ………………… 262
中药中的微量元素研究 ………………… 264
高效毛细管电泳技术用于中药材质量
　控制的研究 …………………………… 266
近红外技术用于中药材质量控制的研究
　………………………………………… 267
指纹图谱技术用于中药复方质量控制的
　研究 …………………………………… 268
[附] 参考文献 ………………………… 270
（三）中药化学 ……………………………… 274
概述 …………………………………… 274
300种中草药中的新成分研究 …………… 275
103种中药中挥发油成分的研究 ………… 313
中药单体提取工艺条件的优选 ………… 324
[附] 参考文献 ………………………… 326
（四）中药药剂 ……………………………… 342
概述 …………………………………… 342
中药提取液的澄清工艺研究 …………… 352
中药自微乳制剂的研究 ………………… 353
[附] 参考文献 ………………………… 355

(五) 中药炮制 …………………… 360
　　　概述 ………………………………… 360
　　　21 种中药炮制工艺与炮制品质量控制的
　　　　研究 ……………………………… 364
　　　27 种中药炮制前后化学成分的比较 …… 366
　　　17 种中药炮制前后药理作用的比较 …… 368
　　　[附] 参考文献 ……………………… 371
　　(六) 中药药理 …………………… 377
　　　概述 ………………………………… 377
　　　药对黄连-吴茱萸的药效作用研究 …… 382
　　　多酚类化合物的药理活性和提取分离
　　　　方法研究 ………………………… 383
　　　中药的抗肿瘤作用研究 ………………… 384
　　　中药防治慢性阻塞性肺疾病的实验研究
　　　　…………………………………… 385
　　　中药调节内皮细胞分泌功能的实验研究
　　　　…………………………………… 386
　　　中药治疗早期糖尿病肾病的实验研究 …… 388
　　　[附] 参考文献 ……………………… 389
　　(七) 方剂研究 …………………… 398
　　　概述 ………………………………… 398
　　　方证相关的理论研究 ………………… 399
　　　关联规则在中药复方配伍研究中的应用
　　　　…………………………………… 400
　　　葛根汤的临床研究 …………………… 401
　　　小柴胡汤的临床与实验研究 …………… 402
　　　补中益气汤的临床与实验研究 ………… 403
　　　活血化瘀方的临床与实验研究 ………… 404
　　　中药复方调节束缚应激作用机制的研究
　　　　…………………………………… 406
　　　[附] 参考文献 ……………………… 407

四、养生保健 ………………………… 411
　　概述 …………………………………… 411
　　古代名家及古籍养生思想研究 ………… 412
　　亚健康的调理 ………………………… 413
　　延缓衰老方药的实验研究 ……………… 413
　　[附] 参考文献 ………………………… 414

五、医史文献 ………………………… 417
　　(一) 古籍文献 …………………… 417
　　　概述 ………………………………… 417
　　　古籍版本考证 ………………………… 418
　　　文字训诂研究 ………………………… 418
　　　[附] 参考文献 ……………………… 419
　　(二) 医家学派 …………………… 421

　　　概述 ………………………………… 421
　　　《伤寒论》的针灸学研究 ……………… 422
　　　仲景方用药剂量研究 ………………… 422
　　　温病学学派发展的研究 ……………… 423
　　　新安医学研究 ………………………… 424
　　　岭南中医药文献研究 ………………… 425
　　　傅青主学术思想研究 ………………… 425
　　　张锡纯用药特色研究 ………………… 426
　　　《陈素庵妇科补解》之女科证治 ……… 427
　　　曹炳章对中医药的贡献 ……………… 427
　　　《医学正旨择要》的研究 ……………… 428
　　　[附] 参考文献 ……………………… 428
　　(三) 医史文化 …………………… 432
　　　概述 ………………………………… 432
　　　宋代医学制度研究 …………………… 435
　　　佛教对中医药学影响的研究 …………… 436
　　　[附] 参考文献 ……………………… 436

六、民族医药 ………………………… 439
　　概述 …………………………………… 439
　　藏医理论研究 ………………………… 441
　　藏医等民族医药的诊法研究 …………… 441
　　蒙医等民族医药治疗肝损伤的实验研究
　　　…………………………………… 442
　　蒙医等民族医药治疗胃部疾病的临床及
　　　实验研究 ………………………… 443
　　蒙医治疗关节炎的临床研究 …………… 443
　　壮医药线点灸的临床研究 ……………… 444
　　维医等民族医药降血脂作用的研究 …… 444
　　瑶医特色庞桶药浴疗法 ……………… 445
　　[附] 参考文献 ………………………… 445

七、港澳台中医药 …………………… 449
　　香港中医药 …………………………… 449
　　台湾中医药 …………………………… 451
　　[附] 参考文献 ………………………… 455

八、国外中医药 ……………………… 459
　　国外中医药相关法规、教育和就业简况
　　　…………………………………… 459
　　国外对针灸的应用与研究 …………… 459
　　国外对气功的研究 …………………… 460
　　[附] 参考文献 ………………………… 461

九、教学与科技研究 ………………… 463
　　(一) 教学研究 …………………… 463
　　　案例式教学法的应用 ………………… 463
　　　PBL 教学法的应用 ………………… 464

《方剂学》教学方法研究……………… 466
[附] 参考文献 ……………………… 467
(二) 科技研究 …………………… 470
国家重大中医理论基础研究资源状况
　分析 ……………………………… 470
国家科技支撑计划中医药项目组织管理
　模式探索与创新 ………………… 471
中医临床研究方案优化及质量控制 …… 472
科研思路与方法研究 ………………… 474
[附] 参考文献 ……………………… 475

记　事

一、学术会议 ……………………………… 479
　第三届"治未病"高峰论坛 ……………… 479
　中医药标准化国际研讨会 ……………… 479
　日中中医诊断学研究学术研讨会 ……… 479
　中医临床疗效评价的关键科技问题——
　　香山科学会议第368次学术讨论会 …… 479
　转化医学与清热解毒类中药的基础及
　　临床再深入研究研讨会 ……………… 479
　首届全国中医药信息化经验交流会 …… 479
　中华中医药学会骨伤分会换届暨学术
　　研讨会 ………………………………… 479
　第三届药用植物化学与中药新药研发
　　会议 …………………………………… 480
　中华中医药学会内科分会第十四次肝胆
　　病学术会议 …………………………… 480
　2010年卷《中国中医药年鉴》（学术卷）
　　编委会议暨审稿会 …………………… 480
　中华中医药学会外科分会换届会议 …… 480
　中华中医药学会脑病分会第二届学术
　　研讨会 ………………………………… 480
　全国医史文献学科建设研讨会 ………… 480
　第四届国际中医心理学与系统生物信息
　　学术研讨会 …………………………… 480
　第四届国学国医岳麓论坛 ……………… 480
　全国中医五运六气高级培训班暨疫病
　　预测多学科研讨会 …………………… 480
　中华中医药学会民间传统诊疗技术与
　　验方整理研究分会第三次主委工作
　　会议 …………………………………… 481
　中华中医药学会疼痛学分会成立大会
　　……………………………………… 481
　世界中医药学会联合会肿瘤专业委员会
　　换届会议暨第三届中医肿瘤国际学术
　　大会 …………………………………… 481
　中华中医药学会对外交流与合作分会
　　成立大会暨中医药国际交流合作学术
　　研讨会 ………………………………… 481
　全国经方论坛暨经方应用高级研修班 …… 481
　中药分析专业委员会成立大会暨中药
　　分析专业委员会第一届学术年会 …… 481
　2010年肛肠外科世博高峰论坛 ………… 481
　中医药基础研究发展战略——香山科学
　　会议第379次学术讨论会 …………… 481
　中华中医药学会第三届中医方证基础
　　研究与临床应用学术研讨会 ………… 482
　中华中医药学会第八届中医体质研讨会
　　……………………………………… 482
　中华中医药学会第十九届全国医古文学术
　　研讨会 ………………………………… 482
　世界中医药学会联合会第四届肾病国际
　　学术大会 ……………………………… 482
　第十一次中医诊断学术年会 …………… 482
　第十届全国中药鉴定学术研讨会 ……… 482
　世界中医药学会联合会消化病专业委员会
　　成立大会暨首届消化病国际学术大会
　　……………………………………… 482
　全国中医内科肺系病第十四次学术研讨会
　　……………………………………… 482
　全国中药、天然药物研究与发展研讨会 …… 483
　中华中医药学会脾胃病分会第二十二届
　　全国脾胃病学术交流会暨"2010年度
　　胃肠病中医诊疗新进展学习班" …… 483
　世界中医药学会联合会风湿病专业委员会
　　成立大会暨第四届国际中医风湿病学术
　　会议 …………………………………… 483
　第五届中医药发展论坛暨中医药走向
　　世界峰会 ……………………………… 483
　第三届(23次)中华中医药学会肾病分会
　　学术交流大会 ………………………… 483
　中华中医药学会风湿病分会第三届换届
　　改选会议、2010年学术研讨会暨第四届
　　国际中医风湿病学术会议 …………… 483
　2010年全国中成药学术研讨会 ………… 483
　中华中医药学会中药实验药理分会
　　2010年学术年会 ……………………… 483

全国第十一次中医药新技术新成果新经验
　　学术会议 …………………………… 484
世界中医药学会联合会第三届中医、
　　中西医结合老年医学会学术大会 …… 484
中华中医药学会神志病分会全国第二次
　　学术年会 …………………………… 484
第十四届中韩中医药学术研讨会暨第九届
　　四象体质医学会夏季学术研讨会 …… 484
国际中医药发展高峰论坛(2010·澳洲)
　　暨首届世界中联中青年专家论坛 …… 484
第十次全国中医妇科学术大会 ………… 484
第九届海峡两岸中医药学术交流会 …… 484
第十六次全国中医耳鼻咽喉科学术会议
　　……………………………………… 484
第六届国际络病学大会 ………………… 485
首届国家中医药发展论坛(珠江论坛) … 485
全国第十三届中医药文化学术研讨会暨
　　《黄帝内经研究集成》首发式 ……… 485
2010年中华中医药学会皮肤性病分会
　　第七次学术年会暨全国中医中西医
　　结合皮肤病诊疗新进展高级研修班 … 485
第二届中日韩传统医药大会暨第七届中
　　俄生物医药论坛 …………………… 485
世界中医药学会联合会心血管病专业
　　委员会第一届理事会换届会议暨
　　第四届学术大会 …………………… 485
中华中医药学会心病分会全国第十二次
　　学术年会暨中华中医药学会心病分会
　　换届选举工作会议 ………………… 485
第八次全国中医护理学术交流暨第二届
　　全国中医护理先进集体表彰大会 …… 485
中国科协第45期新观点新学说学术沙龙
　　……………………………………… 486
方药量效关系——香山科学会议第382次
　　学术讨论会 ………………………… 486
第二届全球传统医学大学联盟会议 …… 486
2010年全国中西医结合肿瘤学科建设
　　暨学术交流大会 …………………… 486
世界中医药学会联合会艾滋病专业委员会
　　成立大会暨国际中医药防治艾滋病大会
　　……………………………………… 486
中华中医药学会感染病分会第十次全国
　　中医药防治感染病学术交流大会 …… 486
世界中医药学会联合会针刀专业委员会
　　换届会议暨北京汉章针刀医学研究院
　　第三届国际针刀医学学术交流大会 … 486
世界中医药学会联合会中医特色诊疗
　　研究专业委员会第三届学术年会 …… 487
中华中医药学会翻译分会第四届学术
　　研讨会 ……………………………… 487
第十一次全国中西医结合防治呼吸系统
　　疾病学术研讨会 …………………… 487
世界中医药学会联合会糖尿病专业委员会
　　第七届世界糖尿病学术大会 ……… 487
中医药在重大公共卫生事件中的地位和
　　作用论坛——第十二届中国科协年会
　　22分会场 ………………………… 487
2010年全国第二届中医膏方高峰论坛 … 487
世界针联2010年美国国际针灸学术
　　研讨会 ……………………………… 487
全国第五次中医药科普高层论坛暨全国
　　中医药科学普及先进个人表彰大会 … 487
2010年国际中医药发展论坛暨中医药
　　国际联盟成立大会 ………………… 487
中华中医药学会肛肠分会成立30周年
　　纪念大会暨2010年中医肛肠学术
　　交流会 ……………………………… 488
第三届中医药现代化国际科技大会 …… 488
世界中医药学会联合会儿科专业委员会
　　第二届世界中医儿科学术交流会 …… 488
全国中医标准化技术委员会、中华中医药
　　学会中医标准化项目终审会 ……… 488
中国医学气功学会2010年学术年会 … 488
第四批全国老中医药专家学术经验继承
　　工作经验交流会 …………………… 488
全国方药量效关系与合理应用研讨会暨
　　"973"计划"以量效关系为主的经典
　　名方相关基础研究"启动会 ……… 488
首届黄河心血管病防治论坛 …………… 489
全国院内制剂名方、验方的开发应用及
　　申报路径高峰论坛 ………………… 489

二、中外交流 …………………………… 490

澳大利亚中药行业联合会成立 ………… 490
中医讲座首次走进欧洲议会 …………… 490
第十三届日中友好中国研修之旅 ……… 490
于文明会见阿尔巴尼亚卫生部长 ……… 490
王国强会见西班牙欧洲中医基金会
　　代表团 ……………………………… 490

王国强会见世界中医药学会联合会
　　副主席梅万方代表团 …………… 490
于文明会见德国魁茨汀中医院代表团
　　………………………………… 490
王国强会见法国参议员盖雷 ……… 490
中医药发展暨中药在欧洲注册国际论坛
　　………………………………… 490
王国强率中医药代表团访问美国、加拿大
　　………………………………… 491
第二次世界卫生组织传统医药服务运行与
　　监测研讨会 ……………………… 491
王国强会见马其顿卫生部长布亚尔·
　　奥斯马尼 ………………………… 491
于文明会见法国"传统之未来"基金会
　　秘书长皮埃尔·诺埃勒 ………… 491
中国-东盟中医优势与传统医学发展研讨会
　　………………………………… 491
王国强会见捷克上议院副议长米兰·
　　施德奇 …………………………… 491
中国与加纳政府签署《关于合作发展
　　中医药协议》 …………………… 491
马建中率团访问印度尼西亚、泰国 …… 492
第八届中新中医药合作协调会 ……… 492

三、动态消息 …………………………… 493
　　贾振华荣获中国青年科技奖 ……… 493
　　香港卫生署林秉恩署长率团访问国家
　　　中医药管理局 …………………… 493
　　国家中医药管理局启动中医药古籍整理
　　　研究 …………………………… 493
　　国际标准化组织(ISO)确定中医药技术
　　　委员会秘书处落户中国上海并召开
　　　第一次会议 …………………… 493
　　首次全国中医基本现状调查完成 … 493
　　四部委印发《全国民族医药近期重点
　　　工作实施方案》,加大对民族医药的
　　　扶持力度 ……………………… 493
　　发展现代中药被列为国家发展战略性
　　　新兴产业生物医药部分重点之一 … 493
　　20家全国中医医院信息化示范单位确定
　　　………………………………… 493
　　国家重点基础研究发展计划中医理论
　　　专项2010年申报工作说明视频会议
　　　在京召开 ………………………… 493
　　中医药防治传染病重点研究室建设单位
　　　确定 …………………………… 494
　　2010年度高等学校科学研究优秀成果奖
　　　(科学技术)颁布 ………………… 494
　　《本草纲目》、《黄帝内经》入选《世界记忆
　　　亚太地区名录》 ………………… 494
　　《中医杂志》英文版被列为SCI-E来源
　　　期刊 …………………………… 494
　　香港赛马会中药研究院许少珍率团访问
　　　国家中医药管理局 ……………… 494
　　香港注册中医学会组团访京 ……… 494
　　中医界19位全国劳动模范与先进工作者
　　　获国家表彰 …………………… 494
　　香港注册中医学会慈善基金启动典礼暨
　　　中医药保健嘉年华 ……………… 494
　　"973"计划中医理论专项项目初评会议
　　　在京召开 ……………………… 494
　　中华中医药学会科普工作座谈会暨首席
　　　健康科普专家颁发证书仪式在京举行
　　　………………………………… 494
　　第三批国家级非遗名录推荐项目名单
　　　公示 …………………………… 495
　　海峡两岸中医药发展与合作研讨会
　　　在厦门举行 …………………… 495
　　习近平出席皇家墨尔本理工大学中医
　　　孔子学院授牌仪式 ……………… 495
　　香港博爱医院代表团访问国家中医药
　　　管理局 ………………………… 495
　　首届中医药博士优秀论文评选揭晓 …… 495
　　国家中医药管理局中医药古籍保护与
　　　利用能力建设项目在青岛启动 … 495
　　国家启动民族医药文献整理及适宜技术
　　　推广项目 ……………………… 495
　　现代中药国际化产学研联盟正式启动
　　　………………………………… 496
　　中医药参与玉树、舟曲重大自然灾害
　　　防病救治,并获表彰 …………… 496
　　中医中药中国行活动再启程,重点转向
　　　"进乡村、进社区、进家庭" ……… 496
　　港、澳中医药业联商会率团访问国家
　　　中医药管理局 ………………… 496
　　中药新药已占中药批准品种总数的78%
　　　………………………………… 496
　　第二届中医诊疗设备论坛在沈阳召开
　　　………………………………… 496

香港中药业协会率团访问国家中医药
　　管理局 …………………………… 496
第七届中国医师奖颁奖大会在京举行，
　　7名中医中西医结合医师获殊荣 …… 496
国家中医药管理局为181位名老中医
　　建传承工作室 ……………………… 496
中医药申报人类非物质文化遗产代表
　　作名录取得突破 …………………… 496
中医药防治肝病临床研究联盟成立 …… 497
中国已制定23项针灸国家标准 ………… 497
299项中医标准获验收并原则通过 …… 497
首批42家中医药标准研究推广基地被
　　确定 ………………………………… 497
中国中医科学院中医药文化中心成立 …… 497
海峡两岸签署医药卫生合作协议 ……… 497
中医学本科专业完成认证试点工作 …… 497
中医药系统十一人获全国优秀科技工作者
　　称号 ………………………………… 497
中华中医药学会介入心脏病学专家委员会
　　成立 ………………………………… 497
中国针灸学会成立科普工作委员会 …… 497

索 引

《中国中医药年鉴》(学术卷)(2011卷)
　　主题词索引 ………………………… 501

附：《中国中医药年鉴》(学术卷)(2011卷)光盘目录

一、2010年新订中医药规范、原则、标准
二、2010年新审批中医药专利
三、2010年中医药科研获奖项目
四、2010年中医药出版新书目
五、2010年中医药期刊一览表
六、2010年中医药学术期刊论文分类目录

Contents

Special Papers

Developing Traditional Chinese Medicine and Serving Human Being — Speech in Twelfth Annual Congress of China Association for Science and Technology 3

Seize Opportunity to Accelerate TCM Information Development Based on Scientific Planning — Speech in National Conference on Information Technology for TCM 8

Choices in Future Development of TCM Considering its Complexity and Inclusiveness 15

Application of Phenomenological Theory to Accelerate Development of Traditional Chinese Medicine 18

International Standard Systems Pave Way to Globalization of Traditional Chinese Medicine 22

Traditional Chinese Medicine is an Important Carrier for Promoting Chinese Fine Culture 24

University President Forum

Focus on Scientific Development and Reinforce in Academic Progress — Thoughts on Carrying out Scientific Development in Eleventh Five-Year Plan of An Hui College of Traditional Chinese Medicine 29

Academic Progress

1. **Theoretical Research** 35
   1.1 Basic Theories of TCM 35
   Overview 35
   Research on Theories of Meridians and Collaterals 36
   Research on Theories of Visceral Manifestation 37
   Research on Theory of Interior-Exterior Relation between Lung and Large Intestine 37
   Research on Correlation between Constitution and Diseases 38
   Research on Substance Base and Function of Defense Qi and Nutrient Qi 40
   Research on Methods of Building Animal Models for Patterns 40
   Research on Mode of Thinking in TCM 41
   [Appendix] References 43
   1.2 Theories of Chinese Materia Medica 46
   Overview 46
   Research on Theories of Herbal Meridian Tropism 47
   Research on Theories of Herbal Combination 48
   [Appendix] References 49

2. **Clinical Specialties** 51
   2.1 Experience of Famous Physicians 51
   DENG Tietao 51
   HE Ren 52
   WANG Mianzhi 54
   LI Zhenhua 55
   REN Jixue 57
   [Appendix] References 58
   2.2 Infectious Diseases 61
   Overview 61
   Treatment and Research on AIDs 63
   Treatment and Research on Chronic

Severe Hepatitis ················· 64
Treatment of Acute Icteric Hepatitis
  ··· 65
Research on Approaches of Pattern
  Identification and Treatment for
  Hepatitis B ································ 65
Treatment and Research on Chronic
  Hepatitis C ································ 66
Treatment and Experimental Study of
  Pulmonary Tuberculosis ················ 67
Treatment and Experimental Study of
  H1N1 Influenza A ······················· 67
Treatment and Research on Hand, Foot
  and Mouth Disease (HFMD) ·········· 68
[Appendix] References ····················· 69
2.3 Oncology ································· 73
Overview ······································· 73
Treatment and Experimental Study of
  Lung Cancer ······························· 74
Treatment of Malignant Pleuroperitoneal
  Effusion ····································· 75
Treatment and Research on Stomach
  Cancer ······································· 76
Treatment and Study of Cervical
  Carcinoma ·································· 77
Study of Multidrug Resistance (MDR) of
  Tumor ·· 78
[Appendix] References ····················· 80
2.4 Internal Medicine ······················ 84
Overview ······································· 84
Treatment and Research on Community
  Acquired Pneumonia ······················ 87
Treatment and Experimental Study of
  Bronchial Asthma ························· 87
Treatment and Experimental Study of
  Chronic Obstructive Pulmonary
  Diseases ····································· 88
Research on Treatment of Cor Pulmonale
  by Integrated Medicines ················· 89
Research on Patterns of Hypertension
  ··· 90
Experimental Study of Atherosclerosis
  ··· 90
Treatment and Experimental Study of

Viral Myocarditis ························· 91
Clinical and Experimental Studies of
  Cardiac Infarction ························ 92
Treatment and Experimental Study of
  Cardiac Failure ··························· 93
Treatment and Research on Ulcerative
  Colitis ······································· 93
Treatment and Research on Chronic
  Atrophic Gastritis Accompanied
  with Precancerous Lesions ············· 94
Treatment and Experimental Study of
  Irritable Bowel Syndrome ·············· 95
Treatment and Experimental Study of
  Non-Alcoholic Fatty Liver ············· 96
Experimental Study of Anti-Hepatic
  Fibrosis ····································· 97
Experimental Study of Hepatic Injury
  ··· 97
Treatment and Experimental Study of
  Chronic Renal Failure ··················· 98
Treatment and Experimental Study of
  IgA Nephropathy ·························· 99
Treatment and Experimental Study of
  Idiopathic Thrombocytopenic Purpura
  (ITP) ······································· 100
Treatment and Experimental Study of
  Aplastic Anemia ························· 101
Research on Patterns of Type II Diabetes
  ·· 102
Treatment and Experimental Study of
  Blood Lipid Abnormality in Type
  II Diabetes ································ 103
Treatment and Experimental Study of
  Diabetic Nephropathy ·················· 104
Treatment of Goiter ······················ 104
Treatment and Experimental Study of
  Metabolic Syndrome ···················· 105
Treatment and Experimental Study of
  Ischemic Stroke by Integrated
  Medicines ································· 105
Treatment of Depression after Apoplexy
  ·· 106
Treatment and Experimental Study of
  Parkinson's Disease ···················· 107

Treatment and Research on Rheumatoid Arthritis ········· 107	Children ············· 138
Treatment of Insomnia ············· 108	Treatment of Anorexia in Children ······ 139
Treatment of Depression ············· 108	Treatment and Experimental Study of Viral Enteritis in Children ········ 140
Treatment and Experimental Study of Vascular Dementia ············· 109	Treatment of Functional Constipation in Children ············· 141
Treatment of Chronic Fatigue Syndrome ············· 110	Treatment and Experimental Study of Nephrotic Syndrome in Children ············· 141
[Appendix] References ············· 110	
2.5 Gynecology ············· 120	Treatment and Experimental Study of Multiple Tics in Children ············· 143
Overview ············· 120	
Clinical Experience of Well-Known TCM Gynecologists ············· 122	[Appendix] References ············· 144
	2.7 Surgery ············· 149
Research on Internal and External Treatment of Dysmenorrhea ············· 122	Overview ············· 149
	Treatment and Experimental Study of Skin Ulceration ············· 152
Treatment and Research on Oligomenorrhea ············· 123	Treatment and Experimental Study of Eczema ············· 153
Treatment of Flooding and Spotting of Menstruation ············· 124	Treatment and Experimental Study of Urticaria ············· 154
Treatment of Secondary Amenorrhea ············· 124	Treatment and Experimental Study of Psoriasis ············· 154
Treatment of Vulvovaginal Candidiasis ············· 125	Treatment and Experimental Study of Vitiligo ············· 156
Treatment and Experimental Study of Complication of Pregnancy ········· 125	Treatment of Acne ············· 157
	Treatment and Experimental Study of Dry Syndrome ············· 157
Treatment and Experimental Study of Infertility due to Salpingemphraxis ············· 126	Treatment of Behcet's Disease ············· 159
	Treatment and Experimental Study of Cyclomastopathy ············· 159
Treatment and Research on Immune Infertility ············· 127	Treatment of Complication after Operation on Combined Hemorrhoids ········· 160
Treatment and Research on Cervical Diseases ············· 128	Treatment of Complex Anal Fistula ············· 161
Treatment and Research on Endometrioma ············· 128	Treatment and Research on Thromboangitis Obliterans ········· 162
[Appendix] References ············· 129	
2.6 Pediatrics ············· 133	Treatment and Experimental Study of Diabetic Foot ············· 163
Overview ············· 133	
Treatment of Kawasaki Disease ········· 137	Treatment and Experimental Study of Cholelithiasis ············· 164
Treatment of Upper Respiratory Tract Coughing Syndrome in Children ············· 137	Treatment and Experimental Study of Severe Acute Pancreatitis ············· 165
Treatment of Bronchial Asthma in Alleviated Period in Children ······ 138	Treatment and Experimental Study of Chronic Prostatitis ············· 166
Treatment of Viral Myocarditis in	

Treatment and Experimental Study of
　　Male Sterility ………………… 167
[Appendix] References …………… 168
2.8　Orthopedics and Traumatology
　　………………………………… 175
Overview ………………………… 175
Treatment of Fracture of Distal End of
　　Radius ………………………… 176
Experimental Study of Herbs in
　　Improving Fracture Healing ……… 177
Treatment of Dislocation of Shoulder
　　Joint …………………………… 177
Treatment of Periarthritis
　　Humeroscapularis ……………… 178
Treatment of Prolapse of Lumbar
　　Intervertebral Disc …………… 178
Treatment and Research on Cervical
　　Spondylosis …………………… 179
Treatment of Necrosis of Head of Femur
　　………………………………… 179
Treatment and Research on Osteoporosis
　　………………………………… 180
Treatment and Research on Osteoarthritis
　　of Knees ……………………… 181
[Appendix] References …………… 181
2.9　Ophthalmology and
Otorhinolaryngology ……………… 184
Overview ………………………… 184
Treatment and Experimental Study of
　　Retinal Vein Obstruction ……… 186
Treatment and Experimental Study of
　　Diabetic Retinopathy ………… 187
Treatment and Experimental Study of
　　Vitreous Hemorrhage ………… 188
Treatment and Experimental Study of
　　Uveitis ………………………… 188
Treatment of Glaucoma ………… 189
Treatment and Experimental Study of
　　Dry Eye Syndrome …………… 190
Treatment of Sudden Deafness ……… 190
Treatment and Research on Meniere's
　　Syndrome ……………………… 191
Treatment of Allergic Rhinitis ……… 192
Treatment and Experimental Study of
　　Chronic Pharyngitis …………… 192
Treatment and Experimental Study of
　　Recurrent Mouth Ulceration …… 193
[Appendix] References …………… 194
2.10　Acupuncture and Moxibustion
　　………………………………… 199
Overview ………………………… 199
Influence of Acupuncture on Immune
　　Function ……………………… 202
Treatment and Experimental Study of
　　Bronchial Asthma by Acupuncture
　　………………………………… 203
Point Therapies for Chronic Obstructive
　　Pulmonary Diseases …………… 205
Treatment and Experimental Study of
　　Arrhythmia by Acupuncture …… 206
Treatment and Experimental Study of
　　Hypertension by Acupuncture …… 206
Treatment and Experimental Study of
　　Irritable Bowel Syndrome by
Acupuncture ……………………… 207
Treatment and Experimental Study of
　　Diabetic Gastroparesis by
　　Acupuncture …………………… 207
Treatment of Depression by Acupuncture
　　………………………………… 208
Treatment of Chronic Pelvic Inflammation
　　by Acupuncture ……………… 209
Treatment of Cerebral Palsy in Children
　　by Acupuncture ……………… 210
Point Therapies for Urticaria ……… 210
Research on Influence of Acupuncture on
　　Gastrointestinal Function after
　　Abdominal Operation ………… 211
Treatment and Experimental Study of
　　Cervicalspondylotic Radiculopathy
　　by Acupuncture ……………… 212
Treatment and Experimental Study of
　　Periarthritis Humeroscapularis by
　　Acupuncture …………………… 213
Experimental Study of Acupuncture for
　　Drug Addiction ………………… 214
Experimental Study of Delaying Senility
　　by Acupuncture ……………… 215

Study of Literature on Method of
　　Bleeding Collaterals 216
Study of Literature on Moxibustion
　　Method 217
[Appendix] References 217
2. 11　Tuina (Chinese Medical Massage)
　　............ 223
Overview 223
Treatment of Insomnia by Tuina
　　Therapy 225
Treatment of Cervical Headache by
　　Tuina Therapy 226
Treatment of Functional Dyspepsia by
　　Tuina Therapy 226
Treatment of Menopause by Tuina
　　Therapy 227
Treatment of Chondromalacia Patellae
　　by Tuina Therapy 227
[Appendix] References 228
2. 12　Qigong 231
Overview 231
Application of Healthcare Qigong 231
Mechanism of Qigong and Applied
　　Study 232
Literature and Theoretical Study of
　　Yi Jin Jing 232
[Appendix] References 233
2. 13　Nursing 235
Overview 235
Nursing for Stroke Patients Based on
Theory of Pattern Identification 236
Nursing for Patients with Diabetic Feet
　　............ 236
[Appendix] References 237

3　Chinese Materia Medica 239
3. 1　Resources of Chinese Materia Medica
　　............ 239
Overview 239
Research on Tissue Culture of
　　Dendrobium 242
Research on Dynamic Accumulation of
　　Effective Components of Herbs
　　............ 243
Comparison Research of Effective

Components of Raw Herbs from
　　Various Planting Areas 246
Application of Molecular Identification
　　Technique on Classification and
　　Identification of Medicinal Plants
　　............ 249
[Appendix] References 250
3. 2　Quality Control of Chinese Materia
　　Medica 256
Overview 256
Textual Research on Species of Herbs
　　............ 258
Research on Standards of Raw Herbs
　　............ 260
Research on DNA Code Bar of Herbs
　　............ 262
Research on Trace Elements of Herbs
　　............ 264
Research on Using High Performance
　　Capillary Electrophoresis (HPCE)
　　on Quality Control of Raw Herbs
　　............ 266
Research on Using Near Infrared
　　Reflectance Spectrophotometer
　　(NIRS) on Quality Control of
　　Raw Herbs 267
Research on Using Fingerprint
　　Technology on Quality Control
　　of Raw Herbs 268
[Appendix] References 270
3. 3　Chemistry of Chinese Materia
　　Medica 274
Overview 274
Research on New Components of 300
　　Herbs 275
Research on Volatile Oils of 103 Herbs
　　............ 313
Technological Optimization of Extraction
　　of Herbal Monomers 324
[Appendix] References 326
3. 4　Preparation of Chinese Materia
　　Medica 342
Overview 342
Research on Fining Technology of

Herbal Extract ·················· 352
Research on Self-Microemulsifying
　　Herbal Preparation ·············· 353
[Appendix] References ··············· 355
3.5　Procession of Chinese Materia
　　Medica ························· 360
Overview ····························· 360
Research on Control of Processing
　　Techniques and Quality of 21 Herbs
　　······························· 364
Comparison of Chemical Components of
　　27 Herbs before and after Procession
　　······························· 366
Comparison of Pharmacological Function
　　of 17 Herbs before and after
　　Procession ···················· 368
[Appendix] References ··············· 371
3.6　Pharmacology of Chinese Materia
　　Medica ························· 377
Overview ····························· 377
Research on Pharmacodynamics of
　　Combination of Coptis Chinensis and
　　Fructus Evodiae ··············· 382
Research on Pharmacological Activity of
　　Polyphenol Compounds and Methods
　　of Extraction and Separation ······ 383
Research on Anti-Tumor effect of Herbs
　　······························· 384
Experimental Study of Herbs in
　　Prevention and Treatment of
　　Chronic Obstructive Pulmonary
　　Diseases ···················· 385
Experimental Study of Herbs in
　　Regulating Secretion Function of
　　Endothelial Cell ··············· 386
Experimental Study of Herbs in
　　Treatment of Early-Stage Diabetic
　　Nephropathy ················· 388
[Appendix] References ··············· 389
3.7　Researches on Herbal Formulas
　　······························· 398
Overview ····························· 398
Research on Theories Related to Pattern
　　Identification and Herbal Formulas
　　······························· 399
Application of Correlation Rules in
　　Researches on Herbal Combination
　　······························· 400
Clinical Study of Gegen Decoction ······ 401
Clinical and Experimental Studies of
　　Xiaochaihui Decoction ············ 402
Clinical and Experimental Studies of
　　Buzhongyiqi Decoction ············ 403
Clinical and Experimental Studies of
　　Herbal Formulas for Promoting
　　Blood Circulation and Removing
　　Stasis ······················ 404
Research on Mechanism of Herbal
　　Formulas for Regulating
　　Anti-Stimulative Function ············ 406
[Appendix] References ··············· 407
4　**Healthcare** ·················· 411
Overview ····························· 411
Study of Healthcare Philosophy of
　　Ancient Great TCM Practitioners
　　and in Classics ················ 412
Management of Sub-Health Condition
　　······························· 413
Experimental Study of Herbs and
　　Herbal Formulas for Delaying
　　Senility ······················ 413
[Appendix] References ··············· 414
5　**Literature and Medical History** ·········· 417
5.1　Ancient Medical Literature ········ 417
Overview ····························· 417
Textual Research on Edition of Classics
　　······························· 418
Research on Facts and Information of
　　Chinese Character ············ 418
[Appendix] References ··············· 419
5.2　Schools of Traditional Chinese
　　Medicine ···················· 421
Overview ····························· 421
Study of Acupuncture in *Treatise on
　　Cold Damage Diseases* (Shang
　　Han Lun) ···················· 422
Study of Dosage of Herbs in Formulas
　　Used by Dr. ZHANG Zhongjing

.... 422
Study of Development of School for
　　Warm Diseases 423
Study of Medicine in Xin'an Region
　　................................ 424
Study of Literature of TCM in Regions
　　South to Five Mountains in South
　　China 425
Study of Academic Thoughts of Dr. FU
　　Qingzhu 425
Study of Experience of Dr. ZHANG
　　Xicun in Using Herbs 426
Study of Pattern Identification and
　　Treatment of Female Diseases in
　　*Additional Explanation of CHEN
　　Suan's Gynecology* (Chen Suan Fu
　　Ke Bu Jie) 427
Study of Contribution of Dr. CAO
　　Bingzhang to TCM 427
Study of *Essence of Principles of
　　Medicine* (Yi Xue Zheng Zhi Ze
　　Yao) 428
[Appendix] References 428
5.3　Medical History and Culture 432
　　Overview 432
　　Research on Health System in Song
　　　　Dynasty 435
　　Research on Influence of Buddhism on
　　　　TCM 436
　　[Appendix] References 436
6　**Traditional Medicines of National
　　Minorities** 439
　　Overview 439
　　Study of Theories of Traditional Tibetan
　　　　Medicine 441
　　Study of Diagnostic Methods of Traditional
　　　　Tibetan Medicine and Traditional
　　　　Medicines of Other National
　　　　Minorities 441
　　Experimental Study of Traditional
　　　　Mongolian Medicine and Traditional
　　　　Medicines of Other National Minorities
　　　　in Treatment of Liver Injury 442
　　Clinical and Experimental Studies of

　　　　Traditional Mongolian Medicine and
　　　　Traditional Medicines of Other
　　　　National Minorities in Treatment of
　　　　Stomach Diseases 443
　　Clinical Study of Traditional Mongolian
　　　　Medicine in Treatment of Arthritis
　　　　................................... 443
　　Clinical Study of Medicated Paper String
　　　　Moxibustion in Traditional Medicine
　　　　of Zhuang Nationality 444
　　Study of Traditional Uygur Medicine and
　　　　Traditional Medicines of Other
　　　　National Minorities in Lowing
　　　　Blood Lipids 444
　　Unique Therapeutic Method of Herbal
　　　　Bath in Bucket (Pang Tong Yao Yu)
　　　　in Yao Nationality 445
　　[Appendix] References 445
7　**Traditional Chinese Medicine in Hong
　　Kong SAR, Macao SAR, and Chinese
　　Taiwan** 449
　　Traditional Chinese Medicine in Hong
　　　　Kong SAR 449
　　Traditional Chinese Medicine in Chinese
　　　　Taiwan 451
　　[Appendix] References 455
8　**Traditional Chinese Medicine in Foreign
　　Countries** 459
　　Outline of Research, Education, and
　　　　Regulation of Traditional Chinese
　　　　Medicine in Foreign Countries 459
　　Application and Study of Acupuncture
　　　　and Moxibustion in Foreign Countries
　　　　................................... 459
　　Study of Qigong in Foreign Countries
　　　　................................... 460
　　[Appendix] References 461
9　**Education and Scientific Researches** 463
　9.1　Educational Researches 463
　　Application of Case Study in Education
　　　　................................... 463
　　Application of PBL in Education 464
　　Study of Approaches for Teaching Herbal
　　　　Formulas 466

[Appendix] References ············· 467
9.2 Scientific and Technological Researches ················· 470
Analysis of Resources for Key TCM Fundamental Researches in China ············· 470
Exploring and Renovating Ways of Managing TCM Projects in National Supporting Plan for Science and Technology ················· 471
Optimization and Quality Control of Clinical Study of TCM ············· 472
Study of Approaches in Scientific Researches ················· 474
[Appendix] References ············· 475

Events

1. **Academic Conferences** ············· 479
   Third Summit on Disease Control and Prevention ················· 479
   International Conference on Standardization of Traditional Chinese Medicine ················· 479
   Sino-Japanese Symposium on TCM Diagnostic Science ············· 479
   Three Hundred and Sixty-Eighth Xiangshan Science Conference on Critical Science and Technology Issues for TCM Clinical Efficacy Evaluation ········· 479
   Symposium on Translational Medicine and Further Fundamental and Clinical Researches on Heat-Clearing Toxin-Resolving Herbs ············· 479
   First National Conference on Information Technology for TCM ············· 479
   Symposium and Election Meeting of Orthopedics and Traumatology Branch Association, China Society of Chinese Medicine ················· 479
   Third Symposium on Botanic Chemistry for Medicinal Plant and R&D for Herbal New Drugs ················· 480
   Fourteenth Symposium on Liver and Gallbladder Diseases, Internal Medicine Branch Association, China Society of Chinese Medicine ················· 480
   Editorial Meeting and Manuscript Proofreading Meeting for 2010 Traditional Chinese Medicine Yearbook of China (Academic Volume) ················· 480
   Election Meeting of Surgery Branch Association, China Society of Chinese Medicine ············· 480
   Second Symposium of Encephalopathy Branch Association, China Society of Chinese Medicine ············· 480
   National Symposium on Development of Medical History and Literature Discipline ················· 480
   Fourth International Conference on TCM Psychology and System Biology Information ················· 480
   Fourth Yuelu Forum on Studies of Chinese Culture and TCM ············· 480
   National Advanced Course of Five Circuits and Six Qi for TCM Doctors and Symposium on Prediction of Pestilential Diseases by Multiple Disciplines ················· 480
   Third Director Meeting of Folklore Diagnostic Techniques and Experience Formula Assortment Branch Association, China Society of Chinese Medicine ················· 481
   Inauguration Conference of Pain Branch Association, China Society of Chinese Medicine ················· 481
   Election Meeting of Oncology Committee, World Federation of Chinese Medicine Societies and Third International Oncology Conference ············· 481
   Inauguration Conference of International Exchange and Cooperation Branch Association, China Society of Chinese Medicine and Symposium on

International Exchange and
Cooperation of TCM 481
National Forum on Classic Formulas and
Advanced Course for Application of
Classic Formulas 481
Inauguration Conference of Herbal Analysis
Committee and First Annual Academic
Congress 481
2010 Expo Summit on Surgery for Anal
and Intestinal Diseases 481
Three Hundred Seventy Ninth Xiangshan
Science Conference on Strategy of
Development of TCM Fundamental
Research 481
Third Symposium on Fundamental
Research and Clinical Application of
Pattern Identification and Formulas,
China Society of Chinese Medicine
.... 482
Eighth Symposium on Body Constitution
in TCM, China Society of Chinese
Medicine 482
Nineteenth National Symposium on
Ancient Medical Chinese, China
Society of Chinese Medicine 482
Fourth International Conference on
Nephropathy, World Federation of
Chinese Medicine Societies 482
Eleventh Annual Symposium on TCM
Diagnostic Science 482
Tenth National Symposium on Herbal
Identification 482
Inauguration Conference of Digestive
Diseases Committee, World Federation
of Chinese Medicine Societies and First
International Congress on Digestive
Diseases 482
Fourteenth National Symposium on TCM
Lung Diseases 482
National Symposium on R&D of Chinese
Herbal Medicines and Natural
Medicines 483
Twenty-Second Symposium on Spleen and
Stomach Diseases, Spleen and Stomach
Diseases Brach Association, China
Society of Chinese Medicine and 2010
Course for Advance in Diagnosis and
Treatment for Spleen and Stomach
Diseases in TCM 483
Inauguration of Rheumatic Diseases
Committee, World Federation of
Chinese Medicine Societies, and
Fourth International Conference on
Rheumatic Diseases in TCM 483
Fifth Forum on Development of TCM
and Summit on Globalization of TCM
.... 483
Third Symposium of Nephropathy Branch
Association, China Society of Chinese
Medicine 483
Third Election Meeting of Rheumatic
Diseases Branch Association, China
Society of Chinese Medicine and 2010
Annual Academic Congress and Fourth
International Conference on Rheumatic
Diseases in TCM 483
2010 National Symposium on Patent
Herbal Products 483
2010 Annual Congress for Herbal
Experimental Pharmacology Branch
Association, China Society of Chinese
Medicine 483
Eleventh National Symposium on New
Technology and New Achievements
in TCM 484
Third Congress on Geriatrics of TCM and
Integrative Medicine, World Federation
of Chinese Medicine Societies 484
Second National Annual Congress of
Mental Diseases Branch Association,
China Society for Chinese Medicine
.... 484
Fourteenth Sino-Korean TCM Congress
and Ninth Summer Session of
Constitution Medicine Society 484
International Summit on Development of
TCM, Australia, 2010 and First
International Forum for Young and

Middle-Aged Experts of TCM from World Federation of Chinese Medicine Societies. ……………… 484
Tenth National Congress on TCM Gynecology ……………… 484
Ninth Two Sides of Taiwan Straits Academic Exchanges Congress of Chinese Medicine ……………… 484
Sixteenth Congress on TCM Otorhinolaryngology ……………… 484
Sixth International Conference on Collateral Diseases ……………… 485
First National Forum on TCM Development (Zhujiang Forum) ……………… 485
Thirteenth National Symposium on TCM Culture Study and Book Launch of "Collection of Studies on Neijing" ……………… 485
Seventh Annual Congress of Dermatology Branch Association, China Society of Chinese Medicine and National Advanced Course for Advance in Diagnosis and Treatment in Skin Diseases in TCM and Integrative Medicine ……………… 485
Second Sino-Korean-Japanese Traditional Medicine Conference and Seventh Sino-Russian Forum on Biological Medicine ……………… 485
First Election Meeting of Board of Directors of Cardiovascular Diseases Committee, World Federation of Chinese Medicine Societies and Fourth Academic Congress ……… 485
Twelfth National Annual Congress of Cardiac Diseases Branch Association, China Society of Chinese Medicine and Election Meeting ……………… 485
Eighth National Symposium on TCM Nursing and Second National Award Meeting for Model Nurse Groups ……………… 485
Forty-Fifth Academic Salon for New Ideas and New Theories, China Association for Science and Technology ……………… 486
Three Hundred Eighty-Second Xiangshan Science Conference on Correlation between Dosage and Efficacy of Herbal Formulas ……………… 486
Second Congress for Global Consortium of Universities and Colleges for Traditional Medicines was Held ……………… 486
2010 National Symposium on Development of Oncology of Integrative Medicine ……………… 486
Inauguration Conference of AIDs Committee, World Federation of Chinese Medicine Societies and International Congress for Treatment and Prevention of AIDs by Traditional Chinese Medicine ……………… 486
Tenth National Symposium on Treatment and Prevention of Infectious Diseases, Infectious Diseases Branch Association, China Society of Chinese Medicine ……………… 486
Election Meeting of Acupuncture and Small Knife Committee, World Federation of Chinese Medicine Societies, and Third International Symposium on Acupuncture and Small Knife by Beijing Hanzhang Acupuncture and Small Knife Institute ……………… 486
Third Annual Congress of TCM Diagnosis Research Committee, World Federation of Chinese Medicine Societies …… 487
Fourth Symposium of Translation Branch Association, China Society for Chinese Medicine ……………… 487
Eleventh National Symposium on Treatment and Prevention of Respiratory Diseases, Chinese Society of Integrative Medicine …………… 487
Seventh International Conference on Diabetes, Diabetes Committee, World

Federation of Chinese Medicine Societies 487
Forum on Role of TCM in Major Public Health Incidences in Twenty-Second Session of Twelfth Annual Congress of China Association for Science and Technology 487
Second National Summit on Herbal Elixir (Gao Fang) 2010 487
2010 International Acupuncture Symposium USA, World Federation of Acupuncture Societies 487
Fifth National High-Level Forum on Public Science of TCM and National Award Ceremony for Model Individuals in Publicizing TCM Science 487
2010 International Forum on TCM Development and Inauguration Conference for International TCM Consortium 487
Thirtieth Anniversary of Anal and Intestinal Disease Branch Association, China Society of Chinese Medicine and 2010 Symposium on Anal and Intestinal Diseases of TCM 488
Third International Science and Technology Conference on Modernization of TCM 488
Second International Congress on TCM Pediatrics, Pediatrics Committee, World Federation of Chinese Medicine Societies 488
Final Meeting for TCM Standardization Project by National ISO TCM Technique Committee and China Society of Chinese Medicine 488
2010 Annual Symposium of China Medical Qigong Society 488
Symposium on Inheritance of Academic Experience of Forth National Senior TCM Masters 488
National Seminar on Correlation between Dosage and Efficacy of Herbal Formulas and Rational Application in Clinic, and Inception of 973 Project of Fundamental Research of Classic Formulas Mainly Based on Correlation between Dosage and Efficacy of Herbal Formulas 488
First Yellow River Forum on Treatment and Prevention of Cardiovascular Diseases 489
Summit on Development and Application of Herbal Products Manufactured and Used in Hospital and Short-Cut Ways for New Drug Registration 489

2. International Exchange 490

Chinese Medicine Industry Council of Australia was Established 490
Lecture on TCM was Delivered in European Parliament for First Time 490
Thirteenth Sino-Japanese Friendship Tour in China Initiated 490
YU Wenming, Vice-Commissioner of State Administration of Traditional Chinese Medicine, Met with Health Minister of Albania 490
WANG Guoqiang, Vice-Minister of Health China, Met with European Foundation of Traditional Chinese Medicine, Spain 490
WANG Guoqiang, Vice-Minister of Health China, Met with Delegation Led by MEI Wanfang, Vice-President of World Federation of Chinese Medicine Societies 490
YU Wenming, Vice-Commissioner of State Administration of Traditional Chinese Medicine, Met with Delegation from TCM-Klinik Kotzting, Germany 490
WANG Guoqiang, Vice-Minister of Health China, Met with Michael Guerry, French Senator 490
International Forum on TCM Development and Registration of Herbal Products in Europe was Held 490
Delegation of Traditional Chinese

Medicine Headed by WANG
Guoqiang, Vice-Minister of Health
China, Visited USA and Canada
.... 491
Second WHO Conference on Dissemination
and Regulation of Traditional Medicine
was Held 491
WANG Guoqiang, Vice-Minister of Health
China, Met with Bujar Osmani,
Minister of Health, Republic of
Macedonia 491
YU Wenming, Vice-Commissioner of
State Administration of Traditional
Chinese Medicine, Met with Dr.
Pierre Noel, Secretary-General of
Traditions d'Avenir 491
Sino-ASEAN Forum on Strength of TCM
and Development of Traditional
Medicine was Held 491
WANG Guoqiang, Vice-Minister of Health
China, Met with Milan Stech, Vice
Chairman of Czech Senate 491
China and Ghana Signed Agreement on
Joint Development of Traditional
Chinese Medicine 491
MA Jianzhong Led Delegation to Visit
Indonesia and Thailand 492
Eighth Sino-Singapore Coordinating
Meeting on Cooperation of Traditional
Chinese Medicine was Held 492

3. **News and Events** 493
Dr. JIA Zhenhua was Awarded National
Young Scientist Prize 493
Dr. PY LAM, JP, Director of Health,
Department of Health, Hong Kong
SAR, Led Delegation to Visit State
Administration of Traditional Chinese
Medicine 493
State Administration of Traditional Chinese
Medicine Initiated Project of Research
on Assortment of TCM Classics
.... 493
International Standard Organization (ISO)
Approved of Locating Secretariat
Office of Technique Committee of
Traditional Chinese Medicine in
Shanghai China and Organized First
Meeting 493
First National Investigation of Traditional
Chinese Medicine was Completed
.... 493
Four Ministries Printed and Issued National
Implementation Plan for Key Work
for Traditional Medicines of National
Minorities in Order to Strengthen
Support of Traditional Medicines of
National Minorities 493
Development of Modern Herbal Medicines
was Included as One of Important
Parts in Bio-Medical Field of New
Strategic Industries for National
Development 493
Twenty Hospitals were Chosen as Model
Units for National TCM Hospital
Information 493
Video Conference on Application of TCM
Theory Projects in 2010 National Key
Fundamental Research Development
Plan was Held in Beijing 493
Candidates for Establishing Key Research
Centers for Prevention and Treatment
of Infectious Diseases by TCM were
Finalized 494
2010 Research Achievements Prize of
Higher Education was Awarded
.... 494
Compendium of Materia Medica (Ben Cao
Gang Mu) and Huangdi's Inner
Classic (Huang Di Nei Jing) Joined
UNESCO World Memory in Asian-
Pacific Regions 494
English Version of Journal of Traditional
Chinese Medicine was Listed as a
Source Journal for SCI-E 494
Prof. Sarah S. C. Hui of Hong Kong
Jockey Club Institute of Chinese
Medicine Visited State Administration
of Traditional Chinese Medicine

.... 494
Delegation of Hong Kong Registered Chinese Medicine Practitioners Association Visited Beijing 494
Nineteen Model Workers and Advanced Workers from TCM Field Got National Awards 494
Charity Fund of Hong Kong Registered Chinese Medicine Practitioners Association and TCM Healthcare Carnival were Initiated 494
Preliminary Evaluation Meeting for 973 TCM Theory Projects was Held in Beijing 494
Seminar for Public Science of China Society of Chinese Medicine was Held in Beijing and Certificates for Chief Experts for Public Science of Health were Awarded 494
Third Recommendation List for National Intangible Culture Heritage was Publicized 495
Symposium on Cooperation and Development of Traditional Chinese Medicine between Two Sides of Taiwan Straits was Held 495
XI Jinping, Vice-Chairman of People's Republic of China, Attended Opening Ceremony of Confucius College in RMIT University, Australia 495
Delegation of Pok Oi Hospital, Hong Kong SAR, Visited State Administration of Traditional Chinese Medicine 495
Honored Doctorate's Dissertations for TCM were Awarded for First Time 495
TCM Classic Protection and Application Project by State Administration of Traditional Chinese Medicine was Initiated in Qingdao 495
Government Initiated Project of Literature Assortment and Promotion of Rational Technique in Traditional Medicines of National Minorities 495

International Industry-Education-Research Consortium for Modern Herbal Products was Established 496
Traditional Chinese Medicine played a Unique Role in Prevention and Treatment in Major Natural Disasters in Yushu and Zhouqu Counties 496
Activity of Tour of Traditional Chinese Medicine in China Restarted and Focused on Family, Community and Village 496
Delegation from Chinese Medicine Merchant Associations in Hong Kong SAR and Macao SAR Visited State Administration of Traditional Chinese Medicine 496
New Herbal Drugs Accounted for 78% of Totally Approved Herbal Products 496
Second Forum on TCM Diagnostic Equipment was Held in Shenyang 496
Delegation of Hong Kong Chinese Medicine Industry Association Visited State Administration of Traditional Chinese Medicine 496
Seventh Awarding Ceremony for National TCM Doctors was Held in Beijing and Seven TCM Doctors and Doctors for Integrative Medicine Got Awards 496
State Administration of Traditional Chinese Medicine Set up Inheritance Offices for One Hundred Eighty-One TCM Masters 496
Traditional Chinese Medicine Made Breakthroughs in Application on World Intangible Culture Heritage List 496
Consortium for Clinical Study of TCM in Prevention and Treatment of Hepatopathy was Established 496
China Formulated Twenty-Three National Standards for Acupuncture 497

Two Hundred Ninety-Nine Standards for Traditional Chinese Medicine were Approved in Principal 497
First Twenty-Four Bases for Research and Promotion of TCM Standards were Finalized 497
Center of TCM Culture in Chinese Academy of Medical Science was Established 497
Agreement on Health Cooperation was Signed by Two Sides of Taiwan Straits 497
Trial Work for Accreditation of Undergraduate Education of Traditional Chinese Medicine was Completed 497

Eleven TCM Professionals were Awarded as National Honored Science and Technology Professionals 497
Expert Committee of Interventional Cardiology, China Society of Traditional Medicine, was Established 497
China Acupuncture Society Set up Work Committee for Public Science 497

Index

Subject Index of Traditional Chinese Medicine Yearbook of China (Academic Volume) (2011) 501

Appendix: CD Contents of The Yearbook of Traditional Chinese Medicine of China (Academic Volume, 2011)

1. New Formulated Regulations, Principles, and Standards on Chinese Medicine in 2010
2. New Approved Patents on Chinese Medicine in 2010
3. Awarded Research Projects on Chinese Medicine in 2010
4. Title Catalogue of New Published Books on Chinese Medicine in 2010
5. A List of Periodicals on Chinese Medicine in 2010
6. Classified Contents of Papers of Academic Journals on Chinese Medicine in 2010

专 论

次 目

发展中医药　造福全人类

——在第十二届中国科协年会上的讲话

王国强

尊敬的万钢部长、邓楠书记，各位领导、专家、同志们：

大家下午好！

十分感谢中国科协的邀请，使我能够来到美丽的榕城福州，出席第十二届中国科协年会，并有幸和我们在座的各位科学家、同志们一起交流、探讨中医药的发展问题。下面我围绕中医药的继承创新发展这一主题向大家汇报三个方面的内容。

一、中医药学是我国原创的医学科学

中医药包括民族医药，是我国各族人民在几千年的生产、生活的实践中，以及和疾病的斗争中逐步形成并不断丰富发展的医学科学。先秦两汉时期相继问世的《黄帝内经》、《伤寒杂病论》、《神农本草经》等医学典籍，系统阐述了人体、生理、心理、病理以及疾病的诊断、治疗和预防，还有临床用药的实践活动。标志着中医药已从简单的临床经验积累深化到系统的理论总结，基本形成了中医药的理论体系，在随后数千年发展过程中，中医药不断吸收和融合各个时期先进的科学技术和人文思想，不断的创新发展，理论体系日趋完善，技术方法更加丰富，为中华民族的繁荣昌盛作出重要贡献。

时至今日，中医药作为我国医学的特色和重要的医药卫生资源，她和西医药相互补充、相互促进，协调发展，共同担负着维护和增进人民健康的任务，已成为我国医药卫生事业的重要特征和显著优势。

中医药作为我国独有的医学科学，具有丰富的原创思想。数千年来，历代医家通过不断的深入观察和反复的临床实践，采用与其他医学不同的视角和思维方式，全面总结了对人的健康与疾病的认识，形成了系统的理论与技术方法，建立了独特的医学体系。许多专家学者认为，中医药学原创思维的主要内涵是，以整体观念为核心，注重科学与人文地融合，强调"天人合一、身心合一"，从整体联系的角度、功能的角度、运动变化的角度来把握人的健康与疾病的规律，体现了中华民族文化的底蕴和思维。在这一思维模式指导下，中医药在长期的临床实践中不断的丰富发展，形成了鲜明的特点。主要特显在以下几个方面：

第一，重视整体。中医药学的整体观一是体现为天人合一，认为人与自然，人与社会是一个统一体，强调人与自然、人与社会的相互联系，重视自然环境和社会环境对人的健康和疾病的影响。如一年四季各有特点，养生保健就要遵循春生、夏长、秋收、冬藏的规律。同一疾病的发生、发展与四季关系密切。比如我们都知道的感冒，中医认为，春天易伤风，夏天易伤暑，秋天易伤燥，冬天易伤寒，治疗上分别注重疏风、解暑、润燥、驱寒，体现为身心合一，认为人是精神与形体密不可分的整体，强调生理和心理的协同关系，重视生理和心理在健康疾病中的相互影响。按照中医的理论，人的情志变化与脏腑功能密切相关，情志变化可以导致脏腑功能的失调，脏腑功能的失调反过来也会引起情志的失常，通过调整脏腑功能可以调节情志，反之，调节情志也可以改善脏腑功能。比如我们经常遇到的说肝火旺，这样的人容易生气、发怒，采取中药清泻肝火的方法可以改善上述情形，通过调整上述情形可以改善肝脏的功能。从整体认识部分，认为人体各部分由整体升华，强调整体决定部分，重视从人的整体功能把握健康和疾病的发生发展。中医认为疾病的发生是人的整体功能失调在局部的反映，所以要注重调整体治局部，促平衡。

第二，注重平和。人的健康在于各脏腑功能的和谐协调，情志表达适度中和，定能顺应不同自然环境的变化，适应各种社会环境的影响，其根本在于阴阳的动态平衡。所谓"阴平阳秘，精神乃治"。对于疾病的发生，中医认为其根本在内外各种因素影响下，人的整体功能失去动态平衡，而疾病的进一步发展或者愈后又复发，是整体功能的进一步失调，或者在恢复动态平衡后再一次失调。因此中医治病不仅仅是针对病因、病灶或某个病理过程简单的对抗性治疗，而是以调和治中，以平为期为根本原则。立足于对人的整体调节，采取多环节，多层次、多靶点的干预方式，使人的整体功能达到平衡与和谐的状态。

第三，强调预防。早在《黄帝内经》就提及了"治未病"的理念，以此为源经过历代医家的不断完善逐步形成了具有深刻内涵的理论体系，这一理论体系把握了预防保健的三个主要环节，即未病先防、已病防变、愈后防复发。未病先防着眼于未雨绸缪，保身长全，是治未病的第一要素。既病防变着力于料在机先，阻截传变，防治疾病的进一步发展。愈后防复，立足于扶助正气，强身健体，防止疾病复发，其核心就是一个防字，充分体现了预防为主的思想，按照中医对疾病发生发展的认识，特别强调要达到防的目的就应当保养身体，维护和提升身体功能，提高机体的抗邪能力。历代医家都强调以养生为要务，养生保健是实现治未病的重要手段，从马王堆的《导引图》到华佗的《五禽戏》，以及包括运动、饮食等系列的养生方法，还有我们现在常用的冬病夏治的伏贴法等，都是治未病理念在预防保健中的具体应用。以治未病思想为核心的中医预防保健，是一种积极主动的生命观、健康观和方法论，重在从整体上动态把握、维护和提升人的健康状态。

第四，关注个体。我们仍然以感冒为例。常常发现中医在治疗同一感冒时，在不同地域和不同的季节所用的方法不同，在不同的患者身上以及在同一患者不同阶段所用的方法也不同，这经常所说的中医治病注重因地、因时、因人制宜，是个体化诊疗的具体体现。中医对疾病的诊疗，着眼于"病的人"而不是"人的病"，着眼于人体受致病因子影响后整体功能失调的状况。由于人体的先天禀赋不同，所处的自然和社会环境各异，不同的个体对同一致病因子所产生的反应也各不相同，同一疾病在不同个体身上产生不同的失调状态，同一个体在同一疾病的不同阶段也呈现不同的失调状况，这种失调状态中医通过不同的辨识来整体把握，通过对不同的证候采取相应的治疗措施，因此辨证论治是中医个体化诊疗的具体体现，也就是说，个体化诊疗的核心就是辨证论治。

同时专家认为，疾病是证候的存在空间，证候体现疾病的动态演变规律，各种证候就是中医对不同疾病在不同时空、不同个体、不同阶段出现的众多失调状态的规律性认识。这里特别强调，中医强调个体化是建立在对健康和疾病共性规律的认识和把握的基础上，是在遵循共性规律前提下的注重个性。

第五，突出简便。中医防治疾病技术方法独特而又简便，丰富而又系统。在诊断上主要是通过医生的望闻问切等方法收集资料，在中医药理论指导下，结合临床实践经验，对服务对象的健康状况及疾病情况做出判断，不受设备、仪器的限制，不依赖于各种高成本的现代设备。在干预中既有内服和外用的药物干预方法，也有针灸、推拿、拔罐、刮痧等非药物的干预办法，其所需要的器具如小夹板、刮痧板、火罐也往往可以就地取材，就是所使用的药物也大都来自本地，由此可见，中医的这些简单干预技术方法简单易行，往往不受场所的制约，可提供性强，非常适用于在城乡基层医疗卫生服务机构普遍推广使用，同时中医的一些干预方法和适宜技术，特别是非药物的方法容易被广大的群众所接受，也易于掌握和使用，可获得性强，适用于广大人民群众的养生保健和疾病治疗。

二、继承发展中医药具有重要的现实意义

第一，继承发展中医药可以对现代科学发展产生积极的影响。随着人类对客观世界认识的不断深入，以还原论和分解分析为主的方法不能满足需要，现代科学出现了从分析到综合、局部到整体、结构到功能、静态向动态、简单向复杂转变的趋势。尤其在生命科学领域，多学科交叉渗透，创建新理论、新技术、新方法来认识生命和疾病已成为热点。随着现代科学发展趋势的变化，系统科学越来越受到人们的关注。系统论把研究对象看成一个整体，要求在整体中把握部分，把部分放到整体中研究，而不是把任何部分凌驾于整体之上。同时，重视整体与环境的相互作用。有学者指出，中医药学以复杂的生命系统为对象，本质上具有系统科学的思想，中医药学的整体观与系统论具有惊人的相似之处。

中医药学的继承发展，如果能够沿着"整体观"这一原创思维，在系统性和复杂性等关键问题上有所突破，一方面可以进一步丰富和发展系统

科学,另一方面极有可能对生物医学、生命科学乃至整个现代科学的发展产生重大影响,促进多学科的融合和新学科的产生,使人类对生命和疾病的认识得到进一步提高和完善,从而成为中华民族对人类的新贡献。

第二,继承发展中医药,可以更好地促进医学模式的转变和医学目的的实现。随着经济社会的发展,人们生活水平的不断提高,人类生存环境的重大变化以及疾病谱的改变和老年性社会的到来,使得现有的疾病模式防治手段不相适应,医学模式正在改变,医学目的要调整。世界卫生组织在《迎接二十一世纪的挑战》报告中指出,21世纪的医学,将从疾病医学向健康医学发展;从重治疗向重预防发展;从对病源的对抗治疗向整体治疗发展;从对病灶的改善向重视生态环境的改善发展;从群体治疗向个体治疗发展;从生物治疗向心身综合治疗发展;从强调医生的作用向重视病人的自我保健作用发展;从以疾病为中心向以病人为中心发展。

中医药学注重社会环境、心理因素对人体健康状况及疾病发生发展的影响,注重从人的整体功能状态来判断健康状况和疾病的发生、发展,注重审视个体化辨证论治,注重"以人为本"而选择人性化的治疗方式,注重以"治未病"理念为核心,防患于未然而强调个人的养生保健,这个理念与转变了的医学模式相吻合,与调整了的医学目的相一致,完全符合当今医学的发展方向。继承发展中医药,必将有力地促进医学模式的转变,必将更好地实现调整后的医学目的。

第三,继承发展中医药,可以更好地弘扬优秀文化。温家宝总理2009年在西班牙塞万提斯学院提到中国传统文化时指出,中国传统文化的精神主要有四个方面,一是自强不息、刚健有为的进取精神,二是以和为贵、和而不同的和谐精神,三是民为邦本、民贵君轻的民本思想,四是天人合一、民胞物与的人与自然相统一的思想。

习近平副主席今年6月在澳大利亚出席皇家墨尔本理工大学中医孔子学院揭牌仪式的讲话中指出,中医药学凝聚着深邃的哲学智慧和中华民族几千年的健康养生理念及其实践经验,是中国古代科学的瑰宝,也是打开中华文明宝库的钥匙。中医药学以天地一体、天人合一、天地人和、和而不同的思想基础,以人为本,深刻体现了中华民族的认知方式和价值取向,蕴含着丰富的中华民族的传播文化的精髓,是我国文化软实力的重要体现,继承发展中医药,深入挖掘中医药的文化价值,传承中医药的文化精神,对于提高民族思想文化素质,特别是提高百姓的健康素养、弘扬中华优秀文化、增强中华民族的凝聚力,提高中华文化国际的影响力都具有十分重要的意义。

第四,继承发展中医药,可以促进我国"人人享有基本医疗卫生服务"战略目标的实现。建立基本医疗卫生制度,提高全民卫生水平,人人享有基本医疗卫生服务是党的十七大提出的重要任务,是建设社会主义和谐社会的重要目标。随着现代医学科学不断发展,诊疗手段不断完善,医疗技术不断提高,为维护和增进人类健康发挥重要作用,但随之而来的是医药费用的快速上涨。有资料表明,1980年到2008年,我国卫生总费用增长了约100.6倍,人均卫生费用增长了74.4倍,而同期我国GDP增长了65.2倍,农民人均纯收入仅增长21.6倍,城市居民年均可支配收入也仅增长了36.5倍。尽管我国经济持续稳定快速发展,但我国仍然处于并将长期处于社会主义初级阶段,财政对医疗卫生的负担能力有限,人民群众的筹资能力也有限,难以承担高昂的医药费用,即便是发达国家也深受医药费用不断上涨的困扰。我国要实现人人享有基本医疗服务的战略目标,必须走中国特色的医药卫生发展道路,必须构建低成本、高效率、政府承受得了、群众负担得起的可持续发展模式,必须发挥中医药这一重要的医疗卫生资源,疗效确切而费用相对低廉的优势。此外,我们更应当看到,作为我国自主创新的重要资源,继承发展中医药,将中医药的原始创新潜力转化为自主创新能力,将中医药的资源优势和知识优势转化为产业优势和经济优势,是发展我国战略性新兴产业的重要内容,可以在培育新的经济增长点,参与生物医药产业开发,促进产业结构调整,促进经济发展方式转变方面发挥重要作用,而且具有广阔的发展空间和潜力。

三、创新发展中医药是中华民族的历史责任

当前我国中医药事业发展进入了前所未有的发展战略机遇期,党和国家更加重视中医药发展,更加注重发挥中医药的作用,更加关注中医药的继承与创新。去年四月,国务院发布了《关于扶持和促进中医药事业发展的若干意见》,确定了新时期发展中医药事业的指导思想、基本原则,明确了

扶持促进中医药在医疗、保健、教育、科研、产业、文化六位一体的全面协调发展的主要任务和政策措施,强调了要在深化医药卫生体制改革中充分发挥中医药的作用。中医药传承与创新发展已列为国家中长期科学与技术发展规划纲要的优先主题之一,科技部、国家中医药管理局等16个部门还专门发布了《中医药创新发展规划纲要》,对中医药继承创新工作进行了全面的规划和部署,组织实施了一大批重大的研究项目,并取得阶段性成果。

同时,随着科学技术的迅速发展,新理论、新技术、新方法的不断产生,特别是21世纪以来,以生命科学、生物技术、信息科学、电子科学、材料科学、复杂科学和系统科学为前沿的世界科学技术迅猛发展。自然科学与人文科学间相互交叉、渗透、融合,新的学科不断产生,新的知识不断增长,新的技术方法不断形成。为阐明中医药理论的科学内涵以及关键问题的解决,为中医药学术的创新发展提供了新的途径和新的方法。我们更应该看到,人民群众的信赖和需求是中医药创新发展的根本动力,长期以来人民群众信中医、用中药,积极运用中医药防治疾病和养生保健,对中医药有着深厚的感情。2007年,卫生部、国家中医药管理局、中国科协等23个部门共同举办了为期三年的"中医中药中国行"的大型科普宣传活动,宣传中医药政策,普及中医药知识,深入基层送医送药,取得了良好的社会效果,受到了广大人民群众的热烈欢迎。前不久我们对"中医中药中国行"进行了总结,受组委会委托,零点研究咨询集团对10万份调查问卷进行统计分析,发布了中医药民众认知度调查报告,结果显示,90%的民众表示关注中医药的发展,88%的民众有过中医药的接触经历,53%的民众看病首先选用中医药或者是中西医结合的治疗方法。这充分说明中医药拥有非常坚实的群众基础。

与此同时,随着经济社会的深刻变化,科学技术的日新月异,现代医学的快速发展,中医药学术的创新发展也面临着许多新情况和新问题。中医药学原创思维的内涵挖掘和丰富发展不够,以中医药学原创思维为基础的理论和技术方法创新不够,没有取得重大突破。中医药学在强调遵循自身规律、保持自身特色的同时,中医药的学术发展滞后,利用现代科学技术成果进行创新发展不够,即使利用了一些现代科学技术,但是遵循中医药的原创思维、把握中医药的本质特征也不够。适合中医药的特点的研究和评价方法及其标准规范体系尚未建立,适应时代要求的中医药的自主创新体系尚未形成,尤其是中医药的继承创新的高级人才奇缺。同时,由于历史背景、文化底蕴和思维方式的差异,中医药学所认识的生命与疾病的复杂现象用传统概念表达的科学内涵很难被现在社会理解和接受。医药学的创新部分发展:一是要系统阐明中医药的科学内涵,应当充分运用中医药学的历史积累,实践经验,积极利用现代科学,特别是系统科学、复杂科学的思想方法和技术手段,开展多学科的交叉研究,对中医药学的本质特征、核心理论进行现代的阐述和诠释,赋予时代的特征。二是创新发展中医药理论。以中医药防病治病实践为基础,特别是要针对实践中遇到的新现象,新问题征询中医药的原创思维,通过解释新现象、解决新问题,不断深化对人与自然及社会的关系,健康与疾病动态演变的规律,维护健康与防治疾病规律的认识,不断完善中医药学的原有理论并提出新的理论,使中医药学的理论体系得到不断的丰富和发展。三是创新发展中医药技术,以提高中医药的临床疗效和服务水平为核心,以适应现代社会发展要求和人民群众需求为立足点,以中医药理论为指导,积极利用现代科学技术方法,加快中医药预防保健、疾病诊疗技术创新,加快中医医疗仪器设备、中药新药的研制,加快中药材的生产,中药关键技术的开发,提高中医药在生物医药、健康产业发展中的贡献率。四是建立适合中医药学术发展的方法学。应当根据中医药的整体观念、辨证论治、复方用药等认识论和方法论,继承集生物医学、信息科学、系统科学、复杂科学等研究方法,建立与中医药理论和临床诊疗特色相适应的方法学体系,丰富和发展生命科学的认识论和方法论。五是建立中医药的标准规范体系。在加强中医药基础标准、技术标准、服务标准、管理标准制修订的同时,进一步加强对中医药标准规范体系的总体框架及基本内容、中医药标准规范的制定方法及基本要求的研究,使相关标准符合中医药特点,并把中医药的特色优势用标准规范的形式固定下来,并加以大力推广。

推进中医药学术创新发展我认为有一些基本原则应当把握。第一,坚持中医药学的原创思维。原创思维是任何一门学科创新发展的根本和灵魂,在中医药学创新发展中,只有把自身的原创思维作为理论创新与技术创新的前提,才是真正的中医药的创新,而不是异化的创新,才能不断取得原创性的成果,形成原创性的优势。第二,坚持继承与创新的辩证统一。继承和创新,是中医药学延绵不绝、生生不息的两个重要轮子。在中医药学的创新发展中,继承是基础,离开了继承中医药创新发展就会成为无源之水,无本之木。第三,坚持以临床实践和疗效为创新的基础。中医药学作为一门源于临床实践的科学,其理论和诊疗技术都是从临床实践中总结形成并不断的创新发展的,临床实践既是创新发展的源泉,又是检验创新成果的试金石,对中医药的创新发展具有特别重要的意义。第四,要积极利用现代科学技术。在创新发展中,既要积极运用中医药的传统研究方法,也要大大引进适用于中医药研究的现代科学技术和方法,特别是通过多学科的联合攻关,可以加快中医药学理论与技术的创新,并形成最新成果。在中医药的创新发展中我们要高度重视加强国际合作与交流,目前国际社会对中医药为代表的传统医药的认识发生了积极的变化,我国与有关国际组织和国家的传统医药交流与合作快速的发展,由我国发起的《传统医学决议》在去年的第62届世界卫生大会上获得了通过。国际标准化组织ISO于去年通过我国提案,成立了中医药标准技术委员会(暂定名),并决定将该委员会的秘书处设在中国。我国已与70多个国家签订了含有中医药内容的政府间协议94个,中医药纳入了中美战略与经济对话的框架,中法第一批中医药合作项目已经启动了,中医药服务贸易列入我国与多边贸易的谈判范围。对外办医、办学和科技合作日益增多,中医药的进出口贸易持续增长,同时开展中药研究和中药人才培养,开办中医诊所和医院,开发和生产中医药的国家和地区也越来越多,接受中医药服务的人群不断扩大。可以说中医药走向世界的步伐正在加快。

与此同时,我们也清醒地看到,中医药发展在国际层面面临着新的竞争和挑战,特别是一些国家凭借雄厚的经济实力和先进的技术手段对中医药进行研发和利用,以占据中医药技术的制高点,争夺中医药的知识产权和主导权,对我国形成了倒逼的态势。我们要抓住机遇,在大力推进中医药为更多的人提供维护健康和防治疾病的同时,更好地利用国际科学技术资源,促进中医药理论和技术创新发展,保持我国在中医药领导的主导优势地位,并大力地推进中医药理论实践在世界范围内进一步的丰富和发展。

各位领导,各位专家,同志们,推进中医药的继承创新发展是一项系统工程,既要靠中医药行业自身的团结和谐、奋发有为,也需要各方面的重视和关心,更需要各技术多学科领域的支持和参与,共同推动健全中医药的科技创新体系,建立中医药科技创新的平台,完善中医药科技创新的机制,促进中西医的优势互补,相互汇聚的态势,共同提高。在此,我代表中医药界的全体同仁真诚的希望和倡议广大的科学家和科技工作者进一步关心、支持并参与到中医药的科学研究当中,共同探索中医药的奥秘,让中华民族的这一瑰宝得到进一步发扬光大。

推动中医药的技术发展对于发挥我国的原创优势,推动自主创新,繁荣我国医学科学,维护和增进人民健康,培育新的经济增长点,促进经济发展方式的转变,弘扬中华优秀文化,提高民族的凝聚力和国际影响力,都具有十分重要的意义。我们相信在党和政府的高度重视下,在包括广大科技工作者在内的社会各界的关心和支持下,中医药一定会得到更好、更快的发展,一定会为我国的经济社会发展,为人类健康,为中华民族的伟大复兴作出新的更大的贡献,谢谢大家!(2010年11月1日)

转载于中华中医药学会网站

抓住机遇,科学谋划加快推进中医药信息化建设步伐
——在全国中医药信息化建设经验交流会上的讲话

吴 刚

全国中医药信息化建设经验交流会今天在无锡隆重开幕了。刚才,有关领导发表了热情洋溢的致辞,同时我们还颁发了全国中医医院信息化示范单位牌匾。在这里,我代表国家中医药管理局,向出席这次大会的各位领导、各位代表致以诚挚的问候!向获得"全国中医医院信息化示范单位"称号的20家医院表示衷心的祝贺!

近些年来,随着计算机网络技术的日新月异,中医药信息化建设得到很快发展,中医药服务信息手段越来越先进、越来越方便,中医药信息化的巨大社会价值和经济潜力也日益显现。"十一五"期间,广大中医药工作者在中医药信息化建设方面做了大量基础性和开拓性的工作,取得了令人鼓舞的成绩。

一是电子政务系统建设不断加强。"十一五"期间,各地中医药管理部门根据《国家电子政务总体框架》,加强政务系统信息化建设。充分利用信息技术和网络,改变传统办公方式和服务模式。在电子政务和办公自动化建设中,积极开展中医药政务信息网络和数据库建设,努力实现信息资源交换与共享。在中医药门户网站建设中,努力实现公众留言、网上政策解读等便民服务窗口,增加群众互动栏目、调查了解民意内容,扩大网上服务功能,启动政府信息公开目录建设,拓宽公开形式。北京、山西、吉林、江苏、浙江、安徽、河南、四川、陕西、甘肃、湖南11个省市中医药管理部门分别建立了独立的门户网站,其他地区在卫生部门网站全都设立了专门的中医药专栏;北京、天津、成都、湖北等中医药大学和中国中医科学院广安门医院建立了数字图书馆,北京市中医药管理局、山西中医学院等将现代信息技术与传统博物馆相结合,建立了中医药数字博物馆,实现了中医药资源的有效共享。通过电子政务建设,提高了中医药管理部门的科学管理水平和工作效率,加强了信息沟通,强化了便民措施和服务功能,为加强中医药管理和促进中医药事业发展发挥了重要作用。

二是信息资源开发与标准研究不断推进。通过构建全国中医药信息单位协作网,由数十所中医药院校及研究院所参与,以中医药科学数据共享中心为依托,研究开发了临床术语数据库、中医疾病诊疗数据库、中医疫病文献数据库、中药基础信息数据库、民族医药数据库等一批中医药数据库,为中医药信息化奠定了基础。开展完成了中医药标准体系框架研究,制订和公布了中医基础理论术语、中医病证分类与代码等27项国家标准,以及中医病证诊断疗效标准等209项行业标准。开展《中医结构化电子病历功能技术规范》等制订研究,参与了世卫组织《经穴部位》国际标准的制定工作、《国际疾病分类代码(ICD-11)》传统医学部分的编制工作。这些都为中医药信息标准的研究制订打下了良好的基础,有效推进了中医药标准化进程。

三是信息化基础研究不断深入。研究建立了中医电子病历系统、中医药术语标准数据库检索平台、重大疑难疾病文献信息查询系统、公共卫生突发事件中医药信息资源共享平台、中医医疗质量监测网络、中医药继续教育网络等一批新的应用系统,其中中医临床科研信息共享系统得到广泛推广,并获得2009年国家科技进步二等奖,对中医医院临床科研一体化研究工作产生了较大影响。配合国家中医临床研究基地建设,同步开展了中医临床研究基地信息共享与开发技术平台构建研究,设计了中医临床研究基地信息化建设的总体设计方案、基本功能规范、基本技术规范和建设指导意见,为其提供了一个很好的建设方案和蓝图。

四是中医医院信息化建设成效显著。中医医院信息化建设是现代化医院建设中不可缺少的基础条件与支撑环境。近年来,各地中医医院信息

化建设快速发展,取得了显著成就。中医医院信息系统和医疗服务信息系统得到广泛应用,一些中医医院在电子病历、临床医疗信息共享平台建设等方面取得了较好成效。从对近100家中医医院调查分析显示,近3年平均每家医院累计投入信息化建设资金达1 100多万,96%以上医院已具备医院信息管理系统,76%的医院已具备医院信息管理与检索系统,58%的医院已具备电子病历、远程医疗和医学影像系统。从所取得的社会效益和经济效益来看,中医医院信息化建设已经成为改善医患关系、突出中医药特色、优化医疗环境、有效缓解看病难看病贵、惠及百姓和实现和谐社会的一个重要途径。

五是信息化人才教育体系初具规模。初步形成了院校教育与继续教育相结合的多形式、多层次、多途径的中医药信息化教育格局。高等中医药院校开设中医药信息学专业或设立专业方向,在全国25所本科中医药院校中,6所专门建立了独立的中医药信息相关院系,9所开设了信息管理与信息系统专业,7所开设了计算机科学与技术专业,4所院校以及中国中医科学院开展了中医药信息学研究生教育,培养中医药信息化专业人才。去年,中国中医科学院中医药信息研究所和湖北中医药大学的中医药信息学学科首次被国家中医药管理局列入重点学科建设范围。上海、广州、吉林等地采用多种形式,有效、有计划地开展对中医医院管理人员和信息技术人员的信息知识培训,为中医药信息需求提供了人才保障。

六是信息技术交流与培训形式多样。由管理部门或学术团体组织的中医药信息化学术交流活动日益频繁。国家中医药管理局先后组织了中医药电子政务信息交换系统培训、部分省市中医药管理部门网站建设座谈会,对中医药管理部门网站建设,推进政务信息公开等进行了培训和交流。2008年举办的全国中医医院信息管理人员培训,紧扣当前中医医院信息化建设中的标准化、区域医疗信息共享、电子病历、中医临床信息的处理及利用、现代医院中的新技术应用、信息管理以及信息安全等热点问题,提高了中医药信息工作人员管理与技术水平。各地也组织了多种形式的培训、学习、交流活动,大大提高了中医药系统的信息化水平。

七是信息化示范工作影响广泛。为贯彻落实《2006—2020年国家信息化发展战略》提出的"加强医疗卫生信息化建设,推进医疗服务信息化,改进医院管理,开展远程医疗,统筹规划电子病历,促进医疗、医药和医保机构的信息共享和业务协同,支持医疗体制改革"的重要任务,我局制定了《中医药信息化建设"十一五"规划纲要》。去年,在全国组织开展了中医医院信息化示范工作。为了切实做好评审的实施工作,根据《中医医院信息化建设基本规范(试行)》,我局组织制定了《中医医院信息化示范单位评审细则》、《评审评分表》、《中医医院信息系统主要功能现场测评表》,由中医药系统内外专家组成评审组,按照统一规定的测评内容、测评方式和测评程序进行了评审,评出了中国中医科学院广安门医院等20家医院作为中医医院、藏医院和蒙医院信息化示范单位。通过中医医院信息化示范单位评审,调动了全国各级中医医院开展信息化建设的积极性,在各地产生了很大影响,有力地推动了中医医院信息化建设。

在总结成绩和经验的同时,我们也应清醒地看到,中医药信息化建设还存在着不少困难和问题,从对信息化内涵建设和掌握能力的现状来看,信息网络基础建设还很薄弱;中医药自主知识产权的信息技术产品开发相对滞后;中医药从业人员应知、熟知、会知信息技术和水平还普遍较低。从信息化支撑中医药事业发展的需求来看,信息化标准提供的支撑还远不能满足中医药事业发展的需求;信息化创新提供的技术手段还不能促进中医药事业跨越式发展;信息化能力也还远远没有达到和中医药事业发展与医改新需求相适应的水平。希望大家通过本次会议,认真总结建设经验,交流应用成果,分析存在的困难和问题,进一步统一思想,提高认识,理清思路,明确目标,凝聚力量,开拓创新,推动中医药信息化建设的深入研究、广泛应用和不断发展。

下面,我讲几点意见,供大家参考。

一、充分认识中医药信息化建设的重要性和必要性

当前中医药事业迎来了前所未有的发展机遇,中医药信息化建设在深化医药卫生体制改革、提高中医药医疗质量、满足中医药服务需求、实现人人享有基本医疗卫生服务的目标等方面发挥着重要作用,具有现实和历史意义。

一是有利于中医药事业持续性发展,实现中

医药现代化。当前,中医药事业的快速发展,为中医药信息化建设提供了良好的契机,为实现中医药医疗、保健、教育、科研、产业、文化各项事业全面健康可持续发展提供重要支撑。在中医药信息化建设过程中,运用现代信息技术手段,建立中医电子病历,规范中医诊疗信息;建立中医药信息网络服务平台,传播中医药文化,实现中医药教育资源共享;健全中医药信息化体系,提高中医药信息标准化水平,更好地促进中医药事业可持续性发展,实现中医药现代化。

二是有利于完善中医药信息系统,深化医药卫生体制改革。新的医药卫生体制改革方案将信息系统列为主体框架——"四梁八柱"当中八项重要支撑之一,提出建立实用共享的医药卫生信息系统,大力推进医疗卫生信息化建设;完善医疗保障信息系统;建立和完善国家、省、市三级药品监管、药品检验检测、药品不良反应监测信息网络;建立基本药物供求信息系统等信息化建设要求。这些都为中医药信息化建设提出了具体任务和目标。

三是有利于中医医疗质量提高,满足中医药服务需求。目前,国家医疗卫生服务信息网络建设逐步完善,基本实现了区域内医疗卫生信息共享,提高了医疗卫生信息网络服务水平,使中医药服务范围得到有效延伸、中医药服务质量水平得到提高。中医医院通过加强信息系统建设,优化就医流程,实现医院无纸化、无胶片化,减少患者排队、等候时间,提高医疗服务效率。通过建立中医医疗信息共享平台,共享检验、检查、影像等诊疗信息,实现专家远程会诊、患者异地咨询、医生在线调用和远程教学等,有效减少了患者诊疗费用,从而有利于解决民众"看病难、看病贵"问题,更好地满足民众日益增长的中医药服务需求。

二、抓住机遇,进一步推进中医药信息化建设

随着新医改方案实施,信息化建设为医改提供技术支撑作用将日益凸显。信息化独具功能,促进中医药信息资源的共享和围绕医改目标业务流程的变革,为全国范围内的信息资源共享奠定基础。最近一个时期,卫生部和我局出台了一系列有关信息化的文件、标准和规范,内容涉及区域卫生信息平台、居民电子健康档案、综合卫生管理信息平台、电子认证系统、电子病历基本架构和管理规范等数据标准和规范。我们要更新观念,把握机遇,紧跟形势,充分认识推进和实现中医药信息化的重要性、必要性和紧迫性,坚持全面规划,突出重点,切实发挥信息化在推动中医药参与医改及扶持和促进中医药事业发展中的作用。

一是要统筹规划,符合发展规律。要根据区域卫生规划、医院的功能定位和整体发展战略,认真研究和规划本地区下一阶段的中医药信息化建设,实现各部门、各单位信息系统互联互通和资源共享,实现信息网络由分散建设向统一规划建设转变,细化、实化和深化医改中中医药信息化建设各项重点内容和方法步骤。中医医院信息化建设是一项系统而复杂的工程,不可能一步到位,必须分步实施。

二要注重实用,符合客观实际。医院信息化建设要量身定制,不能光跟着软件走,要充分详细表达自己的需求,切忌目标模糊不清、贪大求全;要认真分析现状,不能只提不切实际的口号,不考虑其投入效益和长远发展需求。要从简单、实用建设项目做起,从有限的目标和有条件的系统做起,同时注意系统的可扩展性。要善于通过运用先进的信息技术手段,实时采集、动态地观察医院的各种医疗信息,进行综合分析评价,逐步提升医院管理整体水平。

三要以人为本,符合中医特色。医院信息化的进程是医院业务流程优化和再造的过程,其中包含了大量优化管理的成分。信息化的目的不是单纯的实现计算机加数据库加网络,不是用信息技术固化原有的管理模式,而是改善医院管理,提高服务水平和服务效率。中医药信息独具特色,中医院有它的特点和规律。要利用先进的信息技术建立中医药信息共享和管理平台,体现以病人为中心的理念,优化医疗服务流程,减少患者等候时间;规范服务行为,保证患者安全,提高医疗服务质量。开发和引用信息系统要符合区域医药卫生服务总体需求,遵循中医诊疗规律、突出中医药特色优势,符合中医医院工作流程,满足民众对中医药服务的需求。

四要强化技术,符合现代要求。医院信息技术发展快,软硬件更新快,业务需求变化快。要不断推进信息化技术服务于中医药医疗、管理、科研、教育等领域的应用水平,关注和引进国内外信息化最新科技成果。开展远程医疗、远程培训,重视和分析研究下一代网络、第三代移动通信等新兴信息技术给中医药信息化带来的影响,及时提出中医药信息系统建设和升级方案,保证中医药信息化的先进性和适度超前性。目前,医院的信息化存在的一个问题是简单叠加的系统很多,不仅没有实现系统的优化,反而增加了麻烦;还有一个问题是要加强系统的稳定性,有些系统常常死机,给临床工作带来麻烦。作为中医药管理人员,尤其是院长,要努力掌握必备的信息基础知识,了解信息化建设的需求和进展,增强与信息网络技术人员沟通的能力,具备一定超前意识。只有这样,才能不断适应形势发展需求,引导中医医院信息化建设走上良性发展的轨道。

三、不断创新,充分发挥示范医院的辐射带动作用

今年年初,我局正式确定了20家中医医院信息化示范单位。这些单位在信息化建设方面提供了先进的做法和经验,为信息化建设树立了榜样和标杆。我们要以信息化示范单位为基础,大力推进示范工作,充分发挥示范带动作用。各示范单位应该围绕"示范"两个字,不断巩固、创新和探索信息技术和手段,加快研发和普及成熟、适用的信息技术手段,以点带面,努力促进医院信息化建设适宜技术的推广。今后,我局将根据建设情况,继续开展第二批全国中医医院信息化示范单位评审工作。

中医医院示范单位除了网络基础设施好、管理能力比较强、运行机制良好、建设符合标准规范、应用符合中医药特点等基本要求之外,最重要的还是要加强新技术的开发应用、临床应用的普及推广、医疗服务水平的不断提升,为促进中医医疗机构信息化建设与发展提供示范模式。我们将以示范医院为主要参与单位,组织建立中医药信息化建设研究协作机制,密切结合医改要求,赋予研究及试点任务,开展信息技术,特别是中医药信息技术、标准、规范的研发、应用和推广工作。各地也要不断总结推广示范单位经验,组织学习、参观和交流,牵头做好本地区中医药信息化建设和研究工作。各示范单位需要重点加强以下几方面:

一是要加强规范应用。要带头运用中医药信息标准和规范,率先探索可借鉴的中医药信息技术标准规范体系和模式,创新中医医院管理和中医诊疗服务模式,整合开发具有中医药特色、适合中医医院实际的信息系统。去年年底,我局与卫生部联合印发了《电子病历基本架构与数据标准》,推广实行医院标准化电子病历,这将对医院发展和管理产生重要作用和影响,有关部门对相关工作进行了部署。这里,我再强调几点:首先,要高度重视中医电子病历基本架构与数据标准的顶层设计,积极参与中医证候、中医四诊、中医辨病辨证依据、中医诊断、中医鉴别诊断、中医治疗措施和中医预防保健服务等数据标准的研究和制定,加快中医医院信息基本数据集标准化、结构化中医电子病历的应用。其次,要积极参与制订《中医电子病历基本规范(试行)》征求意见工作,就《基本规范》在中医医院的适用性、可行性以及中医电子病历应用系统建设、区域中医医疗服务信息共享与协同等问题,结合深化医改的要求和中医医院实际,认真组织研究,积极向我局反馈意见。第三,要抓紧开展基于中医医院临床路径信息技术标准研究。我局已启动首批10个病种中医临床路径征求意见和相关筹备工作,各示范单位要围绕中医临床管理行为、措施、模式、规范等特点,组织开展中医临床路径信息技术的开发和前期应用,研究提出可推行的建设意见和方案,积极争取加入试点中医医院行列。

二是要加强科研攻关。要将先进的信息系统与现代科学管理模式引入医院管理系统,开展中医药信息化基础研究和科研能力建设,研究和解决中医医疗服务信息的临床科研数据挖掘与资源共享等关键问题,积极运用中医医院信息资源挖掘技术,建立符合中医医院信息分析利用的模式和方法,开发适合中医药事业发展的医疗、科研、保健和康复信息利用系统,不断提高对信息资源的利用能力;积极与中医药科研院所、相关高等院校加强科研合作,多研究和开发基于中医理论知识的信息技术、信息产品;多研究和设计符合中医药特色和规律的名老中医经验传承研究信息系统、中医临床应用基础研究信息系统、综合信息管理系统、科研信息管理系统等,扩大成熟、领先的信息技术和产品在中医药领域的应用,充分发挥在本区域乃至全国的示范作用。

三是要加强指导帮扶。要以示范单位为基础,建立中医医院信息化建设专家指导组,帮助和指导各地中医医院信息化建设的规划、产品选择、实施和评估等工作,培训中医诊疗信息的采集、处理、交换、传输技术流程,研究可复制的中医医院信息化建设模式,促进医院管理的科学化、规范化。重点帮扶贫困地区中医医院信息化建设规划制定、实施监理、绩效评估,拉近东部与中西部地区差距,努力实现二、三级中医院信息化建设同步发展和全覆盖。

四是要加强学习交流。各示范单位要主动承担本地区中医药信息化建设系列讲座、论坛、巡展等活动,成为中医药信息化培训实验基地,参与中医药信息化相关教材编撰,与相关院校共同开展医学信息专业学生实习、研究生培养工作。重视学习交流的针对性和科学性,有关部门要组织对示范工作的结果进行客观科学的评估,以点带面,积极推动全国中医医院信息化建设。

四、突出重点,把信息化建设规划中的各项任务落到实处

当前是中医药事业发展的重要时期,我们应以科学发展观为指导,积极发挥中医药信息化支撑和推动作用,继续按照统筹规划、资源共享、突出重点、分步实施的方针,推动中医药信息化建设有序、平衡的发展。

一是加快电子政务系统建设,提升中医药行政管理水平。要加快国家与省级中医药管理部门之间政务信息传输网和管理平台建设,尽最大努力改变中医药管理系统信息交换与共享技术水平相对落后的局面。近期重点完善中医药电子政务信息交换系统应用改造,整合各类中医药行政管理应用系统;搭建内部电子政务协同办公平台,逐步实现机关内部主要办公业务的数字化和网络化。这里特别强调要高度重视中医药政务信息收集、整理、分析质量,切实履行好信息报送职责,使信息共享真正成为各级管理部门了解动态、科学决策、指导工作的重要手段。

要组织开展中医药政务信息资源目录体系的制定、推广和应用工作,加快建立以省级中医药管理部门为主体的政府网站群,整合各地中医药管理部门社会管理和公共服务的职能。推广北京、吉林、青岛等地的做法,以政府门户网站为载体,提高信息公开质量,增强办事服务能力,创新互动形式,扩大服务范围,提升服务水平。

二是加强信息标准化建设,建立统一评价指标体系。要加快中医药信息基础标准、中医药信息管理与共享服务标准、中医医疗信息网络系统标准、中医药数字化技术规范、中医药信息标准分类规范等信息标准的修订和推广应用,促进网络互联互通、应用协同互动和信息共享利用。

要根据国家信息化指标体系的思路,设计和建立一套科学、实用和可操作的,并且符合中医药特点和规律的中医药信息化指标体系,科学评价中医药信息建设的效益和质量,正确指导中医药信息化工作进展。

我局正式启动《中医医院信息化建设基本规范》修订工作,将进一步明确中医医院信息化建设基础设施规范、应用系统规范、信息标准以及应用规范、用户规范和信息化管理规程,特别强调了引入国家行业规范标准和国际标准等先进技术的必要性。各有关部门和医院要积极配合做好修订工作。

三是重视统计数据收集,建立统计信息共建机制。中医药统计工作是信息化建设重要内容。要加快建立国家级统计信息中心,实现各地中医药管理部门、中医医院等单位各类统计信息网络直报,完善中医医疗质量监测系统。各地应以省为单位建立相应的统计信息部门,指定专人负责统计信息工作。

加强中医药综合信息统计工作,以《国家卫生统计调查制度》为依据,制定《中医药综合统计管理制度》,设计体现中医药特色、符合国情、结构完整的统计信息指标体系和统计方法,构建中医药综合统计数据库,为制定中医药政策、法律法规提供科学的决策依据。

四是认真调查研究,制订中医药信息化发展规划。今年是实施《中医药信息化建设"十一五"规划纲要》的收官之年,也是科学制定中医药信息化建设"十二五"规划的基础之年。我们将继续以抓好示范、经验推广、规范标准、设备准入等工作,推动各地中医药信息化建设发展。要重点支持中西部地区,以信息扶贫为先导,积极运用远程医疗和远程教育技术功能,加强对口信息技术支援,优势互补,共同发展。国家中医药管理局将在总结"十一五"中医药信息化建设实施情况的基础上,通过广泛深入调研,科学确定信息化建设目标和任务,制订《中医药信息化建设"十二五"规划纲要》。各地要积极建言献策、支持配合,主动参与规划的调研制定工作。有条件的省级中医药管理部门,要结合自身发展现状,科学制定本地区中医药信息化发展规划。单独制订规划条件尚不成熟的省级中医药管理部门,也要将信息化发展规划

内容纳入本地区中医药事业发展整体规划中。

五、完善措施，为信息化建设提供有力保障

中医药信息化建设是一项长期工作，制度和措施是重要保障。这次会议十分重要，既是对落实中医药信息化建设"十一五"规划纲要的交流和总结会，也是加快落实医改任务、圆满完成"十一五"目标、为"十二五"开局打好基础的动员会。完善保障制度和措施，对于做好下一步工作，推动中医药信息化建设，具有非常重要的意义。

一要进一步提高认识，加强领导。我们应该认识到，信息化投入除了改进流程，提高工作效率，减少浪费之外，更主要的是能够提升医疗质量和管理效率。无锡市中医医院就是个很好的例证。这次的经验交流选择在无锡，既有经验交流，又有现场参观。尤其在昨天大家拿到的会议资料中有报纸上刊登的无锡市中医医院的经验。该院通过信息化提升了医疗安全质量，提高了医疗服务水平，促进了医院管理的科学化，这是他们深有体会的。各地要把中医药信息化摆在重要的位置，建立、明确中医药信息化工作机构，统筹规划，精心组织，科学实施。各部门和单位在信息化建设中既要为本地、本单位中医药事业发展提供信息技术和服务支持，又要在国家卫生信息化总体规划下积极参与各项建设，形成各部门共同推动信息化的良好氛围。

二要进一步抓好队伍建设。应该说，我们当前的队伍水平与国际相比差距还是比较大的。以美国医院为例，81%以上医院信息专业人员超过10人，31%的医院信息专业人员超过50人，而我国超过75%的医院信息人员还不足医院总人数的1%。我们要以院校教育、继续教育和岗位培训为重点，建立多层次、多形式、多途径、重实效的信息化人才培养机制，实施中医药信息化普及性教育；要充分发挥中医药院校、科研、学术团体的作用，建立规范、系统、可持续的中医药信息化人才培养平台，采取多种形式，有计划、有步骤地开展培训，下大力培养一批具备中医药学、信息学、管理学的复合型人才；要以中医药信息化项目为依托，加大信息化知识普及和培训深度，强化领导干部的信息化意识，提高信息化素质和应用技能，增强运用信息技术分析解决问题的能力；要紧密联系信息技术人员工作实际，按需施教，增强针对性、实用性和先进性。各地要像重视引入中医药专业技术人员一样，重视计算机及其信息技术人才的引进，加快中医药信息化人才培养，并为他们创造较好的工作和生活条件，千方百计稳定专业人才队伍。

三要进一步加大资金投入。投入大、周期长，一直是阻碍医疗信息化的一个重要原因。很多管理者认为，多买设备、多建房子、多培养人可以，但是搞信息化是赔本的买卖。资料显示，早在1993年美国的医疗信息化支出就达到75亿美元，目前，每年已达到300亿美元左右。大部分医院信息化投入占医院总收入的3%~4%。我国香港医管局从1991年开始进行信息化建设，2005年投入6亿美元，2007年是10亿美元，2010年将达到20亿美元。按照卫生部的要求，医院每年用于信息化建设的费用，应该占医院总投入的1%~5%，但实际上我国68%的医院信息化投入占总投入不足0.5%，26%的医院不足1%。2007年，中国医院信息化总投入只有63亿元。所以我们要研究制定加快中医药信息化发展的投融资政策，积极开辟投融资渠道，促进信息化建设步入可持续性发展轨道；要紧密结合国家拉动内需政策，加快中医医院基础设施建设的机遇，加大对中医医疗机构特别是中西部地区中医医疗机构信息化基础设施建设所需资金投入。要强化项目科学论证，在加强工程建设的同时，要充分提高工程建设与运行管理水平，避免重复建设和低水平建设，严格实施招投标、政府采购政策，加强项目建设管理和资金管理，确保资金使用效益。

四要进一步抓好管理维护。要将信息化管理作为中医药管理的一项重要工作内容，建立健全信息化管理的组织保障体系、规范标准体系；要不断创新和改进管理模式和方法，重视顶层设计，完善中医药信息化建设、管理、运行、维护和绩效评估等制度。要切实加强运行维护工作，建立专业运行维护队伍，充实人员力量，完善运行维护手段，将中医药信息系统运行维护经费列入定期财政预算，确保信息系统安全稳定运行和长期发挥效益。

五要进一步强化信息安全。按照国家信息安全等级保护要求，加快中医药信息网络、政务内网安全保障系统建设，完成中医药信息系统安全等级保护工作。建设和完善信息安全监控体系，开展信息安全定期检查，加强对管理维护服务外包企业的监管，提高应急反应和处置能力。坚持"谁主管,谁负责"的原则,落实信息安全管理工作责任制,强化广大干部职工的信息安全意识,建立和完善维护中医药信息安全的长效机制。完善中医药网络与信息安全应急响应机制,加快推进中医医疗机构信息备份系统建设,增强信息基础设施和重要信息系统的抗毁能力和灾难恢复能力,保证重要业务信息万无一失。

同志们,中医药信息化建设经过中医药系统同志们的共同努力,取得了可喜成绩。但是,我们也清醒地看到,与其他行业和中医药事业实际需求相比,中医药信息化建设还处于发展阶段,存在较大的差距和不足,需要走的路还很长。我们要以科学发展观为指导,实事求是,解放思想,加快中医药信息化的步伐,使信息技术在中医药管理和中医药防病治病的实际应用上取得创新性进展,努力开创中医药信息化建设的新局面。

春天是播种的季节,一分耕耘一分收获。让我们以本次会议为契机,互相学习,广泛交流,兼收并蓄,共同进步,以信息化带动中医药现代化,不断提升中医药服务能力与管理水平,为促进中医药事业持续和跨越式发展作出新的更大贡献!
(2010年4月1日)

转载于国家中医药管理局网站

万物毕罗　何足以行

孟庆云

躬逢盛世，各界关注，中医获得前所未有的声援赞誉和投入。此时此际令人思考的是：万物毕罗，何足以行？此行足下，路向何方？作为几许？

欲明路向，须先知当代中医学术现状和势态。当代中医学术的现状和势态的特征是转型。中医学经历先秦的肇创期、秦汉的奠基期、魏晋隋唐的自为期、宋金元的发展期和明清的承继期后，在整个20世纪，都属于传统中医向现代化中医过渡的转型期。引发转型的原因，是培育中医发展的文化环境发生变迁和随着西学东渐，西医学甫入国门后与中医学互动所致。转型主要表现在：学科的分化与重组；新病名的引进，病概念的强化；辨证论治内涵的拓宽；对某些西医学知识和方法的吸收和使用；医生临证的思维方式有所分豁；以及文献表达方式及病历书写内容的取新等。一句话，是当代中医的知识水平和知识结构的重大变化，导致了学术的转型。

催助转型的动力有三：一是社会对中医需求的扩大与提高，包括医疗需求、养生保健、法律要求、国际交流等；二是社会为中医学提供了新的物质条件、技术条件和科学新理念；三是新一代中医基础知识结构的改变，学习中医专业以前的学业基础是现代科技和科普知识，对现代科技体系的知识容易互动和吸收。以此，转型成为历史的必然。

转型有两种可能，一种是转向西医，把自己融进了西医，成为西医的一部分。另一种是在自我保持前提下实现自我超越，笔者称此为中医现代化。笔者还认为，中医现代化应该是在新形势下中医学发展的主要目标。

在中医现代化的目标下中医何以足行？我认为值得重视和思考之处有三。

一是阐述原创思维，弘扬特质。中医现代化以继承发扬传统学术为主旨，不是片面要求借助现代科技推出一些表在层面的创新。现代科技对中医药的武装或换装以及结合，毕竟是发展中医学的外在硬件，中医学理论体系才是中医学术的核心，它是中国科技原创学术中的典范，无论是从文化优先或原生态弥足珍贵而论，还是从中医学走的是另一条从整体认识论探索人体生命的道路而言，中医学理论体系都应该继往开来、"接着说"、发扬光大而不应该被现代所"化"，而且要以它的基质去包容、接纳现代科技，使中医药的特质，在阐述原创思维的过程中得以弘扬。

元末明初的医家王履曾说："端本澄源，中含至理，执其枢要，众妙俱呈。"中医学理论的特质堪为其枢要，此枢要有哪些？简捷而论，主要是天人合一与自然至理的哲学观；整体求解和模型化的方法论，以及意象的思维方式等。

天人合一是中国哲学的主干，是国人认识世界的基本路线。在中医理论中有"人与天地相应"、"人与天地相参"、"天地合气命之曰人"、"人以四时之法成"等诸多说法，天地人为三才，天人合一即"道在于一"。当代很多学者认为，天人合一思想是中国传统文化对世界科学的重大贡献之一。在科技高度发达以后，驾驭自然、索取自然乃至破坏自然而遭到报复之际，欲求可持续发展，科学观应该回到古代天人合一的原点上来。《周髀算经》有言："知地者智，知天者圣。"中医学理论始于"究天人之际"，"善言天者，必应于人"，诊治、预防、养生皆是"依乎天理，因其固然"，"察天之五运，并时六气"，"顺时气，养天和"。中医学理论也贯穿道家"自然全理"的意念，以自然之理为至高至上、自然皆合理，合理皆自然，强调"道法自然"。中医学以元气生成论的整体观阐述人体，重视从整体调节入手祛病健身，重视人体的时间结构，时间是自然的衍生过程。这与西方科学的构成论的整体观、重视人体的空间结构大异。中医以整体的关联性认识人体和宇宙、整体与局部，提出了"应同"的理论，即"善言应者，同天地之化"，"天地之大纪，人神之通应也"，人是小宇宙，人体之局部有整体之信息。这一论述成为治病从整体求解的理论根据。中医学在反复入微地观察人体之后，又发挥《易经》"象"的理论，把实体的脏腑，提升到藏象的层次，用藏象的理论模型来阐述脏腑的功能和与其他的联系。意象思维也是中医临证常用的思维方式之一，中医以此常语称"医者意也"。这种思维方式的特点是，以其关联特征从局部推求整体，从模糊认知全貌。从目前发展起来的分形理论和模糊数学等，都预示中医学的思维方式有着深邃的理论内涵和发展前景。中医学的理论思维，属于中国科学的原创性思维，对这些独具异秉的学术遗产，当代中医学人，当竭尽心智，论辨昭晰，光大其理，才堪言作为。

二是运用现代化的理论研究方式。以人体生命特征为研究对象的中医学理论，据气、形、质而阐述人从天真到疴瘵的过程、机因和论治的理法方药。从究天人之际入手，临观八极，览观杂学，及于比类，通合道理。古代的研究方式主要是个人行为，明代徐春圃曾创立一体堂宅仁医会，清代张志聪办过侣山堂，开群体研究的先河，但仅仅限于讨论和著书。20世纪50年代始建国家研究机构以来，开展了实验研究是为创辟。中医现代化要求在研究方式方法上继续提升。承担中医现代化重任的中医理论研究，其方式方法应该是：

在思维上是创造的。思维是智力的核心，是科学也是艺术。创造性思维是人类独具的专长，是诸种思维活动中的最高表现形式。中医学独特的理论体系就蕴源于先民的原创思维。它和理论的真理性、价值性是一致的，以其整体性的思维方式和气血概念等导致藏象经络等理论的发明。中医学发展到今天，按照原初路线走下去，仍有广阔的空间而不是无路可行。中医学应该在充分阐释原创理论的前提下，提高创造思维的能力，捕捉新信息，激发创造思维；运用新技术，调动群体智慧加工新信息；积极反思与整合新旧信息；把握机遇，运用想象和联想拓展创造思维的空间等。在延续中医传统思维方式的同时，也要改变一些思维习惯，包括重视求异思维，在思维方式上实现求同思维与求异思维的辩证统一。以思维能力的提高来推动理论的发展。

在实践中是参与的。实践是医学理论的母体。医学理论的发生有两种动力机制。一种是从临床实践中积累经验，之后运用理念框架（例如哲学等）经加工萃为理论，再去指导临床。另一种是先实验研究，然后对其资料和数据，运用数理统计和逻辑总结概括为理论，再去指导临床。这两种实践路线都是发展中医理论所必需的。中医学还要着重对"形"、"质"方面的内容的实验研究，补充有关知识的不足。在实验研究方面，更需要有研究方法的创新。如对藏象经络的研究，不能停留在经验科学与实证主义之上。

在范围上是开放的。开放包括理论框架的开放和研究主体人才结构的开放。在中医学理论发展的长河中，理论体系随时都在汇百川而成巨流。理论框架有两次大规模的扩展，一次是把阴阳五行发展为五运六气，由此引发了金元四家之崛起和气化学说、病机学说的完善；另一次是外感热病学在伤寒之学后发轫了温病学说。时至今日，随着研究内容的丰富，有非中医学人的参与，即多学科研究中医的学术开放，将为中医学的发展提供新思路，补充新鲜血液。

在方法上是系统的。系统科学具有方法论的意义。系统科学的理论，以其整体系、层次性、联系性、有序性等，对天人合一、藏象系统、全息观念等可以作一定的解释。天人合一可比拟为大系统，"生气通天"有耗散结构的思想。可以用系统论的观点定义健康：健康就是构成生命三要素（物质、能量、信息）之间的运动变化而实现生命活动三大特性（功能的有序性、结构的整体性、人与环境间的耗散结构性）的综合而达到的自组织状态。但系统论毕竟是从空间构造性出发建立的理论，与中医学重视时间结构的特质还是有差异的。有学者提出用综合集成法统理中医化，无非是把不相统属的中西医学及科技要素加合起来，因其论者尚不晓中西医学的特质，是说难有发展。在科学上没有万能的理论和技术，系统科学的方法中医学可以借鉴、援用，但不能被其统包代替，中医学总要据自身的研究对象和特点，在探索中创立适合自身的研究方法。

在组织上是群体化的。个体化的科学研究，已经无法胜任现代的科学研究。欲承担当代重大科研项目，应该是有组织的群体，是高素质多学科成员的组合，有科研帅才的带头人策划并负责组织管理，才能承担艰巨的科研大业。

三是自强作为，排除干扰。百余年来，对中医发展的噪音太多，洋务运动思绪蘖出的废医之论，积渐至民国演为取消派，嚣谑一时。有的中医也唯恐不能融入西医。杨则民先生率先提出中医学是独特理论体系的特识命意后，中医遂自相引重。

当年萧龙友先生曾在《整理中医药学意见书》中论道："惟是今之医，守旧者自以为能，执迷不悟，维新者则又偏于西说，而以古人为非，此两失之道也。要知医无新旧，只有是非，吾但求吾之是可矣，不必他议也。"但是取消派余音未绝，轻薄为文哂不休，21世纪初还曾有一时的喧闹。在善意的讨论中，又有补天派、重构派、结合派等论派各说齐陈。恩格斯说：不同概念的两个渐进线，不能相交。中西医学是两个不同的理论体系，藏象经络与器官脉管，概念不同，不能相合。中医学与西医学及其他科学的关系是"自强作为，通其可能，存其互异"的关系，既不能在设想的融合中求生，也不能冀望于其他学术的扶助，50余年的经络研究已经做了很好的说明，手段、仪器可以使用，关键的实验研究还须创新于自得。

从中医现代化的目标来看，中医学只有在西医视野之外的原创道路上继续前进，弘扬传统的医学发现和医学发明，才能以其出新而增益中医学理论体系。切莫为取新耳目避熟就生，取新弃本。正如胡塞尔所说："我们切勿为了时代而放弃永恒。"科学无排他性，不同体系的内容不可以替代，可以沟通。在中医现代化中，并不排斥分析方法，没有分析就没有高水平的综合，通过分析，化复杂为简单，西医学的分析成就烜赫，但对生命的整体认识是自然至上的，用分体的加和所表述的整体，其分析层次越多，误差越大。对中医没有的治病救人技术，都要拿来我用，然而引进不是替代，要先引进后吸收。实验是方法手段，不是终极目标，切莫为实验而实验，有些证明定义的实验，是把简单事弄复杂了，是浪费。要充分发掘中医的理论资源，顾护原生态才能"变而不失其正"，"遗形而存其神"。理论是佳构之体，是乐章之谱，离体之用，难免失精；离谱之唱，荒腔走调。

近年来媒体时有张本倒退观念者，中医教育立基于大学已半个世纪，培养了数以千计的博士、硕士和数万学士，却有撰文者语云各承家技与师带徒能传实学而最堪用。20世纪30年代，叶橘泉先生就在《明日医药》上撰文指出："整理中国医药必须开设有病房的医院，进行科学研究。"中医兴建综合医院，在病房诊治病人，实现了现代意义的临床，然而拔高坐堂之词屡见报端。还有的出版社以出版《批评中医》和不负责任的医学著作为开拓市场计。近日，北京师范大学周桂钿教授提出了危害科学的"三子"，三子者，"棍子、骗子、傻子"也。我认为，称其傻子的人，虽然迷信"科学"，惟舶来是从，倒是能借助某些东西在唬人中猎名取利，岂能称傻子？应该叫"混子"才是。棍子者，是"伪科学"、"不能证伪"论者的打人之器。骗子者，打着科学的旗号骗名取利，包括论著、职称、课题基金、学衔等。混子们以引进和模仿为创新，爆炒概念，杜撰新词，循环证明，以拼盘为挖掘。《庄子·大师宗》有言："其耆欲深者，其天机浅。"骗混之作，其成果档次愈高，离中医理论的特质愈远。

世界是多元的。近年来有学者指出，真理和学术都是多元的。对于医学来说，发生是多元的，发展至今仍有中西之别。西方科学是物理时空选择，东方科学是生命时空选择；西方是元素论，东方是元气论。对于医学来说，西医学是构成论的整体观，中医学是生成论的整体观。当代各门科学之间有互动互补和学科交叉的大趋势，但都以主体意识发展自身，西医学的形成就是如此。9世纪中叶，有不同学源的4名医生，在意大利萨勒诺建立了西医最早的医学院，一个希腊医生，一个拉丁医生，一个希伯来医生，一个阿拉伯医生，传承了以希波克拉底、盖伦为主流的医理和技术，培养了人才，揭橥了西医学体系的发展。后来远传法国宫廷，闻名于世。当代中医学逢此整体化与交叉科学的时代，也应该与哲学、科学、技术等结成联盟，葳谋生知，厚积捷发，在中医现代化的进程中，构建起有东方科学特色的人体生命科学。

转载于《中医基础医学杂志》2010年第16卷第1期卷首语

用唯象理论促进中医现代化

杨学鹏　张维波

20世纪80年代，钱学森先生对中医现代化提出一个总的设想，不是针对一病一证、一方一药，而是提出一个中医现代化的整体战略。

中医是自然哲学医学模式

"中医是我国几千年医学实践的系统总结。"钱学森先生指出："中医是自然哲学。"这里，钱先生并不是说中医是一门哲学，哲学是不治病的，而是说中医具有自然哲学医学模式。

公元前800年至公元前200年之间被称为历史的轴心时代，世界几大文明古国在轴心时代，宗教与哲学各有突破性的发展，形成各自独特的文化传统。就医学而言，在中国有中医，在欧洲有以医圣希波克拉底为代表的希腊医学，轴心时代的医学为自然哲学医学模式。

时代决定了中医是自然哲学医学模式。春秋战国时代，中医发展比较迅速。古代医生的主要方法是观察，观察自然，观察人体，特别重视人整体的生命节奏、生命轨迹。古代医生的思维方式是综合思维，不仅关注形，也关注神，特别重视形神之间的关系。古人重视气候对健康的影响，同时也探索社会以及生活方式对健康的影响。因此，古代医生在临床实践中非常注意吸收古代的科学知识。

中医认为，医生应"上知天文，下知地理，中知人事"，医生应具有百科全书式的知识结构。古代医生在临床实践中不断地总结经验，然而通过观察获得的感性材料是零碎的、分散的，于是医生用想象去补充缺少的事实，用想象中的联系去代替尚不知道的实际联系，以期画出一幅比较完整的图像。整体观、综合思维、观察、实践，经验加思辨构成了自然哲学医学模式。

同为自然哲学模式的欧洲医学在文艺复兴之后，开始了现代化进程。科学家发现把事物分解为若干部分来研究比较容易。如果搞不清楚，就再分细一点，这样一层层分下去，研究得很仔细。科学家认为，整体是由部分组成的，部分认识清楚了，整体也就认识清楚了，这就是所谓的还原论。现代科学不再停留在单纯的观察上，而是使用实验手段、数学计算。因此，思辨在现代科学里没有了话语权，现代科学依靠实验，实验结果更可靠，而计算结果更精确。

分析科学有了实验和数学两个得力工具，突飞猛进，取得了辉煌的成果。虽然，希腊医学也是自然哲学医学模式，但欧洲医学在引入分析方法后，把人作为生物，对人体逐层分解，进行实验研究后，欧洲医学由自然哲学模式演变为生物医学模式、实验医学模式。

中医有与时俱进的特点。几千年来，中医一直根据实际情况和当时的疾病谱而发展。东汉末年，伤寒病肆虐，张仲景总结出经典著作《伤寒杂病论》。明末清初，瘟疫流行，温病学派应运而生。历史上，发生大病大疫之日，就是中医大发展之时，医生中的有胆有识之士脱颖而出，积极投入抗疫，破解疫病难题，创立新医理，创造新医方。

然而，中医发展始终延续着自然哲学医学模式，几千年来一直没有改变。因此，中医被称为传统医学。钱先生一开始提出的自然哲学医学模式，切中本质，是研究中医的理想切入点。

中医现代化

钱先生在1980年提出中医现代化，在当时这是一个很大胆的提法。30年过去了，现在再看，中医现代化不仅必要，而且迫切。

客观形势的改变要求中医现代化

首先是疾病谱发生了变化。出现了艾滋病、SARS、禽流感等新型传染病；高血压病、糖尿病、心脏病多发，而且呈年轻化趋势；还有"网瘾"这样的现代病。

其次，气候发生了变化，全球气候变暖，极端天气多发。气候变了，中医运气学说就需要重新考核了。

再次,环境发生了变化,环境污染,城市热岛效应,噪声污染,光污染;同时,生活方式也发生了很大变化。因此,时代给中医提出了新课题,中医必须快马加鞭,才不愧对与时俱进的传统。

自身特点使中医现代化困难多多

科学与医学的关系,犹如水与船的关系,科学是水,医学是船,水涨船高。正是得力于物理学、计算机技术等科技成果,现代医学取得了飞速发展。那么,科学技术发展了,为什么中医发展却相当缓慢呢?

因为中医这条船不是泊在现代科学的水上,而是泊在古代科学的水上,而且站在当今的视角看,古代科学是"死水"。钱先生提出:"中医理论的缺点是它和现代科学技术挂不上钩,语言、概念是两套。"要改变这种"两套"的状况,必须进行根本的变革,中医必须现代化。

中医理论具有古文化形态。中医典籍使用的语言为古汉语,今人读起来很困难。与现代理论概念清晰、准确的特点不同,中医概念笼统,一般不做定义,且有歧义。中医理论模糊,读过后往往不知道准确的意思。加之大量运用阴阳、五行、干支理论,让人望而生畏。

中医理论的古文化形态直接影响到中医教学。中国现在非常重视基础教育。中学教育重视概念的严格性、原理的严密性和体系的条理性。中医院校的教材虽然已不用古汉语,但是并未摆脱古文化形态的影响,仍然表现出笼统、模糊的特点,与中学教育之间形成隔膜。中医专业学生会遇到其他专业学生遇不到的困难。

中医的方法是观察,但与西方实验科学的观察方式不同。中医的观察是直接的、整体的、长周期的,包括观察人体各种生命现象,观察自然现象,观察社会现象。中医很少分解观察对象,并经常将观察的主体和客体统一起来考虑,如医家在自身上进行的自证实验。中医也讲究干预,中医的治疗就是一种实验的干预,但它是直接作用于人体的临床试验,通过干预——观察——再干预的过程,验证假说,获得对疾病和生命本质的正确认识,建构出理论体系。

中医理论既是唯象理论,也是人体实验医学,而西医是生物实验医学。西医除了临床观察,还做动物生理实验、病理实验、药理实验等,然后转接到人身上。因此,西医不是唯象医学。

中医理论如何现代化

钱先生提出:"要换装,变成用现代科学语言表达的唯象理论。"对此,笔者的理解是要先有语言的现代化,表达的现代化。中医理论与时代严重脱节,换装是出路。

可以说,中医理论是用古代模式表达的唯象理论,是唯象理论的古代版;钱先生提出用现代科学语言表达中医唯象理论,建构唯象中医学,是中医唯象理论的现代版。用现代科学语言表达中医理论的同时,还要把中医理论里的古代科学知识更新为现代科学知识。

第一个中医唯象理论是《黄帝内经》。《黄帝内经》不是一部著作,而是一部论文集。但每篇论文只论及某一个主题的一部分,甚至只是一两句话。论文之间有重复的地方,也有不一致的地方。比如:中医重视形,又重视神,在《黄帝内经》里,形、神的论述是分散的,这篇论文有一个片段,那篇论文又有一个片段。

因此要建构现代版的形神唯象理论,要借鉴考古方法。正如考古人员把出土的文物碎片进行挑选、比对、拼凑,然后黏接成一个完整的文物一样,建构形神唯象理论的现代版。

中医创立了世界上第一个人体整体的唯象理论,但鲜为人知。《黄帝内经》里没有"整体"这个词,也没有"整体规律"这样的话语,但是《黄帝内经》里有这些内容,而且论述颇丰。整体在《黄帝内经》里是一个潜在的主题,有实无名。阅读《黄帝内经》,有时会遇到主题不明,不知所云的文字,对于这样的文字切忌轻易放过,应穷追不舍。只有经过对文字分析、比较、品味其意,才能从字里行间悟出主题来。挖掘潜在主题绝非易事,因此中医整体理论一直被埋没。现代版不只是把古汉语翻译为现代汉语,会遇到许多文字翻译以外的问题,难点是古代版的一些"结构性"问题。因此方法很重要,要根据具体情况,选用、设计适合的方法。

建构唯象中医学,不仅要讲求方法,更要有全局观念。历史上《黄帝内经》的问世标志着"中医范式"的成熟与定型,尽管《黄帝内经》是一部论文集,但是在它背后潜藏着一个体系。因此,建构唯象理论的现代版,必须把整个体系挖掘出来,对《黄帝内经》做一次"全息显影"。把《黄帝内经》潜在的唯象理论体系用现代科学语言表达出来是现代版的基本要求。建构现代版的工作复杂而艰巨、必要而紧迫。

唯象中医学用现代科学语言表达，应主题鲜明，结构完整，诸如零散的片段、主题隐晦等结构性问题一扫而光，学习中医的困难或将迎刃而解。这是中医现代化战略的关键一步。钱先生早有预见："我觉得要做到这一步，那就解决了一个大问题，中医的教学问题。"

重视老中医经验。钱先生提出唯象中医学要吸纳老中医经验。他说："怎样把老中医的智慧总结起来，汇集成唯象中医学？我想可以用现代科学技术，即：一是用专家系统、人工智能技术把每一位老中医大夫的学问经验记录成电子计算机程序。这项工作在前几年已开始了，只是推广的问题。二是有了大量不同老中医指导下制成的各有特长的专家系统，我们就可以进一步将其汇总综合……三是综合的结果是唯象中医学……"

截至1990年，全国已制成500位名老中医的专家系统。研制老中医专家系统的初衷是为了避免老中医人走了，经验也被带走了的遗憾，用现代科学技术把老中医的宝贵经验记录下来。工作的出发点是积极的，但是达不到钱先生思想那样的战略高度，没有想到汇总综合这一步。所以，现在要接着做下去，对老中医专家系统进行汇总综合，充实唯象中医学。

医案很重要。钱先生指出："医学已有几千年历史，医案记录浩如烟海，这都是定性的点滴认识，现在有了新的方法，加上电子计算机的帮助，综合集成是可以实现的。"唯象中医学还要吸纳医案记录的临床经验。

唯象中医学是对自然哲学医学模式的超越式突破，钱先生要求"写出真正现代的中医书籍。这要一整套书，不是零星的一本、几本，要从人体理论到医理，到临床医学"。

诊断手段要现代化。中医临床通过望、闻、问、切获得人体信息，然后辨证论治。望、闻、问、切不借助任何仪器，难以避免主观性、随意性。钱先生认为，为了突破自然哲学医学模式，望、闻、问、切须仪器化，以保证临床获得的人体信息客观化、规范化。诊断手段仪器化是中医现代化必不可缺的一项工作。20世纪末研制老中医专家系统时想得很美妙，一台计算机顶一位老中医，10台计算机顶10位老中医。1990年制成500位老中医的专家系统，可是临床运用却遇到了障碍，因为缺少与之相配套的诊断仪器设备，就像火箭装配好了，却没有发射架。因此，中医现代化是一个系统工程，缺了哪一个环节也不行。中医现代化"一定要有一个统一的计划"。

钱先生建议，中医临床要吸收少量的西医指标。事实上，现在中医临床已经使用西医指标，对高血压病病人测血压，对糖尿病病人测血糖。现在中医临床可谓双管齐下，一方面辨证，一方面用西医指标辨病。医生掌握双重依据，处方会更为周到。应经过长期临床实践，把西医指标与中医辨证有机地结合起来，把西医指标充实到中医范式里去。

钱先生建议，中医临床逐步增加西医指标，以了解更多的人体信息。他的建议完全具有可操作性，是可行的。钱先生肯定"证"的概念是完全科学的，主张用系统科学的观点研究中医的"证"，现在就着手去做。

运用开放的复杂巨系统发展中医。钱先生提出的开放的复杂巨系统概念是对系统科学的重要贡献。"这里'巨'的含义是子系统的数量极大，上亿、几十亿……这里'复杂'与'简单'的含义是子系统的种类，后者少，几种、几十种，前者多，成千上万"。简单巨系统与复杂巨系统不是量的区别，而是质的区别。西医在现代化过程中，使用分析方法出了偏差，可谓水可载舟，亦可覆舟。中医现代化如何防止偏差呢？中医现代化只要牢牢把握住开放的复杂巨系统概念，谨慎地选择科学工具，合理地使用，就不至于走错路。

20世纪末，曾有人试图用"耗散结构理论"解释中医。可"人体不但是开放的巨系统，而且是开放的复杂巨系统，它比许多物理和化学的巨系统要复杂得多。复杂在于组成巨系统的子系统花式繁多，相互作用又各式各样"。打个比方，想把"耗散结构理论"用于中医，就像想用一个爆竹把人送上天一样地异想天开。现代科学里没有一个理论框架能容纳下中医，中医的理论框架只能从中医自身去寻找。

建立唯象中医学是中医现代化的第一步。接下去要在理论上从微观一直到整体，把它连起来。中医理论不仅是现象的概括，总结出规律，还有强烈的因果关系，阐明了现象背后的原因。如《黄帝内经》指出：老人昼不精、夜不瞑的原因是肌肉枯、气道涩引起的气血运行失常所致。因此对于中医理论,不仅要知其然,而且要能讲出其所以然,挖掘出现象背后的深层东西,特别是经络气血的本质,然后运用于临床,同时指导中医诊疗技术的开发,提高疗效,即所谓"明其理、利其器、善其事",这才是真正的中医现代化。

转载于《中国中医药报》2010年11月29日第3版

国际标准体系建设铺就中医药走向世界之路

李振吉

国际标准化组织（简称 ISO）已经逐渐成为一种新的国际经济秩序的主导者，是促进全球化和分享创新的工具，中医药国际标准化离不开 ISO 这一国际组织，国际标准体系建设是推动中医药走向世界的必由之路。

中医药借道 ISO 走向世界是中长期战略选择

在战略上，中医药国际标准化建设大体可分为两步走，即制订与实施中长期战略和近期战略。作为中长期战略，首先要与 ISO 驻中国办事处（国家标准委国际合作司）合作，申请在 ISO 建立中医药技术委员会，并争取承担秘书处的任务，为中医药标准直接进入国际标准奠定组织基础。我国经过多方面的共同努力，已经迈出了可喜的一步。2010 年 6 月，ISO 中医药技术委员会（暂定名）将在北京召开第一次全体大会，研讨中医药国际标准的建设问题。

但我们应清醒地认识到，中医药借道 ISO 走向世界是中长期战略选择。这是因为 ISO 国际标准的制定与发布，需要通过严格的法定程序，即规划、提案、立案、备案公示、起草论证、确定草案文本、批准程序、发布出版等 7 个步骤和阶段。特别在批准阶段，要通过国家团体投票表决。通过 ISO 制定中医药国际标准的优势是，ISO 作为国际上"最大的标准发展者"的地位得到了世界贸易组织（WTO）的认可，而 WTO 是具有法人地位的国际组织，在调解成员争端方面具有更高的权威性。它涵盖了货物贸易、服务贸易以及知识产权贸易。因此，通过 ISO 制定与发布标准具有较高的权威性和普遍适用性。不利的方面是制定周期长，缺乏灵活性，短时间内通过 ISO 推广使用中医药有关标准的效率不会很高。

值得关注的国际企业联盟标准行动

据 2008 年《国际标准化动态》第 4 卷报道，在电子计算机和通讯领域，企业利用标准推广技术是企业发展的重要战略手段。为了拓展市场，提高市场竞争力，具有共同市场利益的企业结成企业联盟，共同制定联盟标准，即企业联盟标准行动。企业联盟标准作为企业组织关系的创新，正在成为现代企业强化国际竞争力的重要途径。

联盟标准的制定过程一般是由多家企业或科研机构组成的结构松散的、非公司性质的团体。在组织结构上，企业联盟通常有一个由成员代表组成的成员大会或理事会，是联盟的最高权力机构，内部下设技术委员会等专业机构。联盟标准克服了正式标准制定程序和途径形成标准时间过长的问题。联盟标准作为正式标准的补充方式，具有制定速度快，对市场需求响应及时，知识产权政策灵活，标准推广高效等优势，在国家经济和市场体系中发挥着越来越重要的作用，正在成为市场上标准制定的重要力量。

国际标准化组织也开始接受联盟标准行动。首先是在战略上关注和重视联盟标准，美国将联盟标准作为全球标准体系不可分割的一部分，是多样性和包容性的，支持灵活的标准解决方案，以联盟和论坛形式为代表的灵活新标准方案是全球性标准体系不可分割的一部分。为了更好地满足市场需求，IEC（国际电工委员会）考虑在现有充分协商一致的 IEC 国际标准体系之外，建立一个自我支持的 IEC 工作机构，为联盟和论坛提供经济高效的服务，以促进形成直接有限协商的、快速文件。同时，这些文件还可以转入到 IEC 协商一致的标准制定过程中，形成正式标准。

国际标准化组织也开发了标准制定快速程序。ISO 和 IEC 开发了技术快速变化的信息领域的国际标准制定快速程序，成立了信息技术委员会，标准制定更加强调经济高效，制定时间短，以市场为导向等商业方法。通过快速程序，可以在不到一年的时间内将市场上流行的文件转换成国际标准。

企业联盟标准行动对中医药国际标准化建设的启示

国际标准化组织关注企业联盟标准行动的意义在于提示我们国际标准化建设正在从传统标准组织的程序化向更加开放、务实、高效、灵活、快速、多样性和包容性方向发展；满足市场需求，创新组织关系和标准体系，是强化产业国际竞争力的重要途径。因此中医药国际标准体系建设也应以市场需求为导向，根据中医药国际发展的特点和要求，积极推动建立更加高效、灵活、务实的国际标准体系。

企业联盟标准行动是依据市场上已有的标准文件，通过快速程序将其转换为国际标准。这为中医药国际标准体系建设提供了发展的空间。世界中医药学会联合会实质上也是一个中医药国际联盟组织，我们可以通过中医药国际组织标准的制定与发布来推动中医药国际标准体系建设。这也应成为中医药国际标准体系建设的近期战略。

由于制定标准的主体不同，广义的国际标准可分为狭义的国际标准、国际组织标准和区域标准。狭义的国际标准是指国际标准化组织（ISO）、国际电工委员会（IEC）和国际电信联盟（ITU）所制定的标准；国际组织标准是由国际组织制定的标准，世界上有300多个国际组织在制定标准，其中有40个组织，如世界牙科联合会、世界卫生组织等，他们的标准如果进入ISO目录就是国际标准，否则，就是国际组织标准；此外区域标准是区域组织制定的标准。

世界中联制定和发布的国际组织标准，类似于企业联盟标准。它不仅可以及时满足目前国际市场上中医医疗、保健、教育和贸易等方面对标准的需求，也可以为中医药ISO国际标准体系建设打下良好的发展基础，促进实现中医药借道ISO走向世界的中长期战略目标。

转载于《中国中医药报》2010年6月9日第3版

中医学是弘扬中华优秀文化的重要载体

曹洪欣

文化的概念内涵十分丰富。广义的文化指人类创造的物质和精神财富的总和,既包括世界观、人生观、价值观等意识形态内容,也包括自然科学和技术,语言和文字等非意识形态部分。文化是人类社会实践的产物,由人所创造,为人所特有,由人来传承发展,有了人类社会必然形成相应文化。

中医学是我国各族人民在几千年生产生活实践和与疾病做斗争中逐步形成并不断丰富发展的医学科学。中医学起源和发展于中国,她蕴含着丰富的中华优秀文化,是中华优秀文化传承弘扬的重要载体,是人文与生命科学有机结合的系统整体的医学知识体系。

中医文化与中华文化

在几千年的发展进程中,中医学蕴含了丰富而深厚的中华文化精华,形成了中医文化特色,体现在哲学、人文与生命科学的有机结合。中医文化作为中华文化的重要组成部分,是中医学理论与实践的精神财富和思想基础,也是发展中医学的灵魂和动力。

如何深刻认识中医文化,提高中医文化的认同感,理清繁荣发展中医文化的思路,是摆在我们面前的重要任务。近年来,学术界围绕着中医文化的核心内涵进行了广泛的讨论,基本形成了共识。作为全国政协委员,在全国政协十一届三次会议上,我们提交了《发展中医,繁荣中华文化》的提案,建议通过中医服务民众健康,传承弘扬中华优秀文化,为中华民族的伟大复兴贡献力量。

中医学的科学内涵

中医学是研究人体生命健康与疾病防治的医学科学,其科学内涵主要表现在以下几方面。

一是有效地吸取哲学、天文、地理以及人文等自然与社会科学成就,形成系统完整的生命科学知识体系。几千年来,不断丰富发展的理论有效地指导着人们的养生保健与医疗实践,形成理、法、方、药有机统一的中医理论体系。

二是强调天人相应、阴阳平衡、脏腑协调、形神统一、"正气存内,邪不可干",注重人体内部整体恒动以及与自然、社会和环境的和谐生存状态,是人类健康追求的方向。

三是运用望、闻、问、切四种诊法,收集人体的外在信息,通过综合、分析、判断人体的整体状态(证候),确定相应的治疗原则和方法。这种辨证论治的理论与实践既充分体现了以人为本的个体化诊疗模式,又能够有效实现早期干预的医学"战略前移"的目标。

四是中医药、针灸、推拿等丰富的诊疗手段和方法,注重人体功能的整体调节,激发人体的抗病能力和康复能力。一方面疗效可靠、毒副作用小,另一方面能有效解决健康需求不断增加、诊疗技术飞速发展与医疗保健费用不断增高等矛盾。

中医文化的核心内容

中医学蕴含着丰富的中华文化和人文精神,是中华优秀文化软实力的重要体现。

中医学的哲学思维。以天人合一、形神统一为核心,强调人体内部、人与自然是一个有机整体的生、长、壮、老、已的动态生命观,认为人体的生命活动是一个不断变化的动态过程。以阴阳平衡为理论基础的人体动态平衡观,认为"阴平阳秘,精神乃治,阴阳离决,精气乃竭",疾病的发生是阴阳"两者不和"所致,强调"谨察阴阳所在而调之,以平为期",从而达到"阴平阳秘"的平衡状态。

中医学的诊疗理念。强调"治未病"早期干预的养生保健思想;运用司外揣内、以象测内的逻辑思维与悟性思维相结合的辩证逻辑为主的诊断思维模式;平衡阴阳、协调脏腑、扶正祛邪的治疗观念。

中医学的道德伦理观。医乃仁术的价值取向、大医精诚的医德医术是中医不懈追求的理想信念。治病救人是医生的基本职责,医德修养是衡量医生素质的基本要求,大医精诚是医者医德医术的至高追求。

中华文化对中医理论形成与发展的促进作用

中医学根植于中国文化,中国传统文化是中医萌生、成长的土壤。中医文化是中华优秀文化不可分割的组成部分。中医文化来源于"天人合一"的哲学思想,以阴阳五行作为生命和自然界的基本属性,以取类比象的方法来认识生命运动的基本规律,是一种生命文化,是有关生命与疾病的认知文化。

中华传统文化既是中医理论形成的基础,又是发展中医理论的动力。《周易》、《河图洛书》等形成的哲学观、宇宙观、整体观、变易观,是中医学独特理论体系形成的基础。《黄帝内经》把中华文化应用于认识健康领域,标志着中医学理论体系的形成。

中医学的许多理念和《周易》相通,并逐步地融入儒、释、道的文化精神,吸收了自然科学成果,逐渐形成独特的理论体系。中医学关于养生的方法、技术和丸散膏丹的炮制与道家文化密切相关,如道家"道法自然"、"恬惔虚无"与重视"精、气、神"的炼气、保精、存神的养生方法以及倡导内丹(静功)、导引(动功)等大大促进了中医养生理论的发展。有关医德的观念,渗透了中国传统道德理念,深受儒家文化的影响,如"主中庸"、"倡中和"和"仁者寿"的主张,形成了中医道德养生的理念。佛教学说传入中国以后,中医养生吸收了许多佛学理念,如"修禅"、"安神"、"养心"、"修炼"等,使中医更加重视养心宁心的养生与治疗方法。

《伤寒杂病论》确立了中医辨证论治的理论体系,其诊治疾病体现了丰富的整体思维、辨证思维以及中和思维。如"千般疢难,不越三条"的病因观,"见肝之病,知肝传脾,当先实脾"的整体治疗观,"观其脉证,知犯何逆,随证治之"的辨证治疗观等。可以说,历代中医名著的问世与中医重要理论的形成,既汲取中华文化的先进理念,又促进了中医理论与实践的丰富发展。

中医学具有广泛和深厚的民众基础和社会基础,之所以历经几千年的历史而不断发展,并日益为世界所重视,显示出强大的生命力,一方面,是由中医理论与实践的先进性所决定的,集中表现在一直有效地指导着人们的养生保健、防病治病。另一方面,中医学有着丰富深厚的中华优秀文化底蕴,蕴含着中华民族在从传统走向现代过程中追求健康的智慧,受到中华民族的广泛认同。

发展中医,传播中华文化

正确认识中医,自立自强,坚持主体发展,使中医药在维护人类健康、繁荣中华文化中发挥更大作用;坚持继承创新,有效利用现代科学技术,促进中医药特色优势的发挥;进一步认识中医学理论的文化底蕴以及在维护健康和弘扬中华文化中的作用,提高中医传承创新能力,丰富完善中医学理论体系,丰富和发展中医诊疗技术,全面提高中医药防病治病能力。

加强中医学知识的推广普及。随着人们生活水平的提高,保健意识的增强,中医不仅能治疗"已病",更要发挥治"未病"优势,将服务的关口前移。采取群众看得懂、听得懂、喜闻乐见的形式,积极推广中医药文化,扩大社会对中医药文化的认知度。如组织中医专家进社区、进农村、进家庭,为广大群众普及中医药防病治病知识,使群众了解各种各样的中医药信息。如冬病夏治的机理、煎药的流程、理疗的途径、针灸推拿的作用、中药膏方的服用方法、中医养生知识等。让老百姓感到中医药方便、快捷、安全有效,在社会上营造重视中医的良好氛围,引导群众早期应用中医药服务,促进中医药在医疗保健服务中发挥更大作用。

繁荣发展中医文化。将中医文化建设纳入国家文化发展规划。加强中医药文物、古迹保护,做好中医药非物质文化遗产保护传承工作,加大对列入国家级非物质文化遗产名录项目的保护力度,为国家级非物质文化遗产中医药项目代表性传承人创造良好传承条件。推进中医药机构文化建设,弘扬行业职业道德。开展中医学文化普及教育,加强宣传教育基地建设。加强中医药文化资源开发利用,打造中医药文化品牌。加强舆论引导,营造全社会尊重、保护中医学知识和关心、支持中医药事业发展的良好氛围。

推进中医药国际发展。充分利用现代信息技术和网络技术,借助网站媒体、国际会议、报纸期刊,扩大中医药科普知识宣传;完成一批用于中医药国际医疗、教育和科普宣传的中医药教材、古典医籍,组织翻译和编撰现代中医药研究成果。加大对中医药一级学术期刊国际化进程的支持力度,促进中医药期刊走向世界;加强中医药非物质文化遗产和世界记忆工程的保护。积极探索中医文化走向世界的途径和渠道,展示中医药的安全性、有效性、科学性、特殊性及其与西医药的互补性,使中医学与中医文化获得更广泛的民众认知和认同,为民众健康造福。

中医学是传统的,又是现代的;中医学是中国的,又是世界的。中医学理论思想体现了中华优秀文化的核心内涵,中医学理论体系特点和丰富的诊疗手段在当今社会人类养生保健、防病治病方面体现出巨大的优势。充分认识中医学理论与实践的先进性,发扬中医学的特色和优势,必将为人类健康以及繁荣中华文化作出更大贡献!

转载于《中国中医药报》2010年7月8日第3版

校院长论坛

紧紧围绕科学发展　着力加强内涵建设

——安徽中医学院"十一五"科学发展的实践与体会

安徽中医学院院长　王　键

伴随时代发展进程,"十一五"已载入历史史册。"十一五"时期,安徽中医学院以科学发展观为统领,坚持走"质量立校、科技强校、人才兴校、特色弘校、文化塑校、和谐融校"的发展之路,各项事业取得了令人鼓舞的成就。学校获教育部免试推荐硕士研究生资格,成为国家博士学位授权立项建设单位,成为国家中医临床研究基地建设单位,顺利启动新校区建设项目,获准成立安徽省中医药科学院,以优异的成绩通过国家教育部中医学专业试点认证,连获第七、第八届安徽省文明单位称号等。应该说,这五年是办学规模稳步扩大、办学条件不断改善的五年;是教学中心地位不断巩固、人才培养质量不断提升的五年;是坚持内涵发展、学科建设与科技创新能力迈上新台阶的五年;是坚持人才兴校战略、师资建设水平明显提高的五年;是不断加强产学研合作、服务地方经济社会建设能力不断增强的五年;是党建与思想政治工作扎实推进、和谐校园建设不断加强的五年。五年的开拓奋进,五年的辉煌成就,奠定了学校"十二五"科学发展、跨越发展、特色发展的坚实基础,开启了学校人才培养、科学研究、社会服务的崭新局面。

回顾总结"十一五"时期的发展,学校的做法和体会是:

一、坚持以质量工程为抓手,推进教育教学改革,不断提升人才培养质量

人才培养是大学的第一职能,必须牢固确立人才培养在学校工作中的中心地位,不断提高教育教学水平。学校坚持以质量工程建设作为教学内涵建设的抓手,发挥质量工程项目的引领和带动作用。通过构建国家、省和学校三级质量工程体系,获得国家级教学成果二等奖1项,国家级特色专业5个、国家级教学团队2个、国家级精品课程1门,省级质量工程项目94个。学校坚持探索人才培养模式的创新,实施了专业辅修和双学位改革,举办新安医学教改实验班,深入推进PBL教学、团队学习等各种教学形式,组织编写《新安医学精华丛书》,加强实践教学基地建设,办学特色不断彰显,教学改革不断深入,人才培养质量不断提高,近几年毕业生就业率均在93%以上,办学声誉赢得广泛认可。

二、坚持以博士授权单位为依托,推进学科建设与研究生教育,不断提升学校核心竞争力

学科建设是学校建设的根本与核心,也是体现学校办学水平的重要标志。学校紧紧抓住新增国家博士学位授权立项建设单位的契机,围绕建设目标,突出重点,优化配置,打造特色学科,强化重点学科,培育新兴学科,形成结构合理、优势突出、特色鲜明的学科体系,现已构成以6个国家中医药重点学科、1个安徽省A类重点学科、7个安徽省B类重点学科为主体的重点学科体系。研究生培养质量既是学校培养人才的标志,也是学校科学研究水平和创新能力的标志。保证和提高研究生培养质量是学校对国家、社会和青年学生应尽的责任。学校积极开展研究生教育改革研究,探索中医师承教育与学位授予工作相衔接的新模式,推动研究生专业学位发展,中医药高层次人才的教育和培养能力进一步提升,同时也为建成博士学位授权单位奠定了坚实的基础。

三、坚持以"两区一试点"为平台,推进重大项目研究,不断提升科技创新能力

高校作为国家创新系统的重要组成部分,不仅是培养人才、传播知识的摇篮,汇聚优秀人才的基地,而且是进行科学研究与技术开发,实现科技创新的重要源泉。近年来,学校依托安徽省中医药科学院的组建成立,积极融入皖江城市带承接产业转移示范区、合芜蚌自主创新改革试验区、国家技术创新工程试点省(即"两区一试点")的建设,提高学校科研资源的开放度和共享度,提高承接关键技术服务的能力,打造高水平的中医药科技研发和社会服务平台。"十一五"期间学校获得各级各类项目760项(其中国家级项目67项),各级各类经费6700余万元,形成国家发明专利6项、省级科技成果25项,获得科技奖励21项。建有3个省级科技创新团队、10个校级科技创新团队。包括省部共建新安医学教育部重点实验室在内,已有17个省部级重点实验室和工程中心等科技创新平台,学校科技创新水平不断增强。

四、坚持以高层次人才队伍为支撑,推进人才兴校战略,不断提升可持续发展实力

国以才立,校以才兴。人才问题,始终是高等学校改革发展的核心问题和头等大事,高校的核心竞争力源于优势和特色学科,归根结底源于高水平师资队伍。突出抓好吸引、培养和用好人才三个环节,建立一支政治坚定、素质优良、数量充足、结构合理、敬业爱校的人力资源队伍是提升学校可持续发展能力的关键。学校通过实施《安徽中医学院引进高层次人才实施办法》,加大高层次人才引进与管理工作力度,围绕学科发展方向,按计划、分批次地做好教师培训工作,从而提高了教师队伍的整体素质,促进了一批有能力、有水平、有成果的拔尖人才脱颖而出。同时,学校不断深化干部制度改革,加强管理干部的培养、培训,通过完善干部使用、考核和监督机制,造就了一支精干高效、勤政务实、富有执行力和创造力的管理干部队伍。学校人力资源的不断优化、强化,为实现学校"十一五"目标提供了强大的智力支撑。

五、坚持以服务社会为职责,推进服务能力建设,不断提升社会贡献度

服务社会是高校的又一重要职能。学校积极探索"产、学、研"结合新模式,加大科技成果转化和推广力度,提高学校科技创新为地方经济建设和社会发展服务的贡献率。学校大力实施与企业、地方政府、科研院所等全方位合作战略,增强适应区域经济社会发展重要需求和解决发展中关键问题的能力。与皖南、皖北及大别山等地的市县人民政府签订全面合作协议,与河南宛西、江苏康缘、深圳三九等国内知名中医药企业签订战略合作协议,建有亳州济人药业等22个产学研合作基地,开展50多项技术服务,服务地方经济社会发展的能力不断提升。学校还积极为政府出台有关中医药发展规划和相关政策提供决策咨询,在国家中药现代化科技产业(安徽)基地建设中作出了积极贡献。两所附属医院充分发挥中医药特色与优势,狠抓医疗质量,提高诊疗水平,强化医院管理,增强服务能力。国医堂、中西医结合医院、神经病学研究所做特做强,实施名医、名科、名院工程,综合效益明显,成为开展社会服务的重要力量。

六、坚持"走出去、引进来"战略,推进中医药对外交流与合作,不断提升对外影响力

伴随着中医药事业的发展以及中医药国际化的步伐,中医药教育的国际化也越来越受世人的关注。学校坚持"走出去、引进来"战略,不断拓宽办学思路,努力探索与国内外高校和研究机构合作办学的新途径;积极探索联合办医、联合科研等多种形式的对外合作渠道,不断拓展国际交流与合作的领域,利用其优质的教学科研资源,为学校的学科建设服务;同时,面向海外,扩大来华留学生规模,提高留学生教育教学质量和办学层次。学校与长春、福建中医药大学,湘雅医学院建立了教学合作联盟,与韩国顺天乡大学成功合办首个"2+2"合作办学项目。学校与美国、澳大利亚等16个国家和地区的30多个医疗和教育机构建立了友好合作关系。在校生赴国外交流日益增多,每年选派学生到韩国、日本及瑞典等地交流学习。学校还成功举办了中医药科技创新与新安医学研究国际论坛、针灸经络50年回顾与展望国际学术研讨会等有较大影响的国际学术会议,对外影响力日益提高。

七、坚持以师生利益为立足点,推进民生工程,不断提升学校发展的凝聚力

广大师生医护员工是学校的主人,是学校发展必须紧紧依靠的力量。只有人心凝聚、万众一心,事业的发展才会有不竭的动力和力量源泉。学校始终把最广大师生及医护员工的根本利益放在第一位,坚持以人为本,正确处理规模、结构、质量与效益的关系,实现好、维护好、发展好广大师生医护员工的根本利益,树立正确的政策和舆论导向,着力构建和谐校园。近年来,学校不断增加教职工收入,积极改善师生医护员工的学习生活

条件,认真做好经济困难学生的帮扶工作,全力抓好毕业生的就业及创业工作,形成了风正气顺、心齐劲足、干事创业、政通人和的局面。

面向"十二五",学校将深入贯彻落实科学发展观,进一步坚定中医信念、弘扬中医精神,秉承"至精至诚,惟是惟新"理念,以"育人为本,科学发展"为主题,以"加快建设、强化内涵、提高质量"为主线,实施"质量立校、人才兴校、科技强校、特色弘校、文化塑校、和谐融校"的办学方略,继续解放思想、抢抓机遇、深化改革、加快建设,不断强化中医药人才培养、科学研究、社会服务、文化传承、对外交流与合作的职能,创建富有特色、卓有贡献、高水平的安徽中医药大学,为振兴中医药事业、服务人民大众健康作出新的更大贡献。

学术进展

一、理论研究

（一）中医基础理论

【概述】

基础性科学研究的主要目的是探索自然界的本质，发现自然界演变、发展的规律，增加人类对自然界的理性认识，为科技的发展提供强大的理论武器和方法。中医学作为维护人类健康防治疾病的生命科学，是我国最具原创潜力优势的科技领域之一，其基础理论研究的任务，是认识人体生命的规律，认识疾病发生发展的规律，以及抗病治病防病的规律。近年来，国家倍加投入力度，特别是随着"973"计划中医理论专项的启动，科研人员奋发精诣，科研之势炳炳煌煌，不仅"十一五"规划连捷臻赡，而且在强劲的势头下，成果灿观，成为中医药科技步入新阶次的标识。

需求是中医药的生长点和机遇。科学研究始于问题。"973"计划就是以解决重大需求的科学问题为主旨、为导向，对我国未来发展和科技进步具有战略性、前瞻性、全局性和带动性的国家科技计划。自2005年起，科技部开始在"973"计划中设立"中医基础理论研究专项"。专项实施5年来，已经有21个项目138个课题通过评审立项。在2010年底，已经有2007、2008年启动的7个项目通过验收。随着中医理论专项研究的深入，对中医学的特点和中医基础性研究的认识逐步加深，中医学以天人相应的整体观审视人体，以藏象经络等结构理论诠释人体，有针灸、本草等医学发现和医学发明，有以动态观和三因制宜之论的辨证论治的操作体系和养生之学等。临床是中医理论的源泉和动力，是中医服务于社会的基地，但是没有基础医学的发展，就没有临床的进步。在"973"专项研究2010年度交流会上，专家们指出，这项研究在探索中医基础理论模式方面也意蕴深远。初步总结出五种模式，即基于名老中医经验的创新理论研究模式，基于特色疗法的创新理论研究模式，以疗效优越的方剂为载体研究配伍和机理的模式，以文献研究为主、梳理提炼升华理论的模式，以及多学科参与和运用现代科学语言阐释传统中医理论研究模式等。重视研究方法的创新是各课题组专家们的共识。"973"中医理论专项属于国家目标和动作，其实施要求"立项要统筹，管理要保证"。立项统筹是指选题和研究设计、选帅（首席科学家）和依托单位（单位、研究室、实验室）设备的统筹，尤其强调主帅的称职，拒绝拼凑队伍。管理要保证，指的是首席科学家和课题研究骨干保证充分的研究时间，由国家科技部和国家中医药管理局统一领导，设立专项办公室，统一领导、指挥和全程管理，有关部门和单位积极支持和配合。科学的指导、严格的督促检查、良好的后勤保障，成为课题完成的前提，这也为中医药科研管理提供了新鲜经验。在完成的7个专项中，有4项属于基础理论，它们是"中医基础理论整理与创新研究"、"脉络学说构建及其指导血管病变防治基础研究"、"基于临床的经穴特异性基础研究"和"中医病因病机理论继承与创新研究"。

国医大师邓铁涛为"中医基础理论整理与创新"项目的首席科学家，曹洪欣为首席助理。此专项系统梳理了中医理论的框架结构和学派分支，对核心概念和关键理论的内涵进行了原创性地阐释，全面地展示了诸理论的特点和演进情况，促进了中医基础理论整理与创新。脉络学说是由中国工程院院士吴以岭为首席科学家，提出假说后在项目研究过程中不断充实完善的，此学说以"营卫承制调平"为核心理论，总结出"搜剔疏通"的药物作用机理，对各类微血管损伤疾患均有明显的治疗作用。在对心肌梗死、脑梗死、糖尿病血管并发症的临床治疗中，取得显著的效果。针灸经穴特异性的项目由梁繁荣为首席科学家主持完成的。项目从临床入手，以偏头痛、功能性消化不良、原发性痛经、脑梗死诸病证为研究对象，在文献学基础上启迪思路，设计实验，选择穴位，结合临床评价和系统生物学等实验技术，初步证实了经穴效应存在特异性，并提出临床针灸治疗操作的要则，提高了针刺疗效。以刘平为首席科学家主持完成的"中医病因病机理论继承与创新研究"项目，提出了"毒"邪相关的病因病机假说，从理论的论证和临床治疗的实证，特别是对各种肝病的治疗对病因病机的印证，首次为中医的毒邪提出了明晰确切的概念，进而提出了应治方法与治方、药物，开拓了治疗思路，促进了临床疗效的提高。几项成果也显现了强强联合攻关和多学科参与的大威力，这也提升了中医学科研方法的层次性高度。

近年来，国家自然科学基金对中医药科学研究，从课题数量到支持强度都有大幅度的增加。国家中医药管理局、各省市自然科学基金与中医药管理局都增加了课题数量和经费，扩大了中医药基础性研究的覆盖面。从论文看，饶有创新和突破的领域，主要集中在：藏象理论研究和经络理论研究、营卫理论研究、体质学说研究、证候动物模型研究，以及中医思维方法研究等方面。这些论著展示了中医基础理论研究的进步和成果，堪称一个新时代的标志，令人欣喜。创新是没有止境的，期待着今后在此势头下，再接再厉，不断取得新成就。

（孟庆云）

【经络研究】

赵桂馨认为经络系统有着独特的调节功能但没有特殊的组织结构，经络的组织载体是微观的，其信息接收、传导和效应过程可能是在细胞间通过离子变化来实现的。经络是人和高级动物体内的初级调节系统，既可以和神经-体液协同调节，又可以单独起到调节作用。经络功能正常时，能将机体各组织器官调整在正常生理范围内，并在各器官之间协调平衡。王萍认为神经系统不是经络。从经络现象看，神经感传的基础是感觉，神经系统与经络有着密切的关系，但是循经感传又有着自己的路线和特征，绝不能与神经传导等同。经络循行路线和解剖学上的神经、血管、淋巴的分布也很不一致，而循经感传的速度又比神经传导要慢。神经在循经感传中起感觉作用，但却不能解释循经传感的一些特征。因此，在经络的组成中包括神经，神经只能是经络的一个重要组成部分，但经络系统的内容却要比神经系统所包含的内容更广泛。骆传祖认为经络是由两个网络式系统所组成的一个复合性功能体系，一个是由血脉为单元所构成，一个是以气脉为单元所构成。两个系统有其各自主要功能，但总体上又是血脉为基础，气脉为主导，二者相互依赖，密不可分，共同承担机体气、血及其他各种新陈代谢活动正常进行的职能，并调节机体的动态平衡。茹凯等认为经筋由肌梭、肌腱以及韧带关节囊等具有张力本体感受性的线性组织功能连续而成的，具有形态、功能与信息感知相统一的人体有机系统组织。经筋在人体生成与发育中形成，是身体和脑脊髓神经系统联系互动的运动本体感知系统。

陈业兴认为《黄帝内经》中使用的经脉和络脉都是固有的全称概念。经脉简称"经"，络脉简称"络"，经络是经脉和络脉的合称，经络不能等同于经脉，经络称为经脉是误解。高也陶等根据《黄帝内经》对膏与肓相关解剖结构的定位，以及《说文解字》对膏、肓两字的解释，认为膏肓的解剖部位相当于人体解剖学的十二指肠壶腹部。施宏伟以"三阴三阳"六气理论为依据，提出人体手足三阴三阳十二经络是人体内六气能量的不同组合方式，其作用是以六气的形式对人体生理功能、病理状态进行调节的通道的假设。赵吉平等从经、穴互通角度，从生理的结构互通和功能互用、病理的反应相应与诊断相合以及针灸治疗的同治和互治等方面，探讨肺与大肠表里相合的密切关系，认为肺与大肠的内涵体现"肺-肺经"系统及"大肠-大肠经"系统的多维、复杂联系，也侧面反映出人体本身的完整性与复杂性。

白宇等利用数字人数据和电子计算机体层摄影、核磁共振成像技术，对人体结缔组织断面图像进行标记和重建，对全身筋膜结缔组织支架进行生物进化和胚胎发育分析。认为经络的解剖学基础是人体筋膜支架；经络的组织学结构为非特异性结缔组织（包括疏松结缔组织和脂肪组织）；穴位是筋膜上在接受刺激时能产生较强生物信息的部位。王永红认为经络实质是自我认知区功能，自我认知的路线及顺序为经络体表及外周循行路线，自我认知区是机体自身信号整合和调整区，从属于整合总区。机体自我认知不断进行，使机体成为一个统一整体。经络感传实际就是在针刺条件下诱发的有表象的自我认知过程，由于感传路线与传统经络路线稳合，因此可以认为传统经络路线顺序就是自我认知路线顺序。潘晓华等以正常人体作为观察对象，对沿任脉显示的循经红外辐射轨迹进行观察,并在此基础上对自然状态下未能显示的循经红外辐射轨迹的对象进行穴位、非穴位及非经对照点加热诱导,用红外热像仪进行探测并记录。发现加热对任脉循经红外辐射轨迹有明显的影响,加热经上穴位点与非穴位点既可诱发出所属经脉红外辐射轨迹,也可使既有的循经红外辐射轨迹变得更连续、规整。徐珊珊等应用独创的声测经络技术,测定声波刺激人体前后经脉相应穴位导声状态的变化,发现声波具有促进人体经脉声信息传导的特性,其特性的显现与刺激强度、激振器压力、输入经穴声波波形等因素有关。耿连岐结合病例,认为在病理状态下有选择地刺激处于易激状态的穴位易出现感传现象,其原因可能是针刺通过诱发某种感传物质的功能活动(如肥大细胞),或是某些病理因素的影响而以某种病理反应表现出来。张雯景提出经络是遍布人体各个部位的薄膜,这些薄膜有深有浅,有主干也有分支。主干粗、厚、坚韧;分支细、薄、脆弱,内络脏腑,外达肢节。

（焦　颖）

【藏象理论研究】

王慧峰等立足藏象学说与气化理论,提出了藏象体系之气化研究思路。认为对藏象理论的气化研究可使藏象学说的研究达到整体与微观的统一,也可使藏象体系内错综复杂的生理和病理关系更具体地落在实处。从气化出发能够深入理解"天人关系"的精髓,完善藏象学说体系。王耘等以三阴三阳系统为骨架,建立了藏象学说的思维模型。将阴阳学说、五行学说、脏腑关系、经络学说、气血津液学说统一在一起,作为藏象学说司外揣内等思想的载体。闪增郁等提出开展四时脉象变化规律研究,可以为"时脏相应"学说的五脏主时规律从脉象上提供数据,为进一步开展藏象理论研究提供基础。刘声等提出对"脏器本体"重在明辨脏腑的初始概念形成时的基本内涵与范畴,包括脏腑的定位、命名、形态描述、周边比邻等。掌握藏象理论基本概念的内涵和外延,明确物质脏腑与藏象是实体与功能的关系,在系统分析-局部认识-回归系统的框架中,使藏象学说更加完善。李瀚旻认为要做到整体、联系、动态地把握藏象本质,应避免陷入"藏象指标"等于"藏象"的误区,把握"藏象指标"与藏象本质的辩证关系。藏象本质研究尚未取得突破性成果的原因,除了"藏象指标"(量)的积累不够外,主要还是因为"藏象"属"整体论"概念,现代藏象本质研究多属"还原论"研究,即从少数孤立的生物学指标探讨藏象本质,这就很难准确反映藏象的全貌。

张景明等认为藏象的内涵包括两方面:一指"形藏",即有形可见的实质性脏器,包括五脏、六腑、奇恒之腑等,以五脏为中心构成五大生理病理功能系统;二是指"神藏",是人体一身之气运动变化状态的一种抽象,不同藏的名称只不过是指人体气机运动变化不同状态的代名词而已。与天地之气相通应,产生喜怒忧思悲恐惊等情志活动。"象"是指这五个生理病理系统的外在形象、征象及比象。其含义有三:一是指脏器的外在形象;二是指表现于外的生理病理征象;三是指内在五个生理病理系统与外在自然环境的事物与现象类比所获得的比象。"藏象"把"形"与"象"有机地结合起来,反映了中医学对人体生理活动和病理变化的认识。莫飞智等从发生学角度,结合《内经》、道家学说探讨五脏神识系统建立的理论与实践问题。认为五脏神识系统是在胚胎时期的脑髓中,元神与脑髓共同作用、发生分化而形成的。元神分化出心神,再由心神分化出五神等各种神识元素。脑髓分化出心肾等五脏。五神、五脏分化完成后,五神入藏于五脏,从而形成了五脏神识系统。脑为元神化生神识元素、脏腑之处所,心神为五脏神识系统的主宰。

潘秋平等梳理了先秦及西汉早期诸子著作有关藏象学说的内容,并从发生学的角度分析了《内经》的藏象学说。从脏名考证、五时-五脏模型、五行-五脏配属、五脏系统四个方面论述了藏象学说的渊源。先秦及汉初诸子著作为《内经》提供的方法论和认识论的指导是显而易见的,诸子著作对五时-五行配属、五行-五脏配属、人体生理功能等的认识也为《内经》藏象学说的发展和完善提供了借鉴。

（陈　正　王庆其）

【"肺与大肠相表里"理论研究】

倪新强等指出"肺与大肠相表里"理论的构建过程是一个多因素、多方法共同参与的过程。解剖是"肺与大肠相表里"理论的奠基与先导;阴阳五行学说的影响和渗透,使肺与大肠从实体解剖名称向综合功能概念发生质的转变和飞跃;经络学说的形成、发展和完善使得较为完善的肺合大肠理论最终得以确立。这个过程以解剖观察为肇始,过渡到功能概念,从结构到模型,从具体到抽象。张国骏等指出《伤寒论》中虽未明确指出肺与大肠互为表里,但从太阳病与阳明病的证候论述之中,却有较多关于肺肠关系的体现和运用。如第36、235条病机为肺失宣降,下累大肠;第242、212条病机为肠失通降,上及肺气;第34、357条为肺肠受病,上下相传。

叶建红等认为肺和大肠在一定的条件下产生互为因果的作用机制,从而形成独特的肺病治肠、肠病治肺和肺肠同治效应机制。根据这一研究工作假说,拟从以下三方面开展基础性实验研究:① 肺与大肠表里关系的组织发生学、生理机能相关性及机制研究;② 病理相关性及机制研究;③ 病理相关性的方药佐证实验研究。可采用组织形态学、免疫学等方法,多层次、多角度研究肺与大肠表里关系的生物学机制。赵吉平等从经、穴互通角度,从生理的结构互通和功能互用、病理的反应相应与诊断相合以及针灸治疗的同治和互治等方面探讨肺与大肠表里相合的密切关系。认为肺与大肠的内涵体现肺-肺经系统及大肠-大肠经系统的多维、复杂联系,也从一个侧面反映出人体本身的完整性与复杂性。

王常海等对"肺与大肠相表里"的现代研究进行了评析,认为从肺病与肠病必然联系的观点出发,不能揭示"肺与大肠相表里"的理论实质。肺与肠只有在一定病理条件下才会出现同病的情况。肺病未必兼有肠病,肺的病变亦未必只与肠相关;同样,肠病未必兼有肺病,肠的病变亦未必只与肺相关。那种肺病与肠病必然相关的观点,不仅不合乎中医理论,亦不符合临床实际。认为通过动物实验造出肠病或肺病模型,寻找肺内或肠内相关生化、免疫、内分泌等指标,来验证"肺与大肠相表里"的研究,对于中医理论的发展和临床治疗的指导意义不大。王氏指出应以证候研究为立足点,从临床实际出发(而非实验室方法),选取同时出现这两个脏腑症状的病例作为研究对象,排除干扰因素,选取具有特异性的指标,即该指标在肺与大肠联系病变中异常表达,而在他处呈阴性表达。

苏景深等提出运用证候调查的方法开展"肺与大肠相表里"理论的研究,符合中医的认知模式及自身理论发展的规律。调查时着重于对其证素的提取。调查表以脏腑辨证为基础,以病位病性二级条目为主要形式,由此方法可以形成较为明确的脏腑定位定性症状条目。通过大规模的调查,应该能够进一步认识其他脏腑在肺与大肠相互作用过程中所起到的作用,明确其中间作用环节,揭示肺与大肠相表里理论的效应机制和转化规律。

(邱若虹)

【体质学说与疾病的相关性研究】

刘志明从五运六气出发,认为土运太过之年出生的人,易形成"土湿太过"体质。少儿时期易出现脾胃病证,寒湿偏重者多见腹痛、腹泻;湿热偏重者多见消化不良、食积、肺热咳嗽为主。老年时期易患"四高"(高血脂、高血黏、高血压、高血糖)病证。土湿太过体质者可用藿香正气散、六合定中丸、参苓白术散、三仁汤、防己黄芪汤、羌活胜湿汤等方药加减纠偏。周晓莉认为《内经》为体质理论奠定了基础,在体质对疾病的影响方面主要包括以下内容:体质状态决定发病与否;体质偏性决定疾病的易感性和倾向性;体质因素影响病机变化、病变性质和证候性质,并决定治疗原则及方法;体质因素影响病证转归及预后。辨体论治有利于纠正体质的偏颇状态,截断病势发展而治疗疾病。金秀年等根据《内经》和《东医寿世保元》的体质理论,指出各体质的内在机制主要通过行为、动作及心理特征来表现,不同心理特征既对个体行为表现出不同的影响,也影响脏腑的功能变化而引起疾病。认为心理特征在各体质人的生理、病理、疾病预防和治疗中起着主导作用,把握不同体质人的心理特征采取相应措施能收到更好的疗效。路永坤等结合《内经》理论,简述了先天禀赋、地理环境、生活习惯等对体质和疾病易感性的影响,分析了环境应答基因及其多态性与先天禀赋、地理环境、生活习惯等因素间的相互关系。认为环境应答基因多态性有望成为今后研究体质和疾病易感性的切入点。钱会南剖析体质的适应性及环境的制约作用,从时间与空间多维角度,论述环境因素与体质形成和疾病发生的密切关系,阐述"天人合一"的整体观对防治疾病的指导意义。张奕等指出在防止疾病、促进疾病康复时,必须考虑到体质的因素。未发病之前,辨别体质类型,通过中医综合调治,如运用中药调补、针刺、气功、按摩和传统健身运动,使体质得以纠正;疾病形成以后,结合体质辨证治疗,或益气温阳,或滋阴养血,或理气活血,或清热散寒,或祛痰化湿,以促进病愈康复。何靖霜分析了"同病异治、异病同治"实质是"证同治亦同,证异治亦异",体质对

"证"的转化起主要作用。故分析"证"时,既要考虑患者体质对"证"产生影响的同时,也要关注病邪对体质的改变而影响证的形成。何威等认为体质的形成和发展受到后天环境因素的影响和制约,其中膳食结构与生活方式是两个重要的方面。文达良等探讨岭南地域及体质与温病的关系,认为岭南群体体质特征以阳热体质、脾虚体质、气阴两虚体质为主。岭南温病主要表现为湿热温病。李虹等指出中医体质是相对稳定、可调的。体质因素不仅决定个体是否发病及发病的倾向性,还决定疾病的证型、传变、转归和预后,也决定了治疗原则和方法。判定患者体质状况对预防和治疗疾病有着重要的意义。张庆祥等认为湿浊体质形成与先天禀赋、后天失调,以及激素过用等有关。湿浊易阻滞气机,影响相关脏腑组织功能,出现咳嗽、气喘、痰多、头晕、胸闷胁胀、脘痞、呕吐等病症。何洁茹等认为痰湿体质与酸性体质在临床特点、相关疾病上均存在众多相似之处。可以通过健脾利湿、化痰泻浊的中药调理及适当运动减少并发症的发生。王练等对《灵枢·通天》中所载太阴、少阴、太阳、少阳、阴阳和平之人的表现,从阴阳多少、生理特征、心理特征、行为特征、疾病趋向、针刺反应等方面进行解析。认为阴阳五态人理论是以阴阳的多少来分析判断人体的各种生命特征,描述在生理、心理、气质、性格、行为、疾病趋向、调理要点等。强调了机体的阴阳气血的差异性影响着人的心理状态和行为变化,在一定程度上揭示了人体部分生命现象的本质特征,是中医理论用以说明和论证人体某些生命现象的根本途径和方法。

刘璠等运用临床流行病学方法,对青海和西藏地区600名慢性高原病患者进行了问卷调查,分析患者的体质特点。结果显示慢性高原病的患病体质以虚性体质居多,不同中医体质类型之间病情程度差别对比有统计学意义。对应分析显示,病情初期临床症状时较轻时的体质多表现为气虚质和平和质;疾病中后期,体质基础则出现由虚性体质向实性体质的转变,患者体质表现出与瘀血质、气郁质的明显相关性。认为慢性高原病患者患病的体质基础以虚性体质为主,且其病情程度与中医体质类型存在明显相关。体质作为一个重要的因素贯穿于慢性高原病的发病与转变整个过程中。潘朝锌等根据冠脉造影结果将冠心病患者分为冠脉血栓形成组与无冠脉血栓形成组。观察两组体质分布特点、冠脉病变积分及血栓素B_2(TXB_2)、血管性血友病因子(vWF)。结果发现冠脉血栓形成组以瘀血质、痰湿质多见,无冠脉血栓形成组以气虚质、气郁质、阴虚质多见($P<0.01$);冠脉病变积分在瘀血质、痰湿质、气虚质、气郁质、阴虚质中存在明显差异,瘀血质>痰湿质>气虚质、气郁质、阴虚质($P<0.01$)。TXB_2、vWF比较,瘀血质>痰湿质>气虚质、气郁质、阴虚质($P<0.05,P<0.01$)。认为冠脉血栓形成的体质以痰湿质、瘀血质多见,痰湿质、瘀血质之人易处于高凝状态,容易形成血栓。周晓燕等采用前瞻性调查方法,对251例糖耐量低减(IGT)患者进行分析,发现气虚痰湿质占41.4%,气郁湿热质占27.9%,气阴两虚质占16.7%,阳虚血瘀质占13.9%。提示IGT患者以气虚痰湿、气郁湿热体质较为常见。IGT伴存空腹血糖调节受损(IFG)的发生率气阴两虚质为33.3%,阳虚血瘀质为37.1%,均较气虚痰湿质、气郁湿热质高,差异均有显著性意义($P<0.05$)。气虚痰湿组、气郁湿热组、气阴两虚组和阳虚血瘀组总胆固醇、甘油三酯均较正常组高,差异有显著性意义($P<0.05$)。各组空腹血糖、口服75 g葡萄糖后2小时血糖比较,差异无显著性意义($P>0.05$)。杨秋莉等应用自创的《五态人格测验》、《五五体质测验》体质量表,以10 664例样本为研究对象,调查"五态人"人格、体质类型与抑郁症发病的证型的相关性。发现抑郁症相关的体质偏颇类型均表现为太阴分值高,阴阳和平分值低;体质的气滞、气滞血瘀、气滞血虚、气虚血瘀、阴虚、阳虚、气滞(气虚)血虚6种偏颇类型显现出相同的人格结构,即太阴型分值高,阴阳和平型分值低,少阳型分值低;气滞阳热型和阴虚型性格显示了阳性分值高的特征;多痰气滞则表现出"太阳型分值低"的特征。抑郁状态与太阴分值呈正相关,与阴阳和平分值呈负相关。裴道灵等采用《KY3H健康状态辨识-评估干预系统》分析比较不同年龄组、临界高血压类型及体质类型对收缩压和舒张压变化量的影响。发现男性气郁质者收缩压的变化量为+3.3 mmHg、痰湿质者为+1.0 mmHg,其余各组均有不同程度的下降;气郁质与平和、气虚和阳虚质之间有显著性差异($P<0.05$)。女性血瘀质者舒张压变化量为+4.6 mmHg,其余各组均为下降;血瘀质与平和、阳虚质之间有显著性差异($P<0.05$)。认为气郁和血瘀体质的临界高血压

者更易于发展成高血压病。朱燕波等对9个省市7 782例研究人群进行体质量表调查,采用多元逐步Logistic回归分析,发现痰湿质、阴虚质和气虚质是原发性高血压的主要体质影响因素。男性高血压的主要体质影响因素是痰湿质、阴虚质,痰湿质对女性高血压的影响更显著。

（沈瑞丽）

【营卫的实质与功能】

秦玉革结合暗物质理论,提出卫阳的实质是明物质的热能,卫阴是暗物质热气,营阳是温寒凉三种暗物质气,五味是营阴(血)的主要明物质来源。阴在体表的循行路线为,从肺上注于目,从头目同时沿阳经之脉内表面(含督脉等)行至会阴及四肢末端交于阴经之分,沿各自相表里的阴经之脉内表面(含任脉等)上行至胸腹、肓膜,再上合于目。同时从足少阴肾入体内循环。营阳则沿经脉内下层参与了十四经络中的循环,而营阴只参与血液循环,其他的营卫气都部分参与了血液循环。李忠正等从物质基础、循行分布和功能作用等方面论述卫气与血管外体液循环系统的关系。认为从物质基础上说,卫气与组织液、淋巴液所含的物质成分均来源于胃肠对营养物质的吸收。组织液和淋巴散在于器官组织中,在血管之外的循行和防御免疫功能与卫气的循行和卫外功能也极其相似。认为卫气和组织液、淋巴液在物质基础、循行分布和功能作用等方面有许多相似之处。

陈卫东等从四大主气的原创思维入手,探讨其各自在自然中的初创原型,宗气乃君火所生,为应天之气,是天气;原气乃相火所生,为应地之气,是地气。宗气为营气之主,营气为宗气之仆;原气为卫气之本,卫气为原气之使。韩振杰在《内经》的基础上阐释了营卫之气的运行规律,即营卫之气在人身的运行,有一日一夜行阳复行于阴,行阴复行于阳的;也有行阳者较多而行阴者较少,或行阴者较多而行阳者较少的;还有阴阳交互循行的,营卫之气纵横交错,川流不息的运行,即是《灵枢·营卫生会》篇所说的"阴阳相贯,如环无端"的意义。

阚保红将营卫的功能总结为:① 护卫周身,抵御外邪;② 协调阴阳,调节体温;③ 化生津血,荣养机体,并推动津血运行;④ 主感觉和运动;⑤ 营卫可以养神。张永跟等认为营卫平和可以统称人体气血、阴阳、脾胃的协调,故调和营卫就是调和气血、阴阳、脾胃。禄颖认为营卫阴阳出入的昼夜运行规律是睡眠活动的机枢所在,而营卫运行失调则是睡眠障碍发生的关键,应以通调营卫为基础大法,并可依据寤寐的节律特点对睡眠障碍分时进行论治。吴萍认为卫气出阳入阴,营卫循行有度是形成良好睡眠的基础。阴阳失调、营卫失度是失眠病证的总病机。

刘英锋等针对外感温病营分主里与伤寒营病主表的矛盾现象,从理论源流、证治内涵及逻辑关系等方面,提出了寒温贯通的卫营气血之证治分类观念。指出营气作为人体的基本精气物质之一,既有其独立的生理、病理,也有其相对独立的证候型与证治体系。营气生成于中焦,运行于经脉而统属于太阳,有营养周身、畅通血脉、营守卫气、化生血液、藏舍意念五大功效。其辨证以表证为主,而兼涉里证。伤寒的"营分证"是风寒阴邪入侵偏表之营气层面,温病的"营分证"也应是温热阳邪入侵偏表之营气层面,两者是同一病位层次、不同病因病机的结果,应有遥相呼应的逻辑关系。病因上营分更易为风、热阳邪所伤;病位上营分的独立病变也以体表外症为主,内症为兼;病机上有营卫相互累及,但营阴易为阳邪所伤而从阴伤燥化,邪气上受易直接从咽喉而入侵营分的特点;在传变上既可循经外透而从表解,也易传经心营而内陷血分;营分病变以体表、苗窍的痛、疹、疮、痒、烂、屑等为主要伴征的特点。

（沈瑞丽）

【证候动物模型制作方法研究】

赵蒙蒙等应用高脂饲料加链脲佐茵素腹腔注射造成2型糖尿病模型后,再用强的松龙和肾上腺素制备血瘀证大鼠模型,从而制造2型糖尿病血瘀证大鼠模型。该模型与单纯2型糖尿病大鼠模型空腹血糖比较差异无统计学意义,血液流变学各项指标与空白组和2型糖尿病模型组比较差异均有统计学意义($P<0.05$)。认为该模型既符合2型糖尿病大鼠模型的多饮、多食、多尿、血糖增高、体重减轻等特征,又符合血瘀证大鼠模型血液流变学血液黏度增高的特点。翁一洁等观察内因造模方法即高脂高糖饮食和白酒建立脾胃湿热证动物模型的合理时间。将大鼠分为正常组、模型Ⅰ组(高脂饮食+白酒灌服10 d)、模型Ⅱ组(高脂饮食+白酒灌服20 d)、模型Ⅲ组(高脂饮食+白酒灌服30 d)。结果模型Ⅱ组、Ⅲ组胃动素、胃泌素水平均显著升高,模型Ⅰ组与对照组比较无显著性差异。灌服30 d后虽然慢性炎症程度要

重一些,但胃动素、胃泌素与20 d比较无差异,且灌服时间过长会增强大鼠酒精耐受力。故认为高脂高糖饮食和白酒灌服20 d是脾胃湿热证病理模型内因造模中较合适的时间。温慧萍等根据"形寒饮冷则伤肺,劳倦内伤而耗阳气",将经典的烟熏与寒冷结合的方法上加以改进,采用烟熏(外邪犯肺)、冰水游泳(形寒劳倦)、常温游泳(劳倦)、服用他吧唑冰水溶液(免疫抑制、内饮生冷)多因素复合造模法来制备肺阳虚证大鼠模型。发现造模后,大鼠出现喘鸣、呼吸急促、畏寒少动、精神萎靡、毛发凌乱无光泽、饮水量下降等症状。模型大鼠体重、背部温度、肛温、抓力呈显著性下降($P<0.05$);低切变率下的全血黏度、全血还原黏度、红细胞刚性指数、电泳指数均显著性升高($P<0.05$)。认为该造模方法能较好地与肺阳虚之临床症状相吻合。黄攀攀等在D-半乳糖制作亚急性衰老模型基础上,采用多平台水环境持续睡眠剥夺法,并腹腔注射咖啡因,扰乱了动物的正常睡眠及昼夜节律,较好地模拟了老年失眠患者昼夜节律紊乱的状态,研制阴虚血少证失眠大鼠模型。发现模型组动物睡眠时间显著减少,精神萎靡,目光呆滞,行动迟缓,呼吸频率加快,心率加快,血压升高,力竭性游泳时间缩短,摄食量减少,体重减轻,耳温升高,运用天王补心丹治疗可有效缓解上述症状。认为该方法制作的失眠大鼠模型,在证候表现方面与阴虚血少证有较强的相关性。吴相春等对大鼠慢性束缚6周建立络气郁滞证模型,结果模型组表现为精神萎靡,反应迟钝,摄食量减少,体重增长缓慢,蔗糖水摄取量、摄食量及体重均明显低于对照组($P<0.05$或$P<0.01$);模型组大鼠血浆ET升高、血清CORT升高,5-HT、NO降低($P<0.05$或$P<0.01$);内皮细胞超微结构发生明显改变。张军平等观察了兔动脉粥样硬化模型的证候学表现,实验组在高脂饮食的基础上加以免疫损伤和经股动脉球囊损伤术,共饲养10周。结果实验组家兔早期活动量逐渐减少,气候变化时出现鼻腔分泌物增多、呼吸有喘鸣、耳郭红热等感冒症状,中期家兔眼睛周围可见脂肪斑或者形成脂肪带,耳郭冰凉,精神萎靡呆钝,血脂明显高于空白组,至第10周左右,实验组家兔舌质暗红或有瘀斑,耳郭青紫冰凉,耳缘采血困难,取材时可见血管内有栓子形成。与空白组比较,实验组氧化低密度脂蛋白和丙二醛明显增高,超氧化物歧化酶活性降低。认为兔动脉粥样硬化模型证候学是变化的,其初期表现为气虚、中期为气虚痰凝、后期为气虚血瘀之证,其规律与临床动脉粥样硬化的发病相似。

李翠娟等指出,目前中医证动物模型的制作主要采用模拟中医病因造模、借用西医造模方法或两者的结合。模拟中医病因造模,虽然造模因素的选择主要根据中医学的发病学原理来考虑的,但由于动物与人生活习性相差甚远,且中医病因多为非特异性,往往可引起肝脾肾等一脏或多脏功能失调,这在动物模型中是无法复制的。采用西医病因病理复制动物模型,虽然模型的建立比较成熟,与现代医学研究结果有可比性等优势,但这类造模方法是用西医的思路来探讨中医的理论,用西医的指标来规范中医,使中医处于被研究被解释的状态,这既与中医传统病因不符,又使制作出来的证模型不具有中医证的本质和特点。李氏认为体质是证候形成的基础,中医证候动物模型的关键应该是注重体质因素,即应以制作中医体质证候为基础和重点。

(邱若虹)

【中医思维方法研究】

2010年,有关中医思维方法研究的内容较为丰富。其重要标志,一是"中医原创思维与健康状态辨识方法体系研究"被纳入"973"中医基础理论重大研究专项之中;二是由中国科协学术部主办,中华中医药学会承办的第45期新观点新学说学术沙龙将"象思维"与"经络实质"作为论坛主题,不仅进行了较为深入的研讨,更重要的是对中医思维的研究产生了一种导向作用;三是高等中医药院校创新教材《中医思维方法》由人民卫生出版社出版发行,将进一步推动中医思维方法的研究与普及。纵观2010年中医思维的研究状况,可概括为以下几个方面。

1. 中医思维方法体系初步构建

以往对中医思维方法的研究,大多呈现出自发、多点、散在的状态,中医思维方法体系的建构,并未得到人们的重视。邢玉瑞主编的《中医思维方法》一书从思维方法概论、中医思维方式、中医思维方法、中医临床思维、中医思维能力培养与创新五个方面,对中医思维方法的相关问题加以系统梳理,初步构建了中医思维方法体系。其中思维方法概论部分主要讨论了有关思维的概念、特征、分类,思维方式与方法的概念与关系,以及中国传统思维方式的特征及其与中医学的关系等。中医思维方式部分系统阐述了经验思维、取象思维、逻辑思维、辩证思维、系统思维、直觉与灵感六种思维方式的概念、特点、方法以及在中医学中的应用。中医思维方法部分介绍了溯因思维、顺势思维、求异思维、求同思维、逆向思维、经学思维、决策思维、假说方法八种思维方法的概念、特点以及在中医学中的应用等。中医临床思维部分，则在上述横向讨论中医思维方法问题的基础上，从纵向的角度讨论了临床相关思维方法。中医思维能力培养与创新部分，主要讨论了思维能力的构成要素、中医思维能力的培养、中医思维与学术创新等问题。

2. 中医象思维研究不断深入

首先，进一步明晰了象思维的相关概念。王树人认为象思维是与概念思维相对而言，前者所要把握的是道、气、太极等非实体，属于动态整体；后者所要把握的是作为一种对象、一种客体的实体，属于静态局部。刘长林认为象思维之象就是现象，是指事物在自然状态下运动变化的呈现。从内涵上说，现象是事物自然整体功能、信息和各种关系的表现。从状态上说，现象是一个过程，是事物自然整体联系的错综杂陈，充满变易、随机和偶然。现象是事物的自然整体层面，也受规律的支配。现象层面的规律有其特殊性，不能以现象背后、支配相对稳定联系的规律形态为标准。梁永林等则认为象思维指运用带有直观、形象、感性的图像、符号等象工具来揭示认知世界的本质规律，通过类比、象征等手段把握认知世界的联系，从而构建宇宙统一模式的思维方式。何裕民认为，这种不注重区分对象的层次，特别注重整体层面的信息（即表象、象），并尽可能努力地加以全面细微的捕捉，同时关注这些表象与周遭环境的互动关系，然后将各方面信息"整合"起来，形成一种带有总体性的认识的思维方法，用"整合思维"命名较为合适。

其次，进一步揭示了象思维的优劣。象思维是人类最早发展起来的一种思维方式，王树人认为象思维的优势在于它是原创性的源泉，是提出和发现问题的思维。理性逻辑的概念思维是在这个思维基础上产生出来的，并始终离不开背后推动它的象思维。何裕民提出象思维拙于对简单事物的结构性分析，却擅长于对复杂的、多层次、多系统的对象的整合研究。

第三，进一步深化了象思维与中医学的关系。毛嘉陵认为象思维构成了中医药文化价值观、认知思维模式和行为方式等三大核心中最重要的要素，也是中医药文化的灵魂。因此，中医的发展要重视象思维。王中杰等认为运用抽象思维来阐释以意象思维构建的《内经》理论，因时空错配而意义不大，故开拓意象思维的研究领域，包括《内经》意象思维的基础研究和应用研究，具有重大的指导意义。刘长林从现代哲学的角度对中医"证"、"象"进行解读，认为辨证法则是现象规律，辨证论治属关系治疗，证候不能还原为实体，中医之"证"和"象"是独立的能够自成体系的认识领域，在对其研究中，一切现代科学和西医学的成果都可以考虑为我所用，但一定不可放弃以"证"、"象"为本位，一定要保持对对象自然整体状态全面考察的科学传统，这是中医之所以为中医的根本界线。梁永林等探讨了象思维或取象比类方法在中医理论建构、经穴命名、中药理论的认识以及临床治疗中的应用。

3. 中医临床辨证思维研究取得新成果

中医临床辨证思维的研究，主要集中于辨证思维模式与过程的研究。张天奉提出中医临床过程中常见的辨证思维模式有6种：一是求同思维支配下的模型辨证模式；二是在求异思维支配下的分析辨证模式；三是在类比思维支配下的类比辨证模式；四是直觉性思维支配下的直觉辨证模式；五是在否定思维支配下的否定辨证模式；六是在静态思维支配下的体质辨证模式。王阶等认为方证对应辨治模式是以经验为基础，以经典为依据。证据是方证对应中"证"的原始内涵，证据包括症状、体征、疾病和体质3个方面内容以及方证、药证2种形式，其中疾病和体质是对症状、体征的进一步延伸。临证时主张以症状、体征为治疗靶向，以方证、药证为诊断单元，进而表现为一种以直觉判断和跳跃性思维为特征的疾病辨治过程。

王永炎等对意象诊疗模式进行了诠释，认为意的内涵包括3点：侧重于忆时，属于短期记忆范畴；侧重于志时，属于长期记忆范畴；侧重于心时，与思、虑、智构成完整的思维行程，属于思维行程中的一个环节。象为表象、征象、法式，又蕴"见乃谓之象"。在此基础上，将意象诊疗模式解析为：意象(证候)=意(医者之忆、志、心)+象(患者之舌象、脉象、疾病之征象)。意象诊疗模式可以划分为4个环节：立"象"(意之志象);立"象"过程(意之忆象形成过程);立"意"(意之心象);综合集成。并指出意象诊疗模式具有唯象性、思辨性和动态性的特点。

另外，许滔等分析了《内经》的复杂性思维，认为《内经》的研究对象，提倡的整体、恒动观念，强调多脏腑相关性，致病机制的涌现特征，强调养生保健的多维性等，都体现了复杂性思维的基本特征。武燕洁等讨论了经学思维对中医的影响，一方面崇尚、研究、依归于经典，维持了中医学术的长期绵延不衰，另一方面又妨碍了中医学术的革新。梁峻等研究了藏象学说中"类推"方法，分析了类推方法的局限性，指出重构类推形式，不仅是一个去粗取精的过程，而且是深入研究藏象学说、继承发展中医学的可行方法。

(邢玉瑞)

[附] 参 考 文 献

B

白宇,原林,黄泳,等.经络的解剖学发现——筋膜学新理论[J].世界科学技术·中医药现代化,2010,12(1):20

C

陈卫东,杜国平,郭建中,等.宗气、原气、营气、卫气的自然原型初探[J].中国民间疗法,2010,18(8):5

陈业兴."经络"称为"经脉"是误解[J].中医杂志,2010,51(S1):73

G

高也陶,时善全.膏肓的解剖部位：十二指肠壶腹部[J].江西中医学院学报,2010,22(1):30

耿连岐.浅探循经感传的影响因素[J].甘肃中医,2010,23(8):45

H

韩振杰.浅谈营卫之气的运行规律与三焦的关系[J].光明中医,2010,25(2):299

何洁茹,邓金凤.痰湿体质和酸性体质的相关性思考[J].江西中医学院学报,2010,22(2):15

何靖霜,张喜德.对"同病异治、异病同治"与体质关系的思考[J].陕西中医学院学报,2010,33(1):3

何威,杨洁.环境制约论在中医痰湿体质形成中的作用[J].中医杂志,2010,51(S1):57

何裕民."象"是整合思维的工具(N).健康报,2010年10月13日第5版

何裕民.经络研究应更注重整合思维(N).中国中医药报,2010年10月14日第4版

黄利兴,陈宗国,刘英锋.寒温沟通论营分(下)——临证的运用[J].中华中医药杂志,2010,25(11):1742

黄利兴,占玮,刘英锋.寒温沟通论营分(中)——逻辑的统一[J].中华中医药杂志,2010,25(8):1174

黄攀攀,王平,李贵海,等.老年阴虚失眠动物模型的建立与评价[J].中华中医药学刊,2010,28(8):1719

J

金秀年,翟双庆.从《内经》和《东医寿世保元》体质理论探讨心理特征与体质发病的关系[J].吉林中医药,2010,30(1):1

K

阚保红.略论营卫功能及其与津液代谢的关系[J].江西中医药,2010,41(3):7

L

李翠娟,孙理军.对基于体质的中医证候动物模型制作的思考[J].时珍国医国药,2010,21(12):3329

李瀚旻."藏象本质"与"白马非马"[J].医学与哲学(人文社会医学版),2010,31(9):62

李虹,郑小伟,宋红.论体质因素在疾病预防治疗中的意义[J].浙江中医药大学学报,2010,34(2):138

李忠正,郭义,郭永明.浅析卫气与血管外体液循环系统的关系[J].中医药学报,2010,38(4):1

梁峻,刘聪,张磊.藏象学说中"类推"方法研究[J].中国中医基础医学杂志,2010,16(2):89

梁永林,刘稼,李兰珍,等.象思维是中医理论的思维方式[N].中国中医药报,2010年11月1日第3版

林绍志.对"凡十一脏取决于胆"之思考[J].中医杂志,2010,51(9):850

刘璠,刘莲,陈新林,等.600例慢性高原病患者中医体质特点研究[J].中医研究,2010,23(2):38

刘声,刘晓燕,郭霞珍.中医藏象研究的现代形态学基础浅议[J].中医杂志,2010,51(9):858

刘英锋,黄利兴,占玮.寒温沟通论营分(上)——历史的回顾[J].中华中医药杂志,2010,25(7):976

刘长林.从时间到自然整体:天下随时,道法自然,立象尽意——《内经》认识世界之三原则(下)[N].中国中医药报,2010年12月2日第3版

刘长林.中医"证""象"的现代哲学解读[J].太原师范学院学报(社会科学版),2010,9(5):1

刘志明."土湿太过"体质与多发病的初步研究[J].光明中医,2010,25(8):1501

禄颖.营卫昼夜运行规律是睡眠活动的机枢[J].中华中医药学刊,2010,28(1):187

路永坤,秦秀德,王洪琦.从环境应答基因多态性探讨体质成因与疾病易感性[J].广州中医药大学学报,2010,27(2):173

骆传祖.隅于《黄帝内经·素问》一书之经络[J].中医杂志,2010,51(S1):34

M

毛嘉陵.象思维是中医药文化之魂[N].健康报,2010年10月13日第5版

莫飞智,邓铁涛.五脏神识系统的形成[J].世界科学技术·中医药现代化,2010,12(4):545

N

倪新强,韩新民."肺与大肠相表里"发生学研究[J].安徽中医学院学报,2010,29(5):1

P

潘朝锌,王庆高,何新兵,等.冠脉血栓形成的中医体质特点临床研究[J].新中医,2010,42(8):16

潘秋平,段晓华,梁吉春.《黄帝内经》藏象学说渊源考证[J].北京中医药大学学报,2010,33(2):80

潘晓华,胡翔龙,许金森,等.任脉循行线上红外辐射轨迹的加热诱发[J].环球中医药,2010,3(5):352

裴道灵,姜明霞.中医体质类型与临界高血压转归的相关性研究[J].上海中医药杂志,2010,44(6):78

Q

钱会南.从时空视角诠释生命现象——论环境因素对体质和疾病的影响[J].中华中医药学刊,2010,28(1):13

秦玉革.营卫的实质是四气五味中的明物质和暗物质[J].山西中医学院学报,2010,11(1):4

R

茹凯,刘天君*."经筋"实质的系统科学研究[J].北京中医药大学学报,2010,33(4):229

S

闪增郁,陈燕萍,汪南玥,等.四时脉象变化规律是藏象现代研究的一个重点[J].中国中医基础医学杂志,2010,16(6):466

施宏伟.论经络的通道功能[J].云南中医学院学报,2010,33(3):13

苏景深,刘恩顺,孙增涛.运用证候学调查研究"肺与大肠相表里"理论的思路探讨[J].光明中医,2010,25(8):1362

W

王常海,王淑丽,樊蔚虹,等.对"肺与大肠相表里"现代研究方法的探讨[J].时珍国医国药,2010,21(5):1287

王慧峰,严世芸.藏象体系之气化研究思路分析[J].中华中医药学刊,2010,28(5):1048

王阶,熊兴江.方证对应特征探讨[J].中医杂志,2010,51(3):200

王练,鞠宝兆.《黄帝内经》体质阴阳分类解析[J].辽宁中医药大学学报,2010,12(10):78

王萍.经络与神经[J].时珍国医国药,2010,21(6):1569

王树人.象思维最具原创性[N].健康报,2010年10月13日第5版

王树人.中西比较看中国象思维[N].中国中医药报,2010年10月25日第3版

王树人.中医发展要重视象思维[N].中国中医药报,2010年10月14日第4版

王永红.经络的实质探析[J].世界中医药,2010,5(4):236

王永炎,郭蕾,孙岸弢,等.中医意象诊疗模式诠释[J].北京中医药大学学报,2010,33(4):221

王耘,颜素容,乔延江.基于三阴三阳系统的藏象思维模型[J].北京中医药大学学报,2010,32(3):152

王中杰,苏晶.《内经》思维方式的判断[J].中国中医基础医学杂志,2010,16(2):92,95

温慧萍,陈素红,吕圭源,等.多因素复合造模法致肺阳虚大鼠模型的研究[J].浙江中医药大学学报,2010,34(2):163

文达良,苏晶.岭南地理气候环境及体质特点与温病关系的研究[J].中国中医基础医学杂志,2010,16(4):276

翁一洁,郑学宝.大鼠内因湿热造模方法研究[J].时珍国医国药,2010,21(2):479

---

* 表示通讯作者。下同。

吴萍.谈《内经》营卫之气与睡眠[J].时珍国医国药,2010,21(7):1840

吴相春,来静,吴以岭,等.络气郁滞证大鼠动物模型的建立和评价[J].时珍国医国药,2010,21(3):734

武燕洁,焦振廉.试述经学思维对中医的影响[J].山西中医学院学报,2010,11(2):4

X

向佳.以基础研究强学术发展之根[N].中国中医药报,2011年3月7日第3版

邢玉瑞.中医思维方法[M].人民卫生出版社,2010.

徐珊珊,汤华瑜,崇菲菲,等.声波对人体经脉导声状态影响的实验观察[J].辽宁中医药大学学报,2010,12(5):246

许滔,吴光炯.《内经》的复杂性思维探析[J].中国实验方剂学杂志,2010,16(14):232

Y

杨秋莉,徐蕊,于迎,等.五态人格、体质类型与抑郁症的中医证型的关系探讨[J].中医杂志,2010,51(7):655

叶建红,杨宇,郑旭锐,等.肺与大肠表里关系的研究思路[J].云南中医中药杂志,2010,31(10):11

Z

张国骏,刘恩顺,王东强,等.从《伤寒论》看肺肠相关[J].天津中医药,2010,27(4):299

张景明,陈震霖.浅论中医藏象内涵及其理论构建[J].中国中医基础医学杂志,2010,16(11):972

张军平,张光银,李明,等.兔动脉粥样硬化模型的证候归属研究[J].中医杂志,2010,51(8):746

张庆祥,郑秀丽.湿浊体质的形成及证治规律探析[J].陕西中医学院学报,2010,33(2):3

张天奉.中医辨证思维模式概要[J].中华中医药杂志,2010,25(8):1265

张雯景.中医经络研究的设想[J].中医临床研究,2010,2(6):76

张奕,夏新,李宁.从中医体质学说及药物干预谈疾病的防治[J].辽宁中医药大学学报,2010,12(5):96

张永跟,陈馨馨,李友林,等.营卫与气血、阴阳、脾胃的关系[J].北京中医药大学学报(中医临床版),2010,17(1):23

赵桂馨.从生物进化过程探索经络本质[J].中医研究,2010,23(6):1

赵吉平,刘兵.肺与大肠表里关系的经、穴互通基础研究[J].北京中医药大学学报,2010,33(9):592

赵蒙蒙,谢梦洲,李露丹,等.2型糖尿病血瘀证大鼠模型制备的实验研究[J].山西中医学院学报,2010,11(2):11

周晓莉,魏玮.从《黄帝内经》体质医学思想谈体质对疾病的影响[J].中华中医药杂志,2010,25(4):607

周晓燕,刘晓虹,钟汉林,等.糖耐量低减患者的中医体质研究[J].新中医,2010,42(2):39

朱燕波,王琦*,邓棋卫,等.中医体质类型与高血压的相关性研究[J].中西医结合学报,2010,8(1):40

(二) 中药理论

【概述】

中药药性理论是衔接中医、中药的桥梁，是保持中医特色、发挥中医优势的关键环节。为了从整体和宏观上认识和把握中药的寒热药性，同时注重不同寒热药性方药干预生物载体后的变化，代春美等提出了"突出整体，兼顾微观"的研究理念，并进行药理学实验研究，检测寒热药性对机体相关血液生化、酶学、组织细胞等干预作用；进而针对寒热药性差异显著的方药，从分子生物学水平探索其寒热药性的作用机制。代氏等还认为，整体观念、以平为期是热力学和中医药学共同的思想基础。中医药与热力学在研究内涵属性、思维方式方法、解决问题策略方面，均十分相似甚至互通，均采用宏观研究方式，而不涉及物质的微观结构。从本质上揭示中药四性理论的科学内涵，就需要将现代研究领域中的成果、有效方法移植到中药药性的基础和临床研究中来，多层次、多学科、多因素、多靶点、动态地进行研究，是宏观研究与微观研究的结合，定性与定量研究的结合，对临床辨证用药具有重要指导意义。

吴文莉等认为，中药的性、味、归经及药物的炮制和药材的道地性均与元素含量存在一定的关系，尝试通过建立 Fisher 判别方程，对 105 味中药(寒性 25 味，凉性 21 味，温性 56 味，热性 3 味)的 Zn、Cu、Be、Cd、V、Ni 等 42 种元素含量进行检测，对药物性质进行回判，计算符合率。李静文等利用 Fisher 线性判别分析，发现中药寒热药性与水溶性糖具有相关性。程薇薇等用 MTT 法考察了寒凉药与温热药对人乳腺癌细胞 MCF-7 体外生长增殖的影响来评价中药寒热药性。中药性味的研究详见专条。

关于五味的研究。唐怡等指出，最初中药五味是指药物或食物的真实滋味或气味，是药物对人体味觉或嗅觉直接感官刺激，而后按 5 种属性对药物进行功能上的分类，才发展成为阐述药物作用的性能理论。药物真实滋味是客观存在的，可以直接感受，所以如能客观、科学地标定每一味药物的真实滋味，不仅能使中药五味标定依据唯一化，改变目前五味标定混乱的现状，而且在中药材鉴定、临床用药的药味调和方面发挥相应作用。但由于一药兼多味，且药物形态、采收、产地、炮制的不同导致药味差异，建议统一药材品种、质量、产地等，避免给标定药味带来影响，可借助现代生理学、病理学、食品科学对基本味的认识，从理论上对中药五味进行新的诠释和补充。常惟智对 400 种常用中药药味统计分析，现代文献记载药味与口尝药味不同的占 58.0%～64.3%；文献最早记载的药味与口尝药味不同的占 68.0%；最早文献记载与现代文献记载药味不同的占 44.0%。表明药味与功效呈现复杂的离合关系：一方面药味与功效作用呈某种程度的相关，另一方面药味有时与功效作用特征又相分离。所以单独从药味分析并不能完整地反映出药物功效的多方面特征性作用，必须综合考虑四气、归经、升降浮沉等，才能准确地把握药物的个性化功用特征。

"十八反"是中药配伍问题研究中历年来最受关注的，但"十八反"是否为绝对的配伍禁忌，至今颇多争议。张颖等从药理毒理研究发现：半夏、瓜蒌、贝母、白蔹、白及反乌头，人参、白参、玄参、苦参、细辛、芍药反藜芦，芫花、甘遂、海藻、大戟反甘草均有一定科学依据。宿树兰等认为，除混合煎煮过程中溶液等因素对毒性成分溶出率的影响外，毒性成分对机体的作用特点以及不同病理生理条件下机体对毒性成分的反应也至关重要。必须考虑配伍过程各环节、体内体外诸多环境因素对毒性产生或增强的影响及其规律，将有助于十八反实质的揭示。中药配伍禁忌的研究详见专条。

由凤鸣、吴施国等均论述了剂量对中药功效发挥方面产生的影响。如益母草，大剂量侧重于利水消肿，小剂量则功偏活血化瘀；金银花，大剂量重在清热解毒，中剂量则擅于疏散风热；人参，小剂量扶正祛邪，中剂量补益脾肺，大剂量补气救脱。吴施国等收集了石膏内服方 480 首，统计了石膏内服汤剂的剂量特点和其对石膏功效发挥的影响。认为中药剂量不仅要根据病情的轻重，还要考虑对功效发挥方面的影响，主要体现在中药作用趋向的调控方向。如欲发挥药物升或浮趋向的功效,其剂量相对较小;如欲发挥沉或降趋向的功效,其剂量相对偏大。体现了以增效减毒为配伍目的特殊量效关系。

(王锦鸿)

【中药性味归经理论的研究】

1. 中药药性理论的研究

(1) 中药化学成分研究　冯帅等采用考马斯亮蓝法,对50味寒热药性中药中的蛋白质含量进行检测,认为蛋白质含量与中药寒热药性之间存在相关性。其中,热性药中仙茅蛋白质含量最高,为63.08 mg/g;寒性药中黄柏的蛋白质含量最高,为9.27 mg/g。此外,还测定了30味中药中的18种氨基酸含量。结果发现,热性中药的总氨基酸含量均值为8.04%,寒性中药总氨基酸含量均值为6.08%,热性中药总氨基酸含量均值是寒性中药的1.32倍,说明氨基酸含量与中药寒热药性具有相关性。李静文选取10种寒性中药和10种热性中药,提取水溶性糖,并测定其HPLC指纹图谱,利用Fisher方法建立判别函数,并以此作为判别中药寒热药性与水溶性糖关系的统计学工具,分析两者之间的关系。结果发现,中药寒热药性与水溶性糖存在明显的相关性,认为水溶性糖亦是中药寒热药性的物质基础之一。

(2) 生长环境的研究　唐仕欢等从不同角度阐述了气候、地理等环境变化对药用植物化学成分的影响,以及产生的生物效应差异,认为自然环境因子变化一定程度上与中药药性形成之间存在密切联系。不同生态环境下的同一种药材,其所含化学成分存在一定的差异,在药理药效上也有不同程度的体现。例如:6种不同产地枳壳中的黄酮类化合物的含量变化很大;不同产地苍术抑菌作用、抗胃溃疡作用及对胃、小肠推进功能有明显差别。

田方等研究发现,苦味药比例与海拔呈正线性相关,辛味药、咸味药、酸味药、淡味药与海拔之间呈负线性相关,寒性药与海拔之间呈强正线性相关,温性药、微温性药、平性药与海拔之间呈强负线性相关。表明药用植物中化学成分的产生和积累受到环境的影响,地理因素与中药性味之间具有某些相关性。

(3) 生物热力学的研究　肖小河等从热力学角度研究中药寒热药性内涵,提出了中医药热力学观,建立了一套基于生物热动力学表征的中药寒热药性评价方法。中药的生物效应来源于两个方面,一方面是指药物本身蕴涵不同形式或不同量值的能量或热量物质,这些物质在体内正常转换(代谢),可产生生理性或营养性的能量转移和热的变化;另一方面是指药物本身可能含有内生致热物质或相关物质,这些物质作用于机体后能产生一系列生理或病理反应,这些反应大多伴有能量转移和热变化。从某种意义上说,药性功能就是中药与机体之间的相互作用或反应。当任何反应发生时,都伴随有能量的转移和热变化,使机体呈现寒、热、温、凉的差异,符合开放系统的热力学规律。生物热力学对中药寒热药性的研究方法有:冷热板差示法、微量量热法和药性临床循证医学分析。

2. 中药归经理论的研究

徐树楠等对中药归经理论的应用规律进行了阐述,认为若按照疾病所属脏腑、经络等选择适当归经药物进行治疗,则有助于提高辨证用药准确性,增强针对性。指出根据中药的功效、归经历代沿革、传统归经理论与临床应用,并结合现代药理学研究,可更加全面合理地解释中药的功效与临床应用。

刘萍等采用系统生物学方法进行中药归经理论的研究,提出机体生物标志物和成分系统分析相结合的研究思路。潘正文认为中药对人体脏腑经络具有特殊的选择作用,与受体学说有相似之处。二者都是强调药物对人体的特殊选择性作用。但归经主要从药物特性的角度出发,来说明药物对脏腑经络的选择性能;而受体学说则是从人体脏腑器官的角度出发,说明它对药物具有特殊的敏感性。中药归经与受体学说的目标是一致的,是一个事物的两个方面。石瑞分析了炮制对中药归经的影响,认为炮制可以改变中药的性味、归经。例如生地黄制成熟地黄,单糖量增加二倍以上,生地黄与熟地黄中的环烯醚萜苷的分解程度不同,说明经炮制后其化学成分发生了变化。

赖昌生构建了入大肠经、小肠经、肝经、肺经、脾经、胃经、肾经中药性能数据库,发现入大肠经的中药以苦寒、沉降为主,温平、升浮次之;入小肠经的中药具有以通为用、以降为用的特点;入肝经的中药以沉降为主,升浮次之;入肺经的中药以沉降为主;入脾经的中药以升浮者最多,沉降其次;入肾经的中药以沉降为主;入胃经的中药以沉降为主,升浮次之。

随着现代科学技术的不断发展,广泛的学科交叉和技术引进,将有助于中药药性理论的突破和发展。运用现代研究方法与手段,对中药药性理论的物质基础与性效进行深入系统研究,建立符合现代科学认知规律的中药药性表征体系及其规范标准,将为中药药性理论的科学性找到科学依据。

近两年科技部将中药药性理论研究纳入"973"计划中医专项,投入了较大的财力和人力。该研究的目的不仅从本质上阐明中药药性理论的科学内涵,还将结合现代科学技术和研究结果对其理论进行提升,将有助于推动中药药性理论研究的发展。

(李建荣 徐启华)

【中药配伍理论的研究】

1. 基于传统药对的研究配伍规律

刘萍等根据药性将药对的组成方式分为四气配对、五味配对、归经配对、引经配对、毒性配对、升降浮沉配对、七情相合配对等,认为可以通过药对来研究复方配伍规律。

吴施国指出,石膏-生地黄药对为解毒化斑的常用配伍组合,两药皆性寒味甘,石膏偏于清气分之热,生地黄偏于凉血分之热,从而达到气血两清。明代张景岳用此药对治疗肾阴虚胃火牙痛,清代叶天士用于治温热病"斑出热不解",现代赵炳南以此药对为核心创制化斑解毒汤,用于治疗丹毒、漆性皮炎、紫癜。马宇等以杏仁-橘红药对治乙肝,认为合用以和胃化痰,祛除血中之瘀滞,对肝病患者中属于湿瘀互结、脾虚气滞者甚佳;用刺猬皮-地龙药对治慢性前列腺炎;取仙鹤草-旱莲草药对治痤疮,以仙鹤草益气,旱莲草滋阴,两药结合适用于气阴两虚者,对系统性红斑狼疮、坏疽等疑难杂症都可应用。

付彩霞等从电化学、分析化学角度,研究了常用中药"对药"和非"对药"的缓冲作用。分别取7对"对药"(苍术-白术、砂仁-白豆蔻、紫菀-款冬花、黄芪-甘草、天门冬-麦冬、羌活-独活、半夏-天南星)和非"对药"(苍术-钩藤、砂仁-茜草、紫菀-土茯苓、黄芪-苦楝皮、天门冬-钩藤、羌活-蒲黄、半夏-蒲黄)及其单味药的水煎液测定pH,进行各样品的ΔpH对比分析。结果表明,所有被测样品的水溶液均具有缓冲作用;在7对"对药"和非"对药"对照组合中,所有组合的缓冲容量都比单味中药增大,抗酸碱能力增强,说明组合后的中药相互作用,保留或生成新的缓冲对。该结果对阐明中药作用机理和双向调节作用提供了理论依据。冯文进等观察了四组治疗骨关节炎的补肾活血药对(熟地黄-鹿角、牛膝-泽兰、骨碎补-补骨脂、熟地黄-鹿角-牛膝-泽兰)对兔膝骨关节炎模型血清血液流变学11项指标的影响。结果显示,在早期骨关节炎治疗中,牛膝-泽兰对药组可通过降低血液流变学指标达到改善局部血液循环,减轻骨内压,以促进关节软骨的合成代谢。

2. 基于中西药物联用的配伍探讨

窦传斌等从药物动力学角度,举例阐述了中西药物合用不当影响某些药物在体内的代谢、分布、吸收、排泄等,还可导致药效学变化,诱发药源性疾病。故中西药物合用,不是中西药物简单的重叠或药效的机械相加,而是要在中西医药理论体系指导下,取两者之长进行科学配伍,应用于临床。

3. 基于物质基础研究的配伍禁忌

宿树兰等对"十八反"配伍的物质基础研究现状进行分析归纳,从化学物质变化角度探讨"十八反"导致的致毒/增毒机制。研究认为,"十八反"药味配伍后毒性成分不是简单的加合,有可能发生一定的化学变化导致毒效的变化。"半蒌贝蔹及攻乌"配伍致毒增毒的机制可能是:① 诸药中的酸性成分与乌头碱类二萜生物碱结合形成盐,有助于汤剂中毒性成分溶出增加;② 诸药中的有机酸类成分与碱性成分改变了煎液或体液的理化性质,使毒性成分在体内外的存在状态和代谢过程发生改变;③ 诸药中的生物大分子物质,在煎煮过程中形成的胶体溶液,可能促使乌头碱类成分的溶出,或稳定毒性较强的双酯型状态,或延缓毒性成分的消除速率。宿氏等还认为,应重视配伍-毒性-物质-剂量-病证间的相互联系,建立可行的生物模式和毒效评价体系,构建集物质基础研究、量-毒-效关系研究、不同病证状态下的致毒增毒机理研究等系统的中药配伍禁忌评价研究技术方案。

4. 基于数据分析探讨的配伍禁忌

华浩明等对"十八反"临床应用的同方配伍、

医案和临床报道等文献进行了整理。认为有关"十八反"临床应用的观察,依据循证医学的证据强度分类,强度较低。因此设计并实施"十八反"的多中心双盲随机分组对照临床试验意义重大。为探讨古今哮喘方中"十八反"药物应用特点,张欢等建立了古今哮喘方数据库,检索含有反药的哮喘方。收集到哮喘方剂共1 196首,其中含有反药的方剂为46首,占总方数的3.8%;方中出现次数最多的反药为附子-半夏;配伍关系较密切的为乌头类与半夏;药物性味关系最为密切的是辛热,其次为苦寒。

5. 基于成药运用探讨的配伍禁忌

张雯婷发现医生往往忽视同时开出中药汤剂与中成药可能发生的配伍禁忌,或盲目配合使用多种中成药,使其中的某项成分重复使用,剂量增大而引起毒副作用。如附子理中丸与金匮肾气丸配合应用,两中成药中均含有附子;同用的不同中成药之间也易出现配伍禁忌,如共同用于治疗瘿瘤瘰疬,中成药内消瘰疬丸含有天花粉、浙贝母,而小金丹中含有草乌。谢丽具体分析了中成药联用时容易被忽视的配伍禁忌情况,建议规范中成药使用说明书、加强中成药不良反应的监测和研究工作、加强临床医生和药剂人员的培训。

6. 基于现状探讨禁忌研究的思路

张颖等认为"十八反"中药在文献及临床中均有相关应用,但其配伍禁忌的文献和临床均有不确切之处。提出建立"十八反"研究的相关数据库。高建联等认为"十八反"药理毒理研究有不规范处,提出开展"十八反"药理毒理研究的思路:建立配伍数据库并进行数据挖掘,对已有"十八反"资料进行分析;规范基础条件并建立共筛模型进行实验研究;做到药效毒理并重。

(马 红)

[附] 参 考 文 献

C

常惟智.中药五味药性理论疑难辨析[J].辽宁中医杂志,2010,37(1):42

程薇薇,刘建利,张宁,等.评价中药寒热药性的实验方法研究[J].中草药,2010,41(7):1122

D

代春美,肖小河,彭成,等.中药四性研究概括[J].中成药,2010,32(3):480

窦传斌,王爱英.刍议中西药物在临床中的不当配伍[J].中国中医药现代远程教育,2010,8(8):92

F

冯帅,李峰,王心.50种中药总蛋白含量与寒热药性的相关性研究[J].辽宁中医杂志,2010,37(8):1412

冯帅,李峰,周正礼,等.氨基酸含量与寒热药性相关性的研究与统计分析[J].中国实验方剂学杂志,2010,16(11):91

冯文进,郝小金,董秋梅*,等.补肾活血"对药"对兔模型血液流变学影响的研究[J].北京中医药,2010,29(6):456

付彩霞,高宗华,宋敏,等.7对"对药"和非"对药"的缓冲作用研究[J].时珍国医国药,2010,21(7):1774

G

高建联,苗明三."十八反"药理毒理研究现状、存在问题及研究思路[J].中医学报,2010,25(3):483

H

华浩明,范欣生,姚映芝,等.十八反古今临床应用述要[J].南京中医药大学学报(自然科学版),2010,26(2):85

L

赖昌生.入大肠经中药性能及功效特点的统计分析[J].山东中医药大学学报,2010,34(1):32

赖昌生.入肺经中药性能及功效特点的计算机分析[J].浙江中医杂志,2010,45(4):295

赖昌生.入胃经中药性能及功效特点的计算机分析[J].河南中医,2010,30(1):94

赖昌生.入肝经中药性能及功效特点的计算机分析[J].陕西中医,2010,21(2):227

赖昌生.入肾经中药性能及功效特点的计算机分析[J].河南中医,2010,30(4):406

赖昌生.入脾经中药性能及功效特点的计算机分析[J].河南中医,2010,30(8):825

赖昌生.入小肠经中药性能及功效特点的计算机分

析[J].黑龙江中医药,2010,(1):46

李静文,李峰,周正礼.20种中药水溶性糖HPLC指纹图谱与寒热药性关系研究[J].山东中医药大学学报,2010,34(3):195

刘萍,王平,陈刚,等.基于系统生物学探讨中药归经理论的科学内涵[J].中医杂志,2010,51(9):773

刘萍,王平,刘松林,等.基于药对探讨中药复方配伍规律的思考[J].中华中医药学刊,2010,28(9):1833

卢素红,刘菊妍.中药柴胡入脾肺二经探讨[J].时珍国医国药,2010,21(8):2103

M

马宇,洪毓刚.在临证中认知中药药对学[J].光明中医,2010,25(3):503

P

潘正文.浅论"药物归经"[J].光明医学,2010,8(25):1520

S

石瑞.浅析中药归经与炮制[J].陕西中医,2010,31(3):357

宿树兰,段金廒,李文林,等.基于物质基础探讨中药"十八反"配伍致毒/增毒机制[J].中国实验方剂学杂志,2010,16(1):123

T

唐仕欢,杨洪军,黄璐琦.论自然环境因子变化对中药药性形成的影响[J].中国中药杂志,2010,35(1):126

唐怡,秦旭华,李祖伦*,等.以真实滋味标定中药五味的原因、困惑和对策[J].中华中医药杂志,2010,25(9):1366

田方,陈学林,廉永善.药用植物地理成分及海拔与中药性味的相关性研究[J].时珍国医国药,2010,21(2):326

W

吴施国,秦竹.论剂量对石膏功效发挥方向的影响[J].辽宁中医杂志,2010,37(8):1486

吴施国.石膏、生地黄的配伍意义探析[J].光明中医,2010,25(6):1091

吴文莉,马威,王芳,等.中药四性的Fisher判别分析[J].中医杂志,2010,51(9):807

X

肖小河,王伽伯,赵艳玲,等.药性热力学观及实践[J].中国中药杂志,2010,35(16):2207

谢丽.浅谈临床常用中成药联用的配伍禁忌[J].北京中医药,2010,29(2):130

徐树楠,李渡华,王文智*,等.中药归经学说的应用规律[J].中国中医基础医学杂志,2010,16(7):547

Y

由凤鸣,贾波,邓中甲.从剂量对中药功效发挥方向的影响论中药的矢量性[J].辽宁中医药大学学报,2010,12(5):120

Z

张欢,范欣生,陶静,等.基于关联规则等方法的古今哮喘方中十八反药对的应用分析[J].南京中医药大学学报(自然科学版),2010,26(2):89

张雯婷.浅谈中成药与中药饮片同时使用的配伍禁忌[J].内蒙古中医药,2010,29(4):56

张颖,高建联,苗明三.中药"十八反"现代研究及分析[J].中医研究,2010,23(2):11

张颖,苗明三."十八反"文献与临床研究现状、存在问题及研究思路[J].中医学报,2010,25(4):698

二、临床各科

（一）名医经验

【邓铁涛】

邓铁涛，广州中医药大学终身教授、博士研究生导师，全国老中医药专家学术经验继承工作指导老师。现任国家中医药管理局中医药工作专家咨询委员会委员，中华中医药学会终身理事，中国中西医结合研究会名誉理事，广东省中医药学会疑难病症专业委员会主任委员。邓氏研制成功的中成药"五灵止痛散"获1985年广州市科技进步四等奖；参与主编的《新编中医学概要》获1978年全国科学大会奖，《中医学新编》获1979年广东省科学大会奖，《中医大辞典》获1997年度国家中医药管理局基础研究二等奖；主持《脾虚型重症肌无力临床研究和实验研究》课题获1991年国家中医药管理局科技成果一等奖、1992年国家科委科技进步二等奖。1991年11月始，享受国务院特殊津贴。2009年6月，被国家人力资源和社会保障部、卫生部、国家中医药管理局联合评选为首届"国医大师"。

1. "五脏相关"理论研究

刘小斌等报道邓氏"五脏相关"理论的内涵：① 五脏系统内部的关联，即五脏的功能系统观。② 系统之间的关联，即五脏之间的联系观。③ 系统与外部环境的关联，即天人合一的整体观。广州中医药大学"邓铁涛学术思想及临证经验研究"课题组整理邓氏的主要成就，以脏腑配五行，五脏用五行生克关系表达五大系统的互相依存、互相制约的关系，用以解释生理、病理现象，指导诊断、治疗与预防。陈桂锋从邓氏五脏相关学说探析内伤咳嗽的病机。

2. "痰瘀相关"的理论应用

李慧灵介绍邓氏"痰瘀相关"的理论，认为痰是瘀的初期阶段，瘀是痰的进一步发展，治瘀可益气行血，从而寓通瘀于补气之中，对心血管疾病、肿瘤及其他疾病的辨证和治疗有很大的指导作用。

3. 心力衰竭

潘光明等报道邓氏将慢性心力衰竭患者分为用强心、利尿、扩张血管等西医基础治疗的对照组，治疗组在此基础上加服暖心胶囊（红参、熟附子、薏苡仁、橘红、三七等），观察心功能和血浆脑钠肽（BNP）水平的变化。结果：治疗组BNP水平改善均优于对照组（$P<0.05$）。两组总有效率分别为95.0%（19/20）、75.0%（15/20），组间比较，$P<0.05$。

4. 高血压

王云飞等通过随机对照评价邓铁涛治疗高血压病的浴足经验方微粉制剂的降压疗效、证候疗效与安全性。疗程10 d。治疗组证候疗效有效率90.1%（64/71）、血压疗效有效率91.6%（65/71），对照组（经验方普通饮片）分别为92.8%（64/69）、94.2%（65/69）。采用单侧u检验进行非劣性检验，$P<0.05$，两组比较具有非劣性。

5. 肌萎缩侧索硬化症

吴广平等总结邓氏治疗肌萎缩侧索硬化症经验，认为本病慢性顽固，属于虚损范畴。分型不应过细，治宜补益脾胃统治其本，随症加减权衡其标。治以益气健脾，补益肝肾为主。自拟甲、乙两方交替服用。甲方：黄芪90 g，五爪龙50 g，党参40 g，白术20 g，柴胡、升麻、全蝎、僵蚕各10 g，当归、茯苓、枸杞子、巴戟天、菟丝子、炒白芍药、当归、茯苓各15 g，陈皮、甘草各5 g。乙方：黄芪100 g，党参40 g，熟地黄24 g，白术、薏苡仁、巴戟天、肉苁蓉各20 g，川芎、全蝎、僵蚕各10 g，鸡血藤 30 g,砂仁(后下) 5 g,素馨花、炙甘草各 6 g。此外,以补益脾肾中药(黄精 60 g,黄芪 100 g,防风、陈皮、橘红各 10 g,菊花 15 g,当归、川芎 20 g,艾叶、枸杞子 30 g,五爪龙 40 g)药浴。治疗要坚持,即使症状完全消失后,尚需服药 1～2 年。

6. 冠心病

张健等介绍邓氏辨治冠心病经验。分型辨治:① 心阳虚(兼痰或瘀),方用温胆汤加党参(竹茹、法半夏各 9 g,茯苓 12 g,党参 15 g,橘红 4 g,枳壳、甘草各 4.5 g)。② 心阴虚(兼痰或瘀),方用生脉散为主方,心动过速可加玉竹、柏子仁、丹参;期前收缩脉促者加珍珠层粉(冲服) 1.5 g;心阴虚兼痰者,宜用生脉散加瓜蒌、薤白,兼瘀者加毛冬青或三七末(冲服) 1.5 g。③ 阴阳两虚(兼痰或瘀),用温胆汤合生脉散,或四君子汤合生脉散,或用炙甘草汤(党参、生地黄各 15 g,阿胶 6 g,桂枝、麦冬、火麻仁、炙甘草各 9 g,大枣 4 枚,生姜 3 片)加减。

7. 闭经

谢慧明等介绍邓氏用闭经方(蚕砂 10 g,王不留行、茜草根、牛膝各 15 g,益母草 30 g,海螵蛸 18 g)加减治疗因瘀而致的闭经,认为该方具有行血通经之功效。

8. 进行性肌营养不良症

熊文生等报道,邓氏认为进行性肌营养不良症属本虚标实,以脾肾虚损为本,痰瘀互结为标。治宜滋肾健脾,标本兼顾。自拟强肌健力 2 方(黄芪、白术、茯苓、牡丹皮、五爪龙、熟地黄、山茱萸、土鳖虫、山药、菟丝子、楮实子、陈皮、甘草)随症加减治疗。

9. 养生保健

刘焕兰等报道,邓氏认为"上工治未病,是医之战略",并作为自己的保健指导思想。而"治未病"主要包括未病先防、欲病早治、已病防变等内容,重点在于预防疾病。养生以"仁"为先。强调"仁心仁术,是医之灵魂",认为养生首先要养德,良好的道德修养是修身养性的根本,也是健康长寿的基础。

10. 应用岭南中草药的经验

王云飞等认为,邓氏是研究岭南医学的倡导者,邓氏重视岭南地区的多发疾病,重视岭南地区特产的药材和民间经验,重视吸收新知。岭南医学已成为两广、海南和港澳地区中医界重视的一个研究方向。冯崇廉报道,邓氏应用岭南中草药经验。用黄皮叶治疗病毒性肝炎,用田基黄、葫芦茶治疗黄疸指数高,用两头尖治疗前列腺炎,用红丝线治疗高血压,用豨莶草治疗虚人感冒,用千层纸治疗咽喉炎,用鸡血藤治疗肢体麻痹,用龙嗣叶治疗肺燥久咳,用五爪龙平息少火生气。

11. 用药规律

饶媛等选取 185 例有明确用药记录的邓氏医案,采用聚类分析方法分析,结果最常用的药物依次为甘草、人参、白术、茯苓、黄芪、柴胡、当归、五爪龙等。常用药物可聚成六类,分别为活血养血类、四君子汤、补中益气汤、补益肾精类。提示邓氏临证尤重脾胃,治疗虚损证时兼顾养血益精固肾,并且注重对气血痰瘀的调治。

(张玉萍)

【何任】

何任,浙江中医药大学终身教授、主任医师。先后担任中国中医药学会常务理事,全国高等中医院校教材编审委员会副主任委员,全国中医理论整理研究会常务理事,国家中医药管理局重大成果评审委员会委员,浙江省中医学会副会长、会长,浙江省高级职称评审委员会委员,浙江省主任医师评审委员会副主任,浙江中医学院学术委员会主任委员等职。第四届浙江省政协委员,第五、六届浙江省人大常委会委员,第七届全国人大代表。2009 年 6 月,被国家人力资源和社会保障部、卫生部、国家中医药管理局联合评选为首届"国医大师"。

1. 辨病抗癌

徐光星等报道何氏治疗癌症经验。

(1) 辨病抗癌,扶正之法 按肿瘤的种类证候分为益气健脾、养阴生津、温阳补肾等 3 种:① 益气健脾法,常用四君子汤、参苓白术散、补中益气汤等,常用药物有人参、黄芪、茯苓、白术、灵芝、五味子、大枣、炙甘草等,能够调整和改善处于抑制状态的免疫监视功能,发挥免疫活性细胞和活性因子的抗肿瘤作用,提高和改善患者机体的物质代谢和功能发挥,增强机体的抗病能力。② 养阴生津法,常用增液汤、六味地黄丸、沙参麦门冬汤等,常用药物有生地黄、麦冬、玄参、枸杞子、女贞子、首乌、黄精、玉竹、龟版、鳖甲、山萸肉、龙眼肉、铁皮石斛、当归、天花粉、阿胶、旱莲草等,具有改善癌症患者症状、提高生存质量、延长生存期和减轻放化疗毒副反应、增强放化疗效果、防止手术后复发和转移的作用。③ 温阳补肾法,常用方剂有桂附八味丸、右归丸等,常用药物则有补骨脂、骨碎补、肉桂、淡附片、杜仲、菟丝子、鹿角霜、仙茅、仙灵脾、肉苁蓉等,可增强机体免疫监视功能,抑制肿瘤细胞的形成和增殖,改善机体的物质代谢,提高生存质量等。

（2）辨病抗癌,祛邪之法　按肿瘤疾病的种类证候分为清热解毒法、活血化瘀法、化痰散结法、理气解郁法等4种:① 清热解毒药,常用板蓝根、猫人参、大青叶、野菊花、蒲公英、金银花、白花蛇舌草、三叶青、半枝莲、半边莲、干蟾皮、冬凌草、夏枯草、七叶一枝花、连翘等,具有直接抑制肿瘤、调节机体免疫功能、抗炎排毒、调节内分泌功能、阻断致癌和反突变等作用。② 活血化瘀药,常用归尾、莪术、桃仁、红花、川芎、丹参、乳香、没药、泽兰、石见穿、蒲黄、五灵脂、水蛭、全蝎、穿山甲等,能增强手术、化疗、放疗、免疫治疗的疗效,调整机体的免疫功能;调节神经和内分泌功能;预防放射性纤维化;减少不良反应;杀灭肿瘤细胞;降低血小板黏附聚集,降低纤维蛋白含量,加速纤维蛋白溶解,增加血流量,改善血液循环及机体的高凝状态,使肿瘤细胞处于抗癌药及机体免疫功能的控制下。③ 化痰散结药,常选用半夏、瓜蒌、皂角刺、山慈姑、浙贝、薏苡仁、昆布、海藻、夏枯草、海浮石、生牡蛎、鳖甲、藤梨根、茯苓、猪苓等,具有直接杀灭癌细胞、抑制肿瘤的作用。④ 理气解郁药,常用川楝子、佛手片、柴胡、郁金、枳壳、广木香、香附、小青皮、沉香曲、青橘叶、大腹皮、八月札、九香虫等,具有直接抑制肿瘤、兴奋消化道、促进消化液和胆汁分泌的作用。在癌症的不同阶段,人体邪正力量的对比有明显的不同,而采用不同祛邪之法。

顾锡冬等介绍何氏治疗乳腺癌经验,按证型归纳为6组基本方:① 党参、黄芪、女贞子、猪苓、枸杞子、茯苓,治疗气阴两虚型证。② 六味地黄丸,治疗术后肾阴亏虚者。③ 清骨散,主要治疗术后阴虚骨蒸劳热者。④ 止嗽散,治疗术后伴有咳嗽者。⑤ 玉屏风散,治疗术后表虚不固,易感外邪者。⑥ 小承气汤,治疗术后大便困难,腑气不通者。

2. 用药经验

浙江中医药大学"何任学术思想及临证经验研究"课题组报道何氏的治学临证之道。

（1）以经方治病,须按原方配伍　经方用药,须有严格规律。如泻心汤的某一味药用量加大为主药,就分为半夏泻心汤、生姜泻心汤、甘草泻心汤等,适应证各异,不可混用。如复脉汤治"脉结代,心悸动",九味药中,不能少麻仁的滋养,适当加酒入水煎,收效更好。经方黄芪桂枝五物汤治痹证,不能用甘草,因其为桂枝汤去甘草倍生姜、加黄芪而成,治阳气不足、营卫不和所致的痹症。

（2）用时方或其他医家方,须掌握其方特点　"时方"一般宜全方使用,不可过多增减,因其融贯当时医家之经验。如用完带汤治疗脾虚带下,必须用全方,且白术、山药须足量（各30 g）,效用方明显。如用千金苇茎汤,除按原方比例薏苡仁半升（现用15～30 g）,冬瓜子半升（15～30 g）,桃仁30枚（约9～15 g）外,主药苇茎原是用苇的嫩茎二升煎汁加入他药,现可改用鲜芦根30 g以上煎汁替代。

3. 疑难杂症

严祁旺、何若苹等介绍,何氏治疗疑难杂症经验。

（1）霍奇金氏淋巴瘤　自创益元汤（黄芪30 g,生晒参6 g,女贞子15 g,枸杞子20 g,茯苓30 g,猪苓30 g等）为基础方,兼用焦栀子、三叶青、炒牡丹皮、土贝母、天门冬各10 g,白花蛇舌草、薏苡仁、夏枯草、仙鹤草、藕节各15 g,桔梗4 g等清热凉血;平地木、山海螺、天门冬各15 g,乌毛豆、猫人参各30 g,无花果20 g,麻子仁10 g,薏苡仁60 g等清热养阴;六神曲、炙鸡内金各10 g,三叶青20 g,炒麦芽、猫人参、白花蛇舌草各30 g,薏苡仁60 g等清热和胃;人参40 g,连翘、六神曲、生甘草各10 g,白花蛇舌草、炙黄精、淮小麦、红枣各30 g,薏苡仁60 g等益气养血。研究表明,该方可增加红细胞、白细胞及血小板,还可增加免疫活性细胞的功能,增强机体的抗肿瘤能力和应激能力,提高整体免疫功能,发挥扶正固本的作用。

（2）尿毒症　以六味地黄丸为主,加用黄芪、丹参、积雪草、大黄。现代研究表明,黄芪补气升阳,利水消肿,可提高机体免疫力,降低尿蛋白,改善肾功能,抗肾纤维化,从而延缓肾病的进展;丹参活血祛瘀,扩张血管,能通过改善毛细血管内外渗透压差而改善血流动力,降低血压,从而改善肾素-血管紧张素-醛固酮系统等来改善肾功能,积雪草能减少24 h尿蛋白排,降低血脂,提高肌酐清除率;大黄通腑泻浊,使毒邪由肠道而走。全方补中兼泻,切中病机。

(3) 浆细胞瘤或浆细胞增生所致多系统损害综合征(POEMS综合征) 用健脾益肾法。处方:生晒参9 g,黄芪30 g,白术、当归各15 g,炙甘草、陈皮、山茱萸、牡丹皮、泽泻、木香、平地木、菊花各10 g,升麻6 g,枸杞子、山药、茯神各20 g,生地黄、白扁豆衣、大枣各30 g。

(4) 骨纤维发育异常 用补益先天法。处方:熟地黄、茯苓、枸杞子、猪苓、山药各30 g,山茱萸、泽泻、骨碎补、炙鳖甲、牡丹皮各10 g,玉竹、补骨脂、生牡蛎(先煎)各15 g,车前子6 g。

(5) 精神分裂症 用化瘀血、祛痰浊、宁神定志法。处方:桃仁、姜半夏、紫苏梗、桑白皮、大腹皮、陈皮、小青皮、焦栀子、生甘草各10 g,丹参、百合、大枣各30 g,淡豆豉15 g,生地黄20 g,怀小麦40 g。

(6) 癫证(忧郁证) 从瘀论治,选用癫狂梦醒汤(《医林改错》)处方:法半夏、苏子、桑白皮、大腹皮、小青皮、柴胡、焦神曲、焦鸡内金、滑石、制香附、生甘草各10 g,赤芍药、桃仁各15 g,陈皮、生大黄(后下)6 g。

(7) 脘腹痛(胰腺炎、胆结石、胆囊炎) 以蠲痛清利法。处方:延胡索、海金沙、白芍药各20 g,川楝子、郁金、沉香曲、鸡内金各10 g,玉米须、金钱草、蒲公英各30 g,生甘草6 g。

(8) 顽固性失眠 以祛瘀化痰安神法,用血府逐瘀汤加减。处方:红花9 g,枳壳、桃仁、当归、生地黄各15 g,赤芍药、川芎、川牛膝各12 g,柴胡10 g,夜交藤30 g,丹参20 g,姜半夏、佛手片各9 g,生甘草6 g。

(9) 慢性胃炎 效法仲景半夏泻心汤法,以散痞和胃法,自制舒胃饮(太子参30 g,川厚朴、姜半夏、黄芩、甘草各10 g,干姜6 g,黄连4 g,白芍药20 g,蒲公英30 g),辛苦并用以顺其升降,寒热并进以和其阴阳,补泻同施以调其虚实。便溏加白扁豆30 g,广木香10 g;便秘加生大黄6 g;胀痛加延胡索20 g,沉香10 g;纳差加炒谷芽30 g。

(10) 久泻(溃疡性结肠炎) 用黄芪60 g,炒白术15 g,生晒参9 g,柴胡、炙甘草、当归身、陈皮各10 g,无花果、马齿苋各30 g,升麻、红枣各6 g。同时服下方:山药、苍术、石榴皮、诃子肉各100 g,黄连50 g,烘干,研细末,服药约1个月。

(张玉萍)

【王绵之】

王绵之,北京中医药大学终身教授,历任全国政协第六、七、八届委员,全国政协科教文卫体专门委员会副主任,国家卫生部药品评审委员会中成药分委员会主任,中国中医药学会副会长、中药学会会长、方剂学会主任委员。中医方剂学专业博士生导师,国家级重点学科方剂学学术带头人。国家药典(85版)委员会中医组组长,国家自然科学名词审定委员会委员,兼中国药典委员会委员及中医组组长。中国医学基金会常务理事,国家中医药管理局专家咨询委员会委员。1990年被国家人事部、卫生部、国家中医药局审定为首批全国老中医药专家学术经验继承工作指导老师。享受国务院津殊津贴。主编并编写了《中医学概论》(初版)、《方剂学》、《高等中医院校教学参考丛书·方剂学》等十余部专著。2009年6月,被国家人力资源和社会保障部、卫生部、国家中医药管理局联合评选为首届"国医大师"。

1. 临床经验

(1) 妇科疾病 杨勇等总结王氏妇科诊疗思路:强调肝对妇女生理的重要性,如月经不调、痛经、不孕等症,多注重用调肝之法治疗。① 痛经:为肝气不疏,当以调肝疏肝为先,以调经止痛。② 月经先后不定期:如疏泄过度,则月经先期而至,疏泄不及,则月经后期而来。若是肝气郁结,疏泄失常,气机不畅,肝血不能转输于胞宫,胞宫不能维持正常的月经周期和量,则可引起月经后期、月经量少。如果肝火亢盛,疏泄太过,木火妄动下扰血海,迫血妄行,血不循经,导致月经提前而至,形成月经先期、月经过多、经期延长。③ 不孕:有多种原因,月经的正常来潮是受孕的基础和关键,无论哪种原因所致不孕,均应重在调理月经,肝郁肾亏血虚型居多,宜调补肝肾。

(2) 慢性肾衰竭 蒋燕报道王氏治疗本病的用药经验:① 扶正祛邪,常用淫羊藿、杜仲、山茱萸、菟丝子等温补脾肾,配熟地阴中求阳;用人参、白术、茯苓、黄芪等补脾益气,配当归养血。常用大黄、车前子、白茅根等通腑、渗湿泄浊,用丹参益母草等活血化瘀。② 调理脾胃，常用方剂为香砂六君子汤、小半夏加茯苓汤、旋覆代赭汤、二陈汤等。③ 平稳缓治，忌大补或大泻，认为大补使瘀阻更重，大泻更伤阳气。对肉桂、附子等大辛大热之品用量极小，配以熟地、当归滋阴，补阳而不伤阴，以冀阳气渐复，水湿浊瘀得化。体现出王氏补而不腻，下不伤正，刚柔相济，温润并用，平稳用药的特点。

（3）便秘　吴晓丹等总结王氏的治疗便秘经验：① 三因权衡，审机为要。强调内伤饮食固然是主要成因之一，而情志、劳倦也可导致便秘的发生。② 脾胃为枢，五脏相关。便秘一证，不论其虚实寒热，在脏在腑，归根结底都是影响到胃肠的传导。③ 调理枢机，健运疏通。创制因饮食所伤，脾胃失于运化，食积内停，腑气不通而致大便秘的王氏通便汤（炒白术、炒枳实、槟榔、制香附、焦山楂、炙内金、黄连、使君子肉、炙甘草）。④ 详审虚实，方证融切。认为便秘可以虚实概之，虚者，气血阴阳之虚，实者，热结、气滞、血瘀、痰饮、食积之实，而虚实常互为因果，演绎为虚实并见之证。⑤ 养疗结合，摄生为要。以中医中药配合饮食（少食精细食物，多食五谷杂粮和含纤维的蔬菜，忌暴饮暴食）和养生（多运动，或做气功导引等）综合治疗。

（4）肝纤维化　晏军等介绍王氏的治疗经验：① 以疏肝理气为要，用药轻灵，不伤正气，寓"轻可去实"之理，常选用香橼皮、广郁金、炒玄胡、远志、陈木瓜、通草、佛手等配伍组方，具有疏肝解郁、调畅气机的作用。② 重用活血化瘀。适当配伍清热利湿化痰之品，如石韦、茵陈、栀子、黄连、龙胆草、贝母等。清热利湿化痰，既清除余邪，有利气机运行；又能促进癥块软缩。③ 养正顾护脾胃，常用党参、白术、茯苓，配以当归、熟地黄等，有补气益血，祛瘀生新之功。

2. 用药经验

（1）"心中无剑"　刘霞报道，王氏用药力求"心中无剑"以达"法"与"证""方"相合，切中病机。药随病证转移而增减。

（2）对药运用　邱祖萍等归纳王氏运用对药特色：① 升降配对，升麻助生地黄上行，清肺胃之热而凉血止血。② 动静配对，桂枝伍白芍药，从阳而扶卫，走阴而益营，解表邪，和里气，营卫自调。③ 寒热配对，黄连伍肉桂，泻心火，制阳亢，降心中之阳下归于肾，而不独盛于上。

（3）王璞等选取王氏 1990—1992 年处方 1 203 张进行统计，有如下用药特点：① 注重培补脾胃。其一是为病体运化吸收敷布药力；其二是为病体气机的升降出入作枢纽之用；其三是为病体康复补充气血精微和代谢水湿等废物。故调补脾胃是保证处方疗效的基础。② 注重调理气血，行补并用。③ 顾护脏腑。以药性理论与脏腑理论共同指导临证用药，以保证在药至病除的同时不伤脏腑气血。④ 遣药适度，配伍精当，处方大小适中，以 12～13 味药组成的处方为主。

3. 方剂研究

张金良报道王氏《方剂学讲稿》中体现的学术思想：① 辨证认识"邪"与"正"。正可归邪，邪亦可复正。临床要注意"驱邪归正"。王氏在麻黄杏仁甘草石膏汤的讲解中体现本方有变化的方法，认为患者脾胃失健，或是后天不足，或是大便溏薄者，兼有肺热咳喘，虽适用本方，但方中石膏宜减量，如虑清泄肺热不足，可加炙桑白皮，而热盛之时，肺移热于大肠。② 抓住方剂的本质核心进行灵活的加减变化。如左金丸可以黄芩代黄连与吴萸相配，胃病多系胃虚、胃寒，此时用黄芩比黄连好，吴萸比例适当提高。③ 用方而不拘于方，圆机活法，根据具体情况对药物的剂量及炮制进行灵活的变通。龙胆泻肝丸中之柴胡"如果病在上，柴胡不要多用；如果在下，可以稍微多用一些"。认为柴胡能透达表邪，通彻上下。量大则清热而推陈致新（配大黄可通便，大柴胡汤）；量中则疏肝解郁；量小则升举阳气。

（张玉萍）

【李振华】

李振华，河南中医学院终身教授，从医 60 余年，从教 50 余载。曾任七届全国人大代表、中华中医药学会常务理事，1957 年被卫生部评为"西医学习中医甲等模范教师"，1989 年和 1991 年分别被评为"河南省优秀科技工作者"和"中医优秀科技工作者"，1990 年被国家人事部、卫生部和国家中医药管理局确定为首批全国老中医药专家学术经验继承工作指导老师，1992 年起享受国务院特殊津贴，1995 年被国家科委录入《中国科技名人》。2009 年 6 月，被国家人力资源和社会保障部、卫生部、国家中医药管理局联合评选为首届"国医大师"。

1. 梅尼埃病

张正杰报道李氏应用健脾祛痰养肝熄风法治疗梅尼埃病,认为本病的病变部位主要在内耳,其病理则为气血、痰湿停聚耳窍,病理之形成则关系到肝、脾、肾三脏,以自拟养阴止眩汤(蒸首乌、白芍药、枸杞子、牡丹皮、灵磁石、天麻、细辛、蝉蜕、郁金、七节菖蒲、炒栀子、甘草)和祛痰止眩汤(白术、茯苓、泽泻、橘红、旱半夏、厚朴、郁金、七节菖蒲、天麻、细辛、菊花、蝉蜕、炒栀子、甘草)治疗。

2. 单纯性肥胖症

李合国介绍李氏经验,用加味健脾豁痰汤(白术10 g,茯苓20 g,泽泻18 g,玉米须30 g,桂枝6 g,半夏10 g,厚朴10 g,砂仁8 g,广木香6 g,山楂15 g,鸡内金10 g,橘红10 g,郁金10 g,七节菖蒲10 g,甘草3 g)治疗,忌食肥甘之品,适当运动。

3. 痛经

许兴涛、刘文礼等分别报道李氏辨治痛经经验:①气血为纲,脏腑合参定病位。痛经之辨,应以气血为纲,然气血之生化疏布循行收摄,皆由乎脏腑经络。②以八纲为目,审明病因。③通调和运为体。病由情志不遂,肝气郁结,气滞血瘀,胞宫血行不畅,治宜行气活血,祛瘀止痛。方用活血止痛汤(当归、川芎、桃仁、红花、丹参、玄胡索、灵脂)以通经活血,祛瘀止痛。用香附、西茴、乌药、木香疏理肝气,牛膝引血下行。④温清补消为用。痛经之为病,乃由冲任失调、气血失和所致,有寒凝、肝郁、气血耗损之别,病性亦有寒热虚实之分,故施治宜以温、清、补、消为法。

4. 头痛

华荣等报道李氏辨治瘀血头痛的经验,早期善用自拟具有辛温通络、活血通窍的通窍活血汤治疗,后期以滋补肝肾、健脑生髓为主。主张治血瘀证不能单纯用活血化瘀之品,必须随因而施治。瘀血为有形之阴邪,脑为诸阳之会,三阳经气聚于头面,若阳虚浊邪阻塞脑络,气血瘀而为瘀血头痛者,必加重辛温通络,以直中瘀血阻络,阴邪凝滞而头痛的病机。通窍活血汤原方在李氏除加入细辛、白芷、天麻、七节菖蒲以加强辛温通络之外,又加用土鳖虫、穿山甲等虫类药搜逐血络,宣通阳气。

5. 痹证

郭会卿等总结了李氏采用温中健脾除湿通络法治疗顽痹的经验。顽痹的形成其本是在脾虚生湿的前提下,又久居潮湿之地感受外湿,外湿引动内湿,内外湿结合阻滞气机不通,不通则疼痛;治疗上要标本兼治,治本之法在于温中健脾除湿,治标之法偏寒者祛风散寒,偏热者祛风清热,而通经活络应贯彻始终。自拟通经宣痹汤(白术、云茯苓、泽泻、生薏苡仁、桂枝、知母、防己、香附、丹参、鸡血藤、制马钱子、穿山甲、木香、全蝎、蜈蚣、乌梢蛇等);具有温中健脾除湿、清热通经活络功效,既蠲除痹病又顾护脾胃。

6. 偏枯

周军丽等报道李氏的治疗偏枯经验。其病位在脑,与心、脾、肝、肾关系密切。病因病机不外风(肝风、外风)、火(肝火、心火)、痰(风痰、湿痰)、瘀(血瘀)、虚(气虚、阴虚),病性多为本虚标实。其基本病机为脏腑阴阳失调,气血逆乱。治疗上应注意治标与治本相结合,权衡病情之缓急,脏腑气血之盛衰,以决定扶正与祛邪的侧重。属脾气虚弱,痰湿停滞,瘀血阻络者,治以健脾益气,化痰利湿,活血通络;属阴虚阳亢,痰瘀阻络者,治以滋阴潜阳,化痰祛瘀,通经活络;属气虚血瘀者,治以益气活血,通经活络;属气阴两虚,脉络瘀阻者,治以益气养阴,通经活络;属风痰上扰清窍者,治以豁痰祛湿,熄风通窍。

7. 疑难杂病

周军丽介绍李氏从肝脾论治杂病之经验。①梅核气以健脾疏肝、理气化痰、清利咽喉为治法,自拟理气消梅汤:白术、陈皮、旱半夏、香附、厚朴、紫苏、枳壳、郁金、桔梗、牛蒡子、射干、山豆根各10 g,知母12 g,茯苓15 g,甘草3 g。②痞满以疏肝健脾、和胃消痞为治法,自拟香砂温中汤:白术、陈皮、旱半夏、香附、郁金、小茴香、乌药、枳壳、焦麦芽、焦山楂、焦神曲各10 g,砂仁6 g,桂枝5 g,白芍药12 g,茯苓15 g,甘草3 g。③脏躁以健脾疏肝、理气豁痰、清心透窍为治法,自拟清心豁痰汤:白术、橘红、旱半夏、天麻、香附、郁金、枳壳、乌药、小茴香、节菖蒲、栀子各10 g,龙齿、茯苓各15 g,莲子心6 g,夜交藤15~30 g,甘草3 g。④乳癖以疏肝健脾、化痰软坚为治法,自拟软坚消癖汤:当归、白术、香附、郁金、炮穿山甲、旱半夏各10 g,白芍药15 g,茯苓18 g,柴胡、木香、皂荚各6 g,昆布、海藻各12 g。

(张玉萍)

【任继学】

任继学,长春中医药大学附属医院主任医师,全国老中医药专家学术经验继承工作指导老师。国家中医药管理局中医药工作专家咨询委员会委员,全国高等中医药专业教材建设专家指导委员会委员,世界中医药学会联合会高级专家顾问委员会委员,中华中医药学会终身理事。曾获国家科技进步三等奖2项,省部级科技进步一等奖1项、二等奖2项、三等奖2项等,国家人事部、卫生部、国家中医药管理局白求恩奖章获得者,享受国务院特殊津贴。2009年6月,被国家人力资源和社会保障部、卫生部、国家中医药管理局联合评选为首届"国医大师"。

1. 肾风

(1)急性肾风 宗秀芝介绍,任氏以解肌渗湿汤(麻黄10 g,杏仁、桂枝各5 g,土茯苓200 g,爵床50 g,生茅根150 g,藿香15 g,生姜3片,大枣3枚)疏风散寒;祛解毒邪后改用渗湿治肾汤(土茯苓200 g,爵床50 g,生茅根100 g,白豆蔻15 g,生槐花、女贞子各50 g);用疏清渗解汤(前胡、羌活、牛蒡子、蝉蜕、藿香、茜草、覆盆子各15 g,大青叶25 g,土茯苓200 g,爵床50 g,生茅根100 g)疏风清热,表已解者改用益肾清浊饮(女贞子、生槐花、爵床各50 g,白豆蔻、茜草各15 g,土茯苓200 g);用清渗养肾汤(白蔻皮、佩兰、黄芩、藿香、黄柏、苍术各15 g,爵床、女贞子各50 g,土茯苓200 g,生茅根100 g)清热渗湿。湿清热解后,改用健肾化浊汤(白豆蔻、白术、山萸肉、鸡冠花、茜草各15 g,女贞子、爵床各50 g,芡实20 g,生茅根100 g,土茯苓200 g),或用复肾壮阳汤(仙茅、仙灵脾、韭子、白豆蔻、九香虫各15 g,爵床50 g,白术20 g,生茅根100 g,土茯苓200 g)。

(2)慢性肾风 宗秀芝介绍,任氏以益肾健中饮(仙茅、菟丝子、白术、鹿角胶、砂仁、白术、茜草各15 g,爵床、黄芪各50 g,土茯苓200 g)益火健脾;以理阴和中汤(淡菜、熟地黄、茜草、黄精各15 g,白豆蔻、龟胶各10 g,枸杞子20 g,女贞子、爵床各50 g,土茯苓200 g,石斛25 g)以滋阴理脾;用补肾固精煎(芡实30 g,山萸肉2 g,河车粉10 g,覆盆子20 g,土茯苓200 g,爵床50 g,巴戟肉20 g,砂仁、茜草、鹿内肾粉各15 g)以补肾固精;用滋水养肝饮(熟地黄、黄精、生茜草、龟胶各15 g,女贞子、石决明、爵床各50 g,土茯苓200 g,淡菜20 g,沉香、藿香各10 g,木贼25 g)以滋阴养肝;用益肺助肾汤(炙黄芪25 g,防风5 g,爵床50 g,白术、龟胶、光燕菜粉、炙甘草各15 g,土茯苓200 g,砂仁、鹿角胶各10 g,山萸肉25 g)以培金济肾。任氏强调本病有显有隐,显者多为急性肾风因失治、误治所致,而误治者多由误补或过用苦寒伤阳损阴之品,以及使用激素类药物,反复发作者更为突出,此为难治之坏病,其隐者,症状不显,多在他病或体检中发现。

2. 急症

贾树林报道,任氏认为,对中医急症应进行系统、深入的研究。无论中风(脑出血、脑血栓),还是真心痛(冠心病心肌梗死),或是厥脱(休克),中医都有诊治之法,而且有内治药、外治药、针灸、按摩等多种治疗手段并行。赵雪介绍,任氏于1994年主编了《中医急诊学》,为我国中医急诊学创始人之一。

(1)急性心肌梗死 郑大为介绍了任氏经验。初期以活络行瘀、清心解毒为法,方用四妙勇安汤(《验方新编》):金银花、玄参、当归、甘草。中期:用滋阴生脉散(《医宗粹言》):麦冬、生地黄、全当归、生甘草、白芍药(任氏用赤芍药)、五味子(任氏加生晒人参、阿胶)。恢复期:多在发病第35日以后,以益气和中,养心和营为法,方用生脉建中汤(《伤寒大白》):生晒人参、麦冬、五味子、白芍药(任氏用赤芍药)、桂枝、生甘草。

(2)厥心痛 任喜尧介绍任氏用血府逐瘀汤化裁治本病,处方:赤芍药、桃仁、红花、当归、生地黄、枳壳、川芎各15 g,桔梗、黄芪各10 g,牛膝25 g,甘草5 g。6剂后胸闷心痛减轻;治1月余,诸症消失,复查心电图示正常。又用温阳涤痰、活络止痛法治疗,处方:瓜蒌、葛根各25 g,制半夏、旋覆花、薤白各15 g,郁金20 g,生槐花、薏苡仁各50 g,胆南星、乳香、没药各10 g,山楂5 g。2剂后肢体困重、胸闷、心绞痛缓解,随证化裁治疗40 d,心电图正常而愈。

(3)中风 任喜尧介绍任氏用平肝潜阳、开窍醒神法治疗本病,药用炒水蛭、胆南星、羚羊角各(单煎)5 g,玳瑁、白薇各15 g,虻虫3 g,豨莶草30 g,石菖蒲、川芎、地龙各10 g,珍珠母50 g。另予清开灵注射液 40 ml 加入 5％葡萄糖注射液 500 ml 静滴,每日 2 次;口服醒脑健神丹,每次 4 粒,每日 3 次。好转后,以填精滋肾养肝、调理脾胃、化痰通络为法治 1 个月,诸症消失,CT 复查示脑出血完全吸收。又用活血化瘀、化痰通络法,处方:炒水蛭、虻虫、胆南星、酒大黄各 5 g,地龙、赤芍药、丹参、白薇、法半夏各 15 g,豨莶草、瓜蒌各 30 g。另予清开灵注射液 40 ml 加入 5％葡萄糖注射液 500 ml 静滴,每日 2 次。经治 23 d,痊愈出院,巩固治疗 1 个月,随访未发作。

3. 痛证

(1) 颈椎病　景瑛等介绍,任氏用鹿角胶、龟版胶、猪脊髓、枸杞子、鹿筋、狗脊、杜仲等以益精填髓,补肝肾强筋骨,兼用化痰半夏、砂仁等;若手臂麻木者加桑枝、片姜黄;肢麻手胀者加络石藤、防己;脊背酸痛者加狗脊、杜仲炭、穿山龙;头痛胀闷者加穿山甲珠、石楠藤。自拟益肾通督饮(鹿角霜、川芎、白芍药、骨碎补、蜣螂、甘草、土鳖虫、没药、老鹳筋)。

(2) 腰腿痛(寒湿痹阻)　刘艳华等介绍,任氏用温经散寒除湿、祛风通络止痛法治本病。药用炮附子、地鳖虫、没药、甘草各 5 g,肉桂、露蜂房、千年健、木瓜、追地风各 10 g,乌蛇 15 g,全蝎 2 g,蜈蚣 1 条。服 10 剂后,又随症加减服 20 剂愈。

(3) 三叉神经痛　刘艳华等介绍,任氏用酸甘化阴、清热缓急法治本病。药用白芍药 50 g,甘草、生地黄、天竺黄各 15 g,葛根 20 g,炒川椒 5 g,全蝎 3 g。4 剂,水煎服。另用细辛 2 g,白芍药 10 g,甘草、川芎各 5 g,没药 3 g,冰片(后下) 0.3 g。4 剂,水煎取汁,用纱布浸药液,敷痛处。

(4) 脾心痛(胰腺炎)　刘艳华等介绍,任氏用疏肝理气、清热解毒法治本病。药用柴胡 10 g,赤芍药、生地榆、紫花地丁、茯苓、枳子、白豆蔻、片姜黄各 15 g,败酱草 40 g,附子 3 g,干姜 2 g,蒲公英 50 g。加服西黄丸,每次 5 g,每日 3 次。服 10 剂,症消病愈。

4. 疑难杂症上

(1) 原发性血小板减少性紫癜　刘艳华等介绍,任氏用填精调血法治本病,处方:① 砂熟地、桂枝、炒白芍药、黄精、茯苓、龙眼肉各 15 g,当归、鹿角胶、龟版胶各 10 g,生白术 5 g,枸杞 20 g,脐带 1 条,肉桂 2 g。② 生血膏:龙眼肉、大枣肉、牛脊髓各 100 g,红花 15 g。熬膏。每次 5 g,每日 3 次,口服。两方同服。

(2) 肾上腺皮质功能减退症　刘艳华等介绍,任氏用滋阴填精、燮理阴阳法治本病。药用仙茅、巴戟天、当归、黄精、韭菜子、茯神各 15 g,淫羊藿、鹿角胶、龟版胶、丹参、白术、远志各 10 g,水煎服。加服龟灵集 1 g,每日 2 次口服。

5. 用药经验

黄燕等介绍,任氏用药经验:① 合理配伍,增强疗效。用苎麻根配白茅根,治急慢性肾炎所致血尿;用金莲花配金荞麦,治急性乳蛾;用砂仁配熟地黄,补肾和胃;以牡丹皮配艾叶炭,治月经过多。② 利用药物"归经",擅用引经药。治头痛方中必用川芎;治疗头晕、头胀、肢麻或虚损性肾衰所致的下肢浮肿,必用怀牛膝。③ 取其精华,为我所用。中医经典名方,组方合理,疗效可靠,如用白通加猪胆汁汤治疗心功能衰竭。任喜尧介绍,任氏治肾风以土茯苓为君药,重用至 200 g,消尿蛋白。任喜洁等介绍,任氏治消渴方中以缥丝(蚕茧)50 g 为君,煎汤代水,再入它药。

(张玉萍)

[附] 参 考 文 献

C

陈桂锋.从邓铁涛五脏相关学说探析内伤咳嗽的病机[J].中医学报,2010,25(4):658

F

冯崇廉.邓铁涛教授应用岭南中草药经验萃谈[J].中华中医药杂志,2005,20(11):672

G

顾锡冬,何若苹,徐光星.何任治疗乳腺癌的用药经验[J].浙江中医杂志,2010,45(10):705

广州中医药大学"邓铁涛学术思想及临证经验研究"课题组.邓铁涛成才之路经验总结[J].世界中医药,2007,2(4):247

郭会卿,李沛,李郑生.李振华教授温中健脾除湿通络治疗顽痹经验[J].中医学报,2010,25(1):42

H

何若苹,徐光星,顾锡冬,等.何任辨治疑难杂症经验[J].中医杂志,2010,51(1):14

何若苹,徐光星,顾锡冬.何任教授扶正祛邪思想研究[J].天津中医药,2009,26(4):268

何若苹.何任临证经验研究——杂病诊治医案举隅[J].上海中医药杂志,2006,40(6):1

何若苹.何任治疗疑难病医案3则[J].世界中医药,2006,1(1):34

华荣,李郑生,张彦.李振华教授辨治瘀血头痛经验[J].中医药学刊,2006,24(7):1212

黄燕,任玺波,任玺洁,等.任继学临床遣方用药经验举隅[J].中医杂志,2004,45(6):420

J

贾树林.任继学——中医急诊学开拓者[J].中国卫生人才,2010,(12):60

蒋燕.王绵之赵绍琴治疗慢性肾功能衰竭的用药经验比较[J].辽宁中医杂志,2010,31(4):267

景瑛,王中男,任喜尧.任继学治疗颈椎病经验[J].中医杂志,2008,49(10):873

L

李合国.李振华辨治单纯性肥胖症验案1则[J].上海中医药杂志,2009,43(2):13

李慧灵.邓铁涛教授"痰瘀相关"学说临床体验[J].辽宁中医药大学学报,2010,12(11):65

刘霏.钢到至坚似绵之岐黄庭院尽芝兰——记我国著名中医药方剂学家、临床专家、教育家王绵之[J].首都医药,2008,(1):40

刘焕兰,曲卫玲.邓铁涛教授养生学术思想探讨[J].新中医,2010,42(5):5

刘文礼,李振华(指导),徐江雁.李振华教授辨治痛经临证经验[J].内蒙古中医药,2006,25(4):24

刘小斌,邱仕君,郑洪,等.邓铁涛"五脏相关"理论研究[J].2008,14(1):20

刘艳华,任喜洁(指导).任继学教授治疗痛证医案4则[J].长春中医药大学学报,2010,26(5):678

刘艳华,任喜洁,宫晓燕.任继学治疗虚损性疾病验案二则[J].辽宁中医杂志,2008,35(6):928

P

潘光明,邹旭林,晓忠刘,等.邓铁涛"暖心胶囊"对慢性心衰患者血浆脑钠肽水平及心功能的影响[J].江苏中医药,2006,27(9):19

Q

邱祖萍,曹杰.王绵之运用对药特色探要[J].山东中医杂志,2001,20(10):618

R

饶媛,邱仕君.基于聚类分析的邓铁涛教授临床用药规律探讨[J].辽宁中医药大学学报,2009,11(7):5

任喜洁,宫晓燕,刘艳华.任继学教授治消渴用药经验拾零[J].中国中医药现代远程教育,2004,1(1):23

任喜尧,任喜洁.任继学教授治疗急症验案四则[J].中国中医急症,2005,14(10):979

任喜尧.任继学重用土茯苓消尿蛋白[J].浙江中医杂志,2006,41(1):9

S

沈凌波,徐光星(指导).何任教授论痰饮[J].浙江中医药大学学报,2009,33(2):238

W

王璞,申祺,刘弘毅.王绵之教授1 203张处方的整理及用药特点的研究[J].北京中医药大学学报(中医临床版),2010,17(1):16

王云飞,李晓庆,吴焕林.邓铁涛经验方微粉制剂治疗高血压病的临床研究[J].辽宁中医杂志,2009,36(8):1326

王云飞,吴焕林.邓铁涛教授与岭南医学[J].新中医,2006,38(6):92

吴广平,吴焕林,邓铁涛(指导).邓铁涛治疗肌萎缩侧索硬化症1例[J].中医杂志,2009,50(4):373

吴晓丹,杨勇,张林,等.王绵之教授治疗便秘经验总结[J].中医药信息,2010,27(5):37

X

谢慧明,刘丰兰.邓铁涛教授治闭经方临证应用3则[J].新中医,2006,38(3):88

熊文生,刘小斌.邓铁涛教授治疗进行性肌营养不良症经验介绍[J].新中医,2005,37(11):9

徐光星,何若苹.辨证治癌扶正为先——何任治疗癌症学术经验探究(上)[J].浙江中医杂志,2007,42(5):249

徐光星,何若苹.辨病抗癌适时祛邪——何任治疗癌症学术经验探究(中)[J].浙江中医杂志,2007,42(9):502

徐光星,何若苹.加减化裁随证治之——何任治疗癌症学术经验探究(下)[J].浙江中医杂志,2007,42(12):696

徐光星.何任教授治疗原发性肝癌学术思想探究[J].

中华中医药杂志(原中国医药学报),2008,23(7):599

许兴涛.李振华教授辨治痛经经验[J].中国民康医学,2007,19(8):657

Y

严祁旺.何任治疗慢性胃炎经验[J].山东中医药大学学报,2007,31(2):129

晏军,王煦.王绵之教授治疗肝纤维化经验撷菁[J].中医药学刊,2001,19(5):410

杨勇,白晶,吴晓丹.王绵之教授妇科诊疗验案[J].北京中医药大学学报(中医临床版),2010,17(2):27

Z

张健,王磊.邓铁涛辨治冠心病经验介绍[J].中国中医药信息,2006,13(12):82

张金良.王绵之在方剂学讲稿中所体现的学术思想[J].内蒙古中医药,2007,19(5):31

张正杰,李振华(指导).国医大师李振华应用健脾祛痰养肝熄风法治疗梅尼埃病[J].河南中医,2010,30(1):30

赵雪.国医大师、《中医药临床杂志》学术顾问任继学逝世[J].中医药临床杂志,2010,22(2):184

浙江中医药大学"何任学术思想及临证经验研究"课题组撰写,江西中医学院"当代名老中医成才之路总结研究"课题组摘选.何任的治学临证之道[J].世界中医药,2007,2(1):55

郑大为,栾杰男.任继学教授治疗急性心肌梗塞经验[J].中华中医药学刊,2007,25(8):1562

周军丽,徐彦飞,李振华(指导).李振华治疗偏枯经验[J].辽宁中医杂志,2010,37(7):1219

周军丽.李振华教授从肝脾论治杂病经验[J].中医研究,2009,22(6):55

宗秀芝,南红梅.任继学教授治疗急慢性肾风用药经验[J].中国社区医师,2008,24(24):48

（二）传 染 病

【概述】

2010年度国家法定传染病范畴发表的文献共800余篇，其中病毒性肝炎的临床及实验研究约占58%，其余为甲型H1N1流感、艾滋病、流行性感冒、手足口病以及肺结核、流行性腮腺炎、细菌性痢疾等病的治疗及实验研究。

1. 病毒性肝炎

党中勤等将中度慢性乙型病毒性肝炎（CHB）肝郁脾虚型患者随机分为两组。均予服拉米夫定，治疗组加服参芪复肝颗粒（人参、黄芪、柴胡、郁金、茯苓、猪苓等）。治疗18个月，治疗组和对照组血清HBV-DNA转阴率分别为60.3%（38/63）、47.1%（16/34），YMDD变异率分别为7.9%（5/63）、26.5%（9/34），组间比较，均$P<0.05$。高凤琴等探讨CHB病理组织学诊断与中医证型间的关系，发现58例中病理诊断与临床诊断相符有48例，肝胆湿热型的肝组织炎症程度较重，纤维化程度较轻；而肝郁脾虚型则相反，二者比较，$P<0.05$。提示CHB患者，病变早期以肝细胞炎症为主，以肝胆湿热为特点，随着疾病进展，肝组织病理损害以肝纤维化为主，以肝郁脾虚为特点，至肝硬化阶段，瘀血阻络特点则较为明显。朱先女等对182例CHB中医证型与肝脏瞬时弹性检测仪（Fibroscan）检测值间的关系进行分析，发现瘀血阻络型患者Fibroscan检测值高于肝郁气滞型与肝郁脾虚型患者。提示CHB肝郁气滞和肝郁脾虚型的肝组织病理变化均轻于瘀血阻络型，Fibroscan检测值的变化可较客观地反映病情变化，并可作为评价疗效的客观指标之一。彭建平等以乙肝病毒（HBV）感染免疫耐受期患者外周血树突状细胞（DCs）体外培养的细胞模型和中药血浆药理实验方法，比较补肾法（六味地黄丸）和健脾法（四君子汤）对外周血DCs功能的影响，研究发现补肾法和健脾法都能促进慢性HBV感染免疫耐受状态下Des功能的恢复，而补肾法的作用更为显著。刘新莲等研究左归丸提取液对2.2.15细胞HBV标志物的影响。证实浓度为25、12.5、6.25、3.125 mg/ml的左归丸提取液对HBsAg、HBeAg有明显抑制作用；各浓度间存在量效关系；对HBeAg的作用优于对HBsAg的作用。李知玉等对500例慢性（HBV）携带者不同年龄段的证候规律进行分析研究。发现7～30岁患者以HBeAg阳性为主（68.0%），30～65岁以HBeAg阴性为主（83.4%）。7～14岁证型以不典型证为最常见，脾虚次之；15～20岁以脾气虚证型为最常见，湿热中阻次之；21～30岁以脾气虚证型为最常见，肝气郁结及肝胆湿热次之；31～40岁及41～65岁均以肾阴虚较常见，血瘀阻络次之。HBeAg阳性患者以脾虚证型最常见，肝胆湿热及湿热中阻次之；HBeAg阴性患者的证型以血瘀阻络最常见，肾阴虚次之。

余世锋等探讨中医肝病疗效评价量表初步构想和结构模型。认为目前中医肝病疗效评价主要以症状、舌脉、实验室指标、半定量量表进行临床疗效评价，均存在一定的缺陷。余氏等把量表测评建立于中医基础理论上，结合肝病的生理和病理特点，从宏观、整体角度考虑，将量表建立的理论结构设为二维结构，即主观部分和客观部分，在主观部分又分为肝主藏血和主疏泄两个领域和六个方面，拟研制既有中医特色又符合国际规范的中医肝病量表，以提高疗效评价的客观性和科学性。

李瀚旻等研究左归丸含药血清对骨髓干细胞转化为肝细胞的影响。发现10%含药血清组与空白血清组相比，在相同时间点糖原阳性细胞率增高，$P<0.05$；共培养7 d时，甲胎蛋白阳性细胞率显著增高，$P<0.01$；共培养14、21、28、35 d时，甲胎蛋白阳性细胞率显著下降，$P<0.05 \sim 0.01$；相同时间点CK18、ALB阳性细胞率显著增高，$P<0.05$。提示骨髓干细胞与肝细胞共培养体系中使用左归丸含药血清是促进骨髓干细胞转化肝细胞、并维持肝细胞功能的较好条件。

对急性黄疸型肝炎、慢性重型肝炎及丙型病毒性肝炎的治疗与研究分别见专条介绍。

2. 病毒性脑炎（VE）

朱明亮将81例VE患儿随机分为两组。均

予静脉滴注更昔洛韦,治疗组(42例)加醒脑静注射液静脉滴注。经治7 d,两组的治愈率分别为71.4%(30/42)、46.1%(18/39),组间比较,$P<0.05$。林兴栋等探讨120例岭南病毒性脑炎的证候规律,认为其归属温病湿热病证范畴;辨证以气分阶段为多,分湿热酿痰、蒙蔽心包证,风痰闭阻证,湿热中阻证,痰热内蕴、肝风内动证,卫气同病证,气阴两虚证,痰瘀阻络证,湿热夹瘀证,热伤阴血证等9个证型,其中急性期以前5种证型为主,后3种证型较少见,且主要见于VE后期。

3. 血吸虫病

邹艳等实验表明,黄芪对日本血吸虫童虫具有一定抗虫作用,并对感染小鼠可下调抗卵抗体、促炎因子的应答水平,上调抗炎因子表达。黄芪与南瓜子、槟榔组合应有明显优于单用黄芪或南瓜子和槟榔组合的抗虫作用。姜玲等实验表明,血水草生物碱(ECA)对小鼠体内日本血吸虫病有一定的防治作用,其减虫率、减雌率随ECA剂量的增加而提高,与对照组比较,均$P<0.05$。其对成虫的杀灭效果好于童虫。华海涌等实验表明,青蒿琥酯对日本血吸虫病具有较好的早期治疗及预防再感染效果,且以6 mg/kg顿服,间隔7 d,连续4周的服药方式疗效更为显著。方会龙等研究发现,藤茶提取物可改善血吸虫病肝脏形态及肝纤维化小鼠肝组织结构,减轻肝纤维化程度,降低血吸虫肝纤维化小鼠病理评分,对血吸虫病肝纤维化有明显的治疗作用。蔡锐等研究发现,加味四逆散联合吡喹酮能改善血吸虫病小鼠肝组织病理,降低小鼠肝组织Ⅰ型、Ⅲ型胶原的表达。其与模型组、吡喹酮组及秋水仙碱组比较,$P<0.05$。

4. 手足口病(HFMD)

HFMD于2008年在安徽阜阳等地发生较大规模流行以来,呈逐年上升趋势。国家中医药管理局下达并已启动中医药行业科研专项《中医药治疗HFMD的临床方案与诊疗规律研究》。卫生部将HFMD定为丙类传染病,发布了《手足口病诊疗指南(2010年版)》。杨华升等对HFMD的疾病归属及病因属性进行探讨,张国梁等从古代文献探讨HFMD的病因病机,并报道以国内9家单位开展多中心、大样本不同疗法治疗HFMD普通型临床疗效的队列研究,比较不同治法对HFMD普通型临床疗效。(详见专条)

此外,甲型H1N1流感的治疗及实验研究报道较集中,见立专条介绍。抗禽流感方面,刘忠华等观察三组不同复方(藿香正气散、桂枝汤、桑菊饮)对禽流感病毒感染模型BALB/c小鼠的影响。研究表明三组复方对模型小鼠的体温均有保护作用($P<0.05$),按作用强弱依次为藿香正气散>桂枝汤>桑菊饮;三组复方均可延长模型小鼠的存活时间,按作用强弱依次为桂枝汤>藿香正气散>桑菊饮;三组复方均可显著降低肺指数($P<0.05$),其抑制率均高于病毒唑组。

艾滋病、肺结核的治疗及实验研究已立专条介绍。杜磊报道84例细菌性痢疾,按就诊顺序随机分为两组。均予服环丙沙星片,治疗组加服加味大柴胡汤(柴胡、大黄、白芍药、枳实、黄芩、半夏等)。治疗组与对照组总有效率分别为100%、90.5%(38/42),平均治疗时间分别为7.5 d、4.0 d。组间比较,均$P<0.05$。刘丙林等将93例甲型副伤寒分为两组,均予头孢哌酮舒巴坦钠注射液(或左氧氟沙星)加入生理盐水中静脉滴注;治疗组(53例)按辨证加服中药(湿重于热型予三仁汤加减;热重于湿型予白虎加苍术汤加减)。疗程均为2周,两组治愈率分别为94.5%(52/55)、80.0%(28/35),组间比较,均$P<0.05$。陈书建报道109例流行性出血热,随机分为两组。均予止血敏、甘露醇、地塞米松、抗生素等西医常规用药;治疗组(57例)加服净血饮(生地黄、白茅根、黄芪、丹参、石膏、丹皮等)。疗程为15 d,治疗组相关症状、体征及肌酸激酶、乳酸脱氢酶、肌酐、血小板、红细胞、住院期体温、24 h尿量等指标的改善均优于对照组($P<0.01$或$P<0.05$)。

方萍等报道126例小儿麻疹,随机分为两组。均予抗感染及退热、排痰、消毒等治疗;治疗组(66例)和对照组分别加用炎琥宁注射液、利巴韦林于葡萄糖溶液中静脉滴注。治疗1周,两组总有效率分别为83.3%(55/66)、66.7%(40/60),组间比较,$P<0.05$;且治疗组的症状消退及平均退热时间均明显短于对照组($P<0.05$)。李喜梅报道60例小儿百日咳,随机分为两组。均予红霉素静脉点滴;治疗组加服清燥救肺汤加减(桑白皮、生石膏、党参、炙枇杷叶、黄芩、杏仁等)。经治14 d,治疗组和对照组总有效率分别为93.3%(28/30)、83.3%(25/30),组间比较,$P<0.05$;且治疗组的症状、体征消失时间及血常规复常时间均明

显短于对照组($P<0.05$)。王炳辉等报道208例小儿流行性腮腺炎,随机分为治疗组予新癀片口服加调化外敷;对照组予利巴韦林口服,紫金锭调化外敷。经治5 d,治疗组与对照组总有效率分别为93.3%(97/104)、72.1%(75/104),组间比较,$P<0.05$;治疗组全身退热和腮肿消退时间以及尿淀粉酶含量下降程度均优于对照组($P<0.05$)。

(张 玮 刘一博)

【艾滋病的治疗与研究】

艾滋病(AIDS)的临床治疗与研究文献共30余篇,陈晓蓉等将伴有脾虚证的AIDS患者随机分为两组,均予高效抗逆转录病毒(HAART)治疗;治疗组加服复方芪术汤(黄芪、党参、白术、茯苓、陈皮、防风等)。经治6个月,治疗组与对照组总有效率分别为90.0%(18/20)、60.0%(12/20),组间比较,$P<0.05$。两组患者的$CD4^+$ T淋巴细胞水平均明显提高,但治疗组回升水平明显优于对照组($P<0.05$)。蕲华等报道艾滋病卡氏肺孢子虫肺炎38例,采用常规西药配合真武汤合葶苈大枣泻肺汤(附子、茯苓、白术、葶苈子、炙麻黄、杏仁等)随证加减煎服。经治21 d,显效28例,总有效率为92.2%(35/38)。

李泽琳等研究表明,祛毒增宁胶囊(黄芩等4味药组成)可有效抑制HIV-1在MT4、HeLa和PBMC 3种细胞株中的复制,IC_{50}分别为105.2、70.7及77.4 $\mu g \cdot ml^{-1}$。祛毒增宁胶囊中主要成分JH与齐多夫定(AZT)不同剂量配伍,表现出明显的增效作用,同时,对蛋白酶抑制剂抗性株也有明显的抑制作用,在0.12 $mg \cdot ml^{-1}$质量浓度下抑制率为100%,提示其可治疗耐药性HIV所致的AIDS。

李洪娟等利用热态自动分析系统(ATA)对175例HIV/AIDS患者5个月中药治疗前后进行动态观察,并与100例正常人作对照分析研究。发现HIV/AIDS患者热态差值较正常人有明显差异;其中督脉、神阙穴热态差值明显低于对照组,任脉热态差值明显高于对照组($P<0.05$);经治疗后患者督脉、神阙穴的热态差值显著增加,任脉热态差值显著降低($P<0.05$)。提示ATA技术作为一种客观、动态的中医诊断辅助检测手段并具有潜在运用价值。

王晓雪等通过对320例经血感染的HIV/AIDS患者资料分析研究,发现所有患者$CD4^+$ T淋巴细胞计数与中医证型分布有相关性,$CD4^+$ T淋巴细胞计数在200/μl以下时,以气虚血瘀、邪毒壅滞型和脾肾亏虚、湿邪阻滞型多见;在201~350/μl之间时,以气虚血瘀、邪毒壅滞型,气阴两虚、肺肾不足型和脾肾亏虚、湿邪阻滞型多见;大于350/μl,以气血两亏型和气虚血瘀、邪毒壅滞型多见。病毒载量(VL)与证型相关,VL<500 copies/ml时,以气虚血瘀、邪毒壅滞型最多,依次分别为气阴两虚,肺肾不足型和气血两亏型;500 copies/ml<VL<10^4 copies/ml时,以气血两亏型最多,其次为痰热内扰型,以及肝郁气滞火旺型和气虚血瘀、邪毒壅滞型,10^4 copies/ml<VL<10^5 copies/ml,以气血两亏型为主。张万方等探讨AIDS患者中医证候分布规律及其影响因素的关系。发现AIDS患者以热证居多,又分为实热证、虚热证,其次以虚实夹杂证为主。辨证分型与性别、感染途径、消瘦、年龄段及$CD4^+$计数密切相关,而$CD4^+$ T淋巴细胞可作为判断证型的客观指标之一。

许前磊等探讨体质学说在AIDS防治中的应用前景,在前期AIDS中医证候大样本的临床调查中,患者的症状特点、证候分布在呈现整体规律性的同时,还存在着个体差异性;AIDS中医病因病机的调查问卷显示,相同的病邪与人体的相互作用往往出现截然不同的临床表现。提出在AIDS的治疗过程中,重视体质因素,强调个体化治疗。

汤艳莉等提出Toll样受体(TLR)及其信号转导机制的研究对于阐明AIDS导致免疫缺陷的部分机制,以及从中医药角度寻找免疫调节治疗新途径具有重要意义。认为TLR及其通路是中药干预AIDS免疫重建的可能作用途径和靶点。汤氏等还对影响AIDS进展的相关基因研究成果进行简要介绍,主要包括趋化因子受体/趋化因子受体配体和人类白细胞抗原的基因多态性及其他胞内因子,并从研究的复杂性和潜在融合性方面阐述了基因多态性与中医药的内在关联,认为中医证候理论可以从宏观表现层面与西医诊断互补,运用基因组学技术将有望实现中西医学思维的融合,在中医药干预AIDS的诊断与治疗中发挥作用。

何丽云等探索建立用于评价AIDS治疗效果的指标体系,以能够反映临床疗效的指标为切入点,通过对现有文献证据的分析、临床医生和典型患者的访谈，经过收集基础指标、指标分类、专家论证等研究过程，形成了5个方面的评价指标，依次为患者自我感受的症状、生存质量、医生关注的症状与体征、终点指标、生物学指标。针对不同的治疗方案，各类指标间可以有机结合使用。为中医药治疗AIDS疗效的判定提供了统一的标准和应用工具。

李强等认为伴随着信息技术的快速发展，临床科研质量、工作效率和管理水平亟待提高。要通过临床科研网络建设、实验室建设、人才队伍建设、科技交流与合作、科研成果推广，构建中医药防治AIDS临床科研平台，加快中医药防治AIDS临床科研机构信息化进程，进而为提升中医药防治AIDS的临床科研综合能力、降低发病率和病死率提供可靠的技术支撑。

（杜慧慧　张　玮）

【慢性重型肝炎的治疗与研究】

慢性重型肝炎（CSH）的治疗，李芹等报道90例，随机分为两组。均予血浆置换及西医常规综合疗法；治疗组加用重肝合剂（茵陈、虎杖、赤芍药、金钱草、车前草、丹参等）煎服。经治6周，治疗组与对照组的总有效率分别为82.2%（37/45）、62.2%（28/45），组间比较，$P<0.05$。且治疗组在症状改善及血浆置换平均次数与对照组比较，均$P<0.05$。汪波报道130例，随机分为两组。均予西医常规综合治疗；治疗组（100例）加服舒清丸（瓜蒂、赤芍药、五灵脂、白矾、大枣、茵陈等）、治腹水汤剂（黄芪、鳖甲、泽兰、车前子、沉香等水煎），及中药（大黄、牡蛎、泽泻等）保留灌肠。经治2个月，两组的存活率分别为71.0%（71/100）、46.7%（14/30），组间比较，$P<0.05$。且治疗组血清总胆红素（TBil）、凝血酶原时间（PT）的改善情况均优于对照组（$P<0.05$）。顾本宇等报道将80例CSH随机分为两组。均予西医综合保肝治疗；治疗组（50例）加用中药（大黄、赤芍药、枳实、厚朴、乌梅等）直肠滴注。经治2个月，两组的总有效率分别为80.0%（40/50）、63.3%（19/30），组间比较，$P<0.05$。治疗组血清TBil、PT、内毒素（ET）及胆碱酯酶（CHE）、ALT、Alb等指标改善情况均优于对照组（$P<0.01$）。

宋爱军等报道慢性乙型重型肝炎（乙型慢重肝）61例，随机分为两组。均予西医保肝、退黄、抗病毒、免疫调节、营养支持等；治疗组加服清热祛湿、解毒活血中药（茵陈、栀子、大黄、赤芍药、生地黄、当归等）。经治2个月，治疗组与对照组的总有效率分别为87.1%（27/31）、63.3%（19/30），组间比较，$P<0.05$。两组患者血清ALT、TBil、CHE及凝血酶原活动度（PTA）均较治疗前明显改善（$P<0.01$或$P<0.05$），但治疗组改善程度优于对照组（$P<0.05$）。孙克伟等将乙型慢重肝60例辨证为湿重于热患者随机分为两组，分别给予甘露消毒丹（非温法干预组）和甘露消毒丹加附片、白术（温法干预组）。经治4周，温法干预组和非温法干预组有效率分别为93.1%（27/29）和72.4%（21/29）。两组患者的TBil均有明显下降、PTA水平均有不同程度的升高，但温法干预组的疗效与非温法干预组比较，$P<0.05$。

临床研究方面，田一梅等就北方地区618例慢性乙型重型肝炎临床分布特征及不同因素对预后影响进行研究，发现慢性乙型重型肝炎以40～50岁多发，男性患病率高于女性，50岁以上者病死率偏高，中西医结合有效率优于单纯西医治疗，而年龄、并发症、血清TBil、ALB、Na^+水平，以及治疗措施是影响慢性乙型重型肝炎预后的重要因素。李芹等对随机抽取的120例CSH患者进行症状、体征、舌脉的症状辨识，分析其证型分布特征。结果显示CSH证型出现频率由高至低依次为湿热蕴阻、脾虚湿阻、瘀血阻络、热毒炽盛、痰浊内闭、肝肾阴虚、脾肾阳虚证，据此认为CSH证候以湿热、气滞、血瘀为主，其治当以清热利湿、疏肝健脾、理气活血为法。宓余强等对72例乙型慢重肝患者症状进行频次、聚类分析后，提取出26个关键症状及31个舌脉象。据此认为乙型慢重肝病因主要为湿邪，其病理关键是湿阻中焦，气机阻滞，升降失司。早期治疗上应以疏肝和胃、温阳祛湿为主。

王柯心等对乙型慢重肝不同分期间的证型分布及其演变规律进行研究，认为湿热发黄和瘀热发黄为乙型慢重肝早期的主要病因病机；湿热未尽、瘀血内停及气阴亏虚为乙型慢重肝中晚期的主要病因病机；乙型慢重肝早期病性多实，中晚期病性多虚。肖阁敏等对104例乙型慢重肝患者不同病程（第1、3、5、8周）舌脉象的分布情况进行分析研究，认为乙型慢重肝的病机演变规律是湿热→湿热夹毒→瘀毒→正虚血瘀。杨宏志等对乙型慢重肝患者不同病程（第1、3、5、8周）证候的分布情况进行分析研究，其演变规律归纳为：肝胆热毒夹湿兼瘀证→瘀毒互结证→瘀热毒水湿互结兼肝脾肾气阴两虚证→正虚痰瘀互结证。提出乙型慢重肝病情危重,证候繁杂多变,虚实交错,不同起病阶段,证候分布情况不同,故治疗上,可按病情所处阶段,分别选用清、下、消、补等不同治法。

孙克伟等采用队列研究方法,对151例乙型慢重肝高黄疸患者阳黄、阴黄证的分布规律、辨证鉴别要点和导致阴黄证产生的可能的原因进行分析后认为,阳黄证以湿热和瘀热为主,阴黄证以脾虚为主;临床辨证以黄色鲜明或晦暗、舌质红或舌质淡为鉴别要点;约1/3的患者临床兼见阳黄和阴黄表现(阴阳黄),病情处于阳黄向阴黄的转化过程中。黄疸持续不退、患者体质具有阳虚倾向是导致黄疸阴黄转化的重要因素。

陈玮等对100例慢加急性(亚急性)肝衰竭与慢性肝衰竭患者进行辨证虚实属性归类,研究其与肝功能等生化指标的相关性。发现各证型出现频率由高至低依次为湿热发黄、气虚瘀黄、阴虚瘀黄、阳虚瘀黄、瘀热发黄证。实证患者的BiL、ALT、AST、GGT等生化指标显著高于虚证患者($P<0.05$),而虚证患者的CHE、ALb水平明显低于实证患者($P<0.05$);但HBV-DNA、AFP、TP、PT、PTA、K^+、Na^+及Cl^-等指标差异不明显($P>0.05$)。慢加急性(亚急性)肝衰竭以实证为主,慢性肝衰竭以虚证为主,虚、实证型与肝功能指标存在相关性,与凝血功能、电解质、HBV-DNA无明显相关。

(刘一博 张 玮)

【急性黄疸型肝炎的治疗】

急性黄疸型肝炎,报道以清热利湿退黄为主,且中西医结合疗效明显优于单用中药或西药对照组。张玲等报道将110例急性黄疸型肝炎随机分为三组。治疗1组(30例)予服肝炎合剂1号(茵陈、山栀、威灵仙、六月雪、生大黄、败酱草等);治疗2组(40例)予中西医常规治疗(甘利欣、茵栀黄注射液分别加入5%葡萄糖液注射液中静脉滴注,护肝片、维生素C、复合维生素B_2口服)并服肝炎合剂1号;对照组予中西医常规治疗。经治4周,治疗1组、2组与对照组的总有效率分别为90.0%(27/30)、97.5%(39/40)、87.5%(35/40)。治疗2组的总有效率、症状体征改善情况及血清TBiL、ALT恢复情况,均优于治疗1组与对照组($P<0.05$)。周虹报道将100例急性黄疸型肝炎随机分为两组(各50例)。均予硫普罗宁、门冬氨酸钾镁加入5%葡萄糖注射液中静脉滴注;治疗组加用痰热清于5%葡萄糖注射液中静脉滴注。经治4周,两组总有效率分别为98.0%(49/50)、94.0%(47/50),组间比较,$P<0.01$。且治疗组患者的TBiL和DBiL改善情况明显优于对照组($P<0.05$)。曾素娥等报道将90例急性黄疸型肝炎随机分为两组。均予维生素C、肌苷、门冬氨酸钾镁加入葡萄糖溶液中静脉滴注;治疗组加服清热利湿、活血退黄中药(茵陈蒿、金钱草、大黄、虎杖、田基黄等)。经治14 d,治疗组与对照组的总有效率分别为93.3%(42/45)、80.0%(36/45),组间比较,$P<0.05$。两组患者的血清ALT、TBil较治疗前均有明显改善,但治疗组明显优于对照组($P<0.01$)。颜志利等报道将78例急性黄疸型肝炎随机分为两组。均予护肝(易善复、谷胱甘肽、促肝细胞生长素、能量合剂等)治疗;治疗组(42例)加茵陈蒿汤加味(茵陈、大黄、山栀、茯苓、车前草、丹参等)煎服。经治30 d,两组总有效率分别为92.9%(39/42)、75.0%(27/36),组间比较,$P<0.05$。治疗组患者血清TBiL、DBiL、ALT、AST等指标的改善情况明显优于对照组($P<0.05$)。如克亚·艾尔肯报道将100例急性黄疸型肝炎按双盲法分为两组。均予ATP、辅酶A、维生素C及甘草酸二铵于10%葡萄糖注射液中静脉点滴,肝泰乐口服;治疗组加用茵陈蒿汤加减(茵陈、山栀、大黄、茯苓、银花、柴胡等)煎服。经治30 d,治疗组与对照组的有效率分别为100%、80.0%(40/50)。组间比较,$P<0.01$。

尤国鹏报道将95例急性黄疸型肝炎随机分为两组。治疗组(50例)予服复方益肝灵软胶囊(水飞蓟素、五味子),对照组予维生素C、维生素B_6、三磷酸腺苷、肌苷加入10%葡萄糖注射液中静脉滴注。经治30 d,两组总有效率分别为94.0%(47/50)、84.4%(38/45),组间比较,$P<0.01$。

(李青梅 张 玮)

【乙型病毒性肝炎辨治的思路研究】

张定国总结了李则藩治疗乙型病毒性肝炎(乙肝)的经验:① 清热化湿降酶退黄疸。黄疸本属湿郁热蒸,理应清热化湿,但如持续不降,应考虑湿热蕴于血分,当以活血通络,如当归、赤芍药、桃仁、红花、郁金等;若偏于寒湿者可酌加制附片、苍术、干姜等;热重于湿者则应加大黄。② 健脾益气升白蛋白。白蛋白降低一般与脾气虚损程度成正比,治当以脾胃为主,如党参、黄芪、白术、甘草、茯苓、山药等。③ 补脾益肾促乙肝表面抗体转阴。最佳抗病毒药物是既能有效地抑制病毒繁殖、生存,又不损害宿主细胞,如党参、红参、黄芪、黄精、巴戟天、仙茅、仙灵脾、枸杞子等。

杨永和等归纳了罗凌介调治慢性乙肝(CHB)的经验。CHB的病机为本虚标实,以肝、脾、肾三脏虚损为主,湿热中阻、肝气郁滞、脾失健运、脾肾亏虚及瘀血阻络为其主要病理变化;其治重视调护,辨证论治,灵活制方。提出三分养七分治,起居有常,劳逸结合,饮食调摄以及调畅情志。治肝重脾,随证灵活用药;柔肝实脾,顺其性而治之,强调"疏泄不可太过,补脾不可太壅,祛湿不可太燥,清热不可太寒,祛瘀不可太破,养阴不可太腻"。

茅贤华总结了邵铭对CHB的治疗经验:① 谨守病机,关键在于"实脾"。然"实脾"非一味补脾,而是照顾脾胃,使其功能健全,加强脾脏运化,排除壅滞,脾自为实。用药必选枳壳、厚朴、莱菔子、槟榔、紫苏梗等行气导滞之品,以达运化实脾之目的。② 注重解毒,辨证结合辨病。病毒是根本原因,解毒贯穿于整个治疗过程中,以"解毒五草"——垂盆草、鸡骨草、凤尾草、白花蛇舌草、夏枯草随证用之,后期注意健脾之品的佐用。③ 调畅情志,顺应肝脏生理。对患者注重心理疏导,并以"情志五花"——百合花、玫瑰花、合欢花、代代花、厚朴花据证参用,调畅情志。

李薇等总结了沈忠源治疗CHB的经验:① 谨守病因病机。"不明病机,则诸病莫治"。"湿热"、"疫毒"是CHB前期致病的主要因素,后期随着病程迁延,邪毒久蕴,正虚邪恋,脏腑功能失调而致肝郁脾虚证,呈虚实错杂、本虚标实之候。② 中西合参,用药重在特异性。以中医宏观辨证施治为主体,与西医微观调节病变的手段相融合,选择特异性中药组方,自拟乙肝净方(柴胡、枳实、郁金、虎杖、鸡内金、丹参等),融疏肝健脾、解毒祛瘀为一体,调整脏腑功能,以达调节机体免疫力,抑制清除乙肝病毒之目的。

杨育林总结了施维群治疗CHB的经验:① 内治之法,和阴阳为其大法。补脾肾以滋元阴元阳,常以黄芪、仙灵脾为调补脾肾之基础对药,于阴中求阳,阳中求阴;祛邪毒以和阴阳,应用苦寒之剂时药味不宜过多,时间不宜过久,病退即止,以防苦寒败胃;调肝肺之气机以和阴阳,常用柴胡、郁金、香附、枳壳、厚朴、佛手等为调节肝肺气极之基础药。② 外治之法,调经气为其要旨。根据脏腑-经络-经气-"皮部"理论,以各种方法(如穴位注射、贴脐、灌肠等)刺激经气失调之"皮部"调整各脏腑之经气,以使阴阳平衡达到治病目的。

魏兰福总结了王德明治疗CHB的经验:① 病因病机。将病因责之于阴湿毒邪——既伤阴又伤阳的"微疫",犯人则深入营血,内藏脏腑,损伤阴阳,出现不同临床表现。② 辨治特色。一是清热利湿,贯穿始终。重在化湿,辅以清热,达到"化湿于热外,透热于湿中"。二是养阴柔肝,护肝为要。重视"肝者体阴而用阳"的生理特性,常选用南沙参、北沙参、百合、麦冬、生地黄、白芍药、熟地黄、龟版等。三是活血化瘀,灵活选用。阴湿毒邪侵入人体,不及时清除,伏于肝经或血分,日久不愈,肝脾肾功能失调,气滞血瘀,积水成痰,形成肝硬化。则注重活血化瘀,理气祛痰,随证灵活选用昆布、海藻、桃仁、红花、牡蛎、夏枯草、全瓜蒌等。四是天人相应,按季选药。人体脏腑属性有别,且因四季变迁,其生理功能亦有变化,对乙肝病毒应答各有不同,用药也有差别。

(杜慧慧 张玮)

【慢性丙型病毒性肝炎的治疗与研究】

慢性丙型病毒性肝炎(CHC),李德华等报道将150例CHC随机分为治疗组予服五苓丙肝散(五味子、茯苓、麦门冬、龙胆草、茵陈蒿、甘草等);对照组采用三氮唑核苷、α-干扰素分别静脉点滴和肌肉注射。经治18周,治疗组和对照组的总有效率分别为78.7%(59/75)、60.0%(45/75),组间比较,$P<0.05$。赵长普报道将78例CHC及肝纤维化患者,随机分为两组。均予甘草酸二铵、维生素及α-2a干扰素等治疗;治疗组加用苦参素于生理盐水中静脉点滴,2个月后改为口服苦参素胶囊。经治12个月,两组症状均明显改善;治疗组肝功能指标改善、HCV-RNA持续转阴、白细胞的升高等均明显优于对照组($P<0.05$)。秦如松等报道68例CHC肝纤维化患者,随机分为两组。治疗组(35例)予服安络化纤丸(鳖甲、龟版、生地黄、三七、水蛭、地龙等)治疗,对照组予服肝络欣丸。治疗3个月后,治疗组血清酶ALT、AST及PC-Ⅲ、HA、Ⅳ-C均较治疗前显著降低($P<0.01$),与对照组相比有显著差异

($P<0.01$)。

陈文林等对 85 例 CHC 的一般资料及中医证候进行调查统计,并设计了与之相关的 CHC 中医证候量表,以期得出真正符合临床实际情况的 CHC 证型的分类情况,为构建 CHC 中医证候标准的信息指标体系奠定基础。张永等对 72 例 CHC 患者开展发病与症状调查,采用积分记录,分析证候分布规律。发现 CHC 以中老年人为发病主要人群。输血史为本病的高危因素,感染后易转为慢性化。中老年人多表现为肝肾阴虚证及脾肾阳虚证,青年人多表现为脾气亏虚证。CHC 的中医基础证型为肝肾阴虚证、脾气亏虚证、肝郁脾虚证、脾肾阳虚证,主要表现为阴虚、脾虚、肝郁。

(杜慧慧 张 玮)

【肺结核的治疗及实验研究】

肺结核(TB)的治疗,韦爱萍报道 81 例,随机分为两组。均予 2SHRZ(E)/4HR(S 链霉素、H 异烟肼、R 利福平、Z 吡嗪酰胺、E 乙胺丁醇)抗痨;治疗组(41 例)加用六百汤(百部、白薇、白果、白及、白芍药、百合)随证加减煎服。疗程均为 2~6 个月,两组总有效率分别为 82.9%(34/41)、45.0%(18/40),组间比较,$P<0.01$。范琳等报道将 120 例 TB 患者按照随机数字表法分为两组。均予 2HREZ/4HR 抗痨;治疗组加服肺泰胶囊(百部、枇杷叶、川贝母、苦荬菜、黄芩、北沙参)。治疗组在疗程 2 个月末、6 个月末的疗效指数高于对照组,$P<0.05$;治疗组的 X 线胸片病灶吸收率、痰菌阴转率、及 6 个月末的空洞闭合率均高于对照组,均 $P<0.05$;口服肺泰胶囊的不良反应发生率仅 5.3%(3/57)。

邓红霞等报道将 96 例阴虚毒瘀型患者,随机平分为两组。均予 3DL2ZG/3DL2Z/6DL2E(D 对氨基水杨酸异烟肼片、L 利福喷丁、Z 吡嗪酰胺、G 加替沙星注射液、E 乙胺丁醇)抗结核;治疗组加用痨康汤(南沙参、北沙参、麦冬、党参、地骨皮、猫爪草等)煎服。2 周为 1 个疗程。12 个疗程后,治疗组和对照组的综合临床疗效总有效率分别为 89.6%(43/48)、68.8%(33/48),组间比较,$P<0.05$。治疗组在 X 线显示病灶及空洞、痰涂片和痰培养转阴情况与对照组比较,均 $P<0.05$。赵伟等报道 126 例难治性肺结核患者,随机分为两组。均予 3PaLPtoLfxAmk/6PaLPtoLfx/3PaLPto 抗痨;治疗组加用芪参四味散(黄芪、丹参、百部、黄精)随证加减煎服。治疗 12 个月后,治疗组患者痰菌阴转率和病灶吸收率明显高于对照组(均 $P<0.01$),不良反应发生率明显低于对照组($P<0.05$)。朱琼香等报道 76 例 TB 复治患者,随机分为两组。均予 2SHRZE/1HRZE/5HRE 抗痨及能量合剂;治疗组加服三百胶囊(白及、百部、百合、黄芪、北三七、紫河车)。经治 8 个月,治疗组与对照组痰菌阴转率分别为 97.5%(39/40)、66.7%(24/36),病灶改变总显效率分别为 85.0%(34/40)、63.9%(23/36)。组间比较,$P<0.01$ 及 $P<0.05$。

实验研究方面,李刚研究表明,抗痨胶囊(百部、黄芪等)可显著减少模型豚鼠肺脏的结核结节及肺脏和脾脏的结核菌数量,同时还可减轻模型豚鼠肝脏、脾脏及肺脏的炎性反应。并可显著减少豚鼠脾脏的结核结节。王帅等研究表明,肺痨康(蒸百部、白及、天冬、川贝、紫河车等)高、中剂量组对感染肺结核小鼠均有明显的疗效。申金贵等研究表明,与对照组比较,肺痨康高剂量组能使实验性结核病小鼠胸腺指数明显增加($P<0.05$),$CD4^+$ T 细胞数显著升高($P<0.05$),$CD4^+/CD8^+$ 比值下降($P<0.01$),以及增加血浆 IFN-γ 和 IgG 水平($P<0.05$)。提示肺痨康具有明显免疫调节抗结核的作用。

(王俐琼 张 玮)

【甲型 H1N1 流感的治疗及实验研究】

陈芳等报道将 95 例甲型 H1N1 流感患者按随机数字表分为两组。治疗组(48 例)口服防感颗粒(荆芥、前胡、板蓝根、大青叶等),对照组以单纯西药(退热、神经氨酸酶抑制剂及抗病毒药)治疗。经治 3~5 d 后,两组总有效率分别为 89.6%(43/48)、85.1%(40/47)。治疗组在缩短退热时间,减少咳嗽病程及头痛、鼻塞、肌肉酸痛等流感样症状缓解时间均较对照组明显缩短(均 $P<0.05$)。韩亚芳报道 144 例,予桑菊饮(桑叶、菊花、桔梗、薄荷、连翘、杏仁等)煎服以及炎琥宁(加入 5% 葡萄糖注射液中)静脉滴注,并与服用奥司他韦胶囊治疗的 65 例作对照。两组患者均全部有效,其中治愈率分别为 95.8%(138/144)、80.0%(52/65),平均治疗时间(d)分别为(4.34±0.83)、(5.12±1.12)。组间比较,均 $P<0.05$。过建春等报道 44 例,辨证分风热犯卫、热毒袭肺两个证型,分别以桑菊饮加减(桑叶、菊花、桔梗、牛蒡子、连翘、淡竹叶等)、银翘散合白虎汤加减

（金银花、连翘、淡竹叶、荆芥、桔梗、杏仁等）煎服，并与服用奥司他韦胶囊治疗的 30 例作对照。两组患者均获治愈，平均退热时间（d），风热犯卫型为 1.44、热毒袭肺型为 2.04、对照组为 1.88。李刚报道 110 例，随机分为两组。均予服用奥司他韦胶囊；观察组加用痰热清注射液于 5% 葡萄糖注射液中静脉滴注。经治 7～14 d，观察组与对照组总有效率分别为 90.9%（50/55）、81.8%（45/55）。且在体温、咳嗽、咳痰、咽部充血及扁桃体肿大改善时间以及 X 线胸片和肺部啰音改善情况方面，观察组与对照组比较，均 $P<0.05$。

临床研究方面，孙增涛等对 36 例甲型 H1N1 流感患者的舌象特征及其与病情的相关性进行研究，发现病情属轻症患者中以舌质淡红、舌苔薄白为多；重症、危重症患者以舌质暗红、舌苔黄厚腻为多；同时重症、危重症患者中舌体胖大，舌边有齿痕者较多，与轻症比较有显著差异（$P<0.05$）。提示舌象可作为甲型 H1N1 流感患者病情判断及辨证论治的客观证据之一。陈建东等动态测定 46 例甲型 H1N1 流感急性时相蛋白（APPs）含量和醒脑静注射液对其的影响及其疗效。研究表明，重症甲型 H1N1 流感患者 C 反应蛋白（CRP）、1 抗胰蛋白酶（1-AT）指标均显著高于轻症组，而 1 酸性糖蛋白（1-AG）和触珠蛋白（HP）水平均较低（均 $P<0.01$）。醒脑静注射液在治疗重症甲型 H1N1 流感中可以通过对 APPs 中 CRP 和 1-AT 的炎症因子的抑制作用，而使炎症期高峰下移，改善疾病的预后。提示 APPs 的定量分析可为甲型 H1N1 流感预后的检测手段。马英莲等对 51 例重症甲型 H1N1 流感患者检测外周血 $CD3^+$、$CD4^+$、$CD8^+$ T 淋巴细胞并与 37 例轻症患者进行对照，发现重症甲型 H1N1 流感患者外周血 $CD4^+$ T 淋巴细胞、$CD4^+/CD8^+$ 比值与轻症患者比较明显下降，$P<0.05$，$P<0.01$。提示甲型 H1N1 流感重症患者细胞免疫功能下降，易导致机会性感染，应及早抗病毒加强感染的防治。

实验研究方面，钟菊迎等研究表明，金柴抗病毒胶囊（柴胡、银花、连翘等）大、中、小 3 个剂量组均可明显降低正常小鼠和免疫低下小鼠被甲型 H1N1 流感病毒 PR8 株感染后的肺指数，减少死亡率并延长生存时间；但其在降低以上两种动物模型肺指数、及免疫低下小鼠感染后死亡率的作用方面与达菲比较，无显著差异。宋康等研究表明，防感煎剂（荆芥、防风、白芷、黄芩、大青叶、板蓝根等）对甲型 H1N1 流感病毒感染小鼠有较好的死亡干预和延长存活时间作用，其中以 2 倍左右剂量浓度时抗病毒量效关系最为理想。蔡锐等研究表明，民间民族药肺经草的正丁醇提取部位和乙酸乙酯提取部位具有明显的抑制流感病毒增殖的作用，然其抗甲型 H1N1 流感病毒的活性成分及作用机制尚有待深入研究。

（杜慧慧　张玮）

【手足口病的治疗与研究】

手足口病（HFMD）自 2008 年在安徽阜阳等地发生较大规模流行，已在国内呈逐年上升趋势，而被广泛关注。据卫生部统计，截至 5 月 4 日，2010 年全国累计报告 HFMD 427 278 例，同比上升超 40% 以上，其中死亡 260 例，同比上升 142.9%，重症病例 5 454 例，同比上升 66%。卫生部公布了《手足口病诊疗指南（2010 年版）》，新增中医治疗部分（将普通病例分为肺脾湿热证和湿热郁蒸证，分别选用甘露消毒丹加减和清瘟败毒饮加减；重症病例辨证为毒热动风证，选用羚羊钩藤汤加减；危重型病例辨证为心阳式微、肺气欲脱证，选用参附汤加味治疗），并加入了中医外治法。国家中医药管理局下达并已启动的中医药行业科研专项《中医药治疗 HFMD 的临床方案与诊疗规律研究》课题，资助经费达 600 余万元，拟通过对核心病例的临床研究进而发挥中医药在防治传染病中的特色优势，总结中医药诊疗规律，形成 HFMD 中医药防治的疗效及经济评价体系。

2010 年度临床报道 HFMD 的治疗与研究的文献已逾 50 篇。张国梁等从古代文献探讨 HFMD 的病因病机，尽管各医家有关 HFMD 的病因病机未能达成一致，但基本认为 HFMD 的病因为外感时邪疫毒，内伤湿热蕴结，心火炽盛；其病位在肺、脾、心三脏；其基本病机为外感时邪疫毒，卫表被遏，肺气失宣，症见发热、咳嗽、流涕、恶心、呕吐等，由于素体湿热内蕴、心经火盛，内外交争，心经之火上蒸于口舌，脾胃湿热熏蒸于四肢，则发为疱疹。然这些文献主要针对普通型，对于重症尚存在许多空白点，如出现神经系统、循环呼吸系统的损伤研究尚缺乏；HFMD 在临床病情演变过程中的"虚实正邪"消长转化的病理机制的研究几乎没有；临床常见起病即为重症的"病邪直中"表现，病因病机特征为何？由于 HFMD 是肠道病毒引起的一种自限性传染病，而自然传变规律中的病因病机又是如何？等等，这些问题尚有待研究。杨华升等对HFMD的疾病归属及病因属性进行探讨。提出HFMD应属瘟疫中的湿温病范畴，其病原为湿热性质的杂气，并和机体的内因有很大关系，临床治疗可参照湿温病的规律进行辨治。张照琪研究认为，从传播途径、传变规律而言，HFMD具有热毒证的特征。而热毒证属温病范畴，具有流行性和传染性。对HFMD轻症患者治疗更是以清热解毒为主。对重症病例则以清热解毒、凉血清肝为法。张国梁等还收集了1988~2009年间的102篇HFMD文献报道，按照自拟方药、经典方剂、预防用药等进行归类综述，对治疗用药按照出现的频率次数进行统计归类，发现清热解毒、利湿透疹、芳香辟浊、凉血止痒为常用治法，出现药物有110味，其中5次以上有47味，而以金银花、连翘、甘草3味药使用率最高（均＞50％），其余依次为板蓝根、黄芩、蝉蜕、石膏、生地黄等。

周文等报道121例重症患者，均予热毒宁注射液（青蒿、金银花、山栀）配合激素冲击疗法和免疫球蛋白支持治疗。住院（4.43±3.02）d，治愈率为96.7％（117/121）。郑辉等报道235例，随机分为治疗组和对照组。分别予清热灌肠液（生石膏、知母、生甘草、金银花、虎杖、黄芩等）和西药尼美舒利颗粒作保留灌肠。治疗组和对照组在48 h内体温复常者分别为87.2％（109/125）、65.5％（72/110），总有效率分别为94.4％（118/125）、86.4％（95/110）。且中药组在手足皮疹、口腔溃疡、咳嗽等主要症状、体征改善情况均优于西药组（$P<0.01$）。李光来等报道84例，随机分为两组。均予对症处理外；治疗组（43例）予服复方一枝蒿颗粒（一枝蒿、板蓝根、大青叶），对照组予服利巴韦林片，酌情使用退热药和抗生素。结果两组疗效无显著差异，但对照组的不良反应发生率明显高于治疗组。

张国梁等报道以国内9家单位开展多中心、大样本不同疗法治疗HFMD普通型临床疗效的队列研究，比较不同治疗方法对HFMD普通型临床疗效。分为中医组（85例）、中西医结合组（220例）、西医组（42例）3个不同治疗方法进行观察。中医组以清热解毒、化湿透邪为治疗原则，予服中药颗粒剂（金银花、野菊花、黄连、生石膏、白茅根、藿香等）每日1剂；西医组予利巴韦林、维生素及补液等综合治疗，若合并肺部感染加用抗生素抗感染，发热（T≥38.5℃）予布洛芬颗粒剂退热处理；中西医结合组予两种方法联合使用。疗程均为7 d，在退热起效、体温复常方面，中医组具有较强的优势；咽部疼痛方面，西医组有较强的优势；其余观察项目比较无显著差异。马羽萍等报道100例，随机分为三组。治疗组予服复方中药颗粒剂（连翘、金银花、黄芩、青蒿、牛蒡子、藿香等），西药组予利巴韦林注射液加入5％葡萄糖注射液中静脉滴注，中西药组予两种方法联合使用。干预时间为3~7 d，随访3 d。结果三组治疗在患者体温起效时间、解热起效时间及住院时间等方面，治疗组与西药及中西药组对照均无显著差异（$P>0.05$），在缓解症状方面略优于西药组。徐荣等报道556例，随机分为两组（各278例）。均予利巴韦林、布洛芬、维生素B、维生素C及酌情使用抗生素，外用炉甘石洗剂等；治疗组加服中药HFMD一号方（大青叶、葛根、菊花、紫草、竹叶、蝉蜕等）。经治7 d，治疗组和对照组治愈率分别为100％、97.8％（272/278），治疗组在热退、皮疹疱疹消退及痊愈时间等均明显短于对照组，$P<0.05$。

（顾长好　张　玮）

[附] 参 考 文 献

C

蔡锐,李珊,伍参荣,等.中药加味四逆散对血吸虫病肝纤维化小鼠肝组织Ⅰ型胶原、Ⅲ型胶原的影响[J].中国实验方剂学杂志,2010,16(16):178

蔡锐,芦芳国,李雪松,等.肺经草抗甲型H1N1流感有效部位的研究[J].亚太传统医药,2010,6(5):30

陈芳,宋康,朱肖鸿,等.防感颗粒治疗甲型H1N1流行性感冒的临床研究[J].浙江中医药大学学报,2010,34(5):658

陈建东,孙雪东,严一核,等.醒脑静注射液对甲型H1N1流感患者急性时相蛋白的影响及疗效观察[J].中华中医药学刊,2010,28(9):2015

陈书建.净血饮治疗流行性出血热疗效观察[J].中国中医急症,2010,19(6):927

陈玮,刘政芳,李芹,等.慢性乙型重型肝炎中医辨证虚实属性与生化指标的相关性分析[J].传染病信息,2010,23(5):273

陈文林,陆坚,吴其恺,等.慢性丙型肝炎中医证候量表分析[J].山西中医学院学报,2010,11(1):33

陈晓蓉,杨宗国,沈芳,等.复方芪术汤对脾虚型艾滋病患者中医证候的疗效及外周血CD4 T淋巴细胞的影响[J].上海中医药大学学报,2010,24(6):40

D

党中勤,赵长普,张广玉,等.参芪复肝颗粒对拉米夫定诱导乙型肝炎病毒YMDD变异的影响[J].河南中医,2010,30(2):154

邓红霞,刘艳科,蒋之.痨康汤治疗阴虚毒瘀型复治肺结核48例临床观察[J].中医杂志,2010,51(9):801

杜磊.加味大柴胡汤联合西药治疗急性细菌性痢疾42例[J].河南中医,2010,30(8):746

F

范琳,史祥,桂徐蔚,等.肺泰胶囊辅助治疗初治涂阳肺结核的疗效及安全性研究[J].中国防痨杂志,2010,32(8):452

方会龙,王俊杰,陈美姿,等.藤茶提取物对血吸虫病肝纤维化的影响[J].中国全科医生,2010,13(6):2004

方萍,练凤莉.炎琥宁注射液治疗小儿麻疹126例报告临床研究[J].临床和实验医学杂志,2010,9(24):1886

G

高凤琴,徐慧媛,李笤.慢性乙型肝炎病理诊断与中医证型关系初探[J].北京中医药,2010,29(7):525

顾本宇,张雪.中药直肠滴注佐治重型肝炎内毒素血症临床观察[J].中国中医药信息杂志,2010,17(5):61

过建春,喻剑华,荀运浩.中药治疗甲型H1N1流感确诊病例44例[J].中医杂志,2010,51增刊(1):198

H

韩亚芳.桑菊饮联合炎琥宁治疗甲型H1N1流感144例临床观察[J].中医药临床杂志,2010,22(5):417

何丽云,刘保延,王健,等.中医药治疗艾滋病疗效评价指标体系构建的思考与实践[J].中国艾滋病性病,2010,16(3):288

华海涌,宁安,吴荷珍,等.青蒿琥酯预防日本血吸虫再感染临床观察[J].中国血吸虫病防治杂志,2010,22(2):150

J

姜玲,彭飞,刘年猛,等.血水草生物碱防治日本血吸虫病的实验研究[J].湖南中医杂志,2010,26(1):90

靳华,张明利.中西医结合治疗艾滋病卡氏肺孢子虫肺炎38例[J].中医学报,2010,25(2):198

L

李德华,李永光,李德宇.五苓丙肝散治疗丙型肝炎的临床研究[J].中医药信息,2010,28(1):70

李刚.抗痨胶囊剂体内外抗肺结核作用研究[J].中国实用医药,2010,5(20):5

李刚.痰热清注射液联合奥司他韦治疗甲型H1N1流感疗效观察[J].中国中医急症,2010,19(10):1681

李光来,管小江,张忠民,等.复方一枝蒿颗粒治疗小儿普通型手足口病临床观察[J].中华中医药杂志,2010,25(11):1906

李瀚旻,高翔,晏雪生.基于骨髓干细胞与肝细胞共培养体系的左归丸血清药理学研究[J].中国组织工程研究与临床康复,2010,14(9):3527

李洪娟,袁云娥,王健,等.175例艾滋病患者及病毒感染者任脉、督脉的热态特征及临床意义[J].中医杂志,2010,51(7):614

李强,李真,蒋自强,等.中医药防治艾滋病临床科研平台建设[J].中国中医基础医学杂志,2010,16(10):934

李芹,林恢,刘政芳,等.人工肝支持系统联合中药治疗慢性重型肝炎临床研究[J].中西医结合肝病杂志,2010,20(1):12

李芹,张良宏,刘政芳,等.慢性重型肝炎120例中医证型分析[J].陕西中医学院学报,2010,33(1):20

李薇,戴玲,沈忠源.沈忠源教授治疗慢性乙型病毒性肝炎的经验[J].中西医结合肝病杂志,2010,20(1):43

李喜梅.清燥救肺汤加减治疗小儿百日咳30例[J].甘肃中医,2010,23(5):41

李泽琳,曾越,苏立山,等.中药复方祛毒增宁胶囊抗艾滋病毒体外药效学的研究[J].药学学报,2010,45(2):253

李知玉,杨大国,邓欣,等.500例不同年龄段慢性乙型肝炎病毒携带者中医证候调查[J].中医药信息,2010,27(3):1

林兴栋,张敏,吴宣富,等.岭南病毒性脑炎的中医证候规律研究[J].中国中医急症,2010,19(8):1325

刘丙林,黄星.中西医结合治疗甲型副伤寒58例疗效分析[J].光明中医,2010,25(6):1058

刘新莲,晏雪生,高翔,等.左归丸提取液对2.2.15细胞乙肝病毒标志物的影响[J].中西医结合肝病杂志,2010,20(4):89

刘忠华,张薇,林培政,等.不同中药复方对禽流感病毒感染模型小鼠的影响[J].广州中医药大学学报,2010,27(3):208

M

马英莲,孟伟民,马秀珍,等.甲型H1N1流感患者T

细胞亚群变化特点[J].辽宁中医药大学学报,2010,12(9):95

马羽萍,郭雅玲,康立,等.中药治疗手足口病100例临床疗效分析[J].环球中医药,2010,3(6):408

茅贤华.邵铭治疗慢性病毒性乙型肝炎经验[J].山东中医杂志,2010,29(4):274

宓余强,伍喜良,曹武奎,等.72例慢性乙型重型肝炎症状与舌脉象聚类分析[J].传染病信息,2010,23(5):276

P

彭建平,陈晨,何芳,等.补肾法与健脾法对乙肝病毒感染免疫耐受期患者外周血树突状细胞功能的影响[J].中西医结合肝病杂志,2010,20(4):221

Q

秦如松,张泽波.安络化纤丸治疗慢性丙型病毒性肝炎肝纤维化的临床观察[J].中国现代医生,2010,48(2):58

R

如克亚·艾尔肯,艾合麦提江·艾尔肯.中西药合用治疗急性黄疸型甲型肝炎50例[J].新疆中医药,2010,28(5):13

S

佘世锋,刘凤斌,罗仕娟.中医肝病临床疗效评价量表理论结构模型构建的探讨[J].中药新药与临床药理,2010,21(4):449

申金贵,叶品良,王帅,等.肺痨康对小鼠结核病模型的免疫指标观察[J].浙江中医药大学学报,2010,34(1):48

宋爱军,于培龙.中西医结合治疗慢性重型肝炎疗效观察[J].中华中医药学刊,2010,28(12):2608

宋康,骆仙芳,汪玉冠,等.防感煎剂对甲型H1N1流感病毒感染小鼠死亡干预和抑制病毒的实验研究[J].中华中医药杂志,2010,25(5):755

孙克伟,陈斌,黄裕红,等.慢性乙型重型肝炎不同黄疸证的临床特点研究[J].中西医结合肝病杂志,2010,20(1):8

孙克伟,龚磊,陈斌,等.温法干预治疗慢性乙型重型肝炎阳黄湿热内蕴(湿重于热)证的临床疗效与安全性研究[J].中西医结合肝病杂志,2010,20(3):135

孙增涛,封继宏,刘恩顺,等.甲型H1N1流感患者中医舌象特点的调查分析[J].中国中医药现代远程教育,2010,8(17):190

T

汤艳莉,王阶.Toll样受体及其通路是中医药干预艾滋病免疫重建的可能作用靶点[J].中国中西医结合杂志,2010,30(6):665

汤艳莉,王阶.基因多态性与中医药防治艾滋病研究[J].北京中医药大学学报,2010,33(7):444

田一梅,李秀惠,李晶莹,等.618例慢性乙型重型肝炎临床分布特征及不同因素对预后影响研究[J].北京中医药,2010,29(3):175

W

汪波.舒清丸配合三联法治疗慢性重型肝炎100例[J].中国民族民间医药,2010,19(10):152

王炳辉,郝玲,白亚平.新癀片内外兼用治疗流行性腮腺炎104例疗效观察[J].河北中医,2010,32(8):1219

王柯心,关卫兵,戴敏,等.慢性乙型重型肝炎不同分期的中医证候规律研究[J].传染病信息,2010,23(5):266

王帅,叶品良,申金贵,等.肺痨康对结核杆菌体内抑菌实验研究[J].浙江中医药大学学报,2010,34(1):37

王晓雪,危剑安,宋春鑫,等.320例经血感染HIV/AIDS中医证型分布与$CD4^+$ T淋巴细胞计数、病毒载量关系的探讨[J].世界中西医结合杂志,2010,5(5):410

韦爱萍.六百汤治疗顽固性肺结核41例临床研究[J].实用中医内科杂志,2010,26(1):54

魏兰福,王德明.王德明教授治疗病毒性乙型肝炎的经验探析[J].中医药导报,2010,16(8):9

X

肖阁敏,关卫兵,杨宏志,等.慢性乙型重型肝炎不同时段舌脉象的动态分析[J].传染病信息,2010,23(5):279

徐荣,邓燕艺,卢雄才,等.中药手足口病一号方治疗手足口病278例[J].中国中西医结合杂志,2010,30(6):662

许前磊,栗彦芳.体质学说在中医药防治艾滋病中的应用前景[J].中医学报,2010,25(3):148

Y

颜志利,林辉.茵陈蒿汤加味治疗急性黄疸型肝炎的临床研究[J].中国民族民间医药,2010,19(10):156

杨宏志,肖阁敏,戴敏,等.慢性乙型重型肝炎中医证候的动态观察[J].中药材,2010,33(9):1519

杨华升,杨薇,李娜,等.手足口病的中医学病因特点分析[J].环球中医药,2010,3(6):413

杨永和,程亚伟,蔡媛媛,等.罗凌介调治慢性乙型病毒性肝炎经验[J].河北中医,2010,32(5):645

杨育林,施维群.施维群教授治疗慢性乙型肝炎临证经验[J].中西医结合肝病杂志,2010,20(4):238

尤国鹏.复方益肝灵软胶囊治疗急性黄疸型肝炎疗

效观察[J].现代中西医结合杂志,2010,19(15):1856

Z

曾素娥,李志杰,李永健.西药配合中药清热利湿方治疗急性黄疸型肝炎 45 例[J].中国中医急症,2010,19(7):1219

张定国.李则藩辨治乙型病毒性肝炎经验[J].实用中医药杂志,2010,26(9):651

张国梁,李泽庚,董莉莉,等.手足口病中医病因病机的认识概况[J].中医药临床杂志,2010,22(7):567

张国梁,李泽庚,童家兵,等.手足口病中医治疗经验及预防方药研究概况[J].中医药临床杂志,2010,22(7):574

张国梁,颜彭飞,陈必全,等.334 例普通型手足口病不同疗法临床疗效的队列研究[J].安徽医学,2010,31(12):1412

张玲,刘小林,单琳琳,等."肝炎合剂 1 号"治疗急性黄疸型肝炎的临床研究.江苏中医药,2010,42(3):21

张万方,梁伟雄,陈诒捷,等.对 120 例艾滋病患者中医证候及其影响因素的分析[J].新中医,2010,42(9):57

张永,高乘成,王伟芹,等.72 例慢性丙型肝炎患者发病与中医证候分布规律调查[J].山东中医杂志,2010,29(11):747

张照琪.从手足口病印证热毒证理论[J].环球中医药,2010,3(6):416

赵伟,袁云枝,王颖,等.芪参四味散联合治疗难治性肺结核疗效观察[J].现代中西医结合杂志,2010,19(7):808

赵长普.苦参素联合干扰素治疗慢性丙型肝炎和肝纤维化患者 78 例[J].中国中医基础医学杂志,2010,16(2):170

郑辉,李艳华.清热灌肠液治疗手足口病发热临床观察[J].长春中医药大学学报,2010,26(2):250

钟菊迎,崔晓兰,时宇静,等.金柴抗病毒胶囊防治甲型 H1N1 流感病毒 PR8 株感染小鼠肺炎的实验研究[J].世界中西医结合杂志,2010,5(4):297

周虹.痰热清注射液治疗急性黄疸型病毒性肝炎临床观察[J].中国中医急症,2010,19(5):744

周文,高虹,李芹,等.重症手足口病 121 例的中西医结合证治研究[J].环球中医药,2010,3(6):405

朱明亮.醒脑静注射液联合更昔洛韦治疗小儿病毒性脑炎[J].海峡药学,2010,22(12):169

朱琼香,李小丹.三百胶囊治疗复治肺结核临床观察[J].湖北中医杂志,2010,32(5):29

朱先女,陈启红,李贵华.182 例慢性乙型肝炎患者各中医证型的肝脏 Fibroscan 结果分析.新中医,2010,42(7):39

邹艳,丘继哲,曾庆仁,等.黄芪对血吸虫发育及感染宿主免疫应答的影响[J].中成药,2010,33(1):33

邹艳,丘继哲,曾庆仁,等.黄芪复合剂抗血吸虫作用的实验研究[J].热带医学杂志,2010,10(6):654

(三) 肿 瘤

【概述】

2010年度，在国内期刊发表有关中医、中西医结合治疗肿瘤的论文约1 000篇，以临床报道为主，其次是实验研究和理论探讨。这些论文可归纳为：通过"辨证论治"提高预期性治疗；通过"同病异治、异病同治"重在有的放矢；运用"扶正祛邪"理念，重视调整体质、基础疾病、免疫和骨髓功能；提倡"治未病"，重视预防和防复发；强调"以人为本"，重视生活质量和远期结果。本年度，在肺癌治疗方面，有许多中药制剂得到应用，可以与放化疗联合，也可单独应用作为维持治疗的重要手段。恶性胸腹水是晚期肿瘤常见的并发症，应用中医药积极有效地控制恶性胸腹水能减轻病人痛苦、提高生活质量、延长生存时间。中医药及其联合化疗治疗胃癌的临床报道较多，但大多文献未使用盲法，随机化操作不佳，未描述随访及失访情况等。胃癌的实验研究较为单一，多集中在抑制胃癌细胞增殖和诱导凋亡方面，且研究较为粗浅，不够深入。近年来，借助现代医学分子水平的诊疗手段，运用中药活性成分进行分子靶向治疗越来越受到人们的关注。其中，一些中药活性成分能够以血管内皮生成因子(VEGF)和干预细胞周期为治疗靶点有效抑制肿瘤新生血管的形成。有关肺癌、恶性胸腹水、胃癌、宫颈癌的治疗以及肿瘤多药耐药应对的研究等本卷设有专条。此外，综合国内影响因子在0.5以上的期刊论文，结合学术会议论文等进行分析，本学科领域研究的特点和优势体现在以下四个方面。

1. 明确的治疗定位

针对恶性肿瘤的发病与治疗现状，中医药治疗肿瘤逐步由针对肿瘤的杀伤研究而转变为提高患者生活质量、延长生存期的研究。根据肿瘤分期与患者体质、心理以及经济状况的不同，中医药所确定的治疗策略也不尽相同，带来的受益率亦有所侧重。如某些情况下可考虑减轻患者经济负担、保持肿瘤稳定等。

(1) 辅助治疗作用。对于可以手术根治、化放疗敏感、适合分子靶向治疗的早期或中期恶性肿瘤，中医已定位于辅助治疗，其目的是弥补西医治疗的某些不足，发挥中医药的减毒与增效效应。这种明确的定位不仅限于临床应用，也广泛在基础研究中应用。集中体现在：① 逆转肿瘤(白血病)多药耐药。如李冬云等的"复方浙贝颗粒联合阿霉素对K562/A02移植瘤细胞膜转运蛋白表达的影响"、郑智等的"复方浙贝药物血清影响K562/A02细胞积聚外排功能和细胞凋亡研究"、马薇等的"复方浙贝颗粒配方辅助化疗提高难治性急性白血病证候疗效观察"。② 舒缓化放疗不良反应。如肖敏伟等的"中药治疗头颈部肿瘤放疗后口干症的疗效观察"、黄振步等的"黄芪桂枝五物汤熏洗防治奥沙利铂外周神经毒性的临床研究"、黄智芬等的"黄芪注射液配合西药治疗肿瘤化疗后血小板减少症30例"。③ 防治肿瘤复发与转移。如陈信义等的"西黄丸药效学研究及治疗肿瘤特点分析"、曹月娇等的"扶正固本类药物抗肿瘤转移作用机制的研究进展"。④ 防治术后并发症。如黄修燕等的"中药复方松友饮抑制姑息性肝切除术后残癌生长和转移的实验研究"。⑤ 缓解癌性疼痛。如贾玫等的"微波热疗治疗癌性疼痛50例临床观察"。⑥ 治疗恶性胸腹水。如吴乾的"复方苦参注射液联合香菇多糖治疗肿瘤晚期胸腔积液50例"、马纯政等的"加味十枣汤联合胸腔化疗治疗恶性胸腔积液33例"(详见专条)。

(2) 主体治疗作用。对于西医治疗有一定难度或疗效不显的肿瘤，如老龄肿瘤、中晚期肿瘤、难治耐药性肿瘤(包括白血病)已定位于主体治疗，其目的是充分发挥中医药的综合与替代效能，以体现中医药特色和优势，谋求晚期肿瘤患者最好的生活质量。如田劭丹等建立移植性人胃癌细胞(BGC-823)动物模型，并将模型随机分为模型对照、5-Fu组及新加良附方(高良姜、香附、穿山龙)高、中、低剂量5组，给药15 d。结果发现，新加良附方高剂量组能上调肿瘤组织促凋亡基因Bax表达，下调抗凋亡基因Bcl-2表达，与模型对照组比较，$P<0.05$；新加良附方中剂量组能下调Bcl-2表达，与模型组比较，$P<0.05$。提示该

方能通过上调肿瘤组织 Bax 表达,下调 Bcl-2 表达,从而诱导胃癌细胞发生凋亡。

2. 重视个体化治疗

辨证论治是中医个体化诊疗的具体表现。"因人、因地、因时制宜"原则进一步补充了中医个体化诊疗的内涵,个体化治疗不仅要结合患者的年龄、性别、体质、发病时间、生活环境等特点,还需考虑手术、化放疗、分子靶向治疗等因素对证候的影响,建立一套中西医互补的恶性肿瘤治疗体系。如朴炳奎的"肿瘤的中医个体化治疗"、张培彤等的"应建立中西医互补的恶性肿瘤个体化治疗体系"、李杰等的"中医个体化治疗中晚期恶性肿瘤的病案分析"、郭青戈等的"中西医结合个体化治疗晚期非小细胞肺癌探讨"等。

3. 提倡已病防变

降低癌症发病率的最有效措施是预防,对已经发病者应重点预防转变与并发症:① 未病先防。如杨必安等的"四种中医体质偏颇与肿瘤筛查及其康复的关联性研究"、李秀丽等的"中医体质学与肿瘤的相关研究"。② 既病防变。如李湧健的"扶正治癌重在顾护胃气"等。此外,随着现代医学由疾病医学向健康医学的转变,中医治疗肿瘤的重点也逐步从杀伤肿瘤与最佳支持,转向肿瘤的"早发现、早诊断、早治疗",并向着祛除危险因素、促进生命健康、预防肿瘤进展方向发展。

4. 探讨行业规范

2010年是中医肿瘤行业规范化管理的重要阶段,国家中医药管理局已经将恶性肿瘤诊疗路径的制定纳入中医专科、专病建设的重要内容,并相继制定了乳腺肿瘤、胃癌、肺癌、肝癌、肠癌、白血病等中医治疗路径。对恶性肿瘤证候标准与演化规律进行了探索性研究。如谢长生等的"561例肺癌中医证型与 TNM 分期及病理类型的相关性探索"、孙大志等的"767例胃癌中医证候特点及不同证候构成"、王嵩等的"磁共振扩散加权成像在肝癌辨证分型中的应用研究"。在中医药抗肿瘤与辅助治疗肿瘤研究方面也进行了规范化。在临床中加强了肿瘤治疗的管理与评价,肿瘤临床研究中的信息化管理(网络随机、网络录入 CRF 表)、中医证候规范化也是其重要组成部分。定性研究与管理也将成为中医防治恶性肿瘤的重要课题。如李冬云等的"芪龙颗粒治疗难治性血小板减少性紫癜临床研究实施管理体会"、芦殿荣等的"十一五白血病课题组培训及其管理"等。

(陈信义 王 婧)

【肺癌的治疗及实验研究】

闫安等指出,非小细胞肺癌的中医证候以辨单证为基础,然后采用单证间相互组合构成复证的辨证分型方法,结合现代医学检查手段,开展大样本多中心循证医学研究,能为统一证候分型诊断标准找到规律性结论。郭晓燕等提出以证候要素辨别为核心的辨证体系,通过检索分析 1995—2009 年晚期肺癌(NSCLC)文献资料,结果显示构成晚期 NSCLC 的证候要素主要以气虚、阴虚、血瘀、痰凝为主,证素组合形式有多种,以二证素组合最多见。田甜等建议从中医基础理论入手,利用现代科技手段进行研究,充实中医对肺癌的认识,以带动肺癌证候规范化研究的深入。

彭卫卫等用常规 NP 方案化疗治疗中晚期非小细胞肺癌患者作为对照组,治疗组在此基础上加服解毒祛瘀消岩汤剂(黄芪、太子参、姜黄、郁金、夏枯草、蜂房等)经治疗 60 d,治疗组总有效率为 58.0%(29/50),对照组为 38.0%(19/50);组间比较,$P<0.05$。生活质量改善情况显示,治疗组改善率为 56%(28/50),对照组为 30%(15/50);组间比较,$P<0.05$。恶心呕吐,白细胞减少,血小板减少等发生率治疗组较对照组为低($P<0.05$)。王立芳等对晚期肺腺癌只给予化疗作为对照组,治疗组加服抗瘤增效方(生黄芪、黄精、姜黄连、制苍术等),化疗结束后服肺岩宁方(生黄芪、黄精、干蟾皮等)。结果治疗组近期疗效的稳定率为 88.6%(39/44),对照组为 69.6%(32/46);组间比较,$P<0.05$。治疗组中位生存期为 16.6 个月,对照组为 11.6 个月;组间比较,$P<0.05$。1年、3年、5年生存率治疗组均高于对照组($P<0.05$)。治疗组卡氏评分为 38.6%(17/44),对照组为 10.9%(5/46);组间比较,$P<0.05$。治疗组临床症状明显改善率为 40.9%(18/44),对照组为 13.0%(6/46);组间比较,$P<0.05$。贾勇士等治疗 64 例非小细胞肺癌患者。对照组 31 例单纯放疗,治疗组 33 例加用艾迪注射液静脉滴注,均以 14 d 为 1 个疗程,共治 2～3 个疗程。结果总有效率分别为 72.7%(24/33),48.4%(15/31);组间比较,$P<0.05$。治疗组 T 淋巴细胞亚群 $CD3^+$、$CD4^+$、$CD4^+/CD8^+$ 与治疗

前比较无明显降低（$P>0.05$），而对照组则明显降低（$P<0.05$）。吴玉生等分三组治疗中晚期非小细胞肺癌，每组20例，中药组用金福安汤（太子参、莪莛、生薏仁、桃仁、壁虎、生南星等），并设化疗组，中西医结合组用金福安汤加化疗，每组均以21d为1个周期，连用2个周期为1个疗程。结果中药组和中西医结合组较化疗组在咳嗽、血痰、胸痛、气短、乏力等方面有较好的有效性（$P<0.05$或$P<0.01$）。中西医结合组瘤体稳定率最高，与化疗组比较，$P>0.05$。中药组、中西医结合组$CD4^+$水平、$CD4^+/CD8^+$比值均较治疗前显著增高（$P<0.01$），$CD8^+$水平则显著下降（$P<0.05$）；化疗组$CD4^+$水平、$CD4^+/CD8^+$比值较治疗前明显下降（$P<0.05$），与中药组、中西医结合组相比，均$P<0.05$。中西医结合组治疗后未见明显毒副反应，中药组发生毒副反应较化疗组明显减轻（$P<0.05$）。谢炜丽等研究显示，康莱特（薏苡仁油）注射液联合参麦注射液治疗组患者（13例）化疗前后免疫功能各指标的差异无统计学意义（$P>0.05$），而单纯化疗的对照组（18例）化疗后细胞免疫功能明显下降（$P<0.05$）。

温雅等研究表明，丹参水提液对A549人肺腺癌细胞株有抑制增殖作用，可诱导A549细胞发生凋亡。刘同祥等研究显示，大豆胰蛋白酶抑制剂在体外对人肺癌PG细胞生长有显著抑制作用，可将其阻滞于S期，促使人肺癌PG细胞出现明显的染色质浓缩和凋亡小体，诱导人肺癌PG细胞的凋亡。高珊等的研究显示，鸡血藤黄酮类有效部位SSCE通过下调CDK1mRNA转录水平及蛋白表达量，引起A549细胞G_2/M期阻滞，通过下调CDK2、6mRNA转录水平及蛋白表达量引起A549细胞G_1期阻滞，从而起到抗肿瘤的作用。刘轩等对李佩文经验方平肺口服液（百合、麦冬、五味子、白及、瓜蒌、鱼腥草等）的研究显示，该方含药血清能抑制人胚肺成纤维细胞的生长，诱导细胞凋亡，使细胞周期发生G_1/G_0期阻滞，从而有助于预防放射性肺损伤的发生。熊绍权等对周岱翰经验方鹤蟾片（仙鹤草、干蟾皮、天冬、浙贝母、人参等）的研究显示，鹤蟾片具有诱导人肺腺癌A549细胞凋亡的作用，其分子机制可能与抑制A549细胞表皮生长因子受体（EGFR）基因的转录有关。季旭明等的研究显示，温下方（附子、大黄、人参、当归）含药血清能降低肺腺癌耐药细胞内谷胱苷肽（GSH）含量及谷胱苷肽转移酶-π（GST-π）的表达，提高耐药细胞内顺铂（DDP）含量，从而增强耐药细胞对DDP的敏感性而逆转耐药。谭祥华等对青莪汤（青蒿、莪术、三七等）的研究表明，该方能抑制C57/BL荷瘤（接种Lewis肺癌瘤株）小鼠的基质金属蛋白酶（MMP9）、血管紧张素（Ang2Ⅱ）、表皮生长因子（EGF）的活性，降低肿瘤的微血管密度，以抑制Lewis肺癌的转移。

实验研究方面，田甜等应用实时定量PCR技术，通过检测C57BL/6荷瘤小鼠骨髓细胞角蛋白CK18、CK19的mRNA表达，研究了苏木对肿瘤转移的影响。结果，化疗+苏木低剂量组（CTX+SML组）的肺转移灶少于化疗组（CTX组）（$P=0.0237$），各组肺转移灶的形态也存在较大差异。该研究提示，调节偏离正常细胞周期轨道的肿瘤细胞回到正常轨道上来，是今后抗肿瘤治疗的新策略之一。

（侯　丽）

【恶性胸腹水的治疗】

1. 中药内服

鲍晋等根据胸水的病因病机将其分为邪犯胸肺、饮停胸胁、气滞络瘀和阴虚内热等四个证型，并分别予以柴枳半夏汤加减、十枣汤或葶苈大枣泻肺汤加减、香附旋覆花汤加减、沙参麦冬汤合泻白散加减治疗。吕宇克等介绍周维顺临证经验将恶性胸水分为气虚饮停（肺脾气虚）、阳虚饮停（脾肾阳虚）、阴虚饮停（肺肾阴虚）及瘀血饮停四个证型，并分别予以补中益气汤合苓桂术甘汤、金匮肾气丸合苓桂术甘汤、生脉饮合大补阴丸及猪苓汤、复元活血汤合五苓散，随证加减。认为应将温阳化饮贯穿于饮证治疗的始末，并强调温补与行消开导并行，使驱邪而不伤正，补虚而不恋邪。李小江等认为，恶性腹水病因病机为癥瘕、积聚之病迁延日久，使肝脾肾三脏受病，气血凝滞，脉络瘀阻，水瘀结于腹内而成；法以活血化瘀，方用当归芍药汤、桂枝茯苓丸、血府逐瘀汤、鳖甲煎丸等加减。周禄荣等在低盐饮食、利尿、穿刺排液等治疗的基础上，以五苓散为基础方，加入白花蛇舌草、半枝莲、薏苡仁等治疗恶性腹水，对照组予西医常规治疗，总有效率分别为70.7%（29/41）、58.6%（17/29）；组间比较，$P<0.05$。范宏宇予苓桂术甘汤合十枣汤治疗28例老年恶性胸水患者，总有效率为67.9%（19/28）。

2. 中药联合化疗药物或生物制剂腔内给药

陈旭明对癌性胸水病人经胸引流胸水后胸腔内分别注射岩舒（苦参、山慈姑、灵芝、何首乌等）和顺铂（DDP）注射液，其中岩舒组28例，DDP组30例，结果显示两者均能有效控制恶性胸腔积液，总有效率（CR+PR）分别达83.3%（23/28）和82.1%（25/30）；治疗后KPS评分≥70分岩舒组优于DDP组；在18个月生存率上DDP组优于岩舒组（$P<0.05$），提示岩舒组重度胸膜肥厚发生率低于DDP组，但DDP杀伤肿瘤细胞的作用强于岩舒注射液（均$P<0.05$）。石惠燕等经胸、腹腔置管引流后，用鸦胆子油乳剂经胸、腹腔灌注治疗恶性胸腹水患者，其中胸腔积液20例，腹腔积液34例，结果有效率为70.4%（38/54），部分患者积液可完全消退；治疗后KPS评分增高，有效率为85.0%（46/54），患者生活质量明显提高。胡淑霞用不同剂量白花蛇舌草注射液和5-氟尿嘧啶（5-FU）腹腔灌注治疗恶性腹水，结果表明加大5-Fu剂量，疗效无显著增强（$P>0.05$），而副作用却显著增多（$P<0.05$），而加大白花蛇舌草注射液剂量后疗效显著增强（$P<0.01$），各项副作用（除发热外）均无明显增多（$P>0.05$）。汪宁宁予复方丹参注射液+卡铂（CBP）+5-Fu治疗恶性胸腔积液患者，对照组用顺铂（DDP）+5-Fu，结果治疗组总有效率为86.7%（13/15），胸腔积液吸收时间平均为33.8 d；对照组为53.3%（8/15），胸腔积液吸收时间平均44 d；组间比较，均$P<0.01$。张凤宇将恶性胸水患者分别给予中药内服+DDP腔内注射治疗与单用DDP治疗对照，结果治疗组患者恶性胸水明显控制，总有效率为75.0%（15/20），对照组为55.0%（11/20）；组间比较，$P<0.05$。马纯政等予加味十枣汤+卡铂+白细胞介素2（IL-2）治疗恶性胸水患者，对照组用卡铂+IL-2。结果总有效率分别为84.8%（28/33）、60.0%（18/30）；组间比较，$P<0.01$。治疗组KPS评分显效率为75.8%（25/33），对照组为46.7%（14/30）；组间比较，$P<0.01$。程燕等以胸腔注入顺铂加香菇多糖治疗恶性胸水，对照组仅胸腔注入顺铂，结果观察组总有效率为83.0%（25/30），对照组为57.0%（17/30）；组间比较，$P<0.01$。对照组不良反应发生率较治疗组高（$P<0.05$）。冯青等分别用康艾注射液（人参、黄芪、苦参等）联合顺铂和单用顺铂治疗恶性胸水患者，结果联合用药组总有效率为63.3%（19/30），单用顺铂组为43.3%（13/30）；组间比较，$P<0.05$。两组生活质量改善情况（按KPS评分比较），联合用药组改善率为76.7%（23/30），明显高于单药组的46.7%（14/30）（$P<0.05$）。陈四明等予白细胞介素2（IL-2）+榄香烯乳剂腔内给药治疗恶性胸水病人，总有效率为88.9%（32/36），所有病例未出现Ⅲ、Ⅳ度毒性反应。吴乾予复方苦参注射液+香菇多糖+地塞米松腔内注射治疗肿瘤晚期伴胸水患者，总有效率为71.7%（43/60）；生活质量显著改善占75.0%（45/60），改善占5.0%（3/60）；未见明显毒副作用。认为复方苦参注射液、香菇多糖联合用药能激活免疫细胞抗肿瘤活性，促进胸膜粘连。张俊萍等用胸部局部热疗联合香菇多糖治疗恶性胸腔积液患者，经治4周后，总有效率为80.0%（16/20）。

（田 杰）

【胃癌的治疗与研究】

高辉等分2组治疗进展期胃癌患者68例，每组34例，治疗组化疗同时予归脾汤加味；对照组单纯应用化疗。14 d为1个周期，治疗至1个周期结束后1周。结果治疗组患者Ⅲ～Ⅳ度恶心、呕吐、厌食症状少于对照组（均$P<0.05$），而腹泻症状2组无明显差别（$P>0.05$）；治疗组Ⅲ～Ⅳ度白细胞、中性粒细胞减少症发生率少于对照组（均$P<0.05$），但Ⅲ～Ⅳ度贫血发生率与对照组比较无显著性差异（$P>0.05$）；治疗组体重下降患者少于对照组（$P<0.05$），生存质量改善者多于对照组（$P<0.05$），平均完成化疗周期数多于对照组（$P<0.05$）。

夏建福等分3组治疗胃癌患者，肠外营养组19例、肠内营养组19例、观察组（参麦注射液联合肠内营养）20例，术前第1 d及术后第1、5、9 d检测肱三头肌皮褶厚度、总蛋白、白蛋白、前白蛋白、淋巴细胞总数、T淋巴细胞亚群（CD3、CD4、CD8）、免疫球蛋白（IgG、IgM、IgA），观察肠道功能恢复及并发症等情况。结果：观察组在术后第9 d血清CD3、CD4、CD4/CD8、前白蛋白均比肠外营养组和肠内营养组相应指标显著增高（均$P<0.05$），观察组IgA高于肠外营养组（$P<0.05$），观察组术后下床活动时间、住院时间均比肠外营养组和肠内营养组缩短（均$P<0.05$）。屈小元等予扶脾化瘤饮（黄芪、党参、茯苓、白术、半

夏、生薏米等)治疗32例脾胃虚弱型中晚期胃癌；对照组30例,予平消胶囊。经治12周,2组在临床症状改善率及Karnofsky评分方面无显著差异(均$P>0.05$),但治疗组的免疫功能改善优于对照组($P<0.05$)。李瑜英应用香菇多糖注射液联合FOLFOX4方案化疗治疗进展期胃癌患者,对照组仅给予FOLFOX4方案化疗。14 d为1周期,治疗3周期。治疗组临床获益率为83.0%(30/36),对照组为71.0%(27/38),组间比较,$P<0.05$。葛云亮用艾迪注射液(斑蝥、人参、黄芪、刺五加等)联合MF/CF方案治疗晚期胃癌患者；对照组单用MF/CF方案化疗。4周为1个周期,2个周期后判定疗效。结果,总有效率分别为68.0%(17/25)、60.0%(15/25);组间比较,$P>0.05$。治疗组恶心、呕吐、脱发、口腔溃疡、白细胞、血红蛋白及血小板减少等不良反应较对照组明显减轻(均$P<0.05$)。迟惠昌等发现益气活血中药(生黄芪、太子参、鸡血藤、白术、茯苓、枸杞子等)可以降低晚期胃癌患者的血液高凝状态,尤其是对纤维蛋白原、D二聚体有较好的改善作用；也能提高患者的NK细胞活性及T4/T8比值。朱莹等用加味三物白散方(巴豆霜、浙贝母、桔梗、炙甘草、地鳖虫、莪术等)联合化疗治疗进展期胃癌,结果该方能明显改善临床疗效,减轻不良反应,改善患者生活质量,延长生存期。熊伟观察到参芪扶正注射液(党参、黄芪)配合改良DCF方案化疗治疗进展期胃癌能够明显改善患者一般状况,提高生活质量,并有保护骨髓造血功能和消化道黏膜及增加机体免疫功能的作用。王为民等用华蟾素联合FOLFOX4方案化疗治疗晚期胃癌,结果该药能提高患者的受益反应、骨髓抑制,降低肝功能损害的发生率。舒鹏研究发现,参芪健脾汤(党参、黄芪、茯苓、薏苡仁、陈皮、法半夏等)可抑制中晚期胃癌患者血清血管内皮生成因子C(VEGF-C)的表达水平,从而抑制胃癌生长、改善化疗患者的生活质量、缓解其临床症状。

桂牧微等研究发现消痰散结方(天南星、半夏、全蝎、蜈蚣、白花蛇舌草、蛇莓等)药物血清可抑制人胃癌MKN-45细胞生长。吴琼等研究发现,健脾解毒方(生黄芪、生白术、木香、野葡萄藤、半枝莲等)可诱导胃癌细胞凋亡,其机制与调控Bcl-2、Bax表达有关。陈必新等用MTT法、流式细胞仪技术研究表明央芪汤(猪殃殃、生黄芪、败酱草、白及、白英、蒲公英等)可促进胃癌细胞(BGC-823)凋亡,其机制可能与增加胃癌细胞促凋亡基因caspase-3表达,抑制抗凋亡基因bcl-2表达有关。胡玉娜等研究表明,加味六君子汤含药血清对BGC-823细胞生长有明显抑制作用,并可诱导BGC-823细胞凋亡。李晶等研究表明,启膈方(郁金、丹参、浙贝母、沙参、全蝎、山慈姑等)可通过抑制人胃癌MGC细胞的增殖、运动能力及分泌基质金属蛋白酶(MMP-2、MMP-9)的活性来抑制癌转移。李荣辉等研究表明树舌多糖粗提物可抑制胃癌MGC-803细胞的增殖,其机制与树舌多糖能够阻止肿瘤细胞由G_1期进入S期、延缓细胞周期进程,降低受体型酪氨酸激酶(EGFR)的表达、阻断细胞增殖信号转导途径的信息传递有关。杨旭东等研究发现,白毛藤能抑制BGC-823细胞的增殖活性,能促进BGC-823细胞凋亡,其机制可能与其调控促凋亡Fas基因、抗凋亡Bcl-2基因表达有关。

(董 青)

【宫颈癌的治疗及实验研究】

中西医结合治疗方面,张培影等分两组治疗首次放疗的Ⅰa-Ⅱb期子宫颈癌合并HR-HPV病毒感染患者每组40例。试验组用常规放疗加"熏洗1号"(木贼草、薏苡仁、白花蛇舌草、虎杖、金钱草等)局部熏洗,对照组单纯常规放疗。经用原位杂交技术检测,试验组HPV阳性率由67.5%(27/40)降低到37.5%(15/40),$P<0.05$;对照组由72.5%(29/40)降低到65.0%(26/40),$P>0.05$。3年无瘤生存率单纯例数显示试验组优于对照组6例,但$P>0.05$。5年无瘤生存率试验组为65.0%(26/40),对照组为42.5%(17/40),组间比较,均$P<0.05$;盆腔淋巴结转移率试验组为7.5%(3/40),对照组为25.0%(10/40),组间比较,均$P<0.05$。艾孜孜·萨迪尔用化疗药物瘤周注射、中药(白降丹、紫金锭、红升丹)局部涂敷及口服中药方剂(黄芪、党参、蒲公英、白花蛇舌草、半枝莲、刘寄奴等)相结合的方法治疗宫颈癌,经治4周,总有效率为88.3%(53/60)。出现Ⅰ度白细胞下降或Ⅰ度消化道反应7例(占11.7%),无Ⅱ度以上毒副反应发生;局部疼痛及外阴肿胀12例(占20.0%),其中2例伴有排尿困难,经消炎、止痛、利尿等处理后均缓解。李胡斌等以单纯三维适形放疗治疗复发性宫颈癌患者为对照组,观察组加用榄香烯乳(莪术中提取)静脉滴注,连续14 d为1个疗程,间隔1周重复,共

治2个疗程。结果：观察组和对照组的治疗有效率分别为82.8%(24/29)、61.5%(8/13),组间比较,$P<0.05$。两组中位生存时间分别为30.9个月、17.9个月,两组生存曲线比较,$P<0.05$。两组放疗并发症比较,$P>0.05$。

手术、放疗后遗症治疗方面,叶鸿等用6～15MVX射线体外放射治疗宫颈癌术后患者41例作为对照组。治疗组41例放疗同时予参芪扶正注射液静脉滴注至放疗结束。结果治疗组放疗后CD4、CD8、CD4/CD8比值及NK细胞活性高于放疗前,对照组则低于放疗前水平(均$P<0.05$)。王淑丽等用中药(益母草、皂角刺、赤芍药、乌药、土茯苓、蒲公英等)灌肠法防治32例子宫颈癌根治术后患者尿潴留;对照组30例采用常规留置及定时开放尿管及膀胱灌洗方法治疗。结果总有效率分别为93.8%(30/32)、66.7%(20/30);组间比较,$P<0.01$。治疗组平均住院时间为$(14±4.3)$d,对照组为$(16±3.3)$d;组间比较,$P<0.05$。张锋利等分2组治疗宫颈癌急性放射性直肠炎患者,每组21例。治疗组用中药(太子参、炙黄芪、炒白术、茯苓、薏苡仁、山药等)口服加灌肠治疗,对照组用复方普鲁卡因灌肠液灌肠治疗。结果治疗组总有效率(95.2%)高于对照组(76.2%),($P<0.05$);治疗组在改善症状总评分平均数方面小于(优于)对照组($P<0.01$)。

人宫颈癌细胞实验观察方面,黄燕芬等用MTT比色法观察桂枝茯苓胶囊对人宫颈癌Hela细胞增殖的抑制作用;免疫组化检测促凋亡基因Fas、Fas-L及抗凋亡基Bcl-2的表达;western-blot和RT-PCR检测对人宫颈癌Hela细胞促凋亡基因Caspase-3和Caspase-3 MRNA的表达影响;DNA-Ladder检测凋亡条带。结果显示,该方对人宫颈癌Hela细胞有明显的抑制作用($P<0.01$);能促进Fas、Fas-L表达,抑制Bcl-2的表达;能增加Hela细胞Capase-3的蛋白表达;琼脂糖凝胶电泳中呈现典型的"阶梯状"图谱。胡云等用MTT法、流式细胞术、透射电镜检测体外培养的人宫颈癌HeLa细胞在土荆皮酸(PAB)作用下的增殖抑制及凋亡程度,用RT-PCR法检测抑制凋亡和促进凋亡蛋白(bcl-2和bax)及凋亡诱导蛋白(p53)的表达水平。结果显示：①PAB对HeLa细胞的增殖抑制作用随浓度升高而明显增强,其IC_{50}约10 μmol/L。②流式细胞术证实10 μmol/L PAB呈时间依赖性改变细胞周期分布,一方面降低G_0/G_1期的细胞比例,另一方面增高G_2/M期细胞的比例。③RT-PCR法显示HeLa细胞在10 μmol/L PAB作用12、24、48 h均显示bax上调和bcl-2的下调,p53则未检测到表达。

实验研究方面,陈婉玲等以人宫颈癌系Hela接种于BALB/c小鼠右后大腿皮下,建立宫颈癌荷瘤小鼠模型,每组分别给予生理盐水、桂枝茯苓丸、顺氯氨铂。用流式细胞术检测细胞因子Th_1(IL-2)/Th_2(IL-10)的表达水平。结果显示,桂枝茯苓丸和顺氯氨铂对小鼠宫颈癌Hela瘤体均有明显抑制作用,能提高荷瘤小鼠脾脏指数与胸腺指数;桂枝茯苓丸治疗组,TH_1细胞因子IL-2水平显著升高,Th_1/Th_2比值明显高于模型组(均$P<0.01$),而且向正常值漂移。钟璐等用U14移植性小鼠宫颈癌模型,墓头回提取液按所含浸膏量分别为1 500、750和375 mg/(kg·d) 3个剂量组用于该荷瘤模型试验;用ELISA法检测各组动物血清血管内皮生长因子(VEGF)含量的变化。结果显示：墓头回提取液高、中剂量组及顺铂阳性对照组均能降低宫颈癌荷瘤小鼠血清中VEGF的含量。墓头回提取液各组并呈量效关系,高、中剂量组血清中VEGF含量显著低于模型组($P<0.05$)。张燕等探讨肉桂酸锗不同剂量组(1.5 mg/ml、3 mg/ml、6 mg/ml)对小鼠子宫颈癌(U_{14})细胞的抑制效应及其作用机制。结果：①肉桂酸锗组(3 mg/ml)及环磷酰胺阳性对照组瘤重明显减轻,其抑瘤率分别为46.65%和54.27%。②流式细胞仪证实有凋亡细胞,并检测到肉桂酸锗组(3 mg/ml)及环磷酰胺阳性对照组诱导U_{14}细胞的凋亡率分别为22.65%和20.61%。③在DNA直方图上可见肉桂酸锗组(3 mg/ml)在G_0-G_1期细胞前出现"亚G_1"峰(凋亡峰),生理盐水阴性对照组无明显凋亡峰;此外,肉桂酸锗组(3 mg/ml)对瘤细胞周期有明显影响,它使瘤细胞G_2-M期减少、细胞周期延长、对瘤细胞增殖的抑制作用增强。

(方东行　庞沛)

【肿瘤多药耐药的应对研究】

1. 白血病耐药

郑智等将人白血病多药耐药K562/A02细胞接种于BALB/c-nu裸鼠腋前皮下构建移植瘤模型,并将荷瘤鼠分为生理盐水对照组、阿霉素对照组、复方浙贝颗粒(浙贝母、川芎、汉防己)高剂量组、中剂量组和低剂量组,每组各10只。分别测实验各组肿瘤体积,实验结束后处死小鼠,剥离肿瘤称重,并依据公式计算抑瘤率。结果,复方浙贝颗粒各剂量组的肿瘤体积、瘤重均低于空白对照组(均$P<0.05$);复方浙贝颗粒高、中剂量组肿瘤体积、瘤重均低于阿霉素对照组(均$P<0.05$)。提示复方浙贝颗粒(高、中剂量)伍用阿霉素能够明显增加阿霉素对多药耐药细胞(K562/A02)移植瘤杀伤的敏感性。郑氏等另一项研究表明,复方浙贝颗粒体外能够抑制K562/A02细胞对药物的外排功能,诱导细胞凋亡。李冬云等研究表明,复方浙贝颗粒能协同阿霉素抑制K562/A02移植瘤组织细胞膜P-gp、MRP表达。陈菊等研究表明,复方浙贝颗粒没有明显舒缓阿霉素(ADM)导致的肿瘤模型小鼠心、肝功能的损害效应,但与ADM联合应用,在具有增敏提高ADM的肿瘤抑制率效应同时,不会增加ADM的毒性反应;陈氏等另一项研究表明,复方浙贝颗粒联合阿霉素能够上调小鼠淋巴细胞白血病细胞系(P388)移植瘤中p53抑癌基因的表达。马薇等为探讨复方浙贝颗粒配方辅助化疗提高难治性急性白血病证候疗效,以急性白血病患者为观察对象,在应用标准化疗方案的同时,于化疗开始前3日在盲态下加用治疗药或安慰剂,揭盲后确定治疗药物为复方浙贝颗粒配方(11例),模拟剂为麦芽颗粒(10例)。治疗组中医证候改善率63.6%(7/11),对照组仅10.0%(1/10),组间比较,$P<0.05$。赵早云用流式细胞仪检测发现,毛冬青甲素能有效减低白血病细胞K562/A02的多药耐药蛋白产物P-170水平,与异搏定有协同作用。高蕾等研究表明,解毒化瘀(青黛、山慈姑、蚤休、虎杖、莪术、川芎等)含药兔血清对阿霉素诱导的白血病多药耐药细胞株K562/A和HL-60/A有明显的抑制作用,且其细胞毒作用呈剂量依赖性。靳胜等研究表明,姜黄素可能作为对白血病HL60/ADR以及MCF-7/ADR多药耐药(MDR)的逆转剂应用于MDR逆转。梁虹等研究表明,马钱子碱能部分逆转K562/A02细胞的耐药性,其作用机制可能与下调K1562/A02细胞多药耐药MDR1 mRNA的表述,导致细胞膜上P-糖蛋白(P-gp)的表达量减少、化疗药物从细胞内溢出减少有关。

2. 肺癌耐药

季旭明等研究表明,温下方(人参、大黄、附子、当归)含药血清能降低肺腺癌耐药细胞内谷胱苷肽(GSH)、谷胱苷肽转移酶-π(GST-π)及顺铂(DDP)含量的表达,提高耐药细胞内铂含量,从而增强耐药细胞对顺铂(DDP)的敏感性而逆转耐药。何欣等用体外培养的方法建立耐阿霉素(ADM)Lewis肺癌细胞株,皮下注射复制肿瘤获得性多药耐药模型,分组给予化疗药环磷酰胺(CTX)及丹参酮ⅡA 4周,结果丹参酮ⅡA能显著提高CTX的抑瘤率及肿瘤细胞凋亡,降低P-糖蛋白(P-gp)和TOPOⅡ表达。农丽等研究表明,吴茱萸碱可以通过抑制人肺腺癌耐药株A549/DDP细胞的pIKB-α的蛋白磷酸化,阻断NF-κB信号通路,促进细胞凋亡,抑制细胞增殖,增加耐药细胞对DDP的敏感性。

3. 胃肠道肿瘤耐药

孔令春等研究结果表明,至真方(黄芪、女贞子、薏苡仁、制香附、穿山甲、野葡萄藤等)含药血清对人大肠癌多药耐药HCT-8/VCR细胞生长有明显增殖抑制作用,在一定条件下呈时间、浓度依赖性,并可诱导HCT-8/VCR细胞凋亡,其机制可能与凋亡效应蛋白Caspase-3活性升高有关。许建华等研究表明,肠胃清(生黄芪、生白术、八月札、野葡萄藤、藤梨根等)可通过影响结肠癌耐药细胞YB-1的核移位、降低多药耐药MDR1/P-糖蛋白(P-gp)的表达,逆转结肠癌细胞的耐药。伍奕等研究表明,黄连素能够提升结肠癌细胞对化疗药物的敏感性,且这种机制可以通过抑制P-糖蛋白(P-gp)的表达而实现降低药物的外排。

4. 其他肿瘤耐药

朴丽花等研究表明,人参皂甙Rh2可以有效逆转乳腺癌细胞耐药细胞系MCF7/ADM的耐药性。刘瑞娟等研究表明,逆转胶囊(黄芪、茯苓、薏苡仁、莪术、浙贝母、天花粉)含药血清能显著抑制人乳腺癌耐药株MCF-7/ADR细胞P-gp表达,并有耐药逆转作用。邹珊珊等通过研究人乳腺癌MCF-7和MCF-7/DOX耐药细胞,以及人口腔上皮癌KB和KBV200耐药细胞,发现紫龙金(白英、龙葵、黄芪、当归等)抑制耐药细胞增殖,没有交叉耐药性;其抑制作用与诱导耐药细胞凋亡以及降低P-糖蛋白(P-gp)表达有关。王洪鹏等研究表明,无毒浓度的天然药物茶多酚和粉防己碱分别与抗肿瘤药物联合应用能提高药物对鼻咽癌耐药细胞株的增殖抑制率,降低药物的 IC_{50}。

(许亚梅)

[附] 参 考 文 献

A

艾孜孜·萨迪尔.中西医结合治疗宫颈癌60例临床疗效观察[J].中国当代医药,2010,17(6):94

B

鲍晋,张秦,竺顺斌.癌性胸水辨治[J].山东中医杂志,2010,29(4):282

C

曹月娇,包素珍,翟海龙.扶正固本类药物抗肿瘤转移作用机制的研究进展[J].浙江中医杂志,2010,45(2):150

陈必新,唐万和,王杨,等.央芪汤对胃癌细胞凋亡影响的实验研究[J].现代中西医结合杂志,2010,19(3):272

陈菊,孙叙敏,李冬云,等.复方浙贝颗粒联合阿霉素对 P388 移植瘤 p53 基因表达影响[J].医学研究杂志,2010,39(3):32

陈菊,田邵丹,侯丽,等.复方浙贝颗粒对阿霉素导致肿瘤模型小鼠心肝肾检测指标影响的研究[J].中国医学创新,2010,7(2):1

陈四明,蒋益兰,谢辉.中西医结合治疗恶性胸腔积液36例[J].湖南中医杂志,2010,26(4):60

陈婉玲,李宇清,骆佩怡,等.桂枝茯苓丸对人宫颈癌荷瘤小鼠免疫调节机制的实验研究[J].实用中医内科杂志,2010,26(6):27

陈信义,王婧,张雅月,等.西黄丸药效学研究及治疗肿瘤特点分析[J].中华中医药杂志,2010,25(3):409

陈旭民.岩舒注射液治疗恶性胸腔积液28例[J].江西中医药,2010,41(1):41

程燕,李华年,刘兰芳,等.顺铂联合香菇多糖治疗恶性胸腔积液疗效观察[J].现代中西医结合杂志,2010,19(15):1829

迟惠昌,赵文硕,杨中,等.益气活血中药配合 FOLFOX4 方案治疗晚期胃癌的近期疗效观察[J].中国临床研究,2010,11(2):77

F

范宏宇.苓桂术甘汤合十枣汤治疗老年恶性胸腔积液28例[J].河南中医,2010,30(10):997

冯青,蔡正凤.康艾注射液联合顺铂治疗恶性胸腔积液[J].中国民族民间医药,2010,19(9):25

G

高辉,丁鑫,魏东,等.归脾汤加味防治进展期胃癌化疗所致毒副反应的研究[J].2010,19(21):2605

高蕾,姚宇红,马武开,等.解毒化瘀含药血清抗白血病多药耐药细胞株 K562/A 及 HL-60/A 的体外实验研究[J].贵阳中医学院学报,2010,32(3):61

高珊,杨国旺,富琦,等.鸡血藤黄酮类有效部位 SSCE 对人肺腺癌细胞 A549 细胞周期调控的分子机制[J].中国中医基础医学杂志,2010,16(3):247

葛云亮.艾迪注射液联合 MF/CF 方案治疗晚期胃癌临床观察[J].中国民族民间医药,2010,19(10):31

桂牧微,魏品康,陆烨,等.消痰散结方药物血清对人胃癌 MKN-45 细胞增殖和凋亡的影响[J].中西医结合学报,2010,8(3):250

郭青戈,郭勇,姚庆华.中西医结合个体化治疗晚期非小细胞肺癌探讨[J].浙江中医杂志,2010,45(9):681

郭晓燕,张甉勇,鹿振辉.晚期非小细胞肺癌中医证候要素分布规律的研究[J].时珍国医国药,2010,21(9):2410

H

何欣,曾柏荣,刘华.丹参酮ⅡA 对小鼠 Lewis 肺癌获得性多药耐药及相关酶系影响的实验研究[J].中医药导报,2010,16(9):89

胡淑霞.不同剂量白花蛇舌草注射液5-FU 腹腔灌注治疗恶性腹水68例总结[J].湖南中医杂志,2010,26(1):9

胡玉娜,赵晓艳,倪振华,等.加味六君子汤含药血清对胃癌细胞 BGC-823 增殖和凋亡的影响[J].浙江中西医结合杂志,2010,20(4):205

胡云,吴效科,侯丽辉.土荆皮酸诱导宫颈癌细胞系 HeLa 凋亡的实验研究[J].中国中西医结合杂志,2010,30(7):720

黄修燕,黄自丽,汤钊猷,等.中药复方松友饮抑制姑息性肝切除术后残癌生长和转移的实验研究[J].中华中医药杂志,2010,25(12):1988

黄燕芬,董改霞,柴慧,等.桂枝茯苓胶囊对体外人宫颈癌 Hela 细胞抑制作用及机理研究[J].中华中医药学刊,2010,28(4):774

黄振步,黄兆明,陈光群,等.黄芪桂枝五物汤熏洗防治奥沙利铂外周神经毒性的临床研究[J].上海中医药杂志,2010,44(5):40

黄智芬,刘俊波,黄常江,等.黄芪注射液配合西药治疗肿瘤化疗后血小板减少症30例[J].中国中医药科技,2010,17(1):21

J

季旭明,江涛,欧阳兵,等.温下方含药血清对肺腺癌耐药细胞内GSH、GST-π的影响[J].山东中医药大学学报,2010,34(1):67

贾玫,张文征,董青.微波热疗治疗癌性疼痛50例临床观察[J].中国当代医药,2010,17(4):71

贾勇士,林白桦,吴树强.艾迪注射液联合放疗治疗非小细胞肺癌疗效研究[J].中华中医药学刊,2010,28(7):1556

靳胜,陈书恩,张曼,等.姜黄素逆转HL60/ADR及MCF-7/ADR的多药耐药研究[J].重庆医学,2010,39(1):21

K

孔令春,陈志霞,孙玉舫,等.至真方对人大肠癌多药耐药细胞株HCT-8/VCR的增殖抑制及凋亡诱导作用[J].世界中医药,2010,5(4):285

L

李冬云,李万辉,朱国庆,等.芪龙颗粒治疗难治性血小板减少性紫癜临床研究实施管理体会[J].中医药管理杂志,2010,18(6):496

李冬云,郑智,侯丽,等.复方浙贝颗粒联合阿霉素对K562/A02移植瘤细胞膜转运蛋白表达的影响[J].中国实验血液学杂志,2010,18(1):45

李胡斌,胡芝.榄香烯乳联合三维适形放疗治疗复发性宫颈癌疗效观察[J].中华中医药学刊,2010,28(4):894

李杰,林洪生,张培彤.中医个体化治疗中晚期恶性肿瘤的病案分析[J].癌症进展,2010,8(3):219

李晶,李娜,刘亚娴,等.启膈方对人胃癌MGC细胞增殖、运动能力及分泌MMP-2、MMP-9酶活性的影响[J].中国中医药信息杂志,2010,17(6):36

李荣辉,王玉,郑丽红,等.树舌多糖抑制胃癌MGC-803细胞增殖及对EGFR表达的影响[J].时珍国医国药,2010,21(3):582

李小江,贾英杰,孙一予,等.活血化瘀法治疗恶性腹水探析[J].光明中医,2010,25(3):412

李秀丽,杨志杰.中医体质学与肿瘤的相关研究[J].世界中医药,2010,5(4):238

李湧健.扶正治癌重在顾护胃气[J].中医杂志,2010,51(s1):33

李瑜英.香菇多糖注射液联合化疗治疗胃癌36例[J].陕西中医,2010,31(1):12

梁虹,茆俊卿,张育.马钱子碱对白血病K562/A02细胞多药耐药性的逆转作用[J].肿瘤防治研究,2010,37(7):739

刘瑞娟,孙长岗,唐世锋,等.逆转胶囊含药血清对人乳腺癌耐药株MCF-7/ADR细胞P-gp蛋白表达的影响[J].实用癌症杂志,2010,25(1):20

刘同祥,张少娟,艾浩,等.大豆胰蛋白酶抑制剂抑制肺癌PG细胞生长及诱导细胞凋亡的研究[J].时珍国医国药,2010,21(9):2180

刘轩,李红艳,夏启胜,等.平肺口服液抑制肺成纤维细胞生长和诱导凋亡[J].中药新药与临床药理,2010,21(2):127

芦殿荣,白桦,李冬云,等."十一五"白血病课题组培训及其管理[J].中医药管理杂志,2010,18(3):220

吕宇克,赵磊,方晓芬.周维顺治疗恶性胸水经验撷要[J].山西中医,2010,26(9):4

M

马纯政,周世繁,赵丽娜,等.加味十枣汤联合胸腔化疗治疗恶性胸腔积液33例[J].中医杂志,2010,51(5):436

马薇,何沂,李冬云,等.复方浙贝颗粒配方辅助化疗提高难治性急性白血病证候疗效观察[J].世界中西医结合杂志,2010,5(3):217

N

农丽,伍钢,戴晓芳,等.吴茱萸碱逆转人肺癌细胞株A549/DDP耐药机理的实验研究[J].临床肿瘤学杂志,2010,15(6):487

P

彭卫卫,贾英杰.NP方案联合解毒祛瘀法治疗中晚期非小细胞肺癌的临床观察[J].辽宁中医杂志,2010,37(7):1303

朴炳奎.肿瘤的中医个体化治疗[J].癌症进展,2010,8(3):207

朴丽花,韩春姬,金元哲,等.人参皂甙Rh2对耐药乳腺癌细胞P-糖蛋白和基质金属蛋白酶及其诱导物表达的影响[J].临床与实验病理学杂志,2010,26(4):471

Q

屈小元,杨成祖.扶脾化瘤饮治疗脾胃虚弱型中晚期胃癌32例[J].陕西中医,2010,31(1):9

R

闫安,张梅,李平.非小细胞肺癌的中医证候研究[J].

中医药临床杂志,2010,22(5):384

S

石惠燕,田义洲,黄立萍,等.鸦胆子油乳经胸、腹腔灌注治恶性胸、腹腔积液54例[J].江西中医药,2010,41(3):45

舒鹏.参芪健胃汤对中晚期胃癌血清VEGF-C表达的临床研究[J].陕西中医,2010,31(9):1110

孙大志,刘龙,矫健鹏,等.767例胃癌中医证候特点及不同证候构成[J].中西医结合学报,2010,8(4):333

T

谭祥华,黄秀深,植品隆,等.青羧汤对Lewis肺癌小鼠MMP9、Ang-Ⅱ、EGF、微血管密度的影响[J].长春中医药大学学报,2010,26(1):14

田劭丹,董青,侯丽,等.新加良附方对移植性人胃癌细胞Bax/Bcl-2表达影响[J].中国医药指南,2010,8(9):57

田甜,张培彤,刘永衡,等.苏木对C57BL/6荷瘤小鼠骨髓CK18、CK19表达影响的实验研究[J].北京中医药,2010,29(3):222

田甜,张培彤.肺癌证候研究方法现状及展望[J].中国中医药信息杂志,2010,17(4):105

W

汪宁宁.复方丹参注射液加CF方案治疗恶性胸腔积液30例[J].中国中医药科技,2010,17(3):266

王洪鹏,叶琳,王驰,等.茶多酚和粉防己碱联合抗肿瘤药物对鼻咽癌耐药细胞株HNE-1(200)增殖的抑制作用[J].中国中医急症,2010,19(1):102

王立芳,徐振晔,金长娟,等.中医药分阶段结合化疗治疗晚期肺腺癌临床研究[J].上海中医药杂志,2010,44(6):41

王淑丽,张玉,李策.中药灌肠对宫颈癌根治术后尿潴留的疗效观察[J].贵阳中医学院学报,2010,32(2):56

王嵩,张世界,李琼,等.磁共振扩散加权成像在肝癌辨证分型中的应用研究[J].上海中医药杂志,2010,44(1):11

王为民,李成发,姚荣杰.华蟾素注射液联合化疗治疗晚期胃癌临床观察[J].中医临床杂志,2010,22(4):314

温雅,毕垒,张义彪,等.丹参水提液对肺癌A549细胞增殖的抑制作用[J].中医药导报,2010,16(1):3

吴乾.复方苦参注射液联合香菇多糖治疗恶性胸腔积液临床观察[J].中国中医药现代远程教育,2010,8(16):159

吴乾.复方苦参注射液联合香菇多糖治疗肿瘤晚期胸腔积液50例[J].中医杂志,2010,51(9):822

吴琼,王炎,周利红,等.健脾解毒方治疗裸鼠胃癌及其诱导胃癌细胞凋亡的研究[J].山西中医学院学报,2010,11(3):12

吴玉生,赵媛媛,曹洋等.金福安汤治疗中晚期非小细胞肺癌的临床研究[J].中成药,2010,32(4):547

伍奕,曾勇,梁松岳.黄连素逆转结肠癌细胞株HCT-8/VCR多药耐药及其与P-gp功能变化相关性的探索性研究[J].中国医药指南,2010,8(21):18

X

夏建福,姚建高,董千铜,等.参麦注射液对胃癌患者术后营养和免疫的影响[J].中国中西医结合外科杂志,2010,16(3):280

肖敏伟,王雨,王晓东.中药治疗头颈部肿瘤放疗后口干症的疗效观察[J].中华中医药杂志,2010,25(2):300

谢长生,王东建,潘磊,等.561例肺癌中医证型与TNM分期及病理类型的相关性探索[J].浙江中医杂志,2010,45(6):398

谢炜丽,郭勇,杨维泓,等.康莱特联合参麦注射液对NSCLC患者化疗前后免疫功能的影响[J].浙江中西医结合杂志,2010,20(4):220

熊绍权,周岱翰,林丽珠.鹤蟾片诱导人肺腺癌A549细胞凋亡的实验研究[J].中国中西医结合杂志,2010,30(6):608

熊伟.参芪扶正注射液配合DCF化疗治疗进展期胃癌疗效观察[J].光明中医,2010,25(4):635

许建华,邓皖利,范忠泽,等.肠胃清对长春新碱诱导的人结肠癌耐药细胞株Y盒结合蛋白核移位及P-糖蛋白表达的影响[J].中国中西医结合杂志,2010,30(7):743

Y

杨必安,遆保忠.四种中医体质偏颇与肿瘤筛查及其康复的关联性研究[J].中医杂志,2010,51(s2):169

杨旭东,张杰,刘洪凤.白毛藤诱导人胃癌BGC-823细胞凋亡作用及其机制研究[J].长春中医药大学学报,2010,26(4):572

叶鸿,周陈华,陈华津.参芪扶正注射液对宫颈癌术后放疗患者免疫功能影响[J].海峡药学,2010,22(7):138

Z

张锋利,崔亚云.中药口服加灌肠治疗宫颈癌急性放射性直肠炎的临床观察[J].辽宁中医杂志,2010,37(9):1750

张凤宇.中药联合胸腔内置管腔内化疗治疗恶性胸腔积液20例[J].中国中医急症,2010,19(4):685

张俊萍,田菲.热疗联合香菇多糖治疗恶性胸腔积液20例[J].现代中西医结合杂志,2010,19(27):3490

张培彤,朴炳奎.应建立中西医互补的恶性肿瘤个体化治疗体系[J].癌症进展,2010,8(3):209

张培影,徐侠,刘凌,等.自制补清方方剂"熏洗1号"对Ⅰa～Ⅱb期子宫颈癌合并HR-HPV感染放疗后的临床干预研究[J].中国医药指南,2010,8(2):5

张燕,杨晓仪,匡忠生,等.肉桂酸锗不同剂量组诱导小鼠子宫颈癌($U_1 4$)细胞凋亡的实验研究[J].临床与实验病理学杂志,2010,26(4):467

赵早云.毛冬青甲素对白血病细胞K562/AO2多药耐药蛋白P-170的影响[J].光明中医,2010,25(7):1165

郑智,李冬云,陈菊,等.复方浙贝颗粒联合阿霉素对K562/A02移植瘤抑瘤率影响研究[J].当代医学,2010,16(1):5

郑智,李冬云,陈信义.复方浙贝药物血清影响K562/A02细胞积聚外排功能和细胞凋亡研究[J].中国中西医结合杂志,2010,30(2):167

钟璐,蒋秋燕.墓头回提取液对荷$U_1 4$宫颈癌小鼠血清VEGF的影响[J].辽宁中医药大学学报,2010,12(4):84

周禄荣,张宁苏.加味五苓散治疗恶性腹水70例临床观察[J].实用中医内科杂志,2010,26(6):70

朱莹,袁伟建,张晓江,等.加味三物白散方治疗进展期胃癌临床研究[J].中国中医急症,2010,19(4):578

邹珊珊,徐榕,何琪杨.复方中药紫龙金克服肿瘤细胞多药耐药性的机制[J].中国中西医结合杂志,2010,30(6):601

（四）内 科

【概述】

2010年公开发表的中医药治疗内科疾病的论文共9400余篇。其中消化系统约占22.0%，循环系统约占19.0%，神经系统约占14.2%，新陈代谢约占13.8%，泌尿系统约占8.8%，呼吸系统约占8.4%；其余依次为精神系统、结缔组织免疫系统、血液系统、内分泌系统、中医急症等。内容涵盖了中医临床研究、中西医结合治疗与研究，实验研究及专家经验总结等。

1. 中医急症

文献近60篇，约占内科文献的0.6%，其中休克、高热约占45.8%。

醒脑静、参附、生脉、清开灵、血必净、痰热清等注射液广泛应用于颅脑损伤高热昏迷、凝血功能障碍、脓毒症、感染性高热、脑出血后高热昏迷等危重急症的治疗。下法多应用于胃肠功能衰竭、多器官功能障碍等疾病的急救，疗效显著。刘英杰等研究表明，大承气汤可显著改善脓毒症患者凝血酶原时间、TT、凝血活酶时间的延长和Fg、Plt数量的减少，对凝血功能有保护作用；解毒化瘀方（麝香、郁金、冰片、地龙、土鳖虫、生大黄等）可通过增加蛋白C（PC）基因表达、提高血浆PC活性达到治疗脓毒症的目的；血必净注射液（川芎、赤芍药、丹参、红花、当归等）可对抗多脏器功能障碍综合征炎性介质的表达，有效防治脓毒症及改善预后。徐叶惠以止血、抗感染、禁食、胃肠减压、营养支持治疗腹腔内高压患者33例为对照组，观察组34例加用生大黄保留灌肠配合芒硝外敷腹部，结果与对照组比较，观察组24 h、48 h、72 h的腹腔内压力值明显下降（$P<0.05$，$P<0.01$）。

韩云等总结刘伟胜运用通里攻下法治疗急性呼吸衰竭，认为其属于中医"暴喘"范畴，治当祛邪清热为要，兼以宣肺化痰平喘。可根据"肺与大肠相表里"理论，适当通里攻下使邪有外泻之机，使热邪随之而下，肺气因之而降，并制定黄鱼承气汤（大黄、枳实、厚朴、芒硝、黄芩、鱼腥草）辨证加减治疗。

2. 呼吸系统

文献共880余篇，其中外感发热、咳嗽约占53.0%，慢性阻塞性肺炎约占20.0%，支气管炎、哮喘、肺炎等约占16.4%，支气管扩张、肺纤维化疾病等约占11.6%。

沈艳莉等用清（麻杏石甘汤、白虎汤）、解（小柴胡汤）、透（银翘散）三法并用治疗外感发热30例，研究其"即刻退热"的疗效。对照组20例予泰诺林。结果两组用药后4 h内体温均值无差异（$P>0.05$），而6、12、24 h时段治疗组体温均值较对照组下降更低（$P<0.01$）。慢性脓胸、呼吸衰竭、阻塞性睡眠呼吸暂停低通气综合征等病证亦有研究。李建生探讨慢性呼吸衰竭的临床特点，认为其病机为本虚标实、虚实间杂，本虚多为肺、心、肾虚损，邪实多为痰、热（火）、瘀血等。提出其常见证候为虚证类（心肺气虚证、肺肾气虚证）、实证类（痰热壅肺证、痰湿壅肺证、兼血瘀证）、危重变证类（痰蒙神窍证、正虚喘脱）。归纳了各证临床特征及辨证治疗规律。冯志清等对80例慢性脓胸患者用抗生素结合外科手术行胸膜纤维板剥脱术、胸膜肺切除术等西医治疗，术后3 d配合服用千金苇茎汤加味（芦根、薏苡仁、桃仁、冬瓜仁、桔梗、鱼腥草等），经治20~45 d，治愈率为86.3%（69/80）。

慢性阻塞性肺炎，社区获得性肺炎及支气管哮喘的研究详见专条。

3. 循环系统

文献共1790余篇，以冠心病等常见心血管疾病为主，其中冠心病约占36.2%、高血压约占16.9%、心力衰竭约占15.9%、心律失常约占11.3%，其余依次为动脉粥样硬化、肺源性心脏病、病毒性心肌炎、心肌梗死、心脏神经官能症、心肌缺血、风湿性心脏病、心脏低电压等。肺源性心脏病、病毒性心肌炎的治疗多为中西医结合。除临床治疗与研究外，另有对于中药作用机理的实验研究，中医证候的研究等。

饶向荣等收集60例动脉粥样硬化性肾动脉

狭窄（ARAS）患者的临床一般资料（年龄、身高、体重、血压等），进行虚损、邪实辨证及证候评分。结果发现，ARAS 患者虚损证以脾肾气虚最为多见，邪实则为多湿多瘀；虚损证积分与邪实证积分之间呈正相关关系。张楠等以吸氧、高压氧、降颅压、促进脑细胞代谢药物等常规治疗一氧化碳中毒所致心肌损伤的患者 32 例为对照组，治疗组 36 例加用丹红注射液（丹参、红花的提取物）静脉注射。结果治疗组出现心律失常 3 次以上的天数为 (3.2 ± 1.6) d，对照组为 (5.4 ± 1.8) d，组间比较，$P<0.05$；第 7 d 心电图检查，治疗组 ST-T 异常为 2 例，对照组为 8 例，组间比较，$P<0.05$。杨传华等探讨病理性低血压的证治规律，提出心脾气虚是其重要病机，损阳、耗血、伤津、气陷和血瘀是其病机转归。拟定参芪定眩胶囊（人参、黄芪、五味子、当归、升麻、桔梗等）治疗，以补益心脾固本，温阳、滋阴、养血、升举清阳、行血通脉治标。

张方方等介绍朱明军治疗阵发性房颤经验，认为其病位在心、肝、脾、肾，气阴两虚为本虚，痰浊、瘀血为标实，分别从心气亏虚、气阴两虚、心脾两虚等辨证治疗，并辅以安神之法。

肺源性心脏病、高血压病、动脉粥样硬化、病毒性心肌炎、心肌梗死、心力衰竭等的治疗与研究详见专条。

4. 消化系统

文献共 2 070 余篇，消化性溃疡约占 21.9%、肠易激综合征约占 20.9%、慢性萎缩性胃炎约占 17.8%、脂肪肝约占 10.8%、肝纤维化约占 10.8%、功能性消化不良约占 8.4%、便秘约占 8.1%，其余依次为非酒精性脂肪肝、胆汁反流性胃炎、幽门螺杆菌、肝硬化腹水、慢性萎缩性胃炎伴癌前变、药物性肝损等。反流性食管炎、肝硬化腹水的治疗多为中西医结合。

石伟超等分析嗜酸细胞性胃肠炎的临床特征与半夏泻心汤类方（半夏泻心汤、生姜泻心汤、甘草泻心汤）方证的相关性，认为其均呕、利、痞满并见；两者均可累及食管至直肠各段，影响食管与胃时出现恶心、呕吐、厌食，累及肠道出现腹泻。邓嫦等将功能性消化不良（FD）患者分为健脾疏肝消滞散（红参须、白术、黄芪、柴胡、白芍药、茯苓）治疗组与吗丁啉对照组各 40 例。经治 4 周，总有效率分别为 92.5%（37/40）、85.0%（34/40），组间比较，$P>0.05$；愈显率分别为 60.0%（24/40）、35.0%（14/40），组间比较，$P<0.05$。

实验研究方面，喻玉等通过先喂饲添加大黄粉的普通软饲料致泻，后喂饲普通软饲料建立慢传输型便秘（STC）模型大鼠，分组灌胃给药 2 周。结果与模型组比较，通便胶囊（白术、苍术、枳实、肉苁蓉等）中、高剂量组鼠血浆 P 物质、胃动素水平明显升高，NO 水平明显降低（均 $P<0.01$）。提示通便胶囊具有促进 STC 大鼠结肠蠕动、增加结肠动力的作用，其作用机制可能与调节胃肠激素水平有关。

刘静生等总结刘学勤治疗肝硬化腹水经验，认为肝硬化必然出现气血同病，肺脾肾多脏受牵连。治疗原则以通为补，通补相益，并始终贯穿应用活血通络。进行分段施治，祛水阶段、疏肝阶段、扶正阶段分别选用祛水丸（醋三棱、蓬莪术、木香、煨甘遂、制大戟、生大黄等）、疏肝健脾丸（制鳖甲、丹参、川芎、当归、茵陈、生栀子等）、肝肾调补丸（全当归、炒白芍药、熟地黄、生山药、山茱萸、牡丹皮等）加减治疗；每个阶段又可根据具体病情分湿热蕴结、脾虚湿困、肾气虚衰、气滞血瘀 4 证进行辨证治疗。

溃疡性结肠炎、萎缩性胃炎伴癌前病变、肠易激综合征、非酒精性脂肪肝、肝纤维化、肝损伤等的治疗与研究详见专条。

5. 泌尿系统

文献共 830 余篇，其中急慢性肾炎约占 20.7%，血尿、IgA 肾病约占 20.1%，尿路感染 16.3%，泌尿结石约占 8.5%，其余依次为肾病综合征、急性肾炎、慢性肾衰竭、高尿酸血症肾病等。泌尿系统结石的治疗多为中西医结合。

因痛风发病率上升，痛风性肾病也相应增多。高曼琳等将痛风性肾病患者分为益肾清利和络方（生黄芪、太子参、土茯苓、萆薢、百合、桃仁等）治疗组与别嘌呤醇对照组。经治 12 周，总有效率分别为 87.5%（28/32）、65.6%（21/32）。组间比较，$P<0.05$。

慢性肾衰竭、IgA 肾病的治疗与研究详见专条。

6. 血液系统

文献共 160 余篇，其中过敏性紫癜、血小板减少性紫癜约占 54.3%，贫血、再生障碍性贫血约占 32.5%，骨髓增生异常综合征约占 10.0%。

赵早云对原发性血小板减少性紫癜患者100例予泼尼松治疗作为对照组，治疗组50例在此基础上加用化斑汤（石膏、知母、玄参、白粳米、麦冬、生地黄等）加减治疗。经治3~6个月，治疗组总有效率为88.0%（44/50），对照组为40.0%（20/50），组间比较，$P<0.05$。

再生障碍性贫血、特发性血小板减少性紫癜的治疗与研究详见专条。

7. 内分泌系统

文献共90余篇，其中甲减约占50.0%、甲亢约占34.4%、肥胖约占26.7%；其余依次为单纯性甲状腺肿大、甲状腺炎、水肿等。

毕桂芝等将肥胖或超重者分为辛香疏络胶囊（桃仁、三七等）治疗组与安慰剂对照组。经治12周，总有效率分别为81.6%（40/49）、43.8%（21/48），组间比较，$P<0.01$。与对照组比较，治疗组体重、体重指数、腰围及腰臀比均显著下降（$P<0.05$或$P<0.01$）。高卫卫等运用温阳化痰法（鹿角片、熟地黄、干姜、白芥子、肉桂、夏枯草等）治疗桥本甲状腺炎60例。经治12周，总有效率为91.7%（55/60）。血清TSH、TG、TM治疗后有显著性降低，同时血清TT_4水平升高。

甲状腺肿大的治疗详见专条。

8. 新陈代谢系统

文献约1 240余篇，其中糖尿病约占29.3%、糖尿病肾病约占21.5%；其余依次为糖尿病周围神经病变、糖尿病胃轻瘫、高脂血症、痛风性关节炎、代谢综合征等。

玉山江·艾克木等将60例高尿酸血症合并糖尿病患者予常规西医降糖药物及胰岛素治疗，其中治疗组30例在此基础上加用祛湿化瘀通络方（薏苡仁、土茯苓、鸡血藤、泽泻、秦皮、牛膝等）。经治90 d，治疗组总有效率为93.3%（28/30），对照组为23.3%（7/30），组间比较，$P<0.01$。

糖尿病、糖尿病肾病、代谢综合征的治疗与研究详见专条。

9. 神经系统

文献共1 270余篇，其中脑梗死等急性脑血管病约占55.8%，其余依次为中风后遗症、头痛、面神经麻痹、面神经炎、眩晕、帕金森病、癫痫等。

吕奇玮等以血塞通注射液静脉滴注治疗中风后遗症（均伴有肢体运动障碍）风痰瘀阻证患者39例为对照组，治疗组46例在此基础上加用平肝化痰通络（天麻、钩藤、半夏、石菖蒲、白僵蚕、地龙等）。经治15 d，治疗组显效率为71.7%（33/46），对照组为51.3%（20/39），组间比较，$P<0.05$；治疗后两组神经功能缺损评分、血液流变学指标均下降（$P<0.05$，$P<0.01$），以治疗组更为显著。

缺血性中风、脑卒中、帕金森病的治疗与研究详见专条。

10. 结缔组织免疫性系统

文献310余篇，类风湿关节炎约占50.1%、强直性脊柱炎约占17.8%，其余依次为风湿性关节炎、系统性红斑狼疮、重症肌无力等。

高曼琳探讨了强直性脊柱炎的中医药治疗思路和方法：① 辨清病位病理，强调补肾提督；② 辨证论治，宏观调整阴阳；③ 化痰祛瘀，贯穿治疗始终；④ 选用特色药物，常加用青风藤、雷公藤、老鹳草等；⑤ 多途径给药，如药袋热敷法、中药离子导入法、外敷法、外洗法、督灸法等。于健宁等提出从肺论治来防治系统性红斑狼疮（SLE）治疗过程中感染的发生，SLE活动期热毒内盛，乃因实而致肺卫受损。由于热毒内伏从而使阴血耗伤，又多见肺之气阴耗伤，乃因虚而伤肺。故治肺固表是其重要治则，着重于润肺燥，固肌表。

类风湿关节炎的治疗与研究详见专条。

11. 精神系统

文献750余篇，失眠约占22.9%、痴呆约占21.2%、抑郁症约占20.5%。

肖佐才等将高考前焦虑症患者分为参芪五味子片（党参、黄芪、五味子、酸枣仁）治疗组113例与阿普唑仑对照组114例，疗程均为6周。两组均于治疗前及治疗后第1、2、3、4、6周末采用汉密尔顿焦虑量表（HAMA）、临床总体印象量表（CGI）、焦虑自评量表（SAS）评定临床疗效，同时观察不良反应。结果治疗2、4、6周后，两组患者HAMA积分、CGI积分、SAS积分均有显著下降，第6周时治疗组HAMA、SAS积分明显低于对照组（均$P<0.01$）。治疗组仅1例出现恶心，对照组不良反应57例。提示参芪五味子片比阿普唑仑作用持久，参芪五味子片尚未发现明显不良反应。

失眠、血管性痴呆的治疗与研究详见专条。

（马贵同　张玉萍）

【社区获得性肺炎的治疗及实验研究】

梁卫以青霉素静脉注射治疗肺炎球菌肺炎患者为对照组，治疗组加用龙胆泻肝汤加减。经治2周，治疗组总有效率为94.0%（47/50），对照组为69.3%（56/65），组间比较，$P<0.05$。易桂生以阿奇霉素静脉滴注治疗社区获得性肺炎患者为对照组，治疗组在此基础上加服清肺解毒汤（金银花、连翘、胆南星、法半夏等）。经治10 d，治疗组总有效率为95.0%（19/20），对照组为80.0%（16/20），组间比较，$P<0.05$。两组治疗后血白细胞总数及中性粒细胞均下降（均$P<0.01$），以治疗组更为显著（$P<0.01$）。叶尚和对82例老年社区获得性肺炎患者均予对症治疗，治疗组加用清肺化瘀汤（制麻黄、炒杏仁、川贝母、黄芩、川芎、赤芍药等），对照组加用罗氏芬静脉滴注，另设健康组。经治7 d，总有效率分别为92.5%（37/40）、85.7%（36/42），组间比较，$P<0.05$。两组治疗前IL-6、TNF-α均高于健康组，IL-10低于健康组（均$P<0.01$）。治疗后两组IL-6、TNF-α均明显降低（$P<0.01$），治疗组IL-10明显提高，与对照组比较，$P<0.01$。清肺化瘀汤对老年社区获得性肺炎患者的细胞因子有明显的调节作用。孙静对30例痰热腑实型社区获得性肺炎患者予常规治疗作为对照组，治疗组30例加用中药（大黄、枳实、厚朴、瓜蒌、红花）保留灌肠。治疗3 d时，两组症状除咳嗽外积分较治疗前均有下降（均$P<0.05$）；治疗组发热、便秘、腹胀、纳呆、胸闷积分的下降优于对照组（均$P<0.05$）。治疗7 d时，治疗组喘息、咯痰、便秘、发热、腹胀、纳呆、胸闷积分下降大于对照组（均$P<0.05$）。治疗组住院时间为10～21 d，平均（15.7±3.4）d；对照组14～31 d，平均（22.2±3.8）d。肖四飞等将呼吸道合胞病毒肺炎痰热蕴肺证患者分为两组，治疗组予抗病毒颗粒（金银花、连翘、黄芩、鱼腥草、炙麻黄、丹参等）口服联合三氮唑核苷静脉滴注，对照组单纯予三氮唑核苷静脉滴注。经治7 d，总有效率分别为83.3%（25/30）、46.7%（14/30），组间比较，$P<0.05$。申明月将老年社区获得性肺炎患者予头孢哌酮、他唑巴坦抗感染及吸氧、化痰、解痉、平喘等基础治疗作为对照组，治疗组加用痰热清注射液（黄芩、熊胆粉、山羊角、金银花、连翘）。经治14 d，治疗组总有效率为94.1%（32/34），对照组为82.4%（28/34），组间比较，$P<0.05$。

实验研究方面，梅雪等以气管插管法，加风热干预制备痰热证肺炎模型大鼠，分组灌胃，11 d后检测结果显示，与模型组相比，毒素清（人参、瓜蒌、麦冬、生地黄、鱼腥草、白头翁等）组、阳性对照组（由清金化痰汤与桑白皮汤组成）肺组织p-JAK2、p-STAT1、p-STAT3蛋白表达明显减弱（均$P<0.01$），细胞信号转导抑制蛋白3（SOCS3）及其mRNA表达明显增强（均$P<0.01$）；毒素清组肺组织p-JAK2、p-STAT1、p-STAT3蛋白表达较阳性对照组显著减弱（$P<0.05$）。研究提示，Janus激酶/信号转导和转录激活因子（JAK/STAT）信号转导通路参与了肺炎痰热证肺组织的病理损伤过程；毒素清治疗肺炎痰热证的作用机制可能与上调SOCS3，阻断JAK/STAT信号通路，从而减少炎症因子的释放有关。

（方　泓）

【支气管哮喘的治疗及实验研究】

徐立然等用温养化痰方（黄芪、山茱萸、淫羊藿、姜半夏、款冬花、僵蚕等）治疗哮喘属肺肾气虚、寒痰内伏证患者60例，对急性发作者予适当对症治疗。结果治疗12周、24周后，患者证候积分有持续下降趋势，不同时间点之间有显著差异（均$P<0.01$）；血清免疫球蛋白E（IgE）、嗜酸性粒细胞阳离子蛋白（ECP）、白介素-4（IL-4）水平均有持续下降趋势，不同时间点之间有显著差异（均$P<0.01$）；血清干扰素γ（IFN-γ）水平有持续上升趋势，不同时间点之间有显著差异（均$P<0.01$）。石克华等用补肾平喘膏方（仙灵脾、巴戟天、何首乌、黄精、熟地黄、山茱萸等）随症加减治疗76例患者，经治60 d，患者证候评分下降，哮喘控制测试（ACT）评分上升，发作次数显著减少（均$P<0.01$）。服膏方3年以上患者治疗后ACT评分明显优于3年及以下组（$P<0.01$）。朱慧志等以西医常规治疗支气管哮喘慢性持续期寒哮证患者为对照组，治疗组在此基础上加用阳和平喘颗粒（麻黄、皂角、鹿角霜、淫羊藿、当归等）。经治4周，与对照组比较，治疗组第1秒用力呼气量（$FEV_{1.0}$）、峰流速值（PEF）、IFN-γ水平上升，血清IL-4水平下降（均$P<0.05$）。

张晓丹等将118例患者辨证为寒哮证、热哮证（发作期2组）、肺虚证、肾虚证、肺肾两虚证（缓解期3组），以及兼瘀血证、兼痰浊证和无兼证，检测各证型肺功能指标。结果显示,发作期 2 组与肺肾两虚组用力肺活量(FVC)、最大呼气中段流速(MMEF)低于肺虚组,发作期 2 组 $FEV_{1.0}$、PEF 低于肺虚组,热哮组 $FEV_{1.0}$ 低于缓解期 3 组(均 $P<0.05$)。兼痰浊证组 FVC、$FEV_{1.0}$、PEF、MMEF 均最低,与无兼证组比较,均 $P<0.05$。曹玉雪等将支气管哮喘慢性持续期患者分为寒痰证组、热痰证组、非寒痰热痰证组,设正常组对照。结果寒痰证组血及痰中嗜酸性粒细胞(EOS)均明显高于正常组、非寒痰热痰证组、热痰证组(均 $P<0.01$);热痰证组痰中性粒细胞(NEU)高于正常组、非寒痰热痰证组、寒痰证组(均 $P<0.05$);嗜酸性粒细胞阳离子蛋白(ECP)在寒痰证组中较正常组明显升高,各组间 IL-8 水平无显著差异($P>0.05$),寒痰证组 IL-4 水平高于非寒痰热痰证组($P<0.05$),IFN-γ/IL-4 值明显低于非寒痰热痰证组($P<0.01$)。提示哮喘寒痰证型的炎症特点部分表现为 EOS 升高,热痰证则表现为气道局部 NEU 升高。

实验研究方面,罗永峰等以鸡卵清蛋白(OVA)致敏后,连续 18 d 予 1% OVA 雾化吸入激发小鼠哮喘模型并分组,每次激发后 6 h,治疗组的小鼠分别接受雾化中药天龙咳喘灵(青天葵、款冬花、法半夏、熟附子、五味子等)水煎剂、雾化布地奈德(BUD)治疗,盐水对照组予雾化生理盐水,动态观察各组气道反应性及肺组织病理切片。结果,与盐水对照组比较,激发后 24 h,哮喘组气道反应性显著升高($P<0.01$),哮喘组与天龙咳喘灵治疗组比较无明显差异($P>0.01$),而 BUD 治疗组气道反应性增高幅度低于上述两组($P<0.01$)。激发后 96 h,天龙咳喘灵治疗组气道反应性下降,接近盐水对照组水平,BUD 治疗组出现反弹上升,显著高于盐水对照组及天龙咳喘灵治疗组(均 $P<0.01$)。肺组织病理切片显示哮喘组与 BUD 治疗组上皮下基底膜层增厚,α-平滑肌肌动蛋白(α-SMA)免疫染色增强,天龙咳喘灵治疗组气道上皮下未见明显改变,α-SMA 表达水平与盐水对照组无显著差别。提示天龙咳喘灵水煎剂能够有效防治哮喘小鼠的气道重构。刘仁慧等用 OVA 致敏、连续激发 3 周造模,于激发第 14 d 给药。结果,与模型组比较,淫羊藿女贞子配伍组支气管肺泡灌洗液(BALF)中内皮素(ET)、一氧化氮(NO)、诱导型一氧化氮合酶(iNOS)水平下降(均 $P<0.05$)。血及 BAFL 中原生型一氧化氮合酶(cNOS)水平上升,血清皮质酮(CORT)含量上升,肺组织糖皮质激素受体(GCR)的蛋白表达增强($P<0.01$ 或 $P<0.05$)。提示两者配伍后有影响 HPA 轴及增强 GCR 在肺组织的蛋白表达的作用,其治疗哮喘的作用机制与调节内源性 GC 有关。张旻等用卵蛋白致敏造成大鼠哮喘模型,分组给药干预 8 周。结果,与模型组比较,虫草高、低剂量组的 BALF 细胞总数、嗜酸粒细胞数均降低(均 $P<0.05$),并呈剂量相关性;虫草治疗组血清及 BALF 的 IL-4、IL-13 水平下降,IFN-γ 升高(均 $P<0.05$),并呈剂量相关性。提示一定剂量的虫草可通过上调 T 辅助细胞 1 相关细胞因子,下调 T 辅助细胞 2 相关细胞因子,减少嗜酸粒细胞等炎症细胞渗出,抑制哮喘的慢性气道炎症。

(严 理)

【慢性阻塞性肺疾病的临床与实验研究】

王至婉等对慢性阻塞性肺疾病(COPD)急性加重期患者资料进行分析,在 28 个证候中,常见证候为痰热壅肺证、外寒内饮证、痰湿阻肺证、痰瘀阻肺证、肺脾气虚证、肺肾气虚证、肺肾阴虚证、肺肾气阴两虚证。以痰热壅肺证的频率最高,占 60.2%(630/1 046)。杨惠琴等研究新疆乌鲁木齐地区 402 例 COPD 急性加重期患者的证候分布规律,发现以痰浊阻肺证最多,痰蒙神窍证、肺肾气虚证、阳虚水泛证呼吸衰竭发生率高。彭文波等将 COPD 急性发作期实证患者分为痰热壅肺证、痰浊蕴肺证、痰瘀阻肺证,比较各证型间相关指标。发现痰培养致病菌阳性率按痰浊蕴肺证、痰瘀阻肺证、痰热壅肺证逐渐升高,但无显著差异($P>0.05$);COPD 急性发作期痰热壅肺证白细胞及中性粒细胞计数明显高于其他证型,痰热壅肺证淋巴细胞明显低于痰浊蕴肺证;各证型均存在不同程度的二氧化碳潴留,以痰热壅肺证更甚(均 $P<0.05$);各证型高切黏度、低切黏度、纤维蛋白原均增高,纤维蛋白原以痰热壅肺证增高更甚(均 $P<0.05$)。徐丹等通过对新疆乌鲁木齐地区 2 241 例 COPD 患者中医证型及用药规律的系统调查,发现证型以痰浊阻肺、痰瘀互结、痰热蕴肺、肺肾气虚等为主,其次为燥邪犯肺、阴虚肺燥、风寒袭肺等。提示该地区患者证型主要以痰、热、瘀为主,同时外燥、内燥、风寒也占一定比例,故尚需根据地域特点采取滋阴润燥、温肺润燥等治法。苗青等统计 120 例不同体质量指数

COPD患者的中医证候分布情况。发现低体质量指数组证型分布为：肺脾气虚＞肺肾阴虚＞痰热壅肺＝肾阳虚证；正常体质量组证型分布为：肺脾气虚＞痰热壅肺＞痰湿阻肺＝肾阳虚＞肺肾阴虚；高体质量组证型分布为：痰湿阻肺＞肺脾气虚＝痰热壅肺＞肾阳虚。多兼有血瘀证。低体质量组以正虚为主，高体质量组以邪实为主。吴蕾等探讨岭南地区426例COPD稳定期患者的证候规律，参照辨证标准，聚类证候可聚为最合理且较符合临床的有肺脾气虚、痰淤阻肺（36.2%），肺肾两虚、痰瘀阻肺（35.9%），肺脾气虚、肝郁化火、痰瘀阻肺（14.5%），肺脾肾虚、痰浊阻肺（13.4%）等四类。岭南地区COPD稳定期证候均为复合兼夹证，虚证中以肺虚和脾虚最多，其次为肾虚，实证以痰瘀为主，部分可见肝郁化火。李建生等对943例COPD稳定期患者资料分析后发现，常见证候有7种，其中虚证类（肺气虚、肺脾气虚、肺肾气虚、肺肾阴虚及肺肾气阴两虚证）5种；实证类（痰瘀阻肺及痰湿阻肺证）2种。其中以虚证为主，可兼见实证。

实验研究方面，李宇航等用气管注脂多糖加熏香烟联合建立COPD大鼠模型，分组灌胃给药14 d。结果，与模型组比较，治肠组（生大黄）、治肺组（生石膏、苦杏仁、瓜蒌皮）、肺肠同治组（生石膏、苦杏仁、瓜蒌皮、大黄）的肺功能指标，肺活量、第0.3秒用力呼气容积、第0.3秒用力呼气容积/肺活量、用力中期呼气流速、最大呼气中期流速、用力最大呼气流速均升高；血气分析指标pH、PaO_2、SaO_2升高，$PaCO_2$降低。均以肺肠同治组的改变最明显（均$P<0.05$）。提示通利大肠，或在治肺的基础上加以通利大肠，均能改善COPD模型大鼠的肺功能及血气。

（方　泓）

【肺源性心脏病的中西医结合治疗与研究】

曲妮妮等以常规抗感染、解痉、维持水电解质及酸碱平衡等西医治疗肺心病患者作为对照组，治疗组在此基础上加用肺胀方（黄芪、红参、当归、川芎、赤芍药、地龙等）。经治4周，治疗组总有效率为93.4%（28/30），对照组为80.0%（24/30），组间比较，$P<0.05$。治疗组内皮素、纤维蛋白原及红细胞压积水平均较对照组下降，而一氧化氮水平升高（均$P<0.05$）。杜林以西医常规治疗肺心病急性期加重患者为对照组，治疗组在此基础上加用中药（全瓜蒌、薤白、法半夏、茯苓、桂枝、白术等）。经治14 d，治疗组总有效率为94.2%（49/52），对照组为78.4%（40/51），组间比较，$P<0.05$。治疗组心功能改善情况优于对照组，两组动脉血二氧化碳分压（$PaCO_2$）均较治疗前下降、动脉血氧分压（PaO_2）、动脉血氧饱和度（SaO_2）均较治疗前上升，且以治疗组为优（$P<0.05$或$P<0.01$）。王佩芳将慢性肺心病失代偿期，辨证为痰热壅肺证、病情分级为轻、中度的患者予西医常规治疗作为对照组，治疗组在此基础上加用丹葶肺心颗粒（麻黄、石膏、鱼腥草、苦杏仁、浙贝母、葶苈子等）并随证加减。经治15 d，治疗组总有效率为95.0%（38/40），对照组为80.0%（32/40），组间比较，$P<0.05$。治疗组$PaCO_2$的下降及PaO_2的上升均较对照组更为明显（均$P<0.01$）。姜宏伟等用肺心胶囊（黄芪、茯苓、丹参、党参、金银花、制半夏等）结合西医常规治疗慢性肺心病患者60例，对照组单纯予西医常规治疗。经治2个月，治疗组白细胞计数、IL-8、TNF-α水平较对照组下降更显著（$P<0.01$或$P<0.05$）。

王明航等对719例患者进行调查，采用SPSS13.0统计，运用Logositc回归等方法对证候进行分析。结果显示，痰热证、痰湿证、血瘀证、寒（水）饮证、肾气虚证、肺气虚证、肺阴虚证、肾阴虚证、脾气虚是其基础证候，喘促、咳嗽、动则喘甚、胸闷、痰黏稠、痰白、食欲不振、肢体浮肿是其常见症状。提示痰、瘀、虚是慢性肺源性心脏病病理基础，本虚标实是其主要病理变化。王海峰等采用计算机检索和人工检索相结合方法，对1977—2008年慢性肺源性心脏病相关文献进行收集整理，采用SPSS13.0统计软件包进行分析。结果显示，在影响辨证的22个证素中，病位因素以肺为主；病性因素以气虚为主；病因证素以痰、火热、瘀血为主。证素的组合形式主要集中在单一证素、两证素和三证素组合，三者累计构成比为90.8%。提示本虚（气虚、阳虚、阴虚）标实（痰、火热、瘀血）是慢性肺源性心脏病的主要病机特点。王氏又对慢性肺源性心脏病呼吸衰竭患者330例进行中医证候调查，运用频数描述、Logistic回归分析及聚类分析方法进行分析。结果显示，出现频率较高的证型依次为痰热壅肺证、痰湿壅肺证、肺肾气虚证、痰瘀阻肺证、阳虚水泛证、肾气虚证、气阴两虚证。聚类结果为痰热壅肺证、痰湿壅肺证、肺肾气虚证、阳虚水泛证、痰蒙神窍证、血瘀证、气阴两虚证。并对证型的主、次症进行了筛选。筛选结果提示,痰热壅肺证、痰湿壅肺证、肺肾气虚证、痰蒙神窍证、血瘀证、阳虚水泛证、气阴两虚证是慢性肺源性心脏病的主要证型。

(严 理)

【高血压病的证型研究】

夏成霞等测定184例原发性高血压病患者各证型的一氧化氮(NO)、一氧化氮合酶(NOS)、内皮素(ET-1)水平及左室质量指数(LVMI)。结果显示,肝火亢盛证、痰湿壅盛证及阴虚阳亢证的LVMI明显低于阴阳两虚证($P<0.05$),肝火亢盛证及痰湿壅盛证的诱导型一氧化氮合酶(iNOS)明显高于阴虚阳亢证($P<0.01$)。NO、NOS、ET-1水平在各证型间无明显差异($P>0.05$)。张雪梅等将124例患者进行中医辨证,测定体重指数(BMI)、血压、空腹血糖、空腹胰岛素、血浆血管性血友病因子(vWF),测算胰岛素抵抗(IR)的程度。结果显示,肝火亢盛组的空腹胰岛素水平显著高于阴虚阳亢组及痰湿壅盛组;肝火亢盛组IR显著高于阴阳两虚组、阴虚阳亢组、痰湿壅盛组(均$P<0.01$);阴阳两虚组血浆vWF水平显著高于其余三组,且vWF与年龄呈正相关($P<0.01$),每上升1岁,vWF水平上升0.978 Mu/ml。提示不同中医证型vWF及胰岛素抵抗的发生有所差异,高龄患者更易血栓形成,肝火亢盛可导致更明显的糖代谢紊乱。张志斌等对320例患者进行辨证,检测其血清生化指标,结果显示,所占比例最高者为痰浊壅盛证;肝火亢盛证的年龄、C反应蛋白阳性率显著低于痰浊壅盛证、阴虚阳亢证、阴阳两虚证,而甘油三酯水平显著高于其余三证;阴阳两虚证、痰浊壅盛证的肌酐阳性率显著高于肝火亢盛证($P<0.01$或$P<0.05$)。

刘琳琳等将319例患者分为单纯高血压病组(单纯组)98例与高血压病合并血脂异常和(或)糖尿病组(合并组)221例,且辨证分为痰证、瘀证、痰瘀夹杂证及非痰非瘀证。结果合并组中痰瘀夹杂证组白介素-6(IL-6)含量显著高于其余各证型($P<0.05$或$P<0.01$),而其余各证之间IL-6含量无明显差异($P>0.05$)。提示高血压病患者合并血脂异常和(或)糖尿病时,常表现为痰瘀夹杂,且与IL-6水平关系密切。褚瑜光等将高血压病患者分为肝胆湿热组与非肝胆湿热组,设健康者作对照进行检测。结果显示,肝胆湿热证与健康组之间检测出有差异的蛋白质峰182个;肝胆湿热组与非肝胆湿热组之间检测出有差异的蛋白质峰132个(均$P<0.05$)。经筛选以质荷比为2 761.555(表达增高),6 624.362(表达降低),2 487.192(表达增高),2 461.610(表达增高),2 744.318(表达降低)的5个蛋白峰组成的证候决策模型能很好地将肝胆湿热区分出来,该模型的敏感性为96.6%、特异性为90.0%、假阳性率10.0%、假阴性率3.5%。对此决策模型进行盲法检验,结果其敏感性为81.8%、特异性为89.7%、假阳性率10.4%、假阴性率18.2%。提示差异表达的蛋白质是高血压病肝胆湿热证的物质基础,可以此建立分子生物学证候决策模型。骆杰伟等分别提取高血压病血瘀证、非血瘀证及血压正常对照者的DNA,检测其β2-AR基因-1023G/A、+252G/A多态性类型,结果显示,重度血瘀组的β2-AR/-1023基因AA频率(14.92%)高于轻度血瘀组(6.95%)、非血瘀组(6.38%)、对照组(5.86%)($P<0.001$)。提示携带有β2-AR基因-1023AA型可能是重度血瘀证易患因素之一,A-A单倍体型可能易患血瘀证。陆峰等选取无重大合并疾病的60~79岁高血压患者129例进行辨证,测定踝-臂脉搏波传导速度(baPWV)。结果显示,老年高血压证候常见阴阳两虚加阴虚阳亢证(58/129)、阴阳两虚证(41/129)和阴虚阳亢证(20/129),其中辨证为肾虚证86例,非肾虚证34例。与阴虚阳亢证、阴虚阳亢加阴阳两虚证比较,阴阳两虚证baPWV上升;与非肾虚证比较,肾虚证baPWV上升(均$P<0.05$)。提示肾虚证患者的大动脉弹性功能明显下降,呈现出早期动脉硬化。

(刘 霖)

【抗动脉粥样硬化的实验研究】

贾运乔等运用大黄䗪虫丸干预动脉粥样硬化(AS)大鼠8周,结果与模型组比较,大黄䗪虫丸高剂量组TG、TC、LDL-C降低,HDL-C升高;低剂量组TG、LDL-C降低(均$P<0.05$)。与血脂康组比较,大黄䗪虫丸高剂量组TG、TC、LDL-C含量下降更明显(均$P<0.05$)。模型组CD40呈强阳性(++),大黄䗪虫丸低剂量组、血脂康组呈阳性(+),高剂量组血呈弱阳性(±)。提示大黄䗪虫丸抗动脉粥样硬化作用可能与降血脂及下调CD40表达有关。修媛娟等用通塞脉片(当归、党参、生黄芪、石斛、川芎、金银花等)干预高脂饲料喂养的AS模型大鼠,14周后与模型组

比较，通塞脉片高、低剂量组 TC、LDL-C、丙二醛（MDA）、血管紧张素Ⅰ均降低，SOD 活性均升高，MMP-9、TIMP-1 表达均降低（$P<0.05$ 或 0.01）。沈琳等用不同剂量的舒心祛风汤（黄芪、麦冬、党参、生地黄、熟地黄、桑寄生等）及辛伐他汀分别干预 AS 模型大鼠 8 周，结果与模型组相比，舒心祛风汤大、小剂量组及辛伐他汀组血 TC、LDL-C、血管紧张素Ⅰ及Ⅱ水平均降低，血 HDL-C 均升高（均 $P<0.05$）。大剂量组以上指标除血管紧张素Ⅰ外的改善比辛伐他汀组更为明显（均 $P<0.05$）；血小板活化与趋化因子 MCP-1、P-selection mRNA 表达的降低均比模型组、辛伐他汀组更为明显（均 $P<0.05$）。龚考玲等用自拟方血脉健（黄精、山茱萸、泽泻、三七等）干预食饵性 AS 模型家兔 90 d，结果与模型组比较，血脉健组与阿托伐他汀组血清 SOD 活性、脑组织总 SOD 活性均升高，血清及脑组织 MDA 含量、血清氧化型低密度脂蛋白（Ox-LDL）含量均降低（均 $P<0.01$）。陈俊红等高脂饲料喂养法造模，研究不同剂量酒大黄粉对 AS 模型家兔主动脉病理形态学的影响。12 周后与模型组比较，酒大黄高、低剂量组主动脉壁的胆固醇含量、AS 斑块面积/血管内膜面积及主动脉内膜/中膜厚度均明显降低（$P<0.05$，$P<0.01$），其中低剂量组更为明显（均 $P<0.05$）。权媛等用高脂饲料喂饲及腹腔注射维生素 D3 造模，7 周后观察绞股蓝总甙对 AS 模型大鼠炎性分子表达的影响。结果与模型组比较，绞股蓝总甙小、中、大剂量组及辛伐他汀组均可下调主动脉壁细胞间黏附分子-1、单核细胞趋化蛋白-1 及核因子 κB p65（NF-κB p65）的表达（均 $P<0.01$）；降低血清 MDA、Ox-LDL 水平，升高血清总抗氧化水平（均 $P<0.01$）。大剂量组与辛伐他汀抗 AS 效应相似。提示绞股蓝总甙抑制 AS 病变的机制可能与其抗氧化进而抑制 NF2κB 的激活有关。且其抗 AS 作用具有一定的剂量依赖性。魏晏等以在饲料中加入胆固醇及蛋氨酸造成 AS 家兔模型并随机分组，9 周后检测显示，与模型组比较，葛根素组兔血清 TC、TG、LDL-C 明显降低，HDL-C 显著升高（$P<0.01$ 或 $P<0.05$）；主动脉血管平滑肌细胞 NF-κB p65 表达明显减少（$P<0.01$）。提示葛根素可改善血脂异常，抑制 AS 时血管壁慢性炎症反应。沈晓君等在普通饲料中加入胆固醇及蛋氨酸复制 AS 模型家兔并分组检测血管平滑肌细胞（VSMC），结果淫羊藿苷高、低剂量组凋亡细胞数目明显增多，凋亡指数均高于同型半胱氨酸组（均 $P<0.05$）。在淫羊藿苷诱导 VSMC 凋亡的同时，葡萄糖调节蛋白 78（GRP78）基因呈高表达，提示 GRP78 基因参与 AS 病变形成，其表达上调可能是淫羊藿苷诱导 VSMC 凋亡作用靶点之一。

何穗智等以高脂饲料喂养建立 AS 大鼠模型，将大鼠放入束缚盒内制成单纯束缚（络气郁滞）组，将两者结合制成复合模型束缚加 AS 组，另设正常组、辛伐他汀组、通心络大、小剂量组、薤白四味（人参、薤白、水蛭、蜈蚣）组、薤白组，分别检测下丘脑-垂体-肾上腺轴指标，血浆促肾上腺皮质激素释放激素、血浆促肾上腺皮质激素、血清皮质酮等各项指标。分别应用 TOPSIS 法、灰色关联分析法、密切值法、优序法对以上指标作综合评价，并对评价排序结果采用 KENDALL-W 协和系数法进行一致性检验。结果各方法的评价结果具有一致性，从优到劣排序为：正常组＞通心络大剂量组＞AS 组＞通心络小剂量组＞辛伐他汀组＞薤白四味组＞薤白组＞单纯束缚组＞束缚加 AS 组。提示通心络对束缚加 AS 模型大鼠的疗效优于辛伐他汀、薤白四味、薤白。

（沈　融　何立人）

【病毒性心肌炎的治疗及实验研究】

病毒性心肌炎（VMC）的治疗，邱进瑞以益心解毒汤（白条参、桂枝、麦冬、五味子、丹参、黄芪等）加减治疗 80 例患者，并设常规治疗对照组。经治 8 周，总有效率分别为 92.5%（74/80）、84.0%（42/50），组间比较，$P<0.05$。宗先祯以益气养心丸（太子参、黄芪、麦冬、五味子、丹参、川芎等）治疗 106 例患者，对照组口服辅酶 Q10 及维生素 C 片。经治 30 d，总有效率分别为 93.4%（99/106）、75.2%（76/101），组间比较，$P<0.05$。

临床研究方面，倪淑芳等通过对无形邪气相合于瘀血、痰饮等有形之邪为致病机制理论的分析，结合 VMC 的临床表现，提出其根本病机是"随其所得"，而阻止无形与有形之邪相合是防治本病的关键。主张重视抗病毒治疗，并把清热养阴益气法贯穿始终，配合升阳举陷药，酌情应用祛瘀化痰药；培本扶元以提高机体正气，避免风热疫毒等外邪侵袭。韩有为等总结了邵念方防治 VMC 的经验，即未病先防、既病防变、急性期当防邪陷、恢复期当防邪恋、慢性期当防邪复的五步曲及系列方药。吕仕超等认为本病属本虚标实，本虚为心之气阴两虚,标实为热毒兼痰瘀。病程中首见心神伤的改变,继则伴见他脏神志损伤,针对伴发的不同情志改变,可根据"五神脏"之说辨脏论治。

实验研究方面,刘旭杰等以腹腔接种嗜鼠心肌柯萨奇B3病毒造模并随机分组,动态观察参松养心胶囊(人参、麦冬、丹参、酸枣仁、桑寄生、赤芍药等)对模型小鼠心肌细胞凋亡及其调控基因的影响。结果中药防治1组(参松养心胶囊0.3 g/20 g)、中药防治2组(参松养心胶囊0.6 g/20 g)、中药防治3组(参松养心胶囊0.9 g/20 g)心肌细胞凋亡相关调控基因C-myc阳性率均较模型组降低(均$P<0.05$),而Bcl-2阳性率较模型组显著升高(均$P<0.01$)。提示参松养心胶囊可能通过调节C-myc与Bcl-2的阳性表达防止心肌细胞过度凋亡。张松等以相同造模法造模并随机分组,分别检测心肌Cu/Zn-SOD并观察心肌细胞超微结构的变化。结果在接种病毒9 d及15 d后,VMC小鼠的Cu/Zn-SOD表达明显减少,三七总甙组与维生素C组的Cu/Zn-SOD表达增加,表明三七总甙和维生素C均能明显增加模型小鼠Cu/Zn-SOD的表达($P<0.01$)。在7~9 d时,两组心肌细胞可见少量线粒体肿胀,少量肌丝溶解及少量淋巴细胞浸润,小鼠心肌炎细胞浸润和心肌坏死较模型组明显减轻。提示三七总甙可增加Cu/Zn-SOD蛋白表达来减轻因氧自由基堆积而产生的心肌损害。田源等复制慢性病毒性心肌炎的小鼠模型,随机分组检测小鼠外周血清白介素-2(IL-2)的含量。结果与模型组相比,益气温阳、活血化瘀方组(黄芪、人参、肉桂、附子、川芎、丹参等)IL-2含量显著降低($P<0.01$),且该组病理形态学改变明显轻于模型组。提示益气温阳、活血化瘀方可通过抑制IL-2过度分泌而减轻心肌细胞的损伤。

(夏一春 何立人)

【心肌梗死的临床与实验研究】

刘红旭等对1 124例心肌梗死(AMI)住院患者中医证候特征及其与病死率的关系进行分析后发现,基本证素以气虚、血瘀所占比例最高,分类证型以虚实夹杂证为主;证素及分类证型研究均提示虚证与死亡有相关性,其中以血虚证为最。段文慧等对572例AMI患者中医证候分布状况及其与心功能状态的关系分析后发现,气虚、阳虚、阴虚均与心功能不全相关($P<0.01$),血瘀、痰浊与心功能不全无明显相关性($P>0.05$)。气虚者心功能以Ⅰ、Ⅱ级为主(分别占38.5%、39.9%),阳虚者心功能以Ⅲ、Ⅳ级为主(分别占37.2%、27.9%),两组心功能状况比较,$P<0.01$。曹飞等研究不同中医证型AMI的日发病时间与五脏主时节律的关系,结果实证显著多于虚证,实证、虚证、虚实夹杂证的发病高峰分别在下晡、日中、平旦;痰瘀证多于非痰瘀证,痰瘀证、非痰瘀证的发病高峰分别在下晡、日中,夜半时段痰瘀证的发生率高于非痰瘀证。12月至翌年4月不同中医证型AMI发病高峰与五脏主时有一定关系。

实验研究方面,郑锵等用冠脉结扎法制备大鼠心室重构模型,予补阳还五汤治疗,90 d后检测左心室功能相关指标。结果与模型组比较,补阳还五汤组左室舒张末期内径、左室收缩末期内径、左室收缩末期左室后壁厚度升高,射血分数、短轴缩短率下降(均$P<0.01$)。杜雪君等以结扎冠状动脉改良法造模,分组灌胃给药12 d,人参三七组方高、低剂量组微血管密度较模型组显著增加;血管内皮生长因子受体-2、缺氧诱导因子-1α蛋白及其mRNA表达均显著高于模型组(均$P<0.01$),提示人参三七组方能提高缺血心肌毛细血管密度,从而改善心肌缺血,促进侧支循环的形成,并能促进血管新生。徐伟等结扎Wistar雄性大鼠冠状动脉左前降支,造成AMI模型。分组灌胃4周后,与模型组比较,培哚普利组、益气养阴活血(生脉胶囊加复方川芎胶囊)组、解毒活血(复方川芎胶囊加黄连生物碱)组的左心室重量、左心室重量指数均不同程度降低($P<0.01$,$P<0.05$);解毒活血组血清IL-6明显降低($P<0.05$),益气养阴活血组和解毒活血组均能使心肌组织的过氧化物酶增殖体激活受体-γ(PPAR-γ)、缺血心肌核因子-κBp65 mRNA的表达明显降低,解毒活血中药对PPAR-γ mRNA降低作用大于益气养阴活血中药(均$P<0.05$)。温庆祥等研究发现,参元丹胶囊(黄芪、党参、元参、丹参、土鳖虫、水蛭等)能减少模型大鼠的心肌梗死面积,并与缺血预适应有协同作用,能够加强彼此的抗心肌缺血的能力。王学颖等研究发现,与模型组比较,血塞通软胶囊(主要成分为三七总皂苷)可明显改善AMI后各个时期心功能,抑制心肌细胞凋亡,从而有效治疗及预防心肌梗死后的心肌重塑和心室重构。

(姚 笛)

【心力衰竭的治疗及实验研究】

石英辉等以常规西医治疗作为对照组，治疗组在此基础上加服姜黄素胶囊，疗程均为6个月。结果两组治疗后血浆 TNF-α、脂联素浓度均明显降低（均 $P<0.01$），且以治疗组更明显（$P<0.05$）。提示姜黄素胶囊可通过降低血浆中脂联素及 TNF-α 浓度起到防止血管、心肌重构的作用。段艳锋等对151例慢性充血性心力衰竭（CHF）住院患者进行病例调查结合回访，结果CHF始终以本虚标实、虚实夹杂贯穿于疾病全过程，并随着病程的延长按一定的规律发生演变。早期阶段（病程1年）以气虚证为主；中期（病程2～3年）以气虚痰瘀、气阴两虚两证为主；晚期（病程4～5年）以心阳虚衰证为主。陆姣姣等对回顾性病历资料与住院部在院患者的病历资料进行分析，对其证候及证候要素进行规范，整理治法方药。研究显示，CHF最常见的证候依次为心血瘀阻证、心气亏虚证、痰阻心脉证、心阳亏虚证、心肾阳虚证；病位类证候要素在回顾性和前瞻性病例中分布一致，从高到低依次为心、肾、肺、脾、肝；病性类证候要素中，回顾性病例中前5位的依次是血瘀、气虚、痰浊、阳虚、阴虚，前瞻性病例中前5位的依次是气虚、阴虚、痰浊、血瘀、阳虚。常用治法有补气、活血、化瘀、通络、温阳、补脾、补肾、养阴、化痰，常用中药有甘草、茯苓、黄芪、白术、白芍药、半夏、当归、桂枝、丹参、附子、党参、柴胡、大枣、陈皮、川芎、杏仁、麦冬、葶苈子等。杜柏等将150例住院患者辨证分为心气阴虚证、心气阳虚证、气虚血瘀证、阳虚水泛证、心阳虚脱证，检测各证指标。结果各中医证型组心率变异性呈依次降低趋势（$P<0.05$ 或 $P<0.01$），阳虚水泛证、心阳虚脱证与心气阴虚证、心气阳虚证、气虚血瘀证比较，血醛固酮有升高趋势，左室射血分数、左室短轴缩短率有降低趋势（$P<0.05$）。

实验研究方面，徐厚谦等用异丙肾上腺素皮下注射法制作CHF大鼠模型，分组灌胃45 d。结果与模型组比较，各药物干预组的醛固酮、内皮素均下降（均 $P<0.05$），其中常规西药加当归补血汤高剂量组降低幅度显著，优于单纯西药治疗组（$P<0.05$）。翟卷平等以腹主动脉缩窄法CHF大鼠模型，分组灌胃给药8周后，与模型组比较，葶苈生脉方（红参、生黄芪、丹参、麦冬、葶苈子、益母草等）高、低剂量组心肌纤维仅轻度颗粒样变性，间质无明显充血；心肌细胞凋亡率均明显降低；心肌组织中静止期细胞减少，增殖期细胞增多，非增殖型细胞向增殖型转化（$P<0.05$ 或 $P<0.01$）。提示该方可使心肌细胞DNA合成加快，增殖活跃，分裂能力增强，从而恢复细胞的数量和功能。姚成增等以相同方法造模，以坎离颗粒（生黄芪、熟附子、白术、白芍药、葶苈子、三棱等）生药灌胃，对照组予开搏通灌胃。干预24周，CHF大鼠单位面积膈肌承受力减少，膈肌疲劳速率增加；与模型组比较，开搏通组从第1～50次刺激的膈肌肌条承受力均无明显差异（$P>0.05$），坎离颗粒组第1、45、50次膈肌肌条承受力呈依次增强（$P<0.01$）；坎离颗粒组第45次、50次的膈肌疲劳速率降低（$P<0.05$，$P<0.01$）。提示坎离颗粒在改善心功能的同时，还能增加膈肌肌条的抗疲劳程度。陈金水等用阿霉素诱导CHF大鼠模型，分组灌胃给药8周。结果与模型组比较，参芪扶正注射液中、小剂量组 Caspase-8 mRNA 表达量显著降低（$P<0.01$），小、中剂量组，卡托普利组 Bcl-2 mRNA 表达量均升高（$P<0.05$ 或 $P<0.01$）；参芪扶正注射液各组与卡托普利组相比，中剂量组 Caspase-8 mRNA 表达较低，Bcl-2 mRNA 表达较高（均 $P<0.05$）。

（成 玉）

【溃疡性结肠炎的治疗及实验研究】

林燕等将慢性复发型及慢性持续型溃疡性结肠炎（UC）分两组治疗，中药组采用分期、分部位治疗：① 分期治疗：活动期予溃结Ⅰ号方（赤芍药、白芍药、当归、黄连、黄柏、茯苓等）；恢复期予溃结Ⅱ号方（生黄芪、炙黄芪、党参、炒白术、黄连、木香等）；缓解期予溃结Ⅲ号方（生黄芪、炙黄芪、党参、炒白术、生蒲黄、三七粉等）。② 分部位治疗：活动期及恢复期的患者，病变部位在直、乙结肠者予野菊花栓；病变部位在降结肠以上及全结肠者予灌肠剂（黄柏、黄连、苦参、五倍子、三七粉）保留灌肠或肛门滴注。西药组予柳氮磺胺吡啶（SASP）口服及灌肠。经治3个月，随访6个月，中药组完全缓解率为89.3%（25/28），对照组为40.7%（11/27），组间比较，$P<0.05$。动态观察治疗后2周、4周、3个月随访的证候积分中药组均低于对照组（$P<0.05$）。6个月后随访时的中药组复发率明显低于对照组（$P<0.01$）。包文亮等以康复新液灌肠治疗UC患者，治疗组加用清肠健脾汤（黄柏、黄连、败酱草、人参、茯苓、炒白术等）口服，对照组加用SASP口服。经治3周，总

有效率分别为 89.2%(33/37)、79.4%(27/34)，组间比较，$P<0.05$。李忠卓等将 UC 患者分为健脾合剂(党参、白术、山楂、陈皮、麦芽)治疗组与 SASP 对照组，疗程均为 2 个月。结果总有效率分别为 92%(46/50)、84.0%(42/50)，组间比较，$P<0.01$。治疗组血清过氧化脂质含量下降较对照组更为明显($P<0.01$)。刘启泉等将 UC 患者分为兰茵凤扬化浊解毒方(藿香、佩兰、茵陈、凤尾草、飞扬草、泽泻等)治疗组 108 例与 SASP 对照组 102 例。经治 8 周，两组血小板 α 颗粒膜蛋白、血栓素 B2 含量均下降，治疗组更为明显(均 $P<0.05$)，提示该方可抑制血小板活性。梁丽等用复方苦参结肠溶胶囊(苦参、地榆、青黛、白及、甘草)加艾迪莎模拟治疗 30 例患者，对照组服用艾迪莎加复方苦参结肠溶胶囊模拟剂。经治 8 周，总有效率分别为 90.0%(27/30)、80.0%(8/10)，组间比较，$P<0.05$。

丛军总结蔡淦经验，对 UC 治疗提出整体观、动态观、平衡观的辨证方法。急性发作期以清热燥湿、行气解郁、化瘀止血为主，多用凤尾草、马齿苋；慢性迁延期以调补脾肾、固涩止泻为法。同时根据患者病情补虚泻实，寒热兼顾，温清同用，气血兼施。常用参三七、白及、马齿苋、鸡冠花等煎汤灌肠，内痈外治，促进局部黏膜修复。重视肠外表现的诊治，对于关节疼痛、口腔溃疡反复发作、虹膜炎、结膜炎等肠外表现分别予乌头汤、大秦艽汤、二至丸、杞菊地黄丸等加减治疗。

实验研究方面，荣英蕊等用 2,4,6-三硝基苯磺酸/乙醇混合溶液灌肠造成 UC 大鼠模型，分组灌胃 2 周。结果与模型组比较，泄浊解毒方(鱼腥草、红藤、败酱草、半夏、黄连、黄芩等)高、低剂量及 SASP 组黏膜损伤指数(CMDI)评分、NF-Bp65 的含量、内皮细胞黏附分子-1(ICAM-1)的表达均明显降低，以高剂量组最低($P<0.01$, $P<0.05$)。提示该方可通过抑制 NF-Bp65 的活性而下调 ICAM-1 的表达，抑制炎性细胞与血管内皮细胞的黏附，减少炎性细胞渗出，促进损伤愈合。杜立阳等以相同方法建立 UC 大鼠模型，分组给药 10 d。结果与模型组比较，青黛颗粒高、低剂量组 CMDI 评分降低(均 $P<0.01$)，上调结肠组织中黏膜黏蛋白的基因表达，且高剂量组下调一氧化氮合成酶的基因表达(均 $P<0.05$)。黄明河等用 2,4,6-三硝基苯磺酸溶液制作 UC 大鼠模型，分组灌胃 14 d。结果理肠汤(苦参、儿茶、三七、白及、蒲黄、槐花等)大剂量组 CMDI 评分显著低于模型组($P<0.01$)，小剂量组、SASP 组 CMDI 评分亦低于模型组($P<0.05$)，但两组评分相当($P>0.05$)。

(李凯)

【慢性萎缩性胃炎伴癌前病变的治疗】

徐升等用加减半夏泻心汤(法半夏、黄连、黄芩、干姜、红参、丹参等)治疗慢性萎缩性胃炎伴胃黏膜上皮异型增生或(及)不完全型肠上皮化生患者，对照组服用胃复春片。经治 6 个月，总有效率分别为 90.0%(27/30)、75.0%(15/20)，组间比较，$P<0.05$。徐陆周等将慢性萎缩性胃炎伴有中、重度肠上皮化生及不典型增生患者分为益气清热活血方(黄芪、白术、薏苡仁、黄芩、仙鹤草、莪术等)治疗组与胃复春对照组，经治 12 个月，总有效率分别为 93.3%(28/30)、72.7%(16/22)，组间比较，$P<0.05$。治疗组 Ki-67、环氧合酶(COX)-2 蛋白的表达积分较治疗前及对照组均下降(均 $P<0.05$)。治疗组 COX-1 表达积分上升($P<0.05$)。提示益气活血清热法治疗慢性萎缩性胃炎癌前病变的机制可能与减少 COX-2 表达，减轻病变组织增殖活性，增加前列腺素合成，促进黏膜修复有关。李志钢等用王氏胃萎宁汤剂(黄芪、太子参、佛手、穿山甲、黄连、刺猬皮等)治疗慢性萎缩性胃炎伴肠上皮化生患者，对照组口服胃复春。经治 6 个月，证候疗效的总有效率分别为 92.0%(46/50)、66.7%(20/30)；胃镜疗效的总有效率分别为 74.0%(37/50)、53.3%(16/30)；病理疗效的总有效率分别为 68.0%(34/50)、46.7%(14/30)，组间比较，$P<0.05$ 或 $P<0.01$。高绍芳等用化浊解毒和胃方(藿香、佩兰、砂仁、白花蛇舌草、半枝莲、半边莲等)治疗慢性萎缩性胃炎癌前病变患者 55 例，对照组 55 例予胃复春片口服。经治 6 个月，结果胃镜下治疗组对黏膜白相和胆汁反流的改善优于对照组。治疗组癌基因 Cyclin D_1 的表达显著受到抑制，抑癌基因 PTEN 的表达则升高(均 $P<0.05$)。谢晶日等将气阴两虚夹瘀型胃癌前病变患者分为欣胃颗粒(黄芪、焦白术、沙参、石斛、三棱、莪术等)治疗组与胃复春对照组。经治 12 周，总有效率分别为 86.7%(26/30)、63.3%(19/30)，组间比较，$P<0.05$。治疗组 Hp 阴转率及胃黏膜病理组织学改善均优于对照组(均 $P<0.05$)。曹志群等用芪莲舒痞颗粒(黄芪、半枝莲、女贞子、莪术等)治疗慢

性萎缩性胃炎肠上皮化生患者,设胃复春组、维酶素组作为对照,疗程均为6个月。结果肠化生的病理总有效率分别为91.9%(34/37)、72.4%(21/29)、84.6%(22/26),组间比较,$P<0.05$或$P<0.01$。金宇等将慢性萎缩性胃炎伴癌前病变胃络瘀阻证患者分为瘀消积颗粒(三棱、莪术、当归、赤芍药、山楂、黄药子等)治疗组与胃复春对照组。经治12周,病理疗效方面,萎缩症状总有效率分别为85.5%(65/76)、66.7%(50/75);肠化生症状总有效率分别为84.1%(53/63)、63.6%(42/66);异型增生症状总有效率分别为87.9%(51/58)、67.3%(37/55),组间比较,均$P<0.05$。刘沛洲用胃康胶囊(蚕沙、金针菇、枸杞子、黄芪、大枣、莪术等)治疗胃癌前病变患者,对照组予硫糖铝片口服。经治4个月,总有效率分别为70.3%(90/128)、32.8%(42/128),组间比较,$P<0.01$。

杜艳茹等总结李佃贵治疗胃癌前病变经验,提出化浊解毒法应贯穿治疗始终,根据浊毒轻重分而治之:浊重毒轻者以化浊为主,用砂仁、紫蔻、藿香、佩兰、黄芩等;毒重浊轻者以解毒为主,毒轻者用绞股蓝、黄芩、黄连、黄柏、蒲公英、连翘,中毒者用半边莲、半枝莲、白花蛇舌草、败酱草,毒重者用黄药子之属。浊毒中阻而胀者,用黄芩、黄连、茵陈、藿香、竹叶、滑石。病久入络应以活血为要,若宏观上瘀血症状并不明显者可参照胃镜下表现进行微观辨证:黏膜色泽灰黯,黏膜下血管显露者可加丹参、桃仁、红花等;黏膜充血或出血者可加白及、三七粉、仙鹤草等;胃镜下黏膜粗糙,呈颗粒状,皱襞粗大,可加三棱、莪术等。病理示腺体肠上皮化生者常加白花蛇舌草、半枝莲、半边莲、绞股蓝、薏苡仁等;不典型增生者常加三棱、莪术、丹参、三七、炮穿山甲等。并善用地龙、全蝎、蜈蚣、水蛭、虻虫、地鳖虫等虫类药防癌抗癌。宇文亚总结沈舒文经验,根据该病本虚标实的病机特点,治疗以补虚通滞为要。针对胃黏膜固有腺体萎缩,黏膜变薄,上皮细胞失去分泌黏液功能,胃酸缺乏的病理基础,运用白芍药、乌梅肉、木瓜、生山楂等酸味药与甘草等甘味药酸柔甘守,化生胃阴;并以辛润通络治法,常用没药、丹参、穿山甲、蜈蚣兼以辛通胃络。认为其证候实质是在气阴两虚基础上存在毒瘀交阻,主张益气养阴、毒瘀并治,着重治标。解毒重在清化湿热,常用半枝莲、藤梨根、山慈姑、黄药子、蒲公英等;化瘀重在通胃络,擅用穿山甲、刺猬皮、蜈蚣、守宫等虫类药。毒瘀并治必与穿山甲、莪术、枸橘等散结药相配合。

(张正利)

【肠易激综合征的治疗及实验研究】

王继建在心理治疗基础上,予桂枝龙骨牡蛎汤加味并随证加减治疗肠易激综合征(IBS)患者,对照组予匹维溴铵、丽珠肠乐胶囊。经治30 d,总有效率分别为90.9%(60/66)、67.5%(27/40),组间比较,$P<0.05$。孟晓艳予养血定悸口服液(熟地黄、麦门冬、红参、大枣、阿胶、黑芝麻等)加匹维溴铵片治疗IBS患者,对照组仅服匹维溴铵片。经治60 d,总有效率分别为94.3%(50/53)、66.7%(34/51),组间比较,$P<0.05$。张艳国等以活血通络法(丹参、当归、延胡索、香附、白芍药、炒白术等)随证加减治疗122例腹泻型肠易激综合征患者,对照组予马来酸曲美布汀。经治4周,总有效率分别为96.7%(118/122)、80.7%(92/114),组间比较,$P<0.01$。杨荆玉等将腹泻型肠道易激综合征患者分为益肠通降片(金不换、黄连、黄芩、白术、茯苓、泽泻等)治疗组与黛力新对照组。经治4周,总有效率分别为83.3%(30/36)、68.6%(24/35),组间比较,$P<0.05$。

实验研究方面,李冬华等从脑肠互动的角度研究痛泻要方治疗IBS的作用机制,采用束缚制动加番泻叶造成IBS大鼠模型,分组灌胃给药21 d。结果与模型组相比,痛泻要方高剂量组大鼠粪点数明显减少($P<0.05$),玻璃小球排出时间减慢;不同脑区核团c-fos阳性神经元灰度值增高($P<0.05$);高、低剂量组小肠墨汁推进率明显降低($P<0.01$)。揭示痛泻要方对IBS大鼠的脑肠轴功能紊乱有调控作用。潘相学等制备大鼠离休结肠纵行平滑肌肌条,以氯化卡巴胆碱引起肌条收缩,加入不同浓度的疏肝饮(陈皮、炒防风、柴胡、炒白术、炒白芍药)进行观察。结果疏肝饮可抑制平滑肌肌条的收缩,并呈浓度依赖性,这种抑制作用的信号分子机制可能与激活特异性钾通道、抑制胞外钙内流和胞内钙离子释放,使细胞内游离Ca^{2+}浓度降低有关。林江等用醋酸刺激法建立内脏高敏感性IBS大鼠模型,分组灌胃给药4周。结果模型组电压门控钠通道Nav1.8 mRNA、直肠组织神经生长因子(NGF)含量明显增高,腹壁及弓背抬起的压力值均明显降低($P<0.01$或

$P<0.05$)。肠吉泰(陈皮、防风、乌梅等)高剂量组较模型组 Nav1.8 mRNA、NGF 含量降低，压力值升高($P<0.01$ 或 $P<0.05$)。提示肠吉泰可通过降低肠道组织 NGF 含量从而减低模型大鼠的内脏敏感性。胡瑞等用高乳糖饲料喂饲加束缚应激造成 IBS 大鼠模型，分组给药并检测相关指标。用药后 4 d，胃肠安丸(木香、麝香、檀香、沉香、朱砂、川朴等)组体质量下降幅度小于模型组，腹泻指数低于模型组($P<0.05$)，确定最佳用药周期为 4 d。与模型组比较，胃肠安丸高、中剂量组血清 NO 水平升高($P<0.01$)；高、中剂量组小肠黏膜乳酸脱氢酶(LDH)活性增加($P<0.05$)；不同剂量胃肠安丸组苹果酸脱氢酶活性有不同程度的提高，以中剂量组最为显著($P<0.05$)，确定中剂量为最佳剂量。与模型组比较，中剂量组尿液乳果糖/甘露醇值下降、空肠平滑肌运动振幅减小($P<0.05$)。

(张正利)

【非酒精性脂肪肝的治疗及实验研究】

吴奎用加味双降汤(水蛭、黄芪、丹参、生山楂、豨莶草、地龙等)治疗非酒精性脂肪肝(NASH)患者50例，对照组用甘利欣、脂必妥治疗。经治3个月，总有效率分别为78.0%(39/50)、54.0%(27/50)，组间比较，$P<0.05$。丁荣华等以平肝煎剂(生黄芪、生蒲黄、姜黄、黄连、黄芩、泽泻等)治疗54例，对照组予复方益肝灵片、脂必妥片。经治3个月，总有效率分别为83.3%(45/54)、45.1%(23/51)，组间比较，$P<0.05$。与对照组比较，治疗组稳态模型胰岛素抵抗指数水平显著下降($P<0.01$)。田大虎等对 NASH 患者在基础治疗上，治疗组与对照组分别加用五杞消脂汤(五味子、枸杞子、三七、山楂、大黄、何首乌等)与甘草酸二铵肠溶胶囊。经治8周，总有效率分别为93.3%(28/30)、36.7%(11/30)，组间比较，$P<0.05$。杨玉新等用化浊通络法(泽泻、决明子、栀子、藿香、茯苓、白术等)治疗 NASH 患者，经治3个月，总有效率为81.7%(49/60)。徐亮将患者120例分为壳脂胶囊(甲壳、制何首乌、丹参、茵陈、牛膝)治疗组与多烯磷脂酰胆碱胶囊对照组。经治3个月，中医证候疗效总有效率分别为88.3%(53/60)、70.0%(42/60)，组间比较，$P<0.05$。治疗组 TCh、TG、LDL-C 的降低均较对照组显著(均$P<0.05$)。

实验研究方面，刘涛等以高脂喂养诱导 NAFLD 大鼠模型，结果与模型组相比，平糖方(白术、泽泻、山楂、大黄、首乌)组的血脂及转氨酶水平显著下降($P<0.05$)，脂肪变性的肝细胞数显著下降；肝脏过氧化物酶体增殖物激活受体α(PPAR-α)及肉毒碱棕榈酰基转移酶1 mRNA 的表达显著提高($P<0.05$)。羊淑平等用高脂饮食喂饲造成 NAFLD 大鼠模型，以不同剂量消瘀化痰方(泽泻、制半夏、海藻、丹参、郁金、生大黄等)进行干预。9周后，模型组大鼠血清 TNF-α、IL-6 含量较正常组显著升高($P<0.01$)。与模型组比较，各用药组大鼠以上两指标含量均明显降低($P<0.05$ 或 $P<0.01$)，高、低剂量消瘀化痰方组以上两指标含量均低于东宝肝泰对照组($P<0.05$)。提示消瘀化痰方可通过降低 TNF-α、IL-6 含量发挥抗大鼠脂肪肝作用。李立等以高脂饲料喂养造成 NAFLD 大鼠模型，分别以健脾补肾方(生何首乌、黄精、生黄芪)、活血降浊方(荷叶、生山楂、决明子)、综合方(健脾补肾方与活血降浊方合方)及易善复给大鼠灌胃，10周后，三种中药组大鼠的血脂指标及 SREBP-1c、SCAP 含量明显低于模型组，PPAR-α、PGC-1α 含量则显著提高(均$P<0.01$)，且肝脏内线粒体 DNA 修复酶(8-氧鸟嘌呤 DNA 糖基化酶、胸腺嘧啶乙二醇 DNA 糖基化酶、3-甲基腺嘌呤 DNA 糖基化酶)含量高于易善复组(均$P<0.01$)。王毓洁等用高脂乳剂灌胃复制大鼠 NASH 模型，用保和丸及保和丸加虎杖方干预9周后，与模型组相比，保和丸组及保和丸加虎杖方组大鼠肝细胞的脂肪变程度减轻，脂滴减少，炎症减轻；ALT、AST 活性及 TC、TG、LDL、MDA、TNF-α 含量下降，HDL、SOD 水平升高(均$P<0.01$)。保和丸组与保和丸加虎杖方组之间比较无显著差异($P>0.05$)。严红梅等以高脂饮食复制大鼠 NASH 模型，以肝组织 CD14 与溶菌酶标记枯否氏细胞(KC)的表达，结果与正常组相比，NASH 模型大鼠肝组织 CD14、溶菌酶蛋白表达明显上调($P<0.01$)；与模型组相比，杞蓟制剂(枸杞、水飞蓟)组此2个指标显著降低，并优于复方蛋氨酸胆碱片对照组(均$P<0.01$)。提示 NASH 中肝脏的损伤与 KC 相关，而杞蓟制剂能够抑制 KC 的表达。赵燕平等以高脂饮食诱发 NASH 大鼠肝损伤模型，分组灌胃90 d后，结果与模型组比较，高剂量枳椇子组大鼠肝指数显著降低，肝组织炎症程度改善。何卫美等以高脂饮食造成 NAFLD 大鼠模

型,药物干预组大鼠同时予不同剂量黄芪提取物灌胃。10 周后,与模型组相比,药物干预组血清 ALT、AST 活性、TG、TC 及肝组织 TG、TC 降低($P<0.01$,$P<0.05$),肝脏脂肪变性及炎症坏死程度减轻。脂肪生成相关转录因子 SREBP-1 的表达亦显著减少($P<0.01$)。

(奚　骏)

【抗肝纤维化的实验研究】

闫晓风等用二甲基亚硝胺(DMN)诱导大鼠形成肝纤维化,分组灌胃 2 周。结果显示,与模型组相比,黄芪汤(黄芪、甘草)组的凋亡相关蛋白(Fas)、半胱氨酸蛋白酶 8、半胱氨酸蛋白酶 3、基质金属蛋白酶组织抑制因子-1(TIMP-1)、基质金属蛋白酶-2(TIMP-2)蛋白表达及活性,α-平滑肌肌动蛋白(α-SMA) mRNA 表达量明显降低(均 $P<0.05$ 或 $P<0.01$)。基质金属蛋白酶-9(MMP-9)蛋白表达及活性均显著升高($P<0.05$ 或 $P<0.01$)。提示黄芪汤抗肝纤维化作用与其抑制肝细胞凋亡,抑制肝星状细胞(HSC)活化,调控 MMPs/TIMPs 系统,促进细胞外基质(ECM)降解有关。张竹等用日本血吸虫尾蚴经腹壁皮肤感染小鼠,12 周后分为短模组(感染 8 周)、长模组(感染 12 周)、蒿鳖养阴软坚方(青蒿、鳖甲、生地黄、知母、丹参、虎杖等)三剂量(高、中、低)组、阳性药物(复方鳖甲软肝片、秋水仙碱)对照组。结果显示,蒿鳖养阴软坚方可明显减轻血吸虫病肝纤维化小鼠肝脏的病理学改变,各剂量均能显著降低肝纤维化分期(均 $P<0.01$),高、中剂量组的纤维化程度分期低于阳性对照药组(均 $P<0.05$);高、中剂量组的胶原蛋白含量低于长模组(均 $P<0.05$);中、低剂量组的透明质酸水平低于长模组(均 $P<0.05$),三剂量组的 MMP-9 均低于长模组(均 $P<0.05$),且高剂量组 MMP-2 低于长模组($P<0.05$)。提示降低肝组织 MMP-2 及 MMP-9 水平可能为该方对小鼠血吸虫病肝纤维化的作用机制之一。程良斌等以 CCl_4 造成大鼠肝纤维化模型,并以 5% 乙醇为唯一饮水,分组灌胃给药 7 周。结果显示,抗纤软肝颗粒(海藻、鳖甲、牡蛎、莪术、丹参等)治疗后的肝细胞变性坏死及肝纤维化程度较模型组显著减轻,肝组织核转录因子-κB(NF-κB) p65 mRNA 表达较模型组显著降低(均 $P<0.05$)。李志等以舒肝颗粒(黄芪、丹参、党参、白术、三棱、莪术等)制备大鼠药物血清,用此血清温育培养 HSC-T6

细胞株,经 48 h,舒肝颗粒干预组 HSC 抑制率分别为 48.6%、38.2%、28.1%、21.2%、8.5%、7.3% 和 0.3%,明显高于正常血清对照组,药物血清可明显抑制 HSC 细胞的增殖,且呈剂量效应关系。舒肝颗粒干预组细胞上清液中Ⅰ、Ⅲ、Ⅳ型胶原含量较正常血清对照组明显降低(均 $P<0.01$)。王登妮等以 CCl_4 造成大鼠肝纤维化模型并分组,黄芪处理组同时皮下注射黄芪注射液。6 周后与模型组比较,黄芪处理组肝脏的损伤性改变减轻,肝组织羟脯氨酸(Hyp)及肝纤维化指数明显降低;血浆内毒素含量、血清谷丙转氨酶(ALT)活性及肝组织丙二醛(MDA)含量均显著降低($P<0.05$)。提示黄芪可减缓肠源性内毒素血症,可能是其防治肝纤维化的作用机制之一。

王丽娜等以 DMN 复制大鼠肝纤维化模型,分组给药 4 周。结果显示,丹酚酸 B 盐(丹参主要水溶性成分之一)与培哚普利都明显减轻肝纤维化模型大鼠的血清 ALT 水平与肝组织 Hyp 含量,下调肝组织 MMP-2 活性,提高 SOD 活性与谷胱甘肽(GSH)含量,其抑制肝组织的 α-SMA 与Ⅰ型胶原蛋白表达作用较培哚普利更明显;还可降低血清总胆红素含量、提高肝组织 GST 活性(均 $P<0.05$)。提示改善纤维化肝脏的脂质过氧化损伤与降低肝组织 MMP-2 活性是丹酚酸 B 盐预防肝纤维化的重要机制。Lv Z G 等研究丹酚酸 B 盐抑制 HSC 活化的作用机制。用丹酚酸 B 盐温育大鼠原代 HSC 24 h,结果显示,其能抑制转化生长因子-β1 刺激的细胞活化,减少 α-SMA 和Ⅰ型胶原蛋白的表达。其作用环节在于抑制了 MAPK 信号传导通路中 ERK 通路的 MEK 激酶的活化和 p38 通路的 MKK3/6 激酶的活化,并且抑制转录因子 MEF2 的分泌。杨冬梅等复制 CCl_4 大鼠肝纤维化模型,分组给药 10 周。结果显示,与模型组相比,吴茱萸总生物碱高、低剂量组的肝小叶结构明显改善,脂肪变性减轻,胶原纤维间隔减少,ALT、AST、MDA、层粘连蛋白、血清透明质酸、Ⅲ型前胶原及肝组织中 Hyp 水平明显下降($P<0.05$ 或 $P<0.01$)。提示吴茱萸总生物碱对实验性肝纤维化有保护作用,其作用机制与抗脂质过氧化有关。

(吴　眉　潘圆圆　徐列明)

【肝损伤的实验研究】

叶丽红等以四氧化碳(CCl_4)致大鼠肝损伤模型,与模型组比较,给药 9 d 后补精复方(黄精、枸杞子、女贞子、天冬)高剂量组血清 ALT、AST、胆红素(TBiL)显著降低($P<0.01$),中、低剂量组血清 AST、TBiL 显著降低($P<0.01$),低剂量组血清 ALT 降低($P<0.05$);三剂量组血清 SOD 均升高(均$P<0.01$);高剂量组胸腺系数及脾脏系数升高,肝脏系数下降($P<0.01$,$P<0.05$)。马丽等用白酒灌胃建立酒精性肝损伤模型,分组给药12周后,与模型组比较,丹葛解醒汤组(丹参、葛花、葛根、柴胡、黄芩、陈皮等)血清中 ALT、AST 活性,肝组织中 MDA 含量显著降低,SOD 活性增高(均$P<0.05$)。肝组织病理结果提示丹葛解醒汤组肝组织损伤明显减轻,肝小叶结构基本正常。刘鹏等用腹腔注射内毒素制成内毒素肝损伤大鼠模型,分组灌胃给药7 d后,与模型组比较,清热解毒凉血化瘀中药(茵陈、赤芍药、丹参、玄参、大黄、栀子等)干预组的蛋白质芯片共捕获到11个有统计学意义的差异蛋白峰,其中相对分子质量为4 200道尔顿的蛋白峰在中药干预组的血清中高表达,相对分子质量为8 984道尔顿、9 005道尔顿的蛋白峰在中药干预组的血清中低表达。

张引强等以刀豆蛋白 A 诱导慢性免疫性肝损伤小鼠模型,分别灌胃给药干预28 d。与模型组比较,荣肝合剂(鸡骨草、黄芪、白术、滑石、丹参等)组、茵陈组、茵陈蒿汤组、联苯双酯组 ALT、AST、TBiL 水平显著降低;荣肝合剂组、茵陈蒿汤组和联苯双酯组肝组织中 SOD 水平均明显提高,干扰素γ(IFN-γ)水平均降低(均$P<0.01$)。荣肝合剂降 ALT、AST 作用优于茵陈、茵陈蒿汤($P<0.05$);提高 SOD 水平作用较茵陈、茵陈蒿汤、联苯双酯显著($P<0.01$),降低 IFN-γ 表达较茵陈与联苯双酯显著($P<0.05$)。王大平等用酒精造成急性酒精性肝损伤,分组给药7 d后,与模型组相比,保利甘胶囊(姜黄、五味子、泽泻、白芍药、枸杞等)组血浆 ALT 活性及肝组织 MDA 含量显著下降($P<0.05$或$P<0.01$);肝组织的抗氧化能力指数(ORAC)、谷胱甘肽(GSH)含量、谷胱甘肽过氧化物酶(GSH-Px)、SOD 活性均显著提高($P<0.05$或$P<0.01$)。蒋旭宏等用脂多糖/D-氨基半乳糖建立大鼠内毒素性急性肝损伤模型,以红花注射液、还原型谷胱甘肽分别进行干预,分别于6、24和48 h取血及肝组织。检测显示,红花治疗组各时间点血清 ALT、AST、NO 及肝组织 MDA 的水平显著低于模型组($P<0.05$或$P<0.01$),肝组织 SOD 活性则明显高于模型组($P<0.01$)。与还原型谷胱甘肽组之间比较无明显差异($P>0.05$)。苏晓聆等以 CCl_4 造模并分组给药7 d后,检测结果显示,大叶秦艽组及麻花秦艽组 ALT 与 TNF-α 水平均较模型组降低,而 IL-10 的表达则升高(均$P<0.05$)。而药物组之间无显著性差异($P>0.05$)。姚会枝等以 CCl_4 致小鼠慢性肝损伤,分组灌胃连续8周。结果显示,与模型组比较,冬凌草提取物治疗组血清 ALT、AST、MDA、TP、ALB 的水平显著降低,SOD 活性增高($P<0.01$或$P<0.05$)。组织病理学检查结果提示冬凌草提取物可减轻肝组织变性、坏死程度,缓解肝组织的病理改变。

宋军等分别用 CCl_4、D-氨基半乳糖诱发小鼠化学性急性肝损伤,又用内毒素加卡介苗诱发小鼠免疫性肝损伤,给予不同剂量的芍药甘草汤提取物(含芍药总苷、甘草酸、总黄酮苷)灌胃。12 d后芍药甘草汤提取物高、中、低剂量均能显著降低 CCl_4 急性肝损伤小鼠血清 ALT、AST($P<0.05$或$P<0.01$);三剂量亦均能显著降低 D-氨基半乳糖急性肝损伤小鼠血清 ALT($P<0.05$或$P<0.01$)。中、高剂量可降低 D-氨基半乳糖急性肝损伤小鼠肝脏组织学评分;并可降低内毒素加卡介苗所致的小鼠免疫性肝损伤血清 ALT 及 AST($P<0.05$或$P<0.01$),但对肝脏系数无明显影响。Yan X C 等用脂多糖/D-半乳糖胺腹腔注射6 h造成小鼠急性肝损伤,经丹酚酸 B 盐治疗3 d后,肝细胞凋亡及肝损伤减轻。丹酚酸 B 盐还可抑制死亡受体诱导的 HL-7702 肝细胞株的凋亡。其作用机制在于诱导了肿瘤坏死因子α的 I 型受体、平衡 Bcl-2 家族成员的表达、减少了细胞色素 C 从线粒体释放进入细胞浆,并抑制了半胱氨酸蛋白酶3的活化。提示丹酚酸 B 盐有效抑制肝细胞凋亡的作用机制与调节死亡受体和线粒体通路的介导物质有关。

(奚 骏)

【慢性肾衰竭的治疗及实验研究】
陈锡平以西药常规治疗慢性肾衰竭(CRF)患者为对照组,治疗组加用二黄春泽牛丹汤(黄芪、大黄、人参、白术、茯苓、泽泻等)口服。经治90 d,治疗组总有效率为88.3%(53/60),对照组为60.0%(36/60),组间比较,$P<0.01$。于绣红等以西药常规治疗氮质血症期 CRF 患者为对照组,治疗组加用中药(生大黄、煅牡蛎、蒲公英)保留灌肠。经治2周,治疗组总有效率为82.4%(28/

34),对照组为51.5%(17/33);组间比较,$P<0.05$。胡江华以对症支持或常规治疗CRF患者为对照组,治疗组加用中药(生大黄、木香、蒲公英、丹参、红花、煅牡蛎)高位结肠保留灌肠。经治28 d,治疗组总有效率为87.5%(28/32),对照组为62.5%(20/32);组间比较,$P<0.05$。叶翠莲等以基础治疗CRF患者为对照组,治疗组加用肾肝宁胶囊(育成蛹粉、牛膝粉)。经治8周,总有效率为88.5%(46/52),对照组为52.9%(18/34),组间比较,$P<0.05$。吕勇等以解毒泄浊Ⅱ号(生大黄、煅龙骨、煅牡蛎、槐花、六月雪、土茯苓等)保留灌肠治疗急剧加重湿热证CRF患者为对照组,治疗组加用清肾颗粒(白花蛇舌草、丹参、茵陈、益母草、薏苡仁、黄连等)。经治1个月,治疗组总有效率为88.9%(32/36),对照组为57.1%(20/35),组间比较,$P<0.05$。治疗组血清前白蛋白水平较治疗前明显升高,且较对照组更为显著($P<0.01$)。提示清肾颗粒确能明显改善患者的营养状况。唐英等对60例辨证为气虚血瘀、湿浊中阻且分期为3期的CRF患者予肾病2号方(党参、黄芪、赤芍药、白芍药、姜半夏、全当归等)结合基础治疗连续治疗6个月以上,记录患者的血肌酐值、肾小球率过率(eGFR)及临床症状积分等进行自身前后对照,以求连续的血清肌酐倒数(1/Scr)与时间(月)的直线回归方程之斜率b值的方法评估慢性肾功能不全的进展(b值如为负值则表明肾功能趋向恶化,反之为好转)。结果显示,血肌酐值、症状积分较治疗前下降,eGFR明显升高(均$P<0.01$),86.7%(52/60)的患者b值为正值。提示肾病2号方结合基础治疗对CRF具有良好的远期疗效,能明显延缓肾功能衰竭进展。

王天芳等运用信息熵关联度系数法对601例CRF患者的108个中医临床症状数据进行分析,获得的21个中医症状组合。发现CRF存在有心气虚、脾气虚、脾胃气虚、肾阳虚、气阴两虚、肝气郁结、肝脾不调、肝胃不和、脾胃不和、津亏血虚、血虚阳虚、气虚湿阻、血瘀血虚、阳虚水停、热盛伤津等证型,涉及的病位类证候要素为心、脾、胃、肾、肝,病性类证候要素为气虚、阳虚、阴虚、血虚、津亏、气滞、气逆、湿阻、血瘀、水停、热(火)盛等。张琳琪等调查198名CRF患者,结果CRF生存质量总评分为(58.3±9.7),其中肝肾阴虚证患者生存质量得分最高(60.1±9.4),阴阳两虚证患者生存质量得分最低(45.9±2.3)。

实验研究方面,赵艳明等用5/6肾切除法造成CRF大鼠模型,分组以相应药物灌胃10周。结果显示,桃核承气汤(桃仁、熟大黄、芒硝、桂枝、炙甘草)组、蒙诺组大鼠体重较模型组有不同程度升高,其中桃核承气汤高剂量组、蒙诺组升高明显($P<0.05$)。桃核承气汤高、低剂量组的24小时尿蛋白定量与模型组比较均有不同程度下降,以高剂量组更为显著($P<0.01$)。董志刚等以腺嘌呤造成CRF大鼠模型,分组灌胃给药4周。结果显示,温肾益精降浊中药(紫河车、人参、黄芪、丹参、熟地黄、当归等)组BUN、Scr值明显低于益比奥组,而中西药结合组BUN、Scr值均低于中药组、西药组(均$P<0.01$)。在改善贫血方面中药组、西药组无显著差异($P>0.05$),而中西药结合组则优于中药组、西药组(均$P<0.01$)。韩顺平等以腺嘌呤造成CRF大鼠模型,分组灌胃给药51 d。结果与模型组比较,大黄藿苓汤(大黄、淫羊藿、猪苓、茯苓、雷公藤、莪术等)治疗1(第1~51 d连续灌胃)组、2(第22~51 d连续灌胃)组的肾脏病理改变减轻;治疗1组BUN、SCr、尿酸、成纤维细胞生长因子(bFGF)表达下降($P<0.05$),治疗1、2组bFGF表达无显著差异($P>0.05$)。提示大黄藿苓汤对CRF大鼠肾脏有保护作用,且早期用药优于晚期用药,其机制可能与抑制bFGF表达有关。赵晓霞等研究发现,双参苓颗粒(红参、丹参、茯苓、山药、冬虫夏草、川芎等)对腺嘌呤所致CRF模型大鼠的血清BUN、SCr有明显降低作用,可降低大鼠低切变速率下的血液黏度,促进肾上腺素致微循环障碍的恢复,明显升高免疫功能低下小鼠的碳廓清指数。

(何立群 方东行)

【IgA肾病的治疗及实验研究】

郭登洲等将脾肾不足兼气阴两虚证伴瘀血、湿热的原发性IgA肾病患者分为肾炎宁(黄芪、茯苓、党参、白术、女贞子、旱莲草等)治疗组与氯沙坦对照组。经治1年,总用效率分别为77.1%(27/35)、54.3%(19/35),组间比较,$P<0.05$。治疗组治疗后中医证候积分的减少及蛋白尿、血尿的改善比对照组更明显($P<0.05$或$P<0.01$)。王丽萍等予黄葵胶囊治疗湿热证IgA肾病患者,对照组予福辛普利,经治12周,总有效率分别为84.4%(27/32)、50.0%(16/32),组间比较,$P<0.01$。邓立武以抗感染、抗凝、降压、保肾等常规治疗原发性IgA肾病患者为对照组,治疗

组加用从肺论治的基本方(生黄芪、玄参、麦门冬、桔梗、甘草、生地黄等)随证加减治疗,经治30 d,治疗组总有效率为86.7%(52/60),对照组为67.2%(39/58),组间比较,$P<0.05$。余仁欢等在对症治疗基础上,将气阴两虚证IgA肾病患者随机分为益气滋肾颗粒(生黄芪、太子参、当归、金银花、芡实等)治疗组与肾炎康复片对照组。经治3个月,治疗组蛋白尿恢复正常的比例为34.9%(30/86),尿蛋白定量平均下降42.6%,对照组分别为20%(17/85)、32.6%,组间比较,$P<0.05$。林燕等在对气阴两虚兼湿热证IgA肾病患者予基础治疗的同时,治疗组加服肾络宁(柴胡、黄芩、黄芪、女贞子、山楂、地锦草等),对照组加服肾炎康复片。治疗后3个月及6个月,两组尿常规红细胞计数和24 h尿蛋白定量均较治疗前显著降低($P<0.01$),其中尿常规红细胞计数的降低以治疗组更为明显($P<0.01$)。

实验研究方面,潘利敏等以联合造模法(脂多糖加牛血清白蛋白加四氯化碳)制成IgA肾病模型大鼠并分组观察,第15周末模型组的血管内皮生长因子(VEGF)表达水平较正常组明显增强,肾炎宁(黄芪、党参、茯苓、白术、女贞子、旱莲草等)组、西药组(贝那普利加氯沙坦)的24 h尿蛋白定量、系膜基质沉积、IgA免疫荧光强度、VEGF表达水平均较模型组显著下降(均$P<0.05$),两组比较无显著差异($P>0.05$)。郭登洲等还观察发现,15周后模型组肾组织转化生长因子-β_1(TGF-β_1)、p38丝裂原活化蛋白激酶(p38 MAPK)较正常组明显增强,肾炎宁组、西药组(贝那普利加氯沙坦)IgA免疫荧光强度、TCF-β_1及p38 MAPK mRNA的表达水平,均较模型组显著下降(均$P<0.05$)。提示肾炎宁方也可明显减少TGF-β_1、p38 MAPK表达来延缓IgA肾病模型大鼠的进展。王霞等观察三叶人字草对以联合造模法(脂多糖加牛血清白蛋白加四氯化碳)制成的IgA肾病模型小鼠耳廓血液微循环及IgA肾病模型大鼠血液流变学的影响。随机分组给药7 d后,发现人字草高、中、低剂量组均可显著增强模型小鼠耳郭微动脉的血流速度($P<0.05$或$P<0.01$),高剂量组可显著降低高切、中切、低切全血黏度($P<0.01$)。人字草高、中剂量组均可显著降低模型大鼠尿素氮(BUN)、肌酐(SCr)、丙二醛(MDA)含量,提高血清超氧化物歧化酶(SOD)水平($P<0.05$或$P<0.01$)。提示三叶人字草水煎液在治疗IgA肾病中可扩张肾小球毛细血管,增加肾血流量,改善血液流变学指标,减轻肾小球损害;并具有清除自由基,提高抗氧化酶活力,减轻或阻断脂质过氧化连锁反应的作用。

(胡 菲)

【特发性血小板减少性紫癜的治疗及实验研究】

柴铁玲等以凉血解毒饮(紫草、白茅根、仙鹤草、羊蹄根、水牛角、半枝莲等)治疗特发性血小板减少性紫癜(ITP),另以黄鼠狼肉粉30 g随药汁冲服,对照组予强的松。经治6个月,总有效率分别为90.0%(27/30)、83.3%(25/30),组间比较,$P<0.05$;血小板计数分别上升至$(81.3±50)×10^9/L$、$(66.3±49.2)×10^9/L$,组间比较,$P<0.05$。治疗组骨髓巨核细胞成熟障碍的改善及白介素2水平的下降均优于对照组(均$P<0.05$)。钟新林等以强的松口服治疗ITP患者为对照组,治疗组加用健脾升血汤(黄芪、仙鹤草、白茅根、小蓟、黄精、党参等)。经治6个月,治疗组总有效率为87.5%(35/40),对照组为62.5%(25/40),组间比较,$P<0.01$。

朱文伟等辨证治疗63例患者(激素敏感型20例,激素抵抗型43例),脾肾阴虚型服用Ⅲ号生血灵(黄芪、太子参、白术、茯苓、女贞子、山茱萸等),脾肾阳虚型服用Ⅳ号生血灵(黄芪、党参、白术、茯苓、仙灵脾、菟丝子等)。与正常对照组比较,糖皮质激素受体(GR)α阳性细胞数明显下降($P<0.05$),其中激素抵抗型GRβ阳性细胞数明显高于激素敏感型及正常对照组($P<0.05$)。经治6个月,总有效率为82.5%(52/63),患者GRα阳性细胞数较治疗前明显升高,其中激素抵抗型GRβ阳性细胞数显著下降($P<0.05$)。提示生血灵能调节ITP患者GRα与GRβ的比例失衡,改善激素抵抗状态。徐瑞荣等用清热凉血法(地锦草、棉花根、紫草、连翘、丹皮、水牛角粉等)随症加减治疗30例ITP,对照组30例服用维血宁颗粒。经治3个月,两组均可降低血小板抗体PAIgA、PAIgG水平(均$P<0.01$),且治疗组优于对照组($P<0.05$);治疗组膜糖蛋白(GPⅡb/Ⅲa、GPⅠb/Ⅸ)特异性自身抗体阳性率由73.33%下降至46.67%($P<0.05$),对照组此两种抗体阳性率的下降无统计学意义($P>0.05$)。提示清热凉血法可解除血小板聚集障碍,改善血管通透性。田胜利等将60例ITP患者随机分为温肾清卫颗粒(巴戟天、仙灵脾、黄柏、升麻、参三七、紫草等)

治疗组与强的松对照组,另设正常组观察。治疗3个月及6个月时,治疗组血小板计数均高于对照组(均$P<0.05$),血小板生成素(TPO)、血小板相关抗体(PA IgG)水平均低于对照组($P<0.05$,$P<0.01$),血小板 TPO 受体 c-MPL mRNA 均高于对照组($P<0.05$,$P<0.01$)。治疗6个月时,治疗组 PA IgG、TPO 水平与正常组比较无显著差异($P>0.05$),对照组则有显著差异($P<0.05$)。提示温肾清卫颗粒可能通过抑制 PA IgG 表达及调控 c-MPL mRNA 基因转录,促进血小板生成增加。田氏又观察了温肾清卫颗粒对 ITP 患者免疫调控的影响。经治3个月,治疗组 CD45RA+T 细胞、CD56+16 阳性细胞水平明显高于对照组($P<0.01$);两组 P 选择素水平较治疗前均有显著下降($P<0.05$)。提示温肾清卫颗粒可通过调控 CD45RA+T 细胞、CD56+16 阳性细胞来改善血小板数量;降低 P 选择素水平来抑制血小板免疫破坏。

实验研究方面,吴晓勇等以腹腔注射豚鼠抗小鼠血小板血清建立 ITP 小鼠模型,并将小鼠随机分组,灌胃 7 d 后,与正常组相比,模型组小鼠血清细胞因子干扰素-γ(IFN-γ)水平明显升高($P<0.001$),白细胞介素-4(IL-4)水平明显降低($P<0.01$);与模型组相比,泼尼松组、益髓颗粒(炙黄芪、党参、生地黄、熟地黄、当归、阿胶等)组的 IFN-γ、IL-4 均有所恢复($P<0.001$,$P<0.01$)。提示益髓颗粒可能通过抑制 Th1 细胞分泌 INF-γ,诱导 Th2 细胞分泌 IL-4,从而恢复 Th1/Th2 细胞间的平衡。吴氏又观察了益髓颗粒对 ITP 小鼠脾淋巴细胞凋亡异常的影响。结果显示,与正常组比较,模型组脾淋巴细胞凋亡减少,Bcl-2 蛋白表达增多,Bax 蛋白表达减少($P<0.05$);与模型组比较,泼尼松及益髓颗粒组脾淋巴细胞凋亡增多,Bcl-2 蛋白表达减少,Bax 蛋白表达增多($P<0.05$)。武君等将小鼠随机分组,除空白组外,其余各组以抗血小板血清造模法造模,灌胃 14 d 后,愈宁散(炙大黄、青黛、仙鹤草、白及、黄柏、三七等)低、中、高剂量组、激素组均能提高血小板计数,激素组、愈宁散中、高剂量组两两比较无显著差异(均$P>0.05$);与空白组比较,模型组外周血 CD86 水平明显升高($P<0.05$),愈宁散各剂量组外周血 CD86 水平与模型组比较下降明显,中、高剂量组与激素组两两比较无显著差异(均$P>0.05$)。提示愈宁散可能通过降低 CD86 水平实现血小板计数的升高。

(陈凯丹 周韶虹 周永明)

【再生障碍性贫血的治疗及实验研究】

闫盈滨等用康力龙联合六味地黄丸治疗再生障碍性贫血(AA)肾阴虚证,对照组单用康力龙。经治 6 个月,总有效率分别为 86.7%(26/30)、56.7%(17/30),组间比较,$P<0.05$。与对照组比较,治疗组骨髓促红素、干细胞生长因子的分泌水平明显升高(均$P<0.05$)。袁通春等用再生复血汤(紫河车、太子参、黄芪、丹参、石韦、虎杖等)治疗慢性再生障碍性贫血(CAA)脾肾两虚证,对照组口服安雄加左旋咪唑。经治 6 个月,中医证候疗效率分别为 90.0%(18/20)、60.0%(12/20),组间比较,$P<0.05$。治疗组骨髓增生程度大于对照组($P<0.05$)。王运律等对 AA 肾阳虚证予温阳补肾颗粒(红参、黄芪、鹿角胶、补骨脂、阿胶、陈皮等)治疗;肾阴虚证予滋阴补肾颗粒(女贞子、黄芪、熟地黄、龟甲、阿胶等)治疗,对照组予环孢菌素 A,另设健康组观察。经治 3 个月,总有效率分别为 75.0%(45/60)、62.5%(10/16),组间比较,$P>0.05$。肾阳虚证有效率为 89.7%(26/29),肾阴虚证为 61.3%(19/31)组间比较,$P<0.05$。各组治疗前 CD28$^+$ 的表达均较健康组高,CD95$^+$ 的表达均较健康组低,均以肾阴虚证为著。各组治疗后 CD28$^+$ 表达下调,CD95$^+$ 表达上调。徐文江等分别用仙芪生血颗粒(太子参、黄芪、补骨脂等)与参胶生血颗粒(人参、黄芪、当归、熟地黄等)治疗 AA 肾阴虚证与肾阳虚证,对照组予康力龙。经治 6 个月,总有效率分别为 87.9%(145/165)、62.6%(102/163),组间比较,$P<0.05$。两组治疗后 CD3$^+$、CD4$^+$ 值均升高,CD8$^+$ 值均降低(均$P<0.01$),且治疗组更为明显($P<0.01$)。刘娜等用蛋白质印迹法检测表明,再障患者骨髓基质细胞蛋白激酶 B(PKB)表达水平均低于正常组,经补髓生血颗粒(熟地黄、山茱肉、枸杞子、淫羊藿、巴戟天、鹿茸等)治疗 6 个月后,PKB 表达水平有所上升,与治疗前相比,$P<0.05$。施海涛等根据患者不同临床表现分为急劳热毒溢血证、肾阴虚证及肾阳虚证,分别给予清瘟败毒饮、补肾 I 号(生地黄、熟地黄、山茱肉、桑椹子、枸杞子、五味子等)及补肾 II 号(补骨脂、巴戟天、仙灵脾、附子、女贞子、鹿角胶等)加减,疗程维持 3 个月以上。结果总有效率为 76.3%(229/300)。曾生福运用三期辨证法治疗 46 例 AA,初期以清热

解毒、凉血活血(金银花、连翘、生栀仁、白茅根、仙鹤草、白及等)为主,稳定期以滋肾生血、透邪解毒(生地黄、丹皮、当归、熟地黄、枸杞、制首乌等)为主,恢复期以滋肾生血、益气活血(黄芪、生地黄、当归、熟地黄、川芎、枸杞等)为主。有效患者的治疗起效时间为2.5~22个月,平均5.8个月。总有效率为91.3%(42/46)。刘锋等利用补肾中药(菟丝子、补骨脂、生地黄、熟地黄、何首乌、白芍药等)辅助抗胸腺细胞球蛋白治疗27例急性再生障碍性贫血(SAA),补肾中药煎剂连续用至5年,总有效率为85.2%(23/27)。

吴迪炯等认为"痰瘀同治"的治疗原则不仅适用于CAA,同样可以贯穿于SAA的整个过程,治疗SAA除清热解毒,驱邪外出之外,亦可酌加祛痰化瘀之品,遵从"凉-温-热"分层治疗和辨证论治的结合,以提高疗效。

实验研究方面,罗莉利用马利兰制造的AA大鼠模型,研究表明,补肾调肝化瘀方(巴戟天、菟丝子、旱莲草、女贞子、仙茅、淫羊藿等)可促进大鼠外周血中的白细胞,血红蛋白和血小板数量的恢复。与模型组比较,补肾调肝化瘀方治疗组造血调控因子白介素-2,肿瘤坏死因子含量均下降(均$P<0.01$)。提示该方具有改善细胞因子分泌异常,促进骨髓造血功能恢复的作用。

(陈其文 周永明)

【2型糖尿病的证型研究】

丁曦等观察100例2型糖尿病肥胖与非肥胖患者的年龄、病程、体重指数(BMI)、空腹血糖(FPG)、空腹胰岛素(FINS)、糖化血红蛋白(HbA1c)、餐后2 h血糖(PBG),并计算胰岛素抵抗指数(HOMA-IR)。结果显示,肥胖组与对照组的年龄、病程、FPG及HbA1c比较无显著差异($P>0.05$);肥胖组BMI为$(26.0\pm3.67)kg/m^2$、PBG为$(15.17\pm3.79)mmol/L$、FINS为$(10.77\pm7.93)\mu U/ml$、HOMA-IR为(3.64 ± 3.27);对照组上述指标分别为$(22.8\pm3.12)kg/m^2$、$(13.77\pm4.11)mmol/L$、$(8.97\pm9.03)\mu U/ml$、(2.29 ± 1.44),组间比较,$P<0.01$或$P<0.05$;肥胖组中湿热困脾证占41%,明显高于阴虚热盛证、气阴两虚证、阴阳两虚证;对照组中此4证的比例无明显差异。王秀霞等选择2型糖尿病患者124例,对预设的50个中医辨证因子进行量化评分,并将数据进行聚类和主成分分析,析出糖尿病中医主要证候信息、辨证,统计各证构成比。结果主成分分析显示,"三多一少"、乏力、脉沉涩包含了糖尿病中医证候学的绝大部分信息;R型聚类显示,糖尿病可分为气阴两虚、阴阳俱虚、肺胃燥热、瘀血阻络、痰湿中阻5证;各证构成比依次是气阴两虚33.1%,瘀血阻络21.0%,阴阳两虚19.4%,肺胃热盛14.5%,痰湿中阻12.1%。龚燕冰等以2 501例2型糖尿病的临床数据为基础,运用贝叶斯网络的方法进行分析。结果空腹血糖或糖化血红蛋白异常者以阴虚热盛多见,PBG异常者以阴虚多见。伴有血脂异常者,空腹血糖异常以阴虚多见;PBG异常者、糖化血红蛋白异常以气虚多见。伴有血脂、血压均异常者,空腹血糖异常以气虚、阴虚多见;PBG异常、糖化血红蛋白异常以阴虚多见;收缩压异常者多见气虚、血瘀;舒张压异常者多见阴虚、血瘀。庞志英分析了96例2型糖尿病患者的证候规律。对其进行病史、症状、理化检查及治疗情况调查,以中医证候归类统计。结果虚证占76.9%,实证占23.1%。虚证中以肾虚证为主(占100%),其次为阴虚证(88.5%)、气虚证(56.25%)、肝虚证(54.16%);实证则主要为血瘀证(78.13%)。气虚、血虚、阴虚、肝虚、脾胃虚、肾虚、血瘀、燥热有并发症例数的是无并发症的一倍以上,而阴虚、阳虚、心虚、肺虚、气滞、痰湿、湿热有并发症的例数与无并发症的例数相等或相近。其中肾虚证并发高血压、高脂血症、冠心病、脑血管病变、肾脏病变、周围神经病变、视网膜病变、白内障8项并发症的发生率为100%,血瘀证发生率分别为69%、89%、91%、83%、83%、78%、69%、79%,明显高于阴虚证、气虚证、肝虚证。

实验研究方面,潘秋等研究链脲佐菌素诱发性糖尿病模型大鼠的表征及其证候特征。将SD大鼠随机分为表征采集组与非表征采集组,再将两组分别分成对照组与模型组。表征采集组观察大鼠表征,测量24 h饮食量、饮水量、尿量、体质量、体温、抓力等;非表征采集组检测口服葡萄糖耐量试验、空腹胰岛素。实验8周,每周测量1次。结果与对照组相比,模型组形体消瘦、毛无光泽、毛凌乱成绺、唇色淡白、便溏、多食、多饮、多尿、体质量增长缓慢、体温低、抓力弱、血糖增高($P<0.05$)。初步推测模型组大鼠证候特征早期以胃热炽盛证为主,后期以脾气亏虚证为主。

(宋军)

【2型糖尿病血脂异常的治疗及实验研究】

季艳丹等以常规降糖治疗30例2型糖尿病合并血脂异常患者为对照组，治疗组32例加服调脂饮（陈皮、茯苓、姜半夏、炒白术、党参、甘草等）。经治8周，治疗组TG、TC、LDL-C均下降（P<0.05），且与对照组比较，治疗组下降更显著（P<0.01），治疗组HDL-C升高，但两组无显著差异。曹红霞等将72例2型糖尿病前期患者随机分为中汇糖脉康（黄芪、生地黄、丹参、麦冬、牛膝、黄精等）组与二甲双胍组。经治12周，结果两组血糖值均较治疗前下降（均P<0.05）；治疗组TC、TG与治疗前相比均有所下降，HDL-C有所升高（均P<0.05），对照组各项脂代谢指标无明显变化；治疗组各项中医临床症状与治疗前相比均有不同程度的改善，而对照组变化不明显。何煜峰等用苏子油软胶囊（紫苏子α-亚麻酸单体提取物）加盐酸二甲双胍治疗2型糖尿病痰瘀互结证患者，对照组单用盐酸二甲双胍。经治2个月，与治疗前比较，治疗组TC、TG下降明显（P<0.05, P<0.01）；与对照组比较，治疗组TG下降明显（P<0.05）。两组FPG、PBG、FINS、HbA1c、HOMA-IR均下降（P<0.01），以治疗组为著（P<0.05）。江洪等将90例2型糖尿病合并高脂血症患者分为血脂康（特制红曲提取物）高、低剂量组及普伐他汀组。经治8周，各组TC、LDL-C、TG均降低；血清高敏C反应蛋白（hs-CRP）、白细胞介素-6（IL-6）水平均降低。hs-CRP、IL-6水平以血脂康高剂量组降低最为明显，低剂量组次之，普伐他汀组最次（P<0.05, P<0.01）。

证型研究方面，韩丽蓓等记录60例2型糖尿病血脂代谢紊乱患者的一般情况及血脂情况，分析其中医证候。结果痰浊阻遏证21例，脾肾阳虚证2例，气阴两虚证17例，阴虚阳亢证8例，气滞血瘀证5例，无证可辨7例。各证型患者TC、LDL-C、TG、HDL-C值无显著性差异；在各证构成比中，以痰浊阻遏证最多（35.0%），脾肾阳虚证最少（3.3%）；体重指数在各组间以痰浊阻遏证组最高，气阴两虚证组最低（P<0.01）；男性HDL-C减低的人数较女性为多（P<0.05）。杨叔禹等比较48例2型糖尿病合并血脂异常燥热证患者与53例非燥热证患者在糖脂代谢上的差异，结果燥热组FPG、TG水平较非燥热组升高（P<0.01）；体重指数、TC、HDL-C、LDL-C两组无显著差异。提示异常升高的FPG、TG可能是2型糖尿病合并血脂异常的燥热证的客观依据。柳红芳等将155例2型糖尿病患者分为高脂血症组和非高脂血症组，研究表明，高脂血症组痰湿证、血瘀证例数均高于非高脂血症组（P<0.05）。痰湿证积分、血瘀证积分与TG水平呈显著正相关，与HDL-C水平呈显著负相关；阳虚证积分与HDL-C、重组人载脂蛋白A-1水平呈显著正相关（均P<0.05）。阴虚证、气虚证、血虚证、气郁证、结热证、郁热证、湿热证与不同血脂指标均无明显相关性（P>0.05）。

实验研究方面，李玉红等用一次性腹腔注射链脲佐菌素加喂饲高脂饲料复制2型糖尿病大鼠模型，分组灌胃30 d后，检测各组FBG、血脂、FINS、HbA1c水平。结果糖脂清（桑叶、荷叶、丹参等）生药药液高、中、低剂量组的FBG、血脂、FINS及HbA1c水平均降低，胰岛素敏感性增强，与模型组比较有显著性差异（P<0.05, P<0.01）。李长新用高脂饲料加小剂量腹腔注射链脲佐菌素造成2型糖尿病大鼠模型，分别予糖脉康颗粒、糖脂平颗粒（西洋参、红芪、生地黄、山药、山萸肉、茯苓等）干预12周。结果与模型组比较，糖脂平大剂量组与糖脉康颗粒组血糖、TC、LDL-C均明显下降，HDL-C升高；与糖脉康颗粒组比较，糖脂平小剂量组TC、TG下降显著（P<0.05）；糖脂平大剂量组TC、TG、LDL-C明显下降，HDL-C明显升高（均P<0.05）。糖脂平两剂量组上述指标的改变以大剂量组更为显著（均P<0.05）。丁婷等用小剂量四氧嘧啶加高糖高脂饲料复制糖尿病大鼠模型，分别以桃胶高、中、低剂量连续灌胃2周，结果与模型组相比，桃胶中、高剂量组血糖、血清中胰岛素水平明显降低（P<0.01或P<0.05），胰岛素敏感指数明显增高（P<0.01）；高剂量组C肽和HbA1c明显降低（P<0.01或P<0.05）；桃胶中、高剂量组血清LDL-C、TC、TG明显降低（P<0.01）。温宪春等用小剂量链脲佐菌素加高脂高糖饲养诱导2型糖尿病大鼠模型，随机分组给药干预8周。结果与模型组比较，玉米须水提物中、高剂量组血清FBG、TG、TC、血清游离脂肪酸水平显著降低（P<0.05或P<0.01），且呈剂量依赖型；高剂量组血清LDL-C水平显著降低（P<0.05）；高、中、低剂量组血清MDA含量降低，血清SOD活性升高（P<0.05或P<0.01）。与二甲双胍组比

较,高剂量组SOD活性显著升高($P<0.05$)。

（宋 军）

【糖尿病肾病的治疗及实验研究】

吕蕾等将早期糖尿病肾病患者分为糖益肾方（太子参、黄芪、生地黄、何首乌、金樱子、山茱萸等）治疗组与胰激肽原酶片对照组,疗程8周。结果除脱落3例外,中医症状疗效总有效率分别为87.8%（86/98）、69.5%（41/59）,组间比较,$P<0.05$。治疗组糖化血红蛋白、尿微量白蛋白、尿白蛋白/尿肌酐、尿转铁蛋白的下降均较对照组更为明显（$P<0.05$）。王庆向对早期糖尿病肾病患者均予相同的糖尿病基础治疗,治疗组加用养阴温肾活血中药（太子参、生黄芪、生地黄、桑螵蛸、丹参、麦门冬等）;对照组加用替米沙坦。经治4周,总有效率分别为81.0%（34/42）、52.5%（21/40）,组间比较,$P<0.05$。张兴坤等在常规降糖治疗基础上,治疗组加用益元活利汤（生黄芪、川芎、车前子、车前草、半枝莲、大黄炭）随症加减,对照组加用肾炎康复片。经治3个月,总有效率分别为91.1%（41/45）、80.0%（12/15）,组间比较,$P<0.05$。姚瑞贺以西医常规治疗早期糖尿病患者作为对照组,治疗组加用海昆肾喜胶囊（成分为褐藻多糖硫酸酯）。经治3个月,治疗组总有效率为96.7%（58/60）,对照组为86.7%（52/60）,组间比较,$P<0.05$。与对照组比较,治疗组尿蛋白排泄率（UAER）、血肌酐（SCr）、尿素氮（BUN）、血清总胆固醇、血清甘油三酯的降低,高密度脂蛋白胆固醇的升高更为显著（均$P<0.05$）。侯淑芳等以单纯西医治疗晚期糖尿病患者作为对照组,治疗组加用生脉肾气汤（熟地黄、山茱萸、茯苓、牡丹皮、泽泻、附子等）。经治8周,治疗组总有效率为70.0%（28/40）,对照组为7.9%（3/38）,组间比较,$P<0.01$。

杨丽平等分析350例2型糖尿病肾病患者的各期中医证候学与实验室指标的异同及典型相关关系。结果显示,Ⅲ期本虚证以气虚、阴虚为主,Ⅳ期以阴虚、阳虚为主,Ⅴ期以阴虚、阳虚和血虚为主。各期标实证均以血瘀证为主;血肌酐与阳虚证、餐后血糖与阴虚证、低密度脂蛋白胆固醇与湿热证具有典型相关关系。林兰等检测63例早期糖尿病肾病患者UAER,分析其与中医证型的关系。结果阴虚热盛、气阴两虚、阴阳两虚组间UAER水平比较无显著差异（$P>0.05$）;兼血瘀证患者较非血瘀证患者具有更高的UAER水平（$P<0.05$）。

实验研究方面,董正华等用单侧肾脏切除加链脲佐菌素诱导糖尿病肾病大鼠模型,随机分为正常对照组、模型组、通络益肾汤组（生地黄、桃仁、黄芪、山药、酒大黄、水蛭等）、西药治疗组。观察10周后与模型组比较,通络益肾汤组的证候积分、空腹血糖、BUN、24 h尿蛋白定量均明显下降（$P<0.05$或$P<0.01$）,肾小管上皮细胞CK218表达明显升高（$P<0.05$）;且明显优于西药治疗组（$P<0.05$）。孙玉凤等用左肾切除术加腹腔注射链脲佐菌素制作糖尿病肾病模型,随机分为空白组、模型组、消癥通络中药（黄芪、熟地黄、鳖甲、丹参、积雪草、大黄等）低、中、高剂量组,连续灌胃6周。结果与模型组比较,消癥通络中药各剂量组胃排空率明显升高,血清瘦素、胰高血糖素水平明显下降（均$P<0.05$）。周雪梅等用链尿佐菌素建立早期糖尿病肾病大鼠模型,分组灌胃给药,连续8周。结果显示,与模型组比较,冬梅饮（麦冬、生地黄、乌梅、人参、黄芪）治疗组大鼠肾组织基质金属蛋白酶-9含量增加,24 h尿β_2-MG排泄率下降（均$P<0.05$）,与缬沙坦组作用相当。程锦国等通过单侧肾切除合并注射链脲佐菌素建立早期糖尿病肾病大鼠模型,分为模型组、糖肾Ⅰ号组（怀山药、粉葛根、黄芪、芡实、莲须、白术等）、洛汀新组、糖洛合组（糖肾Ⅰ号加洛汀新）及假手术组,灌胃给药8周。结果与模型组比较,各给药组的肾重、肾脏肥大指数明显下降,血清肌酐、尿素氮显著降低,非特异性周期素激酶抑制剂P27蛋白表达明显下调（$P<0.05$）。糖肾Ⅰ号组与洛汀新组比较无明显差异,以糖洛合组下降更为明显。

（张 丹）

【甲状腺肿大的治疗】

李国辉等用化痰散结消瘿系列方治疗甲状腺腺瘤患者,气郁痰阻证予Ⅰ号方（郁金、柴胡、香附、青皮、海藻、牡蛎等）,血瘀痰阻证予Ⅱ号方（浙贝母、玄参、丹参、川芎、当归、赤芍药等）;对照组30例予左旋甲状腺素。经治3个月,总有效率分别为92.1%（35/38）、60.0%（18/30）,组间比较,$P<0.01$。中药组瘤体缩小较西药组更明显（$P<0.01$）。吴淑琼等用活血消瘿片（蜣螂虫、蜈蚣、土鳖虫、莪术、王不留行、猫爪草等）治疗结节性甲状腺肿患者43例,对照组口服优甲乐片。经治6个月,除治疗组脱落2例、对照组脱落3例外,总有效率分别为87.8%（36/41）、47.5%（19/40）,组

间比较，$P<0.05$。两组甲状腺的体积与结节最大直径均较治疗前降低（$P<0.05$），活血消瘿片组结节最大直径的缩小程度大于优甲乐组（$P<0.05$）。刘莹等用消结安胶囊（功劳木、三叉苦、益母草、鸡血藤、土茯苓、连翘等）治疗甲状腺腺瘤患者46例，对照组用左旋甲状腺素，均以4个月为1个疗程，共治2～3个疗程。结果总有效率分别为87.0%（40/46）、39.1%（9/23），组间比较，$P<0.05$。曹挺以小金丸（麝香、木鳖子、制乳香、制没药、地龙、当归等）联合左旋甲状腺素片治疗结节性甲状腺肿，对照组单纯予左旋甲状腺素片。经治6个月，总有效率分别为92.9%（52/56）、78.6%（44/56），组间比较，$P<0.05$。孙云钢等以甲状腺素片治疗良性多发性甲状腺结节患者为对照组，观察组加用甲肿散（三棱、甘草、昆布、生地黄、黄药子、当归尾等）。经治3个月，观察组总有效率为82.4%（42/51），对照组为47.2（17/36），组间比较，$P<0.01$。

（刘 霖）

【代谢综合征的治疗及实验研究】

杨雪等探析代谢综合征（MS）的发病机理，认为三焦功能失常是其发病的生理病理基础，用三焦论治MS体现了中医"整体观念"和"异病同治"思想。刘晶等认为脾失健运、肝失疏泄为MS基本发病机制，肝郁脾虚为本，痰浊瘀阻为标。提出从肝脾论治，确定标本兼治、肝脾同调的原则，以健脾疏肝为主，辅以祛痰活血。在疾病后期，重视补肾。郭蕾等提出MS中医浊病学说，认为要充分认识"食饮"代谢失常而形成的病理产物——浊邪，以及建立中医学关于"食饮"代谢障碍病证的治疗体系。

毕宁娜等用丹桔颗粒（丹参、橘皮、何首乌、决明子、山楂）治疗30例MS阴虚血瘀证，对照组不服药或维持实验前治疗。经治30 d，总有效率分别为86.7%（26/30）、30.0%（9/30）。组间比较，$P<0.05$；治疗组空腹血糖（FBG）及餐后2小时血糖（PBG）、糖化血红蛋白（HbA1c）、空腹胰岛素、甘油三酯（TG）、总胆固醇（TC）、低密度脂蛋白（LDL-C）、体重指数（BMI）与治疗前及对照组比较均显著下降（均$P<0.05$）。路波等将138例患者分为开降冲剂（清半夏、黄连、黄芩、党参、薏苡仁、川芎等）治疗组与二甲双胍对照组。经治90 d，与对照组比较，治疗组症状积分明显下降，BMI、LDL-C、丙氨酸氨基转移酶、内脏脂肪面积等指标下降，肝/脾CT比值、肝脏CT值、高密度脂蛋白（HDL-C）升高（$P<0.05$，$P<0.01$）。陈良等对90例MS患者均予基础治疗，治疗组在此基础上予开郁清胃颗粒（柴胡、黄芩、清半夏、大黄等），对照组予马来酸罗格列酮片。经治12周，治疗组各个时间点血糖及HbA1c均显著降低（$P<0.01$），降低血清胰高血糖素0.5 h的效果优于对照组（$P<0.05$）。明显降低空腹及糖负荷后0.5、1、2、3 h的胰岛素分泌水平（$P<0.01$）。与对照组比较，降低空腹胰岛素的效果更明显（$P<0.05$）。李乐愚等用昆藻调脂胶囊（海藻、昆布、山楂、丹参、柴胡、何首乌等）治疗65例MS患者，12周后TG、TC、LDL-C、空腹胰岛素、胰岛素抵抗指数（HOMA-IR）、血清超敏C反应蛋白（Hs-CRP）显著降低，HDL-C显著升高（$P<0.05$）。

熊红萍等研究表明，影响颈动脉内膜中层厚度的因素有中医证素痰、血瘀、肾、脾，标准回归系数分别为0.505（$P<0.01$）、0.168（$P<0.01$）、0.116（$P<0.05$）、0.097（$P<0.05$）。随着颈动脉内膜厚度的加重，痰的积分随之升高（$P<0.01$或$P<0.05$）。提示颈动脉内膜中层厚度可作为MS痰证的客观指标之一。刘志龙等聚类分析研究发现，MS主要证型为气阴亏虚、肾阴亏虚、肾阳亏虚、阴虚燥热。其中气阴亏虚证最为常见，痰瘀贯穿整个病程。

实验研究方面，甄玲玲等以果糖诱导MS大鼠模型，观察甘肃黄芪浸膏粉对大鼠心脏血管紧张素转换酶2（ACE2）表达的影响。研究发现，MS大鼠心脏局部ACE2表达降低，ACE表达升高，ACE2和ACE水平失衡；甘肃黄芪可以提高MS大鼠ACE2的表达，降低ACE表达，改善心脏局部ACE2/ACE失衡。

（熊 俊）

【缺血性中风的中西医结合治疗及实验研究】

崔书克将缺血性中风患者予常规西药治疗作为对照组，治疗组加服补气活血饮（当归、阿胶、川芎、丹参、川牛膝、黄芪等）。经治45 d，治疗组总有效率为83.3%（30/36），对照组为73.1%（19/26），组间比较，$P<0.05$。潘晓蓉等以西医基础治疗急性期患者为对照组，治疗组在此基础上加服补肾活血汤（熟地黄、杜仲、枸杞子、山萸肉、当归尾、没药等）。经治30 d，治疗组总有效率为92.5%（37/40），对照组为75.0%（30/40），组间比较，$P<0.01$。15 d、30 d时治疗组神经功能缺

损评分、生活能力状态分级的下降均大于对照组（均$P<0.01$）；两组血浆凝血酶原时间、活化部分凝血活酶时间均延长，纤维蛋白原、血液黏度均下降，以治疗组为著（$P<0.05$，$P<0.01$）。张强以西药常规治疗缺血性中风患者为对照组，治疗组在此基础上加用首乌补肾方（制何首乌、山茱萸肉、女贞子、肉苁蓉、淫羊藿、三七粉等）。经治3周，治疗组总有效率为93.3%（56/60），对照组为76.7%（46/60），组间比较，$P<0.05$。李学国以西药常规治疗缺血性中风患者为对照组，治疗组在此基础上加用养阴熄风汤（麦冬、生地黄、女贞子、天麻、钩藤、地龙等）。经治28 d，治疗组总有效率为92.9%（39/42），对照组为68.4%（26/38），组间比较，$P<0.01$。治疗后治疗组患者神经功能缺损评分为（6.08±2.36）分，对照组为（7.92±3.68）分，组间比较，$P<0.05$。

高宇等对400例72 h内入院的缺血性中风患者的组合证候发生频次及风痰证演变过程中证素加减情况进行统计描述与分析，运用聚类分析方法对风痰证患者的神经功能缺损分值进行研究，发现风痰证在轻、中、重神经功能缺损患者中均可见到，无论在急性期还是恢复期，风痰证都占有很高的比例。耿晓娟等对发病72 h内入院患者进行连续动态采集临床信息14 d，研究显示，缺血性中风急性期以风、火、痰三证出现频率最多，并呈现不同变化规律；风痰证在发病3 d后出现频次减少；风火证在第3 d出现频次最多；痰证出现频次在第5 d后开始下降；风火痰证出现频次在第5 d出现频次最多，且波动较为明显；风痰瘀证在前3天出现频次较多。提示缺血性中风病急性期起病迅速，变化多端，具有证候变化复杂的特性。

实验研究方面，高红莉等用光化学法建立局灶性脑缺血大鼠模型，造模前静脉给药7 d，结果与模型组比较，活血熄风方（当归、红花、川芎、水蛭）高、中、低剂量组TUNEL阳性细胞数明显减少，抑制细胞凋亡基因Bcl-2蛋白表达升高，促进细胞凋亡基因Bax蛋白表达降低，Bcl-2/Bax比值增高（$P<0.05$，$P<0.01$）。提示该方具有明显的抗凋亡作用。于莉等用线栓法造成缺血性中风急性期大鼠模并分组给药，在不同时间点予以检测相关指标。结果显示，醒脑解毒汤（冰片、大黄、水蛭、石菖蒲、黄连、栀子等）治疗组6 h时脑源性神经营养因子（BDNF）mRNA表达升高，24 h时显著升高，且高于同期模型组、安脑丸对照组水平（均$P<0.05$），72 h时有所下降，但仍高于同期模型组、安脑丸对照组（$P<0.05$）。24 h时胶质细胞源性神经营养因子（GDNF）mRNA的表达较同期模型组、安脑丸对照组升高，72 h时仍高于同期模型组、安脑丸对照组（均$P<0.05$）。张道芹等用线栓法制作局灶性脑缺血再灌注大鼠模型，设假手术组、模型组、益气活血方组（黄芪、三七、川芎、红花）、补肾生髓方组（龟板胶、鹿角胶、金毛狗脊、杜仲）。各组脑缺血2 h，分别再灌注1、2、3周。结果再灌注1、2周时，益气活血方组、补肾生髓方组m ath-1、m ash-1表达阳性面积单位与平均光密度值较模型组显著增加（$P<0.05$，$P<0.01$）。再灌注1周时，益气活血方组m ath-1表达的阳性面积单位和平均光密度值较补肾生髓方组显著增加；再灌注2、3周时，补肾生髓方组m ath-1表达的阳性面积单位和平均光密度值较益气活血方组显著增加（$P<0.05$，$P<0.01$）；再灌注2周时，补肾生髓方组m ash-1表达的阳性面积单位较益气活血方组显著增加（$P<0.01$）。提示两种中药复方在局灶性脑缺血模型大鼠再灌注多个时间点均能增强脑缺血区额顶叶皮质m ath-1与m ash-1表达，促进局灶性脑缺血后内源性神经干细胞的增殖分化。

（张 丹）

【脑卒中后抑郁的治疗】

柳迎春用柴胡加龙骨牡蛎汤合孔圣枕中丹（柴胡、桂枝、半夏、黄芩、生龙骨、生牡蛎等）治疗30例脑卒中后抑郁患者，并与盐酸氟西汀胶囊组对照。经治8周，总有效率分别为83.3%（25/30）、60.0%（18/30），组间比较，$P<0.05$。治疗组汉密尔顿抑郁量表（HAMD）评分、神经功能缺损程度评分均低于对照组（$P<0.05$，$P<0.01$）。于文亚等用加味导痰汤合菖蒲郁金汤（半夏、陈皮、竹茹、茯苓、枳实、菖蒲等）治疗108例脑卒中后抑郁患者，对照组108例口服盐酸氟西汀。经治4周，治疗组脑血流灌注放射性比值均较治疗前增高，与正常对照组比较，无显著性差异（$P>0.05$）。两组神经功能缺损程度评分、日常生活活动能力（Barthel指数）评分均有改善，且治疗组优于对照组（$P<0.001$）。何成瑜用醒脑汤（黄芪、当归、柴胡、郁金、香附、川芎等）治疗脑卒中后抑郁患者，对照组口服盐酸氟西汀胶囊。经治8周，总有效率分别为87.3%（131/150）、78.0%（117/

150),组间比较,$P<0.05$。两组 HAMD 评分、神经功能缺损程度评分均下降,以治疗组为著($P<0.05$,$P<0.01$)。治疗组不良反应发生率为 4.0%(6/150),低于对照组的 32.0%(48/150)。

任绪东等用郁可舒胶囊(陈皮、半夏、胆南星、香附、石菖蒲、赤芍药等)治疗 30 例脑卒中后抑郁患者,对照组予盐酸氟西汀。经治 12 周,总有效率分别为 86.7%(26/30)、73.3%(22/30),组间比较,$P<0.05$。治疗组 5-羟色胺(5-HT)含量明显高于对照组($P<0.01$)。俞梅等将患者分为参松养心胶囊(人参、麦冬、五味子、山茱萸、酸枣仁、赤芍药等)组与阿米替林组,经治 60 d,总有效率分别为 83.3%(30/36)、62.5%(20/32),组间比较,$P<0.05$。马建芳等用心脑舒通(主要成分为蒺藜甾体皂甙)治疗 72 例脑卒中后抑郁患者,设专门心理医师进行心理治疗作为对照组。经治 12 周,治疗组 HAMD 评分、神经功能缺损程度评分均低于对照组(均$P<0.01$)。

(熊 俊)

【帕金森病的临床与实验研究】

王刚等认为虚是帕金森病(PD)的发病之本,瘀是加重之因,虚与瘀互结,迁延日久则毒损脑络,瘀阻脑窍,导致筋脉失养而致病。根据虚、瘀、毒的病理特点,可分为肝肾不足证,气血两虚证,阴阳两虚证,痰热动风证,血瘀动风证,髓海空虚证。

王亚丽等用 6-羟基多巴胺造成 PD 大鼠模型,分组灌服不同剂量疏筋解毒方(熟地黄、鸡血藤、全蝎、白芍药、丹参等)。1 个月后应用原位杂交分子生物学技术检测 PD 大鼠黑质纹状体 Bcl-2 mRNA/Bax mRNA 的表达。结果与模型组比较,疏筋解毒方高、中、低剂量组 Bcl-2 mRNA 阳性表达均增多($P<0.01$ 或 $P<0.05$),Bax mRNA 阳性表达均减少($P<0.05$)。提示疏筋解毒方可能通过提高 Bcl-2 mRNA/Bax mRNA 比率,抑制 PD 大鼠中脑多巴胺能神经元的凋亡。王文武等用 6-羟基多巴胺注射于脑右侧黑质造成单侧 PD 损毁模型,分组用药 14 d。结果与模型组相比,天麻钩藤饮(天麻、钩藤、石决明、山栀、黄芩、川牛膝等)组大鼠旋转圈数显著减少;活性氧、丙二醛(MDA)明显降低,谷胱甘肽(GSH)、谷胱甘肽过氧化物酶(GSH-Px)、超氧化物歧化酶(SOD)明显升高($P<0.05$ 或 $P<0.01$)。提示天麻钩藤饮可明显改善 PD 大鼠的神经行为学变化,并可提高抗氧化和清除自由基的能力。冉秋等以 6-羟基多巴胺损毁注射法制作 PD 大鼠模型,应用活血化瘀(代表方桃红四物汤)、涤痰熄风(代表方涤痰汤)、滋阴熄风(代表方天麻钩藤饮)及复合治法(代表方复方地黄方)等不同方剂灌饲 45 d。结果与模型组相比,各方剂治疗组的内皮素、血栓素 B_2 均降低,6-酮前列腺素 $F_{1\alpha}$ 均升高。但只有天麻钩藤饮组、复方地黄方组的差异具有统计学意义($P<0.05$ 或 $P<0.01$),两组比较,各指标无明显差异(均 $P>0.05$)。提示各种治法均有明显使 PD 大鼠血液血管活性物质部分或全部指标向正常水平恢复的作用,但以天麻钩藤饮为代表的滋阴熄风治法与以复方地黄方为代表的复合治法为优。程为平等用腹腔注射 MPTP 法造成 PD 大鼠模型,分组灌胃 21 d 后,与模型组相比,补髓健脑方(首乌、黄精、天麻、葛根、元胡、当归等)组小鼠脑内一氧化氮(NO)及神经型一氧化氮合酶含量明显减少,GSH 含量、GSH-Px 活性明显升高(均 $P<0.01$)。提示中药补髓健脑方可调节 PD 小鼠脑内神经递质代谢,修复小鼠黑质多巴胺能神经元的损伤。段冷昕等用黄连解毒汤对 MPTP 所致 PD 小鼠进行灌胃,14 d 后,与模型组比较,黄连解毒汤组肢体运动功能明显增强,纹状体内多巴胺、二羟基苯乙酸及高香草酸的含量明显升高,脑组织中 GSH-Px 及 SOD 活性明显增强,MDA 含量降低(均 $P<0.01$)。提示黄连解毒汤对 PD 模型小鼠运动功能的减退和脑神经组织的代谢异常有不同程度的调节和改善作用。

(张 洁)

【类风湿关节炎的治疗与研究】

刘喜德等认为类风湿关节炎(RA)的基本病因病机为寒热错杂,痰瘀痹阻,禀赋不足为发病之本,寒热错杂为致病之标,拟以温化蠲痹方治疗(防风、白芷、威灵仙、全蝎、蜈蚣、白芥子等)。应森林等提出活动期 RA 的主要病机是邪毒为患;认为高滴度类风湿因子、免疫球蛋白 A、免疫球蛋白 G、循环免疫复合物、C-反应蛋白、过氧化脂质/乳过氧化物酶的增高,红细胞沉降率的增快,以及病理上的血管翳形成,关节软骨破坏等变化,均可作为判断是否具有中医热毒蕴结之象的依据。治疗上应注重清热解毒、疏通经络。周红光等阐述了从毒论治 RA 的理论及临床依据,分述了从毒论治的治则治法。认为应根据病期祛邪解毒，根据毒性排毒解毒，擅用虫类以毒攻毒。姜泉等认为湿热瘀阻是RA的核心病机之一。活动期RA多属湿热瘀阻型，且瘀病必挟瘀。故治法当以清热利湿活血通络为主，还须坚持以脾胃为本，健脾和胃；以外治佐内治并注意生活调摄。

张登科将RA活动期患者分为五积散治疗组（麻黄、苍术、当归、川芎、枳壳、白芷等）与甲氨蝶呤（MTX）对照组。经治4周，总有效率分别为90.7%（39/43）、72.1%（31/43），组间比较，$P<0.05$。两组晨僵时间均缩短，肿痛关节数、血沉、C-反应蛋白均下降，关节活动障碍程度均有所改善（均$P<0.05$），且以治疗组为优（$P<0.05$）。李勋用温通汤（川乌药、草乌药、麻黄、山甲、威灵仙、黄芪等）治疗RA寒湿瘀阻证患者，对照组予芬必得口服。经治2个月，总有效率分别为89.5%（34/38）、63.2%（24/38），组间比较，$P<0.05$。治疗组在改善关节疼痛度、肿胀度、晨僵等症状方面优于对照组（$P<0.05$）。李爱峰等以四神煎加味（金银花、生黄芪、雷公藤、青风藤、石斛、川牛膝等）治疗RA活动期患者，对照组予醋氯芬酸钠、MTX等口服。经治2个月，总有效率分别为93.3%（28/30）、76.7%（23/30），组间比较，$P<0.05$。李军等用身痛逐瘀汤加味治疗RA患者，对照组服用尪痹冲剂。经治30 d，总有效率分别为92.1%（35/38）、81.8%（27/33），组间比较，$P<0.05$。治疗组甲皱微循环积分下降较对照组更为明显（$P<0.05$或$P<0.01$）。吴炅等用补肾逐瘀汤（牛膝、杜仲、续断、当归、川芎、乳香等）治疗65例中晚期肝肾不足、痰瘀互结证RA患者，对照组服用雷公藤多甙片。经治8周，总有效率分别为83.1%（54/65）、56.3（18/32），组间比较，$P<0.05$。

寇永锋等对770例RA患者的症状进行聚类分析，将RA的主要证型归纳为：寒热错杂、湿热痹阻、寒湿痹阻、痰浊痹阻、脾肾阳虚、肝肾阴虚、瘀血痹阻。研究显示，RA活动期除单纯寒证、热证外，以寒热错杂证最为多见。赵新秀等在此基础上进一步探讨RA的辨证。根据分析结果把各证的第一主成分作为主症，分别确立了寒热错杂证、湿热痹阻证、寒湿痹阻证、痰浊痹阻证、脾肾阳虚证、肝肾阴虚证及瘀血痹阻证的辨证标准。

（胡 菲）

【失眠的治疗】

崔艳茹用补肾活血方（熟地黄、山药、山茱萸、茯苓、当归、丹参等）治疗失眠精血亏虚证老年患者，对照组予安神补脑口服液。经治30 d，两组总有效率分别为91.9%（57/62）、74.0%（37/50），组间比较，$P<0.05$。治疗组复发率亦低于对照组（$P<0.05$）。胡学军等用柴胡郁金1号方（柴胡、郁金、香附、合欢皮、山栀、夏枯草等）治疗肝郁化火、痰热内阻证患者，对照组用柴胡郁金汤2号方。经治28 d，两组匹兹堡睡眠质量指数（PSQI）的总有效率分别为94.6%（106/112）、62.7%（69/110），组间比较，$P<0.01$。治疗组生活质量改善亦优于对照组（$P<0.01$）。黄太基等将心肝火旺证患者分为清宫定志汤（莲子心、玄参、知母、茺蔚子、麦冬、草决明等）治疗组与枣仁安神丸对照组，经治1周，总有效率分别为92.3%（36/39）、81.1%（30/37），组间比较，$P<0.05$。王祥麒等用蝉蜕二藤汤（蝉蜕、夜交藤、钩藤）随证加减治疗肝阳偏亢证患者，对照组予地西泮。经治30 d，总有效率分别为95.6%（43/45）、73.3%（33/45），组间比较，$P<0.05$。王之通等将心虚瘀热内扰证患者分为三七颗粒（酸枣仁、鸡血藤、三七、小蓟）组与安慰剂组，经治4周，总有效率分别为51.2%（21/41）、28.2%（11/39），组间比较，$P<0.05$。与安慰剂组比较，三七颗粒组的睡眠效率明显提高，睡眠时间明显延长，PSQI积分的入睡时间、睡眠障碍积分均显著降低（$P<0.05$或$P<0.01$）。

陈婕等整理周仲瑛的失眠病案，筛选192例389诊失眠病案，提炼出相关病理因素共9种，依次为虚（83.8%）、火（68.4%）、热（30.1%）、郁（22.9%）、湿（20.1%）、痰（11.6%）、瘀（6.7%）、风（3.9%）、寒（1.1%）。其治疗失眠的辨证关键为虚、火、心-肝-肾。韩天雄等总结颜乾麟分期辨证治疗失眠经验，起始失眠从心肾不交论治，用交泰丸或半夏秫米汤，酌加石菖蒲、远志或半夏、夏枯草同用；间断失眠从痰瘀交结论治，用血府逐瘀汤化裁；终点失眠从心神失养论治，用归脾汤合酸枣仁、柏子仁、远志、龙眼肉、五味子等安神药。苏凤哲等总结路志正经验，认为五脏功能失调可引起五神的变化而发生不寐。从魂、神、意、魄、志五神对应肝、心、脾、肺、肾五脏角度出发，在治疗上强调审证求因，调理五脏。

（许 良 章潇迪）

【抑郁症的治疗】

成立等用温阳疏肝法（肉苁蓉、补骨脂、淫羊藿、合欢花、白芍药、鹿角霜等)治疗抑郁性神经症肝郁阳微证48例,对照组予逍遥丸。经治15 d,总有效率分别为81.3%(39/48)、67.6%(25/37),组间比较,$P<0.05$。治疗组抑郁自评量表(SDS)评分较治疗前及对照组明显减少($P<0.01$,$P<0.05$)。李仲平等将轻中度抑郁症肺虚气郁证患者分为越鞠升降汤治疗组(醋香附、苍术、川芎、焦栀子、神曲、白僵蚕等)与氟西汀对照组,经治6周,总有效率分别为88.6%(31/35)、79.4%(27/34),组间比较,$P>0.05$。治疗组第1、2、4、6周末HAMD评分均下降,与治疗前比较有显著性差异($P<0.05$),对照组第1周末HAMD评分与治疗前比较无显著性差异($P>0.05$),从第2周末HAMD评分开始下降。提示越鞠升降汤治疗轻中度抑郁症起效较快。修丽娟等用白龙解郁颗粒(柴胡、法半夏、炒白芍药、石菖蒲、陈皮、当归等)治疗抑郁症痰气互结证患者,对照组予安慰剂。经治4周,总有效率分别为86.7%(52/60)、45.5%(10/22),组间比较,$P<0.05$。治疗组SDS及汉密尔顿抑郁量表(HAMD)评分明显低于治疗前及安慰剂组($P<0.05$)。陈宁红等将抑郁症脾肾亏虚证患者分为还少胶囊(巴戟天、远志、杜仲、熟地黄、当归、茯苓等)组与盐酸氟西汀组各35例。经治8周,总有效率分别为82.9%(29/35)、68.6%(24/35),组间比较,$P<0.05$。治疗第4、8周,两组HAMD评分显著降低(均$P<0.01$),第8周,还少胶囊组评分显著低于盐酸氟西汀组($P<0.05$)。

姜林芳等总结王法德辨治抑郁症经验,实者为肝郁气滞、痰火扰心,以清心安神方(法半夏、胆南星、陈皮、茯苓、白术、枳壳等)随证加减;虚者为心脾两虚、心神失养,以补心安神方(人参、茯苓、白术、熟地黄、白芍药、川芎等)随证加减。张会莲介绍周绍华治疗郁证经验,养血安神,清心除烦,以天王补心丹化裁;调理心脾,解郁安神,以归脾汤化裁;清热化痰,破气开郁,以柴胡黄芩黄连当归温胆汤加减。疏肝解郁,贯穿始终,方中多加入柴胡、郁金、凌霄花、代代花、玫瑰花、合欢花或合欢皮等。

包祖晓等运用贝叶斯网络技术处理《中医方剂大辞典》235首抑郁情绪方剂,其中抑郁情绪辨证用药以益气药、补(温)阳药的频次最多,药物的药性以味甘、辛,性温热为主,归经涉及五脏;益气、补(温)阳、安神是抑郁情绪的主要治疗方法。

(许 良 章潇迪)

【血管性痴呆的治疗及实验研究】

陈维等论述了肝与脑、肝与神志的关系,提出血管性痴呆(VD)发病与肝气郁结密切相关,瘀阻脑窍则是其发病的病机,肝郁血瘀贯穿了VD的整个病程。钟宏丽等对VD患者均予基础治疗,治疗组30例加服黄蒲通窍胶囊(人参、大黄、川芎、石菖蒲等),对照组30例加服多奈哌齐,疗程均为3个月。结果治疗组的老年性痴呆评定量表-认知分量表积分、NO、NOS含量均较对照组下降更为显著(均$P<0.05$)。郭明冬等将70例患者分为参芎补肾胶囊(制何首乌、党参、川芎等)治疗组50例与吡拉西坦片对照组20例,疗程均为2个月。结果与对照组比较,治疗组日常生活能力量表(包括躯体性的日常生活能力与工具性日常生活能力)积分上升(均$P<0.05$),世界卫生组织发布的普适性生活质量量表——健康状况调查问卷评分中,生理功能、生理职能、活力3项指标积分亦上升(均$P<0.05$)。

陈勇毅等应用VD中医临床证候调查量表及辨证量表对100例VD患者进行中医辨证,运用SPSS13.0统计软件对调查资料进行χ^2检验,频数分析。结果患者以80～89岁年龄组比例最大,占50%。位居前三位的证候为:肾精亏虚证占49%,痰浊阻窍证占18%,瘀血阻络证占17%。刘玉等检索2000—2008年维普数据库中医治疗VD的文献203篇,从方药中分析VD常见证候类型及演变规律。用SPSS13.0分析总体用药频度,不同功效药物使用频度情况,并进行不同功效药物使用频度的比较。结果使用频次排前8位的中药类别为:活血药、补气药、补血药、开窍药、补阳药、化痰药、补阴药、平肝熄风药。其证候以血瘀、阴阳亏虚证、气虚证、血虚证、痰浊阻滞、肝阳上亢为主。

实验研究方面,郑里翔等通过双侧颈动脉结扎制作VD大鼠模型,分组给药30 d,用RT-PCR及免疫组化方法测定结果显示,补骨脂汤(补骨脂、熟地黄、肉苁蓉、当归、人参、白芍药等)高、低剂量组的大鼠大脑海马内的雌激素受体β、NMDAR2B受体基因表达mRNA的水平,海马CA3区的阳性细胞数均高于模型组及银杏片组,以高剂量组最高(均$P<0.05$)。肖雁等用改良四血管阻断法复制VD大鼠模型,分为假手术组、模型组、脑通复方制剂(人参、黄芪、蔓荆子、白芍药、葛根、黄柏等)组、安力申组,各给药组灌胃1个

月。结果显示,脑通复方制剂组、安力申组大鼠第1~4 d平均逃避潜伏期与模型组比较明显缩短(均$P<0.01$)。首次穿越平台所用时间缩短($P<0.01$或$P<0.05$),穿越次数明显增多(均$P<0.05$)。模型组神经型尼古丁乙酰胆碱受体(nAChR)α3、α4、α7亚单位蛋白水平较假手术组降低($P<0.01$),脑通复方制剂、安力申则可提高模型鼠nAChRα3、α4、α7亚单位蛋白水平($P<0.01$或$P<0.05$)。提示脑通复方制剂可通过上调nAChR表达改善VD大鼠的学习记忆能力。梅建伟等用反复夹闭颈总动脉方法建立VD小鼠模型,分为假手术组、模型对照组、喜得镇组、脑力苏胶囊(人参、熟地黄、枸杞、灵芝、川芎、胆南星等)高、低剂量组,各给药灌胃15 d。结果与假手术组比较,模型组谷胱甘肽过氧化物酶(GHS-Px)活性明显降低;与模型组比较各给药组GSH-Px活性均不同程度升高,以脑力苏胶囊高、低剂量组更为明显(均$P<0.01$)。提示脑力苏胶囊可能通过抑制脂质过氧化反应、保护酶活性、降低兴奋性氨基酸含量达到治疗VD的作用。李辉等用栓子注入法制成VD大鼠模型,分组给药15 d。Morris水迷宫测定大鼠学习记忆能力,检测血清中的SOD活性及NOS、MDA、NO的含量。结果与模型组比较,定位航行试验中,在第2、3、4 d时,双根清脑颗粒(板蓝根、葛根、郁金、凌霄花、薏苡仁等)高、中、低剂量组逃避潜伏期明显减少(均$P<0.05$)。空间搜索试验中,各用药组首次穿越平台的时间皆减少($P<0.05$),其中以低剂量组用时最少($P<0.01$)。中、低剂量组血清SOD活性显著增高,而MDA含量降低(均$P<0.05$)。双根清脑颗粒三剂量组及脑复康组血清NO含量显著降低($P<0.05$,$P<0.01$)。与脑复康组相比,双根清脑颗粒中、低剂量组血清NOS含量明显降低($P<0.05$)。提示双根清脑颗粒有较好的清毒效果,可能是其改善VD模型大鼠学习记忆能力的机制之一;双根清脑颗粒对VD模型大鼠急性期的治疗优于脑复康。

(李成文 鲍健欣)

【慢性疲劳综合征的治疗】

薛绍芬等认为脾胃功能失调是慢性疲劳综合征的病机关键,将其分为脾虚气陷证、肝脾不调证、脾虚湿阻证、心脾两虚证、脾肾阳虚湿阻证予以论治。金杰等提出慢性疲劳综合征病位在肾,病因为肾气亏虚。治疗上应以补肾为总纲,结合临床证候施以健脾补肾、调肝补肾、养心补肾等具体治法。

林月斌辨证治疗慢性疲劳综合征,脾胃气虚、湿浊阻滞证治以补中益气汤、香砂六君子汤、参苓白术散加减;肾阴亏虚、阴虚火旺证治以知柏地黄丸、左归丸加减;肝郁血虚、肝脾失调证治以逍遥散、归脾汤加减。经治1~6个月,总有效率为94.4%(51/54)。张维颖辨证治疗慢性疲劳综合征,肺脾气虚证治以补气运脾汤加减,心脾两虚证治以归脾汤加减,脾虚湿盛证治以胃苓汤加减,气虚血瘀证治以血府逐瘀汤加减,肝郁脾虚证治以逍遥散加减,脾肾阳虚证治以黄芪建中汤合右归饮加减,肝肾阴虚证治以六味地黄汤加减,痰扰心神证治以黄连温胆汤加减。经治3个月,总有效率93.3%(56/60)。彭玉清等用疏肝解郁汤(柴胡、郁金、赤芍药、白芍药、山药、薏苡仁等)治疗慢性疲劳综合征肝郁脾虚证患者,对照组用加味逍遥丸,均以4周为1个疗程,共2个疗程。结果总有效率分别为93.8%(30/32)、82.1%(23/28),组间比较,$P<0.05$。冯兴中等用舒顺冲剂(黄芪、白术、柴胡、枳实、赤芍药、白芍药等)治疗慢性疲劳综合征肝郁脾虚、血瘀湿盛证患者,对照组服用补中益气汤。经治6周,结果总有效率分别为91.7%(55/60)、65.0%(39/60),组间比较,$P<0.05$。

(张 洁)

[附] 参 考 文 献

B

包文亮,史忠波,戴振亚.清肠健脾汤配合康复新液治疗溃疡性结肠炎疗效观察[J].辽宁中医杂志,2010,26(12):828

包祖晓,田青,高新彦,等.235首抑郁情绪治疗方剂的用药组方规律分析[J].浙江中医药大学学报,2010,34(5):763

毕桂芝,仝小林,段军,等.辛香疏络胶囊减肥瘦身临床疗效评价[J].中国中医药信息杂志,2010,17(8):66

毕宁娜,张钟爱.丹桔颗粒治疗阴虚血瘀型代谢综合征临床观察[J].吉林中医药,2010,30(3):221

C

曹飞,蒋梅先.不同证型急性心肌梗死日发病的五脏主时节律研究[J].中国中医急症,2010,19(1):71

曹红霞,靳金龙.中汇糖脉康干预2型糖尿病前期的临床试验[J].中国中医药信息杂志,2010,17(2):7

曹挺.小金丸联合左旋甲状腺素片治疗结节性甲状腺肿的临床观察[J].航空航天医药,2010,21(11):2010

曹玉雪,董竞成,杜懿杰,等.支气管哮喘"寒痰"与"热痰"证型微观辨证指标及其炎症特点[J].中国中西医结合杂志,2010,30(8):828

曹志群,相宏杰,赵红苠.莲舒痞颗粒治疗慢性萎缩性胃炎肠上皮化生的临床研究[J].世界中西医结合杂志,2010,5(10):871

柴铁玲,李伟,苏凤哲.凉血解毒饮治疗特发性血小板减少性紫癜临床研究[J].世界中西医结合杂志,2010,5(8):685

陈婕,曹承燕,徐滢,等.从病理因素论周仲瑛教授辨析失眠思路[J].辽宁中医药大学学报,2010,12(11):67

陈金水,吴天敏,陈国梁.参芪扶正注射液对心衰大鼠心肌 Bcl-2、Caspase-8mRNA 表达的影响[J].光明中医,2010,25(8):1370

陈俊红,陈俊荣,宋翠荣,等.酒大黄对动脉粥样硬化兔主动脉病理形态学的影响[J].中国中医基础医学杂志,2010,16(9):767

陈良,仝小林,赵天宇,等.开郁清胃颗粒对代谢综合征患者胰岛素功能的影响[J].中国中医药信息杂志,2010,17(7):7

陈宁红,王书礼,王钰.还少胶囊抗抑郁的临床研究[J].南京中医药大学学报,2010,26(6):471

陈维,刘福友,呼兴华,等.从肝郁血瘀论治血管性痴呆[J].辽宁中医杂志,2010,37(8):1462

陈锡平.二黄春泽牛丹汤治疗慢性肾功能衰竭60例临床观察[J].中医药导报,2010,16(4):33

陈勇毅,王翰.血管性痴呆的中医临床证型研究[J].浙江中医杂志,2010,45(8):563

成立,梅建强,孙福军.温阳疏肝法治疗抑郁性神经症临床观察[J].新中医,2010,42(6):62

程锦国,贺利娟,董飞侠,等.糖肾Ⅰ号对早期糖尿病肾病大鼠的干预及对P27表达的影响[J].浙江中医杂志,2010,45(2):98

程良斌,程铭,刘艳.抗纤软肝颗粒对肝纤维化大鼠肝组织核因子-κB基因表达的影响[J].临床肝胆病杂志,2010,26(4):410

程为平,马莉,赵吉诺,等.中药补髓健脑方对帕金森小鼠脑内神经递质代谢的影响[J].中华中医药学刊,2010,28(9):1797

褚瑜光,石洁,胡元会,等.高血压病中医肝胆湿热证患者血清蛋白质组学研究[J].中国中西医结合杂志,2010,30(1):37

丛军.蔡淦诊治溃疡性结肠炎的经验特色[J].上海中医药杂志,2010,44(11):5

崔书克.补气活血饮治疗缺血性脑中风临床研究[J].中医学报,2001,25(5):944

崔艳茹.补肾活血方治疗老年功能性失眠62例[J].吉林中医药,2010,3(2):140

D

邓嫦,罗伟生,唐梅文,等.健脾疏肝消滞散对功能性消化不良患者临床疗效和胃电图的影响[J].辽宁中医药大学学报,2010,12(2):150

邓立武.从肺论治原发性IgA肾病的临床研究[J].中医学报,2010,25(148):512

丁荣华,钱俊芳,姜菊星.平肝煎剂治疗非酒精性脂肪肝患者54例临床观察[J].中医杂志,2010,51(3):219

丁婷,王飞,韦莉萍,等.桃胶多糖对2型糖尿病大鼠血糖和血脂的影响[J].中医药导报,2010,16(5):8

丁曦,姚定国.2型糖尿病肥胖患者血糖胰岛素指标及中医辨证特征[J].中华中医药学刊,2010,28(9):1963

董正华,宋春光,应小平,等.通络益肾汤对糖尿病肾病模型大鼠肾小管上皮细胞标志蛋白CK218的影响[J].中国实验方剂学杂志,2010,16(1):88

董志刚,马晓燕,张明,等.温肾益精降浊法治疗腺嘌呤致大鼠慢性肾功能衰竭的实验研究[J].中华中医药学刊,2010,28(3):495

杜柏,商秀洋,胡元会,等.冠心病心力衰竭患者中医证型与心率变异性、醛固酮及心功能关系的研究[J].中西医结合心脑血管病杂志,2010,8(8):906

杜立阳,刘清芳,程晓磊,等.青黛颗粒对溃疡性结肠炎大鼠结肠黏膜MUC2和iNOS基因表达的影响[J].世界华人消化杂志,2010,18(9):937

杜林.中西医结合治疗慢性肺源性心脏病急性加重期52例[J].中国中西医结合急救杂志,2010,17(3):180

杜雪君,雷燕,杨静.人参三七组方对急性心肌梗死大鼠缺血心肌血管内皮生长因子受体2和缺氧诱导因子1α表达的影响[J].中西医结合学报,2010,8(6):548

杜艳茹,张纨.李佃贵治疗胃癌前病变经验举要[J].江苏中医药,2010,42(1):15

段冷昕,李瑞芳,周秋丽*,等.黄连解毒汤对MPTP所致帕金森病小鼠的防治作用[J].中国老年学杂志,2010,30(14):2004

段文慧,李立志,王承龙,等.急性心肌梗死中医证候分布及与心功能相关性的研究[J].北京中医药,2010,29(4):243

段艳锋,吴晓新.151例慢性充血性心力衰竭患者中医证型演变规律探讨[J].中国中医急症,2010,19(6):963

F

冯兴中,姜敏,卢苇,等.舒顺冲剂治疗慢性疲劳综合征的临床研究[J].中华中医药杂志,2010,25(11):1877

冯志清,张才柱.中西医结合治疗慢性脓胸80例[J].光明中医,2010,25(7):1258

G

高红莉,刘昭纯,曲晓兰.活血熄风方对局灶性脑缺血大鼠神经细胞凋亡及基因蛋白蛋白表达的影响[J].中国实验方剂学杂志,2010,16(3):74

高曼琳,朱为爱."益肾清利和络方"治疗原发性痛风性肾病32例临床研究[J].江苏中医药,2010,42(8):18

高曼琳.中医药治疗强直性脊柱炎的思路与方法[J].浙江中医药大学学报,2010,34(4):474

高绍芳,李佃贵,崔建从,等.化浊解毒和胃方对慢性萎缩性胃炎胃癌前病变患者的治疗作用[J].中国老年学杂志,2010,30(4):460

高卫卫,姚昶.温阳化痰法治疗桥本氏甲状腺炎60例临床观察[J].云南中医中药杂志,2010,31(1):18

高宇,耿晓娟,张军平*,等.对缺血性中风"风痰"证变化规律的探讨[J].中华中医药学刊,2010,28(7):1399

耿晓娟,张军平,高颖,等.缺血性中风病急性期证候变化规律研究[J].中华中医药杂志,2010,25(9):1485

龚考玲,许宏伟,刘卫平.血脉健抗动脉粥样硬化家兔氧化损伤的研究[J].中医药导报,2010,16(8):89

龚燕冰,倪青,高思华,等.2型糖尿病主要理化指标与中医证候相关性的贝叶斯网络分析[J].中华中医药杂志,2010,25(1):31

郭登洲,边东,王月华,等.肾炎宁治疗非肾病综合征IgA肾病的疗效观察[J].中国中西医结合杂志,2010,30(8):841

郭登洲,王月华,边东,等.肾炎宁对IgA肾病大鼠TGF-β_1/p38MAPK的影响[J].北京中医药大学学报,2010,33(3):175

郭蕾,王永炎,何伟,等.关于建立代谢综合征中医浊病学说意义的探讨[J].中国中医基础医学杂志,2010,16(8):638

郭明冬,周文泉,韦云,等.参芍补肾胶囊治疗血管性痴呆患者的疗效及对其生活质量的影响[J].中国中西医结合杂志,2010,30(6):593

H

韩丽蓓,杨惠民,崔红霞,等.2型糖尿病血脂异常的中医证候研究[J].北京中医药大学学报,2010,33(5):358

韩顺平,杨幼新,苑朝升,等.大黄藿苓汤对慢性肾衰大鼠成纤维细胞生长因子表达的影响[J].天津中医药,2010,27(3):245

韩天雄,潘新,陈丽娟,等.颜乾麟教授分期辨治失眠经验介绍[J].新中医,2010,42(9):140

韩有为,周苏宁,邵念方.邵念方教授防治病毒性心肌炎经验心得[J].辽宁中医药大学学报,2010,12(9):152

韩云,赖芳,林燕钊,等.刘伟胜教授中药通里攻下法治疗急性呼吸衰竭经验[J].辽宁中医药大学学报,2010,12(2):7

何成瑜.醒脑汤治疗中风后抑郁症150例临床观察[J].新中医,2010,42(6):64

何穗智,吴伟康,卓潜潜,等.对络气郁滞(束缚)型动脉粥样硬化模型的综合评价[J].中国中医急症,2010,19(9):1548

何卫美,宋育林,方芳,等.黄芪提取物对大鼠非酒精性脂肪性肝病SREBP-1表达的影响[J].安徽医药,2010,14(3):327

何煜峰.苏子油软胶囊对30例2型糖尿病患者血糖、血脂的影响[J].福建中医药,2010,41(3):15

侯淑芳,钟钻仪,麦敏.生脉肾气汤治疗晚期糖尿病肾病疗效观察[J].湖北中医杂志,2010,32(6):10

胡江华.中药高位保留灌肠配合治疗慢性肾功能衰竭临床观察[J].山西中医,2010,26(7):37

胡瑞,张桐茂,唐方.胃肠安丸对腹泻型肠易激综合征大鼠的止泻作用及其机制研究[J].中草药,2010,4(12):2039

胡学军,朱红霞,曲靖,等.柴胡郁金汤对失眠症患者睡眠质量和生活质量影响的临床观察[J].中国临床医生,2010,38(9):43

黄明河,刘心亮,邵牧民.理肠汤灌胃结合溃疡灵灌肠治疗大鼠溃疡性结肠炎实验研究[J].中国中西医结合消化杂志,2010,18(1):21

黄太基,张英强,韦红,等.已故名医黄德章清宫安神液治疗失眠心肝火旺证39例[J].中国中医药现代远程教育,2010,8(3):11

J

季艳丹,韩青,程红卫,等.调脂饮治疗2型糖尿病合并血脂异常32例[J].陕西中医学院学报,2010,3(2):26

贾运乔,侯桂英,司秋菊,等.大黄䗪虫丸对大鼠动脉粥样硬化斑块及CD40表达的影响[J].河北中医,2010,32(3):426

江洪.不同剂量血脂康对2型糖尿病合并高血脂症患者血脂水平及炎症因子的影响[J].现代中西医结合杂志,2010,19(4):393

姜宏伟,赵鸿亮,邹丽萍.肺心胶囊对肺心病患者IL-8、TNF-α影响的临床研究[J].新中医,2010,42(1):18

姜林芳,方习红.王法德辨治抑郁症经验[J].中医杂志,2010,51(6):495

姜泉,周新尧.从湿热瘀论治类风湿关节炎[J].世界中西医结合杂志,2010,5(4):279

蒋旭宏,黄小民.红花注射液对急性肝损伤大鼠抗氧化作用的实验研究[J].中华中医药学刊,2010,28(4):832

金杰,郭智宽.从肾论治慢性疲劳综合征[J].光明中医,2010,25(11):1984

金宇,张仲海,杨赶梅,等.祛瘀消积颗粒对慢性萎缩性胃炎胃癌前病变逆转作用的临床研究[J].中国中西医结合消化杂志,2010,18(3):152

K

寇永锋,赵新秀.类风湿性关节炎临床证型研究[J].中华中医药学刊,2010,28(4):835

L

Lv Z G, Song Y F, Xue D Y, et al. Effect of salvianolic-acid B on inhibiting MAPK signaling induced by transforming growth factor-β1 in activated rat hepatic stellate cells[J]. Journal of Ethnopharmacology, 2010, 132(2):384

李爱峰,李赛,等.四神煎加味治疗活动期类风湿性关节炎疗效观察[J].广西中医学院学报,2010,13(2):33

李长新.糖脂平颗粒对2型糖尿病大鼠血脂的影响[J].深圳中西医结合杂志,2010,20(1):15

李冬华,白霞,谢小磊,等.从脑肠互动的角度研究痛泻要方治疗肠易激综合征的作用机制[J].中国实验方剂学杂志,2010,16(12):118

李国辉,蔡新红,林晓成,等.化痰散结消瘿方治疗甲状腺腺瘤38例临床观察[J].辽宁中医杂志,2010,37(10):1985

李辉,吴颖昕,岳晓杰,等.双根清脑颗粒对血管性痴呆模型大鼠行为学及血清超氧化物歧化酶、丙二醛、一氧化氮、一氧化氮合酶的影响[J].中国实验方剂学杂志,2010,16(7):134

李建生,王至婉,李素云,等.慢性阻塞性肺疾病稳定期常见证候及特征的临床调查[J].河南大学学报(医学版),2010,19(3):155

李建生.关于慢性呼吸衰竭中医诊断及辨证治疗标准的研究[J].中医学报,2010,25(4):627

李军,刘强,颉旺军,等.身痛逐瘀汤加味对类风湿关节炎患者血液流变学与微循环的影响[J].中医药学报,2010,38(3):100

李乐愚,林泽宏,朱小华.昆藻调脂胶囊对代谢综合征胰岛素抵抗及C反应蛋白的影响[J].新中医,2010,42(6):29

李立,李军祥,余铁君,等.中医辨证方对非酒精性脂肪性肝炎大鼠线粒体修复酶影响的研究[J].实用中医内科杂志,2010,24(4):3

李立,李军祥,余铁君,等.中医辨证方对非酒精性脂肪性肝炎大鼠脂质代谢因子影响的研究[J].吉林中医药,2010,30(3):262

李学国.养阴熄风汤治疗中风阴虚风动证42例[J].中医杂志,2010,51(6):527

李勋.温通法治疗类风湿性关节炎寒湿痹阻证临床观察[J].辽宁中医药大学学报,2010,12(11):152

李宇航,钟相根,贾旭,等."通利大肠"对慢性阻塞性肺疾病模型大鼠肺功能及血气的影响[J].北京中医药大学学报,2010,33(7):452

李玉红,张德芹,王茜,等.糖脂清对实验性2型糖尿病大鼠糖脂代谢的影响[J].天津中医药大学学报,2010,29(2):77

李志,漆红,李昌平.舒肝颗粒对大鼠肝星状细胞增殖及胶原分泌的影响[J].世界华人消化杂志,2010,18(2):169

李志钢,薛红,张伟,等.王氏胃萎宁治疗萎缩性胃炎伴肠化生的临床研究[J].2010,28(3):53

李忠卓,路越.健脾合剂对脾虚型溃疡性结肠炎患者过氧化脂质的影响——附100例临床报告[J].辽宁中医杂志,2010,37(11):2189

李仲平,王陶冶,熊爱莲,等.越鞠升降汤治疗轻中度抑郁症36例[J].辽宁中医杂志,2010,37(8):1522

梁丽,范恒,唐庆,等.复方苦参结肠溶胶囊治疗溃疡性结肠炎(湿热型)40例临床观察[J].中西医结合研究,2010,2(1):7

梁卫.龙胆泻肝汤治疗肺炎球菌肺炎50例[J].黑龙江中医药,2010,39(3):12

林江,李熠萌,李莉,等.肠吉泰对内脏高敏感性模型大鼠直肠组织神经生长因子的影响[J].上海中医药大学学报,2010,24(2):62

林兰,郭小舟,李敏,等.早起糖尿病肾病尿蛋白排泄率相关因素及中医证型分析[J].中国中西医结合杂志,2010,30(9):912

林燕,曹式丽,何永生,等.肾络宁治疗IgA肾病的临床疗效及安全性评价[J].中国中西医结合肾病杂志,2010,11(8):700

林燕,王新月,韩昌盛.中医综合治疗方案治疗溃疡性结肠炎的疗效评价[J].世界中西医结合杂志,2010,5(11):956

林月斌.辨证治疗慢性疲劳综合征54例[J].光明中医,2010,25(1):38

林跃泉.中医辨证治疗广泛性焦虑症疗效分析[J].中

医药导报,2010,16(3):40

刘锋,李柳,刘驰,等.补肾中药辅助抗胸腺细胞球蛋白治疗急性再障疗效分析[J].中国中西医结合杂志,2010,30(7):768

刘红旭,王玲,尚菊菊.1 124例急性心肌梗死住院患者中医证候特征与病死率相关性研究[J].中华中医药学刊,2010,28(4):771

刘晶,王颖,张立平.代谢综合征的肝脾论治[J].北京中医药大学学报(中医临床版),2010,17(4):27

刘静生,刘静宇,刘明照,等.刘学勤教授治疗肝硬化腹水经验[J].中医研究,2010,23(8):66

刘琳琳,郭蓉娟,张允岭,等.高血压病痰、瘀证与白细胞介素-6及高敏C反应蛋白的关系[J].中医杂志,2010,51(2):122

刘娜,孙伟正,孙岸弢,等.补髓生血颗粒对慢性再障患者骨髓单个核细胞蛋白激酶B表达的影响[J].辽宁中医杂志,2010,37(5):819

刘沛洲,王兴民.胃康胶囊治疗胃癌前病变的临床研究[J].中医药导报,2010,16(7):63

刘鹏,文海花,王开正,等.清热解毒凉血化瘀对内毒素肝损伤大鼠蛋白质表达的影响[J].辽宁中医药大学学报,2010,12(7):34

刘启泉,苏晓兰,杜艳茹,等.兰茵风扬化浊解毒方对溃疡性结肠炎患者血小板功能状态的影响[J].辽宁中医杂志,2010,37(8):1536

刘仁慧,郑君芳,郭忻*,等.淫羊藿女贞子配伍调节哮喘大鼠NO/ET及HPA轴作用的研究[J].中国中药杂志,2010,35(12):1590

刘涛,徐秋玲,杨叔禹*,等.平糖方促进非酒精性脂肪肝大鼠肝脏PPAR-α和CPT-1 mRNA表达[J].中华中医药学刊,2010,28(1):130

刘喜德,叶丽红,王芳等.类风湿关节炎寒热错杂痰瘀痹阻病因病机探讨[J].中华中医药学刊,2010,28(10):2078

刘旭杰,柳德学.参松养心胶囊对病毒性心肌炎小鼠模型心肌细胞凋亡及其调控基因的影响[J].中医研究,2010,23(9):21

刘英杰,王勇强,常文秀.常用活血化瘀中药方剂治疗脓毒症的机理[J].吉林中医药,2009,29(3):241

刘莹,林忆阳,蒋彦彦.消结安胶囊治疗甲状腺腺瘤46例临床观察[J].解放军药学学报,2010,26(1):94

刘玉,秦秀德,梁伟雄,等.从血管性痴呆的方药分析论其证型分布[J].中国实验方剂学杂志,2010,16(17):222

刘志龙,李俊.代谢综合征中医证候分布规律的研究[J].新中医,2010,42(5):45

柳红芳,陶飞宝.2型糖尿病合并脂代谢紊乱的中医证候学研究[J].中国医药导报,2010,7(23):6

柳迎春.柴胡加龙骨牡蛎汤合孔圣枕中丹治疗中风后抑郁30例[J].北京中医药,2010,29(7):540

陆峰,杨传华,刘杨,等.老年高血压肾虚证动脉僵硬度研究[J].山东中医杂志,2010,29(4):232

陆姣姣,许黎敏,何建成*,等.充血性心力衰竭的常见证候证候要素及治法方药研究[J].时珍国医国药,2010,21(6):1517

路波,杨明丽,沈路,等.开降冲剂治疗代谢综合征临床疗效观察[J].中国中医药信息杂志,2010,17(7):20

吕蕾,郭俊杰,原军英,等.糖益肾方治疗早期糖尿病肾病[J].中国实验方剂学杂志,2010,16(14):192

吕奇玮,李翊锐.平肝化痰通络方治疗风痰瘀阻型中风后遗症疗效观察[J].上海中医药杂志,2010,44(6):53

吕仕超,张军平.试论病毒性心肌炎伴发情志改变的治疗[J].中国中医基础医学杂志,2010,16(2):161

吕勇,朱敏,王亿平.慢性肾衰竭急剧加重湿热证患者血清前白蛋白的水平变化及清肾颗粒的干预作用研究[J].中国中医急症,2010,19(2):225

罗莉.补肾调肝化瘀方对再生障碍性贫血模型大鼠的调控因子的影响[J].贵阳中医学院学报,2010,32(1):83

罗永峰,徐军.天龙咳喘灵对慢性哮喘小鼠气道重塑的影响[J].中国实用内科杂志,2010,30(S1):1

骆杰伟,陈慧,吴小盈,等.β2-肾上腺素受体基因多态性及单倍体型与高血压病血瘀证的相关性分析[J].中华中医药杂志,2010,25(7):1086

M

马建芳,曲强,马晔,等.心脑舒通治疗脑卒中后抑郁的临床研究[J].长春中医药大学学报,2010,26(6):870

马丽,高玉杰,牛阳*,等.丹葛解醒汤对大鼠酒精性肝损伤的保护作用[J].研究时珍国医国药,2010,21(7):1596

梅建伟,张英强,柳振华,等.脑力苏胶囊对血管性痴呆小鼠GSH-Px表达的影响[J].中华中医药学刊,2010,28(8):1630

梅雪,李建生,张艳霞.毒素清对肺炎痰热证大鼠肺组织Janus激酶/信号转导和转录激活因子信号通路的影响[J].中国中西医结合急救杂志,2010,17(2):80

孟晓艳.养血定悸口服液治疗肠易激综合征53例[J].河北中医,2010,32(5):743

苗青,樊茂蓉,安喆,等.体质量指数对慢性阻塞性肺疾病中医证候分布的影响[J].时珍国医国药,2010,21(6):1560

N

倪淑芳,张军平."随其所得"理论与病毒性心肌炎病机探讨[J].中华中医药杂志,2010,25(6):844

P

潘利敏,王月华,边东,等.肾炎宁对IgA肾病血管内皮生长因子的影响[J].中国中医基础学杂志,2010,16(2):135

潘秋,韩静,王伟*,等.STZ诱发性糖尿病大鼠表征及其证候特征研究[J].中华中医药杂志,2010,25(10):1644

潘相学,谢建群.疏肝饮对大鼠离体结肠纵行平滑肌条收缩的抑制作用[J].上海中医药杂志,2010,44(6):106

潘晓蓉,刘宇强,黎敏燕.补肾活血汤对脑梗塞急性期PT、APTT、Fib、血液流变学影响的临床研究[J].时珍国医国药,2010,21(4):910

庞志英.非胰岛素依赖型糖尿病与中医证候及有无并发症临床分析[J].中医学报,2010,25(5):955

彭文波,李淑芳,熊旭东,等.慢性阻塞性肺疾病急性发作期实证证型与客观指标的相关性探讨[J].中国中医急症,2010,19(3):435

彭玉清,刘洋,葛辛,等.疏肝解郁汤治疗慢性疲劳综合征32例临床观察[J].北京中医药,2010,29(6):436

Q

邱进瑞.益心解毒汤治疗病毒性心肌炎80例[J].中医杂志,2010,51(S1):194

曲妮妮,徐艳玲,马丽佳,等.肺胀方治疗慢性肺源性心脏病疗效评价及机理探讨[J].中华中医药学刊,2010,28(6):1156

权媛,钱民章.绞股蓝总甙对高脂诱导动脉粥样硬化大鼠炎性分子表达的影响[J].中国中西医结合杂志,2010,30(4):403

R

冉秋,何建成.不同中医治法对帕金森病大鼠6-酮前列腺素、血栓素B_2和内皮素的影响[J].中国老年杂志,2010,30(19):2771

饶向荣,张南南,李深,等.动脉粥样硬化性肾动脉狭窄中医证候初探[J].中国中西医结合肾病杂志,2010,11(2):125

饶向荣,张南南,李深,等.动脉粥样硬化性肾动脉狭窄中医证候初探[J].中国中西医结合肾病杂志,2010,11(2):125

任绪东,陈建强,李莉.郁可舒胶囊治疗中风后抑郁症患者30例[J].中医杂志,2010,51(6):534

荣英蕊,刘建平,陈建权,等.泄浊解毒方对溃疡性结肠炎大鼠结肠组织NF-κBp65及ICAM-1表达的影响[J].上海中医药杂志,2010,44(3):63

S

申明月.痰热清注射液联合抗生素治疗老年社区获得性肺炎疗效观察[J].中国中医急症,2010,19(2):203

沈琳,林钟香,汤诺,等.舒心祛风汤干预大鼠动脉粥样硬化的实验研究[J].上海中医药大学学报,2010,24(1):47

沈晓君,魏晏,何航.淫羊藿苷对动脉粥样硬化病灶血管平滑肌细胞葡萄糖调节蛋白78基因表达的影响[J].中华中医药杂志,2010,25(5):771

沈艳莉,何力,刘清泉.清、解、透三法并用治疗外感发热即刻退热效果的临床疗效观察[J].湖南中医药大学学报,2010,30(8):24

施海涛,王金环,雍彦礼,等.补肾生血法治疗再生障碍性贫血300例疗效分析[J].中医药信息,2010,27(2):53

石克华,熊必丹.补肾平喘膏方治疗支气管哮喘76例临床研究[J].江苏中医药,2010,42(4):26

石伟超,赵国平.嗜酸细胞性胃肠炎与半夏泻心汤类方方证相关性分析[J].光明中医,2010,25(5):783

石英辉,郭炳彦,等.姜黄素胶囊对慢性心力衰竭患者TNF-α、脂联素水平以及心功能的影响[J].现代中西医结合杂志,2010,19(4):395

宋军,王晓东,赵军宁,等.芍药甘草汤提取物(芍甘多苷)对实验性肝损伤的影响[J].中药药理与临床,2010,26(2):40

苏凤哲,卢世秀.路志正教授从五脏论治不寐经验[J].世界中西医结合杂志,2010,5(1):1

苏晓聆,李福安,魏全嘉,等.秦艽水煎液对小鼠急性肝损伤肿瘤坏死因子-α和白细胞介素-10表达的影响[J].时珍国医国药,2010,21(4):827

孙静.中药保留灌肠辅助治疗社区获得性肺炎痰热腑实证的临床研究[J].河北中医药学报,2010,25(1):14

孙玉凤,陈志强,张江华,等.消癥通络中药对糖尿病肾病大鼠胃排空的影响[J].中医杂志,2010,51(9):830

孙云钢,蒋宁一,孙云凤,等.甲肿散联合甲状腺素片治疗良性多发性甲状腺结节[J].广东医学,2010,31(2):241

T

唐英,何立群,沈沛成.肾病2号方治疗早中期慢性肾功能衰竭的临床研究[J].中国中医基础医学杂志,2010,16(9):794

田大虎,张瑾,李文英等.五杞消脂汤治疗非酒精性脂肪性肝病30例临床观察[J].河北中医,2010,32(5):660

田胜利,甘欣锦,许峰,等.温肾清卫颗粒对ITP患者免疫调控影响的临床研究[J].江苏中医药,2010,42

(6):16

田胜利,许峰,龚熠,等.温肾清卫颗粒调控ITP患者TPO、PAIgG及c-MPL mRNA的临床研究[J].上海中医药杂志,2010,44(1):53

田源,杨颖,杜文旭.益气温阳、活血化瘀方对慢性病毒性心肌炎模型小鼠IL-2活性的影响[J].中西医结合心脑血管病杂志,2010,8(4):440

W

王大平,何蓉蓉*,栗原博*,等.保利甘胶囊对酒精所致急性肝损伤的保护作用[J].中国实验方剂学杂志,2010,16(1):65

王登妮,徐军全,宋维芳,等.黄芪对肝纤维化的防治作用[J].中国医药导报,2010,7(9):15

王刚,王亚丽.从虚、瘀、毒论帕金森病的病因病机与辨证[J].新中医,2010,42(6):1

王海峰,李建生,余学庆,等.慢性肺源性心脏病呼吸衰竭中医常见证候临床调查研究[J].辽宁中医杂志,2010,25(9):1513

王海峰,李建生,余学庆,等.慢性肺源性心脏病中医证素组合规律研究[J].中华中医药杂志,2010,37(2):197

王继建.桂枝加龙骨牡蛎汤治疗肠易激综合征66例[J].中国中医急症,2010,19(7):1226

王丽娜,陶艳艳,刘成海*,等.丹酚酸B盐对大鼠纤维化肝组织脂质过氧化及其MMP-2活性的影响[J].中国中药杂志,2010,35(1):71

王丽萍,张勇,陈建,等.黄葵胶囊治疗IgA肾病湿热证蛋白尿的临床观察[J].中成药,2010,32(1):18

王明航,李建生,余学庆,等.慢性肺源性心脏病证候要素临床调查研究[J].辽宁中医杂志,2010,25(12):2124

王佩芳.中西医结合治疗慢性肺心病失代偿期40例疗效观察[J].浙江中医杂志,2010,45(6):448

王庆向.养阴温肾活血法治疗糖尿病性肾病临床观察[J].天津中医药,2010,27(2):105

王天芳,李志更,吴秀艳,等.基于信息熵关联度系数法的慢性肾功能衰竭中医症状组合的探索[J].北京中医药大学学报,2010,33(7):493

王文武,何建成,丁宏娟.天麻钩藤饮对帕金森病大鼠神经行为学及氧化应激反应的影响[J].中国老年学杂志,2010,30(12):1657

王霞,周玖瑶,孙毅东,等.三叶人字草对IgA肾病模型大鼠的影响[J].广州中医药大学学报,2010,27(2):147

王祥麒,司瑞超.蝉蜕二藤汤治疗失眠45例[J].2010,30(9):881

王秀霞,张玲玲,王玉中,等.糖尿病中医辨证因子聚类和降维分析[J].中国中医基础医学杂志,2010,16(1):14

王学颖,王阶,杨戈,等.血塞通软胶囊对心肌梗死大鼠血流动力学及心肌细胞凋亡的影响[J].中西医结合学报,2010,8(3):269

王亚丽,刘燕.疏筋解毒方对PD大鼠黑质纹状体Bcl-2/Bax mRNA表达的影响[J].陕西中医学院学报,2010,33(1):42

王毓洁,金涌,王凤娟,等.保和丸及保和丸加虎杖对大鼠非酒精性脂肪肝的影响[J].安徽医科大学学报,2010,45(3):354

王运律,韩惠杰,刘敏,等.补肾颗粒对慢性再生障碍性贫血患者CD28、CD95表达的影响[J].中医杂志,2010,51(4):323

王之通,贺敏,蒋健.三七颗粒治疗失眠心虚瘀热内扰证随机双盲对照临床研究[J].2010,37(12):2289

王至婉,李建生,余学庆,等.慢性阻塞性肺疾病急性加重期证候及特征的临床调查研究[J].中华中医药杂志,2010,25(4):504

魏晏,沈晓君.葛根素对动脉粥样硬化兔平滑肌细胞核因子-κB表达的影响[J].新中医,2010,42(4):89

温庆祥,杨洪志,刘红旭*,等.参元丹对大鼠心肌缺血预适应心肌梗死面积及一氧化氮合酶、蛋白激酶C的影响[J].中国中医药信息杂志,2010,17(4):33

温宪春,周丽,刘吉成*,等.玉米须水提物对2型糖尿病大鼠糖-脂代谢及氧化应激的影响[J].中国中医药信息杂志,2010,17(5):24

吴迪炯,沈一平,周郁鸿,等.浅谈急性再生障碍性贫血的"痰瘀同治"观[J].中医杂志,2010,51(1):91

吴炅,周正球,周定华.补肾逐瘀汤治疗中晚期类风湿关节炎65例临床研究[J].辽宁中医杂志,2010,37(7):1284

吴奎.加味双降汤治疗非酒精性脂肪肝50例临床观察[J].中医药导报,2010,16(2):24

吴蕾,林琳,许银姬,等.岭南地区慢性阻塞性肺疾病稳定期证候调查研究[J].时珍国医国药,2010,21(6):1515

吴淑琼,左新河,陈如泉,等.活血消瘿片治疗结节性甲状腺肿的临床价值[J].武汉大学学报(医学版),2010,31(3):394

吴晓勇,李冬云,陈信义*,等.益髓颗粒影响ITP小鼠脾淋巴细胞凋亡及Bcl-2、Bax蛋白表达的研究[J].实用中医内科杂志,2010,26(5):3

吴晓勇,李冬云,陈信义,等.益髓颗粒对免疫性血小板减少性紫癜模型小鼠细胞相关因子表达影响[J].中华中医药杂志,2010,25(6):849

武君,孙长岗,郑华.愈宁散对CITP模型小鼠外周血共刺激分子CD86影响的实验研究[J].实用中医内科杂

志,2010,26(9):28

X

夏成霞,杨庆有,朱红俊,等.不同中医证型原发性高血压与 NO/NOS 系统、ET-1、左室质量指数的相关性研究[J].中西医结合心脑血管病杂志,2010,8(1):32

肖四飞,刘晓香,黄蓓,等.抗病毒颗粒治疗呼吸道合胞病毒肺炎30例临床观察[J].中国中医药科技,2010,17(3):255

肖雁,王晓亮,官志忠*,等.脑通复方对血管性痴呆大鼠海马尼古丁受体的影响[J].时珍国医国药,2010,21(6):1305

肖佐才,余新华.参芪五味子片治疗高考前焦虑症113例临床观察[J].中医杂志,2010,51(2):136

谢晶日,付琳,李明.欣胃颗粒治疗气阴两虚夹瘀型胃癌前病变的临床观察[J].中医药导报,2010,16(11):22

熊红萍,李灿东,吴文焰,等.代谢综合征的中医证素与颈动脉内膜的相关性研究[J].光明中医,2010,25(8):1317

修丽娟,孙大志,魏品康*,等.白龙解郁颗粒抗抑郁疗效观察[J].中国中医药信息杂志,2010,17(10):77

修媛娟,胡晨,蒋凤荣,等.通塞脉片对动脉粥样硬化大鼠 MMP-9/TIMP-1 的影响[J].南京中医药大学学报(自然科学版),2010,26(3):208

徐丹,高振,李风森,等.2 241例慢阻肺患者中医证型分布及用药规律研究[J].中医药临床杂志,2010,22(4):300

徐厚谦,田丰,颜春鲁,等.当归补血汤对心衰大鼠血浆醛固酮、内皮素的影响[J].中医研究,2010,23(5):22

徐立然,王志英,金路,等.温养化痰方对支气管哮喘慢性持续期患者血清 IgE、ECP、IL-4、IFN-γ 浓度的影响[J].新中医,2010,42(12):27

徐亮,闫妍,宓余强.壳脂胶囊治疗非酒精性脂肪性肝病临床疗效观察[J].中西医结合肝病杂志,2010,20(3):146

徐陆周,单兆伟,沈洪,等.益气活血清热法对慢性萎缩性胃炎癌前病变 Ki2 67、COX 表达影响的研究[J].光明中医,2010,25(1):19

徐瑞荣,刘奎,曲春艳,等.清热凉血法对特发性血小板减少性紫癜血小板相关抗体和膜糖蛋白特异性自身抗体的影响[J].辽宁中医药大学学报,2010,12(8):5

徐升,刘敏琪.加减半夏泻心汤治疗慢性萎缩性胃炎胃癌前病变临床观察[J].中医药临床杂志,2010,22(6):495

徐伟,刘剑刚,王承龙,等.益气养阴与解毒活血中药对心肌梗死后大鼠早期心室重构心肌 NF-κB 和 PPAR-γmRNA 表达的影响[J].北京中医药大学学报,2010,33(5):333

徐文江,杨淑莲,李青,等.再障生血颗粒治疗再生障碍性贫血的临床观察[J].中国实验方剂学杂志,2010,16(3):131

徐叶惠.生大黄灌肠加芒硝腹部外敷对危重病人腹腔内压的影响[J].海峡药学,2010,22(3):146

薛绍芬,金杰.从脾论治慢性疲劳综合征[J].光明中医,2010,25(8):1361

Y

Yan X C, Zhou T, Tao Y, et al. Salvianolic acid B attenuates hepatocyte apoptosis by regulating mediators in death receptor and mitochondrial pathways [J]. Experimental Biology and Medicine, 2010, 235(5):623

闫晓风,刘平,孙明瑜,等.黄芪汤对二甲基亚硝胺诱导大鼠肝纤维化模型作用的机制[J].世界华人消化杂志,2010,18(23):2410

闫盈滨,闫中亮,吕中阳.六味地黄丸对慢性再生障碍性贫血的疗效及对 EPO、SCF 细胞因子活性的影响[J].中医药信息,2010,27(4):102

严红梅,刘林,孟培燕,等.杞蓟制剂对非酒精性脂肪性肝炎大鼠肝脏枯否氏细胞的影响[J].中西医结合肝病杂志,2010,20(4):234

羊淑平,马小宁,韩芳,等.消瘀化痰方对非酒精性脂肪肝大鼠血清 TNF-α 和 IL-6 含量的影响[J].河北中医药学报,2010,25(1):7

杨传华,李运伦.益气固本健脾养心法治疗病理性低血压探讨[J].山东中医药大学学报,2010,34(1):17

杨冬梅,李莉,周禹,等.吴茱萸总生物碱对大鼠肝纤维化的防治作用[J].安徽中医学报,2010,29(4):55

杨惠琴,乐永红,李风森.乌鲁木齐地区 402 例慢性阻塞性肺病急性加重期患者中医证型分布规律的研究[J].辽宁中医杂志,2010,37(9):1771

杨荆玉,王雪梅.益肠通降片治疗腹泻型肠道易激综合征脾胃虚寒型疗效观察[J].湖北中医杂志,2010,32(11):35

杨丽平,李平,杜金行,等.350 例 2 型糖尿病肾病患者中医证候分布及其与实验室指标的相关分析[J].中华中医药杂志,2010,25(5):686

杨叔禹,路亮,李学军*,等.2 型糖尿病合并血脂异常患者之燥热证的研究 101 例[J].2010,光明中医,2010,25(8):1389

杨雪,李敬林.代谢综合征的发病基础探析[J].实用中医内科杂志,2010,24(4):63

杨玉新,苏春芝.化浊通络法治疗非酒精性脂肪肝 60 例[J].河北中医药学报,2010,25(2):20

姚成增,蒋梅先,吴大正.坎离颗粒对腹主动脉缩窄致慢性心衰大鼠膈肌疲劳速率的影响[J].江苏中医药,

2010,42(3):74

姚会枝,李吉学,郑海娜.冬凌草提取物对四氯化碳诱导的小鼠慢性肝损伤的保护作用[J].时珍国医国药,2010,21(3):575

姚瑞贺.海昆肾喜胶囊治疗早期糖尿病肾病的临床观察[J].实用临床医药杂志,2010,14(7):72

叶翠莲,邢威.肾肝宁胶囊治疗慢性肾功能衰竭患者的疗效观察[J].中国医药导报,2010,7(10):121

叶丽红,赵冬耕,俞晶华,等.补精复方对大鼠化学性肝损伤的保护作用与机制探讨[J].新中医,2010,42(9):106

叶尚和,龚国良,胡国华*,等.老年社区获得性肺炎细胞因子变化及中药干预的研究[J].中国中药杂志,2010,35(11):1486

易桂生.清肺解毒汤治疗社区获得性肺炎[J].中国实验方剂学杂志,2010,16(8):236

应森林,孟静岩,肖照岑,等.以"毒"立论谈活动期类风湿性关节炎病机[J].环球中医药,2010,3(5):344

于健宁,汪卫,陶筱娟.防治系统性红斑狼疮并发感染的辨治思路探讨[J].中华中医药学刊,2010,28(7):1491

于莉,臧红.醒脑解毒汤对急性期缺血性中风大鼠BDNF及GDNF mRNA表达的影响[J].中华中医药学刊,2010,28(3):601

于文亚,吴海燕,郭金玲,等.加味导痰汤合菖蒲郁金汤治疗卒中后抑郁216例[J].四川中医,2010,28(1):82

于绣红,田新军,单非易.中药灌肠治疗慢性肾功能衰竭34例[J].实用中医内科杂志,2010,(5):57

余仁欢,聂莉芳,徐建龙,等.益气滋肾颗粒干预IgA肾病蛋白尿的临床疗效评价[J].中国中西医结合肾病杂志,2010,11(8):721

俞梅,刘兆龙.参松养心胶囊治疗脑卒中后抑郁36例临床观察[J].海峡药学,2010,22(3):135

宇文亚,杨志宏.沈舒文教授治疗慢性萎缩性胃炎癌前病变经验[J].中华中医药学刊,2010,28(4):713

玉山江·艾克木,郑艳丽,王先敏,等.祛湿化瘀通络方治疗高尿酸血症合并糖尿病的相关性研究[J].中国中医基础医学杂志,2010,16(6):505

喻玉,康晓征,单铁莲,等.通便胶囊对慢传输型便秘模型大鼠胃肠激素影响的研究[J].中国中西医结合消化杂志,2010,18(4):244

袁通春,江劲波,何群.再生复血汤治疗慢性再生障碍性贫血的临床研究[J].辽宁中医杂志,2010,37(9):1718

Z

曾生福.中药三期辨证法治疗再生障碍性贫血46例[J].中国民族民间医药,2010,19(13):137

翟卷平,郭秋红,王卓,等.葶苈生脉方对心衰大鼠心肌细胞凋亡的影响[J].河北中医药学报,2010,25(3):5

张道芹,胡建鹏,孟庆萍,等.两种中药复方对局灶性脑缺血再灌注大鼠脑组织Math-1、Mash-1蛋白表达的影响[J].中国中医药科技,2010,17(4):289

张登科.五积散治疗类风湿性关节炎活动期43例临床观察[J].新中医,2010,42(10):24

张方方,任红杰,朱明军教授辨证治疗阵发性房颤经验[J].朱明军.世界中西医结合杂志,2010,5(1):15

张会莲.周绍华治疗郁证经验[J].光明中医,2010,25(9):1567

张琳琪,刘红亮,李伟明,等.慢性肾衰竭中医证候分布与生存质量相关性研究[J].中医学报,2010,25(148):451

张旻,周新,唐亮,等.不同剂量虫草活力素对大鼠支气管哮喘模型慢性气道炎症的作用机制研究[J].中华哮喘杂志,2010,4(3):191

张楠,谢永鹏,吴扬,等.丹红注射液治疗急性一氧化碳中毒心肌损伤68例临床观察[J].辽宁中医杂志,2010,37(9):1738

张强.首乌补肾方治疗急性缺血性中风临床观察[J].中国中医急症,2010,19(10):1661

张松,张美奇,葛均波,等.三七总甙对病毒性心肌炎小鼠心肌Cu/Zn-SOD表达的影响[J].中国中医药科技,2010,17(3):221

张维颖.辨证治疗慢性疲劳综合征60例临床观察[J].世界中医药,2010,5(2):85

张晓丹,王忆勤,翁诗婷.118例支气管哮喘患者中医证型与肺功能相关性研究[J].江苏中医药,2010,42(3):19

张兴坤,张丽,张宗礼*,等.益元活利汤治疗糖尿病肾病的临床研究[J].辽宁中医杂志,2010,37(2):302

张雪梅,符德玉,王世红,等.高血压病患者vWF及胰岛素抵抗与中医证型的关系[J].辽宁中医杂志,2010,37(2):200

张艳,于睿,刘文华,等.心脑动脉粥样硬化中医证型与易患因素分析研究[J].时珍国医国药,2010,21(3):699

张艳国,佟秀芳,郑素梅,等.活血通络治疗腹泻型肠易激综合征[J].中国药师,2010,13(6):864

张引强,唐旭东,王凤云,等.荣肝合剂对慢性免疫性肝损伤小鼠的保护作用[J].上海中医药杂志,2010,44(7):67

张志斌,周春刚,陆曙.原发性高血压患者中医证型分布及其与生化指标的相关性[J].辽宁中医杂志,2010,37(6):969

张竹,刘洁莹,方步武.蒿鳖养阴软坚方对小鼠血吸

虫病肝纤维化的疗效[J].中华肝脏病杂志,2010,18(2):113

赵晓霞,马田田,伍湘瑾*,等.双参苓颗粒治疗慢性肾功能衰竭的实验研究[J].中国实验方剂学杂志,2010,16(7):115

赵新秀,寇永锋.类风湿性关节炎证候诊断标准的研究[J].中华中医药学刊,2010,28(3):500

赵艳明,郑灵琳,符强.桃核承气汤对5/6肾切除大鼠24小时尿蛋白定量的影响[J].中医药学报,2010,38(1):54

赵燕平,朱肖鸿,胡洁,等.枳椇子对非酒精性脂肪肝大鼠肝脏病理损伤的防治作用[J].中国中西医结合消化杂志,2010,18(1):12

赵早云.中西医结合治疗原发性血小板减少性紫癜50例[J].湖南中医杂志,2010,26(1):49

甄玲玲,余静,常鹏,等.甘肃黄芪浸膏粉对代谢综合征大鼠心脏血管紧张素转换酶2表达的影响[J].中华高血压杂志,2010,18(8):727

郑里翔,邓科穗,乔玉丹.补骨脂汤对血管性痴呆大鼠海马内雌激素受体-β、NMDAR2B基因表达的影响[J].中华中医药杂志,2010,25(9):1496

郑锵,周迎春.补阳还五汤改善心梗后心室重构大鼠左室功能的研究[J].新中医,2010,42(6):109

钟宏丽,谢道俊,何静,等.黄蒲通窍胶囊对血管性痴呆患者血清NO、NOS的影响及疗效评价[J].中医药临床杂志,2010,22(11):983

钟新林,谢军,武晓兰,等.健脾生血汤治疗慢性特发性血小板减少性紫癜40例总结[J].湖南中医杂志,2010,26(3):29

周红光,汪锐.从毒论治类风湿关节炎[J].中华中医药学刊,2010,28(10):2088

周雪梅,陈雪功,傅裕,等.冬梅饮对早期糖尿病肾病肾组织基质金属蛋白降解酶-9作用的实验研究[J].中国中医基础医学杂志,2010,16(3):212

朱慧志,季红燕,张念志,等.阳和平喘颗粒对支气管哮喘慢性持续期寒哮证气道炎症的影响[J].中医药临床杂志,2010,22(4):310

朱文伟,周永明,袁乃荣,等.特发性血小板减少性紫癜患者GR亚型的表达及生血灵干预研究[J].上海中医药杂志,2010,44(2):43

宗先祯.益气养心丸治疗病毒性心肌炎106例临床观察[J].中国中医基础医学杂志,2010,16(3):258

(五) 妇 科

【概述】

2010年在国内主要期刊发表的中医、中西医结合妇产科论文逾1 440篇。内容涉及妇科理论研究，月经病、带下病、妊娠病、产后病及杂病等，其中临床研究的论文较多，名医经验总结与学术传承的论文亦不少，在妇科常见病、疑难病的诊疗及临床与实验研究等方面均有所提高。

1. 理论研究

夏桂成认为经间排卵期是月经周期中最为重要的时期。此期阴阳处于高水平，重阴必阳，血气旺盛，是论治妇科较多病证未病的最佳时期。陆琴等强调作息节律对女性生殖机能的影响。若违背自然规律，可致心阳不足于上，肾阳亏虚于下，生殖功能受损。

谭程等以时间为轴，探讨"女子以肝为先天"的理论源流，从《黄帝内经》溯源，梳理了隋唐以降，宋金元乃至明清各历史时期著名医家的相关论述，认为该理论是叶天士在总结前贤理论和实践经验基础上提出的新理论，其重视肝在妇科疾病中的根本性地位，对后世治疗妇科疾病产生了极为深远的影响。对临床具有指导意义，从肝论治的妇科疾病主要有月经病、带下病、脏躁、癥瘕等。张素香亦探讨"女子以肝为先天"理论及临床意义。认为其内涵之一是肝对女性生理功能，特别是从"二七"至"七七"年龄阶段的妇女起着决定性、根本性的作用，肝脏在女性特殊的生理病理中占有重要地位；其二是肝在妇女妊娠期的重要作用，即肝为"子代先天"。周毅萍系统检索《名医类案》、《续名医类案》中妇科肝系病证相关医案，建立数据库，总结两书中70条妇科肝系病医案的辨证论治规律。发现其发病原因以情志内伤多见，尤以恼怒、抑郁最为常见，占40.0%；最常见的病机为肝火、血虚与气滞，其中以肝火最多见，占74.3%；使用的方药中，多为加味逍遥散、小柴胡汤、归脾汤、四物汤或补中益气汤，使用频数最高的药物，除甘草外，则为柴胡、茯苓、当归、白术、山栀、人参等。孙天琳认为情志失调致月经病均以损及气机为关键，出现气逆、气滞、气陷、气结、气郁等病理变化，导致脏腑功能失司，精气血津液代谢失常，冲任不调，引发为月经病。治则以调经舒肝为先，调气血为基本法。

2. 月经病

李毓秋等以宋、元、明、清及近现代1 484位医家医案51 186条为研究对象，归纳月经类四诊信息的4 109种不同描述，依据逻辑学的划分原则和科技术语的约定，得到7种属性和月经类症状单元20个。与西医学的阴道出血、闭经比较，发现了中医特有的月经类症状单元。杨鉴冰等对经行吐衄的诊断、辨证分型进行古今文献分析。认为该病最早记载见于清代《医宗金鉴·妇科心法要诀》。在现代文献中，1964—1979年仅有22篇，1980年以后报道的文献逐年增多，尤其90年代以后的10年间达130篇。其证候以肝经郁热、肺肾阴虚出现频次高，占60.0%和24.1%，其次为胃火炽热型，占8.0%。

孙晓玲等研究经前平颗粒（白芍药、香附、川芎、枳壳、川楝子等）对经前期综合征（PMS）肝气逆证患者的临床疗效和神经内分泌调节作用。随机分为经前平颗粒组41例和安慰剂组22例，经前平组治疗后血清素（5-HT）、去甲肾上腺素（NE）水平显著下降，临床症状有很大改善。说明该方能够调节、改善神经递质水平，调整机体神经内分泌平衡而有效治疗PMS肝气逆证。宋阳等将80名轻中度PMS肝气逆证患者随机分为两组，实验组采用平肝降逆非药物治疗方案（情志疏导法、放松训练法、气功、按摩、耳穴贴敷、音乐疗法等）进行干预，对照组无任何干预措施。结果，实验组在干预后DRSP经前期-卵泡期分值差值、DRSP前5 d总分、"月经周期症状每日自我评价表"得分显著高于干预前得分（$P<0.05$）；对照组干预前后DRSP经前期-卵泡期分值差值、DRSP前5 d总分、"月经周期症状每日自我评价表"得分无显著性变化（$P>0.05$）。

张晓金等采用模糊均值聚类法归纳212例多囊卵巢综合征（PCOS）患者辨证分型，依次为肾虚肝郁证、肝郁脾虚证、肾虚痰阻证、肾虚证、肝郁证、脾肾气虚证等。聚类结果为肾虚证64例(30.2%)、肝郁证61例(28.8%)、脾虚证41例(19.3%)、痰湿证33例(15.6%)、血瘀证13例(6.1%)。各证型组间各性激素比较差异无统计学意义($P>0.05$)。徐莲薇等以补肾活血调周法治疗PCOS 90例,其中阴虚火旺型34例,肾虚痰湿型27例,肾虚血瘀型29例。以补肾促排方(肉苁蓉、山萸肉、红花、菟丝子、柴胡、熟地黄等)为基本方,按经后期、排卵前、排卵后、行经期、经前期加减,治疗3个月经周期。3组总有效率分别为82.4%(28/34)、77.8%(21/27)、82.8%(24/29),各组间疗效差异,$P>0.05$;停药3个月后,3组总有效率分别为76.5%(26/34)、77.8%(21/27)、79.3%(23/29),各组差异无显著性意义($P>0.05$)。

王小云等研究绝经综合征评定量表的理论结构模型。把量表分为躯体、心理和社会3个维度。躯体维度由疾病特征性症状、肾、心、肝、脾、肺6个因素组成;心理维度由怒、忧、思、恐、孤独、认知功能6个因素组成;社会维度由社会支持、社会职能与工作能力、社会适应与交往3个因素组成。体现了中医五脏、五志、社会的整体统一性。

崔晓萍等提出循期阴阳序贯疗法改善卵巢早衰前期卵巢储备功能的临床研究思路。经后期以左归丸加减滋补肾阴,经前期以右归丸加减温补肾阳。许小凤等认为肾虚血瘀是卵巢储备功能低下的主要病机,而肝、心、脾三脏的功能失调是在肾虚的基础之上出现的病理改变。主证型为肾虚证、血瘀证;兼证有肝阳上亢、心肾失济、脾肾阳虚。治疗以补肾填精、活血调经为主,佐以平肝、清心、健脾之法。段恒等研究发现,资冲颗粒(熟地黄、菟丝子、川芎等)直肠给药能促进幼龄大鼠卵泡发育,提高去势小鼠血清雌激素水平,并产生雌激素样效应。

3. 妊娠病

傅萍等分析598例先兆流产(胎漏、胎动不安)证型的分布规律。发现肾虚、脾肾两虚占50.6%,血热占39.3%,气血虚弱占6.0%,跌仆伤胎占4.2%。妊娠失败率以跌仆伤胎型最高,达28.0%;血热型最低,仅6.0%;肾虚、脾肾两虚型、气血虚弱型的妊娠失败率分别为19.2%、9.0%。赵颖等对100例早期先兆流产患者进行体质调查,与117例早期妊娠妇女及111例健康非孕妇女作对照。研究发现,健康非孕组以平和质最为常见,占31.5%,其次为阳虚质(25.2%);正常早期妊娠妇女体质类型分布较平均,阴虚质最多,占20.5%,其次为平和质、痰湿质、气虚质、阳虚质和瘀血质,各占14.5%、14.5%、12.8%、12.0%和11.1%。早期先兆流产组中,阳虚质最多,占23.0%,气郁质、气虚质、阴虚质各占17.0%、15.0%、13.0%。3组人群之体质分布情况,差异有显著性($P<0.05$)。宋俏蔚等采用安胎灵(菟丝子、桑寄生、杜仲、白芍药、党参、白术等)加减治疗脾肾亏虚型复发性流产患者60例。治疗14 d,治愈率为90.0%(54/60)。治疗后患者外周血中$CD4^+$含量未见明显变化,白细胞介素-4(IL-4)含量显著上升($P<0.05$);肿瘤坏死因子α(TNF-α)含量显著下降。

张蒽等研究发现,平和质孕妇的孕期贫血发病率最低,偏阴血虚孕妇的孕期贫血发病率最高;妊娠中晚期体质主要为阴血虚、痰湿、实热。故对孕妇进行中医保健,调节或尽量改变其偏颇状态,使其趋于平和状态,对孕妇健康及优生优育有重要意义。

4. 盆腔炎

杜坚等采集150例慢性盆腔炎患者62项四诊信息,分析慢性盆腔炎证候特征因子。结果表明,与各临床症状关系较为显著的有21个公因子,可反映原62个症状总信息量的70.2%。根据62个症状对21个公因子的作用大小进行聚类分析,可划分为四个主要类群,分别与湿热瘀结证、气滞血瘀证、脾虚湿瘀证、肾虚血瘀证较为符合。卢如玲等采用金黄色葡萄球菌、大肠杆菌、溶血性链球菌混合菌液建立慢性盆腔炎模型,研究盆炎康合剂(丹参、毛冬青、蒲公英、赤芍药、黄芪、黄精等)对模型大鼠盆腔粘连及病理形态学的影响。结果,给药14、21 d后,中、高剂量组大鼠盆腔粘连 Philips 评分与模型对照组比较,均$P<0.05$;给药28 d后,高剂量组与模型组比较,$P<0.05$。提示盆腔康合剂对减少慢性盆腔炎所致的盆腔粘连有一定作用。

5. 子宫内膜异位症

崔轶凡等对中药治疗子宫内膜异位症(EMT)的临床疗效进行系统评价。结果提示,中药治疗EMT治愈率高于西药对照组,有效率与西药对照组相当,无明显不良反应。但目前缺乏公认的中医证候诊断"金标准",临床医生往往根据个人经验或研究小组内部约定判定患者证型并遣方用药,难以得到学术界的公认;尚未建立有效的 EMT 诊疗体系,缺乏特异性与灵敏度高的微观指标衡量药物治疗效果;另一方面,研究方法设计不严谨,缺乏高质量的文献报道,影响了研究结果的真实性,降低了结果的可信度。钱静等从络病学说探讨 EMT 的病机证治。认为其发生、发展与络病的特征和传变规律相符,病机关键在于冲任络脉瘀阻,引起瘀阻的病因和病变发展的不同阶段又有虚实寒热的不同。在辨证论治的基础上,宜加用通络之品。久病不愈者加藤类药物如鸡血藤、络石藤、红藤、忍冬藤等以理气活血,散结通络;痼结难解者必须用虫类搜邪剔络,如水蛭、虻虫、地龙、全蝎、土鳖虫、蜈蚣等之类。

倪俏等采用复方莪术散(莪术、三棱、黄芪、淫羊藿、延胡索等)治疗 EMT 腹腔镜术后患者 59 例,并与孕三烯酮组 55 例对照,均连续用药 3 个月。结果,两组在缓解症状以及减少复发方面疗效相当,差异无显著性($P>0.05$);在不良反应方面,中药组显著优于对照组($P<0.05$)。陈文增将 120 例 EMT 术后患者随机分为两组,对照组 58 例给予达菲林肌肉注射,治疗组 62 例在此基础上口服丹莪妇康煎膏(丹参、莪术、三棱、柴胡、当归、赤芍药等)6 个月。结果,两组疗效、术后复发率、妊娠情况比较,差异无显著性;用药后不良反应、治疗成本比较,治疗组明显低于对照组($P<0.05$)。

(罗颂平)

【中医名家妇科临证经验】

严春玲等介绍王成荣治疗痛经经验。王氏认为宜首辨寒热虚实,尤重问诊;次辨经络脏腑,并求病因。胞宫虚寒证,以艾附暖宫丸(桂枝、艾叶、吴茱萸、香附、当归、川芎等)加减;宫寒瘀滞型,以少腹逐瘀汤(桂枝、高良姜、小茴香、当归、川芎、白芍药等)加减;气滞血瘀证,常用香附、台乌药、小茴香等;火热瘀结证,自拟白莲散结汤(白花蛇舌草、半枝莲、皂角刺、莪术、淫羊藿、猪苓等)。娄丽霞等总结门成福分期治疗月经病的经验,提出"调肝、理脾、补肾"法则,多以四物汤为基本方加减治疗。行经期以调经为主,重在除旧,药用四物汤去熟地黄加桃仁、炮姜等。经后期以四物汤去川芎加党参、黄芪、桑寄生等;经间期以四物汤去熟地黄,加五灵脂、泽兰、红花、续断、荆芥等;经前期以四物汤合四君子汤加续断、菟丝子、杜仲、肉苁蓉等。吴燕平介绍裘笑梅治疗经行吐衄经验。裘氏认为本病病机为血热气逆,灼伤血络。治疗宜清热泻火,降逆止血。自拟归经汤(瓦楞子、益母草、川牛膝、炙卷柏),获效良好。辛茜庭等总结徐润三治疗闭经经验。徐氏认为肾虚是闭经的根本,气血失调是其基础,脏腑功能失调是引起闭经的重要因素。治疗上辨证施治,通补兼施;中西结合,病证相参。肾气亏虚自拟调冲方(仙茅、淫羊藿、当归、川芎、女贞子、紫河车等);肝肾阴虚药用熟地黄、当归、白芍药、山萸肉、紫河车、枸杞子等;肾阳虚选用仙茅、淫羊藿、巴戟天、肉苁蓉、女贞子、枸杞子等;肾虚痰湿选用鹿角霜、生黄芪、当归、白术、枳壳、半夏等;闭经实证常用瓜蒌根散加味(桂枝、桃仁、䗪虫、赤芍药、白芍药、天花粉等)。

张林等总结王绵之"治疗不孕,调经为主,攻补之用,分期论治"的经验。冲任虚寒型,温经散寒以调经,以熟地黄、淫羊藿、炒小茴香、制狗脊、牡丹皮、当归等加减;血虚肝郁型,养血调肝,以生地黄、当归、赤芍药、白芍药、柴胡、川楝子等加减;痰湿壅盛型,化痰消瘀,以生黄芪、防己、怀牛膝、茯苓、桃仁、红花等加减;瘀血阻滞型,活血化瘀,以水蛭、生大黄、桂枝、丹参、当归、红花等加减。胡向丹等总结李丽芸治疗卵巢早衰经验。李氏认为肾精匮乏、冲任虚衰是本病的基本病机;脾失健运、肝郁不疏是发病的促动因素。主张补肾填精、濡养冲任、养血活血,兼用健脾和胃、疏肝解郁、活血化痰法。须义贞等运用数据挖掘软件对沈仲理治疗子宫肌瘤 64 例 100 诊次进行数据处理,结果显示沈氏临证注重正本清源,扶正以祛邪,尤重顾护脾胃之气;擅用化瘀软坚,立方侧重清化;消瘤注重渐消缓散,使之软坚散结而不伤正。姜泉等总结路志正调和营卫治疗产后痹的临床经验。路氏认为,营卫失调是产后痹发病的重要原因之一,该证特点是虚实夹杂,风湿相搏,临证以防己黄芪汤等经方加味治疗。

(田晓迎 刘新玉)

【内外合治法治疗痛经的研究】

夏立强等采用六香散(制川乌、制草乌、白芷、川芎、肉桂、吴茱萸)外熨中极穴治疗 96 例患者,对照组 48 例口服芬必得,治疗 2 个月经周期,治疗组总有效率为 94.8%(91/96),对照组为 87.5%(42/48)。组间比较,$P<0.05$。蒋琦雯等

采用以固定配方(肉桂、丁香、乳香、没药、香附、续断等)贴敷神阙穴治疗30例。连用3个月经周期,疼痛时间随用药次数增多而进行性缩短,疼痛程度随用药次数增多减轻,且3个月3次用药后比较,$P<0.05$。刘钧等自拟调经止痛汤(当归、赤芍药、制香附、川牛膝、川芎、延胡索)内服,配合痛经贴(肉桂、吴茱萸、小茴香、乳香、没药等)外敷神阙穴治疗218例;对照组156例服用元胡止痛片、维生素E胶丸。7~10 d为1个疗程,治疗3个疗程,治疗组总有效率为94.5%(206/218);对照组为82.7(129/156)。组间比较,$P<0.05$。王战军等报道140例,采用痛经效灵汤(当归、赤芍药、川芎、延胡索、制香附、桃仁等)内服、痛经贴(肉桂、吴茱萸、小茴香、没药等)外敷,重症辅以针灸(关元、中极、肾俞、承山、三阴交)治疗,7~10 d为1个疗程,治疗1~3个疗程,总有效率为91.4%(128/140)。马晓玲自拟养血活血汤(当归、白芍药、柴胡、桃仁、延胡索、蒲黄等)内服,同时将药渣外敷下腹部治疗158例患者,3个月经周期后,总有效率为100%(158/158)。金焱采用附子理中汤(红参、炒白术、干姜、炮附子、炙甘草)配合艾灸(关元、中脘、天枢、三阴交)治疗65例。治疗3个月经周期,总有效率为98.5%(64/65)。罗玉娟将120例患者随机分为两组各60例,均予桃红四物汤加减(当归、熟地黄、赤芍药、白芍药、桃仁、红花等)煎服,治疗组加用多克自热炎痛贴外敷关元穴。治疗3个月经周期,治疗组总有效率为95.0%(57/60),明显优于对照组的90.0%(54/60)($P<0.05$)。胡祝女等将64例患者随机分为两组,治疗组予中药熏蒸(当归、延胡索、炒白芍药、吴茱萸、丹参、香附等)加心理干预,对照组予布洛芬止痛。治疗3个月,两组总有效率分别为93.8%(30/32)、75.0%(24/32)。

艾文超等设空白对照组、模型组、赋型剂组、阳性对照组(布洛芬乳膏组)及丁桂儿脐贴(丁香、肉桂、荜茇)高、中、低组,观察丁桂儿脐贴对寒凝血瘀型原发性痛经的治疗作用。结果表明,丁桂儿脐贴能明显减少痛经模型大鼠30min内扭体次数,延长扭体潜伏期;能强烈对抗大鼠离体子宫平滑肌正常收缩和催产素所致离体子宫剧烈收缩;明显降低大鼠的红细胞聚集指数、红细胞电泳指数和全血黏度。与模型组相比,$P<0.01$或$P<0.05$。

(管燕丞)

【月经过少的治疗与研究】

佘序华将120例月经过少患者随机分为两组各60例,治疗组采用中药人工周期疗法治疗,经后期予促卵泡汤(覆盆子、枸杞子、菟丝子、白芍药、女贞子、旱莲草等),经间期予促排卵汤(桃仁、当归、川芎、巴戟天、泽兰、丹参等),经前期予促黄体汤(续断、桑寄生、菟丝子、川牛膝、鸡血藤、阿胶等),行经期予调经汤(桃仁、红花、川芎、赤芍药、丹参、香附等)。对照组仅予八珍汤治疗。治疗3个月经周期,治疗组总有效率为91.7%(55/60),对照组73.3%(44/60)。组间比较,$P<0.01$。两组治疗后黄体期子宫内膜平均厚度较治疗前均增加($P<0.01$),且治疗组优于对照组($P<0.01$);经期时间较治疗前比较,差异均有显著性意义($P<0.01$)。汤春琼等采用中药周期疗法治疗110例患者。经后期滋肾益阴、养血填精,药用菟丝子、山药、茯苓、制首乌、山萸肉、巴戟天等;经间期滋肾补阳、调气活血,药用山萸肉、山药、巴戟天、淫羊藿、香附、路路通等;经前期滋肾益阴、温肾暖宫,药用山萸肉、山药、茯苓、巴戟天、党参、淫羊藿等;行经期桃仁四物汤加减,伴有痛经者用乌药散加减。治疗3个月经周期,总有效率93.6%(103/110)。姜晶等采用补肾填精法(菟丝子、覆盆子、熟地黄、山萸肉、当归、白芍药等)治疗50例,3个月经周期后,总有效率为92.0%(46/50)。张晓丹等采用逍遥散加减(柴胡、白芍药、白术、当归、香附、丹参等)治疗40例患者,治疗3个月经周期,总有效率为92.5%(37/40)。唐厚秀等用补肾活血法治疗人工流产术后月经过少50例。月经周期第5 d予补肾养血汤(杜仲、菟丝子、山萸肉、川续断、全当归、熟地黄等),经前予活血调经汤(桃仁、红花、当归尾、赤芍药、川芎、益母草等)。治疗3个月经周期,总有效率为92.0%(46/50)。肖姬等采用补肾养血调经汤(当归、白芍药、熟地黄、川芎、党参、麦冬等)治疗人流术后肾虚血亏夹瘀型月经过少40例。治疗3个月经周期,总有效率为90.0%(36/40)。李爽等用补肾益精汤(菟丝子、覆盆子、熟地黄、山萸肉、当归、白芍药等)治疗肾精不足之月经过少30例。治疗3个月经周期,总有效率为96.7%(29/30)。

韩璐等研究发现,月经过少经前血虚型子宫内膜最薄,其余依次为肾虚型、血瘀型、痰湿型,组间比较,均$P<0.05$;经后子宫内膜肾虚型最薄,其余依次为血虚型、血瘀型、痰湿型,组间比较,

$P<0.05$。胡晓惠等总结了吴克明治疗月经过少的经验。本病病因以避孕、情志、饮食和环境因素为主,病机以肾精亏虚、肾气不足、冲任失调、血海空虚,或兼气血虚弱、肝郁不畅,或挟痰湿壅滞等为主,多属本虚标实之证。临证以归肾丸和寿胎丸为主加减治疗。

(倪张俊)

【崩漏的治疗】

马爱华等将83例崩漏患者随机分为两组,均予服炔诺酮片;观察组43例加服熟地山萸汤(熟地黄、砂仁、山萸肉、枸杞子、菟丝子、黄芪等)。治疗3个月经周期,观察组与对照组总有效率分别为90.7%(39/43)、57.5%(23/40)。组间比较,$P<0.05$。平均止血时间分别为$(4.9±0.8)$d、$(9.3±1.5)$d。组间比较,$P<0.05$。两组患者治疗后症状、血红蛋白、红细胞压积、红细胞平均体积、平均血红蛋白量、平均血红蛋白浓度均较治疗前明显改善,但治疗组明显优于对照组($P<0.05$)。王丽新等采用育阴安血汤(人参、麦冬、五味子、旱莲草、女贞子)治疗30例,并与宫血宁胶囊组30例对照。治疗7~14 d,治疗组与对照组总有效率分别为93.3(28/30)、73.3%(22/30),组间比较,$P<0.05$。两组患者子宫内膜厚度与治疗前比较,均$P<0.05$,但治疗组明显优于对照组($P<0.05$)。吴红艳等出血期予自拟调补天癸止血汤(太子参、炒山药、熟地黄、山萸肉、续断、海螵蛸等);血止后予调补天癸调经汤(党参、炒山药、熟地黄、山萸肉、枸杞子、菟丝子等)治疗54例患者,18 d为1个疗程。对照组52例运用雌孕激素序贯疗法治疗,25 d为1个疗程。治疗3个月经周期,治疗组有效率为90.7%(49/54),对照组为67.3%(35/52),组间比较,$P<0.05$。张俊芬等自拟益气补肾固冲汤(黄芪、党参、炒白术、女贞子、旱莲草、山萸肉等)治疗崩漏98例,7 d为1个疗程,治疗1~8个月经周期,总有效率为98.0%(96/98)。

叶青等采用参芪固冲方(党参、黄芪、白术、山萸肉、生牡蛎、益母草等)治疗气虚血瘀型围绝经期无排卵性功血47例,对照组31例服冲宁口服液,治疗10~20 d,治疗组总有效率为85.1%(40/47),对照组为51.6%(16/31)。组间比较,$P<0.05$。两组治疗后经血6-酮-前列腺素(6-K-PGF$_{1α}$)含量降低、血栓素B$_2$(TXB$_2$)、T淋巴细胞亚群(CD3、CD4、CD4/CD8)、钙含量升高,6-K-PGF$_{1α}$/TXB$_2$降低,与治疗前比较有显著性差异($P<0.01$),但治疗组优于对照组($P<0.05$,$P<0.01$)。叶青总结了郑惠芳辨治崩漏的经验。认为脾肾亏虚、气血不调、冲任不固为病机关键,病因可归纳为脾虚、肾虚(肾阴虚、肾阳虚)和血瘀。提出辨证调治,复旧固本治疗法。脾虚型,补气摄血,拟举元煎加减(黄芪、人参、白术、升麻、山萸肉、甘草等);肾阴虚型,益阴固涩止血,用六味地黄丸和二至丸改汤加减(生地黄、熟地黄、山萸肉、山药、茯苓、白芍药等);肾阳虚型,温肾止血调经,用右归丸加减(熟地黄炭、山萸肉、山药、枸杞子、杜仲、鹿角胶等);血瘀型,活血祛瘀止血,用桂枝茯苓丸改汤加减(桂枝、茯苓、桃仁、牡丹皮、赤芍药、益母草等)。

徐彭丽总结了杨鉴冰治疗青春期崩漏的经验。采用分期调周法治疗,出血期塞流澄源并举,予两地汤加鹿角胶、女贞子、旱莲草、乌贼骨等;月经期予补肾缩宫调经汤(生地黄炭、山萸肉、焦杜仲、旱莲草、炒当归、川芎等);卵泡期予补肾养血毓宫促卵泡汤(熟地黄、山萸肉、枸杞子、菟丝子、山药、茯苓等);排卵期予益气补肾疏肝促排卵汤(党参、黄芪、熟地黄、山萸肉、山药、茯苓等);黄体期予补肾温阳促黄体汤(熟地黄、山萸肉、枸杞子、肉苁蓉、仙茅、仙灵脾等)。严春玲等介绍王成荣教授论治经验。王氏认为崩漏因冲任损伤,不能制约气血,子宫藏泻失常,以血热与血瘀共患者居多。拟清化汤(小蓟、马齿苋、黄芩、地榆、桃仁、川牛膝等)治疗。

(刘新玉)

【继发性闭经的治疗】

魏金慧采用寿胎丸加减(菟丝子、桑寄生、续断、鸡血藤等)结合基础体温(BBT)测定调周序贯疗法治疗继发性闭经118例,BBT约36.8℃并持续半月左右时以补肾通经为主,在主方中加入菟丝子、桑寄生、续断、鸡血藤、怀牛膝、路路通等通经之品。治疗1~5个月经周期,总有效率为98.3%(116/118)。郭万周运用当归四逆汤加减(当归、白芍药、细辛、通草、川芎、桃仁等)治疗继发性闭经56例。3周为1个疗程,治疗3个疗程,总有效率为96.4%(54/56)。陈继兰采用中药益肾复宫汤(肉苁蓉、巴戟天、山茱萸、熟地黄、何首乌、白术等)为主治疗人工流产后或自然流产、药物流产不全行清宫术致子宫内膜受损、修复不良引起的闭经患者40例,治疗3个月,总有效率为97.5%(39/40)。

李彩平等将70例因服用抗精神病药出现闭经3~7个月的精神分裂症患者随机分为两组各35例，均予服己烯雌酚、醋酸甲羟孕酮片，共21 d；治疗组加服中药（当归、赤芍药、白芍药、山药、山萸肉、熟地黄等），治疗3个月经周期。结果治疗组总有效率为91.4%(32/35)，对照组为74.3%(26/35)。组间比较，$P<0.05$。付晓阳等将101例女性精神分裂症服利培酮所致闭经患者分为两组，观察组52例加服八珍益母丸（当归、川芎、熟地黄、白术、茯苓、益母草等），对照组49例加用其他抗不良反应药物。治疗6个月经周期，观察组闭经发生率为11.5%(6/52)，对照组为30.6%(15/49)。组间比较，$P<0.05$。周仁义辨证治疗抗精神病药物所致闭经50例。气滞血瘀型，药用黄芪、当归、赤芍药、桃仁、红花、延胡索等；痰湿阻滞型，药用柴胡、白芍药、陈皮、半夏、枳壳、白术等；气血亏虚型，药用当归、黄芪、白术、熟地黄、山药、枸杞子等；肝肾不足型，药用党参、山药、熟地黄、杜仲、山茱萸、枸杞子等。治疗8周，总有效率为95.9%(47/49)，且未见不良反应。配合中药治疗前后抗精神病药物的显效率、有效率比较，无显著差异($P>0.05$)，提示不影响抗精神病药物疗效。朱必苓采用桃红四物汤加减（桃仁、红花、当归、川芎、赤芍药、益母草等）治疗服抗精神病药致闭经48例，7 d为1个疗程，治疗3个月经周期，总有效率为75.0%(36/48)。吕大利等辨证治疗由抗精神病药物所引起的继发性闭经40例。肝肾不足型，方选左归丸合滋水清肝饮加减（生地黄、熟地黄、枸杞子、白芍药、当归、菟丝子等）；气血亏虚型，方选归芍六君汤加减（当归、党参、炒白芍药、茯苓、陈皮、半夏等）；气滞血瘀型，方选血府逐瘀汤加减（当归、生地黄、桃仁、红花、枳壳、赤芍药等）；痰湿阻滞型，方选苍附导痰丸加减（茯苓、半夏、陈皮、苍术、香附、胆南星等）。治疗3个月经周期，总有效率为95.0%(38/40)。

（刘新玉）

【外阴阴道假丝酵母菌病的治疗】

高红霞等将100例外阴阴道假丝酵母菌病(VVC)患者随机平分为两组，均予阴道放置制霉菌素片，治疗组加用萆薢渗湿汤（萆薢、薏苡仁、黄柏、赤茯苓、丹皮、泽泻等）内服及熏洗。治疗10 d后，治疗组临床治愈率、总有效率分别为80.0%(40/50)、96.0%(48/50)，对照组分别为56.0%(28/50)、84.0%(42/50)。组间比较，$P<0.05$。叶秋香等将150例患者随机分为两组，均予硝酸咪康唑栓阴道用药，治疗组78例加服龙胆泻肝汤与熏洗坐浴，对照组采用苏打水坐浴。治疗7 d后，治疗组总有效率为100%(78/78)、复发率为3.8%(3/78)，对照组分别为90.3%(65/72)、11.1%(8/72)。组间比较，均$P<0.05$。葛亚娟等采用倍美力软膏和苦参凝胶治疗VVC 33例，并与倍美力软膏组34例对照。最终有61例患者完成治疗并进行疗效评价。结果治疗后第7 d，两组阴道乳酸杆菌阳性率分别为86.7%(26/30)、74.2%(23/31)。组间比较，$P>0.05$。治疗后第30 d，两组阴道乳酸杆菌阳性率分别为96.7%(29/30)、80.6%(26/30)，组间比较，$P>0.05$。贾小文等将86例VVC患者随机分为两组各43例，均予阴道放置达克宁栓，治疗组加用红核妇洁稀释液（以山楂核为原料，经现代方法加工而成）冲洗。连用3 d后，治疗组症状平均缓解时间、阴道乳酸杆菌定植量均低于对照组($P<0.01$)，但两组治疗总有效率、阴道pH值比较，$P>0.05$。

黄英源等将100例复发性外阴阴道假丝酵母菌病(RVVC)患者随机分为中西医结合治疗组和对照组各50例，均根据敏感药物进行抗真菌强化及巩固治疗6个月。治疗组加用中药周期疗法，月经后期，以六味地黄丸加减；氤氲期，以四君子汤加味；月经前期，以氤氲期方去黄芪，加荆芥炭、益母草；月经期，采用颗粒型制剂。结果，两组复发率分别为35.7%(15/42)、65.9%(29/44)。组间比较，$P<0.05$。治疗组平均复发时间为(8.2±3.7)个月、对照组为(2.6±2.2)个月，组间比较，$P<0.05$。治疗组治疗后阴道灌洗液干扰素γ水平明显下降($P<0.05$)。朱玲等认为RVVC病原菌阳性期的病机特点主要为湿浊内盛，常兼热邪下注任带，引动余湿，治疗以祛邪为主，在外用抗真菌药物的同时，配合内服清利湿热之品如止带方、四妙丸、龙胆泻肝汤等。病原菌转阴后，治疗重在化余湿和防湿邪复入，仍需健脾，可用完带汤加减治疗。

（黄长盛）

【妊娠合并症的治疗及实验研究】

焦丽华介绍了门成福治疗妊娠高血压的经验。强调：① 早期预防（孕前调理法），予滋阴补血、平肝潜阳，药用当归、白芍药、川芎、熟地黄、山药、山茱萸等。② 早期治疗（孕期保胎及对症治疗法),予养血安胎、平肝熄风,药用黄芩、砂仁、麦冬、白术、太子参、菟丝子等。③辨证论治,阴虚阳亢证,予育阴潜阳,杞菊地黄丸加减(枸杞子、菊花、生地黄、山药、山茱萸、牡丹皮等);肝风内动证,予平肝熄风,羚角钩藤汤加减(水牛角、菟丝子、续断、桑寄生、阿胶、黄芩等);痰火上扰证,予清热豁痰开窍,牛黄清心丸加竹沥(朱砂、黄连、黄芩、栀子、郁金、竹沥等)。孙立峰等将226例患者随机分为两组,对照组109例予早孕期常规饮食及保健,治疗组117例在此基础上予杞菊地黄丸和西药多酶片。结果,在妊娠20周、28周时,治疗组治疗后NO水平逐渐升高($P<0.05$),ET-1水平逐渐降低($P<0.05$);对照组NO水平逐渐降低($P<0.05$);ET-1水平逐渐升高($P<0.05$)。组间比较,$P<0.05$。

王建梅将241例妊娠期尖锐湿疣患者随机分为两组,均予阿昔洛韦软膏外涂并于局麻下手术碳化或切割;治疗组124例加用中药(黄连、黄芩、黄柏、板蓝根、木贼、香附等)外洗。治疗20 d后,治疗组总有效率为82.3%(102/124),对照组为67.5%(79/117)。组间比较,$P<0.01$。张琪采用中药(苦参、黄柏、土茯苓、蛇床子、地肤子、白鲜皮等)熏洗治疗妊娠合并阴道炎140例,治疗7~10 d,总有效率为97.1%(136/140),未发现任何副作用。秦录等自拟马齿苋合剂(马齿苋、荷叶、白及、地榆、明矾、夜交藤等)湿敷治疗妊娠特应性皮疹50例。治疗14 d,总有效率为96.0%(48/50)。李绥珍用参蛇地黄合剂(蛇床子、地肤子、黄柏等)外洗阴道治疗妊娠合并VVC35例,并与碳酸氢钠溶液组35例对照。治疗7 d后,两组总有效率分别为94.3%(33/35)、71.4%(25/35)。组间比较,$P<0.05$。

陈镇燕等采用被动吸烟法建立大鼠胎儿生长受限(FGR)模型,观察补肾益气活血方(黄芪、桑寄生、当归、川芎、丹参)对孕鼠胎盘滋养细胞凋亡的影响。研究发现,模型组胎盘绒毛出现血液淤积及缺血,中药可明显改善FGR胎盘绒毛的微循环,而西药组(精氨酸)则部分改善。正常组、模型组、中药组、西药组绒毛两层合体细胞凋亡指数中位数依次为45%、75%、57%、70%,正常组和中药组的凋亡指数均低于模型组($P<0.01$),西药组与模型组比较,$P>0.05$。各组胎盘Bcl-2、Bax的mRNA和蛋白表达比较,均$P>0.05$。赵颖等观察补肾健脾复方助孕3号(菟丝子、续断、党参、白术等)对溴氰菊酯(DM)染毒大鼠妊娠结局的影响。将妊娠大鼠分为空白对照组、模型组和中药高、中、低剂量组。结果,中药高、中剂量组母鼠的脾脏系数增高,与空白对照组比较,$P<0.05$。模型组流产率为30.8%,显著高于空白对照组($P<0.05$),中药组流产率分别为8.3%、0、16.7%。模型组活胎率明显低于中药低剂量组($P<0.05$)。妊娠第15 d,模型组孕酮水平明显低于中药高剂量组($P<0.05$)。提示补肾健脾复方助孕3号对DM生殖毒性有干预作用,能降低流产率,可能与其内分泌调节作用有关。

(黄长盛)

【输卵管阻塞性不孕的治疗及实验研究】

罗志娟等将160例输卵管阻塞性不孕患者随机分为两组各80例,均行腹腔镜下输卵管整复术;观察组术后第2 d予道地通管汤一号方(蒲公英、苎麻根、黄芪、茯苓、甘草)口服,第10 d予道地通管汤二号方(蒲黄、土茯苓、千斤拔、紫花地丁、黄芪、皂角刺等)保留灌肠,对照组术后常规使用抗生素。治疗45 d,观察组受孕率为63.8%(51/80),对照组为27.5%(22/80)。组间比较,$P<0.05$。李菲菲等将60例患者随机分为两组,均予输卵管通水术;治疗组加服通管方(党参、炒白术、当归、赤芍药、丹参、泽兰等)。经治3个月经周期,治疗组与对照组的总有效率分别为76.7%(23/30)、46.7%(14/30),证候积分别为96.7%(29/30)、66.7%(20/30),组间比较,均$P<0.05$。程红等将60例随机分成两组,均予输卵管通液、经期抗炎等治疗;治疗组30例加服化瘀通络汤(桂枝、丹皮、香附、莪术、桃仁、赤芍药等)及通络灌肠颗粒(穿山甲、水蛭、野菊花、皂角刺等)保留灌肠;对照组30例加服桂枝茯苓胶囊。治疗3个月经周期,治疗组总有效率为86.7%(26/30),对照组为60.0%(18/30)。组间比较,$P<0.05$。治疗后两组综合积分均较治疗前有显著差异($P<0.05$),但治疗组优于对照组($P<0.05$)。张迎春等将100患者随机分为两组各50例,均采用通液术;治疗组同时予通管汤(柴胡、枳实、赤芍药、当归、川芎、香附等)内服、中药(红藤、透骨草、细辛、黄柏、蒲公英、川楝子等)保留灌肠及中药(透骨草、追地风、千年健、川乌、草乌、独活等)外敷,对照组予服左氧氟沙星。治疗3个月经周期,两组总有效率分别为90.0%(45/50)、60.0%(30/50)。组间比较,$P<0.01$。治疗组妊

娠率为46.0%(23/50),优于对照组的20.0%(10/50)。高丽萍等将76例患者随机分为两组,均予宫腹腔镜手术及术后宫腔镜下输卵管插管通液治疗;治疗组术后加服中药(大黄、木香、砂仁、枳实、厚朴、陈皮等)及中药(半枝莲、败酱草、蒲公英、紫花地丁、泽兰、益母草等)保留灌肠。治疗3个月经周期,治疗组妊娠率为63.2%(24/38);对照组为34.2%(13/38)。组间比较,$P<0.05$。党丽英将66例患者随机分为两组,均予宫腹腔镜手术;治疗组加服银蒲红酱四逆四妙散(银花藤、蒲公英、红藤、败酱草、枳壳、柴胡等)。治疗1个月,治疗组妊娠率为51.6%(16/31),对照组为20.0%(6/30)。组间比较,$P<0.05$。康眼训等对146例共250条输卵管不通患者行介入再通、消炎、抗粘连治疗,术后进行抗感染及中药(当归、丹参、三棱、莪术、路路通、赤芍药等)保留灌肠。治疗30 d,间质部阻塞治疗疏通率为96.6%(201/208);峡部阻塞疏通率为75.0%(21/28);壶腹部和伞部阻塞疏通率为71.4%(10/14)。随访复通患者12个月,72例自然受孕,54例已正常分娩。

梁伟华等观察丹参注射液介入再通治疗输卵管阻塞性不孕的临床疗效及量效关系。将200例患者采用输卵管介入再通术治疗,再通成功后,试验组分别在输卵管腔内灌注不同剂量的丹参注射液(A组丹参注射液6 ml 40例;B组丹参注射液10 ml 80例;C组丹参注射液14 ml 40例)。对照组40例(D组)注入庆大霉素、地塞米松、α-糜蛋白酶及生理盐水。试验组术后采用辨证汤药内服、双柏水密膏热敷下腹部及复方毛冬青液保留灌肠,治疗30 d。结果介入术后12个月,B组输卵管完全通畅率高于A、C、D组,通而不畅率及再闭塞率低于A、C、D组($P<0.05$),且各实验组疗效均优于对照组($P<0.05$)。

实验研究方面,刘丽等研究发现,严克宁(黄芩、柴胡、金银花、赤芍药、地榆、薏苡仁等)高剂量组能抑制模型大鼠输卵管上皮细胞黏附分子-1蛋白的表达,降低血清中白介素-1、白介素-6和肿瘤坏死因子-α的含量,与模型组比较,均有显著性差异($P<0.01$)。

(朱淑惠)

【免疫性不孕的治疗与研究】

黄连春采用活血解毒法(红藤、蒲公英、川芎、赤芍药、泽兰、丹参等)治疗38例抗精子抗体阳性的患者,对照组38例采用六味地黄丸合四物汤加减治疗。治疗3个月后,治疗组总有效率为94.7%(36/38),妊娠率为86.8%(33/38);对照组分别为76.3%(29/38)、86.8%(27/38)。组间比较,均$P<0.05$。李勇生将102例患者随机分为3组。中药组34例采用补肾调周疗法,行经期以五味调经散加减(当归、赤芍药、泽兰、丹参、山楂、艾叶等),排卵期以补肾促排卵汤加减(当归、赤芍药、山药、地黄、钩藤、女贞子等),经后期以归芍地黄汤加减,经前期以毓麟珠加减(当归、赤芍药、山药、女贞子、钩藤、川断等);西药组33例予强的松治疗;观察组35例应用补肾调周疗法合强的松治疗。治疗6个月后,观察组总有效率为94.3%(33/35),优于中药组和西药组的58.8%(20/34)、51.5%(17/33)。治疗后三组抗精子抗体(AsAb)滴度较治疗前均明显下降($P<0.01$),且观察组优于中药组和西药组($P<0.01$)。蔡仁燕等将80例患者随机分为两组,治疗组采用活血消抗汤(生地黄、当归、川芎、赤芍药、桃仁、红花等)治疗,对照组用醋酸泼尼松、阿司匹林治疗。45 d为1个疗程,治疗2个疗程后,治疗组转阴率为80.0%(32/40),妊娠率为35.0%(14/40);对照组分别为67.5%(27/40)、10.0%(4/40)。两组比较,均$P<0.05$。王中轩等将86例患者随机分为两组,治疗组采用扶正促孕汤(菟丝子、山药、补骨脂、黄精、山茱萸、茯苓等)口服20 d,对照组予强的松口服10 d。结果治疗组总有效率为80.0%(36/45),对照组为53.7%(22/41)。组间比较,$P<0.05$。韩延华等用消抗灵Ⅰ号方(垂盆草、党参、黄芪、熟地黄、山药、山茱萸等)治疗56例,并与强的松组56例进行对照,治疗1个月后,治疗组总有效率为82.1%(46/56),优于对照组的60.7%(34/56)。刘莉萍自拟补肾活血种子汤(桑寄生、川断、淫羊藿、鹿角胶、杜仲、茯苓等)加减治疗52例,治疗1～6个月后,受孕率为92.3%(48/52)。

吴宁等总结了李祥云采用补肾清解调周法的治疗经验。认为本病基本病机为肾阴亏虚、湿热邪毒内蕴,提出滋阴补肾、清热解毒的治法,拟抗免助孕汤(生地黄、熟地黄、菟丝子、淫羊藿、黄芪、泽泻等)循月经周期加减治疗。陈淑涛等总结了王成荣的治疗经验。王氏针对免疫性不孕因常无异常脉症可辨,根据中西医结合的观点,抗体为机体"正气"客观指标之一,正常抗体缺乏可辨为正气不足；出现异常抗体则可辨为正气过旺，而"气有余便是火"，故治当泻火。病在血分，可酿成湿热，煎熬阴液成瘀，故应兼利湿化瘀，以栀子柏皮汤合泻火达衡汤（黄柏、栀子、茵陈、石韦、甘草、桃仁等）治疗。

姚丹霓等通过数据库查找筛选出26篇（共5 865个病例）中西药联合治疗免疫性不孕的一次文献，并用Excel软件对所出现的西药和27个处方的中药分别进行频数统计分析。结果提示，中药27个处方中包含72味中药，出现频数在1 800次以上的有13味，分别为当归、丹参、赤芍药、黄芪、茯苓、红花等。西药主要采用小剂量的糖皮质激素与维生素合用，糖皮质激素以地塞米松使用最多。中西药联合治疗免疫性不孕具有优越性。

（倪张俊）

【宫颈病变的治疗及实验研究】

谢桂珍等自拟宫糜散（蛇床子、青黛、龙血竭等）治疗宫颈糜烂105例，3 d 1次，5次为1个疗程，治疗2个疗程后，轻、中、重度糜烂总有效率分别为86.4%（19/22）、82.5%（33/40）、81.4%（35/43）。林寒梅等采用宫炎消（蛇床子、白芷、黄芪、黄柏、青黛、朱砂等）治疗120例患者，8次为1个疗程；对照组60例采用聚甲酚磺醛阴道栓剂治疗，1次为1个疗程。均治疗2个疗程，治疗组总有效率为100%（120/120），对照组为86.7%（52/60）。组间比较，$P<0.05$。两组治疗后阴道清洁度均改善，且治疗组明显优于对照组（$P<0.05$）。张玉等将80例宫颈糜烂微波术后患者随机分为两组各40例，均予微波治疗；治疗组加用七厘散（血竭、麝香、冰片、乳香、没药、红花等），治疗4次。结果，治疗组在缩短术后阴道排液时间、流血持续时间、减少阴道出血量和排液量等与对照组比较，均有显著性差异（$P<0.05$）。治疗组平均愈合时间较对照组提前2周。秦朝霞等根据裘笑梅经验方（儿茶、明矾、冰片）外敷宫颈糜烂面治疗100例，2 d 1次，治疗5次；对照组100例行微波治疗。结果，两组总有效率均为100%（100/100）。但治疗组症状改善情况明显优于对照组（$P<0.05$）。宋勤采用外用溃疡散（寒水石、雄黄、朱砂、银朱、石决明、冰片等）联合微波治疗宫颈炎50例，并与单纯微波组50例对照。治疗14 d，两组治愈率分别为96.0%（48/50）、70.0%（35/50）。组间比较，$P<0.01$。治疗组术后阴道排液量少于月经量48例（96.0%）、平均阴道流血时间为（7.11±2.13）d、创面愈合时间为（3.75±0.61）周，对照组分别为29例（58.0%）、（14.01±5.53）d、（6.01±0.68）周。两组比较，均$P<0.01$。

张培影等将宫颈癌前病变高危型HPV感染128例患者随机分为两组各64例。对鳞状上皮重度非典型增生者先行手术后再进行中药治疗。治疗组采用熏洗Ⅰ栓剂（木贼草、制香附、薏苡仁、白花蛇舌草、虎杖、金钱草），口服克毒增免方（黄芪、党参、女贞子、黄精、白术、贯众等）治疗；对照组采用PP粉或清水洗浴，或安慰剂口服。20 d为1个疗程，治疗1～3个疗程，治疗组显效率为54.7%（35/64），对照组为14.1%（9/64）。组间比较，$P<0.01$。杨清萍将180例宫颈病变患者随机分为两组，均采用LEEP刀治疗，治疗组加用中药康妇炎胶囊（苍术、蒲公英、薏苡仁、白花蛇舌草、川芎、香附等）。治疗16 d，治疗组术中出血量、脱痂期出血量少于对照组（$P<0.01$），创面愈合时间较对照组缩短（$P<0.01$）。徐萍将74例宫颈病变电灼术后湿热下注型患者，均予宫颈创面喷洒呋喃林粉。治疗组37例加用止带方加减（黄柏、椿根皮、茯苓、泽泻、车前子、苦参等）口服，连用7 d；对照组37例口服罗红霉素，连用5 d。结果，两组治愈率分别为86.5%（32/37）、81.1%（30/37）。组间比较，$P>0.05$。但治疗组阴道排液、临床症状疗效均优于对照组（$P<0.01$，$P<0.05$）。

实验研究方面，叶冰等研究发现，妇炎康栓（苦参、苍术、黄柏、百部、白及等）能明显减轻模型大鼠阴道及宫颈黏膜炎症的病理改变程度，并显著减小模型大鼠阴道及宫颈黏膜的炎细胞总数、炎细胞面积总和等。

（朱淑惠）

【子宫腺肌病的治疗与研究】

谌海燕等对子宫腺肌病（AM）的证候分布规律进行研究。结果表明，肾阳不足、脾肾气虚及肝郁气滞三类证型较常见。病邪以瘀血、痰浊为主，痰瘀互结是本病的病理基础。出现频率较高的症状从高到低依次为腰部酸痛、经前乳胀、疲倦乏力、经前烦躁、下腹喜暖、平素怕冷等，辨证以虚和郁为多，其中虚以脾虚和肾虚为主，郁以气郁、血郁（瘀）和痰郁为主，本虚标实证多见。提出治疗上应以活血化瘀、软坚散结为主，同时施以温阳、补气、行气等法。关永格等认为AM病机以"血瘀"为本,"痛证"为标,治疗上遵循"标本兼治"的原则,以活血化瘀、软坚散结法为主,佐以各种止痛之法以治其标,包括理气止痛、益气止痛、温经止痛、清热止痛和缓急止痛等。吴宁等收集 AM 气滞血瘀型、寒凝血瘀型、热郁血瘀型和肾虚血瘀型患者 114 例和 20 例健康妇女,使用 SF-36 健康调查量表,采用横断面调查问卷的方法进行对照研究,探讨不同中医证型患者生存质量的差异。结果表明,本病中医证型生存质量无明显差异;不同证型之间躯体健康受损程度及生存质量受损侧重点不同。其中,患者 SF-36 八个维度总评分和低于健康对照组,肾虚血瘀型在躯体健康、活力维度方面评分最低($P<0.05$),气滞血瘀型在心理健康维度方面评分最低,肾虚血瘀型在躯体功能、躯体角色功能、机体疼痛、总体健康感、社会功能维度方面评分低于气滞血瘀型($P<0.05$)。辨证施治时应关注其受损侧重点,提高中医药临床疗效。

吾慧瑛等将 123 例患者随机分为治疗组 67 例和对照组 56 例,均予米非司酮口服;治疗组加服复方金笑汤(莪术、穿山甲、延胡索、川楝子、五灵脂、生蒲黄等)。治疗 6 个月后,两组患者均于服药后开始停经,停药后 2~3 个月恢复正常月经,治疗前后月经周期的变化无显著性差异($P>0.05$);两组患者治疗后痛经评分较治疗前明显下降、子宫体积明显缩小、月经量均减少($P<0.01$),且治疗组明显优于对照组($P<0.01$)。郭英等将 62 例患者随机分成两组。治疗组采用桂枝茯苓丸加味治疗,对照组采用孕三烯酮胶囊。治疗 3 个月后,治疗组总有效率为 71.9%(23/32),对照组为 86.7%(26/30),组间比较,$P>0.05$。治疗后治疗组子宫体积无明显变化,对照组子宫体积较治疗前明显缩小;两组血清糖链抗原 125(CA_{125})水平、痛经、性交痛评分均明显下降,但治疗组优于对照组($P<0.05$,$P<0.01$)。

(管燕丞)

[附] 参 考 文 献

A

艾文超,李松梅,朴晋华. 丁桂儿脐贴治疗寒凝血瘀型痛经的实验研究[J]. 山西中医,2010,26(6):50

C

蔡仁燕,詹新林,冯宗文. 活血消抗汤治疗抗子宫内膜抗体阳性免疫性不孕 40 例[J]. 中医杂志,2010,51(7):627

陈继兰. 益肾复宫汤治疗刮宫后闭经 40 例[J]. 光明中医,2010,25(10):1834

陈淑涛. 王成荣清血分郁热治疗免疫性不孕[J]. 四川中医,2010,28(11):8

陈文增. 丹莪妇康煎膏联合达菲林治疗子宫内膜异位症术后疗效观察[J]. 浙江中西医结合杂志,2010,20(9):536

陈镇燕,王琪,黄光英. 补肾益气活血方对胎儿生长受限孕鼠胎盘滋养细胞凋亡的影响[J]. 中国中西医结合杂志,2010,30(6):611

程红,梁文珍,刘春丽,等. 中西医结合治疗输卵管炎性阻塞性不孕症的临床研究[J]. 现代中西医结合杂志,2010,19(14):1721

崔晓萍,陈蕊,张勤,等. 循期阴阳序贯疗法改善卵巢早衰前期卵巢储备功能的临床研究思路探讨[J]. 陕西中医,2010,31(2):198

崔轶凡,王庆国. 中药治疗子宫内膜异位症的 Meta 分析[J]. 中国中医药信息杂志,2010,17(4):25

D

党丽英. 中西医结合治疗输卵管积水性不孕 66 例临床观察[J]. 四川中医,2010,28(8):91

杜坚,陈群. 慢性盆腔炎中医证候特征的因子分析[J]. 江西中医药,2010,41(1):45

段恒,陆华. 补肾活血复方直肠给药促卵泡发育作用研究[J]. 中药材,2010,33(2):243

F

方玲,朱新冰,尹菊,等. 经前三剂止痛方治疗实验性痛经模型大鼠作用机制研究[J]. 天津中医药,2010,27(1):46

傅萍,楼毅云,刘晓荣,等. 598 例先兆流产中医证型分布规律研究[J]. 中华中医药学刊,2010,28(3):492

付晓阳,廖彩霞,罗志明. 八珍益母丸防治利培酮所致闭经的疗效观察[J]. 中医药临床杂志,2010,22(4):319

G

高洪霞,郑文兰. 中西医结合治疗外阴阴道假丝酵母

菌病的疗效观察[J].贵阳中医学院学报,2010,32(2):26

高丽萍,张季青,陈月玲,等.中药联合宫腹腔镜手术治疗输卵管阻塞性不孕38例[J].福建中医药,2010,41(1):15

葛亚娟,孙桂华,陈炳锦.倍美力软膏联合苦参凝胶改善外阴阴道假丝酵母菌病患者阴道微生态[J].中国妇幼保健,2010,25(26):3847

关永格,李坤寅,王慧颖,等.基于"标本兼治"的子宫腺肌病治疗思路[J].新中医,2010,42(3):1

郭万周.当归四逆汤加减治疗继发性闭经56例[J].国医论坛,2010,25(4):5

郭英,廖英.桂枝茯苓丸加味治疗子宫腺肌病的近期临床观察[J].中国中医药科技,2010,17(4):348

H

韩璐,孙玲,王蓓.月经过少不同中医证型间子宫内膜厚度的差异性研究[J].中国中医药现代远程教育,2010,8(3):23

韩延华,高新源,唐艳,等.消抗灵Ⅰ号方治疗女性血清抗精子抗体阳性56例不孕症临床观察[J].四川中医,2010,28(4):90

胡向丹,李丽芸.李丽芸教授治疗卵巢早衰的经验撷要[J].新中医,2010,42(7):127

胡晓惠,屈红,安允允,等.吴克明教授诊治月经过少的经验[J].甘肃中医,2010,23(8):6

胡祝女,程月容,江云鹤.中药熏蒸加心理干预治疗原发性痛经的疗效观察[J].实用中西医结合临床,2010,10(3):56

黄连春.活血解毒法治疗免疫性不孕38例[J].陕西中医,2010,31(3):286

黄英源,邓敏端,杨秀文,等.中药周期治疗复发性外阴阴道假丝酵母菌病的临床研究[J].广州中医药大学学报,2010,27(2):106

J

贾薇,吕江明,李先辉,等.金荞麦提取物对小鼠痛经模型的影响[J].辽宁中医药大学学报,2010,12(2):198

贾小文,贺丰杰,张嵘,等.红核妇洁洗液冲洗阴道对外阴阴道假丝酵母菌病阴道微生态的影响[J].陕西中医学院学报,2010,33(4):42

姜晶,夏阳.补肾填精法治疗月经过少50例[J].江苏中医药,2010,42(1):38

姜泉,焦娟,张华东.路志正调和营卫治疗产后痹临床经验[J].北京中医药,2010,29(9):664

蒋琦雯,冯丹丹,翁玉娇,等.中药敷脐疗法对高校女生痛经的干预研究[J].辽宁中医药大学学报,2010,12(10):80

焦丽华.门成福治疗妊娠高血压综合征经验[J].中医杂志,2010,51(3):209

金焱.附子理中汤配合艾灸治疗原发性痛经65例[J].陕西中医,2010,31(3):280

K

康眼训,张鹏天,秦涛,等.介入再通配合中药保留灌肠治疗输卵管阻塞性不孕症的临床分析[J].陕西中医学院学报,2010,33(1):26

L

李彩平,张健平.中西医结合治疗抗精神病药所致闭经临床观察[J].辽宁中医药大学学报,2010,12(7):160

李菲菲,匡继林,尹一兰.中西医结合治疗输卵管阻塞性不孕的临床研究[J].中医药导报,2010,16(8):22

李爽,夏阳.补肾益精汤治疗月经过少30例[J].实用中医药杂志,2010,26(5):307

李绥珍.参蛇地黄合剂治疗妊娠合并外阴阴道假丝酵母菌病35例[J].甘肃中医,2010,23(3):40

李勇生.中西医结合治疗免疫性不孕临床疗效分析[J].辽宁中医杂志,2010,37(3):497

李毓秋,赵宜军,王义国,等.中医月经类症状单元的提取[J].辽宁中医杂志,2010,37(1):57

梁伟华,严英,郭真真,等.丹参注射液介入再通治疗输卵管阻塞性不孕的量效关系初步研究[J].中药新药与临床药理,2010,21(4):443

林寒梅,覃友爱,关月云,等.宫炎消治疗慢性宫颈炎-宫颈糜烂120例临床研究[J].辽宁中医杂志,2010,37(6):1043

刘钧,王战军,高昆,等.调经止痛汤内服配合痛经贴外敷治疗原发性痛经218例疗效观察[J].中医临床研究,2010,2(11):94

刘丽,谷娜,张铁群,等.解毒除湿化瘀止痛法对输卵管炎性阻塞性不孕大鼠模型作用机理的研究[J].世界中西医结合杂志,2010,5(2):117

刘莉萍.补肾活血种子汤加减治疗免疫性不孕52例[J].陕西中医,2010,31(11):1451

娄丽霞,卫爱武.门成福教授应用四物汤加减治疗月经病经验[J].河南中医,2010,30(3):237

卢如玲,许丽绵,操红樱,等.盆炎康合剂对慢性盆腔炎大鼠盆腔粘连及病理形态学的影响[J].新中医,2010,42(1):102

陆琴,黄长流,严冬.女性作息节律对其生殖机能影响探讨[J].辽宁中医药大学学报,2010,12(5):92

罗玉娟.桃红四物汤合多克热疗治疗原发性痛经60例[J].中国民族民间医药,2010,19(13):145

罗志娟,马钰婷,吴媛媛,等.腹腔镜联合道地通管汤治疗输卵管阻塞性不孕80例临床观察[J].广西医学,2010,3(8):922

吕大利,刘史.中医药辨证治疗抗精神病药物引起的继发性闭经40例临床观察[J].国医论坛,2010,25(2):25

M

马爱华,吴玉联.熟地山萸汤治疗肾阴虚型绝经过渡期崩漏临床观察[J].北京中医药,2010,29(3):201

马晓玲.养血活血汤内服外敷治疗原发性痛经158例[J].四川中医,2010,28(3):91

N

倪俏,曹保利,李继坤,等.复方莪术散在子宫内膜异位症腹腔镜术后的临床应用[J].中国中西医结合杂志,2010,30(6):663

Q

钱静,郑陆骅,胡秀明.从络病学说探讨子宫内膜异位症的病机证治[J].辽宁中医杂志,2010,37(6):1002

秦朝霞,庄爱文.裘笑梅主任经验方治疗宫颈糜烂[J].浙江中医药大学学报,2010,34(2):194

秦录,张海.马齿苋合剂湿敷治疗妊娠特应性皮疹50例[J].河北中医,2010,32(5):675

S

佘序华.中药人工周期疗法治疗人流术后月经过少60例疗效观察[J].新中医,2010,42(8):59

宋俏蒨,常淑华,赵珊琼.安胎灵治疗脾肾亏虚型复发性流产60例[J].浙江中医药大学学报,2010,34(4):508

宋勤.外用溃疡散联合微波治疗宫颈炎疗效观察[J].浙江中西医结合杂志,2010,20(6):367

宋阳,张国龙,杨葵艳,等.平肝降逆非药物治疗方案对轻中度经前期综合征肝气逆证的干预研究[J].辽宁中医杂志,2010,37(4):680

谌海燕,王阿丽,王云涛.子宫腺肌病的中医证候分布规律研究[J].辽宁中医杂志,2010,37(8):1479

孙立峰,孙立媛,孙立芳,等.中西医结合综合治疗对早期诊断妊娠高血压综合征一氧化氮和内皮素-1的影响[J].河北中医,2010,32(1):79

孙天琳,周叔平.七情致月经病的共性研究[J].中医杂志,2010,51(增刊):59

孙晓玲,许丽绵,罗颂平,等.经前平颗粒对经前期综合征肝气逆证患者的神经内分泌调节[J].时珍国医国药,2010,21(4):840

T

谭程,李晓君."女子以肝为先天"理论源流及临床应用[J].北京中医药大学学报(中医临床版),2010,17(4):30

汤春琼,王爱敏.中药人工周期疗法治疗月经过少110例[J].陕西中医学院学报,2010,33(2):32

唐厚秀,蔡秀莲.补肾活血法治疗人工流产术后月经过少症50例[J].现代中西医结合杂志,2010,19(26):3340

W

王建梅.中西医结合治疗妊娠期尖锐湿疣124例疗效观察[J].河北中医,2010,32(6):876

王丽新,李燕."养阴摄血法"在崩漏后期的运用体会[J].贵阳中医学院学报,2010,32(3):64

王小云,杨洪艳,聂广宁,等.绝经综合征评定量表理论结构模型的探讨[J].辽宁中医杂志,2010,37(4):610

王战军,赵建群.痛经效灵汤内服配合痛经贴外敷治疗痛经140例疗效观察[J].中医临床研究,2010,2(5):70

王忠轩,黄惠娟,丘业健.扶正促孕汤治疗抗精子抗体不孕症45例临床观察[J].中医药导报,2010,16(6):17

魏金慧.寿胎丸加减结合调周序贯疗法治疗继发性闭经118例[J].实用中医药杂志,2010,26(8):537

吴红艳,李明兰.调补天癸法治疗青春期功能失调性子宫出血54例临床观察[J].中国中医基础医学杂志,2010,16(2):173

吾慧瑛,孙心红,林莉.复方金笑汤联合米非司酮治疗子宫腺肌病的临床观察[J].中国民间疗法,2010,18(6):51

吴宁,孟宝丽.李祥云补肾清解调周法治疗免疫性不孕经验[J].上海中医药杂志,2010,44(9):8

吴宁,吴英美,孟宝丽.子宫腺肌病中医证型与生存质量的相关性研究[J].中国中医药科技,2010,17(5):381

吴艳平.裘笑梅治疗经行吐衄的经验[J].江苏中医药,2010,42(5):14

X

夏桂成.经间排卵期是妇科未病论治的最佳时期[J].南京中医药大学学报(自然科学版),2010,26(3):161

夏立强,马方霞,张力.六香散外熨中极穴治疗原发性痛经96例[J].中国中医急症,2010,19(2):318

向东方,孙巧璋,梁雪芳.薄氏腹针对子宫内膜异位症盆腔疼痛患者生存质量影响的临床观察[J].辽宁中医杂志,2010,37(5):861

肖姬,张晓峰.补肾养血调经汤治疗人流术后肾虚血亏夹瘀型月经过少40例[J].陕西中医学院学报,2010,33(2):30

谢桂珍,章慧琴.宫糜散治疗宫颈糜烂105临床观察

[J].辽宁中医药大学学报,2010,12(6):188

辛茜庭,经燕.许润三治疗闭经的经验[J].北京中医药,2010,29(2):94

须义贞,姚静,赵莉.沈仲理治疗子宫肌瘤诊治规律的研究[J].陕西中医,2010,31(2):201

徐莲薇,朱虹,孙卓君,等.补肾活血调周法治疗不同证型多囊卵巢综合征90例[J].上海中医药杂志,2010,44(6):88

徐彭丽.杨鉴冰教授调周法治疗青春期崩漏经验介绍[J].陕西中医学院学报,2010,33(5):20

徐萍.止带方加减治疗宫颈病变电灼术后湿热下注型病变37例[J].福建中医药,2010,41(5):23

许小凤,谈勇.卵巢储备功能低下中医证治路径探析[J].环球中医药,2010,3(5):325

Y

严春玲,王辉礫,曹亚芳,等.王成荣论治崩漏经验[J].四川中医,2010,28(10):3

严春玲,王辉礫,陈淑涛.王成荣辨治痛经经验[J].上海中医药杂志,2010,44(8):1

杨鉴冰,徐彭丽,朱丽红,等.经行吐衄的诊断、辨证分型文献分析[J].现代中医药,2010,30(3):65

杨清萍.中药康妇炎胶囊联合LEEP刀治疗宫颈病变180例疗效观察[J].中国妇幼保健,2010,25(13):1870

姚丹霓,陈文裕,肖莹.中西药联合治疗免疫性不孕的规律探析[J].中国中西医结合杂志,2010,30(3):317

叶冰,黄国钧,刘辉,等.妇炎康栓对阴道炎、宫颈炎模型大鼠阴道及宫颈黏膜屏障结构的影响[J].中药药理与临床,2010,2(2):66

叶青,刘卉,韩佳佳,等.郑惠芳辨治崩漏经验[J].上海中医药杂志,2010,44(3):1

叶青,宋玮,张丽君.参芪固冲方治疗围绝经期无排卵性功能失调性子宫出血临床观察[J].中国中西医结合杂志,2010,30(7):686

叶秋香,武权生.中西医结合治疗外阴阴道假丝酵母菌病疗效分析[J].甘肃中医学院学报,2009,26(5):30

Z

张俊芬,马惠荣,陈玲燕.自拟益气补肾固冲汤治疗崩漏98例[J].辽宁中医杂志,2010,37(8):1539

张林,白晶,吴晓丹,等.王绵之教授治疗不孕症经验[J].世界中西医结合杂志,2010,5(9):741

张培影,王旭波,徐侠,等.中药清热扶正法干预宫颈癌前病变高危型HPV感染的临床研究[J].辽宁中医杂志,2010,37(7):1191

张琪.中医熏洗治疗妊娠合并阴道炎140例分析[J].中国民族民间医药,2010,19(13):128

张素香."女子以肝为先天"理论及临床意义[J].山东中医杂志,2010,29(2):80

张晓丹,徐继辉.疏肝解郁法治疗功能性月经过少机理探析[J].辽宁中医杂志,2010,37(1):60

张晓金,归绥琪,钱俏红,等.多囊卵巢综合征中医证候分布规律初探[J].中国中西医结合杂志,2010,30(7):689

张薏,黄慧,周晨.妊娠中晚期中医体质评估[J].中华中医药学刊,2010,28(7):1435

张薏,周晨,林丽娜.孕期贫血与中医体质的关系[J].中华中医药学刊,2010,2(5):1010

张迎春,兰为顺.中药配合介入术治疗输卵管阻塞性不孕临床观察[J].湖北中医杂志,2010,32(6):35

张玉,王淑丽.化瘀生肌法改善宫颈糜烂微波治疗后副反应及创面修复的临床观察[J].中华中医药学刊,2010,28(12):2590

赵颖,罗颂平,郜洁,等.补肾健脾中药对溴氰菊酯染毒大鼠妊娠结局的影响[J].中华中医药杂志,2010,25(7):1080

赵颖,吴惠君,罗颂平.早期妊娠妇女及早期先兆流产患者中医体质类型的研究[J].新中医,2010,42(7):42

周仁义.中医辨证治疗抗精神病药物所致闭经疗效观察[J].中国中医药信息杂志,2010,17(4):77

周毅萍.妇科肝系病证辨证论治规律研究[J].浙江中医杂志,2010,45(1):18

朱必苓.桃红四物汤加减治疗抗精神病药所致闭经[J].内蒙古中医药,2010,29(4):17

朱玲,罗颂平,许丽绵,等.复发性外阴阴道假丝酵母菌病中医病机特点及防治策略[J].新中医,2010,42(1):7

(六) 儿 科

【概述】

2010年度公开发表的中医儿科学术论文约1600篇,内容涉及基础理论、临床治疗、实验研究和预防保健等各个方面,突出表现在重大公共卫生事件的广泛参与(如对小儿手足口病、甲型H1N1流感等)、研究的领域更加广阔(在传统中医治疗范畴的同时,增加了很多边缘学科的研究和西医难治性疾病的研究,如早产儿贫血、孤独症等)、多中心大样本临床研究的广泛出现(如腺病毒性肺炎的治疗)、民间特色治疗的不断挖掘(如对小儿厌食等的治疗)等方面的内容。现概述于下。

一、急重症的治疗

1. 新生儿缺氧缺血性脑病

邵天庆以复方丹参注射液静脉滴注联合纳洛酮治疗30例,与对照组均控制惊厥、降低颅内压、促进脑细胞代谢、消除脑干症状、维持血气及pH值、维持血液灌流及血糖正常高值等。结果两组总有效率分别为96.7%(29/30)、70.0%(21/30),组间比较,$P<0.05$;症状体征消失时间治疗组均短于对照组($P<0.01\sim0.05$);两组新生儿神经行为评分均明显升高,且以治疗组为著(均$P<0.05$)。武平等早期指针(拇指按揉腰阳关、命门、悬枢、脊中、中枢、至阳等)治疗16例,与对照组均于生命体征平稳后接受神经发育治疗技术治疗。经治3个月,两组治疗后自身Bayley婴儿发育量表中运动发育指数分值、智力发育指数分值较治疗前明显提高,且以治疗组为著($P<0.01$,$P<0.05$)。

2. 乙脑

陈书建自拟瑞雪饮(石膏、生地黄、赤芍药、水牛角、黄芪、僵蚕等)治疗本病70例,阳气衰微加附子、干姜、枳实;恢复期去石膏、大黄、黄连,加山茱萸、枸杞子、当归等,与对照组均予西医常规治疗。经治20d,两组总有效率分别为92.9%(65/70)、84.3%(59/70)($P<0.05$);治疗组在抽搐次数、发热及颈项强直持续时间、脑电图异常天数方面均少于对照组($P<0.01$,$P<0.05$)。

3. 流行性腮腺炎

胡玲娜等以普济消毒饮加减治疗本病68例,经治7d,治愈56例,总有效率为94.1%(64/70)。梁龙飞以消肿止痛酊(木香、防风、荆芥、细辛、五加皮、桂枝等)涂腮腺肿胀处合潘生丁治疗23例,对照组用青黛散醋调外涂患处,并予病毒唑口服。经治3d,两组分别治愈18例、15例,显效各3例。

4. 甲型H1N1流感

阮永队等以温肺化饮散寒除湿法(麻黄、桂枝、白芍药、干姜、五味子、细辛等)治疗甲型H1N1流感4例,对照组先用达菲,5d后再用上述中药。结果两组均治愈;咳嗽症状缓解时间分别为2.5d、4.4d;平均疗程为5.0d、7.14d。

5. 麻疹

周岳年等以炎琥宁静脉滴注治疗麻疹34例,对照组用利巴韦林静脉滴注,两组均加用头孢哌酮静脉滴注。经治4d,发热及卡他症状消失、皮疹消退时间均以治疗组为短($P<0.05$)。

6. 百日咳

李喜梅以清燥救肺汤(咳喘甚加炙麻黄;病程长于1个月、咳痰不利加僵蚕、桃仁;咯血加茅根炭;纳差加鸡内金)治疗本病30例,与对照组均用红霉素静脉滴注。经治14d,总有效率分别为93.3%(28/30)、83.3%(25/30);症状、体征消失时间分别7.1d、9.3d,血常规复常时间分别6.5d、8.9d。组间比较,均$P<0.05$。

7. 传染性单核细胞增多症

李玉杰等在常规使用阿昔洛韦静脉滴注、保肝治疗的同时,加用白虎加桂枝汤加减(热甚加栀子、黄芩、白茅根;肝功能损害甚加茵陈蒿、鸡内金、焦三仙;腹胀加木香、砂仁;汗多、精神差加黄芪)治疗小儿传染性单核细胞增多症,对照组单用西药。两组总有效率分别为96.7%(58/60)、78.6%(44/56);治疗组发热、咽峡炎缓解、淋巴结缩小、肝脾缩小、异型淋巴细胞复常及住院时间均短于对照组。组间比较,均$P<0.05$。

手足口病的治疗详见传染病栏目。

二、常见病、多发病的治疗

(一) 肺系疾病的治疗

1. 反复呼吸道感染

赖意芬等以复感宁(五指毛桃根、太子参、茯苓、薏苡仁、人参叶、鸡内金等)治疗本病30例,对照组予P-转移因子口服液。经治8周,总有效率分别为86.7%(26/30)、66.7%(20/30),组间比较,$P>0.05$。李文以培土活血法(党参、白术、茯苓、川芎、当归、莪术等)治疗30例,对照组服玉屏风散。经治3个月,随访1年,总有效率分别为86.7%(26/30)、60.0%(18/30),组间比较,$P<0.05$;$CD3^+$、$CD4^+$、$CD4^+/CD8^+$两组治疗后均明显升高,且以治疗组为著(均$P<0.05$)。纪战尚等以防感香袋(黄芪、苍术、辛夷、白芷、蝉蜕、桑叶等)防治脾虚小儿反复呼吸道感染58例,白天佩戴特制肚兜贴身置于肚脐之上,夜间放置枕边,30 d换药1次;对照组服玉屏风颗粒。经治3个月,总有效率分别为87.9%(51/58)、75.0%(36/48),组间比较,$P<0.01$。沈微等以香佩疗法(藿香、苍术、艾叶、肉桂、山柰等)预防幼儿上呼吸道感染调查1 122例,白天挂胸前,晚间置于枕边,2周更换1次,设立不佩戴香囊对照组。经治4周,两组2008年上呼吸道感染分别为27例、98例,2009年分别为106例、414例(均$P<0.01$)。

2. 毛细支气管炎

刘娟以涤痰平喘饮(麻黄、杏仁、姜半夏、地龙、生石膏等)治疗毛细支气管炎52例,与对照组均用普米克令舒、可比特雾化吸入及抗感染、吸氧、祛痰、止咳等常规治疗。经治7 d,总有效率分别为98.1%(51/52)、92.1%(46/50),组间比较,$P<0.05$。

3. 外感咳嗽

郭文焕自拟荆防柴芩汤(荆芥、茯苓、川贝母、防风、柴胡、桔梗等)治疗小儿外感咳嗽100例,对照组服小儿急支糖浆。总有效率分别为93.0%(93/100)、82.0%(82/100),组间比较,$P<0.01$。

4. 支气管肺炎

张雅凤等以中医综合疗法治疗本病150例,治疗组急性期用肺炎1号(桑叶、黄芩、前胡、金银花、连翘、芦根等),2号(石膏、桑白皮、葶苈子、瓜蒌、黄芩、白芥子等);恢复期用3号(生地黄、玄参、麦门冬、炙百部、白芍药、半夏等)煎服,及敷胸散(大黄粉5份、玄明粉1份)温水调糊外敷双侧胸部;对照组予抗炎、止咳、化痰、平喘、吸氧等。经治6～10 d,总有效率分别为98.7%(148/150)、95.3%(143/150);治疗组症状、体征消失及平均住院时间均短于对照组。组间比较,均$P<0.05$。易帆以中药(莱菔子、麻黄、细辛、白芥子、紫苏子、桔梗等)贴穴(肺俞、定喘、膻中)治疗本病120例,3 d换药1次。与对照组均用常规抗生素静脉滴注。经治7～10 d,总有效率分别为86.7%(104/120)、75.0%(90/120);治疗组咳嗽、咯痰、气喘、肺部干湿啰音的消失时间均短于对照组,组间比较,$P<0.05$。王清等推拿八卦、肝经、肺经、掌小横纹、天河水治疗本病,偏寒配合黄蜂入洞、按风池穴、揉二扇门、擦脊背;偏热配合清大肠、分推膻中穴、天柱骨、肺俞穴;热毒甚掐十三穴、精宁穴,清心经,捣小天心,水底捞月,推膻中穴;与对照组均用抗生素、抗病毒药物,支持疗法及对症处理。经治7 d,显效率分别为94.3%(33/35)、88.6%(31/35),组间比较,$P<0.05$。

5. 呼吸道合胞病毒性肺炎(RSV)

杨燕等以清开灵注射液(水牛角、黄芩、金银花、栀子)静脉滴注结合儿童清肺口服液(麻黄、杏仁、石膏、桑白皮、栝楼皮、黄芩等)治疗小儿RSV肺炎痰热闭肺证108例,对照组用利巴韦林静脉滴注。结果第4 d治疗组主症(发热、痰壅、咳嗽、气促)积分差值大于对照组($P<0.01$,$P<0.05$);第6 d、8 d、10 d,痰壅、咳嗽积分差值大于对照组($P<0.01$);第6 d,气促积分差值大于对照组($P<0.01$)。

6. 迁延性肺炎

李文等以祛瘀化痰汤(黄芪、丹参、桃仁、浙贝母、白前、炒苏子等)治疗本病,与对照组均抗感染、对症处理等。经治14 d,总有效率分别为95.2%(40/42)、76.2%(32/42),组间比较,$P<0.05$。

7. 咳嗽变异性哮喘

陈志兴等以加味射干麻黄汤治疗本病,对照组用孟鲁司特。经治4周,总有效率分别为86.1%(68/79)、42.7%(32/75),组间比较,$P<0.01$。两组治疗前血清TNF-α、IL-13含量较健康组明显增高,IL-10明显低于健康组(均$P<0.01$);治疗后治疗组TNF-α、IL-13明显降低,IL-10明显提高,TNF-α、IL-13较对照组有显著升高(均$P<0.01$)。李江全等以养阴祛风宣肺法(沙参、麦门冬、桑白皮、炙紫菀、炙款冬花、郁金

等)治疗本病,对照组口服氨茶碱。经治30 d,总有效率分别为97.5%(39/40)、90.6%(29/32),组间比较,P<0.01。刘竹云等以健儿乐颗粒(黄芪、焦山楂、鸡内金、防风、陈皮、五味子等)治疗咳嗽变异型哮喘缓解期儿童,对照组用二丙酸倍氯米松定量气雾剂,两组咳嗽急性发作均用沙丁胺醇气雾剂。结果总有效率分别为84.6%(44/52)、86.0%(43/50);治疗组中医证候积分、免疫球蛋白IgA、IgG及T淋巴细胞CD8改善均优于对照组($P<0.01,P<0.05$),呼气峰流速值、第一秒用力呼气容积、血清免疫球蛋白IgE及T淋巴细胞CD3、CD4、CD4/CD8两组治疗后均明显改善($P<0.01,P<0.05$)。随访1年,中医证候疗效总有效率分别为95.7%、18.7%,组间比较,$P<0.01$。冯晓纯等以冬病夏治药膏(白芥子、延胡索、细辛、甘遂)穴位(天突、膻中、肺俞、膈俞)贴敷法治疗本病,每年夏季的头伏、二伏、三伏用,每次间隔10 d,与对照组均西医常规治疗。经治3年,总有效率分别为86.7%(26/30)、70.0%(21/30),组间比较,$P<0.05$。

8. 哮喘

王忆勤等中医分期辨治结合西医常规治疗本病,轻度间歇期用固通方(黄芪、太子参、辛夷、苍耳子、熟地黄、泽泻等),轻度持续期用抗通止咳方(南沙参、北沙参、百部、黄芩、天竹子、腊梅花等);中度持续期用平喘方(炙麻黄、黄芩、苏子、苍耳子、地龙、葶苈子等);另设单用西医常规治疗对照组。结果两组分别急性发作33例、44例,治疗2周后治疗组喘息、胸闷和哮鸣音改善优于对照组($P<0.05$)。治疗1年后,非急性发作期总有效率分别为96.7%(58/60)、95.0%(57/60),组间比较,$P>0.05$;两组FVC%、FEV%、PEF%均较治疗前明显上升(均$P<0.05$),组间比较,$P>0.05$。随访3、6、12个月,治疗组生命质量总分均明显高于对照组($P<0.05$)。

小儿支气管哮喘缓解期的治疗详见专条。

(二)脾系疾病的治疗

1. 营养不良

朱梅以耳穴(胃、脾、饥点、十二指肠、小肠、大肠等)贴压结合捏脊推拿和挑刺四缝穴治疗小儿消瘦38例,10 d为1个疗程,疗程间隔3 d,共治5个疗程。结果治愈28例,好转7例。

2. 迁延性腹泻

任艳等以七味白术散结合西医常规治疗本病40例,便溏不臭、完谷不化、四肢不温加干姜、肉桂;大便有黏液、腹痛加黄芩、黄连;便中夹未消化食物残渣加焦三仙、陈皮。对照组单用西医常规治疗。经治2周,总有效率分别为95.0%(38/40)、77.5%(31/40),组间比较,$P<0.05$;治疗组治愈时间短于对照组($P<0.05$)。

3. 泄泻的外治疗法

张慧琴以按摩捏脊配合中药(含吴茱萸、丁香、白胡椒、艾绒、小茴香)贴脐治疗本病80例,经治1~7次,痊愈68例,好转12例。

4. 胃食管反流病

林燕等以健脾降逆汤加减(党参、茯苓、柴胡、白芍药、枳壳、炒白术等)联合奥美拉唑肠溶片治疗小儿胃食管反流病30例,气虚甚加黄芪;胸痛满闷加半夏、厚朴;胃脘痛加五灵脂、蒲黄等。经治8周,内镜分级0级(正常)19例,1级(轻度)6例,2级(中度)3例,3级(重度)2例;烧心、反酸、胸骨后痛、胃脘胀满、呕吐、咳嗽等症状评分均明显下降(均$P<0.01$)。

5. 功能性腹痛

乔学军以香砂六君子汤加减治疗本病38例,便秘加大黄;气滞腹胀加川楝子、乌药。对照组腹痛发作时用654-2片。经治3个月,两组分别痊愈23例、2例,显效12例、15例。夏旭红自拟乌芍止痛方(高良姜、乌药、白芍药、白术、鸡内金、延胡索等)治疗本病56例,恶心呕吐加姜半夏;便秘加大黄、全栝楼;腹胀加木香、陈皮;腹泻加茯苓、肉豆蔻。对照组用山莨菪碱、金双歧。经治14 d,总有效率分别为92.9%(52/56)、74.0%(37/50)组间比较,$P<0.01$;治疗组腹痛次数、腹痛持续时间均短于对照组,腹胀及食欲改善均优于对照组(均$P<0.05$)。

6. 肠系膜淋巴结炎

李艳平等自拟散结止痛汤(白花蛇舌草、黄芩、夏枯草、昆布、海藻、僵蚕等)治疗本病93例,发热加金银花、连翘、蒲公英;呕吐加藿香、半夏、竹茹;舌有瘀斑加赤芍药;便秘加大黄;纳差加枳壳、焦三仙,与对照组均常规西药治疗。经治7 d,总有效率分别为95.7%(89/93)、75.3%(70/93),组间比较,$P<0.01$。李宝梁以中药(阳明病用大黄、厚朴、枳实、芒硝、黄连、法半夏;太阴病用桂枝、芍药、干姜、甘草、附子、吴茱萸)穴位(中脘、神阙)贴敷治疗本病47例,对照组用头孢噻肟静脉滴注。经治7 d,总有效率分别为95.7%(45/

47)、81.6%(40/49),组间比较,$P<0.05$。

小儿厌食症的治疗、小儿病毒性肠炎的治疗详见专条。

(三) 心系疾病的治疗

小儿病毒性心肌炎的治疗详见专条。

(四) 肾系疾病的治疗

1. 紫癜性肾炎

王晋新以银翘散加减治疗本病,肉眼血尿加白茅根、大蓟、小蓟等;与对照组均口服泼尼松、雷公藤多苷。经治6~9个月,总有效率分别为87.2%(34/39)、69.2%(27/39),组间比较,$P<0.05$;尿蛋白、尿红细胞、B-MG两组治疗前后自身及治疗后组间比较差异均有显著差异($P<0.01,P<0.05$)。

2. 遗尿

徐正莉等以自制艾灸按摩器滚动相关穴位(关元、中极、三阴交、肾俞、膀胱俞)治疗本病30例,设立传统悬灸对照,两组均用中药(熟地黄、山茱萸、山药、益智仁、菟丝子、补骨脂等)内服。经治3周,总有效率分别为93.3%(28/30)、86.6%(26/30),组间比较,$P<0.05$。孔洁等针刺(取穴:关元、中极、足三里、膀胱俞、三阴交、太溪)治疗本病,小便数遗加灸大敦;睡眠沉深加灸百会、神门,与对照组均用醋酸去氨加压素睡前顿服。两组均以7d为1个疗程,疗程间隔2d,共治3个疗程。结果总有效率分别为96.0%(48/50)、81.3%(39/48);随访半年,总有效率分别为86.0%、54.2%,组间比较,均$P<0.05$。

小儿肾病综合征的治疗及实验研究详见专条。

(五) 神经系疾病的治疗

1. 儿童注意缺陷多动综合征

钱进以滋水涵木法(柴胡、白芍药、生地黄、女贞子、墨旱莲、防风等)治疗本病,神情郁闷加石菖蒲、合欢皮;纳差加谷芽、神曲;便秘加熟大黄。对照组服利他林。经治3个月,总有效率分别为74.3%(26/35)、77.1%(27/35),组间比较,$P>0.05$;中医证候总有效率分别为91.4%、65.7%,组间比较,$P<0.05$;停药2周后,治疗组多动指数评分明显低于对照组($P<0.01$)。李建龙等以针刺配合静帅康胶囊(酸枣仁、白芍药、甘草酸、天麻、郁金等)、聪脑益智胶囊(人参、鹿角胶、干姜、肉桂、远志、石菖蒲等)口服治疗本病31例,对照组予利他林、左旋苯丙胺、去甲丙米嗪、阿米替林等。经治3个月,总有效率分别为93.5%(29/31)、90.9%(30/33);两组第1次治疗后多动积分均明显下降,且以治疗组为著($P<0.01,P<0.05$)。

2. 抽动秽语综合征

徐世芬等以靳三针(主穴取神庭、双侧本神,频繁眨眼配脑户、双侧脑空,肢体抽动或异常发音配颞三针,注意力不集中配定神针)治疗本病30例,每周治疗3次;对照组服维思通片。经治3个月,总有效率分别为83.3%(25/30)、60.0%(18/30),组间比较,$P<0.05$。

小儿多发性抽动症的治疗及实验研究详见专条,小儿脑瘫的针灸治疗详见针灸栏目。

(六) 血液系疾病的治疗

1. 缺铁性贫血

冯晶等以补肾生血汤(黄芪、党参、山药、熟地黄、何首乌、鹿角胶等)治疗本病66例,总有效率为93.9%(62/66);红细胞、血红蛋白、平均红细胞血红蛋白量、血清铁及血清铁蛋白治疗后均显著提高(均$P<0.05$)。陈春宝等以健脾生血颗粒(党参、黄芪、醋制龟甲、醋制南五味子、牡蛎、硫酸亚铁等)治疗本病74例,对照组口服硫酸亚铁、维生素C。经治1周,总有效率分别为100%(74/74)、85.3%(58/68),组间比较,$P<0.05$。

2. 早产儿贫血

刘巧玉等以四君子汤治疗本病95例,与对照组均皮注重组人类促红细胞生成素和口服铁剂、维生素E、维生素C等。结果治疗组第21d,RBC、Hb、Hct均高于对照组($P<0.01,P<0.05$);第28d的后2项、第14d的第3项均高于对照组($P<0.01,P<0.05$)。

3. 白细胞减少症

李小侠等以补中苦榆汤(黄芪、地榆、党参、白术、柴胡、苦参等)治疗本病,咽红加山豆根、山慈菇;纳差加砂仁、薏苡仁;头晕加川芎;四肢困重加木瓜、桑枝;胃脘痛加吴茱萸、黄连;皮下瘀血加仙鹤草。经治1~8周,治愈218例,总有效率为95.1%(234/246)。

(七) 其他

1. 女童性早熟

何雯以性早熟合剂(柴胡、白芍药、党参、生地黄、牡丹皮、郁金等)治疗女童特发性中枢性性早熟肝郁化火证25例,对照组20例用丹栀逍遥丸。经治半年,两组分别痊愈5例、3例,显效7例、4

例,有效9例、5例;两组治疗后乳房直径、LH/FSH峰值、E2水平均明显降低,且以治疗组为著(均$P<0.05$)。

2. 过敏性紫癜

宋春叶等以凉血补气化斑方(党参、忍冬藤、白术、黄芪、土茯苓、牡丹皮等)治疗本病50例,热盛迫血证加天花粉、金银花、栀子、三七粉、水牛角粉;气虚不摄证去玄参,加仙鹤草、升麻;腹痛加白芍药、延胡索、木香;关节痛加秦艽;蛋白尿、血尿加白及、白茅根、益母草;便血加地榆炭、荆芥炭、仙鹤草。与对照组29例均予维生素、潘生丁口服;便血甚用地塞米松(或甲基泼尼松龙)静脉滴注。两组均以7 d为1个疗程,共治3个疗程。结果两组分别治愈39例、12例,显效8例、12例。裴胜等以清热解毒及凉血化瘀法(鲜茅根、鲜芦根、大蓟、小蓟、藕节、紫草等)治疗本病,邪热在表、灼伤血络加生石膏、连翘、薄荷;毒邪伤里、瘀血阻络加防己、牛膝、桑寄生;腹痛阵作加白芍药、甘草、乌药;便血加仙鹤草、侧柏炭、三七粉;邪郁下焦加赤小豆、莲须、生山药、豆豉、芡实;久病不愈合归脾汤加减。以14 d为1个疗程,共治2~3个疗程。结果治愈42例,总有效率94.8%(55/58)。程国珍自拟方(生地黄、牛膝、防己、白茅根、生黄芪、大蓟等)治疗儿童过敏性紫癜18例,关节肿痛加秦艽、木瓜;腹痛加白芍药、地榆;尿有蛋白加党参、白术。与对照组均用氯雷他定口服和西咪替丁、葡萄糖酸钙、维生素C静脉滴注。经治14 d,两组分别治愈13例、5例,好转4例、6例。治疗组症状(皮疹、消化道症状、关节肿痛等)消退时间短于对照组($P<0.05$)。

3. 肌性斜颈

许丽等以揉捏牵转法治疗小儿肌性斜颈,患儿无枕仰卧位,医者施推揉、拿捏法于患侧胸锁乳突肌各5分钟;两手分别扶患侧肩部、头顶,使头部渐向健侧肩部牵拉倾斜,幅度由小渐大,反复10~20次;固定患儿双肩,托住患儿头部向患侧肩部旋转10~20次。每次15~20分钟,每天1次;20次后,改隔天1次;2个月为1疗程,共治用1~3个疗程。结果总有效率为94.0%(94/100)。

(高修安 朱锦善)

【川崎病的治疗】

杨喜艳认为川崎病的治疗以清热解毒为主,据病情轻重,病程久暂,邪毒深浅可灵活辨治。辨证多属疹毒郁结、痰凝阻络,治宜清热豁痰、软坚散结。杨氏介绍1例以元参牡蛎汤(玄参、生牡蛎、生石膏、海藻、昆布、薄荷等)煎服同时配合梅花点舌丹治愈。

黄如红将本病分为卫气同病(银翘散加减,颈部淋巴结肿大加浙贝母、僵蚕)、气营两燔(清瘟败毒饮加减)、气阴两伤(沙参麦冬汤加减,余热不清加地骨皮、银柴胡,纳呆加麦芽,心悸、脉结代加生脉散)三证辨治,中药汤剂不能口服者,每日1剂分两次保留灌肠。共治32例,以5 d为1个疗程。急性期常规抗生素治疗,病程7日内大剂量静注免疫球蛋白2日并口服阿司匹林,维持至病程6~8周。经治2个疗程,痊愈24例,显效8例。柳树英采用清热化瘀、益气补中法(水牛角、金银花、连翘、黄芩、牡丹皮、黄芪等)治疗13例本病患儿,与对照组均连续4日予大剂量丙种球蛋白,并口服阿司匹林2周。结果治疗组总有效率为92.3%(12/13),对照组为80.0%(8/10),组间比较,$P<0.05$;治疗组平均退热时间为(22 ± 1.3)h,对照组为(62 ± 1.9)h,组间比较,$P<0.01$。黄洁兴分3组治疗,第1组予人血丙种球蛋白及抗生素、维生素C等静脉滴注;第2组单用中药,疏风祛邪、清热解毒以银翘散加减,手掌足底潮红者加生地黄、黄芩,颈部淋巴结肿大者加浙贝母、板蓝根,高热者加生石膏;清热解毒、养阴透邪以清瘟败毒散加减,阴液耗伤加石斛、麦冬、天花粉;清虚热、养胃阴以沙参麦冬汤加减。第3组结合使用前2组药物,剂量分别相应减少1/4。3组疗程均为2~3个月。结果总有效率分别为77.4%(24/31)、67.7%(21/31)、93.5%(29/31),第3组与第1组和第2组比较,均$P<0.05$。罗爱华分2组治疗,西药组予阿司匹林口服,急性期予丙种球蛋白、潘生丁口服;联合组加用川芎嗪静脉滴注,连用10 d。结果联合组总有效率为95.8%(46/48),西药组为81.8%(36/44),组间比较,$P<0.05$。

(高修安 刘 瑜)

【小儿上气道咳嗽综合征的治疗】

上气道咳嗽综合征是指多种鼻咽部疾病所致炎性分泌物刺激反射感受器而导致慢性咳嗽的一种疾病,是小儿常见病之一,也是引起小儿慢性咳嗽的重要原因。李惠群认为,上气道咳嗽综合征病理因素不外乎风、痰、瘀、虚,病位责之肺脾,病性为本虚标实,治疗宜补虚泻实、消补兼施,寒温并用、瘀痰同治为法。自拟基本方:黄芪、白术、荆芥、防风、薄荷、辛夷等。

王际国等用三拗桔蝉汤（麻黄、川贝母、甘草、桔梗、蝉蜕、苦杏仁等）治疗本病，表寒加荆芥、辛夷，痰热内郁加桑白皮、黄芩、金荞麦，阴虚肺燥加阿胶、麦冬、南沙参，咳平后肺虚卫弱加玉屏风散。经治14 d，总有效率为88.9%（32/36）。张传平用中药（黄芪、白术、荆芥、防风、辛夷、细辛等）治疗本病30例，对照组用抗生素、盐酸氨溴索、桃金娘油、氯雷他定、西替利嗪等。经治15 d，总有效率分别为90.0%（27/30）、63.3%（19/30），组间比较，$P<0.05$。

（高修安　刘　瑜）

【小儿支气管哮喘缓解期的治疗】

龚乾龙辨证治疗小儿支气管哮喘反复发作缓解期患儿，脾肺气虚、痰壅气滞者予六君子汤合三子养亲汤，脾肾气虚、痰壅上泛者用六君子汤合三子养亲汤加桂附。经治2周，总有效率为94.0%（33/35）。

郭振武等以固本止哮汤（桑叶、金沸草、地龙、炒葶苈子、白屈菜、百合等）治疗缓解期支气管哮喘患儿40例，兼肺虚者，加黄芪、麦冬；兼脾虚者，加白术、山药；兼肾虚者，加淫羊藿、补骨脂；兼血瘀者，加丹参、川芎。对照组予辅舒酮吸入。两组均观察2年，结果两组治疗后每年哮喘发作次数均较治疗前明显减少（均$P<0.05$）；治疗后治疗组IgE较治疗前明显下降（$P<0.05$），IgG升高（$P<0.05$），CD8升高（$P<0.01$），CD4/CD8降低（$P<0.01$）。李香玉以防哮汤（黄芪、玉竹、太子参、女贞子、补骨脂、五味子等）治疗哮喘稳定期患儿32例，对照组用儿康宁糖浆。经治2个月，总有效率分别为87.5%（28/32）、66.7%（20/30），组间比较，$P<0.05$；治疗后治疗组患儿年平均感冒次数少于对照组（$P<0.01$），IgA、IgG均上升，IgE均下降。林国深等以糖皮质激素规律吸入治疗本病对照组，观察组加用海参地龙散（海马、紫河车、人参、蛤蚧、桃仁、地龙等）。经治6个月，随访2年。结果观察组总有效率为93.0%（39/42），对照组72.0%（31/43），组间比较，$P<0.05$；治疗后2年观察组总有效率为90.0%（38/42），对照组为67.0%（29/43），组间比较，$P<0.01$。

杜宏武以吸入糖皮质激素-布地奈德气雾剂等西药常规治疗本病为对照组，治疗组加用仙巴合剂（淫羊藿、巴戟天、茯苓、陈皮、甘草）。两组均以4周为1个疗程，共治3个疗程。结果治疗组哮喘急性发作率为10.0%（3/30），对照组为36.7%（11/30）；治疗后治疗组血浆皮质醇含量为（246.1±36.8）nmol/L，对照组为（203.2±22.2）nmol/L。组间比较，$P<0.05$。吴振起等以GINA方案常规吸入糖皮质激素治疗本病为对照组，治疗组加用槐杞黄颗粒（槐耳菌质、枸杞子、黄精）。经治2个月，治疗组总有效率为95.5%（168/176），对照组为83.0%（44/53）；治疗组中医症候疗效总有效率为92.1%（162/176），对照组35.9%（19/53）；治疗组患儿哮喘日间症状发作程度、咳嗽症状较对照组明显减轻，急性发作次数明显少于对照组；治疗组患儿手足心热、盗汗、低热、便干、自汗改善较对照组明显。组间比较，均$P<0.05$。治疗组患儿治疗后免疫球蛋白IgG明显升高、抑制性T淋巴细胞和总B淋巴细胞均明显降低（均$P<0.05$）。闫仲超以丙卡特罗口服治疗本病为对照组，治疗组加用六君子汤加味煎服，咳嗽痰多加百部、白前，久病气虚甚者加黄芪、红参，2组均以10 d为1个疗程，疗程结束后随访3个月。经治3个疗程，治疗组总有效率为68.8%（33/48），对照组为62.5%（30/48）；经治6个疗程，治疗组总有效率为97.9%（47/48），对照组为87.5%（42/48）。组间比较，$P<0.05$。

（高修安　刘　瑜）

【小儿病毒性心肌炎的治疗】

贺爱燕总结陈宝义临证经验，认为疫毒伤心、气阴虚损和心脉瘀阻是本病的基本病理特点，清热解毒、益气养阴、活血化瘀是临证最基本的治法。清热解毒法适用于疫毒留恋不解、内侵伤心的急性期，或因反复感染导致病情迁延者，多用清心解毒汤（金银花、连翘、野菊花、大青叶、栀子、黄芪等）；益气养阴法适用于急性期或恢复期心气心阴虚损者，多以养心复脉饮（黄芪、沙参、麦冬、五味子、玉竹、黄连等）和心复康合剂（炙甘草、玉竹、五味子、山楂、大青叶、丹参等）；化瘀通脉法适用于各期和后遗症心脉瘀阻、阴血亏虚者，多以通脉逐瘀汤（黄芪、丹参、当归、桂枝、枳壳、瓜蒌等）和通脉合剂（姜黄、三七、当归、赤芍药、山楂、降香）。临证时，还应随证进行理气化痰、宽胸宣痹、益气复脉、育阴潜阳和益气养血、温阳复脉等治疗。

李文秀以桂枝汤加生脉散治疗本病，与对照组均用能量合剂静脉滴注和辅酶Q_{10}口服等治疗。结果治愈率分别为90.0%（27/30）、53.3%（16/30），组间比较，$P<0.05$；治疗组临床症状完

全消失时间明显短于对照组（$P<0.05$）。王振涛等以心肌康（生黄芪、太子参、五味子、丹参、苦参、郁金等）治疗小儿急性病毒性心肌炎患者，与对照组均用辅酶Q_{10}、维生素C。经治4周，总有效率分别为96.4%（108/112）、84.8%（95/112），组间比较，$P<0.01$；心电图总有效率分别为74.1%（83/112）、63.4%（71/112），组间比较，$P>0.05$；治疗组CK、CK-MB下降幅度均大于对照组（$P<0.05$）。林燕以"清心Ⅰ号"方（白蔻仁、藿香、茵陈、石菖蒲、金银花、瓜蒌等）治疗本病，设立辅酶Q_{10}、长天欣平口服对照组，两组均予静脉滴注磷酸肌酸钠和能量合剂、抗感染、预防和控制心力衰竭、纠正心律失常等对症处理。2组均以14 d为1个疗程，疗程间隔7 d，共治2个疗程。结果总有效率分别为93.3%（28/30）、76.7%（23/30），组间比较，$P<0.05$；两组治疗后胸闷、乏力、心悸、气短等症状积分较治疗前均有改善（均$P<0.01$），治疗后CK-MB、HBDH均有所下降（$P<0.01$）。

敬满芳以综合（休息、抗炎、调节免疫、能量支持、果糖及大剂量维生素C等）治疗本病为对照组，治疗组加用复方丹参注射液和生脉注射液静脉滴注。经治7～10 d，治疗组总有效率为95.0%（38/40），对照组为76.9%（30/39），组间比较，$P<0.05$。刘万清以抗生素、1,6-二磷酸果糖、维生素C静脉滴注等治疗本病为对照组，治疗组加用丹参注射液和黄芪注射液静脉滴注。经治3～4周，治疗组总有效率为98.0%（39/40），对照组为79.0%（30/38），组间比较，$P<0.01$。张利生在常规治疗（卧床休息、供氧、纠正酸中毒、服用果糖、维生素C、激素等）基础上，加用黄芪注射液静脉滴注治疗本病，对照组以常规治疗加能量合剂、病毒唑静脉滴注。经治21 d，总有效率分别为92.5%（37/40）、75.0%（30/40），组间比较，$P<0.05$；治疗组治疗后CK-MB、cRnI均明显下降（$P<0.05$）。逯艳梅在综合治疗（抗感染、ATP、辅酶A、常规量维生素C等）基础上加黄芪注射液静脉滴注治疗本病，对照组予综合治疗。经治10～14 d，总有效率分别为96.7%（29/30）、83.3%（25/30），组间比较，$P<0.05$；治疗组治疗后LDH、CK、CK-MB、AST均下降（$P<0.05$）。陈琳在抗病毒、改善心肌营养、免疫抑制剂与综合治疗基础上加用黄芪注射液静脉滴注治疗本病，对照组仅予西医常规治疗。经治4周，总有效率分别为91.4%（32/35）、65.7%（23/35），组间比较，$P<0.05$。

（高修安　刘　瑜）

【小儿厌食症的治疗】

蔡志军介绍蔡金波经验，以调气和脾消食散（陈皮、爵床、青皮、炒麦芽、苍术、炙甘草等，长期便秘者加大黄3 g）治疗本病60例，经治7 d，治愈46例，总有效率为96.7%（58/60）。徐薇薇用苍苓冲剂（苍术、茯苓、党参、厚朴、陈皮、砂仁等）治疗本病，对照组用健儿素冲剂（党参、白芍药、麦门冬、诃子、薏苡仁、炒白术、炒稻芽等）。经治14 d，总有效率分别为96.7%（29/30）、73.3%（22/30），组间比较，$P<0.05$。刘春晓自拟健脾开胃汤（苍术、白术、佛手、茯苓、鸡内金、神曲等，脾胃气虚者，加太子参；阴虚者，加玉竹、沙参）治疗本病，对照组用健胃消食口服液，经治4周，总有效率分别为98.6%（71/72）、87.5%（63/72），组间比较，$P<0.05$。袁斌用调脾合剂（苍术、佩兰、陈皮、炙鸡内金、炒山楂、蔗糖）治疗本病，对照组口服葡萄糖酸锌液。经治4周，总有效率分别为95.6%（86/90）、65.6%（59/90），组间比较，$P<0.05$。李彦昕以小儿消滞颗粒（谷芽、麦芽、山楂、芒果核、枳壳、绵茵陈等）治疗30例，结果治疗2周后体重增加≥0.5 kg 27例，≥0.25 kg 2例，≤0.25 kg 1例（$P<0.01$）；患儿D-木糖排泄率、唾液淀粉酶均较治疗前上升（$P<0.01$）。王信利自拟加味痛泻要方治疗本病，对照组用硫酸锌糖浆。经治2周，总有效率分别为96.0%（48/50）、66.0%（32/50），组间比较，$P<0.05$。赵增强用轻清升浮中药（扁豆花、佛手花、厚朴花、玫瑰花、金银花、月季花等）治疗本病，疗程14日，治愈46例，总有效率为93.9%（61/65）；治疗后尿D-木糖排泄率、发锌、铁、钙、镁含量增加，发铅含量降低（均$P<0.05$）。陈莉以沙棘干乳剂与甘草锌颗粒联用治疗110例，疗程2周，治愈40例，总有效率为89.1%（98/110）。

赖崇杰以参苓白术散内服加用中药（玄明粉、肉桂、九香虫、丁香、白术、鸡内金等）敷脐治疗本病，设立单用参苓白术散口服对照。两组均以7 d为1个疗程，共治疗2～3个疗程。结果治疗组显效43例，好转6例，无效1例；对照组分别为33例、13例、4例，两组显效率比较，$P<0.05$。

陈亚杰用推拿结合耳穴治疗本病40例。推拿疗法：①患儿坐位，取左手，予补脾经、清胃经、揉板门、运内八卦。② 患儿仰卧位,揉摩腹,揉中脘,揉足三里。③ 患儿俯卧位,医者两手半握拳,两食指抵于患儿脊背之上,再以两手拇指伸向食指前方,合力夹住肌肉提起,而以食指向前,拇指向后,作翻卷动作。两手同时向前移动,自长强穴起,一直捏到大椎穴即可,如此反复5次,每捏3次将皮肤提起1次,即"捏三提一"法。每日1次,连用7 d为1个疗程,疗程间隔1 d。耳穴贴压疗法:取穴胃、脾、交感、神门、内分泌、皮质下,将王不留行籽放置于0.6 cm×0.6 cm透明医用胶布中央贴压至双侧耳郭的上述耳穴中3个穴位上,每天上、下午及晚睡前各轻柔捏压药粒1遍,每遍每穴捏压30下,以耳郭热、涨、潮红为佳。3 d后再重新贴压其他3个耳穴,9 d为1个疗程,疗程间隔2 d,一般连续治疗3个疗程。结果治愈15例,总有效率我95.0%(38/40)。

(高修安　刘　瑜)

【小儿病毒性肠炎的治疗及实验研究】

1. 临床治疗与研究

温爱平以运脾化湿中药(苍术、厚朴、陈皮、茯苓、山楂炭、甘草等)治疗婴幼儿轮状病毒性肠炎,对照组口服思密达。经治3 d,总有效率分别为95.0%(38/40),70.0%(28/40),组间比较,$P<0.05$。治疗组平均止泻、退热、止呕时间均显著短于对照组(均$P<0.01$)。治疗后5 d两组患儿CK-MB、CK和AST值均明显下降($P<0.01$或$P<0.05$),且治疗组CK-MB下降大于对照组($P<0.05$)。郑菊映等以补液、口服思密达、微生态制剂等治疗小儿轮状病毒(HRV)肠炎为对照组,观察组在此基础上加服番石榴叶煎剂。结果观察组止泻时间为(32.1±8.2)h,对照组为(74.2±9.3)h,组间比较,$P<0.01$。治疗开始1周后观察组大便HRV抗原转阴率明显高于对照组($P<0.05$)。张艳在补液,纠正水、电解质紊乱,予培菲康散等治疗秋季腹泻小儿的基础上,治疗组加用藿朴夏苓汤加减,对照组加服蒙脱石散。经治3 d,总有效率分别为93.3%(56/60),80.0%(48/60);平均止泻时间分别为(47.96±5.01)h,(60.23±7.83)h。组间比较,$P<0.05$。朱颋以饮食疗法、液体疗法及抗病毒治疗婴儿轮状病毒性肠炎为对照组,治疗组加用王氏保赤丸。经治1周,治疗组总有效率为92.7%(51/55),对照组为67.3%(27/55),组间比较,$P<0.05$。治疗组平均止泻时间为(2.68±1.61)d,对照组为(3.79±1.65)d,组间比较,$P<0.01$。杨晓锋在补液,维持水、电解质及酸碱平衡,补充热量治疗小儿秋季腹泻的基础上,治疗组加真人养脏汤,对照组加蒙脱石散。经治3 d,总有效率分别为92.0%(23/25)和73.9%(17/23),组间比较,$P<0.01$。

何明生等在补液维持水、电解质及酸碱平衡的基础上分黄芪注射液、西咪替丁及联合静脉滴注三组治疗婴幼儿轮状病毒性肠炎,经治7 d,黄芪注射液组有效率64.5%(20/31),西咪替丁组为51.6%(16/31),联合治疗组为90.3%(28/31),联合治疗组与其他两组比较,均$P<0.01$。曹宇等在补液纠正水、电解质、酸碱平衡紊乱及对症治疗小儿轮状病毒感染性腹泻的基础上,治疗组加用炎琥宁注射静脉滴注及云南白药敷脐,对照组用利巴韦林静脉注射。经治5 d,总有效率分别为91.7%(275/300),40.3%(121/300),组间比较,$P<0.05$。宋敏等以退热、止泻、补液等对症治疗小儿轮状病毒性肠炎为对照组,治疗组加用热毒宁注射液(青蒿、金银花、栀子)静脉滴注。结果总有效率分别为87.5%(35/40),47.5%(19/40),组间比较,$P<0.05$。治疗组较对照组退热时间短,大便次数和性状恢复快,大便镜检病毒恢复阴性早($P<0.05$)。黄辉在以常规补液、妈咪爱、思密达等治疗小儿秋季腹泻的基础上,治疗组加用热毒宁注射液静脉滴注,对照组用利巴韦林。经治72 h,总有效率分别为96.7%(58/60),86.7%(26/30),组间比较,$P<0.05$。治疗组退热时间及止泻时间均短于对照组($P<0.05$,$P<0.01$)。

高苏育予蒙脱石散口服、利巴韦林静脉滴注及补液等治疗小儿病毒性腹泻作为对照组,治疗组在此基础上加用加味七味白术散保留灌肠。经治3 d,治疗组总有效率为95.4%(62/65),对照组为76.2%(50/65),组间比较,$P<0.01$。

徐华娟在以补液、退热、止吐、抗感染、抗病毒等治疗小儿秋季腹泻的基础上,治疗组加用葛根芩连汤加减方保留灌肠,对照组予生理盐水加蒙脱石散保留灌肠。经治3 d,总有效率分别为93.0%(40/43),72.1%(31/43),组间比较,$P<0.05$。

吕勤以口服妈咪爱、蒙脱石散剂及补液等治疗婴幼儿轮状病毒性肠炎为对照组,治疗组加用贴脐方(吴茱萸、丁香、胡椒)敷脐。经治3 d,治疗组总有效率为90.0%(36/40),对照组为65.0%(26/40),组间比较,$P<0.05$。

2. 实验研究

李文英等用HRV悬液经口感染小鼠建立人轮状病毒感染小鼠模型,并分别以参芪扶正注射液或病毒唑连续给药7 d。结果治疗第4日,参芪组小鼠粪便RV检出阳性率低于模型组及病毒唑组(均$P<0.05$),治疗后参芪组小鼠血清IL-2、INF-γ含量均高于模型组(均$P<0.05$)。提示参芪扶正注射液能抑制轮状病毒在小鼠体内的复制,从而减轻病毒感染导致的腹泻,同时有助于病毒感染后受损免疫功能的恢复。杨蒙蒙等以人轮状病毒A组G3型709株感染4 d龄昆明种乳鼠,建立轮状病毒感染性腹泻模型,以止泻退热片(葛根、黄芩、黄连、甘草有效部位组成的现代中药制剂)连续灌胃3 d。结果经用荧光定量PCR方法检测,止泻退热片组乳鼠小肠组织中Na^+-葡萄糖共转运载体1mRNA(SGLT1mRNA)表达较正常组明显减少($P<0.05$),较模型组增加,但无显著性差异($P>0.05$)。经用放射免疫方法检测,止泻退热片组乳鼠小肠组织中前列腺素E_2(PGE_2)含量较正常组增加($P<0.05$),较模型组减少($P<0.05$)。提示止泻退热片治疗RV腹泻的作用机制与病毒感染影响宿主小肠上皮细胞SGLT1的表达变化之间无关,与抑制RV感染过程中肠上皮细胞分泌PGE_2有关。

(李 岚)

【小儿功能性便秘的治疗】

张建玉用四磨汤加火麻仁、白芍药煎服治疗儿童便秘,对照组服培菲康。经治2周,总有效率分别为92.5%(37/40),75.0%(30/40),组间比较,$P<0.05$。姚兰用升清降浊法(升麻、大黄)治疗小儿便秘,对照组用西沙必利。两组均以20 d为1个疗程,共治1~2个疗程。结果总有效率分别为92%(46/50),72%(36/50),组间比较,$P<0.01$。赵喆用增液运脾法(生地黄、麦门冬、玄参、草决明、莱菔子、枳实等)治疗小儿便秘,腹胀腹痛加木香、白芍;苔厚纳差加内金、麦芽;恶心、呕吐加陈皮、法半夏,可加适量蜂蜜喂服。以3剂为1个疗程,观察2至3个疗程。结果治愈18例,总有效率为90.9%(30/33)。

李亚飞用莱菔子、红枣煎汤代茶饮,并根据患儿年龄服思联康片(肠道有益菌群制剂)治疗便秘患儿,对照组患儿仅用开塞露(年龄<1岁)或开塞露加口服液体石蜡(年龄>3岁)。两组均以3 d为1个疗程,共治两个疗程。总有效率分别为90.0%(72/80),75.0%(51/68),组间比较,$P<0.01$。

陈丁丁自拟腹舒汤(神曲、莱菔子、牵牛子、厚朴、茯苓、法半夏等;实证加黄连、吴茱萸,虚证加黄芪、党参)口服及腹舒散(大黄、芒硝)醋调外敷神阙穴治疗小儿便秘;对照组口服金双歧。两组均以5 d为1个疗程,共治1~2疗程。结果总有效率分别为90.6%(29/32),68.8%(22/32),组间比较,$P<0.05$。李燕华用复方丁香开胃贴(丁香、苍术、白术、豆蔻、砂仁、木香等)外贴脐部治疗便秘患儿,每周治疗3 d,停药4 d,连续使用2周;对照组口服四磨汤口服液2周。总有效率分别为94.7%(36/38),74.3%(26/33)。组间比较,$P<0.05$。

潘璐介绍安效先临证经验,认为小儿便秘的病机主要是饮食失调导致热积于肠,或外感之邪入里化热,热结阴亏,津亏肠燥;治法以滋阴养液为主,常选用增液汤加减,不效者加熟大黄,并常用木香、枳壳、大腹皮等理气药。如因饮食不节、胃肠积热所致者加炒山楂、炒麦芽、炒莱菔子,兼有脾虚气滞者合五味异功散,兼恶心呕吐者加竹茹、藿香、半夏、生姜等,兼口腔溃疡者加青黛、儿茶、连翘、兼咽红、乳蛾肿大者常用炒牛蒡子;此外,还喜用生白芍、甘草配伍,酸甘化阴,润肠通便,同时亦可促进肠道蠕动。

(高修安 刘 瑜)

【小儿肾病综合征的治疗及实验研究】

丁樱等论述了小儿肾病本虚标实的中医病机本质及其本证候和标证候呈动态演变、多维界面性特点,据病机的多维动态序贯性演变必然决定中医辨治的多维序贯性特点,提出了"扶正祛邪多维序贯疗法"治疗小儿肾病模式,从系统高度把握小儿肾病复杂的中医辨治,创新小儿肾病的中医诊疗体系。

孟昱林等用健脾活血利水法(黄芪、丹参、白茅根、桂枝、益母草、川牛膝等)联合激素治疗小儿原发性肾病综合征,并与激素治疗组对照。经治6~9个月,总有效率分别为95.6%(43/45),77.8%(35/45),组间比较,$P<0.05$。治疗后2组血浆蛋白定量明显上升、24小时尿蛋白定量明

显下降(均$P<0.05$),且以治疗组为著($P<0.05$)。随访6个月,治疗组复发率为17.8%(8/45),对照组为37.8%(17/45),组间比较,$P<0.05$。庄泽吟在抗炎、利尿、消肿、纠正酸碱平衡失调及水电解质紊乱治疗小儿单纯性肾病综合征的基础上,治疗组40例加用中药制剂(紫河车、太子参、丹参、怀山药、黄芪、首乌等)口服;对照组40例加用强的松。两组疗程均为10个月。治疗初期10 d内,治疗组患儿尿量明显增加大于对照组,但水肿消退、尿蛋白转阴等明显小于对照组(均$P<0.05$)。治疗8周后,两组疗效相当($P>0.05$),患儿血清蛋白、胆固醇、尿蛋白定量测定结果比较,无显著差异($P>0.05$)。但不良反应、病情反复方面比较,治疗组明显少于对照组(均$P<0.01$)。王凤圈以强的松及环磷酰胺口服治疗儿童肾病综合征为对照组,治疗组加用健脾固肾汤(甘草、丹参、山茱萸、太子参、黄芪、白花蛇舌草等)。经治8周,对照组总有效率为63.6%(14/22),治疗组为95.7%(22/23),组间比较,$P<0.05$;随访3年,对照组的总有效率为66.7%(8/12),治疗组为95.0%(19/20),组间比较,$P<0.01$。赵卫等以常规治疗、清除感染基础上加用激素治疗小儿原发性肾病综合征为对照组,观察组加中药(生黄芪、连皮苓、芡实、丹参、乌梅、金樱子等)保留灌肠。经治8周,观察组总有效率为93.3%(28/30),对照组为80.0%(24/30),组间比较,$P>0.05$;治疗后两组血清ALB均明显上升,24 h尿蛋白定量均明显下降(均$P<0.01$),且以观察组为著($P<0.01$)。

张波等以激素治疗方案治疗观察原发性肾病综合征患儿32例作为对照组,槐杞黄组35例加用槐杞黄颗粒(主要成分为槐耳多糖蛋白)。结果槐杞黄组感染次数(19例次)明显少于激素组(58例次),槐杞黄组复发例数(7例,20%)明显少于激素组(12例,37.5%)。治疗前两组未复发病例TNF-α显著高于对照组($P<0.05$);0.5个月时两组均显著下降至正常水平($P<0.05$),组间无差异($P>0.05$)。治疗前两组未复发病例IL-18明显高于对照组($P<0.05$);至3个月后槐杞黄组显著降低($P<0.05$),并低于激素组,但仍明显高于对照组($P<0.05$)。治疗前两组未复发病例IL-10显著低于对照组($P<0.05$);0.5个月时槐杞黄组、激素组均明显降低,且低于治疗前($P<0.05$),两组间无显著差异($P>0.05$);至6个月时槐杞黄组明显上升且高于激素组($P<0.05$)及治疗前,仍未达到正常水平。复发病例中,槐杞黄组TNF-α显著低于激素组($P<0.05$),两组IL-10及IL-18无显著差异($P>0.05$)。提示槐杞黄颗粒可能通过降低IL-18的致炎作用,增强IL-10的抑炎作用,从而减少PNS患儿感染及复发。林娜等用泼尼松中长程疗法治疗儿童肾病综合征作为对照组,治疗组加用玉屏风颗粒,观察12个月。结果治疗组继发性感染发生率和复发率均低于对照组(均$P<0.05$);治疗组血清IgG、IgA水平高于对照组(均$P<0.01$);治疗组治疗后总T细胞($CD3^+$)比率明显上升($P<0.01$),且明显高于对照组比率($P<0.05$);$CD4^+$细胞比率明显上升、$CD8^+$细胞比率明显下降、$CD4^+/CD8^+$比值明显上升(均$P<0.01$),且均较对照组为著($P<0.01$);血浆白蛋白高于对照组,24 h尿蛋白低于对照组(均$P<0.01$)。周江瑾等以正规足量应用泼尼松(中程方案)及其他对症支持治疗原发性肾病综合征患儿为对照组,观察组加服黄芪颗粒。2组患儿血清、尿液IFN-γ、IL-13、TGF-β1水平,在用药前与正常组比较均显著增高(均$P<0.01$),经治2个月,均显著下降(均$P<0.01$),观察组与正常组比较差异无明显差异(均$P>0.05$);对照组血、尿TGF-β1水平与正常组比较无显著差异($P>0.05$),而血清IFN-γ、IL-13仍高于正常组水平(均$P<0.01$)。治疗组3个月内感染率、反复或复发率明显低于对照组(均$P<0.05$),感染控制时间明显少于对照组($P<0.05$)。张彦等分两组治疗小儿肾病综合征,常规组予泼尼松口服及环磷酰胺静脉滴注,联合组加用黄芪注射液静脉滴注。经治8周,常规组总缓解率为80.5%(33/41),联合组为90.9%(50/55);联合组患儿平均水肿消退时间为(8.2±2.1) d,常规组为(12.9±6.2) d,组间比较,$P<0.05$。治疗后联合组患儿血浆总蛋白、白蛋白高于常规组,胆固醇、三酰甘油低于常规组(均$P<0.05$)。

实验研究方面,石君杰等用阿霉素尾静脉注射法复制微小病变肾病大鼠模型,将实验动物随机分为正常组、模型组、阳性对照组及芪地茅花汤(生黄芪、生地黄、白茅根、白花蛇舌草、水蛭、丹参等)高、中、低剂量组。结果与正常组比较,模型组大鼠IL-2、IL-2R、肾组织TGF-β含量均增高(均$P<0.01$),各治疗组均较模型组降低($P<$

0.05，$P<0.01$）；电镜观察表明，芪地茅花汤可减轻肾脏病理损害，修复肾小球上皮细胞足突的结构。袁军等观察温阳活血利水方（制附子、肉桂、生黄芪、麻黄、鹿角胶、猪苓等）对阿霉素肾病大鼠肾小球足细胞 podocin 表达的影响。结果：模型组 24 h 尿蛋白定量明显升高（$P<0.01$），血清总蛋白、白蛋白明显降低（$P<0.01$），血清脂质水平升高（$P<0.01$），podocin mRNA 与蛋白表达明显减少，足突融合明显。温阳活血利水方及强的松两个治疗组均能降低 24 h 尿蛋白定量，升高血清总蛋白、白蛋白水平（均 $P<0.01$），温阳活血利水方组能降低血清脂质水平（$P<0.01$）。两个治疗组均能改善肾组织中 podocin mRNA 与蛋白的表达的减少，改善其肾组织的病理改变。张国珍等探讨核因子 $2κB$（$NF2κB$）和 Th1/Th2 免疫失衡在 IgA 肾病（IgAN）发病中的作用及黄芪防治 IgAN 的机制。实验结果显示，模型组（IgAN 造模改良法）大鼠尿红细胞、尿蛋白水平较对照组明显增高（$P<0.01$）；模型组大鼠肾组织 $NF2κB$、$MCP21$、$TGF2β1$ 的表达与干预组、对照组比较均明显增高（$P<0.01$）；模型组大鼠血清 $INF2γ$ 水平与干预组、对照组比较均显著下降（$P<0.05$），$IL24$ 水平与干预组、对照组比较均显著升高（$P<0.01$）；模型组大鼠肾小球系膜区、肾小管、肾间质病理损害较干预组和对照组加重。提示黄芪能降低 IgAN 大鼠尿红细胞数、尿蛋白水平，并减轻 IgAN 模型大鼠肾脏病理损害，其机制可能是调节 Th1/Th2 平衡紊乱及抑制 $NF2κB$ 激活，并减少大鼠肾组织 $MCP21$、$TGF2β1$ 的表达，从而延缓其 IgAN 的发生发展。

（李 岚）

【小儿多发性抽动症的治疗及实验研究】

李继君等报道 126 例抽动症患儿，其中男性患儿 97 例，所有受调查者平均年龄 8.31 岁，有家族史者 32 例。抽动行为中以面部肌肉抽动或面部刻板运动为主（91.6%），其次是肢体运动；发声行为中咽喉、鼻部发声抽动居多（42.1%）；伴随症状中注意力不集中最多（69.8%）；性格偏移中任性冲动占 49.2%，急躁多动者占 78.6%，沉默寡言者占 7.1%。舌质红或红绛者超过 50%，苔厚或腻居多；脉象弦或滑者占总数的近 70%。辨证心肝亏虚、虚风内动证和肝肾阴虚、阳亢风动证分别占总数的 41.3%、34.1%。

晋黎等将多发性抽动症肝风内动挟痰证患儿分成 2 组，每组 108 例。试验组用熄风止动片（白芍药、珍珠母、石菖蒲、远志、天麻等），对照用硫必利片。经治 4 周，总有效率分别为 83.0%（88/106）、83.8%（88/105）；组间比较，$P>0.05$。李丹等用滋肾调肝汤（珍珠母、龙骨、熟地黄、生龟板、山茱萸、茯苓等）治疗儿童抽动秽语综合征，对照组服泰必利。经治 12 周，2 组抽动总分总有效率分别为 97.5%（78/80）、77.5%（62/80）；随访半年，分别为 93.8%（75/80）、75.0%（60/80）。组间比较，均 $P<0.01$。彭暾等认为健脾化痰、安神熄风法治疗多发性抽动症较滋阴熄风、平肝潜阳等法疗效更确切，治疗组以枳桔六君子汤加味（枳壳、僵蚕、五味子、桔梗、白术、茯苓等）治疗，对照组用泰必利片。经治 3 个月，总有效率分别为 85.2%（46/54）、71.2%（37/52），组间比较，$P<0.05$。李少春用活血行气、清心安神法治疗抽动症，治疗组予静宁汤（丹参、牡丹皮、郁金、琥珀、合欢皮、生栀子等），对照组服泰必利。经治 6 周，两组总有效率无显著差异（$P>0.05$）；随访半年后，总有效率发别为 84.0%（42/50）、52.0%（26/50），组间比较，$P<0.01$。刘玉凤等以文静汤（白芍药、茯苓、钩藤、玄参、牡蛎、石菖蒲等）治疗儿童多发性抽动症（多为阴虚风动、痰火扰心证），对照组服泰必利。经治 12 周，总有效率分别为 90.0%（27/30）、76.7%（23/30），组间比较，$P>0.05$；中医证候总有效率发别为 93.3%（28/30）、23.3%（7/30），组间比较，$P<0.05$。邱静宇等用小儿安神补脑颗粒（石菖蒲、远志、益智仁、胆南星、石决明、礞石等）治疗风痰上蒙、阻滞清窍所致的小儿多发性抽动症，对照组服氟哌啶醇。经治 6 个月，总有效率分别为 93.3%（56/60）、62.5%（25/40）；抽动症状总有效率分别为 91.7%（44/48）、56.3%（18/32）；发声性抽动总有效率分别为 82.4%（28/34）、56.3%（18/32）；不良反应发生率分别为 6.7%（2/60）、60.0%（24/60），组间比较，均 $P<0.05$。随访半年后，两组总有效率分别为 80.0%（48/60）、42.5%（17/40），组间比较，$P<0.01$。徐涛等以滋阴潜阳、熄风止搐法（生地黄、白芍药、钩藤、郁金、僵蚕、石菖蒲等）治疗儿童抽动症，对照组服氟哌啶醇。经治 3 个月，总有效率分别为 83.3%（30/36）、55.0%（11/20），组间比较，$P<0.05$。

向圣锦分 2 组治疗运动抽动为主的抽动障碍（TD）患儿，针刺组以眼周局部针刺配合全身取穴治疗,共治5～10次;西药组口服硫必利片,疗程1个月。采用耶鲁抽动障碍整体严重程度量表(YGTSS)进行评分,判定其临床疗效。结果两组治疗后YGTSS运动抽动评分均明显降低;总有效率分别为90.4%(103/114)、84.2%(69/82),组间比较,$P>0.05$。针刺组与西药组治疗短暂性抽动(TTD)的总有效率分别为100%(23/23)、83.3%(15/18),组间比较,$P<0.05$;针刺组中TTD、慢性多发性抽动(CTD)及抽动综合征(TS)总有效率分别为100.0%(23/23)、88.2%(64/72)、84.2%(16/19),其中以TTD为最高(均$P<0.05$)。刘洪敏等分3组治疗小儿多发性抽动症,1组58例用抑肝散(钩藤、当归、川芎、白术、茯苓、柴胡等),2组52例予针刺疗法,对照组40例用氟哌啶醇。根据YGTSS,采用减分率进行疗效判定。经治3个月,治疗1组疗效明显优于治疗2组和对照组(均$P<0.05$)。治疗1组及治疗2组未出现胃肠道、肝肾功能改变等毒副作用,对照组有8例出现锥体外系反应。

实验研究方面,隆红艳、张骠等对静安口服液进行了系列实验研究。抽动症模型用iP DOI(连续20 d)方法,分为空白对照组、模型组、静安口服液(生地黄、白芍药、地龙、天麻、钩藤、制僵蚕等)组、硫必利组4组。结果显示,静安口服液能明显减少模型动物的抽动和刻板动作次数,具有良好的对抗抽动及刻板行为效用($P<0.01$);静安组、硫必利组脑组织γ-氨基丁酸(GABA)含量比模型组明显升高($P<0.05,P<0.001$),静安组脑组织GABA含量明显低于硫必利组($P<0.05$)。模型组血清兴奋性氨基酸-谷氨酸(GLU)含量较正常组升高($P<0.05$)。静安组能降低脑组织及血浆中5-HT含量($P<0.05,P<0.01$);能降低脑组织中多巴胺(DA)和高香草酸(HVA)含量($P<0.01$),作用与硫必利相似。其作用机理主要与拮抗5-HT受体、减少脑及外周血中5-HT神经递质的异常释放,降低突触前5-HT神经元的过度支配和靶器官活动亢进,及与其对脑组织中GABA含量的提升效应有关;可能通过调整脑内DA、HVA和NE神经递质失衡,减少其异常释放,从而降低了突触前多巴胺神经元、去甲肾上腺素神经元的过度支配而发挥治疗作用。王素梅等观察六君子汤合泻青丸对亚氨基二丙腈(IDPN)诱导的拟多发性抽动症模型小鼠行为学的改变,并与泰必利治疗对照。模型组、复方中药组及泰必利组小鼠在造模后3 d内与空白组比较行为未见明显差异,从第4 d开始点头次数明显增多;经灌胃28 d后,复方中药组与泰必利组小鼠的点头次数明显下降(均$P<0.05$),且以泰必利组更为明显。提示腹腔注射IDPN所诱导的拟多发性抽动症模型以头部运动过多为主,复方中药及泰必利均可减少其头部运动,且复方中药疗效稍优于泰必利。杜淑娟等以亚氨基二丙腈复制抽动症大鼠模型,分为空白组、模型组、益智宁神口服液(熟地黄、黄芪、白芍药、龙骨、远志、石菖蒲等)组、西药组(氟哌啶醇)观察,对神经生物学和行为学的影响。结果显示,模型组运动行为、刻板运动积分以及脑组织NE水平均显著升高($P<0.01$),DA水平显著降低($P<0.01$);中、西药组治疗14 d后均可降低大鼠运动行为、刻板运动积分及脑组织NE水平,升高脑组织DA水平,与模型组比较,均$P<0.05,P<0.01$。中药组海马各区神经元计数与模型组相比,$P<0.05$。中药组大脑海马组织结构和神经元形态较模型组明显改善。提示益智宁神口服液治疗TS的作用与其能调整中枢神经递质的水平有关,对模型大鼠神经元有保护和修复作用。王树霞等以阿扑吗啡(APO)诱导抽动障碍大鼠模型,分模型组、中药组、西药组(氟哌啶醇)、正常组,观察祛风止动方(辛夷花、天麻、全蝎等)对其行为学影响。结果表明,该方可显著降低模型大鼠的活动水平,增强其适应力。

(李 岚)

[附] 参 考 文 献

C

蔡志军.蔡金波教授调气和脾消食散治疗小儿厌食症[J].中医儿科杂志,2010,6(4):30

曹宇,黄绍亮.炎琥宁注射与云南白药敷脐治疗轮状病毒感染性腹泻300例[J].白求恩军医学院学报,2010,8(1):16

陈春宝,王敏,卢伟.健脾生血颗粒治疗儿童缺铁性

贫血疗效观察[J].现代中西医结合杂志,2010,19(2):191

陈丁丁,任时茜,杜克宽.腹舒汤口服加腹舒散外敷治疗小儿便秘32例[J].中国中医药科技,2010,17(2):113

陈莉.沙棘干乳剂与甘草锌颗粒联用治疗小儿厌食症110例[J].浙江中医杂志,2010,45(9):701

陈琳.黄芪注射液治疗小儿病毒性心肌炎疗效观察[J].现代中西医结合杂志,2010,19(5):546

陈书建.自拟瑞雪饮加减治疗乙脑70例临床研究[J].云南中医中药杂志,2010,31(6):16

陈亚杰.推拿结合耳穴贴压治疗小儿厌食症40例[J].中国民间疗法,2010,18(9):23

陈志兴,胡国华.加味射干麻黄汤对小儿咳嗽变异性哮喘细胞因子的影响[J].中国中西医结合杂志,2010,30(2):208

程国珍.中西医结合治疗儿童过敏性紫癜临床疗效观察[J].时珍国医国药,2010,21(7):1824

D

丁樱,闫永彬,都修波.扶正祛邪多维序贯疗法辨治小儿肾病[J].中医杂志,2010,51(9):848

杜宏武.仙巴合剂治疗小儿哮喘缓解期临床研究[J].安徽中医学院学报,2010,29(3):23

杜淑娟,彭贝如,陈秀梅.益智宁神口服液对抽动-秽语综合征模型大鼠神经生物学和行为学的影响[J].广州中医药大学学报,2010,27(4):358

杜淑娟,杨丽新,郭敏玲.益智宁神口服液对抽动秽语综合征大鼠神经元保护作用的病理学研究[J].实用医学杂志,2010,26(11):1932

F

冯晶,肖咏.补肾生血汤治疗小儿缺铁性贫血疗效观察[J].辽宁中医杂志,2009,36(11):1899

冯晓纯,原晓风,荆薇,等.冬病夏治中药穴位贴敷法治疗小儿咳嗽变异性哮喘60例临床观察[J].吉林中医药,2010,30(7):592

G

高苏育,樊庆义,车秀芹.加味七味白术散灌肠合西药治疗小儿病毒性腹泻65例[J].陕西中医,2010,31(7):825

龚乾龙.益气化痰法治疗小儿哮喘反复发作35例[J].中医儿科杂志,2010,6(4):22

郭文焕.自拟荆防柴芩汤治疗小儿外感咳嗽100例疗效观察[J].中医儿科杂志,2010,6(3):25

郭振武,张雅凤,林忠嗣.固本止哮汤治疗小儿缓解期哮喘40例临床观察[J].中医儿科杂志,2010,6(1):17

H

何明生,周耀生,阮义华,等.黄芪注射液联合西米替丁治疗婴幼儿轮状病毒性肠炎的效果观察[J].实用中西医结合临床,2010,10(3):40

何雯.性早熟合剂治疗肝郁化火型女童特发性中枢性性早熟25例临床研究[J].云南中医中药杂志,2010,31(3):12

贺爱燕,胡思源,刘虹,等.陈宝义教授对小儿病毒性心肌炎的中医理论认识和辨治经验[J].陕西中医,2010,31(2):204

胡玲娜,高辉.普济消毒饮加减治疗流行性腮腺炎68例临床观察[J].国医论坛,2010,25(3):25

黄辉,王鹏.热毒宁注射液治疗小儿秋季腹泻60例[J].中国中医急症,2010,19(6):1036

黄洁兴.中西医结合治疗小儿川崎病的疗效观察[J].中国当代医药,2010,17(19):110

黄如红,毕美芬.辨证为主治疗川崎病32例[J].山东中医杂志,2010,29(3):17

J

纪战尚,徐建涛,徐涛,等.防感香袋防治脾虚小儿反复呼吸道感染58例[J].中国中西医结合消化杂志,2010,18(1):51

晋黎,马融,胡思源,等.熄风止动片治疗小儿多发性抽动症肝风内动挟痰证的临床研究[J].现代药物与临床,2010,25(2):148

敬满芳.丹参注射液联合生脉注射液治疗小儿病毒性心肌炎40例[J].中国中医急症,2010,19(6):1020

K

孔洁,林波.针药并用治疗原发性遗尿疗效观察.上海针灸杂志,2010,29(5):307

L

赖崇杰.参苓白术散结合中药敷脐治疗小儿厌食[J].中国民族民间医药,2010,19(11):102

赖意芬,郑艳萍,廖颖钊.复感宁治疗小儿反复呼吸道感染临床观察[J].广西中医药,2010,33(1):13

李宝梁,刘渝陵,赵存仙,等.中药穴位贴敷治疗小儿急性肠系膜淋巴结炎47例[J].云南中医中药杂志,2010,31(9):50

李丹,李宜瑞.滋肾调肝汤治疗儿童抽动秽语综合征80例疗效观察[J].新中医,2010,42(7):56

李惠群.小儿上气道咳嗽综合征辨治经验[J].中医儿科杂志,2010,6(1):27

李继君,王淑臻,赵林,等.1126例抽动-秽语综合征患儿的中医证候学特点[J].中医杂志,2010,51(7):639

李建龙,陈沛源,陈霄,等.针刺配合口服中药治疗儿童多动症临床疗效观察[J].中国中西医结合儿科学,2010,2(1):25

李江全,李妮,陈淑敏.养阴祛风宣肺法治疗小儿过敏性咳嗽40例疗效观察[J].中医儿科杂志,2010,6(2):16

李少春.自拟静宁汤治疗儿童抽动-秽语综合征临床观察[J].中国中医急症,2010,19(8):299

李文,霍磊.祛瘀化痰汤辅助治疗小儿迁延性肺炎84例疗效观察[J].中国中医基础医学杂志,2010,16(5):412

李文.培土活血法治疗小儿反复呼吸道感染的临床观察[J].中国中医基础医学杂志,2010,16(2):147

李文秀.中西医结合治疗病毒性心肌炎30例[J].现代中西医结合杂志,2010,19(29):3749

李文英,傅万海,陈国新,等.参芪扶正注射液对轮状病毒感染性肠炎小鼠血清IL-2、INF-γ的影响[J].海南医学,2010,21(14):29

李喜梅.清燥救肺汤加减治疗小儿百日咳30例[J].甘肃中医,2010,23(5):41

李香玉.防哮汤对哮喘稳定期患儿免疫功能调节作用的临床研究[J].中国中西医结合儿科学,2010,2(2):110

李小侠,姚小青,张峰.补中苦榆汤治疗小儿白细胞减少症246例[J].陕西中医,2010,31(3):299

李亚飞.莱菔子、红枣和思联康联合治疗小儿便秘80例疗效观察[J].海峡药学,2010,22(2):116

李彦昕.小儿消滞颗粒治疗小儿厌食症患儿30例[J].辽宁中医杂志,2010,37(2):268

李艳平,宁利波,郭新玲.自拟散结止痛汤配合西药治疗小儿肠系膜淋巴结炎93例[J].陕西中医,2009,3(11):474

李燕华,王乐.复方丁香开胃贴治疗小儿便秘38例[J].中国中西医结合消化杂志,2010,18(2):119

李玉杰,王玉芳,李岩,等.中西医结合治疗小儿传染性单核细胞增多症116例疗效观察[J].中国中西医结合儿科学,2009,1(6):545

梁龙飞.消肿止痛酊合潘生丁治疗流行性腮腺炎23例临床观察[J].实用中西医结合临床,2010,(1):58

林娜,刘运广,郭瑜修,等.玉屏风颗粒对儿童肾病综合征免疫功能影响的研究[J].时珍国医国药,2010,21(8):2006

林国深,谢冬英,蔡建文,等.中西医结合治疗儿童支气管哮喘缓解期的临床观察[J].中国中西医结合儿科学,2010,2(3):250

林燕,李佃贵,陈英芳.化浊解毒法治疗小儿病毒性心肌炎的临床观察[J].四川中医,2010,28(8):92

林燕,李华,李练.健脾降逆汤加减治疗小儿胃食管反流病30例[J].河北中医药学报,2010,25(1):26

刘春晓.健脾开胃汤治疗小儿厌食症72例[J].陕西中医,2010,31(3):298

刘洪敏,韩晓东,代素梅,等.抑肝散与针刺疗法治疗小儿多发性抽动症临床疗效比较[J].中国全科医学,2010,13(7c):2401

刘娟.涤痰平喘饮治疗毛细支气管炎52例[J].河南中医,2010,30(4):379

刘巧玉,张水堂,李盛强,等.四君子汤联合重组人类促红细胞生成素治疗早产儿贫血95例[J].中国中西医结合杂志,2010,30(9):995

刘万清,陈春宝,王敏,等.中西医结合治疗小儿病毒性心肌炎临床观察[J].现代中西医结合杂志,2010,19(17):2124

刘玉凤,王雪峰,刘焯.文静汤治疗小儿多发性抽动症30例临床疗效观察[J].中医儿科杂志,2010,6(3):35

刘竹云,王酸恩,于忠翠.健儿乐颗粒治疗咳嗽变异型哮喘缓解期儿童52例临床观察[J].中医杂志,2010,51(4):319

刘竹云,王酸恩,于忠翠.健儿乐颗粒治疗咳嗽变异型哮喘缓解期儿童52例临床观察[J].中医杂志,2010,51(4):319

柳树英,张丽君,张敏.清热化瘀、益气养阴法治疗川崎病分析[J].甘肃中医,2010,23(2):49

隆红艳,严如华,张骠.静安口服液对小儿多发性抽动症模型大鼠脑及血浆氨基酸含量的影响[J].中国中医药科技,2010,17(4):304

隆红艳,张骠,谈瑄忠.静安口服液对小儿多发性抽动症模型大鼠抽动行为及脑组织、血浆5-羟色胺含量的影响[J].中国中医基础医学杂志,2010,16(8):675

隆红艳,张骠,谈瑄忠.静安口服液对小儿多发性抽动症模型大鼠脑组织儿茶酚胺及其降解酶COMT的影响[J].中药药理与临床,2010,26(4):64

逯艳梅,曹楚.黄芪注射液治疗小儿病毒性心肌炎疗效观察[J].现代中西医结合杂志,2010,19(2):181

罗爱华.川芎嗪治疗川崎病的临床疗效观察[J].中国民族民间医药,2010,(10):9

吕勤.中药贴脐治疗小儿轮状病毒性肠炎疗效分析[J].辽宁中医药大学学报,2010,(5):168

M

孟昱林,王新伟,夏滨祥.健脾活血利水法治疗小儿原发性肾病综合征45例临床观察[J].新中医,2010,42(4):29

P

潘璐.安效先教授治疗小儿便秘经验[J].世界中西医结合杂志,2010,5(9):745

裴胜,孙艳平.清热解毒及凉血化瘀法治疗过敏性紫癜58例[J].中医儿科杂志,2010,6(4):29

彭暾,周荣,周黄秋.枳桔六君子汤加味治疗抽动-秽语综合征54例临床观察[J].四川中医,2010,28(7):96

Q

钱进.滋水涵木法治疗儿童注意缺陷多动障碍35例临床观察[J].中医杂志,2010,51(1):37

乔学军.香砂六君子汤加减治疗儿童功能性腹痛38例临床观察[J].中医儿科杂志,2010,6(1):40

邱静宇,刘岩.小儿安神补脑颗粒治疗小儿多发性抽动症60例临床研究[J].中医儿科杂志,2010,6(1):33

R

任艳,伍成惠.中西医结合治疗小儿慢性腹泻40例疗效观察[J].中医儿科杂志,2010,6(2):33

阮永队,魏文著,马春玲,等.温肺化饮散寒除湿法治疗甲型H1N1流感临床观察[J].新中医,2010,42(2):21

S

邵天庆.纳洛酮联合复方丹参注射液治疗新生儿缺氧缺血性脑病临床观察[J].现代中西医结合杂志,2010,19(11):1321

沈微,金珍珍,陈华.香佩疗法预防幼儿上呼吸道感染调查研究[J].中医儿科杂志,2010,6(3):17

石君杰,王海云,徐发莹,等.芪地茅花汤对微小病变肾病模型大鼠IL-2、IL-2R的影响[J].山东中医杂志,2010,29(5):334

石君杰,王海云,徐发莹,等.益气养阴、清利活血中药对微小病变肾病大鼠肾组织TGF-β表达的影响[J].中国中医药科技,2010,17(3):200

宋春叶,付效国,于友三.凉血补气化斑方治疗儿童过敏性紫癜50例[J].光明中医,2010,25(2):234

宋敏,李海峰,刘肇杰.热毒宁注射液治疗小儿轮状病毒性肠炎疗效研究[J].药物与临床,2010,17(3):62

W

王凤圈.激素联合中药制剂治疗42例儿童肾病综合征的临床效果分析[J].中国医疗前沿,2010,5(17):54

王际国,华美英,罗小坚,等.三拗桔蝉汤治疗小儿上气道咳嗽综合征36例疗效观察[J].新中医,2010,42(9):81

王晋新.银翘散加减治疗儿童轻型过敏性紫癜性肾炎39例疗效观察[J].中国中西医结合肾病杂志,2010,11(5):448

王清,罗世杰.西药配合推拿治疗小儿支气管肺炎70例[J].陕西中医学院学报,2009,32(6):4

王树霞,吴敏,周亚兵.祛风止动方对阿扑吗啡诱导抽动障碍大鼠行为学的影响[J].上海中医药杂志,2010,44(6):95

王素梅,陈自佳,吴力群,等.复方中药对多发性抽动症模型鼠行为的影响[J].北京中医药,2010,29(1):65

王信利.加味痛泻要方治疗肝旺脾虚型小儿厌食50例[J].浙江中医杂志,2010,45(5):340

王忆勤,闫秀丽,顾洪亮,等.中医分期辨治结合西药治疗60例小儿哮喘临床疗效评价[J].上海中医药杂志,2010,44(3):35

王振涛,韩丽华,索红亮,等.自拟心肌康治疗小儿急性病毒性心肌炎112例临床观察[J].中国中西医结合急救杂志,2010,17(3):166

温爱平.运脾化湿中药对婴幼儿轮状病毒肠炎的临床疗效及对心肌酶谱的影响[J].中医杂志,2010,51(3):223

吴振起,黄伟,王雪峰*,等.槐杞黄颗粒防治支气管哮喘非急性发作期患儿临床研究[J].中国中西医结合儿科学,2010,2(2):118

武平,罗蓉,钟兰,等.早期指针配合神经发育治疗技术对缺血缺氧性脑病患儿运动和智力发育的影响[J].辽宁中医杂志,2010,37(3):524

X

夏旭红.自拟乌芍止痛方治疗小儿功能性再发性腹痛临床观察[J].中国中西医结合儿科学,2010,2(5):455

向圣锦,蔡永豪,张宗端.局部针刺治疗抽动障碍疗效观察[J].中国针灸,2010,30(6):469

徐华娟.中药灌肠治疗小儿秋季腹泻43例临床观察[J].中国实用医药,2010,5(24):135

徐世芬,朱博畅.靳三针治疗抽动-秽语综合征30例[J].陕西中医,2009,30(12):6218

徐涛,纪战尚,王翠霞.滋阴潜阳熄风止搐法治疗抽动-秽语综合征36例[J].辽宁中医杂志,2010,37(3):425

徐薇薇,周伟,王冬波,等.苍莪冲剂治疗小儿厌食的临床观察[J].黑龙江中医药,2010,39(2):23

徐正莉,田新发.中医综合疗法治疗小儿遗尿临床观察[J].中医儿科杂志,2010,6(2):43

许丽,余慧华,褚海林,等.揉捏牵转法治疗小儿肌性斜颈100例[J].中国民间疗法,2010,18(8):18

Y

闫仲超.中西医结合治疗小儿哮喘临床缓解期48例[J].中国医药导报,2010,7(13):80

杨蒙蒙,罗佳波,张琰.止泻退热片治疗轮状病毒感染性腹泻的机制研究[J].中药新药与临床药理,2010,21(3):35

杨喜艳.川崎病的中医治疗体会[J].内蒙古中医药,

2010,29(11):569

杨晓锋.真人养脏汤治疗小儿秋季腹泻的疗效观察[J].中国实用医药,2010,5(21):32

杨燕,汪受传,李瑞丽,等.清开灵注射液治疗小儿RSV肺炎痰热闭肺证不同时点的疗效[J].中国中西医结合杂志,2010,30(9):908

姚兰.升清降浊法治疗小儿习惯性便秘临床观察[J].山西中医,2010,26(1):23

易帆.中药贴穴治疗小儿肺炎120例临床观察[J].国医论坛,2009,24(6):22

袁斌,孙轶秋,韩新民,等.调脾合剂治疗小儿厌食症脾失健运证90例临床观察[J].中医儿科杂志,2010,6(2):27

袁军,鲁艳芳,黄琼霞,等.温阳活血利水方对阿霉素肾病大鼠肾小球足细胞podocin表达的影响[J].中国中西医结合肾病杂志,2010,11(6):492

Z

张骠,隆红艳,谈煊忠,等.静安口服液对多发性抽动症模型大鼠脑组织及血浆多巴胺、高香草酸的影响[J].中国实验方剂学杂志,2010,16(1):74

张波,倪宁,吴玉斌.原发性肾病综合征患儿槐杞黄颗粒治疗前后血清细胞因子变化的研究[J].中国实用儿科杂志,2010,25(1):33

张传平.中西医结合治疗儿童上气道咳嗽综合征30例[J].中国民族民间医药,2010,19(15):193

张国珍,吴小川,彭晓杰,等.黄芪对实验性IgA肾病大鼠Th1/Th2免疫失衡与核因子2κB表达的影响[J].实用儿科临床杂志,2010,25(5):357

张慧琴.按摩捏脊配合中药贴脐治疗婴幼儿腹泻80例[J].按摩与康复医学,2010,1(2):66

张建玉.四磨汤加味治疗小儿便秘疗效观察[J].山西中医,2010,26(7):26

张利生.黄芪注射液治疗小儿病毒性心肌炎40例疗效观察[J].中西医结合心脑血管病杂志,2010,8(6):749

张雅凤,林忠嗣,陈爱丰,等.中医综合疗法治疗小儿肺炎临床疗效评价[J].中医儿科杂志,2010,6(4):13

张彦,张贺.黄芪联合激素治疗小儿肾病综合征55例疗效观察[J].中国实用医药,2010,5(8):13

张艳.藿朴夏苓汤加减治疗小儿秋季腹泻疗效观察[J].中国中医急症,2010,19(1):33

赵卫,陈春红.中药合剂保留灌肠治疗小儿原发性肾病综合征的临床应用[J].中国医药导报,2010,7(12):118

赵增强.顺应疗法治疗小儿厌食症65例[J].陕西中医,2010,31(3):307

赵喆.增液运脾法治疗小儿便秘33例[J].陕西中医,2010,31(3):311

郑菊映,卢成瑜,杨权生,等.番石榴叶治疗小儿轮状病毒肠炎的临床疗效观察[J].现代中西医结合杂志,2010,19(2):140

周江瑾,康国贵,张琦,等.黄芪颗粒对原发性肾病综合征患儿血清及尿液IFN-γ、IL-13、TGF-β1的作用[J].中国中西医结合肾病杂志,2010,11(3):242

周岳年,茅焕美.炎琥宁治疗麻疹效果观察[J].中国乡村医药,2010,17(8):44

朱梅.耳穴贴压结合捏脊推拿和挑刺四缝穴治疗小儿消瘦38例[J].陕西中医,2010,31(5):591

朱颋,朱桂喜.王氏保赤丸治疗婴幼儿轮状病毒性肠炎疗效观察[J].临床合理用药,2010,3(18):84

庄泽吟.中药制剂替代激素治疗小儿单纯性肾病综合征的可行性研究[J].中华妇幼临床医学杂志(电子版),2010,6(4):270

(七) 外 科

【概述】

2010年公开发表的有关外科的文献共2 600余篇,主要以临床疗效观察及经验总结为主,实验研究集中在皮肤溃疡、湿疹、银屑病、白癜风、乳腺增生病、胆石症、慢性前列腺炎、糖尿病足、急性胰腺炎和不育症等疾病。除中药内服、外用和手术疗法,也有一些运用针灸推拿、穴位贴敷等治疗外科疾病的报道。

1. 疮疡

相关文献120余篇,临床研究主要有疖、疔、痈、疽、褥疮、丹毒等,实验研究主要集中于慢性皮肤溃疡。

卓燊等回顾近10年来相关文献,总结中医药治疗慢性疮疡的作用机制可能包括:促进血液循环和血管生成,促进创面生长因子的生成,抑制金属蛋白酶、调节Ⅰ、Ⅲ型胶原的含量,调控创面修复过程中TGF-β1信号转导分子修复基因Smad3等的表达,提高纤维结合蛋白、创面氨基酸、溶菌酶的含量,增强免疫功能等。王东利等将84例四肢开放性创面感染患者分为治疗组和对照组各42例,对照组积极治疗原发病,改善全身营养状况并根据细菌培养及药敏实验结果联合应用抗生素静脉滴注,碘伏消毒、庆大霉素湿敷,治疗组加用抗感染洗剂(苦参、黄柏、苍术、蚤休、艾叶、花椒),将感染部位浸入药液,每次30 min,3周后两组总有效率分别为76.2%、95.2%($P<0.05$)。施捷等将60例褥疮患者分为两组各30例,给予积极治疗原发病、抗感染及营养支持治疗,观察组用红油膏、白玉膏、玉白散贯序外敷,对照组用碘伏涂抹和氟哌酸粉喷洒。观察组治愈23例,治愈时间为(14 ± 2.12)d;对照组分别为12例、(23 ± 1.98)d,组间比较,$P<0.01$。王翠兰等将140例丹毒患者随机分为两组各70例,对照组首选青霉素静脉滴注,青霉素过敏者用阿奇霉素,有足癣者外搽派瑞松;治疗组在此基础上加用五味消毒饮合四妙丸加减,下肢红肿疼痛部位外敷金黄膏,皮肤溃破者水煎药液纱布湿敷。治疗组治愈率为82.9%,对照组为68.6%,组间比较,$P<0.05$。

皮肤溃疡的治疗及实验研究详见专条。

2. 其他皮肤病

相关文献仍居中医外科之首,约1 000篇。临床研究主要有带状疱疹、湿疹、痤疮、银屑病、黄褐斑、尖锐湿疣、扁平疣、白癜风、脱发、斑秃、手足癣等,实验研究集中于湿疹、银屑病、接触性皮炎、白癜风。

刘军将100例带状疱疹随机分为两组各50例,治疗组予瓜蒌红花甘草汤(瓜蒌、红花、全蝎、甘草),对照组予聚肌胞、维生素B_1肌注、吗啉胍、维生素C、平痛新口服。结果治疗组全部痊愈,西药组痊愈46例,好转4例。组间比较,$P<0.01$。管秀芬等将带状疱疹后遗神经痛患者随机分为两组,治疗组60例治以针(选穴:胁痛点、三阳络、阳辅、阿是穴)药(疏郁解毒汤:郁金、瓜蒌、枳壳、赤芍药、红花、金银花等)结合,对照组30例予甲钴胺肌注、吲哚美辛、卡马西平口服,总有效率分别为100%、57%,组间比较,$P<0.01$。李群芳等将145例扁平疣患者随机分为3组,A组43例内服中药(柴胡、郁金、木贼、赤芍药、板蓝根、大青叶等);B组46例口服左旋咪唑,外涂扎罗汀凝胶;C组56例兼用前两组治疗,总有效率分别为72%、70%、95%,C组与A、B两组比较,均$P<0.01$。聂云芳将扁平疣患者分为两组,治疗组68例予中药(黄芪、党参、紫草、丹参、生薏苡仁、板蓝根等)口服并熏洗,对照组60例口服胸腺肽肠溶胶囊、外涂维A酸乳膏,总有效率分别为89.7%、73.4%,组间比较,$P<0.01$。芦源等用二硝基氯苯(DNCB)建立小鼠耳郭及背部变应性接触性皮炎模型,以中药养血消风饮灌胃,发现该方可减轻动物耳肿胀度,降低动物模型的胸腺指数、脾指数,并能够减轻DNCB对动物皮肤超微结构的破坏程度。

魏凌霄等将女性黄褐斑患者随机分为两组,观察组45例用局部围刺配合体针(选穴:曲池、合谷、血海、足三里、三阴交)辨证治疗,隔日1次,15次为1个疗程,共治2个疗程;对照组48例口服VitC、VitE并辨证治疗(肝郁血瘀予柴胡疏肝散、脾虚湿热予人参归脾汤、肾阴不足予六味地黄丸合二至丸),观察组总有效率为97.8%,对照组为89.6%,组间比较,P<0.05。

湿疹、荨麻疹、银屑病、白癜风、干燥综合征的治疗及实验研究,痤疮的治疗详见专条。

3. 乳腺病

相关文献180余篇,临床研究包括乳腺增生病、急性乳腺炎、浆细胞性乳腺炎、男性乳房发育症、乳头皲裂、产后乳汁郁滞症等,实验研究集中于乳腺增生病。

陈建开等将60例产褥期乳痈初起未形成脓肿患者随机分为两组各30例,治疗组内服乳痈消汤配合外敷、局部按摩手法综合治疗,对照组用青霉素或头孢类抗生素静脉滴注,总有效率分别为96.7%、83.3%,组间比较,P<0.05。于春军对39例哺乳期急性乳腺炎患者行手法(点按穴位:食窦、屋翳、膺窗、天溪、乳中、乳根)结合自制吸乳器治疗,治愈率为89.7%。

吴雪卿等对55例浆细胞性乳腺炎患者使用内服中药"浆乳方"(柴胡、虎杖、栀子、黄芩、白花蛇舌草、莪术等),并配合中医外治法(金黄散、青黛散箍围消肿,或行乳痈扩创术后,以红油膏换药至腐肉脱尽,行腺体移位术二期缝合),痊愈率为69.0%,平均治疗时间为(28±13.61)d,随访1年,复发率为1.8%。张丹丹对30例浆细胞性乳腺炎患者予阳和汤加减内服,并配以箍围、引流、手术、乳头矫形术进行治疗,治愈率为96.7%(29/30),复发率为3.3%(1/30)。

乳腺增生病的治疗及实验研究详见专条。

4. 肛肠病

相关文献250余篇,集中在对痔疮、肛周脓肿、肛瘘、肛裂、直肠脱垂和肛门瘙痒等的临床报道。

陈国安等运用改良后切剥术结合中药外敷治疗血栓性外痔300例并与采用传统的血栓剥离术的30例比较,两组病例全部治愈,治愈率及手术创口愈合时间无明显差异($P>0.05$);但治疗组术后创口处出现水肿、疼痛症状及再次血栓形成的发生率明显低于对照组($P<0.01$)。王永芳以芍药甘草汤辨证加味(阴虚肠燥者合增液汤,血热肠燥者合凉血地黄汤,气滞血瘀者合桃红四物汤)口服并坐浴治疗肛裂120例,与槐角丸治疗100例对照,治愈率分别为80.8%(97/120)、62.0%(62/100)。毕恩旭等用负压双套管配合中药冲洗、引流治疗高位肛周脓肿患者35例作为治疗组,对照组35例用生理盐水纱条引流,结果肛周脓肿根治术后应用负压双套管配合中药冲洗、引流提高了愈合率,加快了切口愈合,缩短住院时间,减轻了肛门功能的损害。李积良用润燥养血汤(当归、川芎、防风、川椒、桂枝、知母等)口服和止痒熏洗方(苦参、蛇床子、地肤子、白鲜皮、川椒、黄柏)治疗肛门瘙痒症,总有效率为100%(50/50)。向娟用固脱贴穴位贴敷(神阙、长强)治疗脱肛患者,3个疗程后总有效率为95.8%(46/48)。

混合痔术后并发症、复杂性肛瘘的治疗详见专条。

5. 周围血管疾病

相关文献近300篇,临床研究主要包括糖尿病足、血栓闭塞性脉管炎、下肢深静脉血栓形成、动脉硬化症、静脉炎等,实验研究以糖尿病足为主。

王雁南等对近28年来下肢深静脉血栓形成证候文献进行筛选,构建相关数据系统,对其证候要素分布规律进行研究,发现下肢深静脉血栓形成的常见证候要素为湿、热、血瘀、脾阳虚;常见证候要素靶位为脾,其中急性期的基本证候要素为湿、热,非急性期常见证候要素为血瘀、湿和脾阳虚。高桦林将深静脉血栓形成患者分为两组,治疗组以清热通瘀汤(黄芪、金银花、当归、玄参、水蛭、蜈蚣等)治疗,对照组给予通塞脉片。总有效率分别为94.1%(64/68)、75.0%(45/60),组间比较,$P<0.05$。杨子函等将骨科手术后深静脉血栓形成患者随机分为2组,中药组156例口服通络散(炙黄芪、当归尾、地龙、厚朴、酒大黄、红花等),对照组108例皮下注射低分子肝素钙。经治2周,中药组临床疗效、临床积分和术后刀口引流量等方面均优于对照组,特别在改善临床积分和减少术后刀口引流量两方面效果更为显著(均$P<0.01$)。吴刚予威利坦口服治疗下肢深静脉血栓后综合征的患者36例为对照组,治疗组67例加服中药汤剂(生黄芪、白术、党参、甘草、丹参、当归等),治疗组总有效率为86.6%(58/67),对照组为69.4%(25/36),组间比较,$P<0.05$;治疗组治疗后膝上15 cm处周围差、膝下10 cm处周围

差、腘静脉瓣反流持续时间均小于对照组（$P<0.05$）。侯玉芬等以补阳还五汤加减治疗闭塞性动脉硬化症患者，并以药渣浸泡患足，活血通脉片口服，治疗后肢体怕冷、麻木疼痛、间歇性跛行、肢体肤温、泛红试验等均得到改善，总有效率为91.9%(79/86)。

血管闭塞性脉管炎、糖尿病足的治疗及实验研究详见专条。

6. 男科疾病

相关文献300余篇，以慢性前列腺炎、前列腺增生和男性不育症的临床研究为多，也有男性更年期综合征、阳痿、早泄、遗精、少弱精子症等疾病的临床报道。实验研究以慢性前列腺炎、前列腺增生和男性不育症为主。

张熙等将前列腺增生患者分为两组各30例，治疗组口服前癃通，对照组口服癃闭舒胶囊。经治3个月，总有效率分别为86.7%(26/30)、70.0%(21/30)；治疗组在降低Ⅰ-PSS评分，提高最大尿流率、减少残余尿量等方面均优于对照组。组间比较，均$P<0.01$。寿仁国将前列腺增生患者随机分为两组，治疗组用金匮肾气丸加味，对照组用前列康片，总有效率分别为90.2%(110/122)、75.5%(80/106)，组间比较，$P<0.05$。实验研究方面，杨欣等用去势8 d后腹部皮下注射丙酸睾酮方法造成良性前列腺增生大鼠模型，将60只大鼠随机分为正常组、模型组、泽桂癃爽组（泽兰、肉桂、皂角刺，灌胃）和益气化瘀方（蓬莪术、片姜黄、地鳖虫、川牛膝、鹿角霜、黄芪、山药，灌胃）低、中、高剂量组，30 d后处死，测量前列腺体积、计算前列腺指数（PI）。与正常组比较，模型组大鼠前列腺体积、前列腺指数明显增大（均$P<0.01$），VEGF表达显著增高（$P<0.01$），endostatin表达明显降低（$P<0.05$）。与模型组比较，各给药组前列腺体积、前列腺指数减小，VEGF表达降低，endostatin表达增高（$P<0.05$，$P<0.01$）；益气化瘀方中、高剂量组作用优于泽桂癃爽组（$P<0.05$）。

陈洪德等将120例早泄患者随机分为癃闭舒加行为疗法组、癃闭舒组和行为疗法组，经治2个月，3组患者治疗后射精潜伏期均延长，CIPE评分增加（均$P<0.01$），癃闭舒加行为疗法组优于其他两组（$P<0.05$）。郑武等将心肾不交型遗精患者随机分为两组，治疗组予固精饮（远志、合欢皮、百合、柴胡、栀子、五味子等），对照组用艾司唑仑片。经治28 d，随访3个月，治疗组近期总有效率分别为90.0%(36/40)、46.7%(14/30)，组间比较，$P<0.05$。

慢性前列腺炎、男性不育症的治疗及实验研究详见专条。

7. 其他疾病

有关甲状腺炎、急性胰腺炎、胆囊炎、胆结石、肠梗阻、阑尾炎、术后并发症、烧伤、冻疮和蛇咬伤的临床报道较多，实验研究集中在胆结石、急性胰腺炎、肠梗阻、烧伤、冻疮等。

薛慈民等将痰凝血瘀证甲状腺良性结节患者分为两组，治疗组予化痰消瘀方（夏枯草、制香附、象贝母、莪术、土茯苓、煅瓦楞等），对照组予左旋甲状腺素。经治8周，治疗组最大结节直径明显缩小（$P<0.01$）；两组治疗后情志症状均有改善（均$P<0.05$），治疗组优于对照组（$P<0.01$）；治疗组总有效率为66.7%(20/30)，对照组为34.6%(9/26)，组间比较，$P<0.05$。实验研究方面，张兰等用甲状腺球蛋白与弗氏佐剂混合免疫注射法联合饮用高碘水建立大鼠实验性自身免疫性甲状腺炎模型，西药组予雷公藤多苷片，中药组予软坚消瘿汤灌胃。结果中药组能显著降低自身免疫性甲状腺炎大鼠血清自身抗体，降低甲状腺细胞Fas/FasL、Bax表达，增加甲状腺细胞Bcl-2表达，提示该方可减轻甲状腺细胞凋亡。

沈大友等自制沈氏烧伤膏（8号膏：大黄、紫草、地榆、五倍子、罂粟等，6号膏：大黄、黄连、紫草、罂粟、寒水石、炉甘石等）治疗中小面积烧伤596例。结果Ⅰ度烧伤36例7 d内全部愈合；浅Ⅱ度烧伤304例，深Ⅱ度烧伤179例，12~26 d愈合；Ⅲ度烧伤77例，27~39 d愈合。庞来祥等将50只大鼠随机分为赋形剂组、阳性中药京万红组及美乐涂膜剂高、中、低剂量组，以85℃水造成皮肤Ⅱ度烫伤模型，每5 d用透明硫酸酯纸描绘烫伤面积大小，发现京万红组和美乐涂膜剂高、中、低剂量组能够明显促进烫伤愈合，明显优于赋形剂组（$P<0.05$）。连续给药20 d，中药各组分别有5、6、4、1只大鼠痊愈。美乐涂膜剂高、中剂量组均能明显减少醋酸所致疼痛模型小鼠扭体次数，优于赋形剂组（$P<0.05$）。

张国欣等在一般治疗基础上用肥皂水灌肠治疗老年肠梗阻患者为对照组，治疗组在此基础上加用中药(大黄、芒硝、枳实、厚朴、玄参、杭白芍等)煎服,同时配用针灸(足三里、内庭、中脘、曲池、合谷)以增加和调节肠蠕动。结果治疗组总有效率为96.7%(58/60),对照组为73.3%(44/60),组间比较,$P<0.05$。刘东波等将化脓性阑尾炎术后患者分为治疗组92例、对照组90例,两组均常规行腹腔镜阑尾切除术或开放阑尾切除术,术中证实为化脓性阑尾炎,治疗组加用阑尾清化汤(金银花、蒲公英、牡丹皮、大黄、延胡索、赤芍药等),术后次日开始保留灌肠,肛门恢复排气后改为口服。结果术后2 d内治疗组81例(88.0%)恢复肛门排气,对照组为52例(57.8%)。术后并发症:治疗组术后感染1例,术后肠粘连3例;对照组分别为5例、9例,术后肠间脓肿4例。组间比较,$P<0.01$。

胆石症、急性胰腺炎的治疗及实验研究详见专条。

(陈红风 周瑞娟)

【皮肤溃疡的治疗及实验研究】

1. 辨证规律探讨

李斌等针对慢性皮肤溃疡辨证的不确定性,把集对分析的不确定性系统理论引入辨治规律研究,提出了慢性皮肤溃疡是相对确定的热、瘀、虚病理因素和不确定的干扰因子(人、气、环、医、药、检、原)共同作用致病的假说,并对其相互作用给予定量划分,进而建立了慢性皮肤溃疡辨证施治的数学模型:$P=f(V+Ui)$,其中$V=(V_1,V_2,V_3)$,表示3大病理因素,Ui表示7类不确定干扰因素。

2. 临床治疗和研究

孙庆等外用凉血活血、益气去腐生肌的创疡灵(紫草、生黄芪、血竭、珍珠粉、象皮、冰片等)治疗辨证为气血瘀滞、正虚毒恋之慢性皮肤溃疡患者120例,对照组用生肌愈皮膏,两组均每日1次。经治30 d,治疗组总有效率为93.3%(112/120),对照组为81.7%(49/60),组间比较,$P<0.01$。治疗组创面愈合率高于对照组($P<0.05$),平均肌生时间及平均愈合时间均短于对照组(均$P<0.01$),创面组织碱性成纤维细胞生长因子(bFGF)在各时段的表达均明显超过对照组($P<0.05$);血清LN含量较对照组升高更明显($P<0.05$),ET-1含量较对照组下降更明显($P<0.05$)。郝平生等将褥疮、下肢血管炎、外伤、下肢静脉综合征等所致的慢性皮肤溃疡患者分为两组,以清创合外喷金因肽治疗为对照组,治疗组清创后主要用七星丹(银珠、煅石膏、寒水石、硼砂、朱砂、轻粉等)掺布而提脓祛腐、解毒生肌,两组均每日1次。经治30 d,治疗组治愈3例,总有效率为90.0%(36/40),对照组分别为1例和67.5%(27/40),组间比较,$P<0.05$。唐云兰等将糖尿病、脑卒中压疮、创伤、脉管炎及下肢静脉回流受阻、肺心病、硬皮病所致的26例皮肤溃疡患者常规清创后每日或隔日外涂云南白药药膏并配合每日红外线热疗2次,同时每日口服云南白药粉保险丸1粒(1周后每周服2~3粒)。经治4周,愈合21例,好转4例。

徐杰男等治疗132例慢性下肢溃疡患者,清创后用生肌散(制炉甘石、滴乳石、滑石、血珀、朱砂、冰片)作掺药薄撒疮面,再用复黄生肌愈创油膏(大黄、蛋黄油、血竭、珍珠粉、紫草等)纱布一层敷于其上,最后外用红油膏(凡士林、九一丹、东丹)纱布盖贴固定;同时予扶正化瘀中药(生黄芪、太子参、白术、茯苓、当归、赤芍药等)内服。经治3周,总有效率为91.7%(121/132);患者创面平均愈合率为(62.57±30.02)%;痊愈患者创面平均愈合时间为(13.63±4.80)d。

李伟广等治疗烧烫伤、手术切口感染等所致慢性皮肤溃疡患者128例,用狗皮膏药适量均匀涂抹在医用纱布上,在膏药上撒适量疮疡丹(朱砂、麝香、轻粉、樟脑、紫草)末并点燃,待其自然熄灭,以药膏不烫伤皮肤为度,贴敷患处,一般2~4日换药1次。对创面内口形成的纤维环,采用三棱针点刺放血后再贴敷。对照组采用清创包扎换药处理,全身及局部应用抗生素治疗,同时加强健康教育和心理疏导。经治3周,观察组总治愈率为82.0%(105/128),对照组为21.9%(28/128)。组间比较,$P<0.01$。

3. 实验研究

兰海梅等以电子线照射大鼠双后小腿建立急性放射性皮肤溃疡模型,分3组分别以荆芥连翘汤(荆芥、连翘、白芷、生地黄、白芍药、当归等)、利凡诺及生理盐水湿敷,每日2次。4周后荆芥连翘汤组大鼠的小腿肿胀度抑制率与利凡诺组相似($P>0.05$),但起效较后者慢,2组均高于生理盐水组($P<0.05$);在溃疡愈合方面,3组总有效率

分别为95.0%(19/20)、65.0%(13/20)、35.0%(6/20),组间比较,均$P<0.01$。王思农等将30只SD大鼠分为空白组、清洁换药组和祛腐生肌散组,每组10只,分别制成溃疡模型后,空白组不予任何处理,清洁换药组予外科常规换药,祛腐生肌散组予祛腐生肌散(明矾、紫草、乳香、没药、冰片、大黄等)外用。结果祛腐生肌散组在给药第6、10和14 d后溃疡处全层组织创面肉芽组织生长良好,毛细血管和成纤维细胞的生成与空白组、清洁换药组比较均有显著提高(均$P<0.05$);祛腐生肌散组VEGF和转化生长因子β1(TGF-β1)的水平高于空白组和清洁换药组(均$P<0.05$)。席建元等将90只SD大鼠随机分成象皮生肌散(象皮、黄柏、白芷、炉甘石、血竭、乳香等)组、康复新液组和模型组,每组30只,用改良塑料环肉芽肿定量法制成慢性皮肤溃疡模型后各组每日换药1次。结果经光镜下观察,第5 d和第10 d象皮生肌散组及康复新液组局部创面新生肉芽组织中TGF-β1的计数与分布面积都高于模型组(均$P<0.05$)。黄在委等选用SD雄性大鼠90只,随机选取6只为正常对照组,其余大鼠以尾静脉注射四氧嘧啶40 mg/kg,选取符合糖尿病诊断标准的大鼠用于建立糖尿病皮肤溃疡模型造模,并随机分成模型对照组、加减防己黄芪汤(炙黄芪、苍术、当归、汉防己、忍冬藤、玄参等)干预的高、中、低剂量组,糖脉康对照组、西药对照组等6组。结果与模型组比较,各治疗组大鼠血清NO含量均有不同程度升高,而血浆ET-1含量却有不同程度的降低,其中以加减防己黄芪汤高剂量组变化最明显($P<0.001$),中剂量明显($P<0.01$),低剂量组及糖脉康对照组次之($P<0.05$)。

(迟 倪 李 斌)

【湿疹的治疗及实验研究】

钟爱莹等以荆芥连翘汤(荆芥、防风、川芎、柴胡、枳壳、白芷等)治疗湿热型亚急性湿疹,经治2周,痊愈11例,总有效率为91.3%(42/46)。与正常组比较,患者治疗前血清IL-2水平显著降低,IL-4水平显著升高(均$P<0.05$);治疗后血清IL-2水平显著升高,IL-4水平显著下降(均$P<0.05$)。宋业东等自拟健脾除湿止痒汤(土茯苓、苍术、焦白术、陈皮、茯苓、泽泻等)煎服治疗亚急性湿疹106例,对照组口服依巴斯汀(思金)。经治4周,两组总有效率分别为84.2%(48/57)、61.2%(30/49),组间比较,$P<0.05$。王文岭等以口服盐酸西利替嗪及间断外用哈西奈德溶液治疗慢性泛发性湿疹为对照组,治疗组在此基础上予白芍总苷胶囊口服。经治1个月,治疗组总有效率为63.9%(23/36),对照组为40.7%(11/27),组间比较,$P<0.05$。陈丽红以化瘀祛湿方(丹参、鸡血藤、桃仁、红花、黄芪、当归等)煎服治疗慢性湿疹,对照组口服西替利嗪。经治4周,两组总有效率分别为86.0%(43/50)、60.9%(28/46),组间比较,$P<0.05$。治疗组瘙痒消失时间及皮疹消退时间均明显短于对照组($P<0.05$或$P<0.01$)。

钟江等以甘草润肤洗剂(甘草、黄精、鸡血藤、桃仁、蛇床子、地肤子等)温洗后,用多磺酸粘多糖乳膏薄涂敷并按摩治疗手部角化性湿疹,对照组单用多磺酸粘多糖乳膏涂敷按摩治疗。经治4周,两组总有效率分别为84.0%(42/50)、66.0%(33/50),组间比较,$P<0.01$。刘岩等用黄芩油膏治疗血虚风燥型湿疹79例,对照组用肝素钠乳膏涂敷,2组均每日用药2次。经治4周,总有效率分别为68.4%(54/79)、54.7%(41/75),组间比较,$P>0.05$。两组治疗后症状总积分均明显下降(均$P<0.01$),且以治疗组下降更著($P<0.05$)。徐加成等用中药(苦参、黄柏、百部、苍术、白鲜皮、丹参等)坐浴加派瑞松、太宁乳膏外用治疗肛周湿疹,对照组用温盐水坐浴加派瑞松外用。经治3周,两组总有效率分别为95.7%(90/94)、82.6%(76/92),组间比较,$P<0.01$。

樵书宏予西替利嗪口服、葡萄糖酸钙注射液和维生素C静脉滴注治疗急性湿疹,治疗组加用Ⅱ号中药洗液(野菊花、地榆、黄柏、生大黄、蛇床子、苦参等)外敷,对照组用3%硼酸溶液冷湿敷。经治10 d,两组总有效率分别为94.2%(49/52)、79.2%(38/48),组间比较,$P<0.05$。郑喆用中药(黄连、枯矾、五倍子、荆芥、大黄、苦参等)湿敷配合中药(藿香、金银花、连翘、木通、黄连等)内服治疗湿疹患者106例,结果均获临床痊愈,其中73例用药3 d,23例用药5 d,10例用药7 d。杜琨运用龙胆泻肝汤加减内服配合外洗法(苦参、黄柏、白鲜皮、川椒、草红花、乌蛇等)治疗湿热浸淫证急性湿疹48例,经治14 d,皮损完全消退28例,消退30%以上16例;瘙痒消失22例,减轻23例。

实验研究方面,李丽等以2,4-二硝基氯苯(DNCB)外涂致敏造成湿疹大鼠模型,第2日分3组(每组10只)分别以生理盐水、泼尼松片、黄芪浓缩液灌胃,每日1次,连续7 d。采用免疫组织化学法,使用兔抗鼠IFN-γ及兔抗鼠IL-4单克隆抗体及SABC免疫组织化学试剂盒测定大鼠皮损IL-4、IFN-γ水平。结果表明,黄芪可使DNCB致湿疹大鼠的IFN-γ水平提高(与生理盐水组比较,$P<0.05$),但对IL-4水平的影响不大,提示其可增强机体的细胞免疫功能。

(唐苏为 张慧敏)

【荨麻疹的治疗及实验研究】

胡克晋以附子理中汤加黄芪、当归、防风、蝉蜕、地肤子等温阳益气、养血祛风,治疗慢性荨麻疹48例,对照组口服皿治林。经治30 d,两组总有效率分别为97.9%(47/48)、82.5%(33/40),组间比较,$P<0.05$。随访6个月,两组复发率分别为23.5%(8/34)、68.8%(11/16),组间比较,$P<0.01$。李仁灿用祛风湿、清热毒、调营血、止瘙痒之皮肤解毒汤(土茯苓、莪术、川芎、黄连、金银花、甘草等)治疗慢性荨麻疹,对照组予西替利嗪片、雷尼替丁胶囊口服。经治4周,两组总有效率分别为91.1%(51/56)、70.5%(31/41),组间比较,$P<0.05$。胡凯自拟中药活血祛风汤(当归、鸡血藤、生地黄、丹参、荆芥、防风等)治疗慢性荨麻疹,风盛者加桑叶、蒺藜、僵蚕;热重者加金银花、丹皮、紫花地丁;湿重者加苍术、泽泻、茯苓;阴虚者加地骨皮、麦冬、玉竹;卫气不固者加黄芪。对照组口服扑尔敏、维生素C、葡萄糖酸钙。经治4周,两组总有效率分别为92.4%(61/66)、72.0%(36/50);随访3个月,复发率分别为20.6%(7/34)、73.3%(11/15)。组间比较,均$P<0.01$。

卢晓燕等予盐酸左旋西替利嗪口服治疗慢性荨麻疹患者为对照组,观察组在此基础上口服加减玉屏风散汤剂(防风、黄芪、白术、荆芥、柴胡、白芍药等)。经治4周,观察组有效率为86.5%(64/74),明显优于对照组的70.3%(52/74)($P<0.05$)。湛韬等予盐酸西替利嗪片口服治疗慢性荨麻疹为对照组,治疗组在此基础上予玉屏风散合桃红四物汤。经治30 d,治疗组治愈率为54.3%(19/35),对照组为20.0%(8/40),组间比较,$P<0.01$。随着治疗时间的延长,治疗组症状积分的下降趋势逐渐大于对照组,治愈患者2个月后随访的复发率亦明显低于对照组($P<0.05$)。赵宏伟等依巴斯汀口服治疗慢性荨麻疹患者为对照组,治疗组在此治疗基础上加服慢荨汤(黄芪、生地黄、白蒺藜、白僵蚕、浮萍、马齿苋等)。经治28 d,两组总有效率分别为95.0%(76/80)、85.0%(34/40),组间比较,$P<0.05$。治疗后2组主要临床症状评分均明显下降(均$P<0.05$);在控制风团方面,治疗组优于对照组($P<0.05$)。黄伟予润燥止痒胶囊(生地黄、何首乌、桑叶、苦参、红活麻等)口服治疗慢性荨麻疹患者为对照组,治疗组在此基础上加用卡介菌多糖核酸肌注,隔日1次,18次为1个疗程。经治36 d,治疗组总有效率为90.9%(40/44),对照组为71.4%(30/42),组间比较,$P<0.05$。

孟丽杰以四物汤加味(熟地黄、白芍药、川芎、当归、黄芪、蜈蚣等)配合艾灸足三里、血海穴治疗慢性荨麻疹患者,对照组口服荨麻疹丸。经治20 d,两组愈显率分别为82.0%(41/50)、54.0%(27/50),组间比较,$P<0.05$。治疗组治疗后局部症状积分明显下降($P<0.05$),且幅度大于对照组($P<0.05$)。李承玲等以西替利嗪口服治疗慢性荨麻疹为对照组,治疗组在此基础上将药制王不留行籽置于0.5 cm×0.5 cm大小的医用胶布中央,贴于患者肺(双)、神门、内分泌、肾上腺、皮质下等耳穴。治疗前观察组和对照组积分分别为(6.62 ± 1.32)分和(6.84 ± 1.14)分,二组比较差异无统计学意义($P>0.05$);经治2个月后分别为(0.84 ± 1.02)分和(1.42 ± 1.18)分,组间比较,$P<0.05$。

实验研究方面,吴玲霞等建立同种大鼠被动皮肤过敏反应(PCA)模型,实验动物随机分为模型组、酮替酚组、黄芪组,分别给予相应药物灌胃给药,采用HE染色法、甲苯胺蓝染色法、分光光度计比色法观察大鼠PCA及肥大细胞脱颗粒情况。结果表明,黄芪可减轻大鼠PCA,减少肥大细胞脱颗粒。

(秦 静 边风华)

【银屑病的治疗及实验研究】

1. 临床治疗和研究

李宗民等自拟调肝润肺方(丹参、玄参、山慈菇、紫草、川楝子、茵陈等)治疗寻常型银屑病,阴虚火旺、木火刑金者加牡丹皮、黄连、赤芍药、旱莲草、乌梢蛇等,木克脾虚、运化不健者加白术、当归、红花、茯苓、黄芪、川芎等,气阴两伤、虚风血燥者加当归、白芍药、党参、黄芪、五味子、鳖甲等,经治2~3个月,总有效率为83.5%(480/575),3年内总复发率为12.2%(21/172)。何英自拟消银Ⅰ号方(生地黄、白茅根、白花蛇舌草、赤芍药、土茯苓、生槐花等)治疗寻常型银屑病62例,对照组口服复方氨肽素片。经治2个月,总有效率分别为95.2%(59/62)、56.5%(35/62),组间比较,$P<0.01$。陶萍等以紫丹银屑颗粒(紫硇砂、决明子、附子、黄芪、丹参、降香等)温阳活血、养血祛风、润燥止痒治疗寻常型银屑病,对照组服复方氨肽素片。经治8周,治愈率分别为35.8%(43/120)、23.3%(21/90),组间比较,$P<0.05$。苏晓媛等用克银合剂(当归、熟地黄、苦参、红花、蒲公英、丹参等)治疗进展期血瘀型轻、中度寻常型银屑病,治疗前TNF-α和TGF-β水平与空白对照组比较明显上升($P<0.05$),经治12周后均明显下降(均$P<0.05$);治疗组总有效率为77.1%(27/35),淀粉片安慰剂对照组为28.6%(10/35),组间比较,$P<0.05$。严伟华等用驱银汤(生地黄、当归、紫草、丹参、红花、山慈姑等)煎服治疗寻常性银屑病,治疗前患者Th17细胞水平及血清IL-17和TGF-β水平较健康对照组明显升高(均$P<0.05$),经治12周均明显降低(均$P<0.05$);治疗组总有效率为78.6%(22/28),安慰剂对照组为21.4%,组间比较,$P<0.05$。

陈理森治疗373例银屑病,寻常型、关节病型选用银屑皮肤膏(蛇含、白鲜皮等)、双黄银屑膏(黄连、黄芩等)外涂;脓疱型选用双黄银屑膏,脓疱隐退后改用银屑皮肤膏;红皮病型选用双黄银屑膏或土大黄银屑膏(土大黄、凤尾草),红皮隐退后改用银屑皮肤膏,一般治疗3~5个月。血热者内服紫草、槐米、金银花、茯苓、黄连、白茅根等,血燥者服用当归、赤芍药、丹参、玄参、生牡蛎、北沙参等。结果总有效率为92.2%(344/373),复发率为25.2%(75/298)。杨素梅在外用派瑞松、迪维霜的基础上,用癣平丸(金银花、连翘、土茯苓、生地黄、蝉蜕、露蜂房等)联合迪银片治疗寻常型银屑病,经治4周,总有效率为91.7%(55/60),优于单用迪银片组71.7%(43/60)($P<0.05$)。陈虎用阿维A胶囊治疗进展期寻常型银屑病为对照组,治疗组加用克银Ⅰ号方(紫草、水牛角、生地黄、蜈蚣、全蝎、连翘等)解毒化浊。经治60 d,治疗组总有效率为76.0%(114/150),对照组为32.0%(16/50),组间比较,$P<0.05$。

周德瑛等在外用5%水杨酸软膏治疗寻常型银屑病血燥证的基础上,治疗组予养血消银解毒饮(水牛角片、生地黄、赤芍药、板蓝根、苦参、全蝎等)加入养血润肤之品(何首乌、当归、鸡血藤、生地黄、苦参、全蝎等),对照组予消银解毒饮。经治12~16周,两组总有效率分别为80.8%(42/52)、63.3%(19/30)。吴祖兰等用中药(白芷、补骨脂、五倍子、徐长卿、蛇床子、土槿皮等)熏蒸结合喜树碱软膏外搽治疗点滴状银屑病,经治4周,治愈25例,总有效率94.6%(53/56)。关小红等予白芍总苷胶囊口服及氢化可的松软膏外用治疗寻常性斑块状银屑病,经治12周,总有效率为84.4%(38/45)。治疗后PASI评分均值下降($P<0.01$),$CD3^+$、$CD4^+$、$CD8^+$T细胞水平明显提高($P<0.05$),$CD4^+/CD8^+$比值明显下降($P<0.05$),且均接近正常对照组。

陈宏等用窄谱中波紫外线(NB-UVB)照射治疗寻常型银屑病患者为对照组,治疗组在此基础上加用中药熏蒸,血热者予1号方(黄芩、玄参、金银花、野菊花、大青叶),血燥者予2号方(露蜂房、茜草、生地黄、透骨草、丹参),血瘀者予3号方(透骨草、红花、苦参、明矾)。经治8周,治疗组总有效率为96.0%(48/50),对照组为66.0%(33/50),组间比较,$P<0.05$。范延华等以滋阴养血汤加减(当归、生地黄、蝉蜕、丹参、防风、乌梢蛇等)煎服配合紫外线照射治疗银屑病血虚证患者,经治2个月,痊愈8例,总有效率为85.0%(51/60)。李淑平等用莲黛祛屑止痒胶囊(雪莲花、生地黄、丹参、白鲜皮、人工牛黄、青黛等)联合臭氧自血疗法治疗寻常型银屑病150例。经治60 d,总有效率为93.3%(140/150),明显优于维胺酯胶囊对照组的70.0%(105/150)组间比较$P<0.05$。任彩虹用中药(何首乌、女贞子、紫草、藿香、蝉蜕、地肤子等)口服及自血臀部肌肉注射治疗寻常型银屑病,经治40 d,总有效率为87.9%(51/58)。

2. 实验研究

汪五清等以HaCaT细胞株为靶细胞,观察消银汤(板蓝根、苦参、黄芩、丹参、大黄等)大鼠血清对10 ng/ml EGF信号刺激下HaCaT细胞生长曲线的影响,经MTT法检测细胞增殖情况,流式细胞术测定细胞周期及凋亡率变化,结果发现该方具有抑制EGF诱导的HaCaT细胞生长增殖及诱导其分化作用。

王君伟等根据血清药理学方法,用清洁级SD

大鼠制备大、中、小剂量活血解毒方(丹参、土茯苓、山豆根、当归、莪术、苦参等)含药血清、地塞米松含药血清及空白血清,分别加入COLO-16角质形成细胞培养体系中,培养48 h后,经用MTT法观察,发现不同浓度活血解毒方明显抑制COLO-16角质形成细胞株的增殖,其中高浓度组优于地塞米松组($P<0.05$);同时不同浓度活血解毒方及地塞米松血清均能降低细胞G1期时相的比例,而将细胞阻滞于S期,抑制其有丝分裂,与空白血清组比较,均$P<0.05$。

王学军等研究发现,丹槐银屑浓缩丸(丹参、槐花、紫草、黄连、白鲜皮、大青叶等)能显著抑制小鼠阴道上皮细胞的有丝分裂,促进小鼠尾部鳞片表皮颗粒层形成。李廷保用10%心得安软膏外涂复制银屑病豚鼠模型,分别以黄药子软膏Ⅰ(以羊毛脂和凡士林制成)、Ⅱ(以黄蜡制成),雷红软膏(雷公藤内酯、红霉素)外涂治疗,观察两周后,与空白组比较,模型组组织学积分及炎症细胞浸润数明显上升($P<0.05$),黄药子软膏Ⅰ、Ⅱ组、雷红软膏组则明显低于模型组(均$P<0.05$),3组间无明显差别(均$P>0.05$)。

李凤仙用小鼠尾部表皮天然缺少颗粒层而类似银屑病角质形成细胞分化障碍病理改变,给予小鼠低、中、高3个剂量不同证型中药复方银屑病治疗药物,计数鼠尾颗粒细胞数;选雌性小鼠腹腔注射乙烯雌酚,造成小鼠阴道上皮过度增殖模拟银屑病病理改变,分别灌胃给予低、中、高3个剂量风热证方(蝉蜕、薄荷、板蓝根、白花蛇舌草、马勃、北豆根等)、湿热证方(土茯苓、黄柏、茵陈、苦参、山慈菇、黄药子等)、血热证方(羚羊角、水牛角、刺蒺藜、露蜂房、霜桑叶、乌梢蛇等),光镜下观察阴道组织病理学变化,计数小鼠阴道基底细胞有丝分裂指数的颗粒总数;以2,4-二硝基氯苯(DNCB)致敏与激敏致小鼠迟发型超敏反应,测定小鼠耳郭肿胀度。结果发现中、高剂量风热证方、湿热证方和高剂量血热证方可显著增加小鼠尾部表皮颗粒细胞数;中、高剂量风热证方、湿热证方和高剂量血热证方可明显降低雌激素致小鼠阴道基底细胞有丝分裂指数;中、高剂量风热证方和中剂量湿热证方及中剂量血热证方显著降低2,4-二硝基氯苯致小鼠迟发型超敏反应小鼠耳郭肿胀度。

(秦晓峰　高春芳)

【白癜风的治疗及实验研究】

何华荣予加味白驳丸(鸡血藤、首乌藤、生黄芪、当归、赤芍药、红花等)口服,白驳酊(补骨脂、菟丝子、细辛)外涂后,接受阳光或长波紫外线照射,治疗3个月,总有效率为91.5%(75/82)。杨晓红等以白蚀丸(补骨脂、何首乌、刺蒺藜、红花、丹参、牡丹皮等)口服,乌体林斯注射液肌肉注射,复方卡力孜然酊、丁酸氢化可的松隔天交替外用,治疗12周,总有效率为77.0%(228/296)。李治牢等对本病辨证论治:肝郁气滞者用逍遥散加减,肝肾不足者用六味地黄丸加减,气血瘀滞者用通窍活血汤加减,气血两虚者用八珍汤加减;并以复方补骨脂酊(补骨脂、乌梅、白芷、红花)涂擦患处,同时配合日光照射;儿童患者及颜面部外用卤米松乳膏。经治3个月~2年,总有效率为90.0%(45/50)。

吴一菲等以他卡西醇软膏外用后局部日光照射治疗白癜风患者为对照组,治疗组加服玉屏风颗粒。经治3个月,治疗组总有效率为68.6%(24/35),对照组为37.1%(13/35),组间比较,$P<0.05$。李政敏等用窄谱中波紫外线照射治疗白癜风患者为对照组,治疗组加用复方补骨脂酊(补骨脂、菟丝子、蛇床子、牡丹皮、潼蒺藜、旱莲草等)外涂。经治10周,治疗组总有效率为68.0%(34/50),对照组为39.3%(22/56),组间比较,$P<0.05$。毛骊俊等用白癜风丸(红花、川芎、当归、桃仁、丹参、乌梢蛇等)口服作为治疗组,对照组予补骨脂酊局部外用,配合日光照射,两组均外用0.05%卤米松乳膏。经治6个月,两组总有效率分别为75.0%(30/40)和35.0%(14/40),组间比较,$P<0.05$。万海栋自拟中药(黑芝麻、旱莲草、黄芪、当归、何首乌、女贞子等)蜜丸内服,黑故子、肉桂、乌梅加75%乙醇稀释浸泡1周后擦在局部皮肤,擦后日光照射;对照组单用补骨脂酊外擦,擦后日光照射。经治4个月,两组总有效率分别为89.4%(42/47)和57.5%(27/47),组间比较,$P<0.05$。李刚等用高温负压发疱及皮肤磨削术自体表皮移植,联合白二丸(白蒺藜、川芎、赤芍药、黄芩、白芷、蜂蜜)治疗,对照组仅用自体表皮移植。经治3个月,治疗组总有效率为82.1%(92/112),对照组为63.9%(23/36),组间比较,$P<0.05$。

施慧以对苯二酚(氢醌)化学脱色法制备实验性白癜风豚鼠模型,研究表明,白二丸(主要成分为补骨脂)能使实验性白癜风模型豚鼠皮肤中黑色素增加,血液中酪氨酸酶含量增加,血液流变学的各项指标相应改善。姜日花等以复方甘草酸苷27.8 mg/kg和55.6 mg/kg两个剂量治疗过氧化氢白癜风豚鼠模型,通过免疫组化检测发现,模型组皮损区HMB45的表达比正常对照组低($P<0.01$),治疗组HMB45的表达高于模型组($P<0.01,P<0.05$),且有剂量依赖关系;模型组皮损区TNF-α和IL-6的表达较正常对照组显著增加,大剂量治疗组皮损区TNF-α和IL-6的表达较模型组显著减少。提示复方甘草酸苷能促进黑素生成,其作用可能与降低皮损区TNF-α和IL-6的表达有关。

(杨芮姗 高尚璞)

【痤疮的治疗】

肖玮等予调经消痤饮(女贞子、旱莲草、桑椹子、生地黄、知母、黄连等)煎服治疗肾阴不足、肺胃蕴热型经前期痤疮患者,对照组口服罗红霉素与西咪替丁。经治21 d,总有效率分别为93.6%(29/31)、76.7%(23/30),组间比较,$P<0.05$。陈德监等以茵陈蒿汤加丹参、葛根、白花蛇舌草、山楂、陈皮、橘叶等口服治疗脾胃湿热型寻常痤疮,对照组口服罗红霉素胶囊。经治1个月,总有效率分别为95.0%(38/40)、62.5%(25/40),组间比较,$P<0.01$。王太发用排毒清脂片(大黄、西洋参、麦门冬)治疗痤疮,对照组口服美满霉素。经治6周,总有效率分别69.4%(43/62)、48.3%(28/58),组间比较,$P<0.01$。

王水电用消痤汤(玄参、泽泻、猪苓、知母、夏枯草、黄柏等)熏蒸加内服治疗寻常型痤疮,对照组口服阿维A胶囊。经治1个月,总有效率分别为94.3%(33/35)、72.7%(16/22),组间比较,$P<0.05$。何静岩在口服当归苦参丸治疗的基础上,治疗组加用中药(黄芩、当归、苦参、连翘、皂角、蒲公英等)外洗,对照组加用盐酸环丙沙星软膏外涂。经治3周,总有效率分别为95.0%(38/40)、75.0%(30/40),组间比较,$P<0.05$。鄢燕等以散刺法(用毫针轻刺面部皮损明显处,远端配穴:合谷、三阴交、太冲,用毫针直刺,10次为1个疗程),及中药(生地黄、牡丹皮、黄芩、蒲公英、紫花地丁)内服治疗寻常型痤疮;对照组口服四环素,6 d为1个疗程。经治3个疗程,总有效率分别为100%(260/260)、82.3%(214/269),组间比较,$P<0.05$。程丽予耳穴压豆(主穴:肺、胃、面,配穴辨证加减,用王不留行籽贴于穴位,每周贴敷1次,左右耳穴交替进行),并口服百癣夏塔热片治疗寻常痤疮患者;对照组仅口服百癣夏塔热片。经治4周,总有效率分别为90.0%(45/50)、72.0%(36/50),组间比较,$P<0.05$。

徐佳等将60例寻常痤疮患者分为两组,每组均口服清肺祛脂方合剂。在此基础上,治疗组30例加锋钩针排脓放血治疗,每周1次;对照组外用维A酸乳膏。观察6周,总有效率分别为86.7%(26/30)、50.0%(15/30),组间比较,$P<0.01$。鄢燕等将寻常型痤疮患者随机分成治疗组260例,治以散刺法(用毫针轻刺面部皮损明显处,远端配穴:合谷、三阴交、太冲,用毫针直刺),10次为1个疗程,同时配合中药(生地黄、牡丹皮、黄芩、蒲公英、紫花地丁)内服;对照组260例口服四环素,6 d为1个疗程。经治3个疗程,总有效率分别为100%(260/260)、82.31%(214/269),组间比较,$P<0.05$。

莫至能等用腕踝针(取上$_1$区、上$_2$区、上$_3$区)治疗寻常型痤疮,隔日1次,10 d为1个疗程,疗程期间休息3~5 d,共治3个疗程;对照组口服维胺酯胶囊,连续30 d。结果总有效率分别为95.9%(23/24)、75.0%(18/24),组间比较,$P<0.05$。郑雪梅将330例痤疮患者分为轻、中、重度三类,然后把同等程度的患者随机纳入A、B、C组。A组局部火针加背腧穴刺络拔罐,每次火针点刺2~4处,3~7 d一次,拔罐点刺(心俞、肺俞、胰俞、肝俞、脾俞、肾俞等)3~5 d一次;B组单纯针刺治疗(合谷、曲池、内庭、阳白、四白);C组口服美他环素,并外用盐酸克林霉素磷酸酯凝胶。经治2个月,轻度患者3组总有效率分别为97.1%(34/35)、88.6%(31/35)、82.9%(29/35);中度患者分别为95.0%(38/40)、87.5%(35/40)、77.5%(31/40);重度患者分别为91.6%(32/35)、85.7%(30/35)、77.1%(27/35)。组间比较,均$P<0.05$。吴芳芳等用刺络拔罐治疗青春期痤疮患者,每次选取背部双侧2个穴位(心俞、肺俞、胃俞、脾俞、肝俞、肾俞),用三棱针点刺出血,然后在点刺处拔罐10~15 min,5~7日1次,6次为1个疗程;对照组口服丹参酮,连服3周。结果总有效率分别为96.7%(29/30)、78.6%(22/28),组间比较,$P<0.01$。

(傅燕华 蔡希)

【干燥综合征的治疗及实验研究】

吴丹等对100例干燥综合征患者临床资料进行中医证候分类,分别统计各证型与病程、中医证候积分及主要实验室指标的关系,研究分析本病中医证候特点。结果阴虚内燥证、津亏血虚证、阴虚络滞证、气阴两虚证、阴虚湿热证5个主要证型中以阴虚络滞证(49%)、津亏血虚证(21%)多见;阴虚络滞证多见于疾病中后期,病程5年以上者有28/49例,合并多系统病变者多见(17/49例)。阴虚络滞证、气阴两虚证IgG水平高于气阴两虚证、阴虚实热证($P<0.05$),阴虚湿热证IgM水平高于其他4证($P<0.05$),阴虚络滞证RF水平高于津亏血虚证、阴虚湿热证($P<0.05$),阴虚络滞证、津亏血虚证、气阴两虚证ANA定量水平高于阴虚湿热证($P<0.05$)。

李杰等用清热祛瘀汤(蒲公英、穿山甲、天花粉、玄参、连翘、王不留行等)治疗原发性干燥综合征患者,对照组予对症治疗和替代治疗(眼干睡前用眼膏,口干用人工唾液和人工泪液等),经治24周,总有效率分别为96.9%(126/130)、78.2%(86/110),组间比较,$P<0.05$。覃海用益胃汤合玉女煎加减治疗脾胃阴虚型原发性干燥综合征,对照组用白芍总苷。经治90 d,总有效率分别为92.0%(23/25)、45.5%(10/22),组间比较,$P<0.05$;对口眼干燥症状的改善、眼科检查情况、实验室指标改善及药物副作用方面治疗组亦优于对照组($P<0.05$,$P<0.01$)。朱跃兰等以活血解毒方(丹参、当归、川芎、鸡血藤、玄参、连翘等)口服治疗,对照组予雷公藤多甙片。经治3个月,两组总有效率分别为90.6%(29/32)、83.8%(26/31),组间比较,$P>0.05$。两组症状体征、左右眼滤纸试验、C-反应蛋白值、血沉均较治疗前改善($P<0.01$,$P<0.05$),治疗组口干症状较对照组改善更明显($P<0.01$)。李荣良等以杞菊地黄汤治疗原发干燥综合征30例,4周后,眼干症状、口干症状、泪流率、唾液流率各临床评分较高者例数较治疗前减少($P<0.05$)。外周血血液全血黏度(低切、高切)、血浆黏度、全血还原黏度(低切、高切)、红细胞沉降率(ESR)、血细胞沉降率方程K值、红细胞最大聚集指数、变形指数均明显低于治疗前,变形指数明显高于治疗后(均$P<0.01$),临床疗效总评分与血浆黏度、血细胞沉降率方程K值、红细胞最大聚集指数呈正相关(r分别为0.874、0.644、0.739,$P<0.01$),与红细胞最大变形指数呈负相关($r=-0.791$,$P<0.01$)。谢文军等以养阴汤(太子参、桑白皮、白芍药、银柴胡、玄参、麦门冬等)治疗,对照组用强的松加环磷酰胺。经治1个月,总有效率分别为93.3%(28/30)、73.3%(22/30),组间比较,$P<0.01$。

郑红霞等用西医对症处理(眼干用玻璃酸钠滴眼液滴眼,口干适当饮水,关节痛者间歇口服非甾体抗炎药乐松片,若合并有脏器损伤、白细胞降低、血清球蛋白明显升高等均口服泼尼松片或同时口服甲氨蝶呤片)治疗原发性干燥综合征为对照组,治疗组加服润燥方(熟地黄、天门冬、麦门冬、玉竹、五味子、白薇等),经治3个月,两组进步加明显进步率分别为30.0%(9/30)、70.0%(21/30),组间比较,$P<0.01$。治疗组治疗后滤纸试验和唾液流率明显上升且明显高于对照组(均$P<0.05$),不良反应发生率低于对照组($P<0.05$)。两组血清球蛋白、C反应蛋白、类风湿因子均较治疗前降低(均$P<0.05$)。

古洁乃特等以二胶养血汤(龟板胶、鹿角胶、党参、白术、茯苓、当归等)加强的松治疗干燥综合征合并血液系统损害患者,对照组以强的松、硫酸羟氯喹片等对症治疗。经治3个月,总有效率分别为84.0%(22/25)、64.0%(16/25),组间比较,$P<0.05$。治疗组治疗后外周血白细胞、红细胞、血小板数均明显高于对照组($P<0.01$)。钱先等以生津养血颗粒(生地黄、麦门冬、北沙参、鳖甲、阿胶、赤芍药等),治疗干燥综合征合并血细胞减少患者50例,疗程为3个月,治疗后口干、鼻干、皮肤干、大便干的症候积分及唾液流量、血细胞指标有显著性改善($P<0.05$)。

谢幼红认为脾虚是干燥综合征发病的重要机制,健脾益气是治疗干燥综合征的根本之法。梁慧英等认为本病的病机主要是阴虚致燥,燥毒致病,气虚致燥,瘀血内停。邓颖萍介绍董振华治疗干燥综合征阴虚夹湿证的经验,认为对燥湿相兼的阴虚夹湿证,治疗应燥湿同投,灵活化裁。李佳渝介绍赵丽娟治疗干燥综合征的经验,认为燥毒为害是发病的最终归因,阴虚内热、气虚失运、血瘀津亏、燥盛成毒是本病的致病因素,虚、瘀、毒相互交结是本病的病理关键,肝脾肾为其病源根蒂。治则治法包括滋阴润燥法、润燥解毒法、益气健脾法、活血化瘀法。徐愿介绍阎小平治疗干燥综合征的经验,认为补益肝肾是根本,补益肺胃是关键,还应祛风除湿、活血通络以治标,未病先防、既病防变。

实验研究方面,张前德等以干燥综合征(SS)模型大鼠颌下腺水通道蛋白-5(AQP5)的表达为靶点,用自身同种鼠抗原合并百白破疫苗加强免疫法免疫模型大鼠,离体颌下腺灌流法测试中药丹参、黄芪对唾液腺刺激程度,用 Western blot 分析模型大鼠颌下腺水通道蛋白-5 的表达。将干燥综合征模型大鼠随机分组,每组 8 只,空白对照组、造模生理盐水组、造模丹芪(黄芪颗粒、丹参颗粒)高剂量组(每只给药 72 g·kg^{-1}·d^{-1})、造模丹芪低剂量组(每只给药 18 g·kg^{-1}·d^{-1}),给药 6 周。丹芪高、低剂量组能明显增加唾液流量、降低颌下腺指数,明显增强水通道蛋白-5 的表达,与模型组比较,均 $P<0.05$。卞慧敏利用免疫诱导法建立 SS 大鼠模型,将 SS 模型大鼠随机分为空白对照组(等容积 0.5%CMC-Na),模型对照组(等容积 0.5%CMC-Na),强的松组、生津润燥颗粒高剂量组(22.41 g 生药/kg)、中高剂量组(7.47 g 生药/kg)和低剂量组(2.49 g 生药/kg),用药 9 周。以双抗体夹心(ABC-ELISA)法检测发现,高、中、低剂量生津润燥颗粒组较模型组均可降低模型大鼠血清 IgG、TNF-α、Fas、Fas-L、IL-2R 含量($P<0.05$,$P<0.01$)。提示生津润燥颗粒具有抑制模型大鼠细胞凋亡作用。

(夏亚茹 陈红风)

【白塞病的治疗】

李明等以强的松、阿昔洛韦口服等治疗治疗白塞病为对照组,治疗组在此基础上加服龙胆泻肝汤加味。经治 3 周,治疗组总有效率为 91.1%(41/45),对照组为 64.4%(29/45),组间比较,$P<0.05$。李杰等以双子熟地颗粒(枸杞子、女贞子、熟地黄、杜仲、茯苓、知母等)治疗本病,对照组用强的松、秋水仙碱。经治 8 周,总有效率分别为 92.3%(24/26)、76.9%(20/26),组间比较,$P<0.05$。

常云龙等治疗本病 270 例,湿热蕴结者以甘草泻心汤加减,肝肾阴虚者以两地汤加减(生地黄、当归、赤芍药、玄参、地骨皮、沙参等),同时均以 P-转移因子注射双侧三阴交穴(2 次/周),经治 6 个月,痊愈 198 例,总有效率为 94.1%(254/270)。妥艳花以甘草泻心汤加生石膏等治疗本病,经治 6~28 d,治愈 39 例,总有效率 91.7%(44/48)。陈爱林等以痹症 1 号(秦艽、生薏苡仁、忍冬藤、鸡血藤、黄柏、地龙等)配合环磷酰胺、尼美舒利分散片口服治疗本病,结果随访 1 年,治愈 25 例,总有效率为 94.7%(36/38)。郑奎海以扶弱抑亢汤(黄芪、生地黄、露蜂房、昆明山海棠、玄参、土茯苓等)治疗本病 36 例,肝火偏盛者加夏枯草类,胃热偏盛者加大黄类,湿热偏盛者加苦参类,气虚甚者加人参类,阴虚盛者加石斛类,阳虚盛者加熟附子类,以 30 d 为 1 个疗程,共治 1~3 个疗程,痊愈 21 例,显效 9 例,好转 5 例。国明俊等以甘草泻心汤加赤小豆、当归、龙胆草、升麻等治疗本病 27 例,以 7 d 为 1 个疗程,结果 1 个疗程治愈者 9 例,2 疗程 11 例,3 疗程 6 例。王夜等治疗本病阴虚内热者 3 例,治以增液汤合沙参麦冬汤加减;下焦湿热型者 3 例,以胆泻肝汤合四妙散加减;中间型 12 例,治以甘草泻心汤合当归赤小豆散加减。结果按 1990 年美国风湿类疾病的有关标准,治愈 8 例,总有效率为 88.9%(16/18)。胡建军等以龙胆泻肝汤、甘草泻心汤加减调治本病 12 例,以 10 d 为 1 个疗程,疗程间停服 3~5 d。结果 2 个疗程痊愈者 2 例,3 个疗程 3 例,4 个疗程 3 例,5 个疗程以上者 4 例,复发 2 例又经治疗 2 个疗程基本痊愈。庞龙等以甘草泻心汤、赤豆当归散加减及强的松片口服、复方妥布霉素眼药水滴眼治疗白塞氏病并前房积脓 2 例,分别于 24 d、21 d 后痊愈,随访 18 个月、16 个月未见复发。

(吴晶晶 陈红风)

【乳腺增生病的治疗及实验研究】

李湘奇等以红金消结胶囊(金荞麦、五香血藤、柴胡、三七、香附、八角莲等)治疗乳腺增生病,对照组服乳癖消片。经治 3 个月,总有效率分别为 92.7%(153/165)、72.0%(72/100),组间比较,$P<0.01$。治疗组与对照组相比,乳腺组织血流信号明显减少,血流速度(Vamx)提高,阻力指数(RI)减小(均 $P<0.05$)。李贺兰等以乳结消丸(柴胡、淫羊藿、莪术、肉苁蓉、昆布、没药等)治疗本病 134 例,对照组 112 例服逍遥丸。15 d 后与治疗前比较,两组 E_2、PRL 含量均降低,P 含量均升高(均 $P<0.01$);治疗组 E_2、PRL 含量低于对照组,P 含量高于对照组(均 $P<0.01$)。战美玲以消瘰丸(牡蛎、浙贝母、玄参、郁金、龙胆草、乳香等)加减治疗本病,对照组服乳增宁片(艾叶、淫羊藿、柴胡、川楝子等)。经治 3 个月,总有效率分别为 95.0%(76/80)、80.0%(64/80),组间比较,$P<0.05$;与治疗前相比,治疗组治疗后血清 E_2 降低,P 升高($P<0.01$,$P<0.05$)。彭秀梅等以理气散结汤(柴胡、郁金、王不留行、浙贝母、牡蛎、皂角刺等)治疗本病,对照组服三苯氧胺,均连续治

疗3个月经周期,总有效率分别为89.1%(82/92)、63.6%(56/88),组间比较,$P<0.05$。

周亮等以乳增宁贴膏(九香虫、白附子、延胡索、橘核、香附等)敷贴膻中、乳根、期门及乳房局部阿是穴治疗本病,对照组40例口服乳癖消,均以1个月为1个疗程,共治3个疗程。结果总有效率分别为92.5%(37/40),对照组为82.5%(33/40),组间比较,$P<0.05$;治疗组疼痛积分减少明显优于对照组($P<0.05$)。

娄海波以情志干预(情绪疏导、健康宣教)、疏肝理气中药(柴胡、青皮等)治疗乳腺增生病,对照组服乳癖散结胶囊。经治3个月,治愈率分别为52.4%(22/42)、26.2%(11/42),组间比较,$P<0.05$。治疗组在减轻乳房疼痛、乳房肿块及改善月经、情绪症状方面均优于对照组($P<0.05$,$P<0.01$),中医忧思积分减少明显大于对照组($P<0.01$)。邓祖芬等以消癖汤(柴胡、浙贝母、橘核、乳香、没药、炮穿山甲等)配合微波治疗本病,经治90 d,总有效率为92.2%(83/90)。

应荐等以68名乳腺增生病患者为研究对象,发现左右期门穴较非穴位对照点红外辐射强度高,膻中穴较非穴位对照点红外辐射强度低(均$P<0.05$)。提示该病患者以期门穴为代表的足厥阴肝经系统、以膻中穴为代表的任脉系统分别处于偏实的肝气郁滞及偏虚的冲任失调的病理状态。卢德赵等研究肝郁气滞、痰瘀互结和冲任失调型乳腺增生病患者血清蛋白质组,每型各4例,正常组4例;选择在不同证型中表达量差异超过20%,且$t<0.05$的蛋白质作为差异蛋白质;发现与正常组相比,乳腺增生患者血清中抗凝血酶lii、α-2糖蛋白、HCCR结合蛋白2、结合珠蛋白2和转甲状腺蛋白及其变异体表达量增加。而SP40, Ras association and pleckstrin homology domains1isoform 3表达量下降;抗凝血酶lii和SP40在肝郁气滞型表达量最高,痰瘀互结型次之,冲任失调型量少;HCCR结合蛋白2在痰瘀互结型中表达量最高,冲任失调型次之,肝郁气滞型最低;转甲状腺素蛋白变异体在肝郁气滞型、冲任失调型和痰瘀互结型中表达依次降低。

实验研究方面,赵文静等用复方鹿花盘胶囊灌胃由雌二醇注射造模的乳腺增生小鼠30 d,发现该药能降低模型小鼠的腺泡腔直径、胞浆面积等指标,并呈现一定的剂量依赖性;高剂量组能降低模型小鼠的血清LH含量。夏仲元用疏肝通络方(柴胡、香附、穿山甲、当归、白芍药、乳香等)灌胃乳腺增生模型大鼠,连续4周,与灌胃生理盐水的模型组相比较,发现该方有抑制乳腺增生模型大鼠碱性成纤维细胞因子高表达、平均光密度和阳性面积,减少微血管密度、抑制血管生成的作用。王非等发现消癖汤(柴胡、白芍、莪术、牡蛎等)灌胃能够降低模型大鼠乳腺组织PCNA mRNA、VEGFmRNA等的阳性表达水平,作用与三苯氧胺组相似。

(吴晶晶 陈红风)

【混合痔术后并发症的治疗】

刘玉辉等以坐浴方(蒲公英、槐花、艾叶、大黄、黄柏、川椒)加减治疗36例混合痔术后患者。初期(术后1～7 d)疼痛较重酌情加重川椒用量,中期(术后8～14 d)为促使肉芽组织生长加重蒲公英、槐花用量,术后1～2周患者易出现肛门瘙痒,酌加月石、明矾、芒硝等。对照组用高锰酸钾温热溶液坐浴。两组均每日坐浴两次。坐浴方组肛门疼痛消失时间平均为(3.57 ± 1.52)d,对照组为(5.77 ± 2.27)d,组间比较,$P<0.05$。坐浴方组中12例创缘水肿,水肿消失时间平均为(7.72 ± 2.52)d;对照组中11例创缘水肿,水肿消失时间平均为(12.05 ± 5.15)d,组间比较,$P<0.01$。治疗28 d后,两组患者均痊愈,坐浴方组创面愈合时间明显短于对照组($P<0.01$)。欧小琴等将60例Ⅱ-Ⅳ期混合痔外剥内扎术后患者随机分为两组,治疗组30例用外洗Ⅰ号方(苦参、生大黄、金银花、红花、皂角刺、明矾)熏洗,对照组用痔疾洗液熏洗。两组均于术后第1 d开始治疗,6 d后两组总有效率分别为100%(30/30)、83.3%(25/30),组间比较,$P<0.05$;两组治疗后疼痛、水肿、渗液数量、渗液性质积分较治疗前均明显减少($P<0.05$);两组创面实际愈合时间分别为(13.47 ± 0.78)d、(17.57 ± 0.70)d,组间比较,$P<0.05$。

张锴等以地奥司明片加用中药煎液(大黄、黄柏、生地榆、苍术、苦参、马齿苋等)肛门部熏洗为治疗组治疗术后疼痛。对照组每次排便后和睡前用高锰酸钾溶液坐浴。两组总有效率分别为95.6%(65/68)、71.2%(37/52),治疗组优于对照组($P<0.01$)。林晖将符合纳入观察标准的180例患者随机分为3组,每组60例,治疗组用肛愈散(生大黄、虎杖、五倍子、延胡索、薄荷、冰片)剂熏洗,对照1组用肛愈散煎剂熏洗,对照2组用痔

疾洗液熏洗。3组均以10 d为1个疗程。结果3组治愈率无显著差异($P>0.05$)。治疗组创面愈合时间、肛门疼痛和水肿消退时间、便血和肛门坠胀积分情况均优于对照组($P<0.05$)。丁道峰以活血化瘀方(当归、乳香、桃仁、红花、枳壳、赤芍药等)熏洗坐浴治疗术后疼痛106例,对照组(105例)用高锰酸钾治疗。中药熏洗组总有效率优于对照组($P<0.05$),且疼痛和肛缘水肿积分明显低于对照组($P<0.05$)。张志强用三草洗剂(败酱草、车钱草、马鞭草、黄芩、黄柏、赤芍药等)治疗术后患者120例,对照组120例用皮肤康稀释液治疗,均每天用药两次。三草洗剂组创面愈合天数明显少于对照组($P<0.01$)。两组止痛作用总有效率分别为94.2%(113/120)、83.3%(100/120),组间比较,$P<0.01$。毛龙飞用开放、随机对照试验方法将100例术后肛缘水肿患者分为治疗组和对照组各50例。治疗组术后给予水肿方(玄明粉、鸭跖草、升麻、五倍子、马齿苋)熏洗2次/d。对照组给予高锰酸钾液1 500 ml,2次/d。结果治疗组在术后3 d、7 d肛缘水肿消退情况均明显优于对照组($P<0.05$,$P<0.01$),且在观察期间无不良反应。罗崇谦等按简单随机化方法将512例患者随机分为两组,治疗组以痔立消冲剂(大黄、姜黄、黄柏、苦参、金银花叶、薄荷)坐浴,对照组以高锰酸钾液治疗,两组均连续用药14 d。术后第3、5、7、14 d,治疗组疼痛、水肿积分均明显低于对照组($P<0.05$)。治疗组较对照组提前4 d显著缓解水肿、疼痛等症状。梁富吉等以痔外洗方(薄荷、两面针、毛冬青、芒硝、五倍子)治疗术后疼痛、肛缘水肿90例,对照组90例用高锰酸钾稀释液熏洗,均连续用药15～25 d。痔外洗方组痊愈时间及肛缘水肿消失时间较对照组均明显缩短($P<0.05$),术后第2、5、7 d疼痛分值明显低于对照组($P<0.05$)。

闵春明等将148例患者随机分为研究组和对照组,术后第1 d开始分别服用独一味胶囊和安慰剂共14 d。两组伤口出血、疼痛、肛门水肿、瘙痒、肛门下坠感总评分及伤口愈合情况比较,研究组明显优于对照组($P<0.05$,$P<0.01$),且未见明显不良反应。陈华兵等将术后患者随机分为两组,治疗组30例给予复方芙蓉叶膏(芙蓉花叶、黄柏、地榆炭、大黄)纱条,对照组30例给予凡士林纱条,分别于手术结束时及便后换药时敷于创面上。治疗组术后第1、2、3、5、7 d创面疼痛VAS评分明显低于对照组($P<0.05$)。除术后第1 d外,治疗组水肿情况在其他各个时段均明显优于对照组($P<0.05$)。丁晓红以去腐生新膏(丹参、当归、血竭、制没药、紫草、轻粉等)治疗术后创面愈合迟缓30例,对照组30例用肛泰软膏换药。治疗14 d后,两组总有效率分别为100%(30/30)、83.3%(25/30),组间比较,$P<0.05$。刘海泉将80例患者按随机原则分为两组,治疗组用自制消炎生肌膏(当归、紫草、儿茶、冰片、地榆等)纱条填塞创面,对照组用肛泰软膏纱条填塞。结果消炎生肌膏止血效果明显优于对照组($P<0.05$),治疗组创面水肿消退时间和创面愈合时间均短于对照组($P<0.05$,$P<0.01$),术后5 d治疗组VAS疼痛指数较对照组低($P<0.05$),术后1 d及术后14 d两组VAS疼痛指数无统计学意义($P>0.05$)。

戴君妹以益气活血汤(生白术、生黄芪、肉苁蓉、怀牛膝、杏仁、枳壳等)治疗环形混合痔术后便秘患者40例,与麻仁软胶囊对照。服药两周后,益气活血汤组总有效率为92.5%(37/40),麻仁软胶囊组总有效率为70.0%(28/40),组间比较,$P<0.05$。苏云等用随机对照单盲法将100例老年性混合痔术后便秘患者分成两组,治疗组口服痔康方颗粒剂(炙黄芪、生白术、枳实、当归、生地黄、肉苁蓉等),对照组服用麻仁滋脾丸。治疗组总有效率为96.0%(48/50),对照组为84.0%(42/50),组间比较,$P<0.01$。李志鹏用肌注甲基硫酸新斯的明治疗术后尿潴留36例为对照组,治疗组在此基础上加服自拟黄芪车前子颗粒剂(炙黄芪、车前子)。对照组总有效率为63.9%(23/36),治疗组总有效率为88.9%(32/36),组间比较,$P<0.05$。

(李永健)

【复杂性肛瘘的治疗】

何永恒等用"分段开窗旷置、切扩挂线、置管引流"术式治疗100例作为试验组,对照组50例用切开挂线术。结果试验组治愈率为98.0%(49/50),平均疗程为(27.2±5.7)d;对照组分别为88.0%(44/50),(35.5±8.7)d。两组治愈率、平均疗程比较,$P<0.05$,$P<0.01$。试验组随访半年无复发,对照组复发率为12.0%(6/50)。试验组术后肛门失禁和肛门狭窄、移位、变形积分低于对照组($P<0.05$),创面瘢痕明显小于对照组($P<0.05$),瘘管根治疗效优于对照组($P<$

0.05)。肛管直肠压力、直肠感觉和肛门节制功能检测结果显示,试验组术后首次漏出量、保留容量、直肠容量感觉阈值3项指标与术前比较无显著差别($P>0.05$),对照组则明显下降($P<0.05$)。提示该术式在肛门功能保护方面明显优于对照组。梁晚华用多中心平行随机对照试验方法将164例患者分为两组,治疗组用切缝挂线术,对照组用传统切开挂线法。两组治愈率分别为89.0%(73/82)、73.2%(60/82),组间比较,$P<0.05$。两组创面愈合时间分别为(20.71±8.06)d、(21.14±8.57)d,组间比较,$P>0.05$。两组术后漏液、漏气等并发症发生率分别为11.0%(9/82)、34.2%(9/82),组间比较,$P<0.05$。周海峰用开窗挂线法(治疗组)和切开挂线法(对照组)分别治疗40例。两组治愈率均为100%。随访0.5~2年,两组各有1例复发。治疗组有2例轻度肛门畸形,无肛门失禁。对照组37例存在不同程度肛门外观畸形,无肛门失禁。治疗组平均愈合时间为21.3 d,对照组为35.2 d。两组创面愈合时间及肛门畸形发生率比较,均$P<0.05$。刘艳歌等用切开挂线对口引流术治疗高位复杂性肛瘘89例,一次性手术治愈80例,二次治愈9例。治愈时间为26~58 d,平均35.2 d。术后2年回访均无复发、无肛门失禁、肛门畸形、肛门移位等后遗症。李召兵以传统切开挂线法治疗为对照组,治疗组用切缝挂线术。结果治疗组总有效率为91.7%(55/60),对照组为78.3%(47/60),组间比较,$P<0.05$。两组患者术后创面愈合时间分别为(19.82±8.1)d、(21.03±7.9)d,组间比较,$P>0.05$。叶茂等随机分两组治疗,治疗组用主管隧道式切开引流支管拖线术,对照组用常规切除术或切开挂线术。术后肛门换药,肛门洗剂坐浴10~20 min后,主管用红油膏纱条填充创面换药,支管拖线涂撒九一丹或八二丹缓慢拖入瘘管中,拖线时间为7~10 d。治疗组一次治愈率为96.7%(58/60),对照组为85.0%(34/40)。低位复杂性肛瘘治疗组治愈时间为(23.5±7.3)d,对照组为(31.5±9.7)d;高位复杂性肛瘘治疗组治愈时间为(25.28±6.9)d,对照组为(34.45±10.02)d,两组均有统计学差异。治疗组肛门括约肌功能积分明显低于对照组($P<0.05$)。手术前后生活质量积分比较,低位肛瘘无明显差异,治疗组高位复杂性肛瘘生活质量和信心积分均明显优于对照组($P<0.05$)。1年后随访,治疗组无肛门失禁和复发。

董佳容等将60例高位复杂性肛瘘术后患者随机分组,两组患者术后排便后均采用中药洗液熏洗坐浴。治疗组30例术后2周内用提脓祛腐长皮膏2号(生地黄、紫草、地骨皮、甘草、当归、大黄等)纱布外敷,术后第3周起用活血生肌长皮膏1号(东丹、密陀僧、冰片、煅石膏、象皮粉等)纱布外敷。对照组30例用凡士林纱布外敷。每天换药1次直至创面完全愈合。结果治疗组创面治愈时间为(25.17±4.61)d,对照组为(28.57±3.11)d,组间比较,$P<0.01$。术后第10 d,治疗组患者疼痛、水肿、渗液情况明显好转,与对照组比较,$P<0.05$。创面完全治愈后,治疗组疤痕面积为(0.22±0.06) cm^2,对照组为(0.25±0.05) cm^2,组间比较,$P<0.05$。

(李永健)

【血管闭塞性脉管炎的治疗与研究】

张福君以脉络宁与血塞通注射液交替使用治疗血栓闭塞性脉管炎为对照组,治疗组在此基础上加用血栓心脉宁片(槐花米、麝香、人参茎叶皂苷、体外培育牛黄、毛冬青等)。经治8周,总有效率分别为75.0%(18/20)、90.0%(15/20),组间比较,$P<0.05$。施月亭用前列地尔、西洛他唑治疗下肢血栓闭塞性脉管炎患者为对照组,治疗组加用三七总苷及灯盏细辛静脉滴注、四妙勇安汤加减(寒湿阻络加麻黄、熟地黄、白芥子、炮姜炭、肉桂等,血脉瘀阻加桃仁、红花、地龙、制乳香、制没药等,湿热毒盛加连翘、黄柏、丹参、川芎、赤芍、牛膝等)口服,经治28 d,总有效率别为70.0%(21/30)、90.5%(38/42),组间比较,$P<0.05$。任青松以肠溶阿斯匹林片口服加血塞通、前列地尔静脉点滴、局部外用换药治疗本病为对照组,治疗组加服芪蛭固本通脉丸(黄芪、党参、茯苓、白术、山药、熟地黄等),经治2个疗程,总有效率分别为82.5%(33/40)、96.4%(54/56),组间比较,$P<0.05$。

刘惠洁以四妙勇安汤加味口服及创面处理(马黄酊、0.1%雷弗奴尔溶液外用、紫草膏或九一丹、玉红膏油纱布外敷,分离切除术等)治疗血栓闭塞性脉管炎患者,平均治疗21 d,总有效率为99.0%(97/98)。汪海良等以中药(当归、川芎、土元、水蛭、地龙、丹参等)口服,盐酸妥拉唑林注射液肌肉注射,低分子右旋糖酐注射液静脉滴注,三黄液湿敷、祛腐生肌膏、生肌散外用联合治疗血栓闭塞性脉管炎,以15 d为1个疗程,疗程间隔7 d,共治2个疗程,治愈率为57.7%(98/170)。郑学军等以脉管炎Ⅲ号方(黄芪、桂枝、当归、赤芍药、金银花、连翘等)加活脉胶囊(水蛭、地龙、土鳖虫等)、烟酸片、地巴唑口服,托拉苏林肌肉注射,降纤酶静脉点滴,及疮面局部换药处理治疗Ⅲ期血栓闭塞性脉管炎,以10 d为1个疗程,总有效率为96.0%(2 060/2 146)。

王晋钟以低分子右旋糖酐、曲克芦丁注射液等治疗本病为对照组,治疗组在此基础上加用通脉活血汤(水蛭、炮穿山甲、丹参、当归、川芎、生黄芪等)。两组均以15 d为1个疗程,疗程间隔5 d,共治3个疗程。结果总有效率分别为76.0%(19/25)、96.0%(24/25),组间比较,$P<0.05$。治疗后两组各项血液流变学指标均有明显降低($P<0.05$或$P<0.01$),且以治疗组为著($P<0.05$)。冼峰以创面常规清洁消毒换药加肠溶阿司匹林口服治疗血栓闭塞性脉管炎患者为对照组,治疗组加用中药复方(当归尾、赤芍药、川芎、乳香、没药、穿山甲等)。经治2个月,总有效率分别为82.1%(46/56)、96.6%(53/56),组间比较,$P<0.05$。治疗组治疗后血液流变学指标(全血黏度、血浆黏度、红细胞压积、纤维蛋白原)均低于对照组($P<0.05$或$P<0.01$)。闫景漠等以肠溶阿司匹林加盐酸罂粟碱氯化钠注射液、盐酸消旋山莨菪碱注射液、低分子右旋糖酐氨基酸注射液、丹参注射液、硫酸镁、尿激酶治疗本病患者为对照组,治疗组加用甘草酸二铵注射液(甘利欣)。两组均以15 d为1个疗程,疗程间隔5 d,共治3个疗程。治疗组总有效率为87.9%(87/99),对照组为61.6%(61/99),组间比较,$P<0.05$。2组治疗后闭塞动脉血管内径、血流速度及血流量均高于治疗前,且治疗后治疗组高于对照组(均$P<0.05$)。陶树贵治疗血栓闭塞性脉管炎热毒伤阴证患者,在应用前列地尔脂微球载体制剂(凯时)、抗炎及疮面局部处理的基础上,治疗组加通络脉合剂(金银花、蒲公英、野菊花、地丁、天葵子、石斛等)口服,对照组加通塞脉片(黄芪、党参、石斛、玄参、金银花、当归等)。经治3个月,总有效率分别为90.0%(27/30)、73.3%(22/30),组间比较,$P<0.05$。2组治疗后肢体怕凉、间歇性跛行、静息痛及溃疡等症状积分均明显下降,且以治疗组为著(均$P<0.05$)。治疗组经皮氧分压明显上升($P<0.05$)。杜猛等分2组治疗血栓闭塞性脉管炎,均予常规扩管、抗凝、祛聚、营养血管内皮细胞治疗,有溃疡的均统一予以外治法处理,治疗组加服脉复生(当归、丹参、熟地黄、牛大力、两头尖、牛膝等)。经治1个月,两组患者IgG含量均降低,血清补体C_3、C_4的含量均上升,其中IgG及C_4含量变化以治疗组为著(均$P<0.05$)。提示脉复生可调节脉管炎患者的免疫功能。

(夏亚茹 陈红风)

【糖尿病足的治疗及实验研究】

王秀芝在降糖、抗感染等西药常规治疗基础上,治疗组予四妙糖足康(黄芪、生地黄、赤芍药、白芍药、玄参等)加减,对照组予盐酸川芎嗪注射液静脉滴注。经治4周,总有效率分别为83.7%(36/43)、68.8%(22/32),组间比较,$P<0.05$。韩飞等在控制糖尿病、抗感染等治疗的基础上,治疗组加用益气养血、温经通络中药(黄芪、当归、桂枝、玄参、地龙、天花粉等)口服,对照组加用前列腺素E静脉滴注。经治2个月,总有效率分别为85.5%(47/55)、70.8%(34/48),组间比较,$P<0.05$。李云霞以控制血糖、控制感染、改善微循环、局部处理等治疗糖尿病足为对照组,观察组加用益气活血通络中药(黄芪、党参、桃仁、红花、络石藤、忍冬藤等)煎服治疗。两组均以30 d为1个疗程,疗程间隔3 d,共治3个疗程。结果观察组有效率92.0%(46/50),对照组有效率73.9%(34/46),组间比较,$P<0.05$。

魏玉菊等以糖尿病基本治疗,控制感染,局部清创并用聚维酮碘软膏湿敷等治疗为对照组,治疗组加用复方丹参注射液及甲钴胺静脉滴注。经治4周,对照组总有效率为52.2%(12/23),治疗组为83.3%(20/24),组间比较,$P<0.05$。谢菁以控制血糖、抗感染、甲钴胺肌注、山莨菪碱静脉滴注等治疗糖尿病足为对照组,治疗组加用红花注射液静脉滴注。经治4周,治疗组总有效率为85.0%(51/60),对照组为65.0%(39/60),组间比较,$P<0.05$。李丽芝等以降糖、抗感染、局部清创治疗糖尿病足为对照组,治疗组在此基础上外用康复新液并以川芎嗪粉针静脉滴注。经治4周,治疗组总有效率93.5%(29/31),对照组为64.5%(20/31),组间比较,$P<0.05$。

黄飞等收治糖尿病足溃疡患者60例,先控制血糖,抗感染,改善循环及并发症;局部治疗先彻底清除疮面坏死组织,再用生肌散(象皮、儿茶、赤石脂、龙骨、血竭、乳香等)与湿润烧伤膏(黄芩、黄柏、黄连等)隔日交替外敷,疗程为30 d。结果DF1级15例,均1个疗程治愈;DF2级2个疗程治愈率为87.5%(35/40);DF3级5例,2个疗程治愈3例。2个疗程总治愈率为88.3%(53/60)。周月红将60例患者随机分为治疗组30例和对照组30例。两组均予以常规基础治疗及局部清创处理,治疗组将生肌散(煅炉甘石粉、滑石粉、乳香、没药、生黄芪、白及等)喷涂于患部疮面上,对照组用庆大霉素湿纱布敷盖于患部疮面上。经治20 d,治疗组治愈率100%(30/30),对照组为90.0%(27/30);两组治疗后溃疡总面积均缩小,治疗组治疗前后差值为(36.3±5.10)cm²,对照组为(20.8±0.06)cm²。组间比较,均$P<0.05$。陈万红在基础治疗的同时用新发艾灸按摩器治疗糖尿病足患者,对照组予基础治疗和单纯局部换药治疗。结果两组总有效率分别为96.3%(26/27),74.1%(20/27),愈合时间分别为(38±15.6)d,(51±20.3)d。组间比较,$P<0.05$。

实验研究方面,陶茂灿等采用注射链脲左菌素加降低环境温度方法形成瘀血阻滞证糖尿病足大鼠模型,分组实验表明,经糖足合剂(生黄芪、生地黄、蜈蚣、血竭、川芎、怀牛膝等)治疗2周后,体质量明显增加、饮水量明显减少,低剂量治疗组红细胞聚集指数明显下降(均$P<0.05$),空腹血糖、全血黏度高切、中切、低切和高、中剂量治疗组红细胞聚集指数、肢端坏疽症状评分明显降低(均$P<0.01$),血清血管内皮生长因子浓度明显升高($P<0.01$)。

(胡升芳)

【胆石症的治疗及实验研究】

吴新东予西医常规治疗胆石症急性发作患者为对照组,治疗组加用茵陈蒿汤加金钱草、柴胡、玄明粉、枳壳、川楝子、延胡索等煎服。经治7 d,治疗组总有效率为91.2%(31/34),对照组为71.4%(20/28),组间比较,$P<0.05$;治疗组腹痛缓解、血白细胞计数、体温、饮食恢复正常时间均明显短于对照组(均$P<0.05$)。徐步海等在常规治疗的基础上分2组治疗痰瘀互结型胆石症患者,每组30例,治疗组加服江氏排石汤(柴胡、金钱草、郁金、丹参、赤芍药、大黄等),对照组加服胆片。经治6周,2组胆固醇、甘油三酯、空腹血糖、全血黏度等均明显降低(均$P<0.05$),且以治疗组为著(均$P<0.05$);治疗组慢性炎症影像学总有效率为76.7%(23/30),对照组50.0%(15/30),组间比较,$P<0.05$;两组结石容量总有效率无显著差异($P>0.05$)。秦中惠予胆石颗粒(柴胡、茵陈蒿、龙胆草、金钱草、生鸡内金、生大黄等)口服治疗胆石症患者,经治1个月,总有效率为92.0%(92/100)。该颗粒对不同部位的和不同证型(肝胆湿热证、肝郁气滞证、肝郁脾虚、肝郁脾虚证)结石的疗效无明显差异(均$P>0.05$)。

张成刚等对老年胆总管结石患者在炎症基本控制后择取行胆总管探查术、T管引流术,术后第1d将符合气阴两虚证者分为2组,每组33例。对照组行一般治疗,治疗组在此基础上予益气柔肝方(生地黄、党参、首乌、枸杞子、白术、茯苓等)口服。结果术后第7 d和第14 d,中药组IL-6、CRP较对照组显著下降,CD3、CD4、CD4/CD8水平较对照组显著上升(均$P<0.05$)。李谨峰等分2组治疗胆总管结石术后患者,每组43例,对照组用禁食、抗感染及营养支持等治疗,治疗组加用大承气汤经胃管注入。结果治疗组患者胃肠排气、排便、进食、肠鸣缓解、腹胀缓解及压痛减轻时间均明显短于对照组(均$P<0.05$)。易新平对126例胆总管结石患者十二指肠乳头括约肌切开(EST)术后患者辨证治疗,肝郁气滞型用柴胡、香附、赤芍药、鸡内金、金钱草等,肝瘀胆滞型用乳香、没药、大黄、丹参、穿山甲片、威灵仙等,肝胆湿热型用龙胆草、全瓜蒌、牡丹皮、海金沙、败酱草、金钱草等,胆腑郁滞型用大黄、枳实、川楝子、茵陈、金钱草、蒲公英等,肝郁脾虚型用党参、金钱草、黄芪、山楂、鸡内金、干姜等,黄疸指数、血清淀粉酶3 d内完全降至正常值范围内,腹痛、恶心呕吐等症状消失。

实验研究方面,黄名威等用致石饲料诱发豚鼠胆囊结石模型,予大黄灵仙胶囊(大黄、威灵仙、芒硝、金钱草、磁石、黄芪等)混悬液灌胃,8周后经用实时荧光定量PCR方法检测发现,模型组肝组织中的胆固醇7α-羟化酶(CYP7A1)mRNA表达较正常组显著减少($P<0.01$),而治疗组豚鼠肝组织中的CYP7A1 mRNA表达是模型组的2.13倍($P<0.01$)。提示该胶囊可通过减轻肝细胞损伤、间接稳定CYP7A1 mRNA表达预防模型豚鼠结石形成。孙阳等用透射电镜观察C57BL/6J小鼠胆固醇结石模型中肝组织的超微结构的变化,结果模型组肝脏发生明显的脂肪变性、核异常、线粒体病变严重、毛细胆管扩张等病变;模型组肝比重明显高于空白组($P<0.05$),利

胆排石汤(金钱草、鸡内金、海金沙、滑石、葶苈子、威灵仙等)治疗组肝比重小于模型组($P<0.01$)。提示该方可有效抑制胆固醇所致的小鼠肝脏病变。张静喆等予清胆胶囊(生大黄、陈皮、虎杖)灌胃治疗高脂饮食诱发的C57BL/6J小鼠胆固醇结石模型。8周后模型组成石率显著高于正常对照组($P<0.01$);清胆胶囊组成石率明显低于模型组($P<0.01$);用Western Blotting法检测表明,与模型组相比,清胆胶囊组小鼠肝脏中过氧化物酶体增殖物激活受体PPAR-γ、胆固醇7α-羟化酶CYP7A1表达增强($P<0.01$),核因子NF-κB表达降低($P<0.01$)。提示该胶囊可通过抑制肝脏PPAR-γ及CYP7A1的表达,抑制NF-κB核转位来防治模型小鼠胆固醇结石形成。

(廖明娟　陈红风)

【急性胰腺炎的治疗及实验研究】

高望望单用西药治疗治疗轻症急性胰腺炎(MAP)患者作为对照组,治疗组加用通腑败毒汤(大黄、芒硝、柴胡、栀子、黄芩、黄连等)内服配合芒硝外敷。经治10 d,治疗组治愈率为92.9%(39/42),对照组为83.3%(30/36),组间比较,$P<0.05$。张文勇以西医综合治疗轻症急性胰腺炎患者为对照组,治疗组加用血必净注射液(赤芍药、川芎、丹参、红花、当归等)。经治7 d,治疗组总有效率为96.7%(29/30),对照组为80.0%(24/30),组间比较,$P<0.05$;治疗组患者血清TNF-α水平较对照组显著下降、IL-10水平显著升高($P<0.05$)。李积军将210例急性胰腺炎(AP)患者等分成2组,对照组单纯用西药治疗,观察组在此基础上予柴芩承气汤(柴胡、白芍药、枳实、厚朴、玄明粉、木香等)加减胃管注入或口服。经治2周,治疗组总有效率为95.2%(100/105),对照组为79.1%(83/105),组间比较,$P<0.01$。治疗组症状改善和血钙恢复时间均明显短于对照组,两组血、尿淀粉酶和CRP均明显降低且以治疗组为著(均$P<0.01$)。吕强声等分2组治疗急性胰腺炎患者,对照组单纯用西药治疗,观察组加用清胰汤加减(大黄、黄芩、黄连、柴胡、白芍药、玄胡等)胃管给药。经治7 d,观察组总有效率为92.1%(35/38),对照组为73.5%(25/34),组间比较,$P<0.05$。观察组腹痛缓解,胃肠功能、血尿淀粉酶、白细胞及体温恢复正常时间,住院天数明显短于对照组(均$P<0.05$)。郭伟昌等予生长抑素及常规处理治疗急性胰腺炎患者为对照组,治疗组加用生大黄高位保留灌肠。经治7 d,治疗组总有效率为89.1%(41/46),对照组为83.3%(25/30),组间比较,$P<0.05$。治疗组腹痛腹胀消失及血尿淀粉酶恢复正常时间、恢复排气排便时间均短于对照组(均$P<0.05$)。

张方信等治疗重症急性胰腺炎(SAP)患者,常规治疗组34例,另一组35例在常规治疗的基础上加用大黄甘草汤(大黄、甘草)灌胃,结果治疗后24 h、48 h、96 h,两组血糖、血钙、CRP、AST、ALT、TBIL、BUN、APACHEⅡ评分、TNF-α均明显降低,IL-10均明显升高(均$P<0.01$),与常规治疗组比较,大黄甘草汤组改变更显著(均$P<0.05$);大黄甘草汤组腹痛缓解时间、肛门排气时间、住院时间均明显短于常规治疗组(均$P<0.05$)。贺俊萍以西医常规治疗重症急性胰腺炎患者为对照组,治疗组加用清胰解毒方(生大黄、厚朴、柴胡、延胡索、丹参、红藤等)煎剂经胃管鼻饲同时高位保留灌肠,并用消癥止痛膏(青皮、郁金、三棱、莪术、血竭、乳香等)外敷,每组38例。经治7 d,治疗组患者症状消失时间、临床疗效及并发症发生率明显小于对照组($P<0.05,P<0.01$)。陈菊治疗重症急性胰腺炎患者,A组27例予常规处理联用奥曲肽,连用5~7 d;B组44例在A组治疗方案基础上加用清胰合剂和柴芩承气汤及大黄灌肠治疗。结果B组在腹痛腹胀症状缓解时间、住院时间及住院费用均较A组为少(均$P<0.05$)。

陈小燕等以5%的牛磺胆酸钠逆行胆胰管注射制备SD大鼠SAP模型,将36只大鼠随机分为正常对照组(假手术组,$n=12$)、模型组(SAP,$n=12$)和治疗组(生大黄组,$n=12$),治疗组予空肠灌注生大黄煎液,结果显示模型组和治疗组大鼠血清IL-6、IL-8水平明显高于正常对照组,其中治疗组明显低于模型组($P<0.01$),治疗组胰腺湿干重比及病理组织学评分均显著低于模型组($P<0.01$)。张淑坤等以3.5%的牛磺胆酸钠复制SAP大鼠模型,将96只雄性Wistar大鼠随机分为假手术组、SAP组、清胰颗粒(大黄、柴胡、黄芩、枳实、厚朴等)组。结果与SAP组比较,治疗组回肠病理损伤在制模后24 h和48 h有明显改善,回肠claudin-1蛋白和mRNA表达水平在制模后12,24,48 h升高(均$P<0.05$)。胡琼花等以50 g/L的牛磺胆酸钠制备SD大鼠SAP模型,随机分为假手术组、模型组、柴芩承气汤组(柴胡、白

芍、黄芩、厚朴、枳实、生大黄、芒硝)各10只。结果与模型组相比,柴芍承气汤组的传递指数(TI)明显升高($P<0.05$),胰腺组织病理损害明显减轻($P<0.05$),NOS神经元占总神经元的百分比明显降低($P<0.05$)。吕冠华等以5%的牛磺胆酸钠制备SD大鼠SAP模型,随机分为假手术组、SAP模型组和大承气汤治疗组各15只,结果模型组与假手术组比较,小肠黏膜损伤指数增加,SIgA水平降低($P<0.01$),CD3、γδT细胞百分率降低($P<0.05$,$P<0.01$)。大承气汤治疗组与模型组比较,小肠黏膜损伤指数明显下降($P<0.01$),SIgA水平有所增加($P<0.05$),CD3、γδT细胞百分率明显上升($P<0.01$)。姜良富以5%的牛磺胆酸钠制备Wistar大鼠SAP模型,随机分SAP模型组和大黄治疗组各10只,治疗组在复制模型后即刻胃管内注入生大黄粉溶液,结果大黄治疗组血清中$CD4^+$阳性细胞数以及$CD4^+/CD8^+$值明显高于模型组($P<0.05$),而胰腺病理变化明显减轻。

(贡丽娅　陈红风)

【慢性前列腺炎的治疗及实验研究】

龚长根认为本病的病因病机可概括为湿、热、瘀、虚,自拟慢性前列汤加减(当归、炒白芍、甘草、土茯苓、川革薢、香附、川楝子、刘寄奴、石菖蒲、金钱草、白花蛇舌草、菟丝子、生山药、川牛膝)中药内服,以中药(黄柏、苦参、野菊花、皂刺、丹参)坐浴,并药语同疗,消除患者顾虑,取得良好疗效。吕昆等用隔药灸脐法治疗慢性前列腺炎,中药研末(穿山甲、生大黄、桃仁、黄柏、生马钱子、桂枝、吴茱萸、淫羊藿、麝香)贴脐,施以艾灸,疗效显著。

陈国宏等将180例慢性前列腺炎患者随机分为中药组77例、中西医结合组54例和西药组49例,中药组分为3型辨证论治给予中药汤剂口服,气滞血瘀型(丹参、泽兰、赤芍药、桃仁、红花、白芷等),湿热下注型(萹蓄、瞿麦、车前子、白芍药、甘草梢、滑石等)、肾虚型(熟地黄、山药、枸杞子、山茱萸、桑螵蛸、茯苓等),西药组口服阿奇霉素片,中西医结合组以中药汤剂加阿奇霉素治疗。经治4周,中药组和中西医结合组的中医证候总评分及各分项评分、慢性前列腺炎症状评分(NIH-CPSI)及各分项评分均显著下降(均$P<0.01$),尿流率升高、前列腺液(EPS)中白细胞数下降(均$P<0.01$)。孙哲等以前列活血汤(革薢、黄柏、石韦、川芎、白芷、生黄芪等)口服治疗气滞血瘀型慢性前列腺炎患者为治疗组,对照组服环丙沙星及α-受体阻滞剂。经治4周,总有效率分别为90.8%(109/120)、78.9%(82/104),组间比较,$P<0.05$。王汝梅等治疗慢性前列腺炎,治疗组用补肾五鲜汤(炮穿山甲、鲜马齿苋、鲜车前草、鲜金钱草、鲜益母草、鲜鱼腥草等)温阳补肾、利湿通淋、化瘀散结,对照组用八正散加减。经治30 d,总有效率分别为97.1%(134/138)、74.6%(103/138),组间比较,$P<0.01$。曹方洪等治疗慢性非细菌性前列腺炎,治疗组予河车六味地黄汤(紫河车、熟地黄、牡丹皮、山药、山茱萸、泽泻、茯苓等)加减,对照组服前列康片。经治60 d,总有效率分别为89.2%(58/65)、72.3%(47/65),组间比较,$P<0.05$;两组症状积分和前列腺液C反应蛋白水平均明显降低,且以治疗组为著(均$P<0.05$,$P<0.01$)。

卢立新以康尔消炎栓(败酱草、浙贝母、三棱等)纳肛法治疗慢性前列腺炎湿热夹瘀证患者为治疗组,对照组用野菊花栓,均以14 d为1个疗程,共治3个疗程,疗程间隔5 d。结果治疗组总有效率为91.4%(128/140),对照组为72.2%(65/90),组间比较,$P<0.05$。吴道胜治疗慢性前列腺炎,治疗组服补肾逐瘀汤(红藤、丹参、败酱草、菟丝子、延胡索、王不留行等)及中药(红藤、败酱草、皂角刺、乳香、没药、红花等)热敷,对照组以前列康片及左氧氟沙星片口服。经治30 d,治疗组有效率92.9%,对照组76.2%,组间比较有显著性差异。陈伟应用泽桂癃爽胶囊联合体外短波热疗治疗慢性非细菌性前列腺炎110例,观察治疗前后NIH-CPSI评分,总有效率为90.9%。

刘树硕对近15年应用中成药(前列安栓、前列通瘀、前列回春胶囊、八正合剂、泽桂癃爽胶囊、萆薢分清丸、癃清片、前列泰等)治疗慢性前列腺炎的情况作一总结,认为在明确中医证候的基础上才能为药物的正确使用创造条件。

何丽清观察当归贝母苦参丸(当归、贝母、苦参)对慢性细菌性前列腺炎模型大鼠前列腺组织IL-1β及IL-1βmRNA含量变化。西药对照组用诺氟沙星。结果显示当归贝母苦参煎剂高剂量组能明显降低大鼠前列腺组织IL-1β含量;各剂量组可明显降低IL-1βmRNA的基因表达,高剂量组优于西药对照组,有显著性差异。宋竖旗、温志鹏等分别观察丹蒲胶囊(丹参、蒲公英、赤芍、泽兰)和前列活血汤(红花、赤芍、莪术、败酱草、白芷、泽兰、牛膝、小茴香)对自身免疫性前列腺炎模型大鼠前列腺组织内炎性细胞因子的影响,结果显示丹蒲胶囊各剂量组血清及前列腺组织炎性因子(IL-2、IL-8、IL-10)水平均下降,以丹蒲胶囊大剂量组为优,呈现一定的量效关系;前列活血汤能有效减轻炎症,调节局部免疫状态,前列腺组织炎性因子(IL-8、IL-10、TNF-α 及 TNF-αmRNA)水平下降。

(周瑞娟　陈红风)

【男性不育症的治疗及实验研究】

王旭初等用四子种王胶囊(淫羊藿、韭子、覆盆子、菟丝子、枸杞子、肉苁蓉等)治疗少、弱精子症所致男性不育,对照组服生精胶囊。经治 3 个月,总有效率分别为 87.9%(123/140)、68.4%(93/136);治疗组治疗后精液量、精子密度、精子活率、精子活动力 A 级精子数均高于对照组(均$P<0.05$)。张银川等予菟仙海蚣胶囊(菟丝子、淫羊藿、仙茅、海马、蜈蚣)口服治疗男性少精、弱精症患者,对照组服五子衍宗丸。经治 3 个月,总有效率分别为 92.7%(102/110)、66.7%(40/60),组间比较,$P<0.01$。金海英等用前列通瘀胶囊(赤芍、穿山甲、地鳖虫、桃仁、夏枯草、白芷等)治疗男性抗精子抗体阳性不育症,对照组服强的松。经治 2～4 个月,总有效率分别为 75.0%(30/40)、51.3%(20/39);治疗组 AsAb 转阴率为 52.5%(21/40),对照组为 35.9%(14/39)。组间比较,均$P<0.05$。治疗组治疗后精子密度、精子活动力、精子活动率、精子液化时间均明显改善(均$P<0.05$)。

张凤梧等用参茸固本还少丸(人参、鹿茸、附子、肉苁蓉、龟版等)及他莫西芬治疗男性特发性少精、弱精症,对照组单服参茸固本还少丸或他莫西芬,结果 3 组患者治疗 1 个月及 3 个月后,对照 1 组与对照 2 组患者精子数量(密度)、精子活力($a+b$百分率)与治疗前无明显差异(均$P>0.05$),治疗组则明显升高(均$P<0.01$)。沈时鹏等用黄精赞育胶囊(何首乌、黄精、枸杞子、败酱草等)及金水宝胶囊治疗肾虚精亏兼湿热证弱精症、少精子症引起的男性不育,对照组仅服黄精赞育胶囊。经治 6 个月,总有效率分别为 84.4%(255/302)、44.7%(46/103),组间比较,$P<0.01$。治疗组治疗后精子浓度、活率、活动力及毛细管通透试验积分值均明显提高($P<0.01$,$P<0.05$)。许兰荣等予精子洗涤、宫腔内人工授精方法治疗男性少精不育症作为对照组,治疗组加用人参五子衍宗汤(人参、覆盆子、枸杞子、菟丝子、车前子、五味子等)加减口服,肾阳虚型加淫羊藿、肉苁蓉、锁阳、巴戟天,肾阴虚型加山药、熟地黄、山茱萸,血瘀型加丹参、红花、桂枝。经治 6 个月,治疗组总有效率为 89.3%(50/56),对照组为 19.6%(11/56);两组治疗后精液量及精子数均明显上升,且以治疗组为著。组间比较,均$P<0.05$。宋炎鑫等用综合疗法治疗特发性少弱精子症,西药予氯米芬、十一酸睾丸酮、己酮可可碱、左卡尼丁等口服,肾阴虚者加服六味地黄丸,肾阳虚者加服复方玄驹胶囊,气滞血瘀者加用逍遥丸合橘核丸,气血亏虚者加服乌鸡白凤丸,湿热内蕴者加用黄精赞育胶囊,无寒、热、虚、实表现者加用五子衍宗口服液。经治 4 个月,少精子症的总有效率为 52.5%(63/120),弱精子症总有效率为 37.5%(45/120)。

储全根等采集 3 例中医辨证为肾阳虚证不育症的精子标本,常规电镜制片后,透射电镜观察,并与正常健康男性的精子进行电镜对照。结果肾阳虚证不育症患者的精子异常主要表现为:无尾精子伴顶体脱落、凋亡精子;头部含有空泡精子;顶体脱落,颈部肿胀,头部不规则,线粒体大小不一精子;尖头精子;顶部异常,双层膜结构部分脱失,头部核内含空泡,颈部膨胀,线粒体大小不一,并畸形;顶体内含有包涵体精子;双头精子;无尾精子。提示肾阳虚证不育症患者精子存在顶体、头部、尾部线粒体、微管多种形态和结构异常,并可形成多形态的凋亡。

实验研究方面,麻继源等将 80 只成年健康 SPF 级昆明种雄性小鼠按体重随机分为对照组,芹菜汁低剂量组、中剂量组、高剂量组,连续灌胃 56 d。结果芹菜汁中、高剂量组肝脏系数、小鼠精子侧摆幅度(ALH)、高剂量组 b 级精子数、精子活力及精子活率、平均路径速度、曲线速度明显高于对照组,高剂量组 d 级精子数及鞭打频率明显低于对照组(均$P<0.05$)。提示芹菜对小鼠的精子运动参数产生了一定的影响,但作用仅是暂时的、短暂的,具有可恢复性。李蕊等将 20 只雄性大鼠随机分为正常对照组,模型Ⅰ、Ⅱ、Ⅲ组,每组 5 只,用腺嘌呤分别给模型Ⅰ、Ⅱ、Ⅲ组大鼠灌胃诱导肾阳虚不育模型。用免疫组化浓缩型免疫组化染色法(SABC 法),测定限速酶芳香化酶(P450arom)、芳香化酶基因(CYP19)和转化生长

因子(TGF-β1)在实验大鼠睾丸中的表达。结果CYP19在大鼠睾丸的间质细胞、长形精子细胞中均有表达；P450arom 和 TGF-β1 在睾丸的间质细胞有表达；其免疫阳性物质均位于细胞质内。模型组大鼠睾丸中 TGF-β1 的表达明显高于正常对照组，而 CYP19、P450arom 的表达明显低于正常对照组($P<0.05$)。陈辉等将成熟雄性 SD 大鼠随机分为 2 组，每组 9 只，正常对照组喂服生理盐水，中药组喂服昆明山海棠水煎液，连续 60 d。用计算机辅助精子分析(CASA)系统观察昆明山海棠对大鼠精子的毒性作用。结果中药组大鼠附睾的精子计数和密度较正常对照组显著下降($P<0.01$)，检测视频下可见大量畸形精子，精子活动力下降为零。提示昆明山海棠水煎液对大鼠精子具有一定的直接毒性作用。

(陈 豪)

[附] 参 考 文 献

B

毕恩旭，范军伟，王京涛，等.自制负压双套管配合中药冲洗、引流术治疗高位肛周脓肿的临床研究[J].世界中西医结合杂志，2010,5(5)：435

卞慧敏，修媛娟，刘征堂，等.生津润燥颗粒对干燥综合征大鼠模型 TNF 和 Fas 的影响[J].中药药理与临床，2010,26(2)：73

C

曹方洪，张强，张继红，等.河车六味地黄汤治疗慢性非细菌性前列腺炎临床观察[J].中国中医急症，2010,19(1)：37

常云龙.中西医结合治疗白塞氏综合征 270 例临床观察[J].中国医学创新，2010,7(17)：66

陈爱林，陈美玲.痹证 1 号配合西药治疗白塞氏病 38 例[J].陕西中医，2009,30(12)：1617

陈德监，陈力.茵陈蒿汤加减治疗脾胃湿热型寻常痤疮 40 例临床观察[J].云南中医中药杂志，2010,31(2)：28

陈国安，储范昕，唐淑华.改良切剥术结合中药外敷治疗血栓性外痔 300 例临床观察[J].上海中医药杂志，2010,44(6)：83

陈国宏，宋竖旗，李海松，等.中医辨证治疗慢性前列腺炎的多中心随机对照临床研究[J].中医杂志，2010,51(5)：419

陈宏，张建波，文景爱.中药熏蒸联合 NB-UVB 照射治疗银屑病的疗效观察[J].国际中医中药杂志，2010,32(3)：249

陈洪德，叶雪挺，张方毅.癃闭舒结合行为疗法治疗早泄的临床研究[J].上海中医药杂志，2010,44(3)：48

陈虎.解毒化浊法联合阿维 A 胶囊治疗进行期寻常型银屑病 150 例临床研究[J].江苏中医药，2010,42(8)：21

陈华兵，刘少琼.复方芙蓉叶膏治疗痔术后疼痛及水肿的临床研究[J].四川中医，2010,28(10)：100

陈辉，卢卫国，陈纪藩，等.计算机辅助分析昆明山海棠对大鼠精子的影响[J].广州中医药大学学报，2010,27(2)：141

陈建开，冼嘉梁，陈业强，等.中医内外综合疗法治疗产褥期乳痈临床观察[J].辽宁中医杂志，2010,37(5)：873

陈菊.奥曲肽联合中药治疗重症急性胰腺炎的临床研究[J].临床合理用药，2010,3(10)：12

陈理森.银屑皮肤膏外搽合中药内服治疗银屑病 373 例[J].浙江中医杂志，2010,45(3)：200

陈丽红.化瘀祛湿法治疗慢性湿疹疗效观察[J].辽宁中医药大学学报，2010,12(9)：161

陈万红，黄碧燕，吴必嘉，等.艾灸按摩治疗糖尿病足疗效观察[J].广东医学，2010,31(7)：914

陈伟，刘星，甄欣，等.泽桂癃爽胶囊联合体外短波热疗治疗慢性非细菌性前列腺炎 110 例[J].现代中西医结合杂志，2010,19(21)：2670

陈小燕，曹晓鹏，闫峻，等.空肠灌注生大黄对重症急性胰腺炎大鼠的作用[J].国际消化病杂志，2010,30(3)：184

程丽.耳穴压豆治疗寻常痤疮 50 例临床研究及护理指导[J].齐鲁护理杂志，2010,16(11)：39

储全根，胡建鹏，戴宁，等.肾阳虚证不育症患者精子超微结构的初步观察[J].安徽中医学院学报，2010,29(3)：7

D

戴君妹.益气活血汤治疗环形混合痔术后便秘 80 例临床观察[J].北京中医药，2010,29(11)：857

邓颖萍，董振华.董振华治疗干燥综合征阴虚夹湿证的经验[J].北京中医药，2010,29(5)：339

邓祖芬，刘利红.中药配合微波治疗乳癖 90 例[J].实用中医药杂志，2010,26(4)：238

丁道峰，阮成伟.活血化瘀方治疗混合痔术后疼痛

106例[J].甘肃中医,2010,23(12):38

丁晓红.去腐生新膏治疗混合痔术后创面愈合迟缓疗效观察[J].实用中医药杂志2010,26(12):858

董佳容,毛旭明,李琰,等.中药长皮膏对高位复杂性肛瘘术后创面愈合的疗效观察[J].中国实验方剂学杂志,2010,16(18):218

杜琨.龙胆泻肝汤加减配合外洗法治疗急性湿疹疗效观察[J].北京中医药,2010,29(4):295

杜猛,尹红.脉复生对脉管炎患者免疫功能的调节作用[J].湖北中医杂志,2010,32(4):46

F

范延华,孔连委,张文宪,等.中药联合紫外光治疗银屑病血虚证60例[J].现代中西医结合杂志,2010,19(24):3075

G

高桦林.清热通瘀汤治疗深静脉血栓形成68例[J].中医研究,2010,23(6):41

高望望.自拟通腑败毒汤治疗轻症急性胰腺炎42例[J].中国中医急症,2010,19(2):311

龚长根.慢性前列腺炎的治疗经验[J].中国民间疗法,2010,18(5):61

古洁乃特,巴燕.中西医结合治疗干燥综合征合并血液系统损害[J].中国实验方剂学杂志,2010,16(16):223

关小红,王宁丽.白芍总苷对寻常性斑块状银屑病外周血T细胞亚群的影响[J].河南中医,2010,30(5):455

管秀芬,陈雅民,曹秀荣.针药结合治疗带状疱疹后遗神经痛的疗效观察[J].现代中西医结合杂志,2010,19(27):3435

郭伟昌,黄君,易先武,等.生大黄高位保留灌肠联合生长抑素治疗急性胰腺炎46例[J].海南医学,2010,21(2):11

国明俊,盛玉和,刘金娥.从泻心火论治白塞氏综合征27例[J].江苏中医药,2009,(12):40

H

韩飞,杨海英,韩新玲,等.益气养血、温经通络法治疗糖尿病足55例临床观察[J].临床合理用药杂志,2010,3(3):58

郝平生,严晓萍,史兰辉,等.七星丹外掺治疗皮肤慢性溃疡40例[J].四川中医,2010,28(2):102

何华荣.运用中医经验方治疗白癜风82例[J].陕西中医学院学报,2010,33(3):44

何静岩.中药外洗治疗痤疮的临床疗效观察[J].医学信息,2010,23(6):1604

何丽清.当归贝母苦参煎剂对实验性慢性细菌性前列腺炎大鼠前列腺中IL-1β的影响[J].中华中医药学刊,2010,28(7):1524

何英.消银Ⅰ号方治疗寻常型银屑病62例[J].中医研究,2010,23(3):39

何永恒,王东宏,胡响当,等.分段开窗旷置结合切扩挂线置管引流术治疗复杂性肛瘘的安全性临床研究术[J].中医外治杂志,2010,19(2):5

何永恒,王东宏,赵鹏飞,等.分段开窗旷置结合切扩挂线置管引流术治疗复杂性肛瘘的临床研究[J].湖南中医药大学学报,2010,30,(3):64

何永恒,赵鹏飞,谭正洋,等.分段开窗旷置结合切扩挂线置管引流术治疗复杂性肛瘘的有效性临床研究[J].中医药临床杂志,2010,22(4):329

贺俊萍,李春风.清胰解毒方治疗重症急性胰腺炎的临床研究[J].甘肃中医,2010,23(2):25

侯玉芬,张正广,程志新.补阳还五汤加减治疗闭塞性动脉硬化症86例[J].中国中西医结合外科杂志,2010,16(3):385

胡建军.白塞氏病12例治验[J].河南中医,2010,30(7):691

胡凯.活血祛风汤治疗慢性荨麻疹疗效观察[J].湖北中医学院学报,2010,12(1):58

胡克晋.附子理中汤加味治疗慢性荨麻疹48例疗效观察[J].河北中医,2010,32(1):61

胡琼花,林中,刘颖,等.柴芍承气汤对重症急性胰腺炎大鼠肠道肌间神经丛NOS神经元的影响[J].西安交通大学学报(医学版),2010,31(2):246

黄飞,杨超丽.自拟生肌散联合湿润烧伤膏治疗糖尿病足的临床研究[J].中国医药导报,2010,7(10):139

黄名威,唐乾利,赫军,等.大黄灵仙胶囊对胆结石豚鼠肝组织超微结构及CYP7A1mRNA表达的影响[J].中医杂志,2010,51(9):837

黄伟.卡介菌多糖核酸联合润燥止痒胶囊治疗慢性荨麻疹疗效观察[J].华西医学,2010,25(1):33

黄在委,柴可夫,宋光明,等.加减防己黄芪汤对糖尿病皮肤溃疡大鼠血清NO、ET-1水平的影响[J].浙江中医药大学学报,2010,32(2):151

J

姜良富.大黄对急性胰腺炎T淋巴细胞亚群的改变的影响[J].当代医学,2010,16(6):4

姜日花,周明伟,孙晶.复方甘草酸苷对白癜风豚鼠模型皮损区HMB45、TNF-α和IL-6表达的影响[J].中国免疫学杂志,2009,25(9):813

金海英,陈铁峰.前列通瘀胶囊治疗男性抗精子抗体阳性不育症79例临床疗效观察[J].海峡药学,2010,22(7):127

L

兰海梅,种树彬,赖梅生,等.荆芥连翘汤湿敷对急性

放射性皮肤溃疡愈合的影响[J].南方医科大学学报,2010,30(7):1600

李斌,李福伦,赵克勤.慢性皮肤溃疡中医辨证论治规律数学建模探析[J].中国中西医结合皮肤性病学杂志,2010,9(1):4

李承玲,王继升,常春华.耳穴压丸联合西替利嗪治疗慢性荨麻疹34例疗效观察[J].中国煤炭工业医学杂志,2010,13(5):758

李凤仙.中医药治疗寻常型进行期银屑病实验研究[J].山西中医,2010,26(5):39

李刚,彭子辉,李进先,等.自体表皮移植术联合中药白二丸治疗白癜风临床观察[J].中国中西医结合皮肤性病学杂志,2010,9(1):47

李贺兰,白丽萍,朱香春,等.乳结消丸对乳腺增生病血清性激素水平的影响[J].河北中医,2010,32(4):520

李积军.柴芍承气汤治疗急性胰腺炎105例[J].陕西中医,2010,31(5):518

李积良.润燥养血汤口服加止痒熏洗法治疗肛门瘙痒症50例[J].四川中医,2010,28(8):97

李佳瑜,陈颖.赵丽娟治疗干燥综合征经验[J].世界中医药,2010,5(4):248

李杰,曹秀峰.双子熟地颗粒治疗白塞氏病26例临床研究[J].哈尔滨医药,2009,29(3):41

李杰,司呈秋,李强.清热祛瘀汤治疗原发性干燥综合征的临床观察[J].医学理论与实践,2010,23(5):561

李谨峰,赵阿林.大承气汤对胆总管结石患者术后胃肠功能恢复的影响[J].中国中医急症,2010,19(5):745

李丽,甄莉.黄芪对湿疹大鼠皮损中白细胞介素-4和干扰素-γ影响的实验研究[J].中国药物与临床,2010,10(1):53

李丽芝,于凤云.康复新液联合川芎嗪粉针治疗糖尿病足溃疡疗效观察[J].医学信息,2010,5(7):1858

李明,朱安龙,杨飞,等.中西医联合治疗白塞氏病45例临床疗效观察[J].中外医疗,2010,29(11):31

李群芳,陈春燕,唐德协.中西医结合治疗扁平疣56例疗效观察[J].现代中西医结合杂志,2010,19(6):691

李仁灿.胡氏皮肤解毒汤治疗慢性荨麻疹56例临床观察[J].中国中医药科技,2010,17(1):9

李荣良,韩扣兰,戴小丽,等.杞菊地黄汤对原发干燥综合征患者血液流变学的影响[J].中西医结合心脑血管病杂志,2010,8(4):505

李蕊,刘曼丽,田心,等.P450arom、CYP19及TGF-β1在雄性肾阳虚不育大鼠睾丸中的表达[J].天津中医药,2010,27(3):236

李淑平,李淑敏.莲黛祛屑止痒胶囊联合臭氧自血疗法治疗寻常型银屑病疗效观察[J].河北中医,2010,32(2):193

李廷保.黄药子软膏Ⅰ、Ⅱ对银屑病模型豚鼠的实验研究[J].中医药学报,2010,38(4):38

李伟广,吴龙川.中医药灸法治疗慢性皮肤溃疡疗效观察[J].人民军医,2010,53(12):936

李湘奇,曹燕.红金消结胶囊对乳腺增生病的疗效及彩色多普勒血流表现的影响[J].中华中医药学刊,2010,28(8):1605

李云霞.益气活血通络治疗糖尿病足疗效观察[J].中国民族民间医药杂志,2010,19(10):126

李召兵.外科手术治疗复杂性肛瘘患者临床疗效分析[J].中国中医药咨讯,2010,2(13):197

李政敏,朱宜彬,刘凌.复方补骨脂酊联合窄谱中波紫外线治疗白癜风50例[J].中医外治杂志,2010,19(2):20

李治牢,连莉阳,樵书宏.中医辨证论治白癜风50例[J].现代中医药,2010,30(1):20

李志鹏,任建国.自拟黄芪车前子颗粒剂治疗混合痔术后尿潴留的临床观察[J].山西中医学院学报,2010,11(4):32

李宗民,孙晓莉.中医辨证治疗寻常型银屑病575例疗效分析[J].吉林中医药,2010,30(8):693

梁富吉,陈星羽,桂平.痔外洗方对混合痔术后镇痛促愈作用的观察[J].中医药导报,2010,16(3):58

梁慧英,冯兴华.干燥综合征的中医论治进展[J].北京中医药,2010,29(2):151

梁晚华,林乐泓.复杂性肛瘘手术82例疗效观察[J].当代医学,2010,16(10):82

林晖,孙炼,孙健,等.肛愈散熏洗治疗混合痔术后并发症的临床疗效观察[J].结直肠肛门外科,2010,16(1):16

刘东波,赖添武,陈志斌.阑尾清化汤治疗化脓性阑尾炎术后92例[J].浙江中西医结合杂志,2010,20(9):574

刘海泉.消炎生肌膏对混合痔术后的疗效观察[J].中医药导报,2010,16(5):78

刘惠洁.四妙勇安汤加味治疗血栓闭塞性脉管炎98例[J].光明中医,2010,25(6):1001

刘军,刘超越.瓜蒌红药甘草汤与西药治疗带状疱疹50例临床观察[J].长春中医药大学学报,2010,26(2):247

刘树硕.应用中成药治疗慢性前列腺炎的体会[J].中国中西医结合外科杂志,2010,16(3):266

刘岩,王晓华,闵仲生,等.黄芩油膏治疗血虚风燥型湿疹79例临床观察[J].江苏中医药,2010,42(9):30

刘艳歌,程飞.切开挂线对口引流治疗高位复杂性肛瘘89例[J].光明中医,2010,25(6):972

刘玉辉,刘海岭,陈建国,等.中药坐浴治疗用于混合痔术后的临床观察[J].中国中西医结合杂志,2010,30(3):322

娄海波.情志干预法治疗乳腺增生病42例[J].浙江中医药大学学报,2010,34(3):323

卢德赵,沃立科,赵虹,等.中医不同证型乳腺增生患者血清蛋白质组的研究[J].中华中医药学刊,2010,28(8):1613

卢立新.康尔消炎栓治疗慢性前列腺炎湿热夹瘀证的研究[J].中华中医药学刊,2010,28(7):1495

卢晓燕,甘才斌,刘红艳.加减玉屏风散联合盐酸左旋西替利嗪治疗慢性荨麻疹74例[J].吉林医学,2010,31(8):1041

芦源,刘鸿慧,关洪全.养血消风饮对小鼠接触性皮炎的作用及超微结构影响的实验研究[J].中华中医药学刊,2010,28(1):163

罗崇谦,潘素滢,陈远光,等.痔立消冲剂治疗混合痔术后肛缘疼痛水肿的临床和实验研究[J].光明中医,2010,25(6):950

吕冠华,王长洪,杨杰,等.大承气汤对重症急性胰腺炎大鼠肠黏膜分泌性IgA及CD3、γδT细胞的影响[J].中国中西医结合消化杂志,2010,18(5):281

吕昆,韩兴军,王旭,等.中药辨证隔药灸脐法治疗慢性前列腺炎[J].中国民间疗法,2010,18(5):15

吕强声,王登艾,程辉,等.清胰汤治疗急性胰腺炎38例临床观察[J].南通大学学报(医学版),2010,30(2):148

M

麻继源,李洪波,李慧,等.芹菜对小鼠精子运动参数的亚急性影响及可复性观察[J].中国民族民间医药,2010,19(3):22

毛骊俊,曹选亮.卤米松联合白癜风丸治疗白癜风临床疗效观察[J].实用中西医结合临床,2010,10(1):35

毛龙飞.水肿方熏洗治疗混合痔术后肛缘水肿50例[J].中国中医急症,2010,19(3):518

孟丽杰.四物汤加味配合艾灸治疗慢性荨麻疹50例观察[J].实用中医药杂志,2010,26(7):456

闵春明,徐兵,于洋,等.独一味防治混合痔术后并发症的疗效研究[J].中药药理与临床2010,26(5):146

莫至能,廖荣德.腕踝针治疗寻常痤疮24例[J].上海针灸杂志,2010,29(7):461

N

聂云芳.中药口服加熏洗治疗扁平疣疗效观察[J].四川中医,2010,28(7):104

O

欧小琴,张鑫麟.外洗Ⅰ号方治疗混合痔术后30例[J].上海中医药杂志,2010,44(9):49

P

庞来祥,王玉香,付佳乐,等.美乐涂膜剂对实验性烫伤大鼠皮肤修复及小鼠痛反应的影响[J].现代中医药,2010,30(4):84

庞龙,邱波.甘草泻心汤合赤豆当归散加减治疗白塞氏病并前房积脓2例[J].新中医,2010,42(3):93

彭秀梅,安丰辉,刘志会.理气散结汤治疗乳腺增生病92例[J].山东中医杂志,2010,29(6):380

Q

钱先,谭玲.生津养血颗粒治疗干燥综合征合并血液系统受累的临床分析[J].四川中医,2010,28(6):59

樵书宏.中西医结合治疗急性湿疹52例[J].山西中医,2010,26(8):28

秦中惠.胆石颗粒治疗胆石症100例[J].中国中医急症,2010,19(7):1222

R

任彩红.中药及自血治疗寻常型银屑病58例[J].亚太传统医药,2010,6(6):65

任青松.芪蛭固本通脉丸治疗血栓闭塞性脉管炎56例[J].陕西中医,2010,31(10):1340

闫景漠,缠双鸾.甘草酸二胺注射液配合西医常规治疗血栓闭塞性脉管炎99例疗效观察[J].河北中医,2010,32(5):787

S

沈大友,石秀全,李洋洋,等.自制沈氏烧伤膏在中小面积烧伤中的应用[J].中医药临床杂志,2010,22(5):448

沈时鹏,易东生.黄精赞育胶囊联合金水宝胶囊治疗男性不育症的临床疗效观察[J].吉林医学,2010,31(18):2805

施蕙,龙子江,干靓,等 白二丸对氢醌诱导的实验性白癜风豚鼠治疗作用的实验研究[J].中国中医药科技,2010,17(1):28

施捷,金杰.红油膏、白玉膏、玉白散贯序外敷治疗褥疮的临床疗效观察[J].中国民族民间医药,2010,19(4):91

施月婷.中西医结合治疗血栓闭塞性脉管炎[J].辽宁中医杂志,2010,37(9):1777

寿仁国.金匮肾气丸加味治疗前列腺增生122例疗效观察[J].中国中医药科技,2010,17(5):410

宋竖旗,张亚强,刘咏梅,等.丹蒲胶囊对自身免疫性前列腺炎模型IL-2、IL-8、IL-10的影响[J].中国中医基础医学杂志,2010,16(8):662

宋焱鑫,宋洪涛.综合疗法治疗特发性少弱精子症

120例观察[J].中医临床研究,2010,2(12):92

宋业东,杨素清.健脾除湿止痒汤治疗亚急性湿疹106例临床观察[J].中医药学报,2010,38(1):107

苏晓媛,王金海,王峰,等.克银合剂治疗进展期血瘀型轻、中度寻常型银屑病疗效观察及对外周血TNF-α、TGF-β水平的影响[J].福建中医药,2010,41(2):12

苏云,李志鹏,魏峰明,等.痔康方颗粒剂治疗老年性混合痔术后便秘的临床观察[J].山西中医学院学报,2010,11(6):20

孙庆,夏兆芳,张晓冬.创疡灵治疗皮肤溃疡临床研究[J].中国中医急症,2010,19(10):1692

孙阳,梁颖,徐少娜,等.利胆排石汤对实验性胆结石小鼠肝脏形态学影响[J].中医药信息,2010,27(2):41

孙哲,常宝忠,黄诚.前列活血汤治疗气滞血瘀型慢性前列腺炎120例[J].中医杂志,2010,51(5):436

T

覃海.益胃汤合玉女煎加减治疗脾胃阴虚型原发性干燥综合征25例[J].广西中医学院学报,2010,13(2):13

唐云兰,张云,赖红卫.云南白药治疗顽固性皮肤溃疡26例疗效观察[J].中国煤炭工业医学杂志,2010,13(11):1682

陶茂灿,黄平,许经论,等.糖足合剂对瘀血阻滞证糖尿病足大鼠的治疗作用及机制[J].中华中医药杂志,2010,25(2):291

陶萍,聂洪邵,徐晴娇,等.紫丹银屑颗粒治疗银屑病的临床观察[J].齐鲁药事,2010,29(6):372

陶树贵.通络脉合剂治疗血栓闭塞性脉管炎临床研究[J].中华中医药杂志,2010,25(7):1146

妥艳花.甘草泻心汤加味治疗白塞氏综合征48例疗效观察[J].青海医药杂志,2010,40(7):81

W

万海栋,刘刚成,丁敬龙.白癜风内外兼治疗效观察[J].中国当代医药,2010,18(6):87

汪海良,卢琴.中西医结合治疗血栓闭塞性脉管炎170例分析[J].中国误诊学杂志,2010,10(27):6688

汪五清,卜晓琳,毕新玲,等.中药消银汤药物血清对EGF诱导的HaCaT细胞生长增殖的影响[J].中国中西医结合皮肤性病学杂志,2010,9(1):12

王翠兰,姚远,邢海燕.中西医结合治疗丹毒70例临床观察[J].江苏中医药,2010,42(8):43

王东利,王晓添,窦群立.中药抗感染洗剂治疗四肢开放性创面感染42例[J].现代中医药,2010,30(1):25

王非,吴开明,常健菲,等.消癖汤对肝郁型乳腺增生病大鼠乳腺组织PCNAmRNA、BcL-2mRNA、VEGFmRNA表达的影响[J].中医药信息,2010,27(4):55

王晋钟.通脉活血汤治疗血栓闭塞性脉管炎25例临床观察[J].中国中医急症,2010,19(4):603

王君伟,李敏,翟瑞洁,等.活血解毒方含药血清对银屑病角质形成细胞增殖及细胞周期的影响[J].中医杂志,2010,51(8):740

王汝梅,王留针,祝东友.补肾五鲜汤治疗慢性前列腺炎138例[J].陕西中医,2010,31(8):969

王水电.消痤汤外熏内服治疗寻常型痤疮35例[J].中医研究,2010,23(7):42

王思农,裴文涛,徐晓燕,等.祛腐生肌散治疗体表慢性溃疡的机制探讨[J].中国皮肤性病学杂志,2010,24(10):906

王太发.排毒清脂片治疗痤疮62例[J].中国中医急症,2010,19(5):806

王文岭,谷阳,夏志宽,等.中西药结合治疗慢性泛发性湿疹[J].现代中西医结合杂志,2010,19(24):3054

王秀芝.四妙糖足康治疗糖尿病足临床观察[J].河北中医,2010,32(2):177

王旭初,闰国强,胡晓平.四子种王胶囊治疗少、弱精子症140例临床研究[J].江苏中医药,2010,42(9):20

王学军,陶以成,刘长发.丹槐银屑浓缩丸对小鼠银屑病模型的病理实验研究[J].中国中医急症,2010,19(1):104

王雁南,戴霞,刘明,等.下肢深静脉血栓形成的证候要素研究[J].中国中西医结合外科杂志,2010,16(4):409

王夜.中医辨证治疗白塞氏病18例临床观察[J].国医论坛,2010,25(5):18

王永芳.芍药甘草汤加味治疗肛裂疗效观察[J].中国民间疗法,2010,18(6):35

魏凌霄,周剑萍.围刺法结合体针治疗黄褐斑临床观察[J].中华中医药学刊,2010,28(8):1776

魏玉菊,唐梅森.复方丹参注射液与甲钴胺联合治疗糖尿病足47例[J].中国医药指南,2010,8(18):139

温志鹏,洪志明,林星游,等.前列活血汤对自身免疫性前列腺炎大鼠模型前列腺内炎性细胞因子的影响[J].世界中西医结合杂志,2010,5(5):396

吴丹,钱先.干燥综合征中医证候特点研究[J].江苏中医药,2010,42(11):22

吴道胜.补肾逐瘀汤合中药热敷治疗慢性前列腺炎42例[J].中医药临床杂志,2010,22(3):249

吴芳芳,杨素清,张淑杰.背俞穴刺络拔罐治疗青春期痤疮[J].齐齐哈尔医学院学报,2010,31(10):1586

吴刚.中西医结合治疗下肢深静脉血栓后综合征103例[J].北京中医,2010,29(6):431

吴玲霞,甄莉.黄芪治疗荨麻疹机制的实验研究[J].中国医药导报,2010,7(9):33

吴新东.中西医结合治疗胆石症急性发作期34例[J].山东中医杂志,2010,29(2):112

吴雪卿,万华,何佩佩,等.浆乳方结合中医外治法治疗浆细胞性乳腺炎55例临床观察[J].中医杂志,2010,51(8):704

吴一菲,曹萍,王晓川.玉屏风颗粒联合他卡西醇软膏治疗白癜风疗效观察[J].新中医,2010,42(1):48

吴祖兰,聂巧峰,黄时燕,等.中药熏蒸结合喜树碱软膏治疗点滴状银屑病56例[J].四川中医,2010,28(1):106

X

席建元,荣光辉,贺菊乔,等.象皮生肌散对大鼠慢性皮肤溃疡TGF-β1干预的研究[J].中医药导报,2010,16(9):86

夏仲元,李曰庆,钱丽旗,等.疏肝通络方对大鼠乳腺增生血管生成的影响[J].安徽中医学院学报,2010,29(3):55

冼峰.血栓闭塞性脉管炎的辨证施治[J].时珍国医国药,2010,21(5):1300

向娟.中药固脱贴贴敷治疗直肠黏膜内脱垂的疗效观察[J].亚太传统医药,2010,6(6):66

肖玮,杨岚,李丽."调经消痤饮"治疗女性经前期痤疮31例临床观察[J].江苏中医药,2010,42(1):39

谢菁.红花注射液治疗糖尿病足溃疡临床观察[J].医学信息,2010,5(6):1544

谢文军,姜尚平,谢思健,等.养阴汤治疗干燥综合征的临床研究[J].中国民族民间医药,2010,19(12):173

谢幼红.从脾论治干燥综合征的探讨[J].陕西中医,2010,31(6):710

徐步海,伍兰尊,马峥,等.江氏排石汤治疗痰瘀互结型胆石症临床研究[J].四川中医,2010,28(1):84

徐佳,吕瑛.锋勾针排脓放血对面部寻常痤疮皮损修复作用的观察[J].上海针灸杂志,2010,29(6):357

徐加成,姜玉婵,任维才.中药坐浴联合派瑞松及太宁乳膏治疗肛周湿疹[J].中国中西医结合外科杂志,2010,16(1):67

徐杰男,阙华发,唐汉钧.外科煨脓长肉湿润法结合中药内服治疗慢性下肢溃疡132例临床观察[J].上海中医药大学学报,2010,24(6):47

徐愿,阎小萍.阎小萍治疗干燥综合征经验撷菁[J].中国中医药信息杂志,2010,17(4):88

许兰荣,刘素银,乔志宏,等.中药配合宫腔内人工授精治疗男性少精不育症的临床研究[J].河北中医,2010,32(7):1043

薛慈民,刘丽佳,周绍荣.化痰消瘀方治疗甲状腺良性结节30例[J].中国中西医结合外科杂志,2010,16(3):356

Y

鄢燕,赵晓燕.散刺法配合中药内服治疗寻常性痤疮临床观察[J].湖北中医杂志,2010,32(1):67

严伟华,高志祥,王峰.驱银汤治疗寻常性银屑病疗效及相关Th17细胞、细胞因子的检测[J].中国中西医结合皮肤性病学杂志,2010,9(3):149

杨素梅.癣平丸配合迪银片治疗寻常型银屑病60例的疗效观察[J].国际中医中药杂志,2010,32(2):162

杨晓红,赵凤莲,王洋,等.中药白蚀丸口服联合西药外用治疗白癜风临床观察[J].中国中西医结合皮肤性病学杂志,2010,9(1):54

杨欣,张永华,丁彩飞,等.益气化瘀方对前列腺增生大鼠前列腺组织VEGF、endostatin表达的影响[J].中国中医药科技,2010,17(3):196

杨子函,张惠平,刘章,等.通络散预防骨科术后下肢深静脉血栓形成的临床研究[J].中国中医骨伤科杂志,2010,18(2):571

叶茂,龚光辉,焦鹏富.主管切开引流支管拖线术治疗复杂性肛瘘60例临床观察[J].实用中西医结合杂志,2010,10(1):67

易新平.辨证治疗胆总管结石126例[J].陕西中医,2010,31(5):517

应荨,尚研研,李恒,等.乳腺增生患者腧穴体表红外辐射光谱研究[J].南京中医药大学学报(自然科学版),2010,26(3):174

于春军.手法结合自制吸乳器治疗急性乳腺炎39例[J].中国中医急症,2010,19(4):668

Z

战美玲.消瘰丸加减治疗乳腺增生病80例[J].山西中医,2010,26(7):21

湛韬,湛意,戴幸平,等.养血固表法联合抗组胺药治疗慢性特发性荨麻疹[J].中国实验方剂学杂志,2010,16(12):183

张成刚,张胜华,冯寿全,等.益气柔肝方对老年胆总管结石患者术后细胞免疫功能的影响[J].中国中西医结合外科杂志,2010,16(3):284

张丹丹.中西医结合治疗浆细胞性乳腺炎30例[J].辽宁中医药大学学报,2010,12(5):194

张方信,唐丙喜,邓芝云,等.大黄甘草汤在重症急性胰腺炎患者中的治疗观察[J].临床消化病杂志,2010,22(1):38

张风梧,李刚琴.参茸固本还少丸联合他莫昔芬治疗特发性少精及弱精症疗效观察[J].陕西中医,2010,31(8):972

张福君.血栓心脉宁片治疗血栓闭塞性脉管炎属瘀阻脉络证的临床疗效观察[J].医学信息,2010,(6):1549

张国欣,王新华,张云明.中西医结合治疗老年肠梗阻120例[J].中国中医药科技,2010,17(5):394

张静喆,梁晓强,顾宏刚,等.清胆胶囊对胆固醇结石小鼠肝脏中 PPAR-γ、CYP7A1 及 NF-κB 表达的影响[J].中国中西医结合消化杂志,2010,18(4):254

张锴,白东梅.地奥司明片加中药熏洗对68例混合痔术后疼痛的临床观察[J].陕西中医,2010,31(6):707

张兰,方振伟.软坚消瘿汤对自身免疫性甲状腺炎凋亡蛋白 Fas/FasL、Bcl-2/Bax 表达的影响[J].时珍国医国药,2010,21(9):2224

张前德,魏睦新,林青.丹芪颗粒干预干燥综合征模型大鼠颌下腺水通道蛋白-5的表达研究[J].中国实验方剂学杂志,2010,16(15):105

张淑坤,崔乃强,赵光,等.清胰颗粒对重症急性胰腺炎大鼠回肠 claudin-1 表达的影响[J].中国普通外科杂志,2010,19(9):980

张文勇.血必净注射液联合生长抑素对轻症急性胰腺炎细胞因子的影响[J].河北中医,2010,12(7):813

张熙,贺菊乔,席建元,等.前癃通治疗前列腺良性增生症的临床观察[J].中医药导报,2010,16(6):14

张银川,徐瑛瑛,李蕊娜,等.菟仙海蚣胶囊治疗少精、弱精症的临床观察[J].甘肃中医,2010,23(4):37

张志强,王振彪,焦霞,等.三草洗剂对混合痔术后止痛促愈合作用的临床观察[J].北京中医药,2010,29(11):863

赵宏伟,张永熙,李春日.慢荨汤联合依巴斯汀治疗慢性荨麻疹临床观察[J].中国中医药信息杂志,2010,17(2):69

赵文静,吴勃岩,赵向上,等.复方鹿花盘胶囊对乳腺增生小鼠乳腺组织形态学影响及作用机制的研究[J].四川中医,2010,28(4):14

郑红霞,陶筱娟,于健宁.润燥方辅助治疗原发性干燥综合征30例临床观察[J].中国中西医结合杂志,2010,30(4):436

郑奎海.扶弱抑亢汤治疗白塞氏病36例[J].中国民间疗法,2010,18(5):25

郑武,崔云,冯奕.固精饮治疗心肾不交型遗精40例疗效观察[J].浙江中医药大学学报,2010,34(4):529

郑学军,李晓亮,张晓丽,等."总攻疗法"治疗2 146例Ⅲ期血栓闭塞性脉管炎[J].光明中医,2010,25(1):61

郑雪梅."毫火针"局部点刺配合背腧穴刺络拔罐治疗痤疮330例[J].陕西中医,2010,31(6):727

郑喆.中药内服配合湿敷治疗湿疹106例[J].浙江中医杂志,2010,45(6):427

钟爱莹,李娟,谢红伟.荆芥连翘汤治疗亚急性湿疹及对血清 IL-2、IL-4 水平的影响[J].陕西中医,2010,31(9):1159

钟江,付兰兰,方刚,等.甘草润肤洗剂合多磺酸粘多糖乳膏治疗手部角化性湿疹50例临床研究[J].浙江中医杂志,2010,45(9):635

周德瑛,张丰川,李元文,等.养血消银解毒饮治疗寻常型银屑病血燥证52例[J].中国中医急症,2010,19(8):1430

周海峰.两种术式治疗复杂肛瘘临床观察[J].吉林医学,2010,31(8):1080

周亮,刘丽芳.乳增宁贴膏穴位敷贴治疗乳腺增生病40例临床观察[J].中医药导报,2010,16(6):21

周月红.生肌散外敷治疗糖尿病足30例[J].中国中医药现代远程教育,2010,8(4):23

朱跃兰,韦尼,侯秀娟.活血解毒方治疗干燥综合征63例临床观察[J].北京中医药大学学报(中医临床版),2010,33(5):1

卓燊,秦海洸.中医药治疗慢性疮疡实验研究概况[J].环球中医药,2010,3(2):107

(八) 骨 伤 科

【概述】

2010年度,国内主要专业期刊上发表中医骨伤科方面的论文约2 800篇。文献较集中的病种有骨折和脱位(约占19%)、颈椎病(占16%)、膝骨关节炎(占12%)、腰椎间盘突出症(占11%)、骨质疏松症(占6%)、股骨头无菌性坏死(占3%)、肩关节周围炎(占3%),其他病种约占30%。内容涵盖了临床、实验研究和专家经验总结等。

1. 临床研究

报道较多的病种除了常见病证外,还包括疑难病证。桡骨远端骨折、肩关节脱位、肩关节周围炎、腰椎间盘突出症、颈椎病、股骨头坏死、骨质疏松症、膝骨性关节炎的治疗本卷已设专条。此外,还有许多学者通过疗效的观察对比,总结出个性和共性的临床经验,并朝向病种的细分、治疗方案的规范等方向发展。谷福顺等对96例高龄股骨粗隆间骨折患者进行患肢股骨髁上中立外展位牵引,牵引2~4 d后,再采用手法复位加单臂外固定架治疗,功能评定参照创伤性髋关节功能评分标准。结果,获优良95例、差1例。李秀芳等分析应用丹红注射液(丹参、红花)治疗老年下肢骨折125例的临床疗效,以骨折愈合情况、下肢局部疼痛程度、肿胀改善以及下肢静脉血栓的发生为观察指标,并与未采用丹红注射液的130例进行比较。结果,总有效率分别为96.0%(120/125)、73.1%(95/130);组间比较,$P<0.05$。治疗组骨折平均愈合时间为38 d,较对照组的53 d显著缩短($P<0.05$),肿胀消退程度明显好于对照组($P<0.05$)。吴征杰等通过观察股骨闭合性骨折围手术期肿瘤坏死因子-α(TNF-α)、白介素-6(IL-6)血浆浓度的变化情况,研究通脉汤(三棱、莪术、红花、桃仁、田七、丹参等)对创伤所致的炎症因子改变的有效性。发现股骨骨折围手术期内20例患者血清中TNF-α、IL-6增高($P<0.05$),认为该方对抑制创伤后致炎症因子大量释放,减少创伤后早期并发症有一定的作用。张雄辉等观察中药(独活、路路通、威灵仙、千年健、透骨草、宽筋藤等)熏蒸治疗骨折后期肿胀和关节僵硬患者102例。7 d为1个疗程,经1~3个疗程治疗。结果,痊愈率为45.1%(46/102),总有效率为94.1%(96/102)。认为中药熏蒸辅以关节的主被动功能锻炼可有效治疗骨折后肿胀及关节僵硬,且操作方便、简单。王黎明等将60例软组织损伤患者分为两组,实验组(外涂"活血通络止痛膏",由威灵仙、红花、乳香、川芎、丹皮等药组成)30例,对照组(外涂扶他林软膏)30例,连续治疗10 d,进行疼痛、压痛、肿胀、功能活动比较。结果,优良率分别为86.7%(26/30)、56.7%(17/30);组间比较,$P<0.05$。孟毅等以针灸配合康复功能训练治疗卒中后肩手综合征(SHS)40例为对照组,以中医综合外治疗法(水针穴位注射、中药熏洗及局部温敷)配合康复功能训练治疗SHS 40例为治疗组,治疗20 d。结果,治疗组和对照的总有效率分别为90.0%(36/40)、67.5%(27/40);组间比较,$P<0.05$。Ashworth评分两组治疗后比较,$P<0.05$。治疗后治疗组正中神经运动和感觉神传导动作电位波幅明显升高,$P<0.05$。

2. 实验研究

实验研究多为通过中药复方煎剂或拆分其中的有效成分、建立实验动物模型并采用现代科技方法来阐明中医药治疗骨伤科疾病的机制。颜冰等探讨了激素性股骨头坏死(SANFH)过程中血管内皮生长因子(VEGF)在股骨头局部的表达改变及活血补肾汤(鹿茸、丹参、川芎、当归、淫羊藿、仙茅等)对VEGF表达的影响。发现激素可导致股骨头局部VEGF的表达明显降低(4周时有代偿性增高),而活血补肾汤可显著提高VEGF的表达,促进血管及新骨生成(均$P<0.05$)。章建华等观察了三黄软膏(大黄、黄芩、黄柏、玄明粉)外敷对大鼠急性软组织损伤的疗效及作用机理,发现其对急性软组织损伤有良好的治疗和修复作用,缩短急性软组织损伤的治疗疗程,具有抗炎、止痛的作用,能够改善微循环,其治疗作用与降低损伤局部组织中白细胞介素-1β(IL-1β)有关(均

$P<0.05$)。此外,还有黄红等通过实验研究探讨了补肾健脾活血方对骨质疏松骨骼肌线粒体通透转换孔(MPTP)的调控作用,孙永生等研究了中药不同分期对实验性SD大鼠骨折愈合过程中成纤维细胞生长因子-2(FGF-2)表达的影响等,详见专条。

3. 专家经验总结

名医专家临床经验整理方面的论文各有特色,然而许多学者指出,应经过时间和实践的检验,还要在古文献中有据可循,才能可持续发展。如范志勇等介绍查和萍治疗脊柱筋伤病的经验,认为肝脾肾三脏与脊柱的稳定性密切相关,而肝脾肾三经与脊柱筋伤病的发病相关,故采用调肝健脾补肾法推拿并内服中药治疗颈肩腰腿痛。刘慧敏等介绍阎小萍辨治强直性脊柱炎的经验,认为强直性脊柱炎的基本病机为肾虚督寒、瘀血阻络,并提出以补肾强督、活血通络为主,辅以祛风散寒、除湿通络的治疗方法。赵琳介绍焦树德应用"补肾祛寒治尪汤"(续断、补骨脂、制附片、骨碎补、淫羊藿、桂枝等)辨证论治原发性坐骨神经痛的经验。豁银成介绍张唐法用中西医结合法并以针灸治疗腰腿痛的经验等。

(施杞 唐德志)

【桡骨远端骨折的治疗】

1. 手法整复和固定

谢明玉以斜甩法整复柯雷氏骨折136例,术者双手抱握患肢手掌,助手抱握患肢前臂肘关节下缘,持续牵引4～6 min,待骨折断端松动、嵌插、重叠完全纠正后,术者轻轻上下摇摆腕部,猛一发力,将患腕向桡侧斜向上约30°～45°角甩出,同时术者左手虎口猛力挤推患肢尺骨下缘茎突处,右手用力将患者腕关节迅速尺偏,维持牵拉,将左手按压骨折远端纠正背侧移位,患腕以掌屈尺偏位夹板绷带固定。结果,临床痊愈率为83.8%(114/136),总有效率为98.5%(134/136)。王丽采用折顶手法复位治疗Colles骨折65例,复位成功后腕关节置于旋前、掌屈尺偏位,用自制掌屈尺偏位纸壳小夹板固定,屈肘90°悬吊。治疗后均随访4～12个月,优良率96.9%(63/65)。杨宇手法复位治疗Colles骨折50例。术者双拇指骤然下压远折端,加大背成角。随之余指上提近折端,使腕屈并尺偏,矫正桡背侧移位。对桡背侧仍难复位者,加用折顶法及叩击法。复位成功后,以"U"形石膏夹板或小夹板固定于中度掌屈尺偏与前臂旋前位。结果,优良率为90.0%(45/50),总有效率为98.0%(49/50)。

2. 综合治疗

杨锋等将98例桡骨远端骨折患者随机分为两组各49例,均行手法复位,夹板固定后,治疗组用骨伤Ⅰ方(当归、丹参、桃仁、川芎、制乳香、苍术等)、骨伤Ⅱ方(甜瓜子、黄芪、骨碎补、续断、自然铜、血竭等)、骨伤Ⅲ方(熟地黄、党参、补骨脂、桑寄生、伸筋草、木瓜等)。按骨伤Ⅰ、Ⅱ、Ⅲ方顺序服药,各服10 d,治疗组总有效率为93.8%(46/49),对照组为75.5%(37/49),组间比较,$P<0.05$。治疗组在骨折愈合时间、消肿效果上优于对照组($P<0.01$),腕关节功能恢复也明显优于对照组($P<0.05$),显示了三期辨证治疗骨折的有效性。钟大勇采用手法整复、Colles夹板功能位固定和内服外用中药物及功能锻炼收治各种类型的桡骨远端骨折200例。骨折复位后外敷活血散,并按伤科破、和、补的原则用桃红四物汤煎服,去夹板后配合中药熏洗。伴骨质疏松者常规抗骨质疏松治疗。结果,优良率为96.0%(192/200),总有效率为99.0%(198/200)。彭利平等采用折顶挤扣法配合中药外用治疗老年桡骨远端骨折患者120例。伸直型使腕屈并尺偏,屈曲型使腕背伸并尺偏,术者牵引下双手挤扣患腕的骨折远端,使骨折块靠拢复位,再轻轻摇晃,使桡骨远端关节面通过与腕骨摩擦达到关节面平整后予以固定。早期以消肿止痛、中后期续筋接骨、舒筋通络等中药外敷,结果显示:优良率为85.8%(103/120),总有效率为98.3%(118/120)。贾浙西按中医标准整骨手法整复桡骨远端伸直型粉碎性骨折68例。整复后用4块夹板固定,按骨折3期辨证治疗原则给予中药内服。结果,优良率为80.9%(55/68),总有效率为94.1%(64/68)。杨世强采用手法复位、小夹板外固定、中药内服与外用及功能锻炼等中医综合治疗Colles骨折56例。手法整复后,用自制消肿止痛中草药膏(当归、大黄、栀子、泽兰、三七、乳香等)隔纱布外敷于患腕部,小夹板外固定及功能锻炼。按骨折3期辨证,早期方选桃红四物汤加三七粉;中期方选接骨续筋汤(熟地黄、吴茱萸、鹿角胶、黄芪、党参、当归等);后期方选补肾壮骨汤(淫羊藿、熟地黄、川牛膝、骨碎

补、黄芪、当归等)内服。拆除外固定后予海桐皮汤(海桐皮、透骨草、制乳香、制没药、花椒、当归等)熏洗患处。结果,痊愈率为83.9%(47/56),总有效率为100%。

(邢秋娟　王晶)

【中药促进骨折愈合的实验研究】

陈小砖等采用新生大鼠颅骨进行成骨细胞分离,分别加入高、低剂量的健骨二仙丸(龟板胶、鹿角胶、续断等)提取物,用MTT法进行成骨细胞增殖和活性检测和Western免疫印迹检测蛋白激酶C(PKC)、抗凋亡蛋白Bag-1表达。结果发现该方提取物对培养成骨细胞增殖有明显的促进作用($P<0.05$),能明显提高体外成骨细胞PKC的表达量和抗凋亡蛋白Bag-1的表达量(均$P<0.05$)。林一峰等通过Westernblot和RT-PCR测定体外分离培养破骨细胞中组织蛋白酶K(CK)的蛋白及基因表达,观察补肾通络方(杜仲、龟板、当归、熟地黄、鸡血藤等)对去卵巢大鼠破骨细胞CK表达的影响。结果发现,去卵巢模型大鼠骨密度在时效上与CK的表达呈现负相关;补肾通络方以时效方式下调CK蛋白及CKmRNA的表达水平。表明CK的过度表达是导致骨密度下降的重要原因,以时效方式下调CK蛋白及CKmRNA的表达可能是该方的作用机制之一。孙永生等将胫骨骨折模型大鼠随机分成三期,并给予不同的中药(加减肢伤一方:当归、赤芍药、桃仁、红花、黄柏;加减肢伤二方:当归、赤芍药、续断、威灵仙、生薏苡仁、桑寄生;加减肢伤三方:当归、赤芍药、续断、威灵仙、骨碎补、川木瓜等),观察骨折愈合过程中成纤维细胞生长因子-2(FGF-2)的表达变化,探讨中药治疗骨折的合理分期方法。结果显示,中药不同分期治疗均能有效促进大鼠骨折愈合过程中FGF-2的表达,其中二期(用加减肢伤二方)治疗明显优于一期治疗和三期治疗。肖强兵等通过在缺氧条件下体外培养成骨细胞,观察缺氧对成骨细胞增殖与凋亡的影响以及淫羊藿苷的保护机制。结果证明缺氧可抑制成骨细胞的增殖,导致成骨细胞凋亡,而应用淫羊藿苷的观察组可减少成骨细胞凋亡($P<0.01$)。明磊国等采用体外培养SD大鼠颅骨原代成骨细胞方法,通过MTT和碱性磷酸酶(ALP)染色分别观察蛇床子素对原代成骨细胞增殖和成熟分化的影响。结果发现终浓度为1×10^{-4} mol/L的蛇床子素对细胞增殖有抑制作用,而1×10^{-5} mol/L浓度虽对成骨细胞增殖无明显影响,但能显著提高ALP活性,促进Ⅰ型胶原表达,并增加钙化结节数量。

(徐乐勤)

【肩关节脱位的治疗】

顾鹏飞用椅背法整复肩关节前脱位26例,25例顺利复位,1例伴外科颈骨折转手术治疗。治法:患者侧坐在靠背椅上,将患肢跨过椅背,腋肋贴紧椅背,用棉垫垫于腋下保护腋下神经和血管。以右侧为例,助手按住患肩及椅背,术者站于患侧,右手握住患侧腕部,左手握肘部,肘微屈关节,顺势牵引,后外旋上臂,再逐渐内收、内旋复位。此时可听到入臼声,肩部恢复圆钝平滑的曲线轮廓,即复位成功。纱布棉垫垫于腋下和右臂内侧,将右上肢用绷带固定于胸壁上2周,肱骨大结节骨折者给予超肩关节固定4周。去除固定后进行功能锻炼。治疗期间按三期辨证服用中药。杨宏庆用椅背踩踏法(用椅背法和悬垂法综合改良)整复肩关节前脱位57例,55例顺利复位,2例复位失败转手术治疗。治法:在传统椅背复位基础上,以椅背为支点,布带(或多股绷带)捆在患肢垫棉垫的腕部,预留一空环。术者同向站于患侧,一手放肩上摸肱骨头,一手扶臂,单脚站立,另一脚套在空环中踩踏(右肩用右脚,左肩用左脚),沿畸形方向,逐渐增加力量踩踏,渐内收至下垂位,持续1～3 min可感到肱骨头复位的滑动感和复位响声,提示复位成功。有时单足踩踏的同时带动患肢,稍前屈,扶臂之手协助旋转前臂,解脱头与盂的绞锁及关节囊肱二头肌肌腱的阻碍,即可使肱骨头复位。陈文龙等将肩关节脱位患者92例,随机分为两组,A组46例采用改良靠背椅复位法,B组46例采用传统靠背椅复位法。A组治法:在传统靠背椅复位基础上,术者将传统的伸肘位拔伸牵引改为以一手握伤肢腕部,使患者上臂轻度外展并屈肘90°,以另一手虎口缓缓用力下压伤者肘窝,同时轻轻左右摇摆前臂,使上臂反复作内外旋动作,在此过程中往往可感到或听到肩关节部"咯噔"弹响,即证明脱位复位。如未复位,可推拉伤者腕部加大上臂外旋角度,然后使肘部下垂或略内收,同时内旋上臂,即可复位。结果,A组1次性复位成功45例,2次性复位成功1例;B组1次性复位成功38例,2次性复位成功8例。A组和B组的优良率分别为97.8%(45/46)、82.6%(38/46);组间比较,$P<0.05$。认

为改良靠背椅复位法优于传统靠背椅复位法。姚金星等用握拳法治疗肩关节前脱位65例,63例顺利复位,2例因合并肱骨大结节撕脱骨拆,骨块较大,行手术治疗。治法：以左肩关节脱位为例,患者平卧于床上,术者站于患者左侧,面朝患者头位,用右手抓住患肢左手,使患肢外展80°～90°,再用左手大拇指触摸腋窝肱骨头位置,然后改用拳头紧贴肱骨头,右手牵拉患肢做对抗牵引,左拳紧贴肱骨头向外上用力推顶,再将患肢内收,听到弹响声示复位成功。复位后,患肩部用消肿止痛、接骨续筋膏药外敷。胸臂用弹力绷带固定,前臂吊带悬吊患肢于内收内旋位,肘关节屈曲90°。1周后擦去外敷药,2周取除固定带,逐渐加强肩关节功能锻炼。

张魁等用杉树皮加绑带外固定治疗肩锁关节脱位15例。随访2～7个月,其中优9例,良5例,无效1例(为Ⅲ型肩锁关节脱位)。治法：患者取端坐位,双手叉腰,挺胸,术者一手将患侧上臂略向外牵引下外展上提,一手将患侧锁骨外侧端下压,复位后在患侧锁骨外侧端放一约2 cm厚棉垫。再在棉垫上方肩峰至颈部之间放一杉树皮小夹板,杉树皮二端用二条布胶固定。在患者两侧腋下放两块约4 cm厚棉垫,再用大绑带将双肩"∞"字固定。在"∞"字固定到第3圈时将绑带从患侧肩后绕过杉树皮外侧并加压经胸前健侧腋下到背部,余同"∞"字固定。固定后患肢略外展屈肘45°,悬挂胸前并用三角巾将上臂往上提。5～7 d调整1次,固定1个月。

（方东行　孟　迁）

【肩关节周围炎的治疗】

郑昱新等将471例肩周炎患者分为试验组为肩痛颗粒（片姜黄、羌活、海桐皮等）组354例,对照组为祛痹舒肩丸组117例。疗程均为4周,分别在治疗前、治疗后1～4周进行临床评价。结果,总有效率分别为92.7%(328/354)、85.5%(100/117);组间比较,$P<0.05$。赵尧春等采用中西医结合治疗本病。对照组采用急性期口服芬必得、泼尼松,症状缓解后泼尼松减量,并结合功能锻炼。治疗组在对照组的基础上加用独活寄生汤加减（独活、川芎、牛膝、防风、葛根、桑寄生等）,每日1剂。平均治疗六周,治疗组和对照组的总有效率分别为91.6%(88/96)、70%(70/100);组间比较,$P<0.01$。冯向亮等用加味当归鸡血藤汤（当归、熟地黄、白芍药、丹参、川芎、鸡血藤等）治疗本病35例为治疗组,对照组35例用温针灸及火罐治疗。均治疗28 d,总有效率分别为91.4%(32/35)、71.4%(25/35);组间比较,$P<0.05$。

王丰将175例患者分为治疗组91例,用宫廷正骨手法（松肩法、涮肩法、提肩法、盘肩法、旋肩法）治疗；对照组84例,口服双氯芬酸钠,痛点行曲安奈德＋利多卡因封闭治疗。治疗20 d。结果,治愈率分别为65.9%(60/91)、44.0%(37/84),总有效率分别为97.8%(89/91)、81.0%(68/84);组间比较,均$P<0.01$。徐玉欣观察局部推拿手法配合足部按摩治疗本病的疗效。对照组采用常规手法操作（揉法、滚法、摇法、拔伸法、抖法）；治疗组在常规手法结束后,再配合足部按摩,着重对排泄、运动和生殖系统反射区进行刺激。每日1次,5次为1个疗程。结果：治疗组和对照组的总有效率分别为100%(54/54)、90.7%(49/54);组间比较,$P<0.05$。张红安将80例患者分为治疗组和对照组各40例,在相同功能锻炼的情况下,分别给予九步正骨手法（摇臂、扣揉、捏拿、大旋、运肩、活肘、舒筋、双牵、活络）每日1次,和外用伸筋透骨汤剂治疗,疗程均为2周。观察治疗前后患者临床症状分值变化和临床疗效。结果：总有效率分别为：95.0%(38/40)、52.5%(21/40);组间比较,$P<0.05$。刘保新等采用关节松动术、小针刀和吊单杠锻炼联合治疗本病45例为治疗组,另设对照组45例（徒手锻炼）。疗程1个月。结果：优良率分别为91.1%(41/45)、77.8%(35/45);组间比较,$P<0.05$。

（莫　文　张　洋）

【腰椎间盘突出症的治疗】

郭玉海等对358例腰椎间盘突出症术后患者进行回顾性分析,统计其中医证型分布情况,发现以邪实为主要表现的实证类共91例,占25.4%；以正虚为主的虚证类共62例,占17.3%；本虚标实的虚实夹杂类共205例,占57.3%。发现腰椎间盘突出症术后证型以虚实夹杂较为多见,虚实夹杂证中本虚仍以气虚、脾虚为主,而标实则以血瘀、湿热多见。潘树和等将258例患者随机分为两组,治疗组134例用补肾壮督通络法（巴戟天、骨碎补、怀牛膝、熟地黄等）加减内服；对照组124例采用内科综合疗法（牵引、理疗等）。治疗40 d后,总有效率分别为97.8%(131/134)、69.4%(86/124);组间比较,$P<0.01$。治疗组治疗前后各项血液流变学指标比较,$P<0.05$。雷龙鸣等将

120例腰椎间盘突出症患者分成两组各60例。观察组根据病情分期：①急性期，予平乐正骨经验方大将逐瘀汤(生大黄、槟榔、生姜)内服，以大便通畅或出现腹泻为度。②亚急性期，给予"身痛逐瘀汤"(秦艽、川芎、桃仁、红花、没药、当归等)内服。③恢复期，给予独活寄生汤(独活、秦艽、桑寄生、杜仲、牛膝、细辛等)内服。对照组采用口服萘普生缓释胶囊(或尼美舒利片)与腰椎牵引的方法治疗。共治疗1个月。结果，治疗5 d及疗程结束后两组治疗前后的腰椎疾患治疗成绩(VAS)评分比较，治疗组均优于对照组($P<0.05$或$P<0.01$)；优良率治疗组和对照组分别为78.3%(47/60)、53.3%(32/60)；组间比较，$P<0.01$。林一峰等将120例患者随机分为两组各60例。对照组予常规保守疗法联合口服扶他林片治疗，治疗组在常规保守治疗的基础上给予口服补肾强督中药(威灵仙、白芍药、鹿角胶、杜仲、骨碎补、锁阳等)、腰段督脉电针、督脉推拿手法治疗。两组均治疗40 d。结果，总有效率治疗组为93.3%(56/60)，对照组为76.7%(46/60)；组间比较，$P<0.05$。陈永源等将70例腰椎间盘突出症患者随机分为2组，各35例。治疗组口服强脊通络汤(生地黄、白术、乌梢蛇、地龙、狗脊、怀牛膝等)结合腰部按摩，对照组单纯采用腰部按摩治疗。治疗后2组各指标评分比较，治疗组均优于对照组($P<0.05$)。提示该方可改善神经的血液供应和神经元的能量代谢，达到镇痛及神经功能恢复的目的。

(周 泉)

【颈椎病的治疗与研究】

袁博选择86例椎动脉型颈椎病患者应用痹祺胶囊(党参、白术、丹参、川芎、三七、马钱子等)治疗，10 d为1个疗程，均用2~4个疗程。结果显示：2个疗程后，总有效率为94.2%(81/86)。陈朝晖等根据中医辨证将76例患者分为风寒证、气滞血瘀证、痰浊阻络证、肾虚证、气血亏虚证，行针刺治疗并结合整脊矫正手法对移位椎体进行复位。隔日1次，3周为1个疗程，均用2~3个疗程。结果，痊愈率为51.3%(39/76)，总有效率为96.1%(73/76)。杜红根等随机将70例经颅多普勒(TCD)表现为高流速状态的颈性眩晕患者分成治疗组和对照组(各35例)；治疗组采用手法治疗，每周3次；对照组采用牵引+尼莫地平片口服；均治疗3周。3周后应用TCD和眩晕评估量表记录治疗前后椎基底动脉血流速改变和眩晕分值变化，6个月后对疗效进行随访，结果显示，两组左、右侧椎动脉和椎基底动脉血流速度均较治疗前有明显下降($P<0.01$)，治疗组血流速度下降更明显$P<0.01$；两组间治疗后的眩晕量化分值变化比较，$P<0.01$；X线"双边征"改善率及临床疗效治疗组优于对照组($P<0.01$)胡思进等应用点穴调曲手法治疗青少年颈曲异常52例。其点穴调曲手法由道家功夫点穴法、提弹松筋法、兜颌旋转法、拨揉放松法组成，1周3次，2周为1个疗程。结果，优良率为96.2%(50/52)。治疗前后颈椎椎曲分级和弓形面积差异，$P<0.01$。

张军等利用生物力学材料实验机，使用150 N，200 N，300 N三种牵引力对6例新鲜人体颈椎标本进行力学加载，同时利用微型压力传感器测试加载过程中各节段髓核内压力的变化，结果模拟头部重量及加载牵引力后均出现$C_{5,6}$、$C_{6,7}$髓核内压力高于$C_{3,4}$、$C_{4,5}$($P<0.05$)，加载牵引力后所有标本髓核内压力均出现降低($P<0.05$)，表明通过牵引可增大颈椎椎间隙，降低外力对椎间盘髓核内的压力。此外，还有刘梅等对主治气虚血瘀兼痰湿阻络型颈椎病的中药制剂复方芪麝片中青风藤、防己药味提取工艺进行正交实验法，以粉防己碱和青藤碱含量为指标，考察乙醇浓度、乙醇量、提取时间、提取次数4个因素对青风藤等药味提取工艺的影响。严淑芳等从理论依据(文献、病因、部位、症状)、方药及病案等方面探讨了从肝论治颈椎病等。

(王拥军 李具宝)

【股骨头坏死的治疗】

韦标方将89例激素性股骨头坏死患者随机分成两组，治疗组46例接受活血化瘀中药(当归、乳香、没药、茜草)、祛痰通络中药(白附子、制南星)，对照组43例单用活血化瘀中药内服。经过3个月的治疗后，总有效率分别为84.8%(39/46)、76.7%(33/43)；组间比较，$P<0.05$。说明活血化瘀、祛痰通络较单纯活血化瘀治疗对激素性股骨头坏死疗效更确切。郭国兴等采用没药胶囊(当归、赤芍药、乳香、没药、桃仁、血竭等)，治疗股骨头坏死53例；另设对照组53例，服用健步强身丸。两组患者均配合功能锻炼，疗程均为1年。结果，总有效率分别为84.9%(45/53)、64.2%(34/53)；组间比较，$P<0.05$。孙化斌用活血生骨胶囊(鹿茸、何首乌、黄芪、党参、枸杞子、当归等)内服治疗股骨头缺血性

坏死100例。经2～10个月的治疗后,痊愈率为82.0%(82/100),总有效率为100%。并经2～3年随访复查,无1例复发。辛晓春等用骨蚀重活片(当归、丹参、鸡血藤、血竭、骨碎补、续断等)内服治疗早期股骨头缺血性坏死58例,3个月为1疗程,3个疗程后进行疗效分析。结果,优良率为98.3%(57/58),总有效率为100%。

时冠军将60例早期股骨头坏死患者分为对照组、治疗组各30例,对照组单纯用钻孔减压术治疗,治疗组采用钻孔减压术加中药内服,并将患者分为3个阶段进行辨证论治:术后第1个月服用七厘散(血竭、麝香、冰片、乳香、没药、红花等),术后第2～3个月服用续骨活血汤(赤芍药、白芍药、当归尾、生地黄、红花、土鳖虫等),术后第4个月～1年服用壮腰健肾汤(熟地黄、杜仲、山茱萸、枸杞子、补骨脂、红花等)。治疗组在术后1个月、3个月和1年后三阶段结束时Harris评分均优于对照组($P<0.01$);综合疗效比较,在治疗后1年治疗组优于对照组($P<0.05$)。李刚将42例早期股骨头坏死患者随机分为对照组20例26髋,治疗组22例28髋。对照组单纯采用中药治疗,治疗组采用中药结合髓芯减压术治疗,中药根据辨证分型分为筋脉瘀滞型、肝肾亏损型,分别以桃红四物汤加减、独活寄生汤加减治疗,每3个月为1个疗程,2个疗程后进行疗效评价。结果,治疗组和对照组的总有效率分别为100%、92.3%(24/26);组间比较,$P<0.01$。王昌兴等对42例股骨头坏死患者采用在透视下将静脉导管置入股骨头部,用丹参和肝素局部持续灌注15 d,结果,Ⅱ期18例患者、Ⅲ期13例患者术后12个月与术前Harris评分比较,$P<0.01$;Ⅳ期11例患者术后12个月与术前Harris评分比较,$P>0.05$;Ⅱ期、Ⅲ期患者的股骨头静脉造影术后1个月与术前比较,股骨头静脉造影评级提高,Ⅳ期患者术后与术前比较,$P>0.05$。认为肝素抗凝,丹参活血化瘀,减轻疼痛;通过髓腔内注射给药,生物利用度高及吸收快,损伤小,疗效好,适用于早期(Ⅱ、Ⅲ期)的股骨头坏死患者及尚不愿手术的Ⅳ期患者的姑息治疗。

(胡志俊 孟凡萍)

【骨质疏松症的治疗与研究】

杨必超将95例老年骨质疏松所致胸腰椎压缩性骨折病人随机分为对照组45例,常规予鲑降钙素肌注,口服钙剂;治疗组50例,在对照组的基础上加补肾活血汤剂(熟地黄、淫羊藿、鹿角霜、续断、补骨脂、黄芪等)口服,隔日1剂,连续治疗1月,并进行疼痛、骨折、骨密度及不良反应等指标观察。结果,治疗组和对照组的显效率分别为92.0%(46/50)、64.4%(29/45);组间比较,$P<0.05$。罗令将60例患者随机分为干预组和对照组各30例,两组均给予西医(补钙)治疗,干预组在此基础上给予中药(熟地黄、何首乌、枸杞子、山茱萸、怀牛膝、杜仲等)内服治疗,4周为1个疗程,2个疗程后,观察两组疗效并进行相关指标的监测。结果,总有效率分别为90.0%(27/30)、76.7%(23/30);组间比较,$P<0.05$。干预组骨密度以及血钙、血磷含量测定结果与疼痛评分均较对照组改善($P<0.05$)。郭杨等检索近10年骨质疏松症的常用处方及用药文献,对其用药及配伍规律进行统计和分析。结果显示,所用方剂多以右归丸、左归丸、归脾汤、身痛逐瘀汤(桃仁、红花、川芎、当归、赤芍药、五灵脂)等加减,用药多涉及熟地黄、杜仲、淫羊藿、枸杞子、黄芪、当归、白芍药、蛇床子、桃仁、红花等。

李晶等将40只SD大鼠随机分为正常对照组、模型对照组、糖骨康胶囊(人参、麦冬、五味子、川芎等)高、低剂量组,观察糖骨康胶囊对链脲佐菌素(STZ)造模糖尿病大鼠骨质改变的影响。糖骨康组在造模基础上灌服糖骨康胶囊药粉,正常组及模型组灌服蒸馏水,每日1次,连续7周。结果:糖骨康组能降低血Ca、Mg、P、AKP含量,与模型组比较,$P<0.05$,并发现糖骨康胶囊能降低肿瘤坏死因子、白细胞介素-6的含量,提高模型大鼠的骨密度,与模型组比较,均$P<0.05$。黄红等将6月龄的雌性34只大鼠随机分为手术模型组、雌激素组、中药组和空白对照组。中药组给予补肾健脾活血中药(补骨脂、白芍药、淫羊藿、肉苁蓉、熟地黄、黄芪等)灌胃,每日1次;雌激素组予尼尔雌醇灌胃,每周1次;手术模型组和空白对照组给予蒸馏水灌胃,每日1次。治疗3月后,收集肌肉组织进行肌线粒体通透转换孔(MPTP)的活性检测。结果:MPTP吸光值(OD)比值在30、60 min这两个时间点上,雌激素组、空白对照组与手术模型组比较,$P<0.05$;而中药组与其他各组比较,$P>0.05$(但其OD比值均高于手术模型组)。认为补肾健脾活血中药可在一定程度上调控骨质疏松骨骼肌MPTP的开放程度。

(姚长风)

【膝骨性关节炎的治疗与研究】

陈秀玲将100例膝骨关节炎患者随机分为两组,治疗组51例采用穴位注射鹿瓜多肽注射液(鹿骨、甜瓜子)2 ml;对照组49例采用穴位注射透明质酸钠注射液2 ml。两组每周注射1次,4周为1个疗程,连续治疗2个疗程。结果,总有效率分别为94.1%(48/51)、77.6%(38/49);组间比较,$P<0.05$。王予彬等将85例膝骨性关节炎患者分为行单纯关节镜下清理术(A组)39例和行关节镜下清理术+髌外侧减压术(B组)46例。结果发现,A组术后3个月Lysholm评分、膝关节百分法和疼痛量表评分明显优于术前($P<0.05$);术后6个月与术后3个月比较,$P>0.05$。B组术后3个月Lysholm、百分法和疼痛量表评分明显优于术前;术后6个月明显优于术后3个月(均$P<0.05$)。术后3个月A组恢复情况优于B组,术后6个月B组Lysholm评分优于A组(均$P<0.05$)。表明髌骨活动受限的膝关节骨性关节炎患者关节镜下清理术与术后康复训练可以改善膝部症状与膝关节功能。

傅欣等观察氨基葡萄糖(GS)和硫酸软骨素(CS)对兔骨关节炎(OA)不同时期关节软骨退变和关节液中炎性因子白细胞介素-1β(IL-1β)和肿瘤坏死因子α(TNF-α)表达的影响。将45只新西兰大白兔,随机分为低剂量组、中剂量组、高剂量组、阳性对照组、阴性对照组,每组9只(18个膝关节)。采用内侧副韧带切断术和内侧半月板切除术建立骨性关节炎模型,术后次日即进行动物的药物灌胃,每日1次,每组各取3只动物分别于灌胃1周、2周、3周后取材。阳性对照组灌胃用等剂量的蒸馏水。观察软骨损伤情况。1周和2周后发现,低、中、高剂量组与阳性对照组之间均$P<0.05$,低、中、高剂量组之间均$P>0.05$,3周后,低、中、高剂量组与阳性对照组之间均$P<0.05$,中、高剂量组之间$P>0.05$,低、高剂量组之间$P<0.05$。术后1、2、3周,各治疗组关节液中炎性因子IL-1β和TNF-α含量均低于阳性对照组($P<0.05$),但高于阴性对照组($P<0.05$)。

(周重建 胡 波)

[附] 参 考 文 献

C

陈朝晖,王舜,张宏生,等.辨证治疗颈源性头痛76例临床观察[J].北京中医药大学学报(中医临床版),2010,17(3):8

陈文龙,王尧才,郭振平,等.改良靠背椅复位法治疗肩关节脱位临床观察[J].中国中医急症,2010,19(2):239

陈小砖,李全,卿茂盛,等.健骨二仙丸提取物对大鼠体外培养成骨细胞PKC和Bag-1的影响[J].中国中医骨伤科杂志,2010,18(2):6

陈小砖,李全,卿茂盛,等.健骨二仙丸提取物对大鼠体外培养成骨细胞增殖作用的研究[J].中国中医骨伤科杂志,2010,18(1):12

陈秀玲.穴位注射鹿瓜多肽注射液治疗膝骨关节炎的临床研究[J].上海针灸杂志2009,28(1):44

陈永源,黄振文,刘英杰.强脊通络汤对腰椎间盘突出症患者神经功能恢复的临床研究[J].新中医,2010,42(9):62

D

杜红根,魏晖,黄梅珍,等.手法治疗高流速型颈性眩晕的随机对照试验[J].中国骨伤,2010,23(3):212

范志勇,冯海军,钟志峰,等.查和萍从肝脾肾论治脊柱筋伤病的经验[J].广州中医药大学学报,2010,27(3):313

冯向亮,阮久青,张华斌.加味当归鸡血藤汤治疗肩周炎临床观察[J].中医药临床杂志,2010,22(3):246

傅欣,林霖,魏学磊,等.氨基葡萄糖和硫酸软骨素联合用药对兔骨关节炎治疗作用实验研究[J].中国运动医学杂志,2008,27(5):588

G

谷福顺,王爱国,郑昆仑,等.手法复位加单臂外固定架治疗高龄股骨粗隆间骨折96例[J].中国中医骨伤科杂志,2010,18(6):20

顾鹏飞.椅背法整复肩关节前脱位[J].长春中医药大学学报,2010,26(1):87

郭国兴,刘芳.中药治疗股骨头坏死53例[J].中国中医药现代远程教育,2010,8(13):177

郭杨,马勇.中医药治疗骨质疏松症的常用处方分析[J].中国实验方剂学杂志,2010,16(7):188

郭玉海,赵兵德.腰椎间盘突出症围手术期(术后)中医辨证回顾性分析[J].新中医,2010,42(8):56

H

胡思进,应有荣,朱让腾,等.点穴调曲手法治疗青少年颈曲异常[J].中国骨伤,2010,23(4):314

黄红,黄宏兴,李颖,等.补肾健脾活血方对骨质疏松骨骼肌线粒体通透转换孔调控的影响[J].新中医,2010,42(6):113

豁银成.张唐法治疗腰腿痛经验[J].湖北中医杂志,2010,32(6):25

J

贾浙西.手法整复夹板外固定治疗桡骨远端伸直型粉碎性骨折68例[J].中医正骨,2010,22(6):59

L

雷龙鸣,黄锦军,何育风.中药内服分期治疗腰椎间盘突出症60例临床观察[J].时珍国医国药,2010,21(3):691

李刚,王均玉.中药结合髓芯减压术治疗早期股骨头坏死疗效观察[J].山西中医,2010,26(9):21

李晶,毕守红,赵莉娟.益气活血法干预形成糖尿病骨质疏松的实验研究[J].世界中西医结合杂志,2010,5(2):120

李秀芳,孙继飞,刘振利,等.丹红注射液治疗老年下肢骨折的疗效观察[J].解放军药学学报,2010,26(4):363

林一峰,梁祖建,何铭涛.补肾通络方对去卵巢大鼠破骨细胞组织蛋白酶K表达的影响[J].广州中医药大学学报,2010,27(4):371

林一峰,直彦亮,梁祖建,等.从督脉论治腰椎间盘突出症的临床研究[J].新中医,2010,42(8):99

刘保新,徐敏,黄承军,等.吊单杠锻炼在肩周炎治疗中的疗效探讨[J].中国中医骨伤科杂志,2010,18(3):38

刘慧敏,王昊,徐愿,等.阎小萍运用补肾强督、活血通络法辨治强直性脊柱炎(大偻)[J].北京中医药,2010,29(6):417

刘梅,张宁,王拥军,等.治疗颈椎病的新药复方芪麝片的工艺研究[J].时珍国医国药,2010,21(1):176

罗令.中西医结合对骨质疏松症的临床干预研究[J].亚太传统医药,2010,6(7):40

M

孟毅,周淼.中医综合外治疗法治疗卒中后肩手综合征40例疗效观察[J].辽宁中医杂志,2010,37(9):1767

明磊国,葛宝丰,陈克明,等.蛇床子素对体外培养成骨细胞增殖与分化成熟的影响[J].中国骨伤,2010,23(9):688

P

潘树和,高云.补肾壮督通络法治疗腰椎间盘突出症临床研究[J].新中医,2010,42(2):31

彭利平,辜志昌,何庆建.折顶挤扣法配合中药外用治疗老年桡骨远端骨折[J].中国骨伤,2010,23(8):569

S

时冠军,刘世敬,张景僚.钻孔减压术加服中药治疗早期股骨头坏死30例[J].云南中医学院学报,2010,33(4):42

孙化斌.活血生骨胶囊治疗股骨头缺血性坏死100例临床报告[J].中医临床研究,2010,2(1):70

孙永生,徐颖鹏,温建民,等.中药不同分期对实验性SD大鼠骨折愈合过程中成纤维细胞生长因子2表达的作用[J].中华中医药杂志,2010,25(9):1472

W

王昌兴,沈建国,姜滔,等.持续局部丹参和肝素灌注治疗股骨头坏死疗效分析[J].中国骨伤,2010,23(5):383

王丰.宫廷正骨手法治疗肩周炎临床观察[J].四川中医,2010,28(8):101

王黎明,谭庆远,邱冠军,等.活血通络止痛膏治疗软组织损伤的临床研究[J].中医临床研究,2010,2(15):7

王丽.纸壳夹板治疗Colles骨折65例[J].中国中医骨伤科杂志,2010,18(10):51

王予彬,王惠芳,朱文辉,等.膝关节骨性关节炎关节镜下清理和联合髌外侧减压及康复治疗临床疗效的对比研究[J].中国微创外科杂志,2008,8(8):678

韦标方,宋祥平,曾平,等.祛痰法治疗激素性股骨头坏死89例疗效分析[J].中国中医骨伤科杂志,2010,18(11):6

吴征杰,赵王林,曾焰辉,等.通脉汤对股骨骨折围手术期TNF-α、IL-6的影响[J].中国骨伤,2010,23(7):500

X

肖强兵,曾俊华,李浩,等.淫羊藿苷对缺氧所致成骨细胞凋亡的保护作用[J].中国中医骨伤科杂志,2010,18(4):8

谢明玉.斜甩法整复柯雷氏骨折136例[J].江西中医药,2010,41(3):51

辛晓春,谈立明,成玉芙,等.骨蚀重活片治疗早期股骨头缺血性坏死疗效观察[J].中医药导报,2010,16(5):63

徐玉欣.局部推拿手法配合足部按摩治疗肩周炎54例[J].浙江中医药大学学报,2010,34(5):743

Y

严淑芳,王小平.从肝论治颈椎病[J].辽宁中医杂志,2010,37(2):299

颜冰,王和鸣.活血补肾汤对兔激素性股骨头坏死VEGF的影响[J].中国中医骨伤科杂志,2010,18(5):1

杨必超.中西医结合治疗老年骨质疏松胸腰椎压缩性骨折疗效观察[J].光明中医,2010,25(6):1061

杨锋,李引刚,窦群立,等.三期辨证治疗桡骨远端骨折随机对照临床研究[J].中国中医骨伤科杂志,2010,18(9):21

杨宏庆.椅背踩踏法整复肩关节前脱位57例[J].中国骨伤,2010,23(1):69

杨世强.中医综合治疗Colles骨折56例疗效观察[J].河北中医,2010,32(1):26

杨宇.手法复位治疗Colles骨折50例[J].中国骨伤,2010,23(6):474

姚金星,任广铁,魏强,等.握拳法治疗肩关节脱位[J].中国骨伤,2010,23(8):636

袁博.痹祺胶囊治疗椎动脉型颈椎病疗效观察[J].中华中医药杂志,2010,25(7):1148

Z

张红安.九步正骨法治疗肩关节周围炎的临床疗效观察[J].河南中医,2010,30(5):471

张军,孙树椿,王立恒,等.不同牵引重量对颈椎髓核内压力影响的研究[J].中国中医骨伤科杂志,2010,18(1):1

张魁,郑英,张培祥.杉树皮加绑带外固定治疗肩锁关节脱位15例[J].浙江中西医结合杂志,2010,20(5):309

张雄辉,肖智青,张火林,等.中药熏蒸治疗骨折后期肿胀和关节僵硬的疗效观察[J].实用中西医结合临床,2010,10(3):7

章建华,丁伟国.三黄软膏外敷治疗大鼠急性软组织损伤的实验研究[J].中医正骨,2010,22(3):6

赵琳.已故名医焦树德补肾祛寒治尪汤治疗原发性坐骨神经痛33例[J].光明中医,2010,25(7):1148

赵尧春,蔡恩承,贺超.中西医结合治疗肩关节周围炎196例[J].中医临床研究,2010,2(10):18

郑昱新,石印玉,詹红生,等.肩痛颗粒治疗肩周炎的临床研究[J].湖北中医学院学报,2007,12(1):59

钟大勇.综合方法治疗桡骨远端骨折200例[J].实用中医药杂志,2010,26(9):618

(九) 五 官 科

【概述】

2010年五官科发表的论文近1 300篇,其中眼科约占40%,主要集中于视网膜病、内眼病、角膜病、视神经病及外眼病的治疗及实验研究;耳科约占11%,多集中于耳聋、梅尼埃病、中耳炎等的治疗及实验研究;鼻科约占19%,多集中于慢性鼻炎、变应性鼻炎、鼻窦炎等的治疗及实验研究;咽喉科约占12%,多集中于慢性咽炎、声带疾病等的治疗及实验研究;口腔科约占18%,多集中于口腔黏膜及舌齿疾病的治疗。

1. 眼科疾病

(1) 视网膜病 视网膜静脉阻塞与糖尿病性视网膜病变的治疗及实验研究已分列专条介绍。中心性浆液性视网膜脉络膜病变,陈胜将79例88眼肝经郁热型患者分为两组。均予常规的血管扩张剂及营养神经等西药,治疗组加服丹栀逍遥散(牡丹皮、炒栀子、柴胡、白芍药、当归、茯苓等)。经治30 d,治疗组与对照组总有效率分别为97.9%(43/44)、81.8%(36/44),组间比较,$P<0.01$。彭清华等报道108例129眼,在辨证论治基础上加以活血利水法治疗,并与用常规辨证论治的105例124眼作对照。经治1个月,两组的总有效率分别为97.7%(126/129)、94.4%(117/124),且治疗组的视力恢复明显优于对照组。组间比较,$P<0.01,P<0.05$。

视网膜脱离(RD),彭清华等实验研究表明,复明片(地龙、赤芍药、红花、茯苓、车前子、白术等)能促进脱离视网膜复位,减轻视网膜组织及细胞的形态学损伤,改善视功能。张妍春等研究发现,益视汤(人参、黄芪、牛膝、枸杞、茺蔚子、当归等)有益于脾气虚证兔RD自动复位后视网膜超微结构的重建。李恩辉等报道RD术后视网膜下积液76例,随机分为两组。均予抗生素和激素对症处理;中药组(42例)加用网脱1号方(党参、黄芪、猪苓、白芍药、茯苓等)煎服。经治14 d,两组的治愈率(视力提高2行,间接眼底镜下见视网膜平复,裂孔封闭,B超示视网膜复位,视网膜下积液完全吸收)分别为88.1%(37/42)、59.5%(22/37),组间比较,$P<0.05$。

视网膜色素变性,石彩霞报道80例132眼,随机分为两组。均予复方路丁C、维生素A及维生素B_1等;治疗组(40例63眼)加服复方血栓通胶囊(三七、黄芪、丹参、玄参等)。均进行视力、视野和ERG检查,且治疗后6个月和1年时各复诊1次。两组的总有效率分别为95.2%(60/63)、85.5%(59/69),组间比较,$P<0.05$。

年龄相关性黄斑变性(AMD),刘安等对98例107眼的临床观察显示,在早期予中药合激光照射(TTT)组和中药组在促进眼底出血、渗出的吸收方面均优于TTT组($P<0.01$);眼底荧光血管造影显示中药合TTT组和TTT组与中药组在脉络膜新生血管(CNV)渗漏情况比较有显著差异($P<0.01$);中药合TTT组和TTT组与中药组在总体疗效、随访期间复发率比较有显著性差异($P<0.01,P<0.05$)。提示中药可促进出血渗出的吸收,缩短疗程;TTT可抑制CNV渗漏;AMD治疗的关键在于CNV消退与否。

李楠等研究表明,葛根素对手术显微镜导致的视网膜光损伤有修复作用,其作用机制可能是通过增加核因子κB(NF-κB)的表达,从而拮抗细胞凋亡。江红等研究表明,黄芪总黄酮对高糖培养下的牛视网膜血管周细胞氧化应激与DNA损伤有明显的抑制作用。

(2) 内眼病 葡萄膜炎的治疗及实验研究报道较集中,见专条介绍。早期老年性白内障,孙莺等报道100例128眼,随机分为两组。均予维生素E和维生素C口服;治疗组(50例63眼)加服拨云退翳丸(密蒙花、白蒺藜、菊花、木贼、蝉蜕、薄荷等),对照组用白内停滴眼液滴眼。经治2个月后,两组的总有效率分别为85.7%(54/63)、66.2%(43/65),组间比较,$P<0.05$。抗晶状体损伤的实验研究方面,魏小勇等研究发现,较低浓度的脂溶性石斛生物碱对晶状体上皮细胞(LEC)具有良好的保护作用,其机制可能与脂溶性石斛生物碱通过细胞膜渗入细胞内任何一个部位,激活细胞内氧化防御系统,干预LEC氧化应激损伤,防止LEC凋亡有关。史才财等研究发现,硫酸镍

皮下注射对Wistar大鼠晶状体造成一定的损伤，损伤的部位主要集中于晶状体核和后囊下，而芪归解毒汤（黄芪、当归、土茯苓、连翘、郁金、丹参等）和障眼明片对硫酸镍损伤Wistar大鼠晶状体有预防作用。严京等研究显示，紫外线（UV）照射可引起人晶状体上皮细胞（HLEC）凋亡，阿魏酸钠（SF，当归、川芎、木贼、升麻、樟白皮等提取的单体）具有减少UV照射引起凋亡、防护UV对HLEC的损伤作用。黄秀榕等研究显示，蜕皮甾酮（ECR）可减轻实验性氧化损伤的HLEC凋亡程度；复方水蛭滴眼液（SZ）、SF和吡诺克辛钠滴眼液（PS）均能防护UV照射引起的HLEC氧化损伤，而SZ和SF的作用明显优于PS（$P<0.05$，$P<0.01$）。

糖尿病性高眼压症，申进亮等报道120例，随机分为两组。均予饮食、运动及中西药物降糖治疗；治疗组加服降糖通络片（黄芪、川芎、当归、生地黄、地龙、赤芍药等），对照组加用1%葛根素滴眼液。经治1个月，治疗组和对照组总有效率分别为86.7%（52/60）、68.3%（41/60），组间比较，$P<0.01$。

（3）角膜病　单纯疱疹性角膜炎（HSK），张美报道139例155眼，随机分为两组。均予更昔洛韦眼用凝胶、左氧氟沙星眼液交替点眼；治疗组（70例78眼）加服除翳明目片（夏枯草、青葙子、密蒙花、栀子、菊花、赤芍药等）。两组的治愈率分别为85.9%（67/78）、70.1%（54/77），平均疗程分别为（12±5.86）d、（15±10.12）d。组间比较，$P<0.05$。角膜瘢痕，邵鹏超等实验研究表明，以积雪草提取物治疗后角膜瘢痕面积、厚度，与透明质酸钠溶液及生理盐水对照组比较明显减小（$P<0.05$）。角膜移植排斥反应，王颖等实验研究表明，菊花决明散（生石决明、醋鳖甲、黄芩、白芍药、赤芍药、菊花等）通过提高调节性T细胞，达到对高危角膜移植排斥反应模型大鼠术后免疫排斥反应的抑制作用。

（4）视神经病　周剑等从中医体质学角度分析Leber遗传性视神经病变（LHON）的发病特征，初步证实LHON发病与体质因素有一定的相关性。但尚有许多问题，如LHON不同位点突变中医体质学类型是否有差异；LHON人群发病期间的中医体质学特征；LHON的中医学病理机制与体质的关系；根据体质可调理论，体质的调理是否有利于LHON的预防和治疗等，这些研究将有助于更加深入认识本病，为LHON预防和治疗奠定理论基础。李双等研究表明，金丝桃素于玻璃体内注射能减少大鼠视神经损伤后视网膜神经节细胞的死亡率，对视网膜节细胞有保护作用。

（4）外眼病　干眼症的发病率趋增，并有低龄化趋势，对其的治疗及实验研究见专条介绍。张政君报道120例弱视患者，予逍遥散合桃红四物汤加减（当归、赤芍药、柴胡、枳壳、川芎、茯苓等）煎服配合2%普鲁卡因注射液行患眼球后封闭治疗。经治15～30d，全部有效。3年后随访，有33例视力保持正常。

2. 耳科疾病

（1）耳鸣耳聋　梁辉等临床研究发现，五音乐曲疗法治疗耳鸣在理论上是可行的；患者在接受五音乐曲治疗后，不适症状明显改善，耳鸣严重程度评分亦显示降低。不同的五音乐曲可以通过针对性的激发某脏功能进而整体调节人体功能达到治病目的。魏小琴等实验研究表明，金匮肾气丸可通过抑制一氧化氮合酶（iNOS）的表达，耳蜗螺旋神经节细胞中iNOS的表达降低，进而降低NO生成，对庆大霉素（GM）耳毒性起到拮抗作用。王枫等实验研究表明，金匮肾气丸可通过抑制Bax蛋白表达，调节Bcl-2蛋白表达而达到对耳聋豚鼠耳蜗螺旋神经节细胞凋亡的调控作用。赵金晓等实验研究表明，补肾活血方（磁石、葛根、骨碎补、补骨脂、何首乌、黄精等）对噪声性听力损伤具有显著的预防作用，在改善听功能方面具有一定的治疗作用。且预防效果明显优于治疗效果。

（2）中耳炎　郑秀琴对60例急性分泌性中耳炎常见的风邪犯耳、痰浊聚耳2个证型及30例健康人的纯音测听、声导抗检测指标观察后，发现各证型与听力学指标之间有一定规律性，即风邪犯耳证到痰浊聚耳证病情逐渐加重，中耳积液逐渐增多，听力损失逐渐加重，声导抗鼓室功能也随积液增多而相应改变。王彩云等将392例急性化脓性中耳炎随机分为治疗组与对照组，分别予复方紫草滴耳油（紫草、苦参、香油、冰片、枯矾）、2.5%氯霉素滴耳液滴耳。7d为1个疗程。经治6个疗程，治疗组与对照组的治愈率分别为75.3%（149/198）、19.6%（38/194），组间比较，$P<0.01$。

3. 鼻科疾病

(1) 变应性鼻炎(AR) AR实验研究方面，陈洁等研究证实，不同浓度补气固表制剂(黄芪、柴胡、黄芩、白术、甘草、细辛等)干预后显示，AR的IL-10、TGF-β含量下降($P<0.01$)，从而对改善炎症有促进作用。方素清研究表明，苓甘五味姜辛汤加味(茯苓、甘草、干姜、细辛、五味子、桂枝)可降低AR豚鼠IL-4含量和提高IFN-γ含量，从而减轻鼻黏膜变应性炎症，减轻AR的症状或减缓AR的发作，而达到治疗目的。其疗效优于息斯敏对照组。李志鹏等研究表明，通窍止嚏汤(黄芪、党参、苍耳子、辛夷花、诃子、桑白皮等)可降低AR大鼠IL-4、IL-5和IgE含量，而减轻鼻黏膜变应性炎症。其疗效与地塞米松比较无显著差异。吴敏曼等研究表明，予甘草提取物滴鼻后，AR豚鼠的鼻痒、喷嚏、流涕等症状明显减轻；豚鼠鼻分泌物及鼻黏膜组织中的炎性细胞总数、嗜酸性粒细胞数明显减少($P<0.05$)，嗜酸性细胞凋亡率明显增加($P<0.05$)，肥大细胞数及脱颗粒数、组胺含量明显减少($P<0.05$)。常年性AR的临床文献报道较集中，见专条介绍。

(2) 鼻窦炎 慢性鼻窦炎，孟宪慧等报道129例，予鼻炎克泡剂(荆芥穗、防风、苍耳子、辛夷、藁本、细辛等)冲服。经治60 d，治愈率为47.3% (61/129)，总有效率为96.1%(124/129)。樊治军等报道60例，予参苓白术散加减煎服，并与鼻窦炎口服液治疗的60例作对照。经治6周，治疗组与对照组的总有效率分别为93.3%(56/60)、63.3%(38/60)，组间比较，$P<0.05$。

4. 咽喉科疾病

(1) 咽炎 急性咽炎，胡忠民等报道203例，随机分为治疗组与对照组。分别服用二丁冲剂(板蓝根、紫花地丁、半边莲、蒲公英)与穿心莲胶囊。经治5 d，两组的总有效率分别为92.8% (142/153)、66.0%(33/50)，组间比较，$P<0.05$。且治疗组白细胞计数及中性粒细胞分类的改善均优于对照组($P<0.05$)。俞洁东等研究发现，虎射利咽方(虎杖、射干、藿香、甘草等)各剂量组对湿热咽炎模型大鼠均有解热作用，且均能显著抑制炎症介质PGE2的释放；其中高剂量组效果最显著。对慢性咽炎的治疗及实验研究见专条介绍。

(2) 喉炎 周详等报道儿童声带小结97例，随机分为治疗组与对照组。分别服用自拟中药方(海藻、木蝴蝶、昆布、黄芪、北沙参、玄参等)与黄氏响声丸。疗程均为6周，两组的总有效率分别为83.7%(41/49)、64.6%(31/48)，组间比较，$P<0.05$。叶毅报道声带息肉121例，随机分为治疗组与对照组。分别服用自拟声嘶方(玄参、生黄芪、乌梅、丹参、桃仁、红花等)与黄氏响声丸。疗程均为30 d，两组的总有效率分别为87.3% (55/63)、75.9%(44/58)，组间比较，$P<0.05$。

5. 口腔科疾病

(1) 口腔黏膜疾病 口腔扁平苔藓(OLP)，唐晓峰等报道38例，自拟凉血养阴祛瘀汤(生地黄、石斛、玉竹、天花粉、当归、田七等)煎服。经治3个月，总有效率为73.7%。(28/38)林茜等临床研究表明，疏肝解郁活血化瘀方(柴胡、香附、川芎、当归等)对肝气郁结气滞血瘀型OLP患者口腔健康有较好改善作用，其评价指标之一OHIP214量表得分治疗前后有显著差异，而对照安慰剂组治疗前后OH IP214量表得分治疗前后无差异。口腔溃疡，郝静等报道200例化疗后发生口腔溃疡者，随机分为两组。治疗组(120例)予溃疡平软膏涂(鲜芦荟剥去外皮，取其肉汁，与思密达、蜂蜜调匀)抹溃疡处，对照组予生理盐水加冰硼散、锡类散混匀漱口。两组的总有效率分别为95.0%(114/120)、80.0%(64/80)，组间比较，$P<0.05$。复发性口腔溃疡的治疗及实验研究已立专条介绍。

(2) 舌齿疾病 慢性牙周炎，程培红临床研究表明，予牙周基础治疗联合清热解毒中药合剂(金银花、连翘、黄连、黄芩)，可显著降低患牙龈沟液(GCF)中TNF-α及IL-1β水平($P<0.01$)，减轻牙周炎症反应。霍明进研究发现，予固齿健周丸(熟地黄、山萸肉、黄芪、骨碎补、泽泻、枸杞子等)联合牙周基础治疗并与用利君沙、甲硝唑联合牙周基础治疗的对照组作比较，两组治疗后牙周附着水平(PAL)、牙周探诊指数(PPD)、牙周探诊出血指数(BOP)均有明显改善(P均<0.01)。但治疗组BOP改善明显优于对照组($P<0.01$)。

(熊大经 张应文)

【视网膜静脉阻塞的治疗及实验研究】

视网膜静脉阻塞(RVO)的文献报道30余篇，治疗以活血化瘀为多。王振萍报道98例102眼，随机分为两组。治疗组(50例52眼)予服逐瘀通脉方(桃仁、红花、当归、川芎、生地黄、赤芍药等);对照组则用舒血宁静脉滴注,及口服维生素C和维生素B_1片。有黄斑水肿者加用七叶皂苷钠静脉滴注。经治8周,两组的总有效率分别为90.4%(47/52)、72.0%(36/50),组间比较,$P<0.05$。宋艳敏等报道86例,随机分为两组。治疗组(47例)服用加味桃红四物汤(黄芪、丹参、川芎、当归、赤芍药、桃仁等),对照组以复方血栓通胶囊(三七、黄芪、丹参、玄参等)口服。经治24 d,两组的总有效率分别为89.4%(42/47)、61.5%(24/39),组间比较,$P<0.01$。

林文君等报道31例31眼阴虚瘀热证患者,予滋阴降火祛瘀中药(炒生地黄、山药、山萸肉、丹皮、茯苓、泽泻等)煎服,并与用复方血塞通胶囊治疗的31例31眼作对照。经治3个月,治疗组与对照组的总有效率分别为87.1%(27/31)、80.6%(25/31),且治疗组视力改善优于对照组($P<0.05$)。魏燕萍等报道60例61眼气滞血瘀证患者,随机分为两组。分别予散血明目片(三七、酒大黄、蒲黄、猪苓、防己、地龙等)、血塞通(主要成分为三七总苷)口服。经治2个月后,复查荧光素眼底血管造影和血液流变学指标,分析远视力、眼底表现、视网膜循环时间、荧光素眼底血管造影、血液流变学各项指标及中医证候积分。散血明目片治疗组与血塞通对照组的总有效率分别为80.7%(25/31)、66.7%(20/30),组间比较,$P<0.05$;且在视网膜循环时间、血液流变学指标,促进眼底出血吸收以及中医证候的改善方面,散血明目片组与血塞通对照组比较,均有显著差异($P<0.05$)。

冯彩霞报道97例107眼缺血型早期RVO患者,随机分为两组。均予视网膜激光光凝基础上口服芦丁、肌苷、维生素C,静脉滴注低分子右旋糖酐注射液等西药;治疗组(49例56眼)辨证分为肝阳上亢、气滞血瘀、脾虚气弱、肝郁血热4个证型,分别以地龙煎加减(生地黄、怀山药、生石决明、女贞子、桑椹子、龙骨等)、活血破瘀汤加减(田三七、甘草、葛根、当归、白芍药、香附等)、归脾汤加减(党参、黄芪、茯神、白术、龙眼肉、枣仁等)、丹栀逍遥散加减(柴胡、赤芍药、茯苓、白术、丹皮、栀子等)煎服。经治1个月,两组的总有效率分别为91.6%(51/56)、74.5(38/51),组间比较,$P<0.05$。

实验研究方面,彭俊等的研究表明,散血明目片能抑制兔视网膜面血管内皮生长因子(VEGF)和碱性成纤维细胞生长因子(bFGF)的高表达,从而抑制缺氧诱导的视网膜新生血管的形成。彭清华等的研究表明,散血明目片能明显增强实验性视网膜静脉阻塞兔视网膜组织中热休克蛋白(HSP)70的表达;能明显提高RVO后视网膜组织中组织型纤溶酶原激活物(tPA)表达,降低纤溶酶原激活物抑制剂(PAI-1)表达,从而抑制血栓形成,改善RVO后视网膜局部微循环,减轻缺血缺氧。

(刘红娣)

【糖尿病性视网膜病变的治疗及实验研究】

糖尿病性视网膜病变(DR)的临床及实验研究文献报道40余篇。临床治疗多以中西医结合为主。廉海红报道72例,随机分为两组。均予西药控制血糖;治疗组予中药(三七、羚羊角粉、郁金、炒牡丹皮、赤芍药、墨旱莲等)煎服,对照组予胰激肽原酶肠溶片口服。经治3个月,治疗组与对照组的总有效率分别为97.2%(35/36)、63.9%(23/36),组间比较,$P<0.05$;且治疗组在改善眼底视网膜疗效及中医证候积分比较等均明显优于对照组($P<0.05$)。鲁艳萍等报道516例538眼,随机分为两组。均予西药常规控制血糖;治疗组(258例268眼)加服明目驱瘀合剂(生蒲黄、当归、赤芍药、川芎、郁金、牛膝等),对照组辨证分阴虚燥热、气滞血瘀2个证型,分别予白虎汤合玉女煎加减、血府逐瘀汤加减煎服。经治1个月,两组总显效率分别为88.8%(213/268)、51.9%(140/270),组间比较,$P<0.05$。且治疗组的视力恢复程度明显优于对照组($P<0.05$)。孟兆联等报道122例,随机分为两组。均予控制饮食、血糖及维持血压稳定等综合治疗;对照组加服沃丽汀、芦丁、维生素E、肌苷片等,治疗组在对照组基础上予明目祛瘀汤(丹参、葛根、生地黄、黄芪、枸杞子、密蒙花等)随证加减煎服。经治6个月,观察组与对照组的总有效率分别为91.8%(56/61)、72.1%(44/61),组间比较,$P<0.05$。且观察组在治疗后眼底变化、荧光素渗漏好转等均优于对照组。宋剑涛等报道66例,随机分为两组。治疗组予服密蒙花方(生黄芪、女贞子、益母草、黄连、肉桂、乌梅等);对照组予服羟苯磺酸钙胶囊。经治3个月,治疗组患者的视力、视野的改善与治疗前比较,均$P<0.05$,而对照组仅视野较治疗前有显著差异($P<0.05$),视力改善不明显。

临床研究方面,王小川等探讨DR的中医病名、病因病机、诊断、疗效标准、治疗方法及实验研究中目前存在的问题与相应对策。吕小利等研究发现,肱踝PWV(baPWV)值能反映视网膜动脉的功能状态,或可作为DR早期中药治疗介入时机的参考指标。

实验研究方面,马荣等研究表明,补肾活血中药复方(生地黄、丹参等)含药血清能降低24、72h段正常条件及稳定高糖条件下视网膜神经节细胞的谷氨酸(Glu)释放量,降低各时段糖波动条件下的Glu释放量($P<0.05$)。其在一定程度减轻Glu神经兴奋性毒性作用,这可能是补肾活血中药防治DR的药物干预途径之一。马殿伟等研究表明,补肾活血中药复方含药血清能提高正常及高糖和TGF-β_2同时存在条件下视网膜Müller细胞膜的稳定性,增强Müller细胞活力可能是补肾活血中药复方防治DR的另一药物干预途径。

巨磊研究显示,参虫胶囊(西洋参、冬虫夏草、三七、水蛭、黄连等)能抑制糖尿病大鼠体内脂质过氧化反应,保护糖尿病大鼠视网膜内皮细胞,对糖尿病大鼠视网膜病变具有改善作用。苑维等研究表明,对DR大鼠早期给予芪参益气滴丸(黄芪、丹参、三七、降香等)干预,可通过降低视网膜微血管病变血管内皮细胞生长的因子(VEGF)的表达,减轻血管的通透性;降低视网膜细胞间黏附分子-1(ICAM-1)和ICAM-1 mRNA的表达,减轻白细胞浸润,而延缓DR的发生和发展。楼航芳等研究盐酸二甲双胍、补肾通窍方(熟地黄、怀山药、枸杞子、黄芪、太子参、麦冬等)、盐酸二甲双胍联合补肾通窍方三种不同治疗方法,对糖尿病大鼠视网膜神经节细胞bcl-2(凋亡抑制基因)和bax(凋亡促进基因)表达的影响。结果表明,中西医联合用药,能有效增强视网膜神经节细胞bcl-2的表达,降低bax的表达,且比单纯使用中药或西药的疗效明显($P<0.05$)。

(张应文 刘红娣)

【玻璃体积血的治疗及实验研究】

玻璃体积血的治疗,钱查娇等报道134例,随机分为两组。均予常规点安肽碘眼药水;治疗组(68例)予桃红牡丹生七汤(桃仁、红花、牡丹皮、当归、生地黄、川芎等)随症加减煎服,每日1剂;对照组予尿激酶玻璃体内注射。10 d为1个疗程,两组的痊愈率(视力恢复到1.0或发病前视力,玻璃体出血完全吸收)分别为29.4%(20/68)、15.2%(10/66),总有效率分别为97.1%(66/68)、80.3%(53/66),组间比较,$P<0.05$。陈伟丽报道120例随机分为两组。均予静脉点滴血栓通、口服维生素C片,新鲜出血口服云南白药及控制血糖、血压与对症治疗等;治疗组(80例)分早、中、晚三期,分别施以凉血止血(白芍药、草决明、刺蒺藜、枸杞子、女贞子等)、活血化瘀(桃仁、红花、当归尾、川芎、牛膝、生地黄等)、益气活血软坚散结(党参、黄芪、丹参、桃仁、红花、当归等)中药煎服,14 d为1个疗程。疗程间隔3 d。经治疗3个疗程,总有效率分别为88.8%(71/80)、62.5%(25/40),组间比较,$P<0.01$。

马彦雄等报道61例早期患者,以银杏达莫注射液加入5%葡萄糖注射液中静脉滴注。14 d为1个疗程。经治4个疗程,治愈率(出血完全吸收,玻璃体全部转清,无条索残留,视力提高5行以上或0.8以上)为59.0%(36/61)。苏凤军报道44例陈旧性患者,以血府逐瘀汤随症加减煎服治疗。平均45 d,痊愈率(玻璃体积血全部吸收,视力恢复至1.0或至发病前水平,眼底清)为38.6%(17/44)。

实验研究方面,肖家翔等研究表明,护网明目散(由石斛、女贞子、黄精、白芍药、决明子、茺蔚子等)能降低丙二醛MDA水平,增强过氧化物歧化酶(SOD)与Na^+-K^+-ATP酶活性,以促进玻璃体积血的吸收,并对视网膜产生保护作用;其还能降低TNF-α与IL-6的含量,抑制增殖性玻璃体视网膜病变(PVR)的发生。张亚妮等研究显示,散结明目片(丹参、昆布、莪术、茺蔚子、水蛭、川芎等)高、中剂量组在促进积血吸收过程中,一定程度上可抑制巨噬细胞对IL-6的分泌与释放,降低其诱导眼内局部炎症反应、细胞移行和增殖的几率,达到预防PVR的目的,且疗效优于和血明目片(蒲黄、丹参、墨旱莲、女贞子、赤芍药等)组及散结明目片低剂量组(均$P<0.05$)。

(刘红娣)

【葡萄膜炎的治疗及实验研究】

葡萄膜炎的治疗,徐大梅报道200例210眼,随机分为两组。均予局部阿托品眼液点眼,雷公藤片口服。治疗组(160例168眼)加用中药(龙胆草、栀子、黄芩、黄连、柴胡、土茯苓等)随症加减煎服及熏洗患眼;对照组口服吲哚美辛肠溶片,配合地塞米松眼液点眼。结果两组的总有效率分别为98.8%(166/168)、81.0%(34/42),组间比较,$P<0.05$。服药10～92剂,其中初发者平均服药(24±6)剂,复发者平均(36±6)剂。高宗银等报道89例,随机分为两组。均予局部阿托品眼药水散瞳、典必殊滴眼液滴眼,地塞米松针剂静脉滴注,有眼压升高者,用派立明眼药水降眼压;治疗组(45例)和对照组分别加服火把花根片、安慰片。经治14 d,治愈率分别为88.9%(40/45)、61.4%(27/44),组间比较,$P<0.05$。

夏清艳报道慢性葡萄膜炎46例70眼,随机分为两组。均予局部1%阿托品眼膏、复方妥布霉素眼药水点眼。治疗组予清开灵注射液加入5%葡萄糖注射液中静脉滴注,葡萄膜炎丸口服,中药(金银花、连翘、荆芥、防风、柴胡、夏枯草等)熏眼及针刺疗法(取睛明、翳风、太阳、丝竹空、攒竹、合谷等穴,每次选4～6穴,留针30 min);对照组予强的松、钙尔奇D片、果味钾/枸橼酸钾颗粒、消炎痛口服。经治30 d,治疗组与对照组的总有效率分别为94.3%(33/35)、91.4%(32/35),组间比较,$P<0.05$。

临床研究方面,黄霄等对急性前葡萄膜炎中西医结合临床分型及疗效评价标准进行探讨。其参照杨培增主编的《临床葡萄膜炎》中关于急性前葡萄膜炎的诊断和炎性分级标准,与中医证候标准相结合,根据临床特点和不同病变阶段,制订了证候-体征-眼科检查全面结合的证候诊断标准,并据此制订了主观客观结合、整体局部结合、宏观微观结合的综合疗效判定标准,兼顾中医特点和西医客观检查,可量化评估,利于进行临床试验,将有助于更加全面、客观、准确地评价中医药的临床疗效。然该临床评价标准尚待深入研究,不断完善。赵建英等研究显示,葡萄膜炎患者中医体质类型与生存质量相比无相关性联系($P>0.05$),但不同用药情况的葡萄膜炎患者生存质量比较中发现部分组间有显著意义($P<0.05$)。詹宇坚等研究发现,慢性葡萄膜炎患者的体质构成与正常人比较呈明显异常,其中阴虚质、湿热质、阳虚质较正常组有明显意义。葡萄膜炎复发时表现的房水闪辉程度与湿热体质呈明显正相关关系;眼底水肿与湿性体质呈明显相关关系;葡萄膜炎病程长短与湿热质、瘀血质的体质积分呈明显正相关关系。提示不同类型葡萄膜炎存在病理体质上的明显差异。

黄霄等研究表明,慢性葡萄膜炎患者外周血淋巴细胞(PBL)凋亡率低于正常组($P<0.05$),自杀相关因子(Fas)表达高于正常组($P<0.05$),自杀相关因子配体(FasL)表达与正常组差异不明显($P>0.05$);10%、20%浓度的补肾明目口服液含药血清可增加慢性葡萄膜炎患者PBL的凋亡率($P<0.01$),降低Fas表达($P<0.01$),升高FasL的阳性细胞率($P<0.01$)。

实验研究方面,兰芳等研究表明,叶黄素能够上调葡萄膜炎模型组CuZn-SOD、MnSOD及GPX mRNA的表达,从而提高组织内SOD和GPX活性,继而增加抗氧化能力指数ORAC和抑制脂质过氧化反应,为叶黄素在预防和改善葡萄膜炎的应用提供了实验依据。

(刘红娣　张应文)

【青光眼的治疗】

青光眼的治疗以中西医结合为主。陶荣三等报道呈管状视野的晚期青光眼患者78例,随机分为两组。均予小梁切除联合应用丝裂霉素术;术后对照组予神经营养药物,治疗组(40例)术后10 d内、10 d后及20 d后分别予除风益损汤(当归、白芍药、生地黄、川芎、藁本、前胡等)、血府逐瘀汤、丹栀逍遥散加减煎服。连续治疗3个月,两组眼压均有效控制;视力改善有效率分别为82.5%(38/40)、44.8%(34/38),视野改善有效率分别为85.0%(36/40)、57.8%(22/38)。组间比较,$P<0.05$。

李翔等报道眼压控制后青光眼患者120例,随机分为两组。均予甲钴胺片;治疗组加服杞菊地黄丸、复方丹参片。连续用药6个月及1年后随访,治疗组总体疗效、总有效率及显效率均优于对照组(均$P<0.01$)。且治疗组在提高、稳定和减轻视力下降方面及改善视野平均敏感度(MS)、视野计分上均优于对照组;两组患者中闭角型患者疗效均优于开角型。

王燕等报道眼压控制后原发性开角型青光眼患者52例101眼,随机分为两组。均予噻吗心胺滴眼液点眼,治疗组加服益眼明口服液(党参、五味子、麦冬、决明花等)。连续用药12周,观察视力、眼底及视野MS、平均缺损值(MD)和丢失方差(LV)等指标。两组视力及眼底均未见明显改变,治疗组视野各指标(MS、MD、LV)较用药前均有明显改善($P<0.05$),而对照组视野各指标变化较用药前均无明显差异。

彭俊等报道外伤性前房积血并继发性青光眼

33 例 33 眼，采用活血化瘀、利水明目法治疗，予桃红四物汤合五苓散加减煎服，并与采用活血化瘀法予桃红四物汤加减煎服治疗的 31 例 31 眼作对照。经治 15 d，治疗组的痊愈率、总有效率分别为 54.5%（18/33）、100%，对照组分别为 38.7%（12/31）、96.8%（30/31），组间比较，$P<0.01$。且治疗组的眼压、视力与对照组相比，均 $P<0.05$。

（张应文）

【干眼症的治疗及实验研究】

干眼症的发病率趋增，并有低龄化趋势，其治以补益肺肾为多。高卫萍等报道 56 例 112 眼分成两组。治疗组（32 例 64 眼）辨证分为肺阴不足、阴虚湿热、气阴两虚 3 个证型，分别予养阴清肺汤加减（生地黄、玄参、麦门冬、白芍药、牡丹皮、薄荷等）、甘露饮加减（生地黄、麦门冬、石斛、茵陈蒿、天门冬、赤芍等）、生脉饮合杞菊地黄丸加减（太子参、麦门冬、熟地黄、枸杞子、牡丹皮、茯苓等）煎服；对照组予人工泪液（右旋糖酐 70 滴眼液）滴眼。疗程均为 4 周。两组有效率分别为 78.1%（50/64）、58.3%（28/48），组间比较，$P<0.05$。治疗组角膜染色、泪膜破裂时间（BUT）、泪液流量及眼部症状积分等与治疗前比较，$P<0.01$，在泪膜破裂时间、眼部症状积分方面与对照组比较，$P<0.01$。蒲海生报道 60 例肺肾阴虚型患者，随机平分为两组，均予潇莱威眼药水滴眼；治疗组加服玄麦地黄汤（山茱萸、怀山药、泽泻、茯苓、丹皮等）。用药 30 d，治疗组与对照组总有效率分别为 96.7%（58/60）、86.7%（52/60），组间比较，$P<0.05$。

刘莹等报道 320 例，随机分为两组。治疗组口服驻景丸加减方颗粒（菟丝子、楮实子、枸杞子、生地黄、麦冬、茺蔚子等）联合直流电离子导入香丹注射液；对照组予人工泪液外用滴眼。经治 30 d，治疗组与对照组总有效率分别为 80.6%（129/160）、69.4%（111/160），组间比较，$P<0.01$。且治疗组泪液分泌量、BUT 较治疗前明显改善（$P<0.01$，$P<0.05$）。李淑琳等报道 78 例，随机分为两组。均予双眼滴用卡波姆眼液，治疗组（48 例）予自拟增视润目汤（生地黄、麦冬、沙参、玄参、菊花、百合等）加减煎服。连用 30 d，两组总有效率分别为 93.8%（45/48）、70.0%（21/30），组间比较，$P<0.05$。嵇立平报道 246 例分成两组。均予泪然滴眼液；治疗组（126 例）加服视舒袋泡剂（生地黄、熟地黄、玄参、石斛、山茱萸、枸杞子等）。用药 30 d，两组总有效率分别为 85.7%（108/126）、63.3%（76/120），组间比较，$P<0.05$。且治疗组在角膜染色，泪液流量，BUT 测定值与治疗前比较，$P<0.05$。

实验研究方面，陈佳文等研究表明，密蒙花总黄酮可抑制去势雄鼠干眼症泪腺炎症反应，密蒙花总黄酮和雄激素抑制泪腺炎症发展存在相同的途径，即通过上调泪腺转化生长因子 β_1（TGF-β_1）mRNA 的表达来增加 TGF-β_1 的合成发挥作用，然它们之间可能存在不同的作用途径，尚有待研究。李怀凤等研究表明，密蒙花总黄酮能减轻去势雄鼠逐渐加重的泪腺分泌功能损害和角膜上皮缺失并减轻其局部炎症反应，与雄激素治疗组无差异。对干眼症模型角膜和泪腺有一定的保护作用。彭清华等研究表明，密蒙花提取物滴眼剂可使泪腺组织中 Bcl-2 表达显著提高，而 Bax 显著降低，泪腺局部的细胞凋亡数量减少，正常泪腺细胞得到保护，使处于凋亡早期宣判阶段的细胞退出凋亡程序。密蒙花提取物滴眼剂可使泪腺组织中 TGF-β_1 表达显著提高，从而使 IL-1 和 TNF-α 显著降低，因此减轻了泪腺局部的炎症反应，炎性细胞浸润消失，正常泪腺细胞得到保护，受损组织得以修复。其作用机制可能与其中主要成分黄酮类物质拟雄激素效应调节体内性激素水平有关，从而可抑制泪腺局部炎症反应来起到疗效。

（张应文 刘红娣）

【突发性耳聋的治疗】

突发性耳聋的临床文献报道 30 余篇，治疗多以中西医结合为主。范爱英报道 122 例，随机分为两组。均予维生素 B_1、腺苷钴胺口服，脉通、ATP、CoA、丹参注射液静脉滴注以及吸氧等治疗；治疗组加服紫丹活血片。疗程均为 14 d，治疗组与对照组治愈率（0.25～4 kHz 各频率听阈恢复至正常，或达健耳水平，或达此次患病前水平，下同）分别为 50.0%（34/68）、33.3%（18/54），总有效率分别为 88.2%（60/68）、59.3%（32/54）。组间比较，$P<0.05$。治疗前两组均有血液流变学异常（$P>0.05$），治疗后治疗组改善情况显著优于对照组（$P<0.01$～0.05）。孙麦青等报道 108 例，随机分为两组。均予强的松片口服；同时治疗组予复方丹参注射液静脉滴注、通窍活血补肾中药（川芎、桃仁、红花、葛根、磁石、石菖蒲等）煎服，

对照组予培他啶于氯化钠注射液、胞二磷胆碱于5%葡萄糖注射液中静脉滴注。经治15 d,治疗组与对照组痊愈率分别为40.0%(22/55)、20.8%(11/53),总有效率分别为89.1%(49/55)、75.5%(40/53),组间比较,$P<0.05$。王宝亮等报道60例,随机分为两组。均予巴曲酶于0.9%氯化钠注射液中静脉滴注;治疗组予龙胆泻肝汤随证加减煎服,对照组予舒血宁加入5%葡萄糖注射液中静脉滴注。经治10 d,治疗组与对照组总有效率分别为86.7%(26/30)、73.3%(22/30),组间比较,$P<0.01$。王延飞等报道87例114耳,随机分为两组。均予地塞米松、ATP、肌苷和B族维生素等及高压氧治疗;实验组(59例)加用银杏达莫注射液于5%葡萄糖注射液中静脉滴注,对照组予复方丹参注射液加入5%葡萄糖注射液中静脉滴注。经治10~14 d,两组治愈率分别为45.8%(27/59)、20.3%(15/55),总有效率分别为88.1%(52/59)、72.7%(40/55),组间比较,$P<0.05$。杨明杰等报道60例随机平分为两组。均予扩血管、营养神经药物及能量合剂等综合疗法;治疗组予通窍活血汤(桃仁、川芎、赤芍药、香附、葛根、柴胡等)煎服。经治20 d,治疗组与对照组总有效率分别为86.7%(26/30)、60.0%(18/30),组间比较,$P<0.05$。

谢慧等介绍熊大经治疗突发性耳聋的临床经验。突发性耳聋的病机包括病邪留滞与正气抗邪能力下降两个方面,其标在风、痰、瘀,其本在肝、脾;治宜标本同治,首重肝脾,以疏肝柔肝、健脾和脾,佐以行气活血祛痰为治法,并拟验方启聋汤(柴胡、葛根、红花、黄芪、丹参、水蛭等)随证加减服用。

刘芝蓉等报道检索1989—2006年维普数据库发表的复方丹参注射液治疗突发性耳聋临床试验的相关文献,利用Meta分析方法进行分析,评价其治疗效果。与对照组(即传统的低分子右旋糖酐、能量合剂、葛根素、维生素等组合)比较,复方丹参注射液治疗突发性耳聋更有效,比值比为3.31,可信区间为2.37~4.63($P<0.000 01$)。然本分析亦有存在发表性偏倚的可能。纳入分析的文献10篇,其中的9篇描述了随机的方法,但均没有采用盲法,试验设计稍显不足。

(沈龙柱)

【梅尼埃病的治疗与研究】

梅尼埃病的临床文献报道约40余篇,治疗以中西医结合为主。曹得胜报道120例,随机分为两组。均予654-2、维生素C、维生素B_6于10%葡萄糖(或0.9%氯化钠)注射液中静脉滴注;治疗组(68例)加用中药(陈皮、法半夏、茯苓、枳实、竹茹、胆南星等)煎服,丹红注射液于5%葡萄糖注射液中静脉滴注。经治5 d,两组的总有效率分别为97.1%(66/68)、75.0%(39/52),组间比较,$P<0.05$。龚学全等报道80例,随机平分为两组。均予一般治疗及睡前口服盐酸氟桂利嗪;治疗组加用葛根素于0.9%氯化钠(或5%葡萄糖)注射液中静脉滴注,天麻素注射液肌肉注射。经治3 d,治疗组与对照组的总有效率分别为95.0%(38/40)、80.0%(32/40),组间比较,$P<0.05$。吴文等报道76例,随机分为两组。均予东莨菪碱、异丙嗪肌肉注射,20%甘露醇、地塞米松快速静脉注射;治疗组予通窍活血化痰汤(姜半夏、白术、天麻、茯苓、泽泻、芍药等)随症加减煎服。经治7 d,治疗组与对照组的总有效率分别为100%、90.0%(27/30)。

杨连报道68例,随机分为两组。治疗组予黄竹定眩汤(党参、炒白术、茯苓、陈皮、法半夏、生薏苡仁等)随症加减煎服;对照组予甲磺酸倍他司汀片口服。经治10 d,治疗组与对照组的总有效率分别为97.1%(33/34)、88.2%(30/34),组间比较,$P<0.05$。李宗青等报道200例,随机分为两组。治疗组予服柴青散(柴胡、黄芩、半夏、青皮、枳壳、竹茹等),对照组予服柴胡滴丸。疗程3个月,期间不得采用其他药物。治疗组与对照组的总有效率分别为93.0%(97/100)、73%(73/100),组间比较,$P<0.01$。

临床研究方面,陈学习等从剂量配比规律、兼病兼证立法遣药技巧、据病势病程选用方药以及重视察舌验脉等角度,探讨研究《金匮要略》泽泻汤辨治梅尼埃病的配伍运用规律。马少丹等从《金匮要略》泽泻汤组方配伍原理、药物性味归经、现代临床应用及研究等对其主治证进行了论述,并对其与梅尼埃病的相关性进行研究后认为,《金匮要略》泽泻汤的主治证和梅尼埃病虽然不能完全等同,但具有高度相关性。

郭亿莲等对150例300耳急性发作期患者辨证分为肝阳上亢、痰湿中阻、上气不足、髓海不足、寒水上泛等5个证型(各30例60耳),进行甘油试验和耳蜗电图及其与各证型关系的研究后发现,梅尼埃病急性发作期甘油试验和耳蜗电图的阳性率以痰湿中阻型最高,分别为78.3%(47/60)和60.0%(36/60)。表明甘油试验和耳蜗电图与痰湿中阻型相关($P<0.05$)。

（沈龙柱）

【常年性变应性鼻炎的治疗】

常年性变应性鼻炎的临床文献报道较集中。冯纬纭等报道129例,随机分为三组。观察组予服过敏性鼻炎口服液(桂枝、白芍药、生姜、大枣、黄芪、白术等),对照组予服鼻炎康片(黄芩提取物、猪胆汁、扑尔敏、广藿香等),安慰剂组予服生理盐水。均以4周为1个疗程,停药1周再服第2个疗程后判断疗效,并分别对三组中23例患者检测治疗前后分泌性IgE抗体(sIgE)。观察组、对照组、安慰剂组的总有效率分别为93.0%(40/43)、65.1%(28/43)、7.0%(3/43),组间比较,$P<0.01$。观察组的sIgE水平明显下降较治疗前及对照组均有明显差异($P<0.01$)。忻耀杰等报道98例,分为三组。甲组予固定中药(黄芪、白术、苍耳子、细辛、黄芩、辛夷花等)煎服;乙组予甲组固定中药方的基础上辨证(分虚寒、郁热、夹瘀)加减煎服;丙组在乙组辨治选用药基础上配以丹参注射液于2%地卡因液中行双侧迎香穴穴位注射,每周1次。疗程均为1个月,甲、乙、丙三组总有效率分别为65.6%(21/32)、83.3%(30/36)、93.3%(28/30);停药半年后三组的总有效率分别为18.8%(6/32)、50.0%(18/36)、43.3%(13/30)。乙组、丙组均优于甲组($P<0.05$,$P<0.01$),乙组与丙组则无明显差异($P>0.05$)。

提桂香等报道63例,随机分为治疗组(30例)以王今觉经验方驱风通窍汤(银花炭、当归炭、荆芥炭、防风炭、生黄芪、紫草等)随证加减煎服;对照组口服氯雷他啶。均连服4周,两组的总有效率分别为90.0%(27/30)、81.9%(27/33),组间比较,$P<0.01$。疗程结束1年后随访,两组的复发率分别为18.5%(25/30)、92.6%(25/33),组间比较,$P<0.01$。金慧鸣报道80例,随机分为治疗组予克敏汤(黄芩、栀子、桑白皮、知母、辛夷、白芷等)煎服;对照组口服仙特明,外用复方苯海拉明滴鼻剂点鼻。疗程均为4周,两组总有效率分别为87.5%(35/40)、60.0%(24/40),组间比较,$P<0.05$。两组显效病例随访1年,治疗组与对照组复发率分别为41.2%(7/17)、100%(10/10)。吴文江报道256例,随机分为治疗组予鼻敏汤(黄芪、牡丹皮、白芷、辛夷、苍耳子、防风)随症加减煎服配合斑蝥粉印堂穴外贴;对照组予特非那丁口服。经治30 d,治疗组与对照组总有效率分别为91.4%(117/128)、76.6%(98/128),组间比较,$P<0.01$。李悦等报道40例,予玉屏风散加味(黄芪、白术、防风、荆芥、辛夷花、苍耳子等)煎服,并与用特非那丁口服、盐酸羟甲唑啉鼻喷雾剂喷鼻治疗的40例作对照。6 d为1个疗程,经治3~4个疗程后,治疗组与对照组总有效率分别为92.5%(37/40)、67.5%(27/40),组间比较,$P<0.01$。

梁成等报道100例,随机分为治疗组予补肾祛邪方(淫羊藿、蛇床子、菟丝子、苦参、秦皮、白鲜皮等)煎服;对照组予辛芩颗粒(或香菊胶囊)、氯雷他啶口服。经治1个月,治疗组与对照组总有效率分别为96.0%(48/50)、92.0%(46/50);随访1年后,治疗组与对照组总有效率分别为88.0%(44/50)、44.0%(22/50)。组间比较,$P<0.05$。林伦清等报道160例,随机分为两组。均予开瑞坦口服、丙酸倍氯米松鼻气雾剂喷鼻及避免或脱离与变应原接触等;治疗组(78例)加用辛芩冲剂(细辛、黄芩、黄芪、白术、荆芥、防风等)随证加减煎服。经治4周,两组总有效率分别为97.4%(76/78)、89.0%(73/82),组间比较,$P<0.05$。

（张守杰）

【慢性咽炎的治疗及实验研究】

慢性咽炎临床文献报道约50余篇,治疗以成药及专方、验方为多。高云等报道289例,随机分为治疗组(155例)予服利咽代茶饮(板蓝根、山豆根、麦门冬、菊花、射干、胖大海),对照组予服健民咽喉片。均以1周为1个疗程。服药期间均不得服用抗生素及相关药物,忌烟酒和刺激性食物,脱离有害气体、粉尘工作和生活环境,保持口腔卫生。经治3个疗程后,两组总有效率分别为94.2%(108/155)、64.9%(87/134),组间比较,$P<0.05$。且治疗组主要症状改善率均较对照组高、异常菌群检出率较对照组低($P<0.05$)。邓菊香等报道500例,随机分为治疗组与对照组。分别予喷咽炎Ⅰ号气雾剂(连翘、芦根、前胡、山豆根、板蓝根、赤芍药等)与银黄含片口服。期间忌烟酒、辛辣,并停服其他影响观察的药物。经治20 d,两组总有效率分别为96.80%(242/250)、82.80%(207/250),组间比较,$P<0.05$。于娟等报道120例,随机分为治疗组(70例)与对照组。

分别予服玄冬清爽颗粒(玄参、麦冬、黄精、金银花、薄荷油)与利咽灵片。经治24 d,两组总有效率分别为88.6%(62/70)、74.0%(37/50),组间比较,$P<0.05$。孙志强等报道579例,随机分为两组。均予中药(生地黄、玄参、金银花、薄荷、麦冬)泡茶频饮;治疗组(386例)予口服金嗓利咽丸,对照组予服用阿莫西林。7 d为1个疗程。两组总有效率分别为90.9%(351/386)、67.9%(131/193),组间比较,$P<0.01$。田霜报道206例,随机分为两组。均予庆大霉素加地塞米松注射液含嗽,息斯敏口服;治疗组(106例)加服自拟滋阴祛风汤加减(玄参、麦冬、生地黄、桔梗、甘草、牛蒡子等)。服药期间均忌烟酒、辛辣刺激性食物及肥甘厚味,5 d为1个疗程。两组的总有效率分别为94.3%(100/106)、70.0%(70/100),组间比较,$P<0.05$。

实验研究方面,南淑玲等研究表明,养阴清肺汤(生地黄、麦冬、生甘草、玄参、贝母、牡丹皮等)能显著改善慢性咽炎大鼠模型咽部病理形态学及血液流变学状态。贾文学等研究表明,金喉健(艾纳香油、大果木姜子油、薄荷脑、甘草酸单胺盐等组成)能明显抑制血清中IL-1的产生($P<0.05$),并促进血清中^{125}I-表皮生长因子(^{125}I-EGF)的表达($P<0.01$)。提示其治疗慢性咽炎的药理作用,可能是通过调节细胞因子的表达而实现。廖华军等研究表明,胜红蓟不同溶剂提取物对咽炎致病菌抑菌作用有明显的差异,其中以石油醚和正丁醇提取部位效果最为明显,强于水煎液。

(张守杰)

【复发性口腔溃疡的治疗及实验研究】

复发性口腔溃疡(ROU)的临床文献报道约60余篇。葛红报道60例,随机分为治疗组予云南白药与金霉素眼膏等量调匀成糊状涂于在溃疡处;对照组予碘甘油涂于溃疡处。经治1周,治疗组与对照组总有效率分别为80.0%(24/30)、30.0%(9/30),组间比较,$P<0.01$。金宏杰等报道66例,随机分为治疗组予补中益气汤随症加减煎服;对照组予复合维生素B片、葡萄糖酸锌口服液口服,冰硼散外用。经治8周,治疗组与对照组总有效率分别为93.9%(31/33)、75.8%(25/33),组间比较,$P<0.05$。严子兴等报道64例,随机分为治疗组(33例)予三才封髓汤合甘露饮(熟地黄、生地黄、党参、盐水炒黄柏、砂仁、天冬等)随症加减煎服;对照组予头孢克肟分散片、灭滴灵、复合维生素B口服。经治7 d,两组总有效率分别为97.0%(32/33)、58.1%(18/31),组间比较,$P<0.01$。李钊等报道92例,随机分为治疗组予复方五味子含漱液(金银花、五味子、乌梅、连翘、白及)漱口;对照组予复方氯己定含漱液漱口。经治3~6 d,治疗组与对照组总有效率分别为89.1%(41/46)、76.1%(35/46),组间比较,$P<0.05$。平均溃疡期与对照组比较,$P<0.05$;疼痛指数与对照组比较,$P>0.05$。苏涛等报道128例,予口腔解毒汤(生地黄、麦冬、玄参、北沙参、金银花、连翘等)煎服,并与用0.02%氯己定液漱口,左旋咪唑、复合维生素口服等治疗的100例作对照。治疗7 d时中药组溃疡面积、充血面积缩小及疼痛缓解程度缓解明显优于西药组($P<0.05$,$P<0.01$)。半年后随访,两组的总有效率分别为96.1%(123/128)、73%(73/100),组间比较,$P<0.01$。

汪文银等报道180例,随机分为两组。均予金霉素药膜贴于患处,0.2%洗必泰液含嗽或2.5%醋酸强的松龙加入1%普鲁卡因中浸润方式注射于溃疡下方组织内;治疗组加服中药(金银花、连翘、桑叶、黄芩、黄连、白及等)。经治7 d,治疗组与对照组总有效率分别为97.8%(88/90)、87.8%(79/90),1年后随访,总有效率分别为82.2%(74/90)、61.1%(55/90)。组间比较,$P<0.05$。陈建丰报道虚证型患者64例,随机分为两组。均予1%普鲁卡因含漱后,冰硼散涂擦患处;治疗组加用知柏地黄汤化裁煎服。经治14 d,治疗组与对照组总有效率分别为93.8%(30/32)、71.9%(23/32),组间比较,$P<0.01$。姚华等报道80例,均予复合维生素B片、葡萄糖酸锌片口服,口腔溃疡薄膜外贴患处;治疗组加用消疲灵颗粒冲服。经治6周,治疗组与对照组总有效率分别为77.5%(31/40)、60.0%(24/40),组间比较,$P<0.05$。治疗组$CD4^+$ T细胞百分率、$CD4^+/CD8^+$均明显升高($P<0.05$),$CD8^+$细胞百分率变化不明显;对照组则上述指标变化不明显。

临床研究方面,刘芳等对60例女性RAU患者辨证分阴虚火旺、心脾积热、脾胃虚弱3个证型并研究其与黄体期性激素相关性。与正常组比较,阴虚火旺型患者血清雌二醇(E_2)、孕酮(P)显著降低,泌乳素(PPL)显著升高($P<0.05$或$P<0.01$),心脾积热型患者血清PPL浓度显著升高

($P<0.05$)。心脾积热和脾气虚弱型患者血清睾酮(T)、P、PPL浓度与阴虚火旺型比较,$P<0.05$或$P<0.01$;脾胃虚弱型患者血清P、PPL浓度明显低于心脾积热型,$P<0.01$。提示具有黄体期性激素水平失调的不同证型的RAU各有特点。俞莉对128例RAU患者及128例健康人群进行对照研究后发现,口腔中幽门螺杆菌(HP)及消化性溃疡均与RAU的发病有某种相关。HP感染与RAU的发病率之间有一定关联,RAU患者较健康人群消化性溃疡患病率高,而抗HP药物治疗更有利于RAU的愈合。

实验研究方面,敬水源研究表明,芪附汤(黄芪、制附片、白术、薏苡仁、土茯苓、甘草)对RAU大鼠模型有较好的治疗作用,其机制可能与其抑制炎性细胞的NF-kB的激活,并减少炎症组织TNF-α的表达有关。李晓荣等研究表明,丹栀逍遥散对RAU大鼠模型有显著的治疗作用,其机理可能与调节TNF-α及IL-10活性有关。龙惠珍等研究表明,补中益气汤可显著改善RAU小鼠脾虚症状,促进溃疡愈合,减少溃疡复发;并升高血清IL-2、IFN-γ含量水平。孟动玲等研究表明,复方栀黄颗粒(栀子、黄芩、连翘、藿香、佩兰、防风等)可显著降低血清中抗口腔黏膜抗体的含量,并升高CD4细胞数量,提高CD4/CD8比值。

(戚清泉)

[附] 参 考 文 献

C

曹得胜.化痰通络法治疗美尼尔病临床观察[J].四川中医,2010,28(7):106

陈佳文,彭清华,姚小磊,等.密蒙花总黄酮对去势雄鼠干眼症泪腺TGF2β1及其基因表达的影响[J].眼科研究,2010,28(4):311

陈建丰.知柏地黄汤治疗虚证型复发性口腔溃疡32例[J].甘肃中医,2010,23(9):49

陈洁,林文森,沈啸洪.补气固表法对变应性鼻炎鼻黏膜免疫抑制因子IL-10、TGF-β的干预作用[J].中国中西医结合耳鼻咽喉科杂志,2010,18(2):64

陈胜.丹栀逍遥散治疗中心性浆液性视网膜病变肝经郁热型40例[J].福建中医药,2010,41(2):41

陈伟丽.玻璃体积血的分期治疗[J].国际眼科杂志,2010,10(3):598

陈学习,阮时宝,吴水生.泽泻汤辨治梅尼埃病用药规律初探[J].浙江中医药大学学报,2010,34(1):64

程培红,戚向敏,杜朝霞,等.牙周基础治疗联合清热解毒中药合剂对慢性牙周炎患牙龈沟液中白细胞介素-1β及肿瘤坏死因子-α水平的影响[J].中国中西医结合杂志,2010,30(3):268

D

邓菊香,王丽.咽炎Ⅰ号气雾剂治疗慢性咽炎250例疗效观察及护理[J].中国医药指南,2010,8(4):142

F

樊治军,彭宏彬.参苓白术散加减治疗慢性鼻窦炎60例疗效观察[J].河北中医,2010,32(5):694

范爱英.紫丹活血片治疗突发性耳聋的疗效及其与血液流变学的相关性研究[J].四川医学,2010,31(2):196

方素清.苓甘五味姜辛汤加味对变应性鼻炎豚鼠IL-4和IFN-γ含量的影响[J].中华中医药学刊,2010,28(2):444

冯彩霞.中西医结合治疗视网膜静脉阻塞临床观察[J].山西中医,2010,26(1):25

冯纬纭,谢芳,侯田培.过敏性鼻炎口服液对常年性变应性鼻炎sIgE表达的影响[J].中国中西医结合杂志,2010,30(4):435

G

高卫萍,杨瑛,陆绵绵.辨证论治水液缺乏性干眼症的疗效观察.中医药信息,2010,27(1):80

高云,张建英,石占城,等.利咽代茶饮治疗慢性咽炎155例疗效观察[J].河北中医,2010,32(7):977

高宗银,金敏,朱云喜.火把花根片联合糖皮质激素治疗89例虹膜睫状体炎临床分析[J].国际眼科杂志,2010,10(5):971

葛红.云南白药金霉素糊剂治疗复发性口腔溃疡30例[J].现代中西医结合杂志,2010,19(12):1503

龚学全,康永.葛根素联合天麻素注射液治疗梅尼埃病疗效观察[J].亚太传统医药,2010,6(2):42

郭亿莲,卢标清,孙一帆,等.甘油试验和耳蜗电图在梅尼埃病中医证型中的意义[J].广东医学,2010,31(13):1757

H

郝静,徐伟.自制溃疡平软膏治疗化疗后口腔溃疡的

临床研究[J].中国实验方剂学杂志,2010,16(5):252

胡忠民,王亚华.二丁冲剂治疗肺胃实热型急性咽炎153例[J].河北中医,2010,32(7):1051

黄霄,王培,叶河江.补肾明目口服液对葡萄膜炎慢性化发病机制的干预作用[J].时珍国医国药,2010,21(11):2919

黄霄,叶河江,汪辉.急性前葡萄膜炎中西医结合临床分型及疗效评价标准探讨[J].成都中医药大学学报,2010,33(2):41

黄秀榕,祁明信,郭娜,等.蜕皮甾酮对氧化损伤的人晶状体上皮细胞凋亡的防护作用[J].中华中医药学刊,2010,28(4):692

黄秀榕,祁明信,严京.复方SZ滴眼液和阿魏酸钠对紫外线损伤的人晶状体上皮细胞抗氧化酶及其基因表达的影响[J].中华中医药学刊,2010,28(5):904

霍明进.固齿健周丸治疗慢性牙周炎的临床观察[J].现代中西医结合杂志,2010,19(30):3261

J

嵇立平.视舒袋泡剂治疗干眼症临床观察[J].光明中医,2010,25(12):2246

贾文学,许秋荣,任晓华,等.金喉健喷雾剂对慢性咽炎白介素-1和^{125}I-表皮生长因子表达的影响[J].河北医药,2010,30(4):

江红,匡洪宇.黄芪总黄酮对高糖诱导的牛视网膜血管周细胞氧化应激与DNA损伤的影响[J].中国中医急症,2010,19(8):1353

金宏杰,孙伟岳.补中益气汤加减治疗复发性口腔溃疡33例临床观察[J].浙江中医杂志,2010,45(8):583

金慧鸣.克敏汤治疗常年性变应性鼻炎临床观察[J].中华中医药杂志(原中国医药学报),2010,25(12):2192

敬水源.芪附汤治疗实验性大鼠口腔溃疡作用机理研究[J].中华中医药学刊,2010,28(8):1753

巨磊.参虫胶囊对实验性糖尿病大鼠视网膜组织内皮素-1和血清丙二醛的影响[J].江西中医学院学报,2010,22(2):61

L

兰芳,何蓉蓉,姚楠,等.叶黄素对小鼠葡萄膜炎氧化应激状态的改善作用[J].中国药理学通报,2010,26(9):1257

李恩辉,林咸平,崔刚峰,等.网脱1号方治疗视网膜脱离术后视网膜下积液42例[J].江西中医药,2010,41(4):45

李怀凤,彭清华,姚小磊,等.密蒙花总黄酮对去势雄鼠干眼症模型角膜和泪腺组织的保护作用[J].中国中医眼科杂志,2010,20(1):1

李楠,黄秀蓉,邓小红.葛根素注射液对大鼠光损伤视网膜中NF-κB表达的影响[J].山西中医学院学报,2010,11(2):18

李淑琳,韦丽娇,姜春晓.中西医结合治疗干眼症疗效观察[J].辽宁中医杂志,2010,37(4):693

李双,王兴华,许兵,等.金丝桃素对视神经损伤大鼠视网膜节细胞的保护作用[J].中华眼视光学与视觉科学杂志,2010,12(1):60

李翔,郭红建,谢学军,等.补肾活血中药联合甲钴胺片治疗眼压控制后青光眼的疗效观察[J].辽宁中医杂志,2010,37(9):1703

李翔,文晓霞,王万杰,等.杞菊地黄丸与复方丹参片联合甲钴胺片治疗眼压控制后青光眼及对视力视野的影响[J].陕西中医,2010,31(4):455

李晓荣,张晓丽,李映红,等.丹栀逍遥散对复发性口腔溃疡模型相关细胞因子的影响[J].深圳中西医结合杂志,2010,20(4):201

李悦,朱亚军,李俊平.玉屏风散加味治疗常年性变态反应性鼻炎40例[J].甘肃中医,2010,23(1):15

李钊,杨永进,李军,等.复方五味子含漱液治疗复发性口腔溃疡的近期疗效观察[J].中国实验方剂学杂志,2010,16(9):202

李志鹏,王丹凤,郑沙盟.克敏通窍止嚏汤对变应性鼻炎大鼠IgE、IL-4和IL-5含量的影响.浙江中西医结合杂志,2010,20(4):212

李宗青,滕云.柴青散治疗美尼尔氏综合征100例[J].甘肃中医,2010,23(6):47

廉海红.补肾清肝、消瘀明目法治疗糖尿病视网膜病变36例疗效观察[J].河北中医,2010,32(5):734

梁成,高瑞岭,孙雪峰,等.自拟补肾祛邪方治疗常年性变应性鼻炎远期疗效观察[J].疑难病杂志,2010,9(3):212

梁辉,李艳青,李明.五音乐曲疗法治疗耳鸣的临床研究[J].辽宁中医杂志,2010,37(6):1038

廖华军,马赟,彭国平.胜红蓟治疗慢性咽炎有效部位的筛选[J].中华中医药学刊,2010,28(1):185

林伦清,陈翀.中西医结合治疗常年性变应性鼻炎78例疗效观察[J].现代中西医结合杂志,2010,19(27):3447

林茜,竺海玮,韩晓东.疏肝活血法改善口腔扁平苔藓患者生存质量的临床研究[J].陕西中医,2010,31(3):312

林文君,陈国孝.滋阴降火祛瘀法治疗视网膜静脉阻塞疗效观察[J].浙江中西医结合杂志,2010,20(2):103

刘安,曹明芳,苗林等.中西医结合治疗渗出型年龄相关性黄斑变性34例疗效观察[J].福建中医学院学报,2010,20(1):6

刘芳,刘寿桃,吴敏,等.女性复发性口疮中医辨证分型与黄体期性激素相关性观察[J].中医杂志,2010,51

(4):296

刘莹,颉瑞萍,曹水清.驻景丸加减方颗粒联合直流电导入治疗干眼症160例疗效观察[J].中国中医眼科杂志,2010,20(4):206

刘芝蓉,彭斌,田争.复方丹参注射液治疗突发性耳聋的临床试验的Meta分析[J].中国民族民间医药,2010,19(11):112

龙惠珍,殷洁,夏永良.补中益气汤对脾虚型复发性口腔溃疡小鼠IL-2 IFN-γ表达的影响[J].中华中医药学刊,2010,28(3):523

楼航芳,葛钢锋.中西医联合用药对糖尿病大鼠视网膜神经节细胞bcl-2和bax基因表达的影响[J].浙江中医药大学学报,2010,34(2):146

鲁艳萍,张跃先;张欣.明目驱瘀合剂治疗糖尿病视网膜病变临床研究[J].辽宁中医药大学学报,2010,12(5):11

吕小利,鲁立明,钟良玉,等.糖尿病性视网膜病变动脉硬化程度与中药治疗介入时机的相关性研究[J].浙江中西医结合杂志,2010,20(1):9

M

马殿伟,谢学军,李晓微,等.补肾活血中药对TGF-$β_2$及高糖状态下体外培养的视网膜Müller细胞活力的影响[J].中国中医眼科杂志,2010,20(4):193

马荣,谢学军,万李,等.补肾活血中药血清对高糖条件下纯化培养的视网膜神经节细胞Glu释放量的影响[J].中国中西医结合杂志,2010,30(8):875

马少丹,阮时宝,苑述刚.《金匮》泽泻汤的主治证与梅尼埃病的相关性研究[J].陕西中医学院学报,2010,33(6):28

马彦雄,王宏,雷迅文.银杏达莫注射液早期干预治疗玻璃体积血的临床价值[J].中国中医眼科杂志,2010,20(1):41

孟动玲,门九章.复方栀黄颗粒对复发性口腔溃疡兔模型的影响[J].山西中医学院学报,2010,11(2):13

孟宪慧,孟昭隆.鼻炎克泡剂治疗慢性鼻渊129例[J].新中医,2010,42(1):78

孟兆联,原晓玲.中西医结合治疗糖尿病性视网膜病变临床观察[J].吉林医学,2010,31(18):2906

N

南淑玲,谢丹,章健,等.养阴清肺汤对慢性咽炎大鼠病理形态学及血液流变学实验观察[J].吉林中医药,2010,30(9):813

P

彭俊,彭清华,曾志成.中药散血明目片抑制兔视网膜静脉阻塞后视网膜VEGF和bFGF的表达[J].国际眼科杂志,2010,10(1):55

彭俊,彭清华,吴权龙.活血化瘀利水明目法治疗外伤性前房积血继发性青光眼临床观察[J].辽宁中医杂志,2010,37(7):1293

彭清华,刘娉,彭俊,等.复方中药复明片对兔视网膜脱离后视网膜组织形态的影响[J].国际眼科杂志,2010,10(4):633

彭清华,彭俊,曾志成,等.散血明目片对兔视网膜静脉阻塞模型tPA、PAI1表达的影响[J].中华中医药杂志,2010,25(8):1299

彭清华,彭俊,吴权龙,等.活血利水法治疗视网膜震荡伤的临床研究[J].中华中医药学刊,2010,28(11):2254

彭清华,彭俊,吴权龙,等.活血利水法治疗中心性浆液性脉络膜视网膜病变的临床研究[J].国际眼科杂,2010,41(2):1284

彭清华,姚小磊,彭俊,等.密蒙花提取物滴眼剂对实验性干眼症鼠泪腺组织细胞凋亡的影响[J].国际眼科杂志,2010,10(1):40

彭清华,姚小磊,彭俊,等.密蒙花提取物对干眼症雄兔泪腺局部炎症反应影响的研究[J].中华中医药学刊,2010,28(7):1351

彭清华,叶群如,张波涛,等.散血明目片对兔视网膜静脉阻塞热休克蛋白70表达的影响[J].湖南中医药大学学报,2010,30(9):61

蒲海生.玄麦地黄汤治疗肺肾阴虚型干眼症30例临床观察[J].中医药导报,2010,16(4):56

Q

钱查娇,易献春,周玉娟.自拟桃红牡丹生七汤治疗玻璃体出血68例[J].江西中医药,2010,41(3):53

S

申进亮,徐小新,姚沛雨,等.降糖通络片治疗糖尿病性高眼压症60例[J].中医研究,2010,23(9):50

石彩霞.中西医结合治疗视网膜色素变性40例疗效观察[J].湖南中医杂志,2010,26(4):26

史才财,张兴儒,周欢明,等.芪归解毒汤保护硫酸镍致Wistar大鼠晶状体损伤的实验研究[J].中国中医眼科杂志,2010,20(2):72

宋剑涛,高健生,接传红,等.密蒙花方干预早期糖尿病视网膜病变初步疗效报告[J].中国中医眼科杂志,2010,20(5):255

宋艳敏,吕沛霖,屈进学.加味桃红四物汤治疗视网膜分支静脉阻塞86例[J].陕西中医,2010,31(9):1163

苏风军.血府逐瘀汤治疗陈旧性玻璃体积血44例疗效观察[J].山东中医杂志,2010,29(10)679;

苏涛,马旭东.口腔解毒汤治疗复发性阿弗他溃疡临

床疗效观察[J].中国实验方剂学杂志,2010,16(7):185

孙麦青,尉瑞,张红伟.活血通窍补肾中药合复方丹参注射液治疗突发性耳聋 55 例[J].新中医,2010,42(1):61

孙莺,杨文琴.中西医结合治疗早期老年性白内障 50 例临床观察[J].浙江中医杂志,2010,45(8):594

孙志强,董韶昱.金嗓利咽丸治疗慢性咽炎 386 例[J].现代中医药,2010,30(4):9

T

邰鹏超,王丽杰.积雪草提取物溶液治疗兔眼角膜瘢痕实验研究[J].辽宁中医药大学学报,2010,12(7):196

唐晓峰,周桂莲,刘李英.凉血养阴祛瘀汤治疗口腔扁平苔癣 38 例[J].上海中医药杂志,2010,44(3):52

陶荣三,杨潇远,周欣欣,等.中西医结合治疗管状视野晚期青光眼 40 例疗效观察[J].河南中医,2010,30(10):1004

提桂香,张予.从血分论治常年性变应性鼻炎的疗效观察.中国中医基础医学杂志,2010,16(2):145

田霜.自拟滋阴祛风汤配合西药治疗慢性咽炎 106 例[J].广西中医药,2010,33(4):15

W

汪文银,何文霞,方俊,等.中西医结合治疗复发性口腔溃疡[J].中国实验方剂学杂志,2010,16(8):212

王宝亮,苏谨.龙胆泻肝汤联合巴曲酶治疗突发性耳聋 30 例疗效观察[J].中国实用神经疾病杂志,2010,13(3):79

王彩云,焦福全,周修子,等.复方紫草滴耳油治疗急性化脓性中耳炎临床研究[J].实用中医药杂志,2010,26(4):220

王枫,赵乌兰.补肾方对聋豚鼠耳蜗螺旋神经节细胞凋亡基因表达的影响[J].时珍国医国药,2010,21(1):103

王小川,余杨桂.糖尿病性视网膜病变的中医研究方法初探[J].中华中医药学刊,2010,28(10):2162

王延飞,陈军,刘连新,等.银杏达莫治疗突发性耳聋的临床疗效观察[J].滨州医学院学报,2010,33(5):351

王燕,邱波,张彩霞,等.益眼明对青光眼视神经的保护作用[J].眼科研究,2010,28(11):1087

王颖,马东丽,接英,等.中药菊花决明散防治大鼠高危角膜移植免疫排斥反应的研究[J].中国中西医结合杂志,2010,30(2):178

王振萍.自拟逐瘀通脉方治疗视网膜静脉阻塞的临床观察[J].世界中西医结合杂志,2010,5(8):706

魏小琴,王枫,王永华,等.补肾方对耳聋豚鼠耳蜗诱导型一氧化氮合酶的影响[J].浙江中医杂志,2010,45(4):250

魏小勇,马伟凤,方花,等.不同极性石斛生物碱的提取分离及对人晶状体上皮细胞增殖的影响.广州中医药大学学报,2010,27(4):362

魏燕萍,彭清华,吴权龙,等.散血明目片治疗视网膜静脉阻塞气滞血瘀证的临床研究[J].中国中医眼科杂志,2010,20(1):20

吴敏曼,郭兆刚.甘草提取物防治变应性鼻炎的实验研究[J].中国民族民间医药,2010,19(5):37

吴文,施海寒,吴美.中西医结合治疗美尼尔病的临床观察[J].光明中医,2010,25(7):1255

吴文江.鼻敏汤配合斑蝥粉外贴治疗常年性变应性鼻炎 128 例疗效观察[J].河北中医,2010,32(1):39

X

夏清艳.中医药综合治疗慢性葡萄膜炎临床观察[J].中国中医药信息杂志,2010,17(2):66

肖家翔,武艳燕,王文美.护网明目散治疗实验性玻璃体积血对视网膜保护作用的研究[J].中华中医药杂志,2010,25(9):1502

谢慧,熊大经.熊大经治疗突发性耳聋经验.上海中医药杂志,2010,44(2):18

忻耀杰,滕磊,张珺珺.体质辨治合穴位注射联合治疗常年性变应性鼻炎的疗效观察[J].中医耳鼻喉科学研究杂志,2010,9(1):26

徐大梅.中药内服外熏治疗虹膜睫状体炎 160 例[J].中医杂志,2010,51(4):342

Y

严京,祁明信,黄秀榕,等.阿魏酸钠防护人晶状体上皮细胞紫外线损伤的研究[J].中国中医眼科杂志,2010,20(3):125

严子兴,林振文,朱子奇,等.三才封髓汤合甘露饮加味治疗复发性口腔溃疡 33 例[J].福建中医药,2010,41(1):50

杨连.黄竹定眩汤加减治疗梅尼埃病 84 例[J].河南中医,2010,30(1):59

杨明杰,李丽.行滞化瘀汤治疗突发性耳聋 60 例[J].中国中医药现代远程教育,2010,8(6):25

姚华,许炜铮,俞小玲,等.消疲灵颗粒治疗复发性口腔溃疡临床观察[J].中国中药杂志,2010,35(20):2774

叶毅.自拟声嘶方治疗声带息肉 63 例[J].江西中医药,2010,41(4):48

于娟,程卫东,逮建存,等.玄冬清爽颗粒治疗慢性咽炎 70 例[J].陕西中医,2010,31(2):188

俞洁东,袁术妹,陈晓阳,等.虎射利咽方治疗湿热型咽炎的实验研究[J].中医研究,2010,23(6):17

苑维,金明,潘琳,等.芪参益气滴丸对糖尿病大鼠视网膜病变 ICAM-1 表达的影响[J].北京中医药大学学

报,2010,33(4):262

苑维,金明,潘琳,等.益气活血方对糖尿病大鼠视网膜微血管病变血管内皮生长因子表达的影响[J].中华中医药杂志,2010,25(5):758

Z

詹宇坚,王慧娟,詹文捷.慢性葡萄膜炎患者病理体质研究[J].中国中医眼科杂志,2010,20(5):293

张美.除翳明目片联合更昔洛韦眼用凝胶治疗单纯疱疹性角膜炎70例.现代中医药,2010,30(4):40

张亚妮,李全智,刘耀波.复方中药散结明目片对兔玻璃体积血所致增生性玻璃体视网膜病变的作用[J].国际眼科杂志,2010,10(2):241

张妍春,杨新光,朱赛林,等.益视汤对脾气虚证兔视网膜脱离复位后超微结构的影响[J].中国中医眼科杂志,2010,20(2):67

张政君.中西医结合治疗青、中年弱视120例[J].中西医结合研究,2010,2(3):159

赵建英,郝小波.葡萄膜炎患者中医体质类型与生存质量关系评估初探[J].辽宁中医杂志,2010,37(11):2160

赵金晓,刘金洪,王永华,等.补肾活血方对噪声性听损伤防治作用的实验研究[J].中华中医药学刊,2010,28(2):401

郑秀琴.急性分泌性中耳炎中医辨证分型与听力学检查关系的研究[J].云南中医中药杂志,2010,31(5):15

周剑,孙艳红,韦企平.Leber遗传性视神经病变的中医体质学思考[J].中国中医眼科杂志,2010,20(4):232

周详,郑华平.益气养阴活血化痰法治疗儿童声带小结49例[J].浙江中医杂志,2010,45(3):197

(十) 针 灸

【概述】

2010年度,公开发表的针灸学有关学术论文共 3 400 余篇,较 2009 年增加 300 余篇。其中临床报道约占 77.5%,实验研究约占 10.4%,文献研究占 7.2%,刺灸方法研究约占 1.9%,腧穴和经络研究约占 1.5%。临床文献中以骨伤科疾病和神经系统疾病报道居多,分别占 27.3% 和 25.6%。现将本年度关于针灸学的研究进展归纳如下。

1. 经络研究

祝总骧等应用循经高振动声和循经低阻抗方法测试心包经体表循行线,结果两种方法所测心包经实验经脉线相互重合,其宽度为 1 mm 并和《黄帝内经》所描述的心包经体表循行一致;利用生物放大器观察心包经内关穴针前、针时、起针5 min 后的循经微小搏动现象,结果显示针刺后可引发微小搏动的产生或增大其频率和振幅,认为经络确有"行血气"功能,是血气运行通道。

王欣等采用冠状动脉结扎法复制急性心肌缺血模型,将 30 只家兔随机分为模型对照组、"神门-通里"组和"太渊-列缺"组,用 Biopac 生物信号采集系统记录神经电信号和心功能观察指标,同时接入 SKY-A4 生物信号处理系统进行统计学分析。结果电针"神门-通里"和电针"太渊-列缺"经脉段在停针即刻家兔的心力环面积和交感神经心中支电活动,与模型对照组比较,$P<0.05$。提示电针心经"神门-通里"段可显著改善急性心肌缺血家兔的心力环面积,并可提高心肌缺血状态下心交感神经的兴奋性,优于电针肺经"太渊-列缺"经脉段,其作用具有相对特异性。

周逸平围绕"经脉脏腑相关是经络理论的核心"论点,提出"经脉脏腑相关与脑相关研究是中西医理论的结合点和突破口",深入探讨经脉脏腑相关与脑相关研究的思路和方法,并认为大脑边缘系统-下丘脑-自主神经系统是经脉脏腑与脑相关研究的核心和神经连接组学的功能结构基础。

2. 腧穴研究

腧穴特异性研究是近年研究的热点,由国家重点基础研究发展计划("973"计划)资助的"基于临床的经穴特异性基础研究"项目历经 5 年,从文献、临床、代谢、影像学、神经电生理学、神经生物学、生物化学、分子生物学、生物信息学等研究方面,初步肯定了经穴效应具有特异性,初步得出经穴效应特异性的基本规律,初步探索了影响经穴效应特异性的因素以及经穴特异性存在的物质基础。针灸穴位组学是采用多学科方法系统研究穴位效应和穴位配伍。韩济生院士对穴位组学的概念进行了阐释并提出研究途径;梁繁荣教授对针灸穴位组学研究的战略目标、研究思路和重点进行了深入探讨,并提出了相关研究政策建议;田捷教授提出基于时空编码脑网络的针刺穴位组学研究方法和思路。

吴巧凤等研究表明,针刺阳明经穴(足三里、梁门、巨髎)对机体尿液代谢物的影响基本一致,均可以升高尿液中马尿酸和氧化三甲胺的含量,降低甘氨酸含量;针刺阳明经穴与针刺阳陵泉对尿液代谢物的影响差别不大,但与针刺委中后的差别明显;针刺委中后尿液代谢物中肌酐明显升高,为从代谢角度研究阳明经穴特异性提供了新的生物信息学线索。

蒋兴慧等观察足部三个原穴在月经前后人体气血盈亏变化过程中的反射光谱特征及其差异性,探讨穴位在反映人体气血方面的特异性。结果,不同个体、不同时期的同名穴位反射率有差异,但光谱轮廓相似;太白月经中较月经前、后变化明显高于太冲、冲阳,太白、冲阳月经中的反射率高于月经前和月经后。

陈业晞等利用脊髓磁共振功能成像技术观测电针同时刺激健康志愿者右手合谷穴和曲池穴的脊髓功能激活区的位置及激活点数。结果,8 名志愿者脊髓中均存在激活,矢状面上激活点分布在脊柱 C2~T1 段,但主要集中在脊柱 C2、C4、C5和 C6 段,横断面上主要激活区域位于同侧,尤其是在脊髓的后角及前角(功能区),同时发现对侧后角有少量显著激活区;与刺激5次组相比,刺激3次组的最大激活信号强度较高,且伪激活数较少。表明通过脊髓磁共振功能成像技术可观测到电针合谷和曲池的脊髓功能激活区,而且激活分布具有一定特征性。

贺晓慧等对"俞"穴命名的源流反复推经求义,结合现代经络俞穴的研究成果,阐述了"俞"有应答、对应之意,从而提出所有穴位的本质可能是人体的脏腑、器官和组织在所对应的距离该脏腑、器官和组织最近的局部体表的"投影"点区这一假说。

汪荣等基于 CT 三维重建图像对活体对象次髎穴相关径线、角度进行解剖测量,并进行统计分析。结果,髂间距与孔间距存在直线相关性,骶髂距与孔髂距存在直线相关性,据此可确定次髎穴的坐标定位点;体重与直刺深度存在直线相关性,根据体重可得出直刺深度;第 2 骶孔倾斜角度为 (30.08±4.26)°,孔深距为 (20.13±2.11) mm,从而提出次髎穴宜采用斜刺法。认为 CT 三维重建技术可为腧穴的定位取穴及针刺操作方法及科学测量提供研究手段。

朱江等从文献角度对半个世纪以来穴位体表温度研究的成就和存在问题进行了总结,提出未来研究方向可侧重于以穴位温度为客观指标深入细致地研究不同生理、病理状态下穴位及非穴位温度的不同表现、穴位温度变化的影响因素以及穴位温度变化的相关机制等方面。

3. 刺灸法研究

灸法近年来研究较多。常小荣等从古籍文献角度全面分析了灸法、灸量、灸位、灸材、灸烟、灸程对疗效的影响,提出了构建灸法标准化体系的思路以及进行灸法标准化建设的思路和方法。杜广中等观测了单壮标准艾炷直接灸和隔姜灸后不同时间的温度变化,结果表明艾炷灸的温度变化曲线均有缓慢上升期、急速上升期、急速下降期和缓慢下降期,隔姜灸能"缓冲"灸后温度变化。马兆勤等对隔物灸量化指标机理进行了探讨,提出艾灸量=艾炷大小+衬垫物厚度+艾灸时间。靖芳等对古代文献和现代临床中关于灸时的讨论和研究进行了总结,认为须从文献研究、施灸物理过程研究、临床时效关系3个方面进行才可能对灸时进行明确的界定。

针刺刺激参数已成为 2010 年研究热点。唐勇等对比分析了深刺、浅刺内关穴对体感诱发电位的影响。提示浅刺潜伏期 N9、N13、N20 与深刺潜伏期 N9、N13、N20 比较,无统计差异;浅刺波间期 N9-N13、N13-N20 与深刺波间期 N9-N13、N13-N20 比较,无统计差异。朱江等研究了不同频率电针"合谷"穴、"三阴交"穴对晚孕大鼠子宫收缩活动的影响。选健康成年雌性晚孕 Wistar 大鼠 66 只,随机分为 4 个电针组(分别以 2 Hz、20 Hz、50 Hz、100 Hz 电针刺激)、正常对照组及妊娠对照组。结果提示 50 Hz 组在起针后 20 min 内,子宫收缩活动明显高于电针前,也明显高于其他 3 个电针组,表明电针"合谷、三阴交"穴促分娩使用簇形波时,50 Hz 电针促分娩效果最佳。金肖青等采用电针 2 Hz、100 Hz、2/100 Hz 不同频率对去卵巢骨质疏松大鼠进行治疗,以倍美力灌胃作为对照组。结果提示电针组能不同程度提高模型大鼠骨小梁数目、厚度、骨体积分数和血清 E_2、PICP 含量,减小骨小梁间隙、骨表面积体积比,降低血清 ICTP 水平,其中以 100 Hz 频率电针组疗效更为明显。胡银娥等在获取专家手法数据的基础上,设计和实现以针刺手法参数分析与研究为核心的聚类分析平台,以挖掘针刺手法的内部规律,为探索针刺手法的定量化、规范化及标准化的研究奠定基础。陈美仁等采用针刺手法参数测试仪收集整理针刺提插手法参考图谱,并建立针刺提插手法质控图,为针刺提插手法教学提供客观量化的参考标准。

4. 针灸临床研究

涉及针灸临床治疗的文献共 2 645 余篇,比 2009 年有所增加。其中传染病 9 篇,涉及了肺结核、肝炎、艾滋病、甲型 H1N1 流感、流行性腮腺炎等。肿瘤类多与镇痛、术后并发症,控制放化疗副作用有关。消化系统疾病报道 219 篇,病种主要集中在呃逆、便秘、结肠炎、功能性消化不良、腹泻型肠易激综合征、胃炎、腹泻等。泌尿生殖系疾病 64 篇,主要涉及病种有尿潴留、前列腺炎、前列腺增生症、阳痿等。新陈代谢疾病 82 篇,主要有肥胖、糖尿病及并发症、代谢综合征等。神经系统疾病报道 678 篇,主要病种有中风、面瘫、面神经麻痹、三叉神经痛、偏头痛、坐骨神经痛、眩晕、面肌痉挛、癫痫等。呼吸系统疾病 43 篇,主要是支气管哮喘、肺炎、咳嗽、感冒等。精神疾病报道 128 篇,主要集中于失眠、抑郁症、癔症、痴呆、精神分裂症等疾病。循环系统疾病45篇,涉及高血压、冠心病、心律失常等的治疗。妇产科疾病报道110篇,主要涉及是痛经、盆腔炎、更年期疾病、胎位不正、妊娠恶阻、产后尿潴留、缺乳等。儿科疾病16篇,主要是脑瘫、遗尿、多动症等。外科疾病68篇,集中在带状疱疹、荨麻疹、痤疮、斑秃等。骨伤科723篇,主要集中于腰椎间盘突出症、颈椎病、膝骨关节炎、肩周炎、风湿关节炎、肩关节周围炎、急性腰扭伤、骨质疏松症、肱骨外上髁炎、梨状肌综合征等疾病。五官科96篇,主要涉及鼻炎、扁桃体炎、近视、耳聋、耳鸣、颞颌关节紊乱综合征等为主。此外,针灸戒毒戒烟、针灸治未病与亚健康、针灸美容、针灸副作用等亦有报道。关于针灸临床研究方法的报道有16篇。

5. 针灸机理研究

2010年针灸作用机理研究文献共350余篇。涉及的动物模型有100余种,文献数较多的有脑缺血、脑梗死、糖尿病、脑出血等,还涉及变应性鼻炎、慢性高眼压、干眼、乳腺增生、烫伤、高血压等疾病模型。涉及的针灸干预措施有多种,包括电针、手法针刺、艾灸、穴位埋线、头针、穴位注射等。

基于分子生物技术探讨针灸作用机理仍是近年针灸实验研究的热点。朱江等探讨了电针"三阴交"穴对痛经大鼠子宫丙二醛、β-内啡肽含量及热休克蛋白70表达的影响。结果,电针能使大鼠子宫MDA含量明显降低,子宫-βEP含量显著升高,并有升高痛经模型大鼠子宫HSP 70表达的趋势。吴焕淦等研究了艾灸"大椎"对荷瘤小鼠脑皮质白介素(IL)-1β、IL-2、IL-6 mRNA及蛋白表达的影响。结果,艾灸能上调荷瘤小鼠脑皮质IL-1β、IL-2 mRNA和蛋白表达,下调IL-6 mRNA和蛋白表达,表明艾灸调节荷瘤小鼠机体免疫抑制状态可能与调节脑皮质IL-1β、IL-2、IL-6mRNA和蛋白表达有关。方剑乔等探讨了电针对人重组肿瘤坏死因子诱导的气囊炎症模型大鼠环氧合酶基因和蛋白表达的影响,结果表明:电针能有效干预hrTNF-α诱导的COX-2mRNA和蛋白的表达;电针对COX-2的干预可能通过前炎症细胞因子调控途径。张露芬等观察逆针灸关元穴对自然更年期大鼠子宫雌激素受体α和热休克蛋白70表达的影响。结果,12月龄自然更年期大鼠的子宫表达的ER-α减少,逆针灸可以通过提高子宫ER-α水平和HSP-70表达保护子宫功能。王富春观察针刺眼周穴对视网膜静脉阻塞家兔模型血浆纤维蛋白原及分子活性的影响。结果,针刺组Fg、FMPV、Amax和FMPV/Amax比值较模型组显著减少,表明针刺能够明显抑制视网膜静脉阻塞家兔血浆纤维蛋白原分子反应性的增加,对血液的凝聚有一定的改善作用。徐振华等观察了电针对局灶性脑缺血大鼠缺血区APP与Tau-1蛋白表达的影响。结果,电针组APP、Tau-1蛋白的表达较模型组明显降低,表明早期电针对脑缺血后APP和Tau-1蛋白表达的增多有明显的抑制作用,可减少缺血对脑白质的损伤。曾芳等观察电针对SAMP8小鼠海马神经元grp75的影响,探讨电针治疗阿尔茨海默病(AD)的作用机制,结果表明电针对SAMP8小鼠学习记忆能力的改善,可能与提高海马神经元grp75的表达、调节线粒体功能、改善能量代谢障碍有关。王伟等探讨了电针对局灶性脑缺血再灌注大鼠大脑皮层HSP70蛋白的影响。结果,脑缺血再灌注电针组较对照组HSP70阳性细胞数多,组织学损伤分级低,神经功能缺陷评分低,提示电针可以提高局灶性脑缺血再灌注大鼠大脑皮层HSP70蛋白的表达,针刺治疗脑缺血的机制可能与HSP70蛋白增加有关。

6. 针刺镇痛与针刺麻醉研究

针刺镇痛方面的研究侧重于观察针刺镇痛效应及其机制。朱江等观察并比较电针三阴交、合谷、血海穴对痛经大鼠模型的镇痛效应,结果表明电针合谷穴对痛经大鼠的镇痛效应最佳,三阴交穴次之,血海穴第三。刘健华等研究了电针四白穴对内脏痛大鼠的镇痛作用及其机制,结果表明电针四白穴对大鼠内脏痛有显著的镇痛作用,面口部穴位的躯体感觉传入在孤束核对内脏感觉传入的抑制作用可能是电针四白穴对内脏痛产生镇痛效应的基础。张皓等观察了电针腰夹脊穴对佐剂性关节炎(AA)大鼠的镇痛效应及中枢β-内啡肽(β-EP)的影响,结果显示电针可显著提高AA大鼠痛阈,降低其足跖容积,并能显著提高其下丘脑、脊髓的β-EP含量,表明电针有良好的镇痛治疗作用,其机制可能与其调节中枢β-EP的含量有关。乔丽娜等观察电针双侧"扶突"穴对甲状腺区切口痛大鼠脊髓背角痛敏物质及镇痛物质表达的影响,结果表明电针"扶突"穴可缓解大鼠颈部急性切口痛,该作用与其下调脊髓背角SP、

NK-1、COX-1的免疫活性,上调5-HT1AR、5-HT2AR的表达密切相关。刘健华等探讨了电针四白穴对内脏痛的镇痛作用及传入途径,结果表明C纤维在电针口面部穴位对内脏痛的镇痛效应中有重要作用,口面部的躯体感觉传入通过C纤维经PTN中继后与内脏的感觉传入可能在NTS发生汇聚并进行整合,从而产生镇痛作用。

针刺麻醉方面的研究较少,且侧重于针刺复合麻醉。单江桂等探讨针刺复合麻醉对体外循环心脏手术围术期患者免疫功能的影响。30例患者随机分为A、B两组各15例。A组采用全麻加电针内关、列缺、云门,B组单纯全麻。结果,患者体外循环(CPB)后2 h、CPB后24 h,A组的促炎性因子的表达上调幅度较B组相对较小,而抗炎性因子的表达下调幅度亦相对较小,表明在控制麻醉深度相同的条件下,针药复合麻醉相对于单纯全麻,在围术期能部分改善围术期免疫抑制。马武华等观察不同频率电针辅助麻醉对甲状腺手术应激反应的影响,结果表明在电针辅助麻醉中2 Hz/15 Hz的疏密波刺激频率比2 Hz/100 Hz的麻醉效果更佳,更能抑制手术麻醉带来的应激反应。李颖等采用针刺麻醉小切口法行甲状腺腺瘤单纯摘除69例,麻醉效果均良好。

7. 文献与老中医经验研究

针灸的文献研究主要集中在现代针灸研究的文献综述、古代针灸医籍和医家的学术研究、基于循证医学的系统评价、文献质量计量分析、针灸治疗疾病的选穴特点分析、针灸疾病谱的研究等。梁繁荣等引入关联规则挖掘技术进行了古今针灸治疗偏头痛、功能性消化不良、面瘫的经络、腧穴应用规律的提取;高菲菲等应用复杂网络技术对灸疗数据进行了研究,并用统计指标反映人体穴位的特点。郑晖等对四大顶级医学杂志(《新英格兰医学杂志》、《美国医学会杂志》、《柳叶刀》、《英国医学杂志》)发表的针灸随机对照试验的设计和质量等信息进行了提取和分析,结果表明四大医学杂志上的大部分文章具有以随机对照试验为主、设计合理、质量高以及样本量大等特点,对我国针灸临床研究文章的撰写和发表提出了宝贵建议。刘迈兰等对Cochrane系统评价数据库2008年收录的67篇针灸系统评价的时间、作者、研究内容和研究结论进行了归纳分析。结果表明:国内外针灸文献数量整体呈现逐年增长趋势,国内增长幅度较国外大;针灸治疗疾病谱日益广泛,但以神经系统疾病和疼痛类疾病居多;而在31篇全文中,有确切证据支持针灸治疗有效的文献占25.8%,当前证据尚不行能充分确定针灸疗效的文献占71.0%,仅1篇为当前证据不支持针灸治疗有效。

在老中医经验总结方面,梁繁荣等对陆瘦燕教授的学术思想和经验进行了总结,赵耀东等对郑魁山教授在周围性面瘫上的治疗经验进行了初探和总结,申鹏飞对石学敏院士应用经筋刺法的临床治疗经验进行总结和分析。

8. 小结

本年度针灸学的动态可以概括为:基于临床的经穴效应特异性研究取得一定研究进展;系统生物学的观点和技术被引入到针灸作用原理研究中,为揭示针灸作用整体性特点提供了新的研究途径;现代医学成像技术在针灸实验和临床研究中得到积极应用。

(梁繁荣 任玉兰)

【针灸对免疫功能的影响】

郭小文等将SD大鼠随机分为正常对照组、模型组和针刺组各12只。采用盲肠结扎穿孔(CLP)致腹腔感染脓毒症模型。针刺组每日针刺足三里穴,进针5～7 mm,关元穴进针3～5 mm,通电留针30 min,采用连续波,频率3次/s,结果,正常对照组胸腺组织学所见基本一致,胸腺无明显病理改变,胸腺细胞密集分布于胸腺皮质,细胞核呈圆形,深蓝色着染,胞质少,凋亡小体少见;核较大而着色浅的上皮性网状细胞散在于其间。过渡到胸腺髓质后,胸腺细胞数目明显减少,逐渐以上皮性网状细胞为主。36 h后各组大鼠胸腺皮质细胞稀疏,而髓质区细胞无明显减少,细胞分布反而较皮质区密集。皮质区凋亡细胞增多,核染色质浓缩、固缩,可见吞噬细胞碎片和凋亡小体的巨噬细胞。正常对照组胸腺皮质内可见许多淋巴细胞,表面光滑,核大胞浆少,胞内细胞器少,线粒体无肿胀,粗面内质网发达,细胞核密度高。36 h后致腹腔感染各组大鼠胸腺的淋巴细胞与上皮网状细胞均遭到不同程度的破坏。凋亡的胸腺淋巴细胞主要表现为细胞器增殖的凋亡细胞胞体变大,胞体内充满增殖的细胞器,以线粒体和粗面内质网为主;细胞器不增殖的凋亡细胞胞体皱缩,细胞形态不规则,核浆比例减少,核固缩,核染色质固缩成新月形或块状,线粒体和粗面内质网肿胀、增多。晚期细胞核崩裂为多个小球形块,经细胞膜出芽形成多个凋亡小体。与正常对照组相比,模型组和针刺组36 h后大鼠胸腺细胞凋亡率均明显升高,$P<0.05$;与模型组相比,针刺组胸腺细胞凋亡率明显降低,$P<0.05$。模型组和针刺组大鼠外周血和脑垂体中VIP含量均明显低于正常对照组,$P<0.05$;但针刺组外周血和脑垂体中VIP含量均明显高于模型组$P<0.05$。

程洁等将SD大鼠随机分成针刺组、经皮电刺激神经疗法(TENS)组、烧伤组和空白组各10只。均予乳酸林格氏液(50 ml/kg)抗休克。针刺组加针双侧足三里穴,针刺后接电针仪,频率20 Hz,强度2~4 mA,电压1~3 V,断续波。强度以保持针刺局部轻微抖动为度,治疗时间30 min。TENS组在烧伤创面四周健康皮肤(距离创面边缘约0.5 cm)摆放双通道4个TENS电极,电流强度4 mA,治疗时间30 min。空白组不做任何处理。造模24 h后,骨髓中性粒细胞凋亡率:针刺组的改善明显优于TENS组($P<0.05$);周围血中性粒细胞凋亡率:针刺组的改善亦明显优于TENS组($P<0.05$)。张理梅等利用二硝基氟苯(DNFB)诱发小鼠右耳变态反应性接触性皮炎,以粗针为治疗组,西替利嗪组、氢化可的松组、模型组为对照组。粗针组:将针灸针紧贴脊椎平行刺入0.25寸,并用胶带固定,第0、1 d留针2 h,第2、5 d留针4 h。第1次从大椎穴刺入,以后每次治疗向下推移1个穴位,依次为大椎、陶道、身柱、神道、灵台穴;西替利嗪组:将西替利嗪片10 mg碾成粉末状混入生理盐水100 ml中,经超声波震动混匀,灌胃给药,剂量为1.6 mg/kg,0.4 ml/次;氢化可的松组:氢化可的松注射液腹腔注射给药,剂量为10 mg/kg,0.1 ml/次;模型组:制作迟发型变态反应的模型,不做任何治疗。结果,粗针组、西替利嗪组、氢化可的松组治疗小鼠左右耳组织重量差(S1)、右耳诱发皮炎前后厚度差(S2)及治疗后左右耳厚度差(S3)均比模型组显著减少($P<0.01$)。粗针组与西替利嗪组差异不大,但氢化可的松组明显低于粗针组($P<0.05$)。粗针组、西替利嗪组和氢化可的松组各细胞因子浓度与模型组比较,$P<0.01$,$P<0.05$。粗针组降低浓度明显低于西替利嗪组($P<0.01$),但不如氢化可的松组降低显著($P<0.01$)。组织病理切片观察后显示粗针组、西替利嗪组和氢化可的松组在降低耳组织真皮内淋巴样单核细胞数与模型组比较,$P<0.01$;粗针组降低情况与西替利嗪组比较,$P<0.01$,但不如氢化可的松组改善明显($P<0.01$)。

刘晓安等将强直性脊柱炎患者随机分成2组各30例。治疗组采用长蛇灸治疗,药物用大蒜、艾绒、斑蝥、白芍药、川乌、细辛取督脉和膀胱经上穴位,即从大椎穴至腰俞穴,每周治疗1次。对照组口服柳氮磺胺吡啶,1 g/次,每日2次。经治2个疗程(12周)后疗效评估,治疗组CD4$^+$、CD4$^+$/CD8$^+$显著升高,与治疗前比较,均$P<0.05$;与对照组比较,均$P<0.05$。CD8$^+$含量均显著下降(均$P<0.01$)。与对照组比较,$P<0.05$。

孔凡盛将动物随机分为空白组、模型组、敷贴Ⅰ组、敷贴Ⅱ组等4组,每组8只。将模型组、敷贴Ⅰ组、敷贴Ⅱ组大鼠,于每日上午、下午置于自制的有机玻璃舱内,每日给予吸烟2次,每次9支烟,分3次点完。敷贴药物组成为白芥子、细辛、甘遂、延胡索,将大鼠颈背部穴位用Na$_2$S(80 g/L)脱毛3 cm×5 cm。穴位以肺俞、脾俞二穴为主。敷贴Ⅰ组、敷贴Ⅱ组贴药每2 d 1次,前者每次5 h,后者每次10 h,敷贴Ⅱ组发泡率在70%~90%。结果,穴位敷贴Ⅰ组大鼠BALF中TNF-α、IL-8水平明显降低($P<0.05$,$P<0.05$),穴位敷贴Ⅱ组大鼠BALF中TNF-α、IL-8水平明显降低($P<0.05$,$P<0.01$),穴位敷贴Ⅰ组与Ⅱ组大鼠BALF中TNF-α、IL-8水平比较,$P>0.05$。

李琳等将雄性SD大鼠随机分为穴位注射组、肌肉注射组和生理盐水注射组各18只,建立大鼠的运动模型。对穴位注射组大鼠足三里、关元和大椎穴各注射3%羧甲基壳聚糖溶液30 μl,肌肉注射组大鼠于臀部肌肉处注射3%羧甲基壳聚糖溶液30 μl,对照组大鼠在相应穴位注射生理盐水30 ul,每日2次,连续注射14 d后,穴位注射组大鼠的脾淋巴细胞反应和IL-2的浓度明显减少。穴位注射组与肌肉注射组相比,$P<0.05$;穴位注射组与对照组相比,$P<0.05$;肌肉注射组与对照组相比,$P>0.05$。

(王 静)

【支气管哮喘的针灸治疗及实验研究】

戴勇等采用随机单盲法将咳嗽变异型哮喘患者分为两组各40例,治疗组选取肺俞、膻中、定喘穴埋线,每10 d 1次,3次为1个疗程;对照组吸入沙美特罗替卡松粉吸入剂50 μg/250 μg,1 d 2次,每次1吸。治疗2个月后,治疗组呼气流量指标[最大呼气流量(PEF)、最大呼气中段流量(MMEF)、FEV1]明显高于对照组($P<0.05$),小气道功能的敏感指标MMEF更有显著性差异($P<0.01$)。与对照组比较,治疗组Rrs cont降低,Dmin(U)升高,与对照组比较,$P<0.05$。李巍等将92例哮喘(急性发作期)患者随机平分为两组。治疗组采用电针针刺肺俞穴,每次30 min,每日1次,2周为1个疗程;对照组口服舒氟美,每次200 mg,每日两次,2周为1个疗程。两组疗程期间均不休息。两周后,两组肺功能(FEV1、PEF、FEV1%、FVC)治疗前后比较,$P<0.01$;治疗后组间比较,$P<0.01$。曾莺等将60例儿童哮喘发作期的患儿随机分为两组各30例。对照组吸入沙美特罗替卡松干粉剂,每泡含沙美特罗50 g和丙酸氟替卡松100 μg,每次1泡,每日2次。治疗组在此基础上于三九、三伏天用代温灸膏(辣椒、肉桂、生姜)贴敷背部穴位(双侧定喘、肺俞、脾俞、肾俞穴)。经治12个月后,两组患儿治疗3月、6月、12月晨间最大呼气峰流速值PEFam%与本组治疗前比较,$P<0.01$。两组治疗3月、6月、12月 PEFam%分别比较,$P>0.05$。两组患儿全部C-ACT评分达到哮喘完全控制,吸入舒利迭每日1泡达到完全控制的例数治疗组多于对照组,组间比较,$P<0.05$。

实验研究方面,王丽新等将雄性SD大鼠随机分为正常组、模型组、地塞米松组、中药敷贴组、中药敷贴+地塞米松组各10只。以卵蛋白致敏并诱发哮喘模型。于大鼠颈部相当于大椎穴处,中药敷贴组予以咳喘散(白芥子、甘遂、细辛、白芷、黄芩、丁香等)穴位敷贴,地塞米松组予地塞米松(1 mg/kg)灌胃,中药敷贴+地塞米松组同时予咳喘散穴位敷贴和地塞米松灌胃。给药2周后,与正常组相比,模型组树突状细胞表达水平升高($P<0.01$);与模型组相比,穴位敷贴、地塞米松组、穴位敷贴+地塞米松组树突状细胞表达水平均下降($P<0.01$);穴位敷贴组与地塞米松组相比($P>0.05$);与穴位敷贴+地塞米松组比较,穴位敷贴组、地塞米松组树突细胞表达更高($P<0.05$,$P<0.01$)。喻晓等将雄性SD大鼠随机分为正常组、模型组、地塞米松组(DX组)、中药敷贴组、中药敷贴+地塞米松(DX)组各10只。以卵蛋白致敏并诱发哮喘模型。穴位选取大鼠颈部相当于"大椎"穴处,中药敷贴组在背部备皮予以咳喘散穴位敷贴,每日1次,每次3 h,连续贴3周为1个疗程;地塞米松组予地塞米松(1 mg/kg)灌胃,每日1次;中药敷贴+地塞米松组同时予咳喘散(白芥子、甘遂、细辛、白芷、黄芩等)穴位敷贴和地塞米松灌胃。3组均以3周为1个疗程。结果,与模型组相比,正常组、地塞米松组、中药敷贴组IL-4降低,IFN-γ水平升高($P<0.05$,$P<0.01$),与正常组相比,模型组、地塞米松组、中药敷贴组明显升高($P<0.05$)。中药敷贴组与地塞米松组、中药敷贴+地塞米松组IL-4与IFN-γ差别无显著性差异($P>0.05$)。各组之间IgE水平差别均$P>0.05$,与模型组相比,正常组、中药敷贴组ECP水平均下降($P<0.05$)。王平平等将豚鼠随机分为正常对照组、模型组、地塞米松组和经皮给药药贴组,每组各12只。除正常对照组外,各组豚鼠均采用卵白蛋白致敏法复制实验性过敏性哮喘模型。经皮给药药贴组采用大椎、肺俞、肾俞穴位贴敷治疗,地塞米松组采用腹腔注射地塞米松0.5 mg/kg治疗。采用酶联免疫吸附法检测各组豚鼠血清COX-2水平,采用苏木素-伊红染色检测各组豚鼠支气管肺组织病理形态变化。结果,模型组豚鼠血清COX-2水平显著高于正常对照组($P<0.05$),经皮给药药贴组、地塞米松组血清COX-2水平显著低于模型组($P<0.05$)。模型组豚鼠支气管肺组织出现明显病理损害,经皮给药药贴组支气管肺组织仅出现轻度病理改变。乔赟等将非急性发作期小儿寒型哮喘患儿分为艾灸组、中药组、灸药组各30例。艾灸组选肺俞、风门、足三里穴为主穴,采用艾条温和灸法,每穴灸10 min,每日1次;中药组以寒哮汤(炙麻黄、地龙、天南星、当归、五味子等)随证加减煎服;灸药组为艾灸与中药联用。连续治疗2个月,3组症状体征积分、血清总免疫球蛋白E(IgE)含量、外周血嗜酸性粒细胞(EOS)计数及尿白三烯E_4(LTE$_4$)水平明显下降,与治疗前比较,均$P<0.01$。而灸药组的下降水平明显优于艾灸组和中药组($P<0.05$和$P<0.01$)。李蓉等选取肺脾肾气虚型哮喘慢性发作期患者分成两组各30例,均予必可酮喷雾剂、沙丁胺醇喷雾剂吸入;治疗组加灼灸主穴足三里,配穴肺俞、中脘。灸药由木通、血通、淮通、香通、通草、麝香等组成,每日1次,6 d后停1 d。疗程均为3个月,两组患

者治疗前后泪滴样红细胞比较,P<0.05;组间比较,P<0.05。

尹磊淼等发现钙结合蛋白S100A9在大鼠哮喘模型早期气道反应的表达发生改变,而针刺治疗后能够调节该蛋白的表达水平,表明S100A9蛋白可能是针刺抗哮喘的效应蛋白之一,该研究通过基因重组技术纯化S100A9蛋白,并对其进行模型大鼠体内体外实验验证,结果显示S100A9能够改善哮喘模型大鼠的肺功能,在模型大鼠体内起到拮抗哮喘反应的作用,且在气管螺旋条实验中能降低气管条的收缩。

(刘晓燕 杨永清)

【穴位疗法治疗慢性阻塞性肺病】

1. 穴位敷贴疗法

王福庆治疗尘肺病引的慢性阻塞性肺病(COPD)患者,选用E型贴敷材料,取定喘、天突、肺俞、脾俞、肾俞穴,每日1次,每次6 h。7 d为1个疗程,总有效率为80.0%(24/30)。齐昌菊将200例COPD患者随机平分为两组,对照组缓解期根据肺功能采用支气管扩张剂、化痰等治疗,发作期采用对症治疗包括抗炎、止咳、平喘等。治疗组在此基础上于每年夏日头伏、中伏、末伏第1 d行白芥子散(白芥子、甘遂、延胡索、细辛)穴位敷贴。针刺取双侧肺俞、膈俞、心俞、肾俞穴,得气后出针,在针刺处拔罐,留置5 min;起罐后将药饼外敷于腧穴处并固定,每次持续6 h。连续治疗3年,治疗组2008年、2007年生活质量总分与2006年比较,P<0.05;治疗组2008年生活质量总分与对照组同期比较,P<0.05。邓莉等将133例稳定期COPD患者随机分为两组,均予支气管舒张剂或吸入糖皮质激素;治疗组加用喘宁贴2号(麝香、细辛、杜仲等)于晚睡前泡脚后敷贴双侧涌泉穴,每日1次。30次为1个疗程,治疗组与对照组的总有效率分别为94.5%(69/73)、81.7%(49/60),组间比较,P<0.05。浦明之将60例肺肾两虚型患者随机平分为两组,均予服扶正胶囊(西洋参、黄芪、冬虫夏草菌丝);治疗组加用穴位敷贴(白芥子、细辛、甘遂、延胡索、吴茱萸、生姜汁),选取大椎、定喘、肺俞、心俞、膈俞、膏肓等穴,每次敷贴5~6个穴位。于每年的初、中、末伏各贴1次,每次1~5 h。结果治疗组与对照组总有效率分别为86.7%(26/30)、70.0%(21/30),组间比较,P<0.05,肺功能及临床症状改善情况比较,P<0.05。魏成功等将72例患者随机分为两组各36例,均予吸入舒利迭。治疗组加用夏季穴位(取大椎、天突穴)敷贴药饼(熟附子、巴戟天、补骨脂、麻黄、丁香、吴茱萸等),每次贴4~6 h;喘可治注射液于足三里穴位注射;每周2次,12次为1个疗程。治疗结束后6个月,两组患者肺功能与治疗前比较,均P<0.01或P<0.05,组间比较,P>0.05;治疗组气道阻力较治疗前下降(P<0.05),对照组则较治疗前有上升趋势,组间比较,P>0.05。陈沁等将61例COPD稳定期患者随机分为两组,均予吸入舒利迭;治疗组31例予加用补虚平喘膏(黄芪、党参、白术、补骨脂、黄精、山药等)穴位(双侧膏肓、肺俞、脾俞、肾俞、足三里)敷贴,每周2次。治疗12周后,两组患者细胞免疫指标均有好转,组间比较,P<0.05。两组BODE指数评分与治疗前比较,P<0.05。治疗1年内治疗组患者感冒及急性发作的次数与对照组比较,P<0.05。

2. 穴位注射法

汤翠英等将40例急性期COPD患者随机平分为两组,均予吸氧、抗感染、解痉平喘等常规治疗。治疗组每日加用喘可治于双侧足三里穴位注射治疗。疗程均为14 d,治疗组肺活量较治疗前增高(P<0.05);氧分压、二氧化碳分压改善情况优于对照组(P<0.05);两组6 min步行距离有显著差异(P<0.05)。戴勇等将56例COPD稳定期患者随机平分为两组,对照组予喘可治注射液4 ml于左侧臀部肌肉注射;治疗组予喘可治注射液穴位注射(取双侧肺俞穴)。每周2次。治疗12周后,治疗组与对照组总有效率分别为96.4%(27/28)、71.4%(20/28),组间比较,P<0.05。

3. 拔罐疗法

张福英等将98例急性发作期COPD患者随机平分为两组,均予吸氧、抗感染等对症治疗。治疗组加穴位(大椎、身柱、风门、肺俞、心俞、脾俞等为主穴,天突、列缺、丰隆、足三里等为配穴)按摩与拔罐。先揉按颈肩部,再按压身柱、肺俞、心俞、脾俞、膏肓、定喘,每穴2 min,再用手掌推摩天柱至肾俞,往返10次。最后于大椎、风门、肺俞、脾俞、膏肓穴拔罐,用真空抽气罐,留罐5分钟,每日1次,5 d为1个疗程。均治2个疗程后,治疗组与对照组显效率分别为69.4%(34/49)、49.0%

(24/49),平均住院天数分别为(9.59±1.48)d、(11.37±1.86)d。组间比较,均$P<0.05$。肖伟等将80例COPD稳定期患者随机平分为两组。均予常规予吸氧、解痉平喘、止咳祛痰等常规治疗;治疗组加用背俞穴(双侧肺俞、脾俞、肾俞)拔罐治疗,用闪火法,每次留罐10 min,每日1次,2周为1个疗程。治疗2个疗程后,治疗组血清免疫球蛋白及免疫因子显著高于对照组($P<0.01$)。

(张翠红)

【心律失常的针灸治疗及实验研究】

许冬梅等根据邓铁涛的"心脾相关"理论提出,脾胃与心悸的发病及治疗关系尤其密切。脾胃居于中央以运四旁,脾胃经脉和心脏直接相联系,脾经上通于心,脾之支脉注心中;胃之大络出于左乳下;足阳明之正上通于心;足太阴之筋散于胸中;手太阳小肠经络抵胃属小肠;经络的连属是脾胃与心息息相关的基础,亦是针灸脾胃经穴治疗心悸的理论基础。临床采用补法针刺双侧内关、公孙、定君穴治疗心律失常(室性早搏),患者心慌、睡眠质量明显改善。余芳等以宁心安神法治疗48例,取双侧内关、心腧、神门穴,每日针刺1次,10次为1疗程,休息7 d后开始第2个疗程治疗;并与口服心得安48例作对照。结果治疗组与对照组总有效率分别为95.8%(46/48)、81.3%(39/48)。管钟洁等以毫针针刺耳穴治疗心律失常39例,取心、交感、神门、枕、皮质下穴,每日1次,每次针刺一侧耳穴,10次为1个疗程,心律恢复后,改用耳穴压丸法,结果总有效率为87.2%(34/30),临床治愈率为48.7%(19/39)。

实验研究方面,吴绪平等将40只大鼠分成正常组、模型组、治疗组、对照组,采用股静脉插管注射氯化铯的方法,造成大鼠室性心动过速的模型,观察大鼠肢体Ⅱ导联心电图(ECG)的变化,记录心率,治疗组电针大陵穴,对照组电针太渊穴,电针5 min后,发现模型组、对照组、治疗组血管紧张素Ⅱ含量均高于正常组,模型组与正常组比较,$P<0.05$;治疗组与模型组、对照组比较,$P<0.05$;对照组与正常组比较,$P<0.05$。王华等将40只大鼠平分成4组,正常组不做任何处理,余三组经造模成心动过速(VT)模型,治疗组电针郄门,对照组电针尺泽,5 min后测定大鼠血浆中一氧化碳(NO)含量和一氧化碳合酶(NOS)活力。结果,模型组与正常组相比,血浆中NO含量明显降低,NOS总活力明显减弱($P<0.01$);电针郄门组较模型组NO含量显著升高,NOS总活力明显增强($P<0.01$),且优于电针尺泽组($P<0.05$)。张强等以电针郄门穴治疗心动过缓模型大鼠10只,设正常组、模型组和电针尺泽穴对照组各10只,治疗20 min。治疗结束后30 min,测心率5 min,取心肌组织,测定$Na^+-K^+-ATPase$的活性。电针治疗组心率较模型组明显增快($P<0.01$),电针对照组心率较模型组增快($P<0.05$),电针治疗组心率与电针对照组相比,$P<0.05$。姚凤祯等将40只家兔随机平分为空白对照组、模型对照组、针刺预防组、针刺治疗组、参附注射液组,除空白对照组外,其余采用静脉注射盐酸维拉帕米的方法复制缓慢型心律失常家兔模型。针刺预防组注射维拉帕米前5 min,针刺内关穴,60 s后留针;针刺治疗组在出现二度房室传导阻滞(5:4传导阻滞)时,立即给予家兔双侧内关穴针刺,行针60 s后留针;参附注射液组于注射维拉帕米前15 min,沿耳缘静脉缓慢注射参附注射液5 ml。结果,出现二度房室传导阻滞(5:4传导阻滞)的时间、恢复到一度房室传导阻滞的时间、恢复到大致正常心率的时间,针刺治疗组、参附注射液组与模型对照组相比,$P>0.05$;针刺预防组与模型对照组比较,$P>0.05$;针刺治疗组与参附注射液组相比较,$P>0.05$。针刺预防组、针刺治疗组、参附注射液组与模型对照组相比较,心肌组织Na^+-K^+-ATP酶活性提高,$P<0.05$;针刺预防组与针刺治疗组、参附注射液组相比较,心肌组织Na^+-K^+-ATP酶活性提高,$P<0.05$。

(汤晓龙)

【高血压的针灸治疗及实验研究】

郑秀英等将60例老年单纯收缩期高血压患者分为两组,均予口服硝苯地平缓释片、倍他乐克;治疗组加用针刺四关穴(双侧合谷、太冲穴),以平补平泻法,行针1～2 min后留针20～30 min,每5～10 min行针1次,每日1次,每周5次,休息2 d。均以2周为1个疗程。2个疗程后,治疗组与对照组的降压有效率分别为96.0%(29/30)、73.0%(22/30),组间比较,$P<0.05$;两组患者的血浆ET水平均降低,但治疗组优于对照组($P<0.05$)。杨佃会将60例青年高血压患者分为电针组和西药组各30例,电针组选曲池、太冲穴,针刺行提插捻转得气。同侧的曲池、太冲连接韩氏穴位神经刺激仪输出电极频率为2 Hz/100 Hz,刺激强度为10～20 mA。每次治疗

30 min,每日1次。西药组口服卡托普利。治疗14 d后,电针曲池、太冲能降低患者各时段收缩压和舒张压水平(均$P<0.01$),与西药组比较,均$P>0.05$;电针曲池、太冲可明显降低患者各时段的收缩压和舒张压的标准差,与治疗前比较,$P<0.01$、$P<0.05$,与西药组比较24 h收缩压和舒张压标准差、白天和夜间收缩压标准差、夜间舒张压标准差,均$P<0.01$、$P<0.05$;两组患者中杓型与非杓型者人数、治疗后组间比较,$P<0.05$。

实验研究方面 蒋璐等将14只雄性自发性高血压Wistar大鼠随机分成针刺组和模型组各7只;另选取7只Wistar-Kyoto大鼠作为正常对照组。针刺组大鼠采用电针针刺双侧风池、曲池和三阴交穴,毫针刺太溪和太冲穴。每日1次,6 d为1个疗程,休息1 d再针第2个疗程,共3个疗程。模型组采用针刺组同样的捆绑处理,但不作针刺。正常对照组不做任何处理。结果,与对照组比较,模型组主动脉组织磷酸化细胞外信号调节激酶1/2蛋白表达水平升高,丝裂原活化蛋白激酶磷酸酶1 mRNA及其蛋白表达水平降低($P<0.01$);与模型组比较,针刺组主动脉组织磷酸化细胞外信号调节激酶1/2蛋白表达水平降低,丝裂原活化蛋白激酶磷酸酶1 mRNA及其蛋白表达水平升高($P<0.05$)。

(孙记冯 安广青)

【肠易激综合征的针灸治疗及实验研究】

曾友华等将腹泻型肠易激综合征患者分为两组,治疗组33例运用体针结合伏灸(中脘、气海、关元、脾俞、胃俞、肾俞穴)法,每日1次,10次为1疗程,共治3个疗程;对照组32例口服马来酸曲美布汀。治疗1个月后,两组Bristol评分及腹部症状评分均较治疗前明显降低($P<0.05$),治疗组随访2个月,在改善Bristol评分及腹部症状评分方面均优于对照组($P<0.05$)。石学慧等将72例腹泻型肠易激综合征患者分为两组,治疗组电针选天枢、足三里、脾俞、胃俞、肾俞、大肠俞等为主穴,每日1次。对照组口服匹维溴铵。均连续治疗28 d,治疗组在腹泻症状改善方面优于对照组。且随治疗时间的延长,优势逐渐明显,治疗第2周两组积分均值比较,$P<0.05$;第4周后组间比较,$P<0.01$。停止治疗1周后,两组腹泻症状积分均出现反弹。依据患者疗效指数水平,治疗结束时治疗组与对照组有效率分别为81.3%(26/32)、52.6%(41/78),组间比较,$P<0.05$。郭光丽等将腹泻型肠易激综合征患者分成两组,治疗组辨证分为肝脾不和、脾胃虚弱、脾肾阳虚3个证型,均取天枢、足三里、三阴交穴,肝脾不和型加太冲、脾俞、肝俞,针用平补平泻法;脾胃虚弱型加阴陵泉、脾俞、胃俞,针用补法,得气后将艾绒捏在针尾处,点燃其上端,施温针灸;脾肾阳虚型加中脘、太溪、脾俞、肾俞、命门,针用补法,并用温针灸;留针30 min,每日1次,10次为1疗程,疗程间隔2 d。对照组予口服洛哌丁胺。经治3个疗程后,治疗组与对照组总有效率分别为87.0%(45/52)、60.0%(29/48),组间比较,$P<0.05$;治疗组的肠道症状改善评分与对照组比较,$P<0.05$。

实验研究方面,宋士一等观察肠易激综合征模型大鼠远端结肠组织5-羟色胺4受体(5-HT4R)的表达以及眼针干预的影响。将30只健康SPF级Wistar雄性大鼠随机分为正常对照组、模型组和眼针组各10只。眼针组在肠易激综合征大鼠造模成功后第2 d开始,取下焦区、大肠区、肝区、脾区针刺,留针20 min,期间捻转行针3次,每次1 min,每12 h针刺1次,针刺7 d。其他两组不予治疗。结果,模型组与正常对照组比较,5-HT4R的蛋白含量和mRNA表达均下调,而眼针组与模型组比较,5-HT4R表达明显上调。石智君等观察肠易激综合征模型大鼠结肠蠕动的异常变化以及电针干预的影响。实验分为正常组、模型组、假电针组和电针组各6只。电针取双侧足三里、上巨虚穴位,刺激强度为1、2、3 mA(每隔10 min增加1次),单次治疗30 min。连续2周,与正常组相比,成年肠易激综合征大鼠结肠蠕动频率明显增加($P<0.05$),电针治疗后30 min内肠易激综合征大鼠结肠蠕动频率明显下降($P<0.05$),而假电针组肠易激综合征大鼠结肠蠕动频率没有明显变化($P>0.05$)。

(刘堂义)

【糖尿病胃轻瘫的针灸治疗及实验研究】

郭湘丽等将60例糖尿病胃轻瘫患者按先后就诊顺序分为针法组和西药组各30例,均予服常规降糖药物控制血糖;针法组加用神阙灸,配合苍龟探穴针法治疗;西药组加服西沙比利。2周为1个疗程。2个疗程后,针法组与西药组有效率分别为90.0%(27/30)、70.0%(21/30),组间比较,$P<0.05$。针法组对上腹胀满、嗳气、恶心呕吐、上腹痛的改善较西药组明显。郑士立等将80例糖

尿病胃轻瘫患者分为温针组（40例）取中脘、内关、足三里穴，予以温针灸治疗，每日1次，5次为1疗程，治疗4个疗程；药物组加服多潘立酮。连服4周后，温针组的临床疗效优于药物组（$P<0.05$）；治疗前后餐后4小时胃内小钡条排空情况比较，$P<0.01$。葛佳伊等为将糖尿病胃轻瘫患者60例分为治疗组和对照组各30例，患者受试前1周停用任何影响消化道运动功能的药物，均予糖尿病教育、合理饮食、降糖治疗以控制血糖。治疗组针刺中脘，双侧足三里、内关穴，施以捻转手法，留针30 min后，每10 min行针1次，每日1次，疗程间休息2 d；对照组口服吗丁啉治疗。连续治疗4周后，治疗组的总体疗效明显优于对照组（$P<0.05$）。李业展将96例糖尿病胃轻瘫患者分为两组，治疗组予服补中益气汤合香砂六君子汤（生黄芪、党参、丹参、白术、石斛、麦门冬等），配合针刺天枢、中脘、足三里穴，用平补平泻法；对照组予服枸橼莫沙比利片。经治2个月后，治疗组与有效率对照组分别为85.4%（41/48）、60.4%（29/48），组间比较，$P<0.05$。治疗组治疗前后自身餐后2 h血糖降低明显（$P<0.01$）。洪兵等以糖尿病无胃轻瘫症状患者35例为对照组，将糖尿病合并胃轻瘫症状患者70例分为针药结合治疗组和莫沙比利治疗组各35例。均予服常规降糖药、莫沙比利；针药结合治疗组同时针刺选中脘、脾俞、曲池、三阴交、足三里等穴，以平补平泻法。共治疗28 d，糖尿病胃轻瘫组患者的空腹血浆Ghrelin水平明显低于糖尿病无胃轻瘫组（$P<0.05$），其平均血糖（MBG）、平均血糖波动幅度（MAGE）、低血糖次数也明显高于糖尿病无胃轻瘫组（$P<0.05$）；两治疗组MBG、MAGE、低血糖次数均较治疗前有明显降低（$P<0.05$），空腹血浆Ghrelin水平高于治疗前水平（$P<0.05$），其中针药结合治疗组上述各指标的变化均大于莫沙比利治疗组（$P<0.05$）。

实验研究方面，包永欣等将10只大鼠作为正常对照组，52只链脲佐菌素溶液制备糖尿病模型随机分为糖尿病模型组、胃轻瘫模型组、西药治疗组和电针治疗组各13只。正常对照组：正常喂养；糖尿病模型组：灌服生理盐水；其余3组灌服浓度为200%的熟地水煎液。持续3周后，糖尿病模型组和胃轻瘫模型组继续灌服生理盐水，西药治疗组灌服0.027%吗丁啉混悬液，电针治疗组取中脘、天枢、足三里穴，取疏密波，频率15 Hz，强度以引起大鼠局部皮肤轻度抖动为宜，留针15 min。5 d为1个疗程，期间休息2 d。3个疗程后，电子显微镜下观察大鼠胃Cajal间质细胞（ICC）的超微结构变化，发现电针及吗丁啉均能增加ICC数量，并且修复其受损的超微结构。王曙辉等将糖尿病胃轻瘫动物模型36只新西兰兔分为正常对照组、模型组、针刺组、捏脊组、捏脊针刺组和西沙必利组各6只，分别采用不同的治法：①捏脊组：仿人取穴。从长强穴开始，沿督脉由下向上随捏、随按、随拿、随推、随捻、随提、随放，至大椎穴处为1遍，捏24遍（相当每天成人治疗量的3倍），第13遍始用"捏三提一"法，捏三下，向上提一下。捏完后用拇指沿督脉自命门至大椎，两侧沿膀胱经自肝俞至肾俞各直推100次，在脾俞、胃俞、肾俞穴揉按各约1 min，再用手掌根部擦脊穴6遍。②针刺组：取中脘、内关、足三里穴，针刺用补法，留针15 min。③捏脊针刺组：予捏脊后针刺治疗。④西沙必利组：予西沙必利水溶液灌胃。均每日1次，连续2周后，模型组兔体重减轻，血糖升高，饮食量减少，与正常对照组比较，$P<0.01$；而针刺组、捏脊组、捏脊针刺组及西沙必利组兔体重较模型组回升明显，$P<0.05$。与正常对照组比较，模型组及各个治疗组胃内残留率升高，小肠推进率下降（$P<0.01$）。而模型组较之其他治疗组更明显，即胃内残留率更高，小肠推进率更低（$P<0.05$）。血浆胃泌素和生长抑素含量下降与正常对照组比较，均$P<0.01$；其中模型组下降的幅度更大（$P<0.05$）。

（翟国华　安广青）

【针灸治疗抑郁症】

王远征等将60例抑郁症患者分为两组，电针组主穴取百会、印堂，配穴取风池、合谷、太冲，平刺，得气后接韩氏电针仪，以患者耐受为度，每次30 min，每日1次；对照组予服氟西汀。连续治疗6周。在治疗前和治疗后2周、4周、6周时用汉密尔顿量表（HAMD-17）对患者进行评定。电针组在治疗2周、4周后，对焦虑/躯体化、睡眠障碍因子的改善程度明显优于药物组，$P<0.05$；而药物组在治疗2周、4周后，对阻滞因子的改善程度明显优于电针组，$P<0.05$。杜雅薇等对抑郁症按证型取穴（肝郁脾虚，太冲、三阴交、阴陵泉穴；心脾两虚型，三阴交、足三里、神门穴），电针频率为80次/min，连续波，留针30 min，每日1次，每周5次。治疗3周后，肝郁脾虚组治疗前后

HAMD评分及中医症状量表评分均有明显改善，$P<0.01$；心脾两虚组有改善，$P>0.05$。

张培等将81例卒中后抑郁（PSD）的住院患者按病程的不同分为3组，用汉密顿抑郁量表评分、神经功能评分作为观测指标，运用正交设计研究最佳的针刺治疗方案。结果显示，针刺治疗PSD有效，其最佳方案，2个月以内病程的患者，选取头体穴，针刺每日1次，疗程30 d。其中针刺时机对疗效影响尤为显著，即针灸的干预越早越好。陈秀慧等对60例患者分为两组，均予基础治疗；治疗组加用百会穴针刺和灯盏细辛注射液穴位注射，14 d为1疗程，疗程间休息2 d。对照组加用阿米替林治疗。治疗2个疗程，比较治疗前后HAMD评分、神经功能缺损评分、血浆5-羟色胺（5-HT）、去甲肾上腺素（NE）的变化及不良事件和毒副反应。治疗组与对照组的5-HT、NE以及HAMD抑郁量表比较，$P>0.05$；副反应比较，$P<0.05$。甘健等将60例中风后抑郁症患者分为治疗组采用腹背八卦（以神阙和命门为八卦之中宫，并藉带脉以维约，径取3寸而获得腹背八卦图各一个，即腹八卦与背八卦，以震、离、兑、坎、坤、艮、乾、巽为穴名）针灸疗法，选震、巽、神阙、命门、百会穴为主穴，虚症以腹为主，实证以背为主。腹部用神阙只灸不针，其他卦穴少灸多针，背部命门多针少灸，其他卦穴少针多灸。带脉虚证用艾灸，实证用梅花针叩刺，虚实夹杂则针灸并用。每次30 min，每日1次，5次治疗后休息2 d。对照组予服盐酸氟西汀。4周为1个疗程，"腹背八卦"针灸疗法在改善抑郁程度、提高日常生活能力、改善神经功能缺损程度等方面明显优于对照组，$P<0.05$。郑美凤等将40例中风后抑郁患者分为针刺组和药物组，药物组服用百忧解，针刺组取后溪（双）、列缺（双）、百会、印堂穴，采用通调督任针法治疗。治疗28 d后，针刺组在改善焦虑/躯体化症状，对睡眠障碍和绝望感因子的调节作用均明显优于药物组，$P<0.05$。

郑盛惠等将120例围绝经期抑郁症患者分为两组各60例。治疗组以"四神针"（前顶、后顶、络却）为主穴，选三阴交、肾俞、肝俞、太溪、太冲为配穴，每周治疗3次。1个月为1个疗程。对照组采用激素替代疗法及抗抑郁药联合应用，即从月经第5 d开始服用妊马雌酮片20 d，醋酸甲羟孕酮片（在妊马雌酮片服用10 d后）服用10 d；以及服用盐酸氟西汀胶囊。连续服用3个月后，两组患者抑郁症状及围绝经期总体症状均明显改善，卵泡刺激素、黄体生成素水平均极显著降低，组间无显著性差异（$P>0.05$）；在升高E_2水平方面，对照组优于治疗组（$P<0.05$）。在副作用方面，针灸组几乎没有，而药物组则出现食欲下降、头晕、震颤等多种症状，随访结果比较，$P<0.01$。陈杰将产后抑郁患者52例分为2组各26例，治疗组口服氟西汀作，针刺组选取百会、四神聪、内关、合谷、太冲、三阴交穴等，平补平泻，治疗6周后，结果针刺治疗在改善抑郁和围绝经期症状方面均明显优于药物组，$P<0.01$。

（刘堂义）

【针灸治疗慢性盆腔炎】

周敏亚以穴位埋线结合隔附子饼灸治疗慢性盆腔炎。穴位埋线取穴，第1组为关元、次髎、三阴、肾俞穴，第2组为中极、归来、脾俞、足三里穴，两组交替，前3次每隔15 d治疗1次，后3次每隔1月治疗1次，6次为1疗程。隔附子饼灸取双侧子宫穴，每日1次，5次为1个疗程。疗程间休息2 d，治疗4个疗程。总有效率为98.0%（49/50）。叶雅仙分别采用单纯体针和体针配合腹针的方法治疗慢性盆腔炎，单纯体针组选中极、子宫、三阴交、足三里、次髎穴，腰酸加肾俞、委中穴，白带多加地机、阴陵泉穴，月经不调加照海、行间穴，腹胀加带脉、气海穴，炎性肿块加府舍穴。留针30 min。体针配合腹针组在此基础上选天地针（中脘、关元）、护宫、肠遗及神阙穴，同时神阙穴采用温灸至有温热感，再配合TDP照射。每日1次，10次为1个疗程，疗程间隔2~3 d。2个疗程后，综合组与单纯体针组总有效率分别为91.7%（55/60）、83.3%（50/60），组间比较，$P<0.05$。孔玲等以中药（川椒、大茴香、降香、乳香、没药、丹参等）外敷于少腹部配合针刺治疗慢性盆腔炎，电针天枢、子宫、中极、关元、气海穴，每日1次，每次30 min。10 d后进行B超检查，总有效率为100%（62/62）。赵园园采用经皮（穴位）电刺激疗法联合野菊花栓经直肠给药的方法治疗慢性盆腔炎，将自粘电极一对放置于任一侧子宫穴和中极穴，另一对电极放在左侧足三里和三阴交穴。2/100 Hz疏密波交替输出。刺激强度为10~30 mA，30 min/次，每日1次，8周为1个疗程。经期暂停治疗。以单纯使用野菊花栓为对照组，结果治疗组与对照组有效率分别为93.6%（73/78）、69.2%（54/78），组间比较，$P<0.05$。谢

凯以针刺配合中药药物离子导入法治疗慢性盆腔炎,取关元、归来、子宫、足三里穴。采用 NPD-5AD 离子导入仪导入中药复方(艾叶、炒小茴香、橘核、当归、赤芍、白芍等)。每日治疗1次,15次为1个疗程。结果总有效率为 94.6%(53/56)。何成群等将慢性盆腔炎患者分为两组,西药组采用肌肉注射左氧氟沙星和静滴甲硝唑;针药结合组采用电针(中极、关元、子宫(双)、足三里、三阴交)结合盆炎散(白花蛇舌草、两面针、蒲公英、大黄、黄柏、赤芍等)热敷及盆炎灌肠液(毛冬青、大黄、白花蛇舌草、两面针、枳壳、丹参等)灌肠,每日1次,每周5次,10次为1个疗程,针药结合治疗组与西药组有效率分别为 92.5%(74/80)、76.3%(61/80),组间比较,$P<0.05$。

(刘堂义)

【针灸治疗小儿脑瘫】

于海波等将135例痉挛型脑瘫患儿随机分为三组,治疗组45例给予靳三针疗法:四神针(百会前后左右各1.5寸,共4针);颞三针(耳尖直上2寸入发际为第1针,其前、后各1寸为第2、3针,左右共6针);脑三针(脑户、左右脑空);智三针(神庭、左右、本神);手三针(曲池、外关、合谷);手智针(内关、神门、劳宫);足智针(涌泉、泉中、泉中内);足三针(足三里、三阴交、太冲),并结合康复训练,对照1、2组分别为单纯靳三针疗法、康复训练。均以4周为1个疗程。2个疗程(8周)后,三组的 ADL 评分均明显提高,与治疗前比较,$P<0.05$、$P<0.01$。治疗组和对照1、2组治疗后比较,$P<0.01$;对照1组与对照2组治疗后比较,$P<0.05$。治疗组 ERP P300 潜伏期及波幅的改善均明显优于对照组1、2组($P<0.05$、$P<0.01$)。杜继萍71例将痉挛型脑瘫患儿随机分成治疗组采用调和阴阳针刺法,上肢阴经取极泉、尺泽、大陵、内关穴;阳经取肩髃、曲池、外关、合谷穴;下肢阴经取足三里、血海、三阴交穴;阳经取髀关、阳陵泉、足三里、悬钟穴;头针取四神聪、颞三针(双侧)、脑三针。对照组采用常规针刺,上肢取穴肩髃、曲池、外关、合谷、后溪;下肢取穴髀关,阳陵泉、足三里、悬钟。头针取四神聪、颞三针(双侧)、脑三针。两组均同时配合运动训练疗法,4周为1个疗程。2个疗程后,治疗组与对照组总有效率分别为 81.0%(35/43)、57.1%(16/28),组间比较,$P<0.05$。

洪文扬等将62例痉挛型脑瘫患儿平分为两组,均予体疗训练疗法,治疗组加用针刺方法,取运动区、足三里、三阴交、阳陵泉穴为主穴,隔日1次,10次为1个疗程,疗程间休息 20 d。连续治疗3个疗程(120 d)后,检查其双下肢肌张力及大脑前、中、后动脉的血管搏动指数,治疗组较对照组下降明显($P<0.05$),总有效率高于对照组($P<0.01$),大脑前、中、后动脉的血管搏动指数较对照组均显著下降($P<0.01$,$P<0.05$)。翟红印将60例痉挛型脑瘫患儿随机平分为两组,均予 Bobath 神经发育疗法、智力训练、肢体功能训练、推拿、电疗、脑细胞活性药物等综合治疗。治疗组加肌肉功能定位穴位注射,上肢外展取肩贞、肩髃、肩髎穴;双上肢屈曲取臂臑穴;手内旋取太渊、列缺穴;坐不稳取夹脊穴;尖足取合阳、承筋及承山穴;足内翻取足三里、丰隆、公孙穴。每块肌肉每次选3个注射点刺激。每穴位注射 0.5～1 ml液体(每 100 ml 生理盐水加维生素 B_1 300 mg,维生素 B_{12} 1 mg)。每周3次,10次为1疗程,疗程间隔为 7 d。均以3个月为观察周期,治疗组和对照组肌张力改善与治疗前比较,$P<0.01$,$P<0.05$;组间比较,$P<0.05$。

李晓捷等将155例脑瘫患儿分为常规治疗组30例,常规治疗+语言训练组76例,常规治疗+语言训练+头针组49例。常规治疗主要以物理疗法、作业疗法、按摩、理疗为主的综合康复治疗,不包含语言治疗。头针选穴:① 采用朱明清的头针治疗带(额顶带、顶枕带、顶颞带、额旁带、颞前带、颞后带等腧穴),选30号针灸针,沿皮快速刺入帽腱膜下层,以每分钟200次捻转针体,持续 3 min,留针 30 min,每隔 10 min 运针1次,且间歇行针,保持一定的刺激量。隔日1次,15 d为1个疗程,休息3～7 d后行第2个疗程,共3个月。② 百会穴、言语一区结合言语二、三区,采用常规头针针刺方法,平刺,平补平泻,每次留针30 min,留针期间行针3次,每次 2 min,每分钟200次快速捻转。结果,常规治疗+语言训练组的疗效优于常规治疗,常规治疗+语言训练+头针组优于常规治疗+语言训练组,组间比较,$P<0.01$。

(丁 媛)

【穴位疗法治疗荨麻疹】

郭玉花等将患者分为两组,对照组用抗组织胺类药物及丁胶性钙注射液治疗,5 d 为1疗程;治疗组以针刺四缝穴,用三棱针快速点刺出血或挤出少许黄白色黏液,隔日1次点刺。5次为1

疗程,治疗组与对照组总有效率分别为 91.2%(52/57)、60.4%(29/48),组间比较,$P<0.05$。

郑邦荣等采用针刺督脉穴,主穴取大椎透陶道、命门透腰阳关、曲池、血海、风市;头部皮疹加风池、迎香,躯干皮疹加脾俞、肾俞、肺俞、中脘,四肢皮疹加合谷、足三里、三阴交。大椎透陶道、命门透腰阳关用毫针强刺激泻法,脾俞、肾俞、肺俞、足三里用补法,余穴用平补平泻法,每周 5 次,10 次为 1 疗程。同时配合中药(黄芪、当归、熟地、何首乌、防风、白蒺藜等)煎服。治疗 3 个月后,总有效率 92.9%(39/42)。

吴瑞兰将 100 例患者随机平分为两组,对照组口服赛庚定和氯雷他定;治疗组采用中药(川芎、赤芍药、当归、熟地黄、地龙、蝉蜕等煎服)配合穴位(双侧曲池、血海、足三里、三阴交,每次选 2 个穴位)注射苯海拉明注射液、维生素 C,每日 1 次,10 d 为 1 个疗程。连续 3 个疗程。治疗结束 1 个月后,治疗组的治愈率和总有效率分别为 80.0%(40/50)、98.0%(49/50),对照组分别为 42.0%(21/50)、84.0%(42/50)。

张淑华将 76 例急性荨麻疹患者随机平分为两组,对照组予 10% 葡萄糖酸钙、维生素 C 静脉注射治疗,每日 1 次;治疗组采用当归注射液、维生素 B_{12}、维生素 B_6、扑尔敏穴位(双侧曲池、血海)注射治疗,隔日 1 次。10 次为 1 疗程,治疗组与对照组愈显率分别为 100%(38/38)、68.4%(35/38),组间比较,$P<0.01$。

王翠莲等治疗急性荨麻疹 123 例,拔罐用闪火法,在神阙穴拔火罐,先留罐 10 min 后起罐,隔 1~2 min 后再拔,每个患者施术 3 次。每日 1 次,3 d 为 1 个疗程,总有效率为 97.6%(120/123)。

成路燕等治疗急性荨麻疹 36 例,采用神阙穴闪火法拔罐,反复吸拔,使局部皮肤潮红为度,然后针刺(风寒型取大椎、双侧曲池、风池穴,风热型取外关、风门、三阴交、血海穴,肠道湿热型取足三里、合谷、阳陵泉穴),采用平补平泻手法,每次留针 30 min,每周治疗 3 次。10 次为 1 个疗程,总有效率为 94.4%(34/36)。

倪永华等将 90 例慢性患者平分为两组,均予口服息斯敏、维生素 C,静脉注射葡萄糖酸钙,外擦炉甘石涂剂。治疗组口服加味桃红四物汤(桃仁、红花、生地黄、赤芍药、当归、川芎等)配合耳穴(肺、荨麻疹区、耳背肺、肾上腺、内分泌、大肠)贴压,病变部位在前胸者加胸穴;伴心烦失眠者加心穴、耳神门穴;久病脾胃弱者加脾穴、肾穴。每次选 7~8 个穴,用麝香虎骨膏将王不留行籽贴穴,患者于每个穴位自行按压 30 下,1 d 3~4 次,单侧贴压,3~5 d 更换 1 次。7 d 为 1 个疗程。经治 1~2 个疗程疗后,治疗组与对照组总有效率分别为 84.4%(38/45)、57.8%(26/45),组间比较,$P<0.01$。

潘文宇等治疗慢性荨麻疹 45 例,采用埋线加隔盐灸,主穴:① 天枢、水分、阴交、肺俞、胃俞、血海;② 滑肉门、外陵、脾俞、大肠俞、肩髃;③ 中脘、关元、大横、肝俞、膈俞、曲池;均取双侧穴位,三组交替。用 7 号注射针将 0 号铬制羊肠线注入穴位,腹部直刺达肌层,背部斜向脊柱方向。7 d 1 次,4 次为 1 个疗程。电针主穴:天枢、水分、阴交、滑肉门、双侧外陵,配穴:① 双侧足三里、合谷、太冲;② 双侧血海、曲池;两组交替,得气后接治疗仪,用疏密波,强度以病人耐受为度。期间大艾柱隔盐灸神阙穴,重复 3 壮。留针 30 min。隔日 1 次。4 周为 1 疗程。经治 2 个疗程后,总有效率为 88.9%(40/45)。

(张翠红)

【针灸对腹部术后胃肠功能影响的研究】

胃肠功能紊乱是腹部术后的一种常见并发症,本年度以针灸介入快速康复外科术后胃肠功能恢复的研究主要在三个方面:

1. 采用各种穴位刺激方法改善腹部术后胃肠功能紊乱

研究者分别单纯采用或在常规治疗的基础上采用艾灸、针刺、电针、穴位注射、穴位埋线、耳穴贴压以及针刺结合中药敷脐、中药灌肠结合耳电针、灸疗结合穴位按摩、中药内服结合针刺等,在术后当日或次日治疗胃肠功能紊乱,每日 1~2 次。在术后肛门首次排气时间、首次排便时间、肠鸣音恢复时间、术后进流质时间、腹胀消失时间、胃液引流量、术后腹胀发生率及使用开塞露或肛管排气的比率等方面,疗效均优于西医常规治疗护理组,提示针灸疗法能够促进、恢复患者腹部术后的胃肠功能。

在穴位选取上,艾灸多选用中脘(黄进淑、张广健等报道)、足三里(陈海燕报道)。针刺选穴组方虽有所不同,但以取胃肠经相关特定穴为主,如邓晶晶等选取足三针(足三里、三阴交、太冲),杨臻等选取内关、手三里、足三里、阴陵泉、上巨虚、公孙等穴,王军炜等选取足三里、上巨虚,韩国芳选取内关、天枢、足三里,陈捷等、寇晓茹等选取足三里、上巨虚、下巨虚、阳陵泉,巫文岗等选取足三里、上巨虚、下巨虚,陈海燕选取足三里、合谷,樊国根等选取中脘、天枢、足三里。徐惠丽等耳压选用胃、小肠、大肠、脾、脑干、皮质下,李广等耳电针以胃、小肠、大肠或压痛点为主穴,肝、脾、胰、胆、三焦、腹、耳中、交感、神门、皮质下等为配穴。庞黎明等、刘坤等选取足三里进行穴位注射。朱利利等选取足三里进行穴位埋线疗法等。

2. 比较不同刺激方法或刺激量的疗效差异

邓晶晶等比较针刺与电针治疗在腹部术后患者首次排气、排便和进食流质时间方面的疗效,结果首次排气、排便和进食流质时间针刺组与空白组比较,$P<0.05$、$P<0.01$;电针组与空白组首次进流质时间比较,$P<0.05$;针刺组与电针组首次排便时间比较,$P<0.05$。樊国根等对口服胃肠通、胃肠通保留灌肠、口服胃肠通加穴位针灸三种治法以胃电图、肠鸣音出现、排气出现、住院时间以及进食后的舒适度、术后并发症等进行疗效比较。结果表明采用胃肠通煎水保留灌肠或胃肠通口服加穴位针灸的疗效优于单独口服胃肠通。

周艳玲等比较穴位低频电刺激与穴位针刺对粘连性肠梗阻手术后胃肠蠕动功能的影响。以术后肛门首次排气时间为胃肠功能恢复的标准,穴位低频电刺激组与针刺组48 h内胃肠功能恢复情况与对照组比较,均$P<0.01$,穴位低频电刺激组与针刺组间比较,$P>0.05$。吕光等采用提插强、弱与捻转强、弱四种不同的刺激方式对患者胃肠功能(肠鸣音恢复、排气时间、排便时间)和血管活性肠肽(VIP)的变化进行研究。发现在肠鸣音恢复时间上,提插强刺激组和捻转弱刺激组间比较,$P<0.05$;对术后排气时间,提插强刺激与捻转强刺激、捻转弱刺激之间,提插弱刺激与捻转弱刺激之间比较,均$P<0.05$;对术后排便时间各组间比较,均$P>0.05$。而提插强刺激对胃肠功能恢复的作用优于其他三种方法。

3. 对腹部术后患者分子生物学及免疫功能的影响

吕光等研究发现,采用提插强、弱与捻转强、弱四种不同的刺激均可提高术后患者的血浆血管活性肠肽(VIP)含量,提插弱刺激组和捻转弱刺激组患者血浆VIP含量在治疗后与提插强刺激组和捻转强刺激组比较,均$P>0.05$。对VIP变化的影响,强刺激优于弱刺激,而同样的刺激量下提插优于捻转。

尤龙等探讨中药敷脐疗法对腹部术后患者T淋巴细胞亚群变化的影响。术后1 h脐部外敷中药组外周血$CD3^+$、$CD4^+$、$CD4^+/CD8^+$比值等指标与常规治疗对照组比较,$P<0.05$或$P<0.01$)。提示中药敷脐疗法有促进腹部术后胃肠功能恢复、防止肠源性感染和增强机体免疫功能的作用。

(纪 军)

【神经根型颈椎病的针灸治疗及实验研究】

2010年报道神经根型颈椎病(CSR)的针灸相关文献约70余篇,实验性研究文献甚少,临床研究报道主要为针刺疗法,以及艾灸、穴位注射、针刀疗法等治疗约8 000余病例,选穴多为颈项局部取穴,以及循经、辨证取穴或腹针等。而手法的多样性和多种疗法综合运用为本年度的主要特点。

李彬等报道80例,以随机数字表法分为火针组与毫针组各37例。火针组取颈夹脊(C4~C7)、肝俞、肾俞、大椎、后溪、曲池、外关、合谷穴。在各穴位处常规消毒,将针身前中段在燃酒精灯上烧红后迅速刺入,随即拔出。毫针组取穴相同,根据患者的体型,直刺15~25 mm,诸穴得气后施用平补平泻手法,均匀提插、捻转,留针20 min。均每周3次。连续治疗6周。火针组与毫针组有效率分别为94.6%(35/37)、78.4%(29/37),组间比较,$P<0.05$。王欢欢等报道64例,随机分为两组。针刺均取风池(双)、大椎、外关(双)、后溪(双)穴。治疗组循《金针赋》所述"龙虎交战,左捻九而右捻六"的龙虎交战针刺法;对照组以常规针刺法。均隔日1次。10次为1疗程,两组总有效率分别为93.7%(30/32)、90.0%(27/30),组间比较,$P>0.05$;疗程结束4周后有效率分别为96.9%(31/32)、86.7%(26/30),组间比较,$P<0.05$。蔡玉梅等报道69例兼有脾虚证候患者,治疗组采用针灸取穴从脾胃论治;对照组采用常规循经取穴治疗。分别在治疗前、治疗5次及10次后采用颈椎病治疗成绩评分表及视觉模拟评分量表(VAS)对两组患者疗效进行分析。两组总有效率组间比较,$P>0.05$;治疗组痊愈率和显效率明显优于对照组(均$P<0.05$)。且在VAS和症

状、体征积分及麻木分级评分上均优于对照组(均$P<0.05$)。

郭艳明等报道120例,随机分为两组。均予穴位注射复方当归和维生素B_{12}注射液,治疗组取曲垣穴、对照组取华佗夹脊穴。均隔日1次,12次为1疗程。治疗组与对照组总有效率分别为95.0%(57/60)、70.0%(50/60),组间比较,$P<0.05$。且治疗前后临床症状、能力、体征积分差值与对照组比较,$P<0.05$。

谢炎烽等报道160例,随机分为3组。热敏灸组在患者颈项部、前臂及小腿外侧附近的经穴部位寻找热敏点施灸;传统悬灸组、针刺组均取夹脊穴、风池、肩外俞等,两组分别行温和灸与针刺治疗。经治10 d,3组总有效率分别为98.0%(50/51)、83.0%(39/47)、89.6%(43/48),组间比较,$P<0.05$;3组患者治疗后疼痛分级指数(PRI)评分均降低(均$P<0.001$)。以热敏灸组疗效最佳。谢红亮等报道120例,随机分成三伏天灸组(白芥子、细辛、甘遂、延胡索研末,生姜汁调和成药饼。贴敷颈夹脊、大椎、天宗、肩髃、曲池、外关、合谷穴)、安慰剂组(延胡索研粉,用生姜汁调和成药饼贴敷,取穴同天灸组)。评估治疗前后的治疗成绩评分和SF-36生存质量量表评分的改变。经不同方法治疗后,天灸组与对照组有效率分别为91.7%(55/60)、66.7%(40/60),组间比较,$P<0.05$。且生存质量的改善均优于对照组。

范德辉等报道180例,随机分为腹针组(取中脘、关元、石关、商曲等穴)、正骨组(采用仰头摇正、侧头摇正等龙氏正骨手法)和腹针正骨组(用腹针结合龙氏正骨手法)。治疗20 d(近期)及治疗后30 d(远期),腹针正骨组愈显率分别为80.7%(46/57)、68.4%(39/57),正骨组为63.6%(35/55)、30.9%(17/55),腹针组58.9%(33/56)、50.0%(28/56)。组间比较,$P<0.05$。

桂清民报道86例,随机分为观察组给予针刀闭合松解术配合手法治疗,对照组予以针灸(取大椎、天柱、后溪、曲池、手三里、合谷等穴)治疗。经治20 d,两组有效率分别为98.1%(53/54)、78.1%(25/32),组间比较,$P<0.05$。且在改善颈椎生理曲度、纠正棘突偏歪和改善椎间隙的宽窄度方面也明显优于对照组($P<0.05$)。

钟敏莹等报道60例,分别采用针刺(双侧颈段夹脊穴、天柱、风池、阿是穴,快速进针,按辨证施行补泻手法)结合超激光穴位照射与单纯针刺治疗作对照。经治20次,治疗组与对照组总有效率分别为93.3%(28/30)、73.3%(22/30),组间比较,$P<0.05$。据日本骨科学会(JOA)评分量表评分,组间比较,$P<0.01$。

周平等研究针刺(取双侧风池穴、C_{4-7}华佗夹脊穴,双手进针,施以平补平泻法)对CSR患者斜方肌肌张力以及颈臂疼痛症状的影响。将符合纳入标准的72例患者随机纳入治疗组(针刺组)和对照组(颈椎牵引组),经治疗10次后,观察组在颈臂疼痛症状和静息状态肌张力Rauc、收缩状态肌张力Aauc的改善量与对照组相比,$P<0.01$。且针刺在缓解颈臂疼痛症状方面疗效较颈椎牵引更明显,$P<0.05$。

实验研究方面,高曦等研究发现,颈神经根炎大鼠FOS蛋白、COX22蛋白含量较健康对照组的表达明显升高,而夹脊电针治疗能降低CSR模型大鼠丘脑痛感区FOS蛋白及脊髓背角COX22蛋白的表达,对神经根组织具有保护作用。

(夏 勇)

【肩周炎的针灸治疗及实验研究】

冶尕西选取天宗、阳陵泉穴,采用温通针法治疗肩周炎86例,先针天宗,留针20 min,起针后针刺阳陵泉,留针20分钟,在留针期间让患者活动患侧肩臂。隔日1次,治疗10次后,总有效率为97.7%(84/86)。施曼华将120例肩周炎患者分为治疗组60例采用透刺法,即肩髎透极泉,肩内陵透肩贞。针刺得气后施行艾条温针灸,各施2壮。每日1次,10次为1疗程,隔3 d后行下1个疗程。对照组取肩髃、肩髎、肩内陵、肩贞、曲池穴。行泻法,留针20 min,中间行针1次。每日1次,疗程同治疗组。2个疗程后,治疗组总有效率为95.0%(57/60),对照组为85.0%(51/60)。组间比较,$P<0.05$。王玲玲将148例患者随机分为治疗组74例,取肩内俞、肩髃、肩贞、肩臑、曲池、外关穴,采用齐刺温针疗法。肩内俞加用温针,其余穴位用毫针直刺,留针30 min。对照组取穴:肩髃、肩内俞、肩贞、肩臑、曲池、外关,行平补平泻手法,留针30 min。2组治疗均每日1次,治疗20次后,治疗组总有效率为100%(74/74),对照组为85.1%(63/74),组间比较,$P<0.01$。高保娃等采用地机穴运动针法(患者坐位,取对侧地机穴进针1.5～2.0寸,提插捻转致有酸胀感后,令患者做患肢的前屈、后伸、外展、内收、旋转等运动5～10分钟,至患肢活动范围增大,疼痛减轻后出针)

配合"靳氏肩三针"(指每次取穴三处的针刺疗法)对70例肩周炎患者进行治疗,治疗10次后,总有效率为98.6%(69/70)。

赵义造等按就诊顺序将病例随机分配到热敏点灸组36例和传统艾灸组33例,另设正常对照组20例。热敏点灸组对热敏穴完成1次治疗剂量的施灸时间因人而异,一般为5～100 min不等,以热敏穴的透热、扩热或传热现象消失为标准。传统艾灸组取肩井、天宗、肩髃、肩髎、臂臑、臑会等穴。两组治疗均每日1次,连续治疗10次后观察疗效,肩周炎急性期患者C反应蛋白(CRP)、一氧化氮(NO)水平较健康者显著升高(均$P<0.01$)。热敏点灸组、传统艾灸组血清CRP、NO水平治疗前后比较,$P<0.01$,2组治疗后比较,$P<0.01$,$P<0.05$。2组治疗后肩关节疼痛疗效及肩关节功能评价比较,均$P<0.05$。

刘娟等采用持续机械劳损加冰敷方法制作肩关节周围炎家兔模型,按照随机分组原则将家兔分为空白组、模型对照组、眼针组、局部针刺组四组,眼针组参照《眼针疗法》,将家兔眼周分成8区13穴,用毫针在相应眼穴区距离眼眶内缘2mm处,平刺,由该区始点向该区终点方向刺入0.3 cm,行捻转手法,留针30 min,于第15 min时行针1次,时间1 min。局部针刺组于肩髃穴处直刺0.5 cm,行提插捻转手法,留针30 min,于第15 min时行针1次,时间1 min。模型组与空白组给予与眼针组相同的固定30 min,但不做治疗处理。治疗7 d。结果,眼针组家兔肌腱中羟脯氨酸含量与空白组比较,$P<0.05$;与模型组比较,$P<0.05$。眼针组与局部针刺组比较,$P>0.05$。

(邓宏勇)

【针灸戒毒的实验研究】

郑麟等以dot-probe为事件相关电位的刺激模式,观察海洛因戒断者完成认知实验任务实施电针前后数据,选取双侧内关、足三里穴,采用频率为2 Hz的疏密波刺激,以Fz、Cz、Pz作为主要观察电极点,对事件相关电位中P200、N300两个认知成分进行分析比较。结果电针前实验组对吸毒线索及负性情绪线索的注意偏向均高于对照组($P<0.05$),电针后实验组对吸毒线索和负性情绪线索的注意偏向均低于电针前($P<0.05$)。马光明等观察了不同干预方法对海洛因依赖大鼠戒断症状及外周血$CD4^+$、$CD8^+$和$CD4^+/CD8^+$值的影响。将大鼠分成自然戒断组、针刺组和穴位埋线组各10只,美沙酮组、空白对照组各9只。空白对照组、自然戒断组不干预,其余各组第10 d开始给予相应处理。美沙酮组:按逐日递减原则,每日给予美沙酮灌胃,共14 d;针刺组:取关元、足三里(双侧),每日1次,每次留针20 min,7日为1个疗程,共4个疗程;埋线组:关元、足三里(双侧)埋入"00"羊肠线,7日1次,共4次。第28 d实验结束,腹主动脉取血1 ml。结果干预后美沙酮组戒断症状积分明显低于其他各组($P<0.01$),而针刺组和埋线组与自然戒断组比较,$P>0.05$;针刺和穴位埋线可以提高外周血$CD4^+$细胞百分数和$CD4^+/CD8^+$值,降低$CD8^+$细胞百分数。埋线组与针刺组比较,$P<0.05$,而美沙酮组与自然戒断组间比较,$P>0.05$。宋小鸽等将40只SD大鼠随机分为正常组、对照组、依赖组、电针组各10只,连续20 d递增量肌肉注射吗啡造成吗啡成瘾模型。造模后,依赖组立刻处死;对照组观察7 d后处死;电针组电针双侧"足三里"穴(2/100 Hz,2～4 mA),每日1次,每次30 min,治疗7 d后处死。结果,与正常组比较,对照组和依赖组Bcl-2表达明显减少,Bax明显增加($P<0.01$);电针组与对照组相比,Bcl-2表达上升($P<0.05$),Bax表达的下降尚未达到统计学意义($P>0.05$)。对照组及依赖组Fas、FasL的表达比正常组明显升高($P<0.01$);电针组与对照组相比,Fas、FasL的表达均明显减少($P<0.01$)。吴俊梅等将无天然位置偏爱的90只雄性昆明种小鼠随机分为6组各15只。空白组:不进行海洛因造模,不针刺,每日在相同的时间生理盐水0.3 ml灌胃后即用与针刺空白组同样的方法固定,每次15 min。针刺空白组:不进行海洛因造模,在实验开始的第14 d开始针刺四神聪穴和电针三阴交、内关穴,每日1次。模型组:用海洛因剂量递增法造模,在每次注射海洛因后进行条件位置偏爱训练。模型针刺腧穴组:于实验开始第1 d造模,方法同模型组。于实验第14 d进行与针刺空白组相同的针刺治疗和条件位置偏爱实验。模型针刺非腧穴组:针刺三阴交旁1 mm、内关旁1 mm、四神聪外侧各1 mm的非腧穴部位,其余造模、针刺治疗、及条件位置偏爱实验方法均同模针组。模型纳曲酮组:在模型组的基础上,给予西药纳曲酮3 mg/kg体重灌胃,每日1次,连续10 d,进行条件位置偏爱实验。结果小鼠造模后,中脑DA受体亚型D1、D2、D3、D4活性极

显著性升高($P<0.01$),受体相应的 mRNA 表达极显著性增多($P<0.01$);治疗后针刺腧穴组的 D1、D2、D3 活性极其 mRNA 表达均降低($P<0.01$),针刺腧穴组 D1、D2、D3 活性及其 mRNA 表达显著低于针刺非穴组($P<0.05$),针刺腧穴组 D1、D2 活性及其 mRNA 表达显著低于纳曲酮组($P<0.01$)。治疗后模型组、模型针刺腧穴组、模型针刺非穴组、模型纳曲酮组间 D4 活性及其 mRNA 表达水平($P>0.05$)。姜迎萍等利用 3.0T 磁共振成像技术,采用基于"注意转移"的 block 刺激模式,选取海洛因依赖者与正常对照组,在电针干预前后对正性情绪、负性情绪、海洛因相关三类注意线索执行认知任务时进行 fMRI-BOLD 技术扫描成像比较,选取相关脑区进行研究。结果电针前实验组 10 例与对照组 11 例对吸毒、正性、负性三类线索的激活脑区比较,均 $P>0.05$;电针后实验组对正性线索激活的额叶背外侧区域、额下回、前扣带回、左侧纹状体的激活强度较针前明显增强($P>0.05$)。

(邓宏勇)

【针灸抗衰老的实验研究】

赵利华等将小鼠按随机区组设计分为:造模组、生理盐水组、艾灸 1 组、艾灸 2 组、电针组、尼莫地平组 6 组各 12 只,另设自然衰老组 12 只。造模组、艾灸 1,2 组、电针组、尼莫地平组,连续 42 d 颈背部皮下注射 D-半乳糖造成衰老模型;生理盐水组连续 42 d 颈背部皮下注射等量生理盐水,12 d 后艾灸 1,2 组,分别选取"足三里、悬钟","关元、百会"行艾炷灸治疗,电针组取"足三里、悬钟"治疗,尼莫地平组给予尼莫地平灌胃,均隔日 1 次,共 15 次。结果,发现模型对照组、自然衰老组可见皮层、海马 CA3 区变薄,大部分神经元变性,胞核与胞浆界限模糊,核固缩,核仁消失;而艾灸组,电针组和尼莫地平组有不同程度的神经细胞变性,但变性神经细胞数量显著减少;造模后小鼠大脑皮质、海马 CA3 神经元细胞密度明显下降($P<0.01$)。经艾灸、电针及尼莫地平干预治疗后神经元细胞密度均有显著提高($P<0.01$),且艾灸及电针在提高大脑皮质神经元密度方面效果优于尼莫地平($P<0.05,P<0.01$)。赵氏等还将 36 只 3 月龄小鼠随机分为治疗组、模型组、盐水组,将前两组连续注射 D-半乳糖 6 周,治疗组在 12 d 后进行艾炷灸足三里、悬钟穴治疗,隔日 1 次,共 30 d(15 次)。盐水组注射同剂量生理盐水,另将 12 只 16 月龄小鼠作为自然衰老对照组(自衰组)。治疗结束后采用 Morris 水迷宫检测学习记忆功能:模型组与盐水组在"潜伏期、寻求次数、停留时间、平台象限百分比"4 项指标均 $P<0.05$,模型组与自衰组在"寻求次数、停留时间、跨越次数、原平台象比"4 项均 $P<0.05$,模型组与治疗组比较 6 项均 $P<0.05$、$P<0.01$,治疗组与盐水组各项指标($P>0.05$)。

赵果毅等将 Wistar 大鼠随机分为空白组、模型组和艾灸组各 10 只,采用 D-半乳糖皮下注射造成的衰老模型,空白组不处理。艾灸组组采用艾灸神阙穴,每日 1 次,连续治 30 d 后,与模型组大鼠相比,艾灸组大鼠海马神经元中 Bcl-2 的阳性细胞数显著增加($P<0.05$),而 Bax 的阳性细胞数显著降低($P<0.05$)。

李东红等将 SD 大鼠随机分为空白组、模型组、安理申组和针刺组各 12 只,针刺组:选四关穴(双侧合谷、太冲穴)用捻转提插平补平泻手法在每个穴位持续运针 1 min 左右,刺激量大小以大鼠能承受为度,10 min 后出针。每次 15 min,11 次,连续 10 次后,休息 2 d,再接着下 1 个疗程,共治疗 3 个疗程。安理申组:取西药安理申配成 0.045 0 mg·ml^{-1} 混悬液。阳性对照组给予 0.45 mg·kg^{-1}·d^{-1},疗程同手法针刺组。空白组:灌胃以等量的生理盐水,疗程同手法针刺组。模型组:灌胃以等量的生理盐水,疗程同手法针刺组。所有大鼠均进行水迷宫试验后处死取脑组织匀浆检测 SOD 活性、MDA 及羟自由基含量。结果,与模型组比较,针刺组的学习记忆能力显著提高($P<0.01$),SOD 活性升高($P<0.01$),MDA 及羟自由基含量降低($P<0.01$);与安理申组比较,针刺组的学习记忆能力、SOD 活性、MDA 及羟自由基含量无明显差别($P>0.05$)。

帅文玉等将 Wistar 大鼠随机分为耳针组、山药组、耳针加山药组各 10 只,并设置老年对照组和青年对照组各 10 只。耳针组:根据华兴邦动物耳穴图,用无菌针针刺大鼠耳部肾、脾、内分泌 3 穴,并将针固定留置于耳上 12~24 h,两耳交替,隔日 1 次针刺,连续治疗 6 周。山药组:以大剂量山药按成人剂量 10 倍制成粉末混入标准饲料内,予其自由摄食。连续治疗 6 周。耳针加山药组:隔日耳针治疗,并予其混入山药的饲料。取穴及治疗方法同上,连续治疗 6 周。各组喂养 7 周后处死,迅速取出卵巢、肾上腺及左侧股骨,血液离心后取血清保存待测。结果：老年对照组与青年对照组相比，血清 SOD 活性明显降低（$P<0.001$），血清 MDA 含量明显升高（$P<0.001$）。治疗组在治疗后测其血清 SOD 活性、MDA 含量，与老年对照组相比，血清 SOD 活性明显降低（$P<0.01$），血清 MDA 含量明显升高（$P<0.01$），与青年对照组相比，血清 SOD 活性、血清 MDA 含量均 $P>0.05$，与青年对照组相比较，老年对照组血清脱氢表雄酮（DHEA-S）含量显著降低（$P<0.001$）；各治疗组与老年对照组相比，耳针+山药组血清 DHEA-S 含量显著升高（$P<0.001$）；三治疗组两两相比，耳针+山药组血清 DHEA-S 含量明显高于耳针组、山药组（$P<0.001$），而耳针组与山药组血清 DHEA-S 含量相比（$P>0.05$）。各治疗组与青年对照组相比血清 DHEA-S 含量无显著差异（$P>0.05$）。与青年对照组相比较，老年对照组血清 E_2 含量显著降低（$P<0.001$）；各治疗组与老年对照组相比血清 E_2 含量显著升高（$P<0.001$）；三治疗组两两相比，耳针+山药组血清 E_2 含量明显高于耳针组、山药组（$P<0.01$，$P<0.05$），而耳针组与山药组血清 E_2 含量相比（$P>0.05$）。各治疗组与青年对照组相比耳针组与耳针+山药组血清 E_2 含量无显著差异（$P>0.05$）。与青年对照组相比较，老年对照组骨密度显著降低（$P<0.01$）；各治疗组与老年对照组相比骨密度显著升高（$P<0.05$，$P<0.01$）；三治疗组两两相比，耳针+山药组骨密度明显高于耳针组、山药组（$P<0.05$），青年对照组的骨密度虽高于老年对照组，低于各治疗组。老年对照组肾上腺病理积分明显高于青年对照组（$P<0.01$）；各治疗组与老年对照组相比，病理积分有明显差异（$P<0.01$）；耳针+山药组病理积分明显低于耳针组、山药组（$P<0.01$）；耳针组与山药组相比病理积分无显著差异（$P>0.05$）。青年对照组与各治疗组相比较，$P>0.05$。老年对照组卵巢病理积分明显高于青年对照组（$P<0.01$）；各治疗组与老年组相比，病理积分（$P<0.01$）；耳针+山药组病理积分明显低于耳针组、山药组（$P<0.01$）；耳针组与山药组相比病理积分无显著差异（$P>0.05$）。青年对照组与各治疗组相比较，$P>0.05$。

（王　静）

【刺络放血的文献研究】
冯鹏等对放血疗法起源进行探析，认为该疗法并不是根源于生存的本能，而是伴随着人类对血液认识的发展而演化形成。在相应工具出现的基础上，通过对实践活动的观察体会、经验总结，以及知识传承累积，进而与古人的生理病理知识相联系，从而产生早期理论。如此循序渐进，逐步发展完善，形成放血的学说与方法。何文菊等对《肘后备急方》刺络放血进行探讨，认为当时的刺血工具"刀"实为九针中的锋针，相当于现代的三棱针；刺血的部位"鼻"、"尾尖"实为素髎穴与长强穴；该书认为出血则疗效好，但未深入论及出血量的多少；刺络放血的适应证是"急喉咽舌痛"、"卒死"、"奄忽而绝"、"卧忽不寤"，相当于现代的咽喉炎、卒中等急危重症。

卢文辉等对《针灸大成》中刺络放血的内容进行总结，认为放血的作用是活血止痛、清热解毒、通关开窍、消疮除痹；放血的部位包括患部穴位、末端穴位、辨证穴位与阿是穴；放血的工具包括镵针、锋针、三棱针；放血的方法包括刺穴位，刺血络，刺患处；放血量当根据病证、体质、季节、部位而定；放血的禁忌包括刺某些穴位与经脉。卢氏等还对《痧胀玉衡》刺络放血的内容进行探析，认为放痧的机理是去其毒气，复人正气；放痧的部位有 10 个，包括百会、印堂、太阳、喉中、舌下、双乳、手十指头、足十指头、两臂弯、两腿弯，其后又补充了"痧筋"；放痧的针具是银针；放痧的方法是挑破青筋、紫筋，以去其毒血；放血量当根据疾病和放血的部位来确定；放痧的禁忌包括挑刺"腿上大筋"、"腿两边硬筋"等部位，治痧前忌食用热食、米食，治痧后忌过早进食，病后饮食忌油腻须清淡。

杨峰对"血络"进行考察，认为其本义是指病理状态下出现于体表的有颜色、形态变化的络脉（血管），《内经》注家多将其概念从病理状态转化为有一定生理性、理论构建性的内涵。清代医家王宏翰认为"血络"对应于现代解剖学之静脉。叶天士所论"血络"是对疾病传变部位或层次的划分。《针灸集成》中的"血络"运用于诊察、治疗与腧穴定位中。这些研究为刺络放血提供了某些理论依据。

张永旺等对放血方法的临床运用情况进行调查，向北京地区 16 家医院的针灸医师发放问卷，结果显示 44.3% 的针灸医师经常使用放血疗法，适用病症达 120 多种，并认为放血方法在临床运用不够广泛，尚需寻找原因，予以解决。

（刘立公）

【灸法的文献研究】

彭芬等指出,古代医著中艾灸主要用于急证、阴证、阳证。施灸的方法包括直接灸、隔盐灸、隔蒜灸、隔饼灸、隔瓦甑灸、天灸等。施灸数量当根据艾灸的部位、患者病情、体质、年龄等因素灵活掌握。施灸顺序为"先上后下","先阳后阴","先少后多"。艾灸补法是"毋吹其火",泻法是"疾吹其火"。艾灸还可诱发经络感传,常与药物合并使用。张建斌等认为灸法是《内经》中主要治疗方法之一。所治病证涉及内科、外科等。书中提出了厥逆、息积、阴阳俱不足、阴阳俱溢等不宜使用灸法的病证。对灸法的操作,艾灸部位、灸量都有较深刻的认识。陈虹等整理了《肘后备急方》中99条有关灸法的原文。所治病证包括脚气、猝死、尸厥等,还用于预防"瘴气疫疠温毒"等。该书运用了多种隔物灸,包括隔盐、隔蒜、隔椒面饼、隔香豉饼、隔巴豆面、隔瓦甑、隔雄黄等。于灵芝等对敦煌文献《灸经图》的命名、分卷、绘图数量、灸方进行了研究。书中涉及神经精神、生殖泌尿、疼痛、劳损衰弱及妇科等病证。施灸壮数有的多达千壮。穴位选择时多用古穴如髓孔、足五舟等。该书采用图文相兼的模式,图形均为裸体人形,文字内容丰富。何天有等认为该书体现了唐代注重灸法的治疗思想。刘占文等将《扁鹊心书》中灸法应用特点归纳为:疑难重病可根据辨证原则,重用灸法;治疗时要明辨经络,以脾肾为本;灸、药同用,禁用寒下。袁宜勤对《名医类案》中30多则灸法验案进行分析,概括出灸法的治疗作用包括温补脾胃、温经散寒、回阳固脱、升阳举陷、祛风化痰、熄风止痉、疏风除湿、通络止痛、排毒泄热、消肿散结、止血、止咳、止痛等,可用于治疗各科疑难病证。刘耀崟讨论了《针灸大成》中的艾灸禁忌,其中收录的禁灸穴共45个。该书认为,对于禁灸穴不可拘泥,可灵活变通。禁灸部位包括头面及眼睛周围。对于皮肉单薄,或附近有重要器官的穴位,灸量不宜过多。对于时间禁忌,认为只有四季避忌、尻神禁忌、逐日人神禁忌可行。关于点火禁忌,认为要用无木之火点燃艾条,而不宜用八木之火。关于艾灸的体位,认为必须与点穴时的体位相一致。书中反对滥用灸法来预防疾病。强调灸后不可饮茶酗酒、过食生冷,半月之后不可食用鲜鱼鸡羊。当饮食清淡,入室静卧。刘立公、黄琴峰、刘婕等均运用计算机对130种古医籍的内容进行研究,就艾灸治疗疟证、疮疡、痔疮、咳嗽、疝气、牙痛等病证的相关数据进行统计,从循经取穴、分部取穴、辨证取穴、艾灸方法等角度进行分析。如治疗疟证多灸督脉、膀胱经和胃经穴位,以及背部和腹部穴位。采用预先灸、隔桃叶灸等灸法。

(刘立公)

[附] 参 考 文 献

B

包永欣,刘德,龙岩.电针对糖尿病胃轻瘫大鼠胃Cajal间质细胞超微结构的影响[J].中国中医药科技,2010,17(1):6

C

蔡玉梅,黄文燕,吴毅,等.针刺从脾胃论治神经根型颈椎病疗效观察[J].上海针灸杂志,2010,29(7):451

常小荣,严洁,易受乡,等.关于灸法标准化研究的思考[J].世界科学技术·中医药现代化,2010,12(2):172

陈海燕.灸疗联合穴位按摩对腹部手术后肠蠕动恢复的效果观察[J].中医药导报,2010,16(7):82

陈虹,刘小斌.《肘后备急方》有关隔物灸文献资料整理[J].国医论坛,2010,25(2):48

陈捷,孙立明,马尚伟,等.针刺治疗胆囊结石术后胃肠功能紊乱临床观察[J].上海针灸杂志.2010,29(5):298

陈美仁,郭翔,李强,等.针刺提插法手法参考图谱与质控图的建立[J].中医药导报,2010,16(8):68

陈沁,洪旭初,蔡勇,等.补虚平喘膏穴位敷贴对COPD患者细胞免疫和BODE评分指数的影响[J].福建中医学院学报,2010,20(4):10

陈秀慧,黄德弘,刘艳荣.百会穴针刺加穴位注射治疗脑梗死后抑郁症对神经递质的影响[J].中华中医药杂志,2010,25(7):1150

陈业晞,吴仁华,孔抗美,等.电针刺激穴位的脊髓fMRI初步研究[J].磁共振成像,2010,1(6):438

成路燕,刘艳.神阙穴闪罐结合针刺治疗急性荨麻疹36例[J].针灸临床杂志,2010,26(3):35

程洁,朱毅.针刺对大鼠深Ⅱ度烫伤早期中性粒细胞凋亡的影响[J].河南中医,2010,30(2):148

D

戴勇,魏成功,叶婉萍,等.喘可治穴位注射对COPD稳定期患者红细胞免疫功能影响的临床研究[J].中国民族民间医药,2010,19(8):95

戴勇,魏成功,叶婉萍,等.穴位埋线对咳嗽变异型哮喘患者气道反应性的影响[J].内蒙古中医药,2010,29(10):1

邓晶晶,袁青.针刺对腹部术后胃肠运动功能作用的临床观察[J].新中医,2010,42(9):92

邓莉,徐艳玲.中药涌泉穴贴敷治疗慢性阻塞性肺疾病及护理[J].实用中医内科杂志,2010,26(3):41

杜广中,卜彦青,王淑香,等.单壮艾炷灸的温度时间曲线[J].陕西中医,2010,31(5):619

杜继萍.调和阴阳针刺法配合运动训练治疗痉挛型脑瘫临床观察[J].吉林中医药,2010,30(1):53

杜雅薇,王玉来,秦绍林,等.抑郁症不同证候电针治疗疗效观察[J].辽宁中医杂志,2010,37(5):812

杜燕,易受乡,林亚平,等.艾灸对急性胃黏膜损伤大鼠热休克蛋白与相关炎性细胞因子的影响[J].上海针灸杂志,2010,29(5):269

F

樊国根,严来保,倪坚正.改善腹部手术后胃肠道功能障碍的三种方法比较[J].现代诊断与治疗.2010,21(4):208

范德辉,刘刚,王廷臣,等.腹针结合龙氏正骨手法治疗神经根型颈椎病近远期疗效观察[J].中国针灸,2010,30(11):909

冯鹏,陈泽林,郭义.放血疗法起源刍议[J].吉林中医药,2010,30(6):537

G

甘健,胡亚萍,彭梅,等.腹背八卦针灸疗法治疗中风后抑郁症的临床研究[J].四川中医,2010,28(4):118

高保娃,左甲,何佳.地机穴运动针法配合"靳氏肩三针"治疗肩周炎70例[J].光明中医,2010,25(6):1040

高菲菲,张宁.基于复杂网络的灸疗数据研究[J].中医学报,2010,25(1):142

高曦,李倩,张海兵,等.夹脊电针治疗对大鼠神经根型颈椎病模型丘脑痛感区FOS蛋白及脊髓背角COX22蛋白含量的影响[J].中国临床保健杂志,2010,13(2):177

葛佳伊,郑士立,采丰军.针刺治疗糖尿病胃轻瘫30例[J].江西中医药,2010,41(2):326

管钟洁.针刺耳穴治疗心律失常39例[J].云南中医中药杂志,2010;31(1):51

桂清民.针刀闭合松解术配合手法治疗神经根型颈椎病临床研究[J].针灸临床杂志,2010,26(8):29

郭光丽,鲍虎豹,张亚滨.温针灸治疗腹泻型肠易激综合征疗效观察[J].现代中西医结合杂志,2010,19(16):1998

郭湘丽,赵施竹.神阙灸配合苍龟探穴针法治疗糖尿病胃轻瘫30例[J].中国实用医药,2010,5(15):150

郭小文,朱美飞,徐勇刚,等.针刺足三里、关元穴对脓毒症大鼠胸腺细胞凋亡的影响[J].中国中医急症,2010,19(3):475

郭艳明,顾钧青,周帅亮,等.单穴注射治疗神经根型颈椎病疗效观察[J].上海针灸杂志,2010,29(10):650

郭玉花,叶瑞才,孔桂花.针刺治疗慢性荨麻疹的临床研究[J].江西中医药,2010,41(8):56

H

韩国芳.针灸对腹部术后肠胃功能恢复的影响[J].中国民间疗法,2010,18(8):11

韩济生.建立穴位组学的思考[J].科学中国人,2010,(5):46

何成群,田莹,李梅.针药结合治疗慢性盆腔炎80例临床观察[J].甘肃中医,2010,23(4):35

何天有,王亚军.敦煌《灸经图》重灸思想探讨[J].针灸临床杂志,2010,26(12):65

何文菊,王超,郭义.《肘后备急方》刺络放血初探[J].针灸临床杂志,2010,26(9):7

贺晓慧,贾孟辉.论"俞穴—脏腑、器官和组织—体表投影"假说[J].时珍国医国药,2010,21(7):1732

洪兵,王旭.针药结合对糖尿病胃轻瘫患者空腹血浆Ghrelin水平的影响[J].2010,25(1):146

洪文扬,陈秋帆,张毅敏.针刺治疗痉挛型脑瘫及对患儿脑血管搏动指数的影响[J].中国中医基础医学杂志,2010,16(8):726

胡银娥,杨华元,刘堂义.针刺手法参数聚类分析平台的设计与实现[J].生物医学工程学杂志,2010,27(5):991

胡勇,杨传标.关于循经感传现象机制的初步探讨[J].世界中医药,2010,5(5):349

黄进淑.艾箱灸中脘穴减少妇科盆腔术后胃肠道并发症的临床观察[J].光明中医,2010,25(1):73

黄琴峰,刘立公,顾杰,等.咳嗽的艾灸治疗特点分析[J].上海针灸杂志,2010,29(8):483

黄琴峰,刘立公,顾杰,等.疝气的艾灸治疗特点分析[J].上海针灸杂志,2010,29(9):549

J

姜迎萍,徐平*,刘树永,等.电针影响男性海洛因戒断者认知加工的fMRI研究[J].南京中医药大学学报(自然科学版),2010,26(1):17

蒋璘,何可,陈楚淘,等.电针干预自发性高血压大鼠主动脉丝裂原活化蛋白激酶磷酸酶1及磷酸化细胞外信号调节激酶1/2蛋白的表达[J].中国组织工程研究与临床康复,2010,14(20):3686

蒋兴慧,刘汉平,郭周义,等.月经前后足部原穴反射光谱特性比较[J].光谱学与光谱分析,2010,30(12):3338

金肖青,詹红生,石巧娟,等.不同频率电针对切卵大鼠松质骨空间结构的影响[J].中华中医药学刊,2010,28(4):817

K

孔凡盛.穴位敷贴对被动吸烟大鼠TNF-α、IL-8水平的影响[J].辽宁中医药大学学报,2010,12(3):75

孔玲,王文英.中药外敷配合针灸治疗盆腔炎[J].中国民间疗法,2010,18(4):26

寇晓茹,孙立明,郭娜.针刺治疗胆结石术后胃肠功能紊乱疗效观察[J].上海针灸杂志.2010,29(2):103

L

李彬,谢新才,冯毅.火针治疗神经根型颈椎病疗效观察[J].北京中医药,2010,29(12):920

李东红,段灿灿,许建阳*,等.针刺合谷、太冲对老年痴呆模型大鼠行为学及氧自由基的影响[J].北京中医药,2010,29(4):311

李广,李明广,于西平,等.耳穴电针联合黄龙汤加味保留灌肠对腹部术后胃肠道功能恢复的影响[J].河北中医,2010,32(4):560

李琳,武玉杰.经穴阻断对训练大鼠免疫功能影响的实验研究[J].中华中医药学刊,2010,28(7):1503

李蓉,彭晓红,李琼研,等.灼灸对哮喘泪滴样红细胞影响的初步研究[J].四川中医,2010,28(8):113

李巍,谭洛,苗林艳等.电针肺俞穴对支气管哮喘患者(急性发作期)临床症状与肺功能的影响[J].针灸临床杂志,2010,26(1):4

李晓捷,杨宇琦,庞伟,等.头针结合语言训练治疗脑性瘫痪语言障碍临床疗效及相关因素分析[J].中国中西医结合儿科学,2010,2(4):326

李业展.针药并用治疗糖尿病胃轻瘫48例[J].河南中医,2010,30(5):479

李颖,李永顺.针刺麻醉小切口单纯摘除甲状腺腺瘤69例[J].中国中医药现代远程教育,2010,8(10):34

梁繁荣,杨洁.略论陆瘦燕针灸学术思想[J].上海针灸杂志,2010,29(9):559

梁繁荣.针刺穴位组学战略目标与政策建议[J].科学中国人,2010,(5):52

刘芳,方剑乔,邵晓梅,等.电针对人重组肿瘤坏死因子诱导的气囊炎症模型大鼠环氧合酶基因和蛋白表达的影响[J].中国中西医结合杂志,2010,30(8):867

刘健华,符文彬,刘雪芳,等.电针四白穴预处理对内脏痛大鼠的镇痛作用[J].安徽中医学院学报,2010,29(4):26

刘健华,符文彬,徐振华,等.C纤维在电针口面部穴位镇痛效应中的作用[J].中国老年学杂志,2010,30(12):1668

刘江,刘贵池,王永清,等.针药联合治疗原发性高血机制的探讨[J].湖南中医药大学学报,2010,30(10):35

刘婕,刘立公,顾杰,等.牙痛的艾灸治疗特点分析[J].上海针灸杂志,2010,29(10):615

刘娟,王鹏琴.眼针对肩关节周围炎家兔模型保护作用的研究[J].实用中医内科杂志,2010,24(7):23

刘坤,崔学教,谢兴建,等.穴位注射对前列腺等离子电切术后胃肠功能恢复的影响[J].广东医学,2010,31(18)

刘立公,顾杰,黄琴峰,等.疮疡的艾灸治疗特点分析[J].上海针灸杂志,2010,29(4):202

刘立公,黄琴峰,顾杰,等.痔疮的古代艾灸治疗特点分析[J].上海针灸杂志,2010,29(5):273

刘立公,施征,顾杰,等.疟证的古代艾灸治疗特点分析[J].上海针灸杂志,2010,29(3):140

刘迈兰,马婷婷,梁繁荣,等.Cochrane系统评价数据库收录针灸文献分析[J].中国循证医学杂志,2010,10(1):97

刘晓安,左祖俊,彭东生,等.长蛇灸对强直性脊柱炎患者外周血T淋巴细胞亚群的影响[J].现代中西医结合杂志,2010,19(20):2498

刘耀萦.《针灸大成》艾灸禁忌浅析[J].江苏中医药,2010,42(4):68

刘占文,张翠红.从《扁鹊心书》看灸法在疾病防治中的应用[J].上海针灸杂志,2010,29(11):739

卢文辉,李华南,金兰,等.《痧胀玉衡》刺络放血探析[J].吉林中医药,2010,30(8):733

卢文辉,李西忠,工亚军,等.《针灸人成》刺络放血探析[J].吉林中医药,2010,30(9):784

吕光,孙立明,李平.胆囊结石术后胃肠功能紊乱的针刺研究[J].陕西中医,2010,31(5):587

M

马光明,尹改珍,蒋凯正,等.穴位埋线对海洛因依赖大鼠戒断症状、$CD4^+$及$CD8^+$细胞的影响[J].新疆中医药,2010,28(1):6

马武华,黎玉辉,高晓秋,等.不同频率电针辅助麻醉对甲状腺手术应激反应的影响[J].中国针灸,2010,30(10):849

马兆勤,万红棉,高熙静.隔物灸量化指标机理探讨[J].中国中医药现代远程教育,2010,8(10):33

莫捷,李晓泓,郑玲,等.逆针灸关元穴对自然更年期大鼠子宫雌激素受体α和热休克蛋白70表达的影响[J].中医杂志,2010,51(8):711

N

倪永华,周艳.加减桃红四物汤配合耳穴埋籽治疗慢性荨麻疹45例[J].浙江中医药大学学报,2010,34(2):208.

P

潘文宇,刘醒如.埋线加隔盐灸治疗慢性荨麻疹的疗效观察[J].辽宁中医杂志,2010,37(2):291

庞黎明,王宇坤,黄世佳,等.加用穴位注射治疗腹腔镜术后胃肠功能紊乱临床观察[J].广西中医学院学报,2010,13(1):11

裴建,魏海,刘志丹,等.艾灸"大椎"对荷瘤小鼠脑皮质白介素(IL)-1β、IL-2、IL-6 mRNA及蛋白表达的影响[J].针刺研究,2010,35(4):243

彭芬,易受乡.古代医家对灸法的若干见解[J].针灸临床杂志,2010,26(4):1

彭静,曾芳,余曙光,等.电针对SAMP8小鼠海马神经元葡萄糖调节蛋白75的影响研究[J].针灸临床杂志,2010,26(2):45

浦明之.穴位敷贴配合扶正胶囊治疗肺肾两虚型COPD稳定期疗效观察[J].山西中医,2010,26(4):40

Q

齐昌菊.穴位敷贴对缓解期慢性阻塞性肺疾病患者生活质量的影响[J].上海中医药杂志,2010,44(4):52

乔丽娜,王俊英,刘俊岭,等.电针"扶突"穴对颈部切口痛大鼠脊髓痛敏物质P物质及镇痛物质5-羟色胺1A受体等表达的影响[J].针刺研究,2010,35(2):91

乔赟,蒋文明.艾灸防治非急性发作期小儿寒型哮喘的临床研究[J].中医药导报,2010,16(8):70

S

单江桂,薛松,徐根兴,等.针药复合麻醉对心脏手术患者围术期炎性因子的影响[J].中国针灸,2010,30(7):585

佘延芬,宋佳杉,朱江.穴位体表温度研究进展评述[J].针灸临床杂志,2010,26(10):73

申鹏飞.石学敏经筋刺法临证经验浅析[J].辽宁中医杂志,2010,37(1):20

施曼华.透刺结合温针治疗肩周炎60例[J].浙江中医杂志,2010,45(7):497

石学慧,罗杰坤,谭涛.电针治疗腹泻型肠易激综合征的临床观察[J].新中医,2010,42(5):72

帅文玉,周征,康颖倩*,等.耳针山药对衰老雌性大鼠血清DHEA-S、E_2骨密度及其腺体影响的实验研究[J].辽宁中医药大学学报,2010,12(10):55

宋士一,王德山,王艳杰,等.眼针疗法对肠易激综合征模型大鼠结肠组织5-羟色胺4受体表达的影响[J].中国中医药信息杂志,2010,17(7):41

宋小鸽,朱永磊,张荣军,等.电针对吗啡戒断大鼠胸腺细胞PKA表达及胞内Ca^{2+}含量的影响[J].辽宁中医药大学学报,2010,12(2):51

宋晓琳,张露芬,李晓泓,等.电针"三阴交"穴对痛经大鼠子宫丙二醛、β-内啡肽含量及热休克蛋白70表达的影响[J].针刺研究,2010,35(5):342

T

汤翠英,黄敏玲,林琳.喘可治注射液穴位注射对COPD急性加重期患者肺功能的影响[J].新中医,2010,42(4):72

唐勇,张承舜,尹海燕,等.内关穴深浅刺对体感诱发电位的影响[J].辽宁中医杂志,2010,37(5):780

田捷,刘一军.基于时空编码脑网络的针刺穴位组学研究[J].科学中国人,2010,(5):50

W

汪荣,宋岩峰,张文举,等.基于CT三维重建的女性次髎穴定位研究[J].针刺研究,2010,35(4):307

王翠莲,刘莹.拔火罐治疗急性荨麻疹123例临床观察[J].内蒙古中医药,2010,29(3):330

王福庆.穴位贴敷煤工尘肺32例患者对其COPD肺功能影响的观察[J].世界中医药,2010,5(4):280

王华,喻建兵,吴绪平,等.电针郄门穴对室性心动过速模型大鼠心率及血浆一氧化氮含量的影响[J].中医杂志,2010;51(9):814

王欢欢,雷伟,陈俊军.龙虎交战针刺法治疗神经根型颈椎病[J].中国民间疗法,2010,18(3):10

王军炜,王小兰,卜建仁.电针治疗术后胃肠功能抑制57例[J].山西中医,2010,26(8):40

王丽新,喻晓,石克华,等.穴位敷贴对哮喘大鼠肺脏树突状细胞表达的影响[J].上海中医药杂志,2010,44(8):74

王玲玲.齐刺温针治疗粘连前期肩周炎疗效观察[J].新中医,2010,42(3):80

王平平,王升旭*,王艳杰,等.穴位贴敷经皮给药药贴对哮喘豚鼠血清中环氧化酶2水平的影响[J].广州中医药大学学报,2010,27(3):236

王曙辉,唐纯志*,杨丽霞,等.捏脊结合针刺对糖尿病胃轻瘫新西兰兔血浆胃泌素和生长抑素的影响[J].湖南中医杂志,2010,26(4):116

王伟,闫也.电针对局灶性脑缺血再灌注大鼠大脑皮层HSP70蛋白的影响[J].中华中医药学刊,2010,28

(2)：360

王欣,王月兰,汪克明,等.针刺心经经脉对家兔心力环面积和交感神经心中支放电活动的影响[J].安徽中医学院学报,2010,29(3)：32

王远征,淑沙尼克,图娅,等.电针抗抑郁疗效作用特点分析[J].北京中医药大学学报,2010,33(3)：210

王智君,李为民.电针对肠易激综合征大鼠肠道运动异常的调节作用[J].中西医结合学报,2010,8(9)：883

魏成功,符子艺,陈健英.冬病夏治穴位疗法对稳定期脾肾阳虚型COPD患者呼吸力学的影响[J].江西中医学院学报,2010,22(3)：32

巫文岗,曾娟妮,任文东.中药敷脐结合针刺疗法恢复腹部术后胃肠功能的临床观察[J].中医药信息,2010,27(4)：96

吴俊梅,薛红,蒲艺,等.中脑多巴胺受体亚型在针刺减轻海洛因欣快记忆激发中的作用[J].成都中医药大学学报,2010,33(2)：54

吴巧凤,徐世珍,颜贤忠,等.足阳明经穴特异性的代谢组学模式识别研究[J].上海针灸杂志,2010,29(9)：552

吴瑞兰.中西医结合配合穴位注射治疗慢性荨麻疹50例[J].世界中医药,2010,5(2)：104

吴绪平,樊展,王华,等.电针大陵穴对室性心动过速大鼠心率和血管紧张素Ⅱ含量的影响[J].中华中医药杂志,2010,25(8)：1208

X

肖伟,汪瑛,孔红兵,等.背俞穴拔罐对慢性阻塞性肺疾病稳定期患者免疫功能的影响[J].安徽中医学院学报,2010,29(5)：37

谢红亮,陈尚杰,许琼瑜,等.三伏天灸干预神经根型颈椎病生存质量的临床研究[J].针灸临床杂志,2010,26(6)：1

谢凯.针刺配合中药离子导入治疗急性盆腔炎56例[J].山东中医杂志,2010,29(6)：394

谢炎烽,阮永队,宁晓军,等.热敏灸治疗神经根型颈椎病疗效对照研究[J].中国针灸,2010,30(5)：379

徐惠丽,张吉玲,丛金丽.耳穴压豆促进妇科肿瘤根治术后胃肠功能恢复的临床观察[J].中国老年保健医学,2010,8(4)：31

徐莉莉,张露芬,宋晓琳,等.电针"三阴交""合谷""血海"穴对痛经大鼠镇痛效应的比较[J].中国针灸,2010,30(6)：491

徐振华,许能贵,符文彬,等.电针对局灶性脑缺血大鼠缺血区APP与Tau-1蛋白表达的影响[J].中国老年学杂志 2010,30(3)：361

许冬梅,刘泽银.邓铁涛心脾相关论在针灸治疗心悸中的运用[J].辽宁中医药大学学报,2010,12(10)：122

Y

Yin LM,Li HY,Zhang QH,et al. Effects of S100A9 in a rat model of asthma and in isolated tracheal spirals [J]. Biochemical and Biophysical Research Communications,2010,398(3)：547

严兴科,张燕,于璐,等.针刺对视网膜静脉阻塞家兔模型血浆纤维蛋白原影响的研究[J].时珍国医国药,2010,21(5)：1241

杨佃会.电针曲池、太冲对青年高血压患者血压变异的影响[J].中国针灸 2010,30(7)：547

杨峰.既立其真,更穷流变——"血络"考论[J].中国针灸,2010,30(4)：329

杨洁,任玉兰,梁繁荣,等.基于数据挖掘技术的针灸治疗贝尔面瘫RCT文献的用穴规律分析[J].中华中医药杂志,2010,25(3)：348

杨臻,侯宗立,龚东明,等.电针治疗腹部术后功能性胃排空障碍临床评价[J].河北中医药学报,2010,25(3)：32

姚凤祯,王岩.针刺家兔内关穴对缓慢型心律失常模型心肌细胞Na^+-K^+-ATP酶活性影响的研究[J].中医药信息,2010,27(4)：87

冶尕西.温通针法治疗肩关节周围炎86例[J].现代中医,2010,30(3)：60

叶雅仙.体针配合腹针和TDP神灯治疗慢性盆腔炎60例[J].浙江中西医结合杂志,2010,20(9)：568

尤龙,李皓.脐疗对腹部手术后胃肠功能及T淋巴细胞亚群影响的临床研究[J].中医学报,2010,25(5)：844

于海波,曾超高.靳三针疗法结合康复训练治疗痉挛型脑瘫患儿的临床研究[J].广州中医药大学学报,2010,27(2)：119

于灵芝,王亚军.敦煌针灸文献之《灸经图》的价值[J].针灸临床杂志,2010,26(4)：4

余芳,张唐法.宁心安神法针刺治疗心悸48例疗效观察[J].山西中医,2010,26(3)：34

喻晓,石克华,王丽新,等.咳喘散穴位敷贴对支气管哮喘大鼠炎症因子的影响[J].江西中医药,2010,41(1)：63

袁宜勤.《名医类案》之灸法验案探析[J].湖南中医药大学学报,2010,30(1)：4

Z

曾芳,何宇恒,余曙光*,等.电针对SAMP8小鼠海马神经元线粒体超微结构的影响[J].上海针灸杂志,2008,27(5)：41

曾莺,邓丽莎,李伟元,等.代温灸膏天灸对儿童哮喘控制水平的影响[J].新中医,2010,42(9)：85

曾友华,包烨华,楚佳梅,等.伏灸法治疗腹泻型肠易

激综合征的临床探讨[J].中华中医药学刊,2010,28(8):1774

翟红印.肌肉功能定位穴位注射治疗痉挛型脑瘫60例[J].河南中医,2010,30(9):912

张福英,张玲莉,周林水.穴位按摩合拔罐对慢性阻塞性肺疾病急性期排痰的作用[J].浙江中医杂志,2010,45(9):658

张广健,高蕊,付军科.艾灸中脘对食管癌术后胃肠功能恢复的影响[J].新中医,2010,42(8):145

张皓,王健,吴富东,等.电针对佐剂性关节炎大鼠镇痛作用及内啡肽影响[J].青岛大学医学院学报,2010,46(5):390

张建斌,王玲玲.《内经》灸法概述[J].上海针灸杂志,2010,29(5):275

张鉴梅,徐丽.重灸法在中风脱证治疗中的量效观察——《圆运动的古中医学》理论临床验证[J].中国民族民间医药,2010,19(16):131

张理梅,柏亚萍,黄新炎,等.粗针督脉留针治疗对迟发型变态反应性小鼠的影响[J].中华中医药杂志,2010,25(10):1657

张培,赵红.针刺治疗卒中后抑郁症的最佳方案研究[J].湖北中医杂志,2010,32(4):26

张强,吴绪平,王华,等.电针郄门穴对缓慢性心律失常大鼠心率及心肌组织Na^+-K^+-ATP酶活性的影响[J].辽宁中医杂志,2010,37(9):1837

张淑华.穴位注射治疗急性荨麻疹38例临床观察[J].中国中医药科技,2010,17(4):330

张永旺,图娅.火针与放血方法临床运用情况的医师调查问卷分析[J].北京中医药大学学报(中医临床版),2010,17(1):4

赵果毅,梁瑞,葛晓静,等.艾灸对衰老模型大鼠海马神经元凋亡蛋白Bcl-2及Bax的影响[J].中西医结合心脑血管病杂志,2010,8(5):587

赵利华,陈尚杰,文建军.艾炷灸足三里、悬钟穴对D-半乳糖致衰老小鼠学习记忆能力的影响[J].广西中医药,2010,33(3):54

赵利华,韦良玉,王进声,等.艾灸及电针对D-半乳糖致衰老小鼠大脑组织形态的影响[J].广西中医药,2010,33(4):47

赵利华,韦良玉,王进声,等.艾炷灸对D-半乳糖衰老小鼠大脑组织形态和超微结构的影响[J].时珍国医国药,2010,21(6):1337

赵耀东,韩豆瑛,郑魁山.郑魁山治疗周围性面瘫经验初探[J].辽宁中医杂志,2010,37(1):29

赵义造,郑士立,宋丰军.热敏点灸对肩周炎急性期患者CRP、NO水平及疗效的影响[J].福建中医药,2010,41(2):26

赵园园.经皮(穴位)电刺激治疗慢性盆腔炎性疾病的临床观察[J].辽宁中医杂志,2010,37(5):918

郑邦荣,李香.针刺督脉经穴为主配合中药治疗慢性荨麻疹42例[J].上海针灸杂志,2010,29(7):462

郑晖,梁繁荣,李瑛.四大顶级医学杂志发表针灸随机对照试验的特点分析[J].中国针灸,2010,30(8):679

郑麟,徐平,王岩,等.基于事件相关电位的电针干预海洛因渴求的脑机制研究[J].上海中医药大学学报,2010,24(4):48

郑美凤,张永树,阮传亮,等.通调督任针法对初发型脑卒中后抑郁的影响[J].福建中医学院学报,2010,20(1):16

郑盛惠,吴云天,廖金蓉,等."四神针"久留针治疗围绝经期抑郁症临床研究[J].辽宁中医杂志,2010,37(4):726

郑士立,葛佳伊.温针灸治疗糖尿病胃轻瘫40例疗效观察[J].中国中医药科技,2010,17(3):247

郑秀英,陈俊琦,郭佳铨,等.针药联合治疗老年单纯收缩期高血压的临床观察[J].现代中西医结合杂志,2010,19(19):2366

钟敏莹,吴思平.针刺结合超激光穴位照射治疗神经根型颈椎病30例疗效观察[J].新中医,2010,42(6):93

周敏亚.穴位埋线配合隔附子饼灸治疗慢性盆腔炎50例观察[J].浙江中医杂志,2010,45(9):673

周平,李国安.针刺对神经根型颈椎病斜方肌肌张力的影响[J].上海针灸杂志,2010,29(1):29

周艳玲,张金成,黄锦萍.穴位低频电刺激与穴位针刺对肠梗阻手术后胃肠蠕动功能影响的比较[J].现代中西医结合杂志,2010,19(18):2269

周逸平.经络理论研究的重大战略意义和思路[J].安徽中医学院学报,2010,29(5):71

朱利利,杨丽明,刘秋萍,等.足三里穴位埋线促进腹部术后胃肠功能恢复的效果研究[J].中国医药导报,2010,7(18):25

朱玲,杨芳,朱江,等.不同频率电针对晚孕大鼠子宫收缩活动的影响[J].中华中医药杂志,2010,25(12):2093

祝总骧,徐瑞民.经络运行血气现象的研究——针刺引发循经微小搏动的实验研究[J].中国老年保健医学,2010,8(3):9

(十一) 推 拿

【概述】

2010年在各类杂志上发表的关于推拿论文有800篇左右,在全国第十一次中医推拿学术年会(上海)上交流的学术论文有100多篇。这些论文以临床研究与治疗经验总结居多,涉及面较广;在基础实验方面也取得了一些进展。推拿治疗失眠、颈源性头痛、功能性消化不良、更年期综合征、髌骨软化症等,本卷设有专条介绍。

1. 内科疾病

廖品东等将72例高血压患者随机分为(向)上捏和(向)下捏脊组。观察两组治疗后即刻、10 min、30 min各时段的收缩压、舒张压、脉压差和心率的变化。结果:上捏组和下捏组自身前后对照,两组的收缩压及脉压差改变有显著性差异($P<0.05$),但舒张压和心率改变不明显($P>0.05$);组间比较,均无显著性差异($P>0.05$)。提示捏脊疗法有即时降压作用,但主要降低高血压患者的收缩压(脉压差随之下降),而捏脊方向对临床疗效影响不明显。陈军等将60例高血压病(EH)患者分为药推组和药物组各30例,分别采用推拿联合口服雷米普利片(药推组)和单纯口服雷米普利片,观察治疗前后血压及E-选择素(E-selectin)、诱导型一氧化氮合酶(iNOS)、内皮型一氧化氮合酶(eNOS)的变化。每日治疗1次。治疗15 d,两组均能降低患者血压,但药推组明显优于药物组($P<0.05$);药推组患者治疗后E-selectin、iNOS水平降低,eNOS水平升高,其前后比较,$P<0.01$,药物组患者iNOS水平降低,其治疗前后比较,$P<0.05$。作者认为,推拿降压的作用机制可能在于改善高血压病患者血管内皮细胞的功能,从而恢复E-selectin、iNOS、eNOS的正常表达水平,最终起到调节血压的作用。薛明新等将57例男性早泄患者随机分为治疗组(27例)采用脊柱推拿手法结合行为疗法治疗,对照组(30例)进行单纯行为疗法治疗。每周治疗3次,治疗4周。记录患者治疗前后阴道内射精潜伏期、CIPE-5评分并进行组内和组间比较。结果:治疗前,治疗组和对照组阴道内射精潜伏期分别为$(0.80±0.25)$min、$(0.87±0.42)$min,治疗后分别为$(4.09±1.62)$min、$(1.94±1.18)$min,差异有显著性($P<0.01$)。治疗前治疗组和对照组CIPE-5评分分别为$(9.81±1.86)$、$(9.50±2.70)$,治疗后分别为$(16.63±2.79)$、$(12.71±2.44)$,差异有显著性($P<0.01$)。伦轼芳等将100例亚健康人群随机分为两组各50例,观察组运用中医推拿进行调治,对照组采用健康教育的方法进行心理疏导和行为干预。每周治疗3次,治疗4周。记录并比较2组调治前后亚健康躯体主要症状(疲劳感和失眠)记分及90-项症状自评量表各因子记分。结果:观察组疲劳感和失眠及对照组的失眠症状记分与治疗前比较均有所改善(均$P<0.01$);治疗后观察组疲劳感和失眠症状积分与对照组比较,均$P<0.01$。2组均能改善亚健康状态90-项症状自评量表中的躯体化、抑郁和其他3个症状因子记分(均$P<0.01$),但观察组人际敏感、焦虑、敌对、精神病性4个症状因子记分较治疗前均有改善(均$P<0.01$)。

2. 妇、儿科疾病

唐厚秀等将80例初产妇随机分为两组各40例。治疗组在产程进入活跃期时,采用穴位按摩法干预分娩疼痛,对照组不施任何干预手段,自然分娩。观察穴位按摩的镇痛效果及对宫缩压的影响,检测按摩前后血清5-羟色胺(5-HT)的含量。结果:总有效率分别为87.5%(35/40)、27.5%(11/40),两组比较,$P<0.05$。活跃期两组的血清5-HT含量均明显高于潜伏期($P<0.05,P<0.01$)。活跃期治疗组的血清5-HT明显高于对照组,$P<0.01$。袁慎霞等将56例儿童功能性便秘患儿,采用金双歧片联合中医推拿治疗,分别于治疗第1、2、3、4周观察便秘症状的改善、结肠运输实验情况及副反应情况。结果:治疗后结肠运输实验48、72 h钡剂排除率明显提高,治疗第1、2、3、4周便秘症状评比明显好转,与治疗前比较,$P<0.05$;治疗中未发现副反应。张程等对42例12~36个月痉挛型脑瘫患儿足部畸形应用拔伸点穴法治疗,每周治疗6次,3个月后

观察患儿足部畸形改善情况。结果,治疗后患儿足部畸形改善明显,总有效率为90.5%(38/42)。

3. 骨伤科疾病

徐玉欣将肩周炎患者108例,随机分为两组各54例。均采用常规手法操作,治疗组再配合足部按摩。每日治疗1次。治疗5 d,治疗组与对照组痊愈率分别为72.2%(39/54)、51.9%(28/54),总有效率分别为100%、90.7%(49/54);组间比较,$P<0.05$。孙武权等将106例神经根型颈椎病患者分为脊柱微调手法治疗组(53例)和牵引对照组(53例),通过积分量表观察疗效,并测量颈椎X片颈曲值。隔日治疗1次。治疗14 d,两组患者治疗后症状体征均明显改善($P<0.05$)。手法治疗组临床疗效优于牵引对照组($P<0.05$),手法治疗组改善症状体征积分方面明显优于牵引对照组($P<0.05$)。在颈椎曲度改善程度上,手法治疗组亦优于牵引对照组($P<0.05$)。王道全等将100例颈椎间盘突出症患者分为拔伸斜扳推拿法组(治疗组)和药物治疗组(对照组)各50例,采用Borden氏法测量颈椎生理曲度。隔日治疗1次。治疗20 d,治疗后两组颈椎生理曲度值的变化比较,$P<0.05$。李静将50例腰椎间盘突出症(PLD)患者分为治疗组30例用推拿治疗,对照组20例用三维立体牵引,两组均以30 d为1疗程。结果:治疗组总有效率93.3%(28/30),明显优于牵引对照组的75.0%(15/20),($P<0.05$);两组治疗后血液流变学大多数指标均较治疗前有所改善($P<0.01$),组间比较,$P<0.05$;两组治疗后外周血清Ig含量较治疗前明显降低,治疗组治疗前后比较,$P<0.01$,组间比较,$P<0.05$。樊远志等用随机数字表分组的方法将96例膝骨关节炎患者分为治疗组和对照组各48例,分别采用推拿手法和药物(塞来昔布)治疗。30 d为1个疗程,两组均治疗1个疗程。治疗前后对患者进行疼痛、综合症状问卷(HSS)评分、疗效,以及股四头肌肌力评定。结果:① 疼痛评分显示,治疗后两组间比较,$P>0.05$;HSS评分显示,治疗后两组间比较,$P>0.05$;治疗组总有效率是93.8%(45/48),对照组总有效率是91.7%(44/48),治疗后组间比较,$P>0.05$。② 等速测试结果显示,治疗后组内比较,股四头肌肌力均有差异($P<0.05$),股四头肌存在差异($P<0.05$)。认为推拿手法治疗膝骨关节炎近期疗效与口服塞来昔布等效。此外,推拿手法治疗可以提高膝骨关节炎患者股四头肌肌力和做功,其影响大于口服塞来昔布。

4. 实验研究

江励华等用Open-Field法作行为学测试,选取水平路程相近的40只大鼠进行实验,随机分为正常组、模型组、阳性药物对照组和捏脊组。除正常组外,其余各组应用慢性不可预见性应激合并孤养的方法造成大鼠抑郁症模型。治疗阶段,模型组不予任何治疗措施;阳性药物对照组按1.8 mg·kg^{-1}剂量予氟西汀灌胃,捏脊组进行捏脊治疗。分别于d0(造模前)、d21(造模结束时)和d28(治疗1周后)测定各组大鼠的行为学(水平和垂直方向运动)、体重和1%蔗糖溶液消耗量。结果:捏脊组与模型组相比,水平路程增加,糖水消耗量增加($P<0.05$)。王曙辉等综合采用链脲佐菌素腹腔注射、高热量饲料不规则喂养和熟地黄高渗溶液灌胃制备糖尿病胃轻瘫兔模型,将实验兔分为正常对照组、模型组、捏脊组、针刺组、捏脊针刺组、西沙必利组,经要求治疗2周后采用放射免疫分析法测定其胃窦和近端结肠组织中血管活性肠肽的含量。结果:捏脊组与正常对照组比较,组织中血管活性肠肽的含量均下降($P<0.01$);与模型组比较,捏脊组的血管活性肠肽的含量显著回升($P<0.05$);四个治疗组之间两两比较,血管活性肠肽的含量无显著差异($P>0.05$)。粟胜勇等将30只大鼠随机分为空白组、模型组、推拿组,除空白组外,其余两组采用踝关节腔注射尿酸钠溶液复制急性痛风性关节炎模型,其中推拿组采用"通法"推拿干预。测定各组大鼠外周疼痛介质K$^+$、多巴胺(DA)、5-羟色胺(5-HT)的含量。结果:模型组K$^+$、DA、5-HT含量均升高,与空白组比较,$P<0.05$。治疗后,推拿组K$^+$、DA含量均有所降低,与模型组比较,$P<0.05$,$P<0.01$,5-HT含量无明显变化。李军等将家兔随机分为正常组、模型组、药物组和推拿组,除正常组外,其他3组复制卵蛋白诱导佐剂性关节炎(AA)模型,药物组给予尪痹冲剂,推拿组给予推拿手法,连续10日后进行微循环和血液流变学检测。结果:推拿可改善微循环,明显降低血浆黏度、红细胞比积和血沉(均$P<0.05$)。张宏等培养大鼠四肢骨骼肌细胞,建立骨骼肌细胞损伤模型,将正常细胞和损伤细胞分别分为对照组、

推拿(㨰法)组、推拿(㨰法)+维拉帕米组及损伤细胞学员推拿组,分别对各组细胞内超氧化物歧化酶(SOD)活性、丙二醛(MDA)含量、肌酸激酶(CK)活力进行检测。结果:损伤大鼠骨骼肌细胞在推拿法作用下细胞内 SOD 活力显著提高、MDA 含量显著减少,细胞培养上清中 CK 活力显著下降。但加入钙离子拮抗剂维拉帕米以后各项指标的变化均受到明显抑制。庞军等用 D-半乳糖制作亚急性衰老大鼠模型。将 32 只普通级 SD 大鼠随机平均分为 4 组:空白对照组、衰老模型组、推拿组、艾灸组。各组动物每周连续处理 6 d,休息 1 d,实验历经 12 周。采用硝酸还原酶法测定大鼠胸腺一氧化氮(NO)含量、SOD 的活性并测定大鼠胸腺指数。结果,推拿组和艾灸组大鼠胸腺指数较衰老模型组高,衰老模型组胸腺 NO 含量较空白对照组明显上升,胸腺 SOD 活性较空白对照组明显降低,推拿组与艾灸组胸腺 NO 含量较衰老模型组明显下降,胸腺 SOD 活性较衰老模型组明显升高(均$P<0.05$)。何杰光等在 Novel 动态压力分布测量系统的压力垫上用连续㨰法操作 2 min,将收集的数据用此系统自带软件处理和分析。发现该系统可显示㨰法操作的特征,为㨰法的直观显示及量化提供了科学依据。

(严隽陶 许 军)

【推拿治疗失眠】

推拿配合辨证 彭文琦等将 120 例颈型失眠患者分为两组。均予常规推拿(参照高等中医药院校教材);治疗组加用辨证推拿(① 心脾两虚型:一指禅按揉神门、天枢、足三里、三阴交,擦背部督脉;② 心肾不交型:推桥弓,擦两侧涌泉穴;③ 痰热扰心型:一指禅按揉神门、内关、丰隆、足三里,横擦脾俞、胃俞、八髎;④ 心肝火旺型:一指禅按揉肝俞、胆俞、期门、章门、太冲,搓两胁)。均每日治疗 1 次,6 次为 1 疗程,疗程间休息 1 d。治疗 3 个疗程,治疗组与对照组总有效率分别为 93.3%(56/60)、81.7%(49/60),组间比较,$P<0.01$。

推拿配合足浴 胡志斌对 60 例失眠患者用"天地人"三部推拿法治疗。治法:先中药泡脚。① 头面部(天)推拿。用双手拇指推印堂、神庭、太阳穴,按揉前额及眼眶,一指禅推头部三经,扫散、拿五经,叩击头顶、捏拿颈项。② 足部(地)按摩。先左后右进行足部按摩(指、掌的点按揉、推擦刮等,配合捏拿、叩击和运动踝、趾关节),并重点按揉失眠点反射区等。③ 背腹部(人)推拿。热水洗脚后,掌按揉腰背部,然后指按揉、捏拿、叩击、拍打腰背部;再更换体位,进行腹部按揉、捏拿、摩腹和松振等。每日 1 次。治疗 10 d,患者匹兹堡睡眠质量指数(PSQI)及中医症状积分值均优于治疗前($P<0.05$ 或 $P<0.01$)

推拿配合认知干预 沈桂杰等将失眠症患者 86 例分为治疗组 46 例和对照组 40 例。分别采用足底按摩结合认知干预和常规药物治疗。治疗组按摩手法:先以指掌搓足底,然后用单食指扣拳法垂直缓慢按压足底的相应反射区,以大脑反射区、小脑反射区、脑干反射区、腹腔神经丛反射区及涌泉为主穴。认知干预包括对患者的睡眠卫生教育、放松训练等。每日治疗 1 次。10 次为 1 个疗程,按摩组 PSQI 各因子评分及 SAS,SDS 评分变化与常规药物组比较,均 $P<0.05$。

推拿配合冥想 刘天华用推拿治疗失眠 40 例。治法:① 推拿。患者俯卧位,术者沿膀胱经自上而下作叠掌揉,双手拇指点按夹脊穴;然后拇指与多指拿捏头部五经等。患者仰卧位,术者用拇指沿印堂、百会、太阳及耳前三线分推,然后双拇指固定于头顶,其余四指分别放于颞部施以拿捏按揉扫散等;再将手置于患者上背部后方,拇指放于缺盆处,提拿斜方肌,多指向上点按背俞穴等。② 冥想。嘱患者调匀气息,凝神,配合播放古典音乐及香薰,术者引导患者冥想海滩、阳光、树林等,使其被动进入无意识状态。结果:平均治疗 2 周后,痊愈(睡眠率 75% 以上)9 例,显效(睡眠率 65% 以上)19 例,无效或因突发事件干扰者 12 例。

推拿配合刮痧 唐红珍等用推拿配合刮痧治疗失眠症 78 例。推拿手法为综合应用点、按、揉、推、抹等分别作用于患者头、背部,并配合头部刮痧。10 d 为 1 个疗程。治疗 3 个疗程,痊愈率为 25.6%(20/78),总有效率为 89.7%(70/78)。治疗后 PSQI 项目中各分项评分及 PSQI 总分与治疗前比较均显著降低($P<0.01$)。

推拿配合针刺 周辉等用头部推拿配合针刺治疗失眠 32 例。治法:取太阳、风府、风池、百会、神庭、攒竹等穴为主,辨证施治进行穴位按压及针刺。治疗 2 周后,患者与治疗前比较,入睡时间明显缩短,睡眠时间增加(均$P<0.01$)。

不同推拿方法比较 吕明等将 152 例失眠(心脾两虚型)患者分为两组。治疗组采用推拿二步八法：第一步（患者坐位）。①一指禅偏峰推印堂、神庭、两侧眉弓、太阳穴、眼眶周围；②双手拇指用抹法推拿；③拇指按揉印堂、神庭、攒竹、太阳、睛明、心俞等；④扫散法在头两侧胆经循行部位推拿；⑤从头顶开始用五指拿法，到枕骨下部改用三指拿法；⑥拿风池、肩井。第二步（患者仰卧位）。⑦用掌摩法顺时针方向摩腹；⑧用拇指按揉中脘、关元、足三里。对照组采用一般的头部推拿方法（用补法点揉印堂、神庭、太阳、神门、内关，用泻法点揉足三里）。两组均每日治疗1次，6d为1个疗程。疗程之间休息2d，治疗3个疗程，治疗组与对照组痊愈率分别为60.5%（46/76）、39.5%（30/76），总有效率分别为100%（76/76）、96.1%（73/76）；组间比较，均$P<0.01$。

推拿与针刺比较 周小波将60例颈性失眠患者分为两组，分别采用按摩手法和毫针刺法治疗。治疗组按摩手法有拇指拨揉颈部两侧肌肉，点按风池、百劳、颈根穴，点揉颈椎旁压痛点，拇指拨揉项韧带，拿揉两侧斜方肌，点按肩井穴，掌根按揉胸椎两侧和肩胛骨内侧缘，指压或肘压局部酸痛点，点按肩中俞、肩外俞，掌根按揉冈下窝，点按天宗穴及冈下酸痛点，拇指按揉百会、印堂、率谷、天柱、太阳等穴，并可施定位扳法、仰卧牵引法等。对照组则针刺颈夹脊穴、百会、四神聪。两组均隔日治疗1次，治疗4周。治疗组与对照组痊愈率分别为73.3%（22/30）、36.7%（11/30），总有效率分别为100%（30/30）、90.0%（27/30）；组间比较，均$P<0.05$。两组睡眠效率比较，$P<0.01$。从PSQI分项积分和总分变化来看，两种治法均可明显改善睡眠（$P<0.01$），但按摩对PSQI积分的改善优于毫针组（$P<0.05$）。

（方东行　孟　迁）

【推拿治疗颈源性头痛】

王丰等将120例患者分为两组，治疗组采用"头皮手法"，对照组采用盐酸川芎嗪、腺苷钴胺等西药进行治疗。每日1次。治疗15d，治疗组和对照组痊愈率分别为63.3%（38/60）、51.7%（31/60），总有效率分别为93.3%（56/60）、80.0%（48/60）；组间比较，$P<0.05$。陈鹏等建立诊断规范化、疼痛指数量化、手法量化的方案，将69例患者分为两组，治疗组采用单一拇指以一定方向、时间和力度按揉患侧风池穴，对照组口服芬必得胶囊。每日1次。治疗7d，治疗组和对照组总有效率分别为91.4%（32/35）、79.4%（27/34）。陈鹏等又以风池穴按揉为主治疗34例，并以常规推拿手法治疗33例、口服盐酸乙哌立松和双氯芬酸钠治疗29例分别为对照1组和对照2组。治疗7d，疼痛改善程度，治疗组与对照1组、对照2组比较，$P<0.05$、$P<0.01$。TCD检测结果，治疗组与对照2组比较，$P<0.05$。三组患者治疗前后影像学变化比较，治疗组在齿突偏移、椎后小关节紊乱及生理曲度异常三者改善更显著（分别为$P<0.05$与$P<0.01$），而椎间隙狭窄改善无显著性差异（$P>0.05$）。张宝霞将60例患者分为两组，均予神经阻滞治疗，治疗组配合邵福元无痛手法。治疗3周后观察主要症状体征（头痛的范围、程度、持续时间等）、疼痛强度的变化。治疗组和对照组的总有效率分别为93.3%（28/30）、80.0%（24/30）；组间比较，$P<0.05$。两组疼痛强度评分均较治疗前明显下降（$P<0.05$或$P<0.01$），治疗组改善程度优于对照组（$P<0.05$）。禹志军报道52例，行整脊手法配合星状神经节阻滞治疗3周后，痊愈率为69.2%（36/52），总有效率为98.1%（51/52）。治疗前、后VAS评分显著下降（$P<0.05$）。魏永明用推拿手法（自上而下按揉项韧带，点按下颈段痛点、大椎及风池，若双侧头痛，则依法施术于另一侧。拨揉颈椎旁压痛点及条索状硬结，点按两侧颈根旁，拿揉颈项两侧斜方肌，按揉肩井。然后做颈椎定位旋转复位法）。治疗48例，痊愈率为54.2%（26/48），总有效率为95.8%（46/48）。李锦恒等采用压痛点强刺激推拿法治疗35例，痊愈率为82.9%（29/35）。陈建坤用推拿（仰卧位，先用理筋手法按揉、弹拨颈部椎后肌群；再仰头推正法，术者一手拇、食指逐一顶推颈椎第2至第7棘突同时另一手掌置于患者下颌部，做水平牵拉；然后做颈部旋转定位扳法扳动寰枢关节左右各1次，可闻及弹响声，最后按揉头痛相应穴位）配合电针治疗28例，经治20d，痊愈率为85.7%（24/28）。

（许　军　严隽陶）

【推拿治疗功能性消化不良】

李明将80例功能性消化不良儿童分为A、B两组。A组予推拿治疗（补脾经、揉板门、推四横纹、运内八卦、揉中脘、分腹阴阳、捏脊等），B组予服多潘立酮片，治疗4周后评价临床疗效。A、B两组总有效率分别为92.5%（37/40）、67.5%（27/40），组间比较，$P<0.05$。A组胃排空率、胆囊排空率的改善与治疗前比较，$P<0.05$。张党升

等以随机数字表法,按纳入时间顺序,将患者分为腹部推拿组(顺时针摩腹、揉腹,点中脘、天枢等)34例和西药对照组(吗丁啉、雷尼替丁)38例。均治疗4周,以治疗前后主症积分变化进行疗效判断。两组治疗后主要症状计分及积分均明显改善($P<0.05$),但两组总有效率及疗效指数比较,$P>0.05$。唐艺洪等用香砂六君子汤加味结合推拿(沿脊柱两侧膀胱经、华佗夹脊,用掌背法或掌根按揉等)治疗50例。4周为1个疗程。治疗1~2个疗程,痊愈率为72.0%(36/50)。宁行报道100例患者分为两组,均予服西沙必利观察组加用循经点穴推拿(按压、弹拨足阳明胃经及足厥阴肝经穴位等)治疗,隔日1次。治疗30 d,观察组与对照组总有效率分别为92.0%(46/50)、88.0%(44/50),组间比较,$P>0.05$;临床愈显率分别为72.0%(36/50)、46.0%(23/50),组间比较,$P<0.01$。

(许 军 严隽陶)

【推拿治疗更年期综合征】

足穴推拿法 邵雪英等将113例围绝经期妇女分为足穴推拿组(用中药红花、蛇床子、苦参、土槿皮、丁香等煎水加热浸泡双足15 min。患者仰卧,揉搓法按摩足部,用食指勾法、拇指推按法和拇指刮法刺激脑垂体、肾、肾上腺、子宫、卵巢、生殖腺等反射区,用点按法刺激涌泉、太溪、三阴交、太冲、足三里等,再按摩全足)51例、中药泡脚组(同前,不加足穴推拿)32例、口服更年安片(熟地黄、生地黄、麦冬、玄参、制首乌、仙茅等)对照组30例。治疗2个月后,足穴推拿组患者血清雌二醇(E_2)水平明显升高,血清促卵泡激素(FSH)、促黄体生成素(LH)水平明显降低;与更年安组比较,血清FSH水平显著下降($P<0.05$);与中药泡脚组比较,血清E_2升高、血清FSH、LH水平降低(均$P<0.01$);足穴推拿组症状总评分优于其他两组($P<0.05$,$P<0.01$)。

点按经穴法 贾超等将围绝经期综合征患者分为两组各30例。点按治疗组取穴:①十二经脉。四肢循行线均取双侧。②四气街。(头气街)百会、风池、风府、(胸、腹气街)神藏、灵墟、神封、步廊、上脘、中脘等,(胫气街)气冲、太溪、照海、太冲、三阴交、委中等。③四海。水谷之海取气冲、足三里,髓海取百会、风府,气海取颈段夹脊、人迎,十二经脉之海取大杼、上巨虚、下巨虚。每周治疗2次。利维爱组每日口服利维爱2.5 mg。疗程均为3个月,点按组和利维爱组的改良Kupperman评分的改善与治疗前比较,均$P<0.01$;组间比较,$P>0.05$。两组患者血清E_2均较治疗前显著提高($P<0.01$),而FSH、LH均较治疗前显著下降($P<0.01$),组间比较,$P>0.05$。

补肾活血法 周小波等报道40例予补肾活血推拿手法,患者俯卧,术以揉按法从胸7、腰5沿背部膀胱经按揉,点按膈俞、肝俞、脾俞、肾俞,从腰5至胸1捏脊等;再提拿小腿,拇指交替按压小腿内侧三阴经,点按三阴交、太溪、涌泉。患者仰卧,术者自下而上按压前臂内侧(心包经、心经),点按神门,分推胁肋,按揉期门、章门,点按中脘、天枢、关元,拿揉脾胃经,点按血海、阳陵泉、足三里。经治30次,痊愈率为57.5%(23/40)。

骆氏腹诊法 骆仲达等将60例阴虚火旺型患者分为两组各30例。治疗组采用骆氏腹诊手法(施术部位主要在腹部阳性物),同时配合按摩腹部其他部位、经络和腧穴;对照组采用普通腹部顺时针轻揉法。均隔日治疗1次。10次为1个疗程,观察血清E_2、FSH、LH水平治疗前后变化情况及治疗前后症状积分的变化。结果,治疗组各项指标的改善均优于对照组($P<0.01$)。

综合整体法 高峰等报道63例施以综合整体治法:①背部。患者俯卧,医者在患者背部膀胱经线作双掌直推,双掌重叠揉背腧穴,再双拇指点揉肾俞、命门、腰阳关等。下肢手法先从环跳到跟腱单掌推,再拇指揉点。足部先用拇指推搓涌泉穴,再掌搓足部反射区。②头胸部。患者仰卧,医者双手插入患者后枕部,揉点双侧风池、风府、哑门,双拇指在前额部作推法及拇指点揉,双手指腹推头部,双掌对挤头部,再拇指点揉睛明、承泣、迎香、地仓、听宫、听会等。然后双掌交替推胸部正中线,分推双侧肋间隙。③腹部。双掌坏行推、波浪揉,摩动肝、胃、大肠区、神厥穴。拇指点揉中脘、天枢、盲俞、大横、带脉、气海等。然后掌推足三阴经循线,从下肢阴廉到照海。再拇指点揉三阴交、血海、照海、太冲。12 d为1疗程。治疗2个疗程,痊愈率为69.8%(44/63)。

(方东行 孟 迁)

【推拿治疗髌骨软化症】

杨树安等报道采用三联疗法治疗260例:①中药电离子导入。②手法按摩。患者仰卧,医者用手法在膝关节髌骨四周及股骨、胫骨内外踝按摩,点、按、揉膝关节侧副韧带、股四头肌腱及股二头肌腱止点等,弹拨侧副韧带、髌韧带、髌上囊、髌下脂肪垫、髌下囊,用拇指点、压、揉髌骨,再与肢体垂直方向推磨髌骨,并对角交替按压、磨、揉髌骨软骨面。③功能疗法,患者仰卧,医者左手掌面压于患膝髌骨上,右手握住跟骨并上提、牵引;然后令患者俯卧,医者手握踝关节,使膝关节屈伸,并向臀部下压。结果,痊愈率为48.1%(125/260)。周斌将108例患者分为治疗组56例,推拿舒筋松髌手法,患者俯卧,用㨰法、拿法、按揉法、弹拨法松解,点按委中、委阳、承山;患者仰卧,腘窝处垫以小枕,使膝关节保持于微屈10°～15°,以拿法、㨰法按揉股四头肌、胫前肌和髂胫束,并用揉、点按、拿等手法松解髌骨两侧韧带、内外侧副韧带、髌韧带,点按梁丘、血海、阴陵泉、阳陵泉、鹤顶、内外膝眼等;患者仰卧,伸膝关节放松肌肉,医者推移髌骨分别向内侧或外侧,用指尖摩动刮揉髌骨内外侧缘,同时用掌根或拇指按揉内外侧股骨髁;而后向上下左右各个方向推移髌骨,顺逆时针交替。最后,患者仰卧伸膝,放松肌肉,医者用五指抓紧髌骨,五指尖嵌入髌股关节间隙,将髌骨抓离股骨髁关节面,略作屈伸膝关节活动,屈伸患膝数次,并拍打、搓揉等。中药(制川乌、制草乌、延胡索等)局部热敷于髌骨前、腘窝处及其周围软组织,同时向内或向外推移髌骨,着重热敷股骨内外髁关节面、髌骨内外侧关节面和股内侧肌。早晚各1次,每次30 min。疗程均为30 d,两组WOMAC骨关节炎指数(疼痛、僵硬、功能、总评分)均明显降低,且治疗组优于对照组(均$P<0.05\sim0.01$)。郭建峰等报道120例,治法:患者仰卧位膝伸直,医者用拇指腹按在髌骨周围轻揉滑推,再用左手拇、食、中指捏拿、推移髌骨,用右手拇指推压髌边缘下方关节面,然后再在髌上滑囊区、髌下滑囊区以掌根滑推组织,用大小鱼际肌按揉,同时术者指导患者进行股四头肌舒缩运动。隔日1次。治疗15 d,显效率为52.5%(63/120)。闫红卫等报道86例,取内外膝眼、鹤顶、梁丘、血海、阳陵泉、阴陵泉等穴,患者仰卧位,医者先点按膝髌部及穴位,然后用㨰法、按揉法、拿捏法用于股四头肌及膝髌周围,直至局部发热为度。用一手拇食二指推按两膝眼处,以酸胀为度。以一手掌根部按揉患侧髌骨,拿捏髌骨多次,再以一手掌按髌骨上,另一手握住患肢踝关节,施以屈伸和旋摇膝关节。再运用揉法、推法、叩打法施以髌骨周部。结果,痊愈率为88.4%(76/86)。李正年用三维动髌法配合按摩治疗40例,治法:患者仰卧位,医者在膝关节上方用揉、拔、㨰、拿法,膝关节下方用揉、拔、按法。在髌骨下缘与胫骨粗隆之间揉拔髌韧带和髌下脂肪垫。按揉血海、梁丘、膝眼、阴陵泉、太溪等。三维动髌法为双手虎口着力,分别抵住髌骨上下缘推动,使髌骨上下滑动,再双手拇指、食指着力,分别抵住髌骨内缘轻推,使髌骨左右滑动,然后用双五指端着力,捏住髌骨周缘,用力提拉,再用掌心着力,双掌重叠按压髌骨。结果,痊愈率为45.0%(18/40)。

(何永瑞　郑贤国)

[附] 参 考 文 献

C

陈建坤.推拿配合电针治疗颈源性头痛28例[J].云南中医学院学报,2010,33(2):41

陈军,李静.推拿治疗高血压病的临床疗效及对Eselectin、iNOS、eNOS的影响[J].中华中医药杂志,2010,25(10):1708

陈鹏,范炳华,李雅国,等.手法按揉风池为主治疗颈性头痛34例观察[J].浙江中医杂志,2010,45(2):131

陈鹏,张海芬,郑胜明.颈性头痛风池穴按揉术诊疗规范化方案研究[J].浙江中医药大学学报,2006,30(4):411

F

樊远志,房敏,严隽陶,等.推拿手法对膝骨关节炎患者股四头肌肌力影响的临床研究[J].中医学报,2010,25(5):1007

高峰,李红.推拿治疗女性更年期综合征的临床总结[J].按摩与导引,2009,25(4):22

郭建峰,王金霞,桂建礼.推拿治疗髌骨软化症及髌股关节炎[J].按摩与导引,2009,25(1):39

H

何杰光,袁仕国,陈超,等.㨰法的推拿作用图形与压力研究[J].按摩与康复医学,2010,1(4):3

胡志斌."天地人"三部推拿治疗失眠症60例临床疗效观察[J]. 医学信息(下旬刊),2010,23(6):173

J

贾超,林敏,张静,等. 点按疗法对围绝经期综合征患者改良Kupperman评分的影响[J]. 中医杂志,2010,51(5):432

江励华,王玲玲,吴颢昕,等. 捏脊对抑郁模型大鼠行为学的影响——捏脊治疗抑郁症实验研究之一[J]. 江苏中医药,2010,42(6):75

L

李锦恒,何民鹏. 压痛点强刺激推拿治疗颈性头痛35例[J]. 山西中医学院学报,2010,11(2):29

李静. 推拿对腰椎间盘突出症患者机体免疫功能的影响[J]. 山东中医药大学学报,2010,34(4):335

李静. 推拿对腰椎间盘突出症患者血液流变学的影响[J]. 山东中医杂志,2010,29(8):545

李军,魏东明,文新,等. 推拿对家兔佐剂性关节炎微循环和血液流变学的影响[J]. 中医药学报,2010,38(1):37

李明. 推拿治疗对功能性消化不良儿童胃胆囊运动功能影响的研究[J]. 按摩与导引,2009,25(4):2

李正年. 三维动髌法配合按摩治疗髌骨软化症[J]. 按摩与康复医学,2010,1(8):64

廖品东,康自强. 不同方向捏脊对高血压患者即时血压影响的临床观察[J]. 按摩与康复医学,2010,1(3):3

刘天华. 推拿配合冥想治疗失眠[J]. 按摩与康复医学,2010,1(11):40

吕明,刘晓艳. 推拿二步八法治疗失眠的临床研究[J]. 南京中医药大学学报,2010,26(3):236

伦轼芳,雷龙鸣,庞军,等. 推拿对亚健康状态调治作用的临床观察[J]. 现代中西医结合杂志,2010,19(6):651

骆仲达,任容,来登银,等. 骆氏腹诊推拿法治疗阴虚火旺型女性更年期综合征60例临床疗效观察[J]. 按摩与康复医学,2010,1(1):31

N

宁行. 循经点穴推拿结合西沙必利治疗功能性消化不良临床研究[J]. 现代中西医结合杂志,2010,19(23):2895

P

庞军,甘炜,唐宏亮,等. 足少阳胆经推拿对亚急性衰老大鼠胸腺一氧化氮的影响[J]. 时珍国医国药,2010,21(7):1799

彭文琦,黄锦军,何贤芬,等. 辨证推拿治疗颈型失眠60例[J]. 中医外治杂志,2010,19(2):42

S

邵雪英,俞琦,胡丽珍. 足穴推拿疗法对围绝经期妇女性激素影响的临床研究[J]. 中国中医药科技,2008,15(1):14

沈桂杰,苏秀丽,王卫东. 足底按摩为主治疗失眠症86例疗效观察[J]. 中国中医药科技,2010,17(3):216

粟胜勇,黄锦军,雷龙鸣,等. 通法推拿对急性痛风性关节炎大鼠外周疼痛介质的影响[J]. 四川中医,2010,28(9):19

孙武权,谢贤斐,王佳勤,等. 脊柱微调手法治疗神经根型颈椎病疗效与颈椎曲度变化观察[J]. 中华中医药杂志,2010,25(9):1526

T

唐红珍,颜世俊,黄丽雪. 推拿刮痧治疗慢性失眠症78例临床观察[J]. 广西医学,2010,32(7):795

唐厚秀,蒋秋燕,董林红,等. 穴位按摩法对产妇5-羟色胺水平影响及镇痛作用的研究[J]. 新中医,2010,42(5):70

唐艺洪,黄龙模. 香砂六君子汤加味结合中医推拿调治功能性消化不良50例[J]. 河南中医,2010,30(9):896

W

王道全,何雁玲,王海泉. 拔伸斜扳推拿法对颈椎间盘突出症患者颈椎生理曲度的影响[J]. 山东中医杂志,2010,29(9):622

王丰,赵环宇,王丽丽. 头皮手法治疗颈性头痛临床观察[J]. 四川中医,2008,26(4):113

王曙辉,杨丽霞,何科杰,等. 捏脊结合针刺对糖尿病胃轻瘫新西兰兔血管活性肠肽含量的影响[J]. 按摩与康复医学,2010,1(7):17

魏永明. 推拿治疗颈源性头痛48例临床观察[J]. 中医临床研究,2010,2(11):7

X

徐玉欣. 局部推拿手法配合足部按摩治疗肩周炎54例[J]. 浙江中医药大学学报,2010,34(5):743

薛明新,周智毅,倪良玉,等. 脊柱推拿手法结合行为疗法对早泄干预作用的临床研究[J]. 江苏中医药,2010,42(8):49

Y

闫红卫,许献志. 手法治疗髌骨软化症86例[J]. 按摩与导引,2009,25(8):47

杨树安,魏俊仙,于涛,等. 三联疗法治疗髌骨软化症260例疗效观察[J]. 按摩与导引,2009,25(1):40

禹志军.整脊手法配合星状神经节阻滞治疗颈源性头痛52例疗效观察[J].中医药导报,2010,16(1):48

袁慎霞,王桂芝,赵玉忠.金双歧片联合中医推拿疗法对儿童功能性便秘结肠动力学的影响及疗效分析[J].中国中西医结合儿科学,2010,2(4):341

Z

张宝霞.邵氏无痛手法配合神经阻滞治疗颈原性头痛30例临床观察[J].中医杂志,2010,51(8):714

张程,王雪峰.拔伸点穴法改善痉挛型脑性瘫痪患儿足部畸形42例疗效观察[J].中国中西医结合儿科学,2010,2(1):36

张党升,薛卫国,李建辉.腹部推拿治疗功能性消化不良的临床观察[J].北京中医药,2010,29(8):619

张宏,门志涛,牛坤,等.推拿㨰法对大鼠骨骼肌细胞SOD MDA CK的影响[J].辽宁中医药大学学报,2010,12(10):35

周斌.推拿手法结合中药热敷治疗髌骨软化症56例[J].上海中医药杂志,2008,42(5):58

周辉,陈晓薇,汤竞南.头部推拿配合针刺治疗失眠32例临床分析[J].吉林医学,2010,31(17):2608

周小波,马王忠,金涛,等.推拿补肾活血法治疗更年期综合征临床观察[J].北京中医药,2009,28(7):526

周小波.按摩手法与毫针刺法治疗颈性失眠对照研究[J].北京中医药,2010,29(7):495

（十二）气　功

【概述】

2010年,气功研究在多个层面展开,以医学气功与健身气功并重,基础研究与临床研究齐步为其特色。中国医学气功学会在上海召开了第四届理事、常务理事会议。对学会"十二五"规划进行了讨论,提出医学气功的发展要走科学化、规范化的路子,一批高质量的研究成果、论文受到表彰。刘天君主持的"十一五"支撑计划子课题,开展了气功对心理疾病干预的临床研究和郭林气功抗癌资料的收集和整理研究。会议指出今后发展的方向：① 加强基础研究。尤其针对气功调心的研究,将是今后基础研究的着力点。② 深入开展气功临床方案标准化和功法规范化的研究。③ 国家加强医学气功的投入和管理,将是今后气功发展的关键。本年度,在各类杂志上发表关于气功的论文有100余篇。健身气功的应用、气功机理及应用研究、易筋经文献与理论研究等详见专条。此外,章文春等开展了健身气功·易筋经对中老年人规范负荷下心率变异性影响的研究,对练功组和对照组62名中老年人进行规范负荷运动,记录规范负荷前、中、后RRI数据并进行HRV分析。结果显示,该功法锻炼能使练功者的迷走神经张力保持在较高水平,从而使得自主神经功能的调节作用得到加强。刘俞宏用NDI-200神经电检诊仪记录并分析了18名女性受试者分别进行健身气功·六字诀和瑜伽完全呼吸锻炼前后即刻Pz点的视觉诱发事件相关电位及反应时。结果：与锻炼前相比,锻炼后即刻P300潜伏期显著性缩短（$P<0.05$）,而波幅和反应时都无显著性差异。还有刘晓丹等的"健身气功·易筋经对老年女性血脂和自由基代谢的影响"、沙鹏的"健身气功·五禽戏对中老年女性血脂指标及平衡能力的影响"、徐远红等的"气功结合呼吸康复训练对慢性阻塞性肺疾病患者肺功能及运动耐力的影响"、姬爱冬等的"周天六字诀对经前期紧张综合征患者免疫功能的影响"等。

（魏玉龙　刘天君）

【健身气功的应用】

1. 五禽戏治疗慢性阻塞性肺疾病

朱毅等将78例稳定期慢性阻塞性肺疾病（COPD）患者分为五禽戏组26例、步行组27例、对照组21例,3组患者均采用一般治疗措施作为基础治疗方案。观察3个月,结果五禽戏和步行锻炼都能改善患者的肺功能（FEV1、FEV1%、FEV1/FVC）,五禽戏的疗效更为明显（$P<0.05$）;在症状指标呼吸困难分级方面,五禽戏和步行锻炼均能改善患者的呼吸困难分级,五禽戏组更为明显（$P<0.05$）;在表现运动耐力的6 min步行距离方面,五禽戏和步行均能提高患者的运动能力,两者疗效无明显差异;在反映营养状况的体重指数（BMI）方面,五禽戏和步行锻炼均能使患者过高的BMI下降,两者疗效无明显差异。认为五禽戏能有效改善稳定期COPD患者的肺功能和呼吸困难症状,而且能增强运动能力,调整高BMI患者的营养状况,从而能减轻症状,阻止病情发展,缓解或阻止肺功能下降,改善活动能力,提高生活质量。

2. 六字诀治疗失眠

王旭等选取529名失眠患者,让其习练一年的健身气功·六字诀。结果练功后睡眠时间（h）由练功前6.76 ± 1.34增加至7.38 ± 0.89,$P<0.01$,并对多梦、易醒、入睡困难、早醒、日间不清醒或精力不充沛、日间疲劳嗜睡等症状改善明显。

3. 易筋经治疗腰椎间盘突出源性急性下腰痛

朱毅等将腰椎间盘突出源性急性下腰痛62例分为易筋经组（32例）和骨盆牵引组（30例）,分别治疗2周。采用Roland-Morris（MRMQ）功能障碍调查表以及疼痛视觉类比评分进行评定。结果：两组MRMQ功能障碍记分较治疗前均显著下降（$P<0.01$）,但易筋经组显著低于骨盆牵引组（$P<0.05$）;两组疼痛视觉类比记分较治疗前均显著下降（$P<0.01$）;但组间比较,$P>0.05$。治疗结束后3个月随访,易筋经组1例复发,骨盆牵引组4例复发；6个月随访，易筋经组3例复发，骨盆牵引组7例复发。认为易筋经锻炼可有效改善该病患者功能障碍，迅速缓解其下腰痛症状，效果优于常规的骨盆牵引疗法。

4. 八段锦治疗肩周炎

汪春等将肩周炎72例分为治疗组和对照组各36例，均行常规电针治疗，治疗组同时配合4周八段锦锻炼，分别进行疼痛程度评定（VAS评分）及肩关节活动功能程度评定（Melle评分）。两组治疗后2周、4周与治疗前比较，VAS评分和Melle评分均有显著性改善（$P<0.01$）；组间比较，$P<0.01$或$P<0.05$；4周后，治疗组VAS评分和两组Melle评分与2周时比较均有显著性改善（$P<0.01$或0.05）。徐洪涛等通过气功锻炼治疗颈背肩臂痛41例，患者普遍感觉气功锻炼后心情舒畅、身体轻松、紧张的肌肉得到放松，其中疼痛作为主要观察症状有不同程度的缓解或消失，伴随症状也获得改善或消失。

（王克勤）

【气功机理及应用研究】

王亚军等介绍，Cochrane图书馆的气功相关文献中，涉及气功的治疗机理。如气功可以对机体免疫细胞功能产生积极影响，明显升高血中淋巴细胞、单核细胞数量，可以明显增强流感病人对流感病毒反应的血中抗体的反映强度和持续时间，对血红素也有影响；通过气功锻炼可以明显改善病人的呼吸功能，通过加压呼吸（PPB）；此外，气功还能对脑电产生良性影响。姬爱冬等对32例自练回春功的绝经后血管性痴呆（VD）患者进行了观察，发现练功4周后，患者的血浆同型半胱氨酸（Hcy）及血清淀粉样β蛋白（Aβ）水平较练功前均有显著下降，分别由（34.33±2.07）降至（21.45±1.99）μmmol/L；（133.23±4.01）降至（80.34±3.89）μmmol/L，$P<0.01$。姬氏等又提出了"烦伤脑，脑生慧，智胜烦"的观点。认为气功修炼可以使脑神与天神"二神相合"，从而"脑生慧"，在此基础上"智胜烦"，达到一种在压力和竞争的社会环境下能高度和谐、高质量的人生状态。滕晶等采用WEE-1000A/K多导睡眠监测仪及PolySmith多导睡眠分析系统，将40名符合实验条件的大学生分为练习组和对照组各20例，进行2周内视法对睡眠结构影响的观察研究。结果，练习组的深睡眠比例增加、睡眠效率明显提高，而对照组前后无明显变化。认为内视法可以排除个人杂念，促使人心地澄明，有效地降低心理敏感性，起到心理上的感觉隔离作用，在根本上缓解导致睡眠障碍的心理紊乱因素，从而起到改善睡眠的作用。洪兰等将气功作为中医系统心理疗法的具体心理治疗技术，发展了"气功入静状态下的情志干预疗法"、"气功入静状态下的睡眠调控技术"、"气功入静状态下的想象疗法"、"气功入静状态下的意想式脱敏疗法"等，在此基础上又进行了气功入静状态下病因追溯技术的原理及临床应用研究。在整理治疗经验的基础上，通过访谈降低阻抗，利用"内隐记忆"寻找病因，通过挖掘患者无意识中的内隐记忆内容，可快速获得重要的信息，是阻抗小、速度快的寻找病因方法之一。认为气功入静状态下的病因追溯技术，是中医系统心理疗法核心技术的组成部分。

（王克勤）

【易筋经文献与理论研究】

1. 易筋经的命名

茹凯、彭旭明、刘瑜等都认为，易筋经之"易"的含义应追溯至《易经》之"易"，具有"变易"、"变化"、"改变"之义。关于"筋"，刘瑜等认为是泛指人身的经络、经筋等系统；而彭旭明则认为具体指肌肉、肌腱、韧带。彭氏认为易筋经是一种古代传统的健身养生方法，能变易筋骨，改善机体机能，具有筋强骨壮、通畅经脉的健体强身作用。

2. 易筋经的源流

刘瑜等认为，易筋经中的基本动作都能在长沙马王堆汉墓出土的帛画《导引图》中找到相应的导引姿势，因此应源于中国古代养生导引术而非达摩所创，在其流传、演化过程中才托名达摩和少林寺所传。易筋经本为秦汉时的导引术，自达摩东来后渐成为少林寺僧侣强身健体的方法。佛教在易筋经的流传过程中起了重要的作用，被少林寺僧侣改编后在民间流传，直到明代才编撰成形。茹凯等认为，易筋经其实是一种具有系统理论指导、形式多样、综合的传统功法体系，易筋经十二势（又名"韦陀劲十二势"）只是易筋经功法的代表作之一。该体系最早的著作《易筋经义》由天台紫凝道人宗衡于明代天启四年（1624年）编撰完成，不仅记载了系统的功法内容，也包含了理论总结多篇。清末民初由少林僧人静一空悟和周述官传出的《增演易筋洗髓内功图说》,更集"易筋洗髓"理论传承与论说分析之大成,对易筋经系统理论的整理研究具有重要的文献价值。此外,如凌召所报道的"甘凤池易筋经秘法",也应归属于易筋经功法体系之内。易筋经作为一种传统功法体系,在其传承过程中存在差异。

3. 易筋经的系统模式

茹凯等在挖掘《增演易筋洗髓内功图说》中"主神气说"基础上,结合练功实践经验,对易筋经理论与中医学相关理论进行系统比较研究。认为"主神气说"是易筋经内功锻炼模式的概括,是把神、气、精、血、力作为一个整体的"五要素"系统模式表达,五要素之间的系统转化是易筋经功法的内在系统模式,五要素中又突出"神气"的主导作用,这和《内经》之"养生"首重养神得道的精神相合。并认为其中"养气存神为要,易筋洗髓为功"一句,说明了整个易筋经"内功"的真正锻炼模式。调息养气、存思养神之神气合一的"存养"为练功要诀,循序渐进地"易筋洗髓"为练功方法,周期性循环地"易筋洗髓"层次功法演练,产生系统的"神气精血力",达到人体身心变化的养生健身功效。茹氏等认为,易筋经所表达的天人时空观不同于现代还原论科学的线性时间观念,而是天人合一、辨证循环的有机生成论时空观;气功健身虽然在形体运动上可与西方体育归为同类,但形而上的文化指导系统却不同于现代体育,它是自成体系的心神内倾的传统运动养生文化,具有独特的时空观和意识模式。"主神气说"文字虽然简短,却概括了丰富的练功理论与经验信息,因此应在传统易筋经的基础上,尝试建立唯象易筋经学。

(王克勤)

[附] 参 考 文 献

H

洪兰,吕学玉,吕梦涵.气功入静状态下的病因追溯技术——中医系统心理疗法(SPT)之五[J].国际中医中药杂志,2010,32(4):337

J

姬爱冬,黄平东,宋新红,等.周天六字诀对经前期紧张综合征患者免疫功能的影响[J].中国民族民间医药,2010,19(6):24

姬爱冬,黄平东."烦伤脑脑生慧智胜烦"——气功对脑调控作用的理论研究[J].辽宁中医药大学学报,2010,12(8):121

姬爱冬,柯冬云,邹臧.气功对绝经后血管性痴呆患者Hcy、Aβ干预作用的临床观察[J].长春中医药大学学报,2010,26(2):189

L

凌召.甘凤池易筋经秘法释意(上)[J].武当,2010,(8):9

刘晓丹,金宏柱.健身气功·易筋经对老年女性血脂和自由基代谢的影响[J].中华中医药杂志,2010,25(9):1480

刘俞宏.一次性"健身气功·六字诀"锻炼对事件相关电位P300的影响[J].科技信息,2010,(9):191

刘瑜,顾一煌.浅谈《易筋经》源流[J].山西中医,2010,26(4):61

P

彭旭明."易筋经"教学中存在的问题初探[J].按摩与康复医学,2010,1(3):29

R

茹凯,刘天君.易筋经内功养生系统模式探讨[J].中国中医药信息杂志,2010,17(增刊):9

S

沙鹏.健身气功·五禽戏对中老年女性血脂指标及平衡能力的影响[J].陕西中医,2010,31(10):1332

T

滕晶,赵颖初.中医睡眠行为模式中内视法对睡眠结构影响的研究[J].中医研究,2010,23(5):34

W

汪春,郭知学,陈志刚,等.4周八段锦锻炼治疗肩周炎疗效观察[J].中国运动医学杂志,2010,29(3):285

王旭,朱壶,张向前,等.江苏地区人群失眠情况与健身气功干预作用的研究[J].中医研究,2010,23(3):27

王亚军,李俊杰,郭义.当前气功疗法的循证医学证据[J].按摩与康复医学,2010,1(1):28

X

徐洪涛,黄尧洲,顾敏琪,等.气功锻炼治疗颈背肩臂痛临床观察[J].中国中医药信息杂志,2010,17(3):67

徐远红,邓玉平,何小珍.气功结合呼吸康复训练对慢性阻塞性肺疾病患者肺功能及运动耐力的影响[J].实用医学杂志,2010,26(12):2139

Z

章文春,钟志兵,吉娜薇,等.健身气功·易筋经对中老年人规范负荷下心率变异性的影响[J].中国老年学杂志,2010,30(4):448

朱毅,李凝,金宏柱,等.2周易筋经锻炼和骨盆牵引治疗腰椎间盘突出源性急性下腰痛疗效观察[J].中国运动医学杂志,2010,29(3):288

朱毅,李凝,金宏柱.五禽戏早期干预对稳定期慢性阻塞性肺疾病患者的影响[J].辽宁中医药大学学报,2010,12(6):107

(十三) 护 理

【概述】

2010年，公开发表的临床护理文献共800余篇，其特点是在以人为本的整体观念指导下，注重辨证护理、舒适护理、心理护理、循证护理、饮食护理、中西医结合护理等，另有古籍中护理内容研究。针对发病特点、个体差异，突出个性化的护理，注重中医理论指导，拓展护理范围，展现了护理人性化与整体观相吻合，逐步形成具有传统医学特色的护理模式。

1. 辨证护理

刘延香等观察"智三针"（以双侧本神、神庭为主，配双侧内关、公孙）疗法与辨证施护（肝气郁结、心脾两虚、气滞痰郁、阴虚火旺）对卒中后抑郁症疗效的影响。经过4周心理、饮食、辨证配穴等护理，观察组有效率为97.5%(39/40)，对照组为77.5%(31/40)。组间比较，$P<0.05$。熊振芳等对120例乳腺增生症随机分为两组，均口服乳癖消胶囊。治疗组在此基础上予心理、饮食、环境调护。经3个月后，治疗组总有效率为98.3%(59/60)，对照组为86.7%(52/60)。组间比较，$P<0.05$。高静佩将绿风内障辨证分为风火攻目、气火上逆、阴虚风动3型，进行眼部、情志和饮食护理，使患者的眼压恢复了正常，有利于手术，降低致盲率。

2. 舒适护理

熊方华将80例脑出血患者随机分为两组，实验组在常规治疗与护理基础上，予心理、卧床时间及卧位、通便、助眠、输液、社交等方面舒适护理。结果，实验组失眠6例，便秘5例；对照组分别为21例、19例。组间比较，$P<0.05$。

3. 心理护理

刘东对50例银屑病患者随机分为两组，对照组予常规护理，干预组予整体化护理（全面准确评估患者情况、调整患者的心理状态、健康教育及中药药浴、增强护患沟通，建立良好的护患关系，疏导不良情绪）。结果对照组SDS评分为(43.6±8.4)，SAS评分为(40.4±9.6)；干预组分别为(32.3±6.5)、(28.4±8.3)。组间比较，$P<0.01$。梁凤珍等提出调心以安定心神、畅情以养心调神、释疑以调畅气机、静神以舒心调志等护理4法。

4. 康复护理

罗海英将脑梗死后吞咽困难患者随机分为两组，均予内科常规治疗，康复组采用心理康复护理、吞咽功能训练、摄食训练、饮食护理、针灸康复护理。康复组第30 d吞咽困难1～5级例数分别为9、10、11、4、1例，对照组分别为4、6、9、11、2例。组间比较，$P<0.01$。康复组总有效率为97.1%(34/35)，对照组为81.3%(26/32)。组间比较，$P<0.05$。

5. 循证护理

田巍认为循证护理能使病人参与到护理实践中来，使护理措施更加人性化。一方面政府可以参照循证结果制定为公众服务的护理政策、法规、条例、指南等；另一方面，可以为护理职业的发展提供条件。阳涛依据EBN的要求，从心理干预、皮肤护理、疼痛干预、饮食护理4个方面对112例带状疱疹患者采用循证护理干预，认为循证护理在康复中，要求护理人员关注患者各方面的信息。根据疾病的诊断、治疗及预后，合理利用医疗护理资源，准确掌握患者现有或潜在的不健康信息，制定最佳护理方案，完成护理过程。

6. 饮食护理

黄李双等对139例脑卒中后睡眠障碍患者在辨证用药的基础上配用饮食调护。肝郁化火型用夏枯草泡茶，珍珠层粉冲服以疏肝泻火、安神助眠；痰热内扰型用川贝母、杏仁炖猪心，清热化痰以助眠；阴虚火旺型用百合、生地黄等煲汤，以养阴安神助眠；心脾两虚型用茯神、龙眼肉等煮粥以健脾、养心安神助眠。结果，治愈55例(39.6%)，好转62例(44.6%)。汪秋春等认为在烧伤患者初期，宜进易消化少渣食物，如稠米汤、西瓜汁、维生素饮料等；毒血症期，应滋养人体的阴液，宜进寒性或凉性食品，忌用胀气和刺激性食物，如小米粥、肝泥、豆腐脑、大枣等，忌用羊肉、橘子、荔枝等；恢复期，予高蛋白、高维生素富营养的半流或荤流之品，多吃水果、蛋类、肉类、糖类等，忌烟酒、辛辣食品。如肾衰少尿者，应控制钾、纳水分和蛋白质的摄入量。结果，总有效率为96.4%（54/56）。

7. 中西医结合护理

刘京报道对重症急性胰腺炎在西医常规治疗外，予高质量心理护理（密切观察生命体征及内服中药的疗效）、芒硝外用及出院指导，对整体恢复起到重要作用。

潘明辉将急性高血压脑出血85例随机分为两组，对照组用常规西医治疗，治疗组加用息风醒脑通腑化瘀方（生大黄、天麻、黄芩、天冬、丹参、桃仁等），配合心理、语言训练、康复等护理。治疗组总有效率为88.4%（38/43），对照组为78.6%（33/42）。组间比较，$P<0.05$；治疗组治疗后颅内血肿容积为(8.25 ± 6.74)ml，血肿吸收率为$(82.69\pm8.12)\%$；对照组分别为(12.48 ± 4.96)ml、$(73.20\pm7.41)\%$。组间比较，$P<0.05$，$P<0.01$。两组治疗后全血还原黏度、红细胞聚焦指数均明显降低，组间比较，$P<0.05$或$P<0.01$。

8. 古籍中护理内容研究

杨明等整理了《妇人大全良方》中有关产后护理的内容，包括产后环境要求、清洁卫生、休息与活动、饮食调护宜忌、房事禁忌、情志调节等。郭泓总结了《伤寒论》对护理学的贡献：① 护患要密切配合。张仲景在96条小柴胡汤方、149条半夏泻心汤方、157条生姜泻心汤方等条文中有详细的煎煮和服用方法，是治疗护理中的重要环节，不容忽视。② 重视病后调护。《伤寒论》393条大病瘥后、398条"病人脉已解，而日暮微烦"的调护，重视疾病在治疗中或初愈时饮食、起居等方面的护理。张好妹等认为《养老奉亲书》总结了养护脾胃，重在食疗；顺应四时，将护防病；心理调护，疏导其性等方法。

（张玉萍）

【中风的辨证施护】

郑玉红等将中风恢复期患者分为5个证型，以不同的治护原则，针对性地进行药物、饮食、起居及康复护理：① 气虚血瘀型，以益气活血、通经活络为法。病室宜温暖避风，常更换衣被。饮食宜清淡、以温热为主，宜食益气健脾之品。② 阴虚风动型，以滋阴潜阳、镇肝熄风为法。病室宜通风凉爽，避免冷风直接吹入。保持心情愉快。③ 痰热腑实型，以通调腑气、清热化痰为法。病室温湿度适宜，勿使病人过分贪凉饮冷，以免损伤阳气。饮食以清热化痰润燥食物为主。痰多者可多饮温开水及果汁等。大便干结者口服蜂蜜、润肠丸等。④ 风火相煽型，以平肝熄风、泻火潜阳为法。病室宜安静。饮食宜甘凉，心火上炎者可食莲子粥、大枣泡茶饮，忌烟酒。保持情绪平稳，保证睡眠。⑤ 风痰阻络型，以化痰熄风、疏通经络为法。饮食宜温热，少食多餐，以素食为主，多食山楂、冬瓜、芹菜等，少食生冷瓜果之品，忌食糯米、甜食，肥甘厚腻等助湿助火之品。按时给予患侧肢体按摩和早期被动活动。保证充足的休息和睡眠，注意保暖，尤其是偏瘫侧肢体。

戴玉芬等对120例中风恢复期患者进行辨证施护：① 中经络。急性期，绝对卧床休息，消除不良情绪，采取半卧位，观察患者的各项生命体征，及时导尿和清除粪便，避免口腔并发症。康复期，早期功能锻炼，防止关节废用性挛缩；多做面部运动，按摩患处；进行语言、听力理解和文字理解和训练；饮食以清淡、易消化、低脂低糖为原则。② 中脏腑。采取半卧位，头偏向一侧，防止呕吐物等回流造成窒息；及早鼻饲治疗；予醒脑开窍、活血化瘀、通腑泄浊及胃黏膜保护剂等物；鼻饲饮食以清淡、高营养、高维生素为主。观察有无严重并发症；密切观察体温、胃液颜色、痰黏度及大便情况，及时处理。荣志宏将中风患者早期分为中经络和中脏腑进行护理：① 中经络。多与患者沟通，多食清淡之品，积极预防与治疗便秘，谨慎起居。② 中脏腑。嘱病人静卧，不要随意改变体位；闭证患者头部稍枕高，以防痰涎壅塞气道；牙关紧闭者，用开口器启齿，防止咬伤舌部；痰多者，及时吸痰，避免痰涎壅塞气道而窒息；定时清洗皮肤，预防肺部、泌尿、皮肤等部位的感染。

（胡 菲）

【糖尿病足的护理】

程孝平等对67例糖尿病足患者进行辨证用药泡足和辨证施护。阴虚血瘀、肌肤毒聚阴疡型予熏洗方剂（生黄芪、生地黄、金银花、川牛膝、当归、丹参等),泡足液38℃~40℃,泡洗时对患肢附近的足三里、三阴交、太溪、阴陵泉、公孙等穴位由下至上进行按摩。白天可用黄芪、金银花泡水代茶饮。湿热瘀阻、肌肤筋骨毒腐型予熏洗方剂(大黄、黄柏、苍术、防己、延胡索、川牛膝等)。泡足液33℃~35℃,可食用生地黄等生津养阴之品。高巍对30例患者进行分级辨证施护。0级:每晚用温开水(不超过40℃)及软性肥皂洗脚,擦干后,涂润肤膏,经常检查足部是否有皮损、红肿和变色,选择宽松舒适的鞋袜,不使用电热毯、热水袋或频谱仪器械,不赤脚行走,不光脚穿鞋,每天按摩足部。1级:周围红肿不明显,脓肿未破溃,病灶局限于肢端者,可用白芷、细辛、甘草、川芎研细末用麻油调和外敷。有水疱、血疱者,应予以抽出,涂以碘伏预防感染。2级:已成脓肿者,应切开排脓引流,避免挤压或过分冲洗。疮口溃破,大量脓性分泌物者,可用黄连、黄柏、黄芩、大黄煎汁清洗创面,再以黄连膏纱布外敷。疮面干净,脓性分泌物显著减少,出现新肉芽者可外敷生肌玉红膏以促进疮口愈合。3级:对局部脓肿应及早切开排脓,保持引流通畅,对局灶性或少数足趾干性坏疽,手术清除。局部创面比较清洁红润者用生肌玉红膏,局部以抗生素预防感染。4级:逐渐清除坏死组织。5级:应在严格控制血糖、感染的情况下进行截肢。郭洪英等对58例气阴两虚、瘀血阻络证糖尿病足患者予中医辨证施护,其中包括中药(当归、红花、大黄、桂枝、元明粉、丹参等)熏洗,每日2次,每次20~30 min,4周为1个疗程;局部皮肤护理,选择照海、涌泉、昆仑、至阴、足临泣、太溪等穴经常做足部按摩,每日早、中、晚各1次,每次按摩30 min;对手足苍白或干燥冰凉者,用红花油、酒精涂擦,每日3~5次;毫针针刺,上肢选用曲池、外关,下肢选用阳陵泉、三阴交、太溪,每日1次,15 min行针1次;饮食护理选择食用粗纤维绿色蔬菜,多服用枸杞子汤、鲜生地汤等;情志护理注意多与患者进行沟通交流,经常给予关心、安慰、鼓励。结果48例患者皮肤温度恢复正常,皮肤颜色变红润;感觉异常者未发生足溃疡;足溃疡表浅者全部愈合,深度溃疡治愈1例,好转1例;无截肢致残病例。刘晓芳提出,除注重整体辨证施护外,局部强调中医药外治护理。分述了寒湿阻络证、血脉瘀阻证、湿热毒盛证、湿热瘀阻证的护理要点;介绍了糖尿病足不同阶段的中药外用护理。

张赟对36例患者除加强血糖监测、饮食护理、强化足部护理,对溃疡面按照糖尿病足Wagner分级法分级护理外,还进行辨证施护,干性坏疽及糖尿病足0级的患者予加味黄芪桂枝五物汤外洗,湿性坏疽予透脓散合五味消毒饮加减外洗,药液38℃~40℃,浸泡30 min,每日2次。史泽军对48例患者除予一般护理外,注重情志调护和外治护理。情志调护包括有针对性地讲解该病相关治疗及护理等常识。同时使家属理解该病治疗时间长、医疗费用高等实际情况,以取得配合。可在病房播放旋律优美、悦耳动听的音乐,缓解患者焦虑情绪以调整心身。外治护理包括创面撒敷红升丹或九一丹,外盖紫草油纱条,后期予生肌玉红膏、九华膏换药。局部可配合 He-Ne 激光照射。经治2个月,治愈23例,显效12例,有效8例,无效5例,其中截趾痊愈的8例,无效截肢者3例。

(鲍健欣)

[附] 参 考 文 献

C

程孝平,高建英,宋翠琴,等.中药泡洗对糖尿病足溃疡的护理干预[J].中医药临床杂志,2010,22(3):196

D

戴玉芬,李明秀,彭霞.浅谈中风的辨证施护[J].四川中医,2010,2(8):106

G

高静佩.绿风内障的辨证施护[J].辽宁中医药大学学报,2010,24(4):112

高巍.糖尿病足中医调治施护[J].辽宁中医药大学学报,2010,12(10):168

郭泓.《伤寒论》对护理学的贡献[J].长春中医药大学学报,2010,26(4):304

郭洪英,高淑红,兰素华.复荣通脉胶囊治疗糖尿病足辨证施护58例[J].光明中医,2010,25(5):886

H

黄李双,老膺荣,黄红.辨证调护治疗脑卒中后睡眠障碍139例疗效观察[J].新中医,2010,42(8):89

L

梁凤珍,陈蕾,王秀莹.中医情志护理方法[J].长春中医药大学学报,2010,26(3):428

刘东.护理干预对银屑病焦虑抑郁情绪的影响[J].实用中医内科杂志,2010,24(4):112

刘京.中西医结合治疗重症急性胰腺炎的护理体会[J].中国城乡企业卫生,2010,10(5):69

刘晓芳,陶妍志,文静.中医护理在糖尿病足防治中的应用[J].四川中医,2010,28(4):125

刘延香,陈丽萍,庄子齐,等."智三针"与辨证施护对卒中后抑郁症疗效的影响[J].中医药导报,2010,12(8):177

罗海英.脑梗死后吞咽困难35例康复护理浅识[J].实用中医内科杂志,2010,24(3):93

P

潘明辉.中西医结合治疗高血压脑出血临床观察与护理[J].辽宁中医药大学学报,2010,12(6):218

R

荣志宏.中风患者早期的辨证施护[J].河南中医,2010,30(6):621

S

史泽军.48例糖尿病足溃疡中西医结合治疗及护理体会[J].2010,16(8):108

T

田巍.循证护理的应用分析与实践难点[J].长春中医药大学学报,2010,26(2):269

W

汪秋春,汪敏.烧伤的中医治疗与护理[J].湖北中医杂志,2010,32(2):59

X

熊方华.脑出血急性期患者卧床期间舒适护理[J].辽宁中医药大学学报,2010,12(8):175

熊振芳,邢彩珍,周凤,等.辨证施护对乳癖消治疗乳腺增生症临床疗效的影响[J].湖北中医杂志,2010,32(1):46

Y

杨明,李月凤,郑少萍,等.《妇人大全良方》产后门护理思想与现代医学辨析[J].辽宁中医药大学学报,2010,12(7):67

阳涛.循证护理在带状疱疹患者护理中的应用[J].中医药导报,2010,16(4):95

Z

张好妹,黄霞,刘洁,等.《养老奉亲书》对老年病护理作用与意义述要[J].实用中医内科杂志,2010,24(3):17

张赟.糖尿病足中西医结合护理体会[J].山西中医,2010,26(7):61

郑玉红,程海英,李伯华.辨证施护在中风病恢复期中的应用[J].北京中医药,2010,29(6):478

三、中　药

（一）中药资源

【概述】

"十一五"期间，中药资源学的研究内容、研究方法、基础理论在实践中得到积累和丰富。随着中药资源研究水平的不断提高，中药资源学学科的内涵也在不断丰富，涉及中药资源普查、道地药材分子生药学研究、中药资源生态学及相关研究、中药资源生物多样性及保护利用、中药栽培中的环境问题及对策、濒危中药资源保护、新技术在中药资源研究中的应用等诸多方面，其中药用植物种质资源评价研究、药用生物资源的生理学与生态学及组织培养技术等为中药资源研究的热点问题。

1. 中药资源的保护

肖培根等提出了我国药用植物种质资源迁地、离体保护技术体系，调查整理并编写完成国际上药用植物资源方面大型彩图科学专著《中国本草图录》。方清茂等通过调查指出了四川阿坝州中药资源丰富，但保护不力等问题，提出了野生资源保护、野生抚育及栽培等措施。魏德生等模拟巫山淫羊藿的生境建立巫山淫羊藿生长所需的阴湿、散射光的条件，找出关键环境因子，通过人工抚育有效地增加淫羊藿种群数量。简在友等详细调查了野生赤芍资源情况，找出了野生芍药种群繁殖更新的特点，并结合相关试验研究结果，总结归纳出抚育型野生资源利用和仿野生栽培是实现资源可持续利用的两条可行的技术途径。席溢等阐述了我国少数民族药市场需求量不断增大，采挖无序，市场混乱，致使野生资源减少甚至枯竭的现象，并提出重点加强保护和加强栽培的建议。

2. 中药资源的普查

中药材普查方面体现小规模、地方性、地域性的特点。孙小红等对嵊州西白山的药用植物资源进行初步调查，该区有野生药用植物241种，隶属于91科，并对药用功能进行分类。吴家其等通过对贵州省望谟县野外考察、标本采集、资料收集与考证及标本鉴定，表明共有药用维管植物168科580属1023余种，按药用功能可将其划分为18类。陈吉炎等调查发现武当山地区中药资源品种达2518种，其中发现局部新分布品种25种，建议新增保护品种17种。李耀利等调查了全国细辛资源情况，北细辛基本为市场主流品种，正品细辛和非正品细辛野生资源量均在减少，有的甚至有灭绝的危险。奎学华等对云南省永德县诃子资源的分布面积、生态环境、资源现状进行调查，由于生境等原因的破坏，目前资源量仅为历史上的1/3。王祥培等为深入研究开发黔产威灵仙类药材的资源，发现贵州省有3个科的5种植物根及根茎以"威灵仙"之名入药，并对它们的分布、生境及药用情况进行了介绍。田振华等通过调查基本弄清贵州重楼属药用植物资源共有9种9变种1变型，其中有2个变种为贵州特有。唐艳平调查了长江中游地区野生百合资源，发现长江中游地区有野生百合资源14个种和3个变种。此外还对我国丹参生产现状、金银花主产区种质资源、贵州省五加科药用植物的生境和分布、长江中游地区野生百合资源等进行了调查。

3. 药用植物种质资源评价及育种研究

在分子生物学方面。杨立昌等采用ISSR-PCR方法扩增药用石斛DNA片段，根据基因分型能力筛选ISSR引物，并建立药用石斛鉴别条形码，可用于药用石斛的种类和产地鉴定。赵艮贵等通过3条随机引物，对9个柴胡栽培种进行RAPD分析，栽培种聚为三大类群，聚类结果相似但不完全相同，RAPD和AFLP两种分子标记中，AFLP条带较多，多样性丰富，更有利于柴胡属植物多样性的分析。张君毅等对四省50份短葶山麦冬种质进行分析,共扩增了335条带,其中多态性带323条,占96.42%,证明短葶山麦冬遗传多样性水平较高,出现了一定程度的遗传分化。董建勇等对浙江省玄参种质进行研究,天台、缙云和景宁种群遗传距离较近,将其聚为一个亚类,东阳、磐安和仙居聚为一个亚类,浙江主产区栽培玄参种质资源在物种水平上具有较高的遗传多样性,居群间有一定的遗传分化,但大部分存在于居群内部,居群间有较高的基因交流。曹亮等发现不同品种吴茱萸差异较大,浏阳地区的吴茱萸和其他石虎品种在相似度系数为0.68时聚集为两个类群,而同一品种的石虎遗传背景差异明显,在相似度系数为0.78时,铜仁、浏阳、建德、温州的样品各自聚集在相同地域的族群。徐金中等对6个浙贝母居群,32份个体进行分析,证明栽培浙贝母物种的遗传多样性水平丰富。黎晓英等将15个居群的鱼腥草材料分为3个大分支,其中峨眉鱼腥草最先与其他居群分开,表明它与其他居群之间的亲缘关系较远,其他2个大的分支按地域聚在一起。高素霞等研究证明,野生地黄居群内差异较小,居群间没有差异。河南、山西、山东栽培地黄没有差异,与野生地黄亲缘关系较近,系统分化不明显。肖慧等研究发现,文山与广西三七亲缘关系较近聚为一类,黄果与紫果三七聚为一类,屏边三七单独聚类。在形态方面,李林玉等发现滇重楼遗传多样性丰富,群体内形态差异普遍存在,根据居群的叶面积指数的大小明显分为2类。王长林等发现明党参不同居群间株型、叶裂、根形等植物学形态差异显著,10个居群的明党参叶部形态相似系数差距在0.234～0.985之间,具有较大品种选育潜力。唐德英等发现野生鼓槌石斛茎的大小、叶的形状、花唇瓣的颜色等植物形态上存在明显差异,其中不乏高产种质资源。李冬玲等发现同一生境下栽培的12个不同种源3种药用菊花的营养器官形态有明显差异。蒋燕锋等发现厚朴酚类物质含量不仅在种源间存在显著差异,种源内家系间及家系内单株间也存在显著差异,且质量好的种源家系间变异更大,这些都为育种工作提供了良好的基础资料。在育种方面,严硕等对卫星搭载后甘草的生理改变进行研究,其CAT和SOD活性、蛋白含量均有不同程度提高,差异明显,这些变化对于后期选育甘草优良种质奠定基础。师凤华等比较了桔梗自交系与天然杂交种的农艺性状,在适当密植有可能保证产量的前提下,自交仍不失为桔梗培育新品种的一种手段。杨生超等从驯化栽培的灯盏花天然异交群体中选择灯盏花新品系,使灯盏乙素含量提高了15.77%～23.46%,单产较对照提高20.37%～17.59%的优质高产新品系。孙玉琴等从云南文山的6个三七产区采样289份材料筛选出4种优质的类型。郭巧生等根据叶绿素含量、POD活性较高,而GSH含量、SOD活性较低等主要生理指标,来选育活性成分含量高的品种,通过选择株高较高、分枝数和花头数较多的类型来系统选育高产品种。郑亭亭等对选育出的新品种进行评价,"中柴2号"和"中柴3号"具有整齐度高、根色深、有效成分含量高等优点。

此外,还对湖北麦冬及其近缘种的ISSR多样性、马蓝种质资源的RAPD、不同产地牛蒡rDNA ITS的PCR序列分析、浙玄参的随机扩增多态性DNA、长春花和卷叶贝母同源四倍体的诱导、三种黄连基原植物的核型进行了研究。

4. 药用生物资源的生态学研究

张小波等提出中药区划应遵循优质性、差异性、相似性和实用性原则,从中药资源、自然环境和人文环境三个方面,研究中药资源及其地域系统的空间分异规律,构建了中药区划研究模型和指标体系。刘小莉等采用常规石蜡切片法和叶表皮临时制片法观察胡黄连不同器官组织结构,发现胡黄连既有适应高山环境的典型构造,但也有明显区别于其他高山植物的特异特征,表现出对适应环境的方式具有多样性。钟世红等将红毛五加生境的群落类型分为暗针叶林-次生针阔混交林、采伐迹地和小高位芽灌丛3类,红毛五加种群生长对光照因子敏感,采伐迹地的种群规模较大,无性分株多。张新慧等在当归根际土壤水提液中鉴定到有机酸、酮、醛、酯和烃类等化感物质,对自身种子萌发和幼苗生长具有明显浓度依赖性的自毒作用,可能是造成当归连作障碍的原因之一。程俐陶等从贵州地区的栽培及野生半夏中鉴定出3属21种丛枝菌根真菌孢子,发现有些菌种具有很强的专属性,为解决栽培半夏退化提供了新的研究思路。江曙等从4个产地明党参植株中共分离到8属116株内生真菌,其中镰孢属、地霉属和链格孢属为优势种群,在细胞培养中诱导子处理组的细胞生长量和多糖量分别比对照提高了

31.86%和38.01%。张莲婷等研究发现，对麦冬药材活性成分影响较大的因子是土壤酶活性，其次为速效钾、酸碱性和有机质，且钾、铁、锰、硼、钡、锌等对麦冬活性成分的影响大于其他无机元素。翟娟园等发现川白芷根长与土壤有效磷的量、周径与土壤有机质的量、根质量与土壤有效磷及速效钾的量间均呈显著正相关，土壤全氮则与川白芷异欧前胡素的量间呈显著负相关。

5. 药用生物资源生理学及环境对药材质量影响的研究

周洁等总结了药用植物对干旱胁迫响应的研究，指出从分子水平上揭示干旱胁迫诱导药用植物相关基因表达、胁迫后复水条件下植物响应的研究等方面有待深入研究。毛冬梅等研究证明，九顶大粉葛、川渝大粉葛、赣葛、地金1号的粉葛品种在雅安地区种植，能克服中午高光强时的"午休"现象，合川大粉葛具有最大的光合潜能，耐阴性强，适于长日照区域栽植，葛博士11号和地金1号的CO_2利用效率较高。郭巧生等研究了不同光照强度药用白菊花可溶性糖、可溶性蛋白、超氧化物歧化酶、过氧化氢酶活性及丙二醛等各生理生化指标，认为营养期药用白菊花生长的适宜光照环境为自然光的80%~60%，处理时间以20~40 d为宜。张春平等发现适宜浓度的Ca^{2+}、5-氨基乙酰丙酸、水杨酸和亚精胺都能够有效减缓NaCl胁迫对紫苏种子及幼苗产生的伤害，提高种子及幼苗的抗盐能力，为紫苏在栽培生产中遇到的盐碱胁迫问题提供理论依据和解决方法。王菊凤等研究证明，植物体内过氧化物酶活性、丙二醛、单半乳糖甘油二脂、磷脂酰甘油、磷脂酰肌醇和卵磷脂的含量随光照强度的增加而增加，而饱和脂肪酸含量减少。薛建平等测定了半夏在37℃高温条件下与光合作用有关的多项生理指标的变化，叶绿素含量、净光合速率、气孔导度、蒸腾速率、最大荧光产量、光合电子传递量子效率等下降，而胞间CO_2浓度、最小荧光产量、非光化学淬灭系数上升，表明半夏不耐高温。

对中国知网1989—2009年间20年的医药卫生数据库进行检索，得到1 000余篇关于不同产地对药材质量影响的文章，对同种药材的研究得出多种结论，原因是忽略了种质、植物生长发育时期、生产技术、地形、土地差异等小生态环境、样品缺少代表性。段金廒等建立了客观表征植物生长发育与环境条件的物候关系，对药材品质形成与药用部位生物产量相互关联的多指标综合评价模式，系统地阐述了基于中药资源化学的理论思想和研究方法，从药材生产过程中的时、空关系与物质动态积累规律诸方面，探讨和建立客观评价和确定药材适宜采收期的方法学。王宗权等采用灰色关联度分析表明，影响黄芪甲苷的主导环境因子是年平均气温，而影响黄芪皂苷Ⅰ和黄芪皂苷Ⅱ的主导环境因子是年平均无霜期。孟祥才等采用偏最小二乘回归分析法研究证明，影响刺五加苷B的含量最大生态因子是七月最高气温、年降水量；坡向、日照时数对刺五加苷E的含量影响较大。

6. 中药资源再生技术研究

(1) 人工种植技术研究 ① 种子和种苗：成清琴等发现，常温密封贮藏丹参种子的最适含水量约为7.5%，种子耐藏性与种子中可溶性糖量密切相关。陈中坚等研究了屏边三七的结实和种子后熟特性，为屏边三七的生物学特性研究和家化种植提供基础。樊家乙等研究巫山淫羊藿种子休眠的主要原因和方法，将发芽时间由1年缩短为3个月。汪学敏等发现，菟丝子种子为种皮休眠和生理休眠，浓硫酸和赤霉素复合处理，发芽率达到40%以上。申浩等发现，川半夏在不同贮藏条件下，除叶绿素含量差异未达显著水平外，发芽率、发芽势、发芽指数、发根数、根长、根系活力、过氧化氢酶活力的差异均达显著水平，川半夏种茎收获后，建议采用室内湿沙(土)贮藏或4℃冰箱贮藏。罗意等发现，变温处理较恒温处理的附子种根发芽时间短，发芽率、发芽势和发芽指数均较高，小种根表现出更大的优势。② 栽培措施：郝俊江等研究不同光质对灵芝生长发育和灵芝多糖含量的影响，不同光质处理形态上弹孢前期灵芝菌盖厚度与菌盖表面环纹的数目与对照差异显著，灵芝多糖含量出现最高值时期不同，蓝色光质处理在现蕾期、开伞期、弹孢后期多糖含量均高于对照，且差异显著，而绿色光质处理有助于生长末期多糖积累，证明不同光质处理对灵芝子实体产量与灵芝孢子粉产量均有影响。孟祥才等比较了不同采光结构的光照差异，30°斜架和45°斜架的光照强度分别比东西架高65.4%和38.6%；光利用率的顺序为：斜架(100%)＞南北架(39.3%)＞东西架(24.3%)，表明栽培五味子宜采用斜架。张新慧等发现小麦、黄芪和马铃薯茬当归的药材产量和一等归出成率，分别较当归茬提高192.43%、183.07%、175.67%和267.67%、176.78%、196.44%。郭巧生等证明，营养生长期在田间最大持水量的80%～85%时对夏枯草产量与熊果酸最为有利，生殖生长期在田间最大持水量的65%～70%时有利于夏枯草生长量与产量提高，但80%～85%时有利于活性成分的积累。武延安等发现，当归冬季床播育苗最佳播种期应选择11月末至12月中旬，可当归早抽薹率降至1%以下。宋文玲等发现，菊花内生真菌处理组的药材产量、总黄酮含量和粗挥发油含量比对照组分别增加6.78%、8.55%和18.19%。孙玉新等采用生长激素处理丹参，当GA3和IAA分别使用时效果较差，低浓度GA3与低浓度IAA组合处理，对丹参的生长表现出显著促进作用，并能显著提高丹参根中3种丹参酮的含量。③施肥技术：陈郡雯等研究了川白芷生长发育规律、肥料中氮磷钾的积累规律，提出了施肥建议。刘大会等使用一定量磷肥，不仅使菊花药材产量提高130%，主要活性成分及药材的清除羟基、超氧阴离子及DPPH自由基的能力显著增加。周佳民等考察了广金钱草施用氮肥对产量和质量的影响，施氮可明显提高产量及多糖、总黄酮和总皂苷含量，但提高的幅度并不一定随施氮水平的上升而明显上升。吴叶宽等施用适宜浓度的锰、锌，对黄花蒿干叶产量和青蒿素含量有促进作用。孙曙光等考察了肥料种类和使用时期对柴胡药材质量的影响。孙新荣等分析了半夏块茎腐烂病病原种类和生长发育条件，并筛选出了适宜农药。

（2）组织培养技术 陈顺钦等光诱导黄芩悬浮细胞，结果发现对有效成分的积累有显著的促进作用，并证明光诱导刺激了与有效成分的积累相关基因（PAL，UBGAT）的表达。黄滔等研究表明接种量、蔗糖浓度、无机盐浓度都会显著影响人参不定根的生长，及其活性成分的合成和积累。张芳芳等以南方红豆杉的种胚为外植体源，获得了含紫杉醇量高的愈伤组织，发现提高GGPPS、TASY、T10βH、DBAT、PAM、DBTNBT的表达水平将促进紫杉醇的合成。何梦玲等采用黄绿墨耳真菌提取物，诱导了白木香中沉香特征化合物的产生，可从白木香离体侧根中诱导出2-(2-苯乙基)色酮化合物。此外，还有对东北矮紫杉愈伤组织培养生产紫杉醇和10-去乙酰巴卡亭Ⅲ的最佳培养基、夏枯草愈伤组织诱导和植株再生条件和外植体、三叶青愈伤组织培养、射干叶片愈伤组织诱导及植株再生研究、不同理化因子对绞股蓝毛状根诱导的影响、金樱子组织培养及植株再生等进行了研究报道。

（王喜军）

【石斛属植物的组织培养研究】

组织培养技术已经成为植物培养最经济的繁殖技术，尤其是石斛的组培快繁取得了较大进展。2010年度对铁皮石斛、霍山石斛、金钗石斛、齿瓣石斛、广东石斛、流苏石斛、曲茎石斛等7个不同种的石斛进行了组织培养方面的研究，其中以对铁皮石斛的研究最多。

1. 组织培养的途径和方法

组织培养建立了嫩茎、种子、蒴果、茎段、种子无菌萌发的技术等方法，实现了对原球茎的悬浮培养。

目前，以组织培养物代替其原植株成为药源，是解决石斛资源的有效途径之一。铁皮石斛的蒴果成熟时易开裂，且种子粒径小，自然繁殖率低。王丽萍等以铁皮石斛嫩茎为外植体，采用幼嫩茎段→原球茎诱导→原球茎增殖途径，通过单因子、双因子以及正交试验诱导了原球茎，进而通过原球茎的增殖、分化培养而得到大量幼苗。汤亚飞等建立了以铁皮石斛种子作外植体，快速繁殖铁皮石斛种苗的技术方法，大大提高了种苗的繁殖速度，且种子原生苗不易发生退化，保证了种苗质量。在规模化生产铁皮石斛种苗的过程中，与以茎段作外植体相比，该技术具有繁殖效率高且生产成本低的优势。张红梅等以铁皮石斛茎段为外植体，经历芽诱导、丛生芽增殖和生根培养三个阶段，获得大量的试管苗，建立了铁皮石斛的快速繁殖体系，缩短了铁皮石斛无性繁殖的周期。齿瓣石斛一般采用分株栽培和扦插繁殖，增殖系数及成活率都低，而种子由于胚发育不完全，在自然条件下极难萌发。高燕等以齿瓣石斛蒴果为外植体进行胚培养，建立了齿瓣石斛胚组织培养技术方法。对流苏石斛的组织培养多以茎段为外植体，但黄勇等用种子无菌萌发的技术建立了流苏石斛组织培养体系，获得了良好的效果。詹启成等利用野生广东石斛种子，对广东石斛进行了快速繁殖和种苗移栽研究，成功获得大量的广东石斛的实生苗，并且采用进口水草种植，移栽成活率达100%。余晓丽等以野生的曲茎石斛茎段为试材，建立了野生曲茎石斛的高效再生培养技术。

另外，刘运权等以具有较多生长点的金钗石斛类原球茎为材料，研究酶解法获得原生质体的适宜条件，为通过细胞工程手段创新种质，提供了一种新的原生质体来源。在育苗方法上，明兴加等提出一种新的种苗快繁途径——石斛种子自然繁殖技术，具有操作简单、移栽成活率高、培育成本低等优点，为石斛属植物的种苗快繁途径提供新的研究思路。

2. 培养基的应用

石斛属植物离体培养常用的培养基有：Murashige and Skoog(MS)、朱至清(N6)、Gamborg(B5)、Kundson C(KC)等。根据不同的培养途径、培养阶段及目的，可采用不同的培养基，以促进组培苗更快更好的生长。所添加的外源性物质如激素、天然附加物、金属离子等，这些外源性物质的品种、比例不同，都会对组织培养的结果产生影响。

高燕等分别建立了以齿瓣石斛蒴果为外植体的初始萌发培养基、原球茎萌发培养基、继代增殖培养基、壮苗生根培养基的培养体系，使得生根诱导率达100%，成活率达90%以上。黄勇建立了新的流苏石斛组织培养体系，在适当的培养基中种子无菌萌发情况良好，在继代培养基中幼苗增殖效果显著，生长状况良好，幼苗移栽后存活率高。汤亚飞等以铁皮石斛种子为外植体，进行组培快繁技术研究，筛选出适合各个阶段培养的培养基配方。翟月婷等以霍山石斛试管丛生芽为试验材料，通过正交试验和软件统计分析，确定霍山石斛试管丛生芽继代增殖的最佳培养基配方为：MS+BA 1.5 mg/L+NAA 1.0 mg/L+KT 1.0 mg/L+食糖 30.0 g/L+琼脂 8.0 g/L。黄蓓等在建立霍山石斛液体悬浮培养体系后，在悬浮培养体系中加入诱导子硝普钠(sodium nitroprusside, SNP)、植酸(phytic acid, PA)和水杨酸(salicylic acid, SA)，在合适的浓度下，3种诱导子均可促进霍山石斛原球茎中生物碱的积累。锗(GeO_2)可以调节植物的生长，保护细胞膜不受损伤，提高细胞的抗氧化能力。魏明等通过研究二氧化锗对霍山石斛类原球茎悬浮培养细胞生长和多糖合成的影响，分析细胞中还原糖和可溶性蛋白质含量、SOD、CAT和POD等酶的活性变化，以及细胞的氧化还原态变化与细胞生长、产物合成的关系，发现适当浓度的二氧化锗(4.0 mg/L)可显著促进霍山石斛类原球茎的增殖和多糖的积累；显著提高胞内还原糖和可溶性蛋白质含量，超氧化物歧化酶和过氧化氢酶的活性明显升高，而过氧化物酶的活性则有所降低；因此添加适量的二氧化锗有利于细胞生长和多糖合成。余晓丽等发现不同的植物生长调节剂配比及其他诱导因子对野生曲茎石斛的组织培养有很大影响。苏江等以铁皮石斛类原球茎为材料，研究了在培养过程中添加不同浓度的蔗糖，对铁皮石斛原球茎多糖积累的影响。结果表明，在培养第20 d添加 5 g/L 蔗糖对原球茎多糖积累最为有利，干重量及多糖含量、多糖产量最高，蔗糖的利用率最高，原球茎的活力最强。

当前，石斛属植物的组织培养研究还存在以下两方面亟待解决的问题：一方面，国内外在试管苗移栽过程中，石斛属植物的无菌根既不能满足植物对水分和营养物质的需求，又无法在较短时间内与相关共生菌形成菌根，使得试管苗移栽成活率低和移栽植株生长缓慢成为制约石斛属植物组培苗生产的最大障碍。迫切需要从其菌根内生真菌多样性、植物及其真菌相互作用等方面展开研究。另一方面，石斛作为临床上重要的中药材，由于其自然繁殖系数低，生长周期长，远远不能满足市场需求。在组织培养研究中，直接以组织培养物替代原药材使用或者生产活性成分也是解决石斛资源短缺的方法之一。在今后的研究中，根据石斛属植物化学成分的多样性，对不同种石斛，应根据其主要化学成分建立有针对性的组织培养条件。利用组织培养技术生产其药用成分，寻求石斛活性成分的工业化生产途径是当前及今后研究的重点。

(王 磊 张朝凤)

【中药有效成分动态累积规律的研究】

中药有效成分(毒性成分)动态累积规律研究是科学确定中药材最佳采收期，评价中药材生产过程质量控制，发现和扩大药用部位的基础性工作，也是中药材 GAP 研究的重要组成部分。现介绍10种中药材在有效成分动态累积规律研究方面取得的进展。

1. 太子参(环肽类成分)

王媚等利用 HPLC 法分析江苏、福建、安徽等不同产地和不同采收期太子参（石竹科植物孩儿参 Pseudostellaria heterophylla (Miq.) Pax ex Pax et Hoffm. 的干燥块根）中太子参环肽 B 的含量。结果表明，不同产地太子参中太子参环肽 B 的含量具有一定差异，以江苏产太子参较高；不同采收期太子参中太子参环肽 B 的动态积累呈现规律性变化，其含量分别在 5 月上旬和 7 月中旬含量较高。兼顾太子参药材的产量，太子参合理采收期应为 7 月，与民间以 6、7 月作为太子参的传统采收期相吻合。

2. 白芍（芍药苷）

为毛茛科植物芍药 Paeonia lactiflora Pall. 的干燥根。张雪媛等采用正交试验法，确定杭白芍最佳提取工艺，并对 1～4 年生长的芍药根样品进行芍药苷提取量与含量测定。结果表明，随着芍药生长年限的增长，芍药苷含量依次增高，其芍药苷平均含量分别为 0.25%、1.03%、2.41%、2.89%，表明 4 年生的芍药质量比较好。同时对芍药的不同加工品及芍药的不同药材部位中的芍药苷含量进行比较，结果表明，不同加工品中芍药苷含量的高低次序为：鲜品＞烘干品＞煮后晒干品；不同器官的芍药苷含量的高低次序为：叶＞茎＞花，其中叶中含量为 1.91%，茎中为 0.56%、花中为 0.37%。

3. 林下山参（皂苷类成分）

《中国药典》(2010 年版) 将播种在山林野生状态下自然生长的人参 Panax ginseng C. A. Mey. 称为"林下山参"。周志勋等采用 HPLC 法对不同季节林下参的人参皂苷含量进行测定，并对人参根的各个部位的长度，重量进行测定，探索不同季节采收对林下山参的人参皂苷类成分的影响。结果表明，林下参 9 月份的总皂苷含量较高，并且人参皂苷 Rg_1 和 Rb_1 的含量高于其他采收时间。其中人参皂苷 Rg_1、Re、Rf 和 (20)R-Rg_2 的含量从 8～9 月呈现不断提高的趋势，9～10 月达到峰值，并基本保持稳定，至 11 月呈现降低的趋势；人参皂苷 Rb_1 和 Rc 在 8～9 月处于增长趋势，在 9 月达到峰值，10～11 月后就处于减少的趋势；人参皂苷 (20)S-Rg_2、Rb_2 和 Rd 含量在 8～10 月处于提高趋势，10 月达到峰值，至 11 月后进入降低的趋势。其总特征为：人参皂苷 9 月份含量达到峰值，10 月份含量稳定或是略有降低，11 月份则进入降低趋势。因此辽东地区林下山参的最佳采收时间以 9 月份为宜。

4. 杠柳（杠柳毒苷）

杠柳 Periploca sepium Bunge 的根皮为传统中药香加皮。张坚等通过诱导杠柳组培苗，分析杠柳组培苗在分化过程中不同部位杠柳毒苷含量，探索次生代谢产物杠柳毒苷在分化再生过程中的动态变化。实验发现，不同部位杠柳毒苷含量差异很大，完整组培苗中根的含量＞愈伤组织＞茎和叶＞无根苗的茎和叶。整个再生过程表明，根和分化的愈伤组织是最有可能产生和积累杠柳毒苷的部位，茎和叶中含有的杠柳毒苷很有可能是通过输导组织运送的。但是其杠柳毒苷的含量比文献报道要低得多，可能原因是由于组培苗的根诱导过程只有 2 周，其生长还仅停留在初生阶段，次生代谢产物积累相对较少。

5. 红豆杉（紫杉醇）

王朝晖等以湘产南方红豆杉 Taxis chinensis var. mairei (Lemee et level.) Chang et L. K. Fu 为研究对象，对其不同生长季节的枝叶中紫杉醇含量的动态变化规律进行比较研究，以确定最佳采收期。研究表明，南方红豆杉枝叶中紫杉醇的含量季节变化规律明显，从 3 月至 6 月峰值依次增高，紫杉醇的含量逐渐提高，在 6 月份出现了一个比较明显的高峰，7 月份开始，紫杉醇的含量也逐渐降低。因此人工种植的南方红豆杉枝叶的最佳采收期应为每年的 6 月份，与传统中药材之叶类药材的最适采收期相吻合。

6. 银杏叶（总银杏酸）

《中国药典》(2010 年版) 中，银杏叶质量标准仅对其活性成分总黄酮醇苷和总内酯进行测定，而对其毒性成分总银杏酸尚未做限量规定。鞠建明等建立了银杏叶中总银杏酸的 HPLC 测定方法，对"银杏叶 GAP 邳州示范基地"种植的不同栽培模式银杏叶的不同生长季节中总银杏酸进行了测定，分析了银杏酸的动态变化规律。在相同栽培模式下，不同采收期的银杏叶中总银杏酸量基本呈逐月下降趋势，5 月份最高，9 月底至 10 月初最低。将不同栽培模式相同采集时间的银杏叶总银杏酸量进行平均则更清晰地显示这一变化趋势 (2.51%→0.72%)。但是具体在什么时间采叶，还要结合银杏叶中总黄酮和总内酯的量，即以活性成分量高，总银杏酸量低的银杏叶作为优质银杏叶原料。

7. 锁阳（有机酸）

锁阳（锁阳科植物锁阳 Cynomorium songaricum Rupr. 的干燥肉质茎）中含有的主要有效成分有以儿茶素为代表的黄酮类、原儿茶酸为代表的有机酸类、熊果酸为代表的三萜类、多糖与鞣质等化合物。王勤等将原儿茶酸作为控制锁阳药材质量的指标性成分，对不同地区、不同生育期锁阳中原儿茶酸含量进行测定，研究其不同生育期有机酸含量的动态变化，为锁阳药材最佳采药期，内在质量标准的制定提供科学依据。结果表明，不同地区的锁阳，其不同生育期原儿茶酸的含量变化趋势相同，呈现的规律性变化，即出土前＞出土期＞开花期＞结实期。因此，如果以有机酸作为其有效成分，出土前和出土期锁阳药材的质量最好，恰好与民间采收锁阳药材的时间吻合。但是不同产地的锁阳在不同生育期原儿茶酸的含量变化很大，这可能与生长环境的土壤营养、水分、气候等因素有关。

8. 龙葵（可溶性糖）

为茄科植物龙葵 Solanum nigrum L. 的干燥地上部分。单会娇等以苯酚-硫酸比色法测定可溶性糖含量，研究龙葵不同产地、生长环境、生长周期及药用部位中可溶性糖的动态规律。结果表明，龙葵中可溶性糖的含量基本符合以下规律：果实＞茎叶＞根；不同生长周期的根及茎叶：苗期＞始熟期＞成熟期＞花蕾期＞初果期；不同生长周期的果实：成熟果实＞幼果＞青果。说明作为植物的繁殖器官果实含有丰富的可溶性糖，这与果实具有的繁殖功能分不开，一方面可利用果实丰富的可溶性糖来吸引其他生物帮助种子传播，同时果实内丰富的可溶性糖也能为种子尽快成熟提供营养物质。而且在龙葵生长过程中，可溶性糖含量随着其生长发育进程而发生变化，苗期龙葵处于营养生长阶段，生长最为旺盛，叶片增多，光合作用增强，故可溶性糖含量最高；花期植株进入生殖生长阶段，新叶发生减少，体内可溶性糖开始提供给生殖生长；初果期可溶糖含量达到最低值；始熟期为植株生殖生长阶段最为旺盛的时期，故可溶性糖含量高。随着种子的不断成熟，植株生长到末期，可溶性糖含量降低。因此可根据龙葵不同时期碳代谢在各器官中的变化，采取合理的栽培技术，统筹控制龙葵生长发育，以促进龙葵高产、优质。

9. 苦玄参（苦玄参苷I_A）

为玄参科植物苦玄参 Picria felterrae Lour 的干燥全草。陈勇等采用高效液相色谱法，测定同一种植地、不同月份生育期的苦玄参中苦玄参苷I_A的含量。结果显示，苦玄参中苦玄参苷I_A的平均含量从当年6月份到次年1月份分别为0.25%、0.36%、0.36%、0.22%、0.16%、0.16%、0.07%、0.05%，以7、8月份含量较高，可初步确定苦玄参的最佳采收期应为7、8月份。目前，广西苦玄参药材产区采收期也在7、8月份，实验测定结果与实际生产相一致。

10. 黄花蒿（青蒿素）

陈迪钊等以紫外分光光度法，对分别在2、3、4、5、7月移栽黄花蒿（Artemisia annua L.）苗各生长发育时期的黄花蒿中青蒿素含量进行测定。结果显示，黄花蒿在整个生长发育过程中，从营养生长末期到花蕾期，青蒿素含量有递增趋势，开花后青蒿素含量明显下降；且黄花蒿移种时间越早，生长时间越长，其青蒿素的含量越高。实验结果也显示，黄花蒿下部叶中青蒿素含量明显高于上、中部；上午采收叶中青蒿素含量明显高于下午。因此要获得较高青蒿素含量的黄花蒿，应该选择在4月以前种植，以利于黄花蒿的发育生长和青蒿素的积累；黄花蒿的采收期应选择在营养生长末期至花蕾期；采收的时间可选择在上午气温较低的晴天。刘飞等在不影响青蒿正常生长发育的前提下，定期测定不同土壤类型青蒿根际微生物数量动态变化，研究其与青蒿素的含量的关系。分析结果表明，青蒿素含量与土壤类型之间存在极显著的正相关关系，即含黏土成分越高，青蒿素含量越高；而含砂土成分越高，青蒿素含量越低；同样，青蒿素含量与细菌、真菌和放线菌数量之间存在极显著的正相关关系，即青蒿素含量越高，土壤内放线菌数量越多而细菌数量越少。从这种土壤类型、微生物数量与青蒿素含量的关系可以发现，种植青蒿时，选择黏土比选择壤土和砂土更有利于青蒿素含量的提高；向黏土内增加放线菌数量的同时减少细菌和真菌的数量更有利于青蒿素的合成。所以要提高青蒿素的含量,可以通过选择土壤类型和土壤内放线菌、细菌和真菌的种类和数量来达到最终目的。

(林珠灿　陈建伟)

【不同产地中药有效成分的研究】

现代研究证明,药用植物中有效成分的形成和积累与其生态环境息息相关,包括光照、温度、土壤、水分、生物因子等,是中药有效物质形成和物种变异的重要因素。研究和掌握同一品种药材在不同产地有效成分种类和含量的差异,对中药材质量和疗效的控制,对中药材GAP基地的区划具有重要意义。

1. 根及根茎类

(1) 黄连　为毛茛科植物黄连 *Coptis chinensis* Franch.、三角叶黄连 *Coptis deltoidea* C. Y. Cheng et Hsiao 或云南黄连 *Coptis teeta* Wall. 的干燥根茎。药材依次习称"味连"、"雅连"、"云连"。耿志鹏等采用 RP-HPLC 法,对收集于重庆、湖北、四川、陕西及湖南等黄连产区的味连药材,同时测定其药根碱、非洲防己碱、表小檗碱、黄连碱、巴马汀及小檗碱等6种生物碱含量。结果表明,22个不同产地味连中各生物碱及总生物碱的含量存在显著差异,其中四川崇州鸡冠山乡产的味连中非洲防己碱、表小檗碱、巴马汀、小檗碱和总生物碱的含量最高,四川邛崃南宝乡产的味连中药根碱、黄连碱含量最高。味连与雅连、云连的成分含量差异也较显著。

(2) 板蓝根　为十字花科植物菘蓝 *Isatis indigotica* Fort. 的干燥根。主产于安徽、河北、甘肃、黑龙江、河南等省。有文献记载,河北为板蓝根道地产区。近年来,甘肃、黑龙江为新型产区,产量较大。安益强等采用 HPLC 法比较了河北(安国、承德)、安徽(亳州、阜阳、太和)、河南、甘肃、黑龙江8个产地所产板蓝根中抗病毒有效成分 2,4(^{1}H,^{3}H)喹唑二酮含量。结果表明,河北承德产板蓝根中含量最高,达 0.26 mg/g;河北安国和安徽亳州产次之,分别为 0.11 mg/g 和 0.13 mg/g;其他几个产地的含量相对较低,均不超过 0.09 mg/g。

(3) 甘草　为豆科植物甘草 *Glycyrrhiza uralensis* Fisch.、光果甘草 *Glycyrrhiza glabra* L. 或胀果甘草 *Glycyrrhiza inflata* Bat. 的干燥根及根茎。其中 *Glycyrrhiza uralensis* Fisch. 又称作乌拉尔甘草,主要分布于新疆的北疆和南疆部分地区。由于新疆地理跨度大,产地生长条件复杂,乌拉尔甘草的外观性状及内在质量变化都很大。赵永华等以甘草酸为参考指标,对新疆不同产地野生乌拉尔甘草中甘草酸含量进行分析,其含量按高低顺序排列依次为:巴音郭楞>阿勒泰>昌吉>伊犁>塔城,含量均远超过国家药典规定的标准(2.0%)。

(4) 珠子参　为五加科植物珠子参 *Panax japonicus* C. A. Mey. var. *major* (Burk.) C. Y. Wu et K. M. Feng 或羽叶三七 *Panax japonicus* C. A. Mey. var. *bipinnatifidus* (Seem.) C. Y. Wu et K. M. Feng 的干燥根茎。宋小妹等对收集自甘肃武都、云南永新、贵州兴义、四川成都、陕西太白、陕西眉县、湖南桑植、湖北恩施8个不同产地的珠子参药材中竹节参皂苷Ⅳa的含量进行测定。结果发现,陕西眉县样品中竹节参皂苷Ⅳa的含量最高,为7.38%;湖北恩施样品中竹节参皂苷Ⅳa含量最低,为2.17%。

(5) 刺五加　为五加科植物刺五加 *Acanthopanax senticosus* (Rupr. et Maxim.) Harms 的干燥根和根茎或茎。在东北和华北北部均有分布。吴少杰等比较了吉林梅河口、柳河、集安、珲春和辽宁本溪5个不同产地刺五加中刺五加苷E的含量。结果发现,根部的刺五加苷E含量均高于茎。不同产地刺五加苷E含量也存在一定的差异,根部刺五加苷E的含量以集安产区最高,达0.093%;而茎中刺五加苷E的含量以柳河产区最高,为0.0684%;珲春产区刺五加苷E的含量显著低于其他产区。

(6) 滇龙胆　滇龙胆 *Gentiana rigescens* Franch. 又称"坚龙胆",是常用中药龙胆的法定来源之一,主产于云南省。来国防等以龙胆苦苷为指标成分,采用 HPLC 法测定了采自云南不同地区的10份滇龙胆样品,龙胆苦苷的含量在2.75%~4.87%。

(7) 黄芩　为唇形科植物黄芩 *Scutellaria baicalensis* Georgi 的干燥根,传统应用以野生品为主,随着多年的采挖和黄芩用量加大,其野生资源日益减少,目前栽培黄芩逐渐成为商品主流。常小平等采用 HPLC 及 UV 法测定河南、内蒙、河北、陕西、甘肃及山西6个产地黄芩中黄芩苷、黄芩素、汉黄芩苷、汉黄芩素及总黄酮的含量。结果显示,不同产地黄芩药材中有效成分的含量存在显著差异。黄芩苷、汉黄芩素及总黄酮含量均以河南产为最高,分别达13.29%、1.49%和27.48%;黄芩素含量以河北产为最高,达4.91%;汉黄芩苷则以陕西产含量最高,达1.59%,但与河南产样品中黄芩素含量1.57%差异不大。

(8) 地黄 为玄参科植物地黄 Rehmannia glutinosa Libosch. 的新鲜或干燥块根。邱建国等采用HPLC法考察了河南、甘肃等不同产地生地黄中所含地黄寡糖和梓醇的含量。结果发现,生地黄中糖类成分以水苏糖含量为最高,产地不同含量有所差异,河南产水苏糖含量在50.62%~25.27%,甘肃产水苏糖含量在47.42%~19.05%;所有产地样品中均含有棉子糖,含量也相对较高,且生地黄中水苏糖含量与棉子糖含量呈正相关。不同产地生地黄中梓醇成分含量差异不是很大。不同产地生地黄中糖类成分含量和梓醇含量并不成一定的比例,如甘肃清水产的生地黄中水苏糖含量相对较低,但梓醇含量较高,河南西峡产的生地黄中水苏糖含量较高,但梓醇含量较低。

(9) 巴戟天 为茜草科植物巴戟天 Morinda officinalis How 的干燥根。刘瑾等以巴戟天中活性成分水晶兰苷为指标,应用RP-HPLC法对采自广东、广西、福建、海南四个产区4个野生和7个家种巴戟天样品进行研究。结果发现,不同产地样品中水晶兰苷含量差异很大。其中野生品含量:广西>广东>海南(平均)。栽培品含量:广西>广东>福建。

(10) 桔梗 为桔梗科植物桔梗 Platycodon grandiflorum(Jacq.)A. DC. 的干燥根。李喜凤等以桔梗皂苷D为指标成分,对河南桐柏、嵩县、周口、唐河、邓州、商丘以及吉林、安徽、贵州等产地的18批桔梗药材进行了HPLC指纹图谱和含量比较分析。结果表明,不同产地桔梗药材化学成分组成基本一致,但含量存在差异,相似度分析,4批在0.9以上,7批在0.8~0.9,3批在0.7~0.8,4批0.7以下;桔梗皂苷D的含量呈现地域性差异,以吉林产较高,其2批样品均值3.961 mg/g,安徽2批样品均值2.123 05 mg/g,贵州1批样品1.859 9 mg/g,河南7产区13批样品含量差异亦较大,2.026 5~3.253 8 mg/g之间占多数,最高的(周口)达3.977 1 mg/g,最低的(邓州)均值仅1.597 4 mg/g。

(11) 党参 来源于桔梗科植物党参 Codonopsis pilosula (Franch.) Nannf.、素花党参 Codonopsis pilosula Nannf. var. modesta (Nannf.) L. T. Shen 或川党参 Codonopsis tangshen Oliv. 的根,山西为主要产地。杨静等采用HPLC方法,以党参炔苷和苍术内酯Ⅲ为检测指标,比较了不同产地党参及不同产地党参引种到山西陵川GAP种植基地种植后的药材的含量。结果发现,不同产地党参抗炎活性成分苍术内酯Ⅲ含量,以山西沁源和山西平顺老马岭党参最高,达0.01%以上,山西产地均高于其他产地;不同产地党参抗溃疡活性成分党参炔苷含量,以陕西凤党最高,达0.097%,湖北恩施与甘肃陇西白条党含量其次,分别为0.035%和0.034%。不同产地的党参引种到山西陵川GAP种植基地后,党参炔苷含量有显著差异,原产地为湖北恩施板桥党参引种后,党参炔苷含量由0.034%增高到0.172%,甘肃陇西白条党引种后由0.035%增高到0.043%,而陕西凤党引种后则由0.097%降至0.040%。

(12) 仙茅 为石蒜科植物仙茅 Curculigo orchioides Gaertn. 的干燥根茎,主要分布于四川、云南、贵州、广西等省区。曾倩等采集了重庆、云南、四川、广西12个不同地区产仙茅药材,并收集了重庆、云南、上海、吉林、河南、山东6个商品药材,应用HPLC-DAD技术测定仙茅苷和仙茅苷乙的含量。不同产地仙茅药材、采集药材和商品药材间仙茅苷和仙茅苷乙的含量存在较大差异。12个采集样品中,仙茅苷的含量以云南峨山县样品最高,达0.538%,云南昆明宜良县九乡样品含量最低,仅0.015%,但九乡样品中仙茅苷乙的含量最高,达0.330%,重庆巴南区石龙镇样品含量最低,仅0.103%;6个仙茅商品药材中,仙茅苷的含量范围为0.161%~0.733%,仙茅苷乙的含量为0.033%~0.123%,商品药材中仙茅苷相对含量明显高于采集样品。

(13) 短葶山麦冬 短葶山麦冬 Liriope muscari (Decne.) Baily 为百合科山麦冬的基原植物之一,主产于福建。胡正芳等采用HPLC-ELSD法测定福建泉州、仙游、惠安、三明、厦门10批不同产地和采收期短葶山麦冬块根中短葶山麦冬皂苷C的含量,发现各产地样品中短葶山麦冬皂苷C的含量差异不显著,其质量分数为0.25%~0.41%。

2. 皮类

（1）牡丹皮 为毛茛科植物牡丹 Paeonia suffruticosa Andr. 的干燥根皮，主含挥发油及丹皮酚等，其中丹皮酚含量常作为牡丹皮的质控指标。张英等研究发现，安徽产3年货牡丹皮中丹皮酚含量为2.48%，山东产3年货含量为1.98%，安徽产质量好于山东，这与安徽是牡丹皮的道地产区相吻合。

（2）黄柏 为芸香科植物黄皮树 Phellodendron chinense Schneid. 的干燥树皮。范积平等同时测定了四川、广西、重庆、甘肃、湖北等12个产地黄柏药材中黄柏碱、药根碱、巴马汀、小檗碱含量，不同产地黄柏药材中4种主要生物碱类成分的含量差别较大，产自四川泸州黄柏中的黄柏碱、甘肃武都黄柏中的药根碱、广西桂林黄柏中的巴马汀、四川雅安黄柏中的小檗碱含量分别为最高。

3. 叶类

（1）荷叶 睡莲科植物莲 Nelumbo nucifera Gaertn. 的干燥叶，主要分布于湖南、江西、江苏、浙江、湖北等内陆水域地带。杨鹏等考察了江苏、江西、湖北、浙江、山东、广西、湖南七省14个不同产地荷叶中芦丁和荷叶碱的含量差别。结果发现，样品中芦丁的含量均高于荷叶碱，其中浙江金华产荷叶中芦丁含量最高，达4.08%；江苏苏州、湖南岳阳、湘潭、长沙4地所产荷叶中荷叶碱的含量约0.71%~0.42%，远高于其他产地0.17%~0.04%的水平。

（2）满山红 为杜鹃花科植物兴安杜鹃 Rhododendron dauricum L. 的干燥叶。满山红总黄酮具有明显的抗炎、止咳、祛痰等作用。梁泰刚等建立了同时测定满山红药材中4种黄酮类成分金丝桃苷、槲皮素、山柰酚和杜鹃素含量的高效液相色谱方法，并比较了黑龙江、吉林、辽宁等8个产地药材中4种黄酮类成分的含量。结果显示，各产地满山红样品中4种黄酮类成分的含量高低依次为：金丝桃苷＞杜鹃素＞槲皮素＞山柰酚，表现出较好的规律性；其中辽宁抚顺产满山红金丝桃苷、槲皮素和杜鹃素的含量分别为0.284%、0.073%和0.117%，居8个产地样品之首，山柰酚含量达0.036%，仅次于吉林四平样品(0.039%)。

4. 花类

（1）秦艽花 秦艽花为常用藏药之一，来源于龙胆科植物麻花秦艽 Gentiana straminea Maxim. 的干燥花。张兴旺等采用HPLC法对来源于青海省10个不同产地的秦艽花中獐牙菜苷和异荭草苷含量进行比较分析。结果表明，秦艽花中异荭草苷含量普遍较高（10产地样品的平均含量为0.714%），均高于同一产地秦艽花中獐牙菜苷的含量（10产地样品的平均含量为0.378%）；不同产地秦艽花中獐牙菜苷与异荭草苷的含量也有一定差异，且异荭草苷含量的差异大于獐牙菜苷含量的差异。产自西海镇的秦艽花中獐牙菜苷含量最高(0.453%)，产自油葫芦沟的秦艽花中獐牙菜苷含量最低(0.346%)。产自橡皮山的秦艽花中异荭草苷含量最高(0.937%)，产自大通的秦艽花中异荭草苷含量最低(0.563%)。

（2）野菊花 为菊科植物野菊 Chrysanthemum indicum L. 的干燥头状花序。中国野菊花资源分布广泛，产地间的自然环境差异很大。郭巧生等以绿原酸、咖啡酸和蒙花苷为指标成分，采用RP-HPLC法对来自22个产地的野菊花药材进行质量分析。结果：22份不同产地野菊花药材中，绿原酸质量分数以来源于重庆丰都居群为最高，达0.232%；来源于湖南株洲居群最低为0.029%。咖啡酸质量分数整体较低，为0.017%~0.036%，来源于安徽滁州居群最高，来源于安徽宣城居群最低。《中国药典》(2010年版)规定野菊花药材中蒙花苷质量分数不得少于0.80%，22份不同产地的野菊花药材质量达到标准的占总数的59%，蒙花苷质量分数在0.310%~2.31%，其中来源于安徽、江苏居群含量较高，而来源于湖南株洲的居群最低仅为0.310%。从地域分布来看，江苏和安徽产野菊花中蒙花苷含量90%达到《中国药典》(2010年版)标准，绿原酸含量也较高，且两省地理位置相互靠近，与其历来为野菊花的主产区相映证。

5. 果实种子类

（1）广陈皮 为芸香科植物茶枝柑 Citrus reticulata 'Chachi' 的干燥成熟果皮，是广东传统著名道地药材。林乐维等以5个不同产地广陈皮中橙皮苷、川陈皮素和橘皮素的含量测定结果为依据，综合考察不同采收时期(10~12月)广陈皮黄酮类成分的动态变化规律。结果发现,不同产地的广陈皮中橙皮苷、川陈皮素和橘皮素的含量在10～12月份均呈一定的下降趋势,其中橙皮苷的含量变化较小,而川陈皮素和橘皮素的含量受产地和采收期的影响较大。

(2) 单叶蔓荆子 来源于马鞭草科植物单叶蔓荆 *Vitex trifolia* L. var. *simplicifolia* Cham. 的干燥成熟果实。刘红燕以蔓荆子黄素为指标,对山东不同产地单叶蔓荆子样品进行含量测定,在2003年采收的样品中,大汶河蔓荆子中蔓荆子黄素含量最低(0.123%),牟平样品中蔓荆子黄素含量最高(0.463%),最高含量是最低含量的3～4倍。

(3) 栀子 为茜草科植物栀子 *Gardenia jasminoides* Ellis 的干燥成熟果实。栀子主含环烯醚萜类化合物和二萜色素类化合物,其中藏红花素是主要活性成分。段启等建立了HPLC技术测定栀子中藏红花素含量的方法,并对江西、浙江、湖南、福建四省7个不同产地的10批栀子中藏红花素含量进行了测定。结果表明,不同产地栀子中藏红花素含量差别明显,江西产含量较高(5批栀子平均含量为0.95%),浙江次之(3批栀子平均含量为0.72%),湖南和福建产分别为0.55%和0.25%。

6. 全草类

(1) 贯叶连翘 贯叶连翘来源于藤黄科植物贯叶金丝桃 *Hypericum perforatum* L. 的干燥地上部分,广泛分布于河南、河北、山东、甘肃、四川、云南等地。吴畏等采用HPLC法测定甘肃、四川、云南三地产贯叶连翘花、叶与茎不同部位中金丝桃素的含量。结果:甘肃产贯叶连翘花、叶与茎部位金丝桃素含量最高,分别为0.562 mg/g 和 0.051 mg/g;四川产含量次之;云南产最低,仅 0.153 mg/g 和 0.005 mg/g。而同一产地贯叶连翘中,茎部位金丝桃素含量均低于花、叶部位。

(2) 紫花地丁 陈胡兰等采用高效液相色谱法,对21批不同产地紫花地丁(堇菜科植物紫花地丁 *Viola yedoensis* Makino 的干燥全草)药材中秦皮乙素的含量进行了测定,其平均含量为 0.476%;含量最高的是产于河北的紫花地丁,为 1.030%;产于山东、陕西、河南的紫花地丁中秦皮乙素含量普遍偏低。

(3) 白花蛇舌草 白花蛇舌草 *Hedyotis diffusa* Willd. 分布于中国东南至西南部各地区。朱缨等采用HPLC法测定了江西、福建、广西、湖北4个产地白花蛇舌草中槲皮素含量并进行比较。结果发现,4个产地白花蛇舌草中槲皮素平均含量在1.949 3～0.827 4 mg/g。槲皮素的含量:福建>广西>湖北>江西。张瑜等采用HPLC法测定江苏(昆山、泰州、镇江)、河南、江西产8个白花蛇舌草样品中熊果酸和齐墩果酸含量。结果发现,昆山10月采收的白花蛇舌草中熊果酸和齐墩果酸含量分别为4.03 mg/g、0.96 mg/g,均高于同时期采收的泰州和镇江样品。

(4) 吉祥草 为百合科植物吉祥草 *Reineckia carnea* (Andr.) Kunth 的全草,主要分布于华东、中南、西南各省区,是贵州省常用苗药。吉祥草主要含有甾体皂苷类成分,其中凯提皂苷元对环腺苷酸磷酸二酯酶的活性有抑制作用,常作为指标成分来控制吉祥草药材质量。周婵媛等采用HPLC-ELSD法对贵州、广西、云南、四川等13批不同产地吉祥草药材测定其凯提皂苷元含量。结果表明,不同产地吉祥草药材中凯提皂苷元的含量差异较大,平均含量在2.87%～0.57%。

7. 真菌类

冬虫夏草 对冬虫夏草(麦角菌科真菌冬虫夏草菌 *Cordyceps sinensis* (BerK.) Sacc. 寄生在蝙蝠蛾科昆虫幼虫上的子座和幼虫尸体的干燥复合体)的化学成分研究,主要就是对核苷类成分的研究,《中国药典》(2010年版)已将腺苷作为冬虫夏草的质量控制指标。李进等采用RP-HPLC法测定青海不同产地的9份冬虫夏草样品中尿苷、鸟苷、肌苷、腺苷、虫草素的含量。结果表明,天然冬虫夏草中的尿苷、鸟苷和肌苷含量较高,腺苷和虫草素含量较低。通过将青海不同产地冬虫夏草核苷类成分总量与海拔的关系进行初步比较,发现海拔在3 800～4 200 m 的冬虫夏草中核苷类成分含量较高,低于3 800 m 或超过4 200 m 的冬虫夏草中核苷类成分含量较低。

(乐 巍 陈建伟)

【分子鉴别技术在药用植物分类及物种鉴别中的应用】

DNA分子标记能对不同发育时期的生物个体、组织器官甚至细胞进行检测,遍及整个基因组,多态性高、遗传稳定,不受环境及基因表达中的限制,现已成为药用植物分类及物种鉴别中常规的技术手段。2010年度,除了在分子基因提取、测序、应用等技术方面的研究之外,各属植物的DNA条形码序列也有报道。

1. 总DNA提取、扩增等技术和方法

肖婷婷等通过比较CTAB法、高盐低pH法和SDS法,认为采用SDS法较适合提取鸢尾 Iris tectorum Maxim.叶片总DNA。丁芳林等以黄芩新鲜叶片为原料,探讨了从富含多酚和多糖的药用植物组织中有效分离高质量DNA方法。思彬彬等还筛选出8种方法可提取的枸杞干果基因组DNA。此外,许永华、李喜凤等还优化了人参基因组,获得了蒲公英、燕窝、玄参、当归、菝葜等药材的RAPD-PCR扩增体系最适宜条件,以及长柄石杉ISSR-PCR的反应体系,为进一步研究基因序列、应用分子标记技术奠定基础。

2. 分子标记的应用

高致明等发现ISSR分子标记可以作为裕丹参4种变异类型鉴定的有效分子标记。黄佩蓓等将AFLP分子标记技术应用于葶苈子鉴别,对中药葶苈子及其常见混淆品荠菜和印度蔊菜进行基因组DNA多态性分析,认为南、北葶苈子和荠菜聚在一起,在遗传上两者有着较近的亲缘关系,印度蔊菜应单独聚为一类。周娟等获得一个绞股蓝RAPD标记,其8个序列高度保守,相似性均在97%以上,可以作为合成探针的基础,用于鉴别绞股蓝及其伪品。黄琼林等报道ISSR分子标记技术可鉴别阳春砂不同栽培品种。赵艮贵等以柴胡药材干根为材料,研究发现,RAPD和AFLP两种分子标记均可用于植物种间及种下遗传关系分析,且由于AFLP条带较多,多样性丰富,更有利于柴胡属植物多样性的分析。此外,冒维维等将ISSR和SRAP两种分子标记技术合用,为菜薹种子纯度的鉴定开辟了新的技术途径。王维婷等对48个不同来源的丹参种质的SRAP分子标记技术进行了分析。结果表明,不同丹参种群间遗传距离与空间距离之间的关系较为复杂,不同地区间丹参种质的遗传分化不均衡,随着丹参种质驯化程度的增加,种质间的遗传距离有所增加。张武等对云南、安徽的乌头及其近缘种植物的ITS区碱基序列进行了测定,发现4种乌头属植物的ITS1序列长度为249bp,认为ITS序列特征是乌头鉴别的有效分子标记。刘丽莎等研究发现,4种野生秦艽rDNA ITS碱基序列具有差异,不同地区秦艽、麻花秦艽、小秦艽及黄管秦艽的ITS长度为800 bp,ITS序列也可以作为野生秦艽分子鉴定的依据。Huang H等研究发现,吴茱萸及其变种ITS具有高度相似性,一致性达97%,在吴茱萸与其变种之间发现有一个SNP位点差异,扩增性片段长度多态性具有差异条带。除ITS之外,还有有关其他基因序列的报道,如基于26S rDNA D1-D3区序列分析鉴别阳春砂、鸡血藤子,基于5S rDNA序列鉴定蜘蛛香,基于18S rRNA鉴定五鹤续断等。

3. DNA条形码序列在植物中应用

朱英杰等探讨了DNA条形码候选序列对重楼属药用植物的鉴定作用,通过对重楼属11个物种17份样品的psbA-trnH、rpoB、rpoC1、rbcL、matK和核ITS2序列进行PCR扩增和测序,采用BLAST1和Nearest Distance方法评价不同序列的鉴定能力,认为ITS2序列可以作为重楼属药用植物通用条形码序列。刘震等发现ITS2序列也可以作为忍冬科植物的DNA条形码候选序列,同时推荐ps-bA-trnH序列作为ITS2序列的补充序列。曹晖等通过对姜黄属18种植物核糖体RNA小亚基基因(18S rDNA)和叶绿体赖氨酸tRNA基因(trnK)进行序列分析,发现trnK基因序列可变区作为DNA条形码候选基因可用于鉴定姜黄属植物及其药材。

(张朝凤)

[附] 参 考 文 献

A

安冉,杨锦芬,刘军民,等.基于26S rDNA D1-D3区序列分析的鸡血藤及其混淆品的分子鉴别[J].广州中医药大学学报,2010,27(4):40

安益强,贾晓斌,陈妍桦,等.高效液相色谱法测定不

同产地板蓝根中 2,4(^{1}H,^{3}H)喹唑二酮含量[J].中华中医药杂志,2010,25(2):275

C

曹亮,李顺祥,魏宝阳,等.吴茱萸 RAPD 体系构建及道地性遗传背景研究[J].中草药,2010,41(6):975

常小平,王影.不同产地黄芩中主要有效成分含量比较[J].河南中医,2010,30(12):1176

陈迪钊,唐根云,张智慧.黄花蒿中青蒿素含量的动态变异性研究[J].中南药学,2010,8(9):651

陈胡兰,汤沛然,张梅.不同产地紫花地丁中秦皮乙素的含量比较[J].成都中医药大学学报,2010,33(1):72

陈吉炎,杨光义,安志斌,等.武当山地区中药资源品种调查研究初报[J].现代中药研究与实践,2010,24(6):19

陈郡雯,吴卫,侯凯,等.川白芷生长发育、养分及有效成分的动态研究[J].中国中药杂志,2010,35(21):2812

陈顺钦,袁媛,黄璐琦*,等.光照对黄芩黄酮类活性成分积累及其相关基因表达的影响[J].中国中药杂志,2010,35(7):837

陈勇,刘婧,李兵,等.苦玄参药材有效成分含量积累动态的研究[J].时珍国医国药,2010,21(2):371

陈中坚,黄天卫,崔秀明*,等.屏边三七结实特性和种子后熟的研究[J].中国中药杂志,2010,35(7):825

成清琴,王磊,慕小倩*,等.丹参种子的超干贮藏研究[J].中草药,2010,41(5):826

程俐陶,郭巧生,刘作易.栽培及野生半夏丛枝菌根研究[J].中国中药杂志,2010,35(5):561

D

丁芳林,彭书练.黄芩高质量 DNA 提取方法研究[J].湖南农业科学,2010,(13):23

董建勇,吴梦华,蔡进章*,等.浙江主产区栽培玄参群体遗传结构分析[J].中草药,2010,41(7):1160

段金廒,严辉,宿树兰,等.药材适宜采收期综合评价模式的建立与实践[J].中草药,2010,41(11):1755

段启,陈华师.HPLC 法测定不同产地栀子中藏红花素的含量[J].中药新药与临床药理,2010,21(3):199

F

樊家乙,郭巧生,刘作易,等.巫山淫羊藿种子休眠特性及破眠方法研究[J].中国中药杂志,2010,35(24):3242

范积平,张贞良,廖晓玲.不同产地黄柏药材中 4 种主要生物碱类成分的含量测定[J].广东药学院学报,2010,26(1):54

G

高素霞,刘红彦,王飞.地黄资源遗传多样性分析[J].中国中药杂志,2010,35(6):690

高燕,李宇岭,白燕冰,等.齿瓣石斛组织培养技术研究[J].热带农业科技,2010,33(2):23

高致明,孙寒,吴月红,等.裕丹参不同变异类型 ISSR 鉴定[J].河南农业大学学报,2010,44(2):142

耿志鹏,郑海杰,张艺*,等.RP-HPLC 测定不同产地黄连中 6 种生物碱的含量[J].中国中药杂志,2010,35(19):2576

郭巧生,程俐陶,刘作易.丛枝菌根真菌对半夏产量及化学成分的影响[J].中国中药杂志,2010,35(3):333

郭巧生,房海灵,申海进.不同产地野菊花中绿原酸、咖啡酸和蒙花苷含量[J].中国中药杂志,2010,35(9):1160

郭巧生,王艳茹,张贤秀,等.光强对药用白菊花营养期生理生化特性的影响[J].中国中药杂志,2010,35(5):561

郭巧生,张志远,周黎君,等.药用白菊花主要生理特性及其与活性成分相关性分析[J].中国中药杂志,2010,35(7):825

郭巧生,周黎君,龚伟慧,等.不同水分处理对夏枯草果穗产量和品质的影响[J].中国中药杂志,2010,35(14):1795

H

Huang H, Liu Y, Ran G P, et al. Molecular Authentication Methods for *Evodia rutaecarpa* (Juss.) Benth Based on ITS Region and AFLP [J].植物研究,2010,30(3):273

郝俊江,陈向东,兰进.光质对灵芝生长与灵芝多糖含量的影响[J].中国中药杂志,2010,35(17):2242

何梦玲,戚树源,胡兰娟,等.白木香离体侧根中色酮类化合物的诱导形成[J].中草药,2010,41(2):281

胡正芳,蒋畅,余伯阳*,等.HPLC-ELSD 测定不同产地与采收期短葶山麦冬中短葶山麦冬皂苷 C 的含量[J].中国中药杂志,2010,35(19):2508

黄蓓,洪萨丽,蔡永萍*,等.硝普钠、植酸和水杨酸对悬浮培养的霍山石斛原球茎生长和生理活性的影响[J].植物生理学通讯,2010,46(5):423

黄佩蓓,崔亚茹,李思光,等.葶苈子的 AFLP 指纹图谱分析[J].中国中药杂志,2010,35(9):1116

黄琼林,杨锦芬,陈蔚文*,等.基于 26S rDNA D1-D3 区和 matK 基因序列分析的阳春砂分子鉴别[J].广州中医药大学学报,2010,27(2):151

黄琼林,杨锦芬,陈蔚文*,等.基于 ISSR 分析的阳春砂分子鉴别[J].中药新药与临床药理,2010,21(5):518

黄滔,高文远,王娟,等.离体培养条件对人参不定根生长及其活性成分合成的影响[J].中国中药杂志,2010,35(1):13

黄勇.流苏石斛组织培养体系研究[J].安徽农业科学,2010,38(2):627

J

简在友,王文全,俞敬波.赤芍野生资源调查及可持续利用技术途径探讨[J].中国现代中药,2010,12(5):10

江曙,段金廒,陶金华,等.明党参内生真菌种群的生态分布及其诱导子活性研究[J].中草药,2010,41(1):121

蒋燕锋,潘心禾,斯金平*,等.厚朴酚类物质含量层次变异规律研究[J].中国中药杂志,2010,35(22):2995

鞠建明,沈红,周擎*,等.不同生长季节银杏叶中总银杏酸的动态变化研究[J].中草药,2010,41(2):305

K

奎学华,罗斌.永德县诃子资源现状及分布特点研究[J].林业调查规划.2010,35(5):80

L

来国防,程宾,王易芬*,等.云南不同产地滇龙胆中龙胆苦苷的含量测定[J].时珍国医国药,2010,21(8):1867

黎晓英,魏麟,饶力群*,等.中国不同地理居群鱼腥草遗传多样性分析[J].中草药,2010,41(2):285

李冬玲,朱洪武,徐增莱*,等.不同来源药用菊花营养器官形态研究[J].中药材,2010,33(12):1845

李进,张文生,杜树山,等.RP-HPLC法测定青海不同产地冬虫夏草中核苷类成分的含量[J].中国药房,2010,21(3):234

李林玉,李绍平,杨丽英*,等.滇重楼不同居群形态变异研究[J].中国中药杂志,2010,35(22):2995

李喜凤,杜云锋,谢新年,等.不同产地桔梗药材HPLC指纹图谱及桔梗皂苷D含量测定研究[J].中成药,2010,32(4):529

李喜凤,杜云锋,张红梅,等.蒲公英总DNA的提取及其RAPD-PCR反应条件的优化[J].时珍国医国药,2010,21(6):1501

李耀利,俞捷,曹晨,等.细辛类药材原植物资源和市场品种调查[J].中国中药杂志,2010,35(24):3237

梁泰刚,孟旭鹏,李青山*,等.HPLC法同时测定不同产地满山红中4种黄酮成分的含量[J].药物分析杂志,2010,30(2):279

林洁茹,周华,赖小平,等.燕窝DNA提取方法研究[J].世界科学技术·中医药现代化,2010,12(2):202

林乐维,蒋林,郑国栋.不同产地和采收期广陈皮中三种黄酮类成分的含量测定[J].中药材,2010,33(2):173

刘大会,刘伟,朱端卫,等.施用磷肥对菊花活性成分及清除自由基能力的影响[J].中国中药杂志,2010,35(17):2236

刘飞,伍晓丽,彭锐*,等.青蒿根际微生物数量动态及其与青蒿素含量的关系研究[J].时珍国医国药,2010,21(1):37

刘红燕.HPLC测定山东不同产地单叶蔓荆子中蔓荆子黄素的含量[J].山东中医杂志,2010,29(3):198

刘瑾,徐吉银,丁平*,等.不同产地巴戟天中水晶兰苷的含量测定[J].中成药,2010,32(3):517

刘丽莎,王香梅,王昕.甘肃野生秦艽rDNA ITS区序列分析[J].中国中药杂志,2010,35(5):565

刘小莉,游春,钱子刚*,等.高山濒危药用植物胡黄连组织结构与环境适应性研究[J].中药材,2010,33(12):1836

刘运权,张翠焕,刘伟*,等.金钗石斛类原球茎原生质体的分离[J].热带生物学报,2010,1(3):215

刘震,陈科力,罗焜,等.忍冬科药用植物条形码通用序列的筛选[J].中国中药杂志,2010,35(9):2527

罗洪斌,张健,胡泽华,等.五鹤续断18S rRNA基因序列的分析[J].时珍国医国药,2010,21(8):2004

罗意,陈兴福,杨文钰,等.温度及种根大小对附子萌发及苗期性状的影响[J].中草药,2010,41(11):1892

M

毛冬梅,肖千文,李森,等.不同粉葛品种净光合速率及其主要影响因子的比较研究[J].中国中药杂志,2010,35(22):2954

冒维维,孙敬东,陈学好.菜薹杂交种ISSR和SRAP的指纹图谱构建[J].长江蔬菜,2010,(20):18

孟祥才,杨国辉,王喜军*,等.五味子不同采光结构光照强度及利用率的研究[J].北方园艺,2010,(13):206

孟祥才,于冬梅,王喜军*,等.不同产地种质和环境对刺五加药材质量影响的研究[J].世界科学技术·中药现代化,2010,12(4):610

孟祥才,于冬梅,王喜军*,等.偏最小二乘回归分析刺五加茎活性成分与生态因子相关性[J].现代中药研究与实践,2010,24(1):17

明兴加,冯婷婷,钟国跃,等.石斛属植物一种新型种苗快繁途径——种子自然繁殖方法学探讨[J].安徽农业科学,2010,38(7):3390

Q

仇萍,刘春林,盛孝邦.菝葜RAPD扩增条件优化[J].中草药,2010,41(11):1898

邱建国,张汝学,贾正平*,等.HPLC测定不同产地

生地黄中地黄寡糖和梓醇的含量[J].中国试验方剂学杂志,2010,16(17):110

S

单会娇,王冰.龙葵药材中可溶性糖的动态积累[J].中国实验方剂学杂志,2010,16(9):100

申浩,吴卫,唐六华,等.不同贮藏方式对川半夏种茎出苗及其生理指标影响研究[J].中国中药杂志,2010,35(12):1521

师凤华,魏建和,褚庆龙,等.桔梗自交系与天然杂交种的农艺性状比较[J].中药材,2010,33(12):1836

思彬彬,马艳辉.枸杞干果DNA不同提取方法的比较[J].安徽农业科学,2010,38(1):70

宋文玲,戴传超,刘晓珍,等.不同内生真菌对菊花产量和品质的影响[J].中药材,2010,33(1):4

宋小妹,李林,蔡宝昌*,等.不同产地珠子参中竹节参皂苷Ⅳa含量测定[J].中国中药杂志,2010,35(7):885

宋育红,叶祖禄,张君诚*,等.长柄石杉ISSR-PCR反应体系的建立与正交优化[J].中国农学通报,2010,26(21):37

苏江,岑忠用,何铁光,等.中途添加不同浓度蔗糖对铁皮石斛原球茎多糖积累的影响[J].广东农业科学,2010,(9):65

孙曙光,刘伟,董诚明.施肥方法对栽培柴胡有效成分含量的影响[J].现代中药研究与实践,2010,21(12):3228

孙小红,孙春燕,金自学,等.浙江嵊州西白山药用植物资源调查及综合评价[J].绍兴文理学院学报(自然科学),2010,30(9):89

孙新荣,呼丽萍,裴建文*,等.半夏块茎腐烂病病原鉴定和药效比较[J].中国中药杂志,2010,35(7):837

孙玉琴,陈中坚,黄天卫,等.三七不同变异类型中皂苷的差异研究[J].中草药,2010,41(6):994

孙玉新,郭亚勤,吴慧贞,等.植物外源激素对丹参生长和丹参酮类物质积累的影响[J].中草药,2010,41(5):813

T

汤亚飞,蔡时可,郑锦荣,等.铁皮石斛组织培养与快速繁殖(简报)[J].亚热带植物科学,2010,39(2):74

唐德英,马洁,高微微*,等.鼓槌石斛种质资源调查研究[J].中国中药杂志,2010,35(12):1259

唐艳平,刘秀群,陈龙清*,等.长江中游地区野生百合资源调查及利用前景[J].中国野生植物资源,2010,29(6):18

田振华,许召林.贵州省重楼属药用植物资源及分布状况调查[J].安徽农业科学,2010,38(14):7339

W

汪学敏,何家庆,蔡静,等.菟丝子种子休眠原因及解除方法初探[J].中国中药杂志,2010,35(3):268

王长林,郭巧生,童君,等.明党参居群间植物学形态比较[J].中国中药杂志,2010,35(22):2995

王朝晖,周日宝,刘湘丹,等.湘产南方红豆杉中紫杉醇含量动态变化的研究[J].中南药学,2010,8(1):15

王菊凤,李鹄鸣,蒋拥东,等.弱光型盾叶薯蓣对不同光强的生理生化适应研究[J].中药材,2010,33(8):1207

王丽萍,梁淑云.铁皮石斛原球茎诱导与增殖研究[J].中国农学通报,2010,26(1):265

王媚,宋建平,刘训红*,等.太子参环肽B含量分析及其动态研究[J].中药材,2010,33(8):1225

王勤,魏庆华.锁阳不同生育期中有机酸含量的动态研究[J].中国实验方剂学杂志,2010,16(6):54

王维婷,单成钢,王志芬*,等.不同来源丹参种质遗传多样性的SRAP标记分析[J].中草药,2010,41(4):632

王祥培,吴红梅,郝俊杰,等.黔产威灵仙类药材植物资源调查[J].安徽农业科学,2010,38(28):1553

王宗权,贾继明,宋剑.黄芪皂苷成分与环境因子的灰色关联度分析[J].中草药,2010,41(12):2067

魏德生,胡宝成,付小兵,等.巫山淫羊藿保护抚育种植试验初报[J].现代中药研究与实践,2010,24(5):14

魏明,杨超英,姜绍通.锗对霍山石斛类原球茎悬浮培养细胞生长和多糖合成及氧化还原态的影响[J].生物工程学报,2010,26(3):371

吴家其,张天伦,徐文芬,等.贵州望谟县药用植物资源调查[J].安徽农业科学,2010,38(27):14932

吴少杰,邢朝斌,劳凤云,等.不同产地刺五加中刺五加苷E含量的高效液相色谱测定[J].时珍国医国药,2010,21(8):1854

吴畏,孟德胜,傅若秋,等.HPLC法测定不同产地贯叶连翘不同部位中金丝桃素的含量[J].中国药房,2010,21(11):1020

吴叶宽,李隆云,马鹏,等.锌锰硼对黄花蒿产量和青蒿素含量的影响[J].中国中药杂志,2010,35(17):2236

武延安,刘效瑞,曹占凤,等.日光温室冬季育苗抑制当归早期抽薹的效应研究[J].中国中药杂志,2010,35(3):283

X

席溢,阿里穆斯,李艳双,等.我国少数民族药用资源保护与利用现状分析[J].辽宁中医杂志,2010,37(12):2452

肖慧,崔秀明.三七种内同工酶遗传多样性分析[J].现代中药研究与实践,2010,24(6):18

肖培根,陈士林,张本刚,等.中国药用植物种质资源迁地保护与利用[J].中国现代中药,2010,12(6):3

肖婷婷,朱艳,秦民坚*,等.鸢尾属药用植物总DNA提取方法的比较研究[J].中国野生植物资源,2010,29(3):48

徐金中,张红叶,董建勇*,等.浙江主产区栽培浙贝母种质遗传多样性的AFLP分析[J].中草药,2010,41(1):109

许永华,张国荣,张春颖*,等.人参基因组RAPD条件的优化[J].人参研究,2010,22(1):2

薛建平,王兴,张爱民,等.高温胁迫下半夏倒苗前后光合参数及叶绿素荧光特性的变化[J].中国中药杂志,2010,35(17):2233

Y

严硕,高文远,路福平,等.太空环境对甘草生理生化的影响[J].中国中药杂志,2010,35(2):135

杨静,苏强,高建平*,等.不同产地党参苍术内酯Ⅲ和党参炔苷含量测定[J].山西医科大学学报,2010,41(8):698

杨立昌,邓辉,乙引,等.药用石斛ISSR分子标记研究[J].中药材,2010,33(12):1841

杨鹏,陈希平,文宁.HPLC法测定不同产地和采收期荷叶中芦丁和荷叶碱的含量[J].湖南中医药大学学报,2010,30(3):37

杨生超,杨建文,王平理*,等.灯盏花新品系选育及农艺与品质性状比较[J].中国中药杂志,2010,35(5):554

余晓丽,王世茹,曾万勇,等.野生曲茎石斛的离体培养及再生体系研究[J].武汉工业学院学报,2010,29(1):21

Z

曾倩,纪晖.反相高效液相色谱法同时测定不同产地仙茅苷和仙茅苷乙的含量[J].药学实践杂志,2010,28(3):196

翟娟园,吴卫,廖凯,等.土壤环境对川白芷产量和品质的影响研究[J].中草药,2010,41(6):984

翟月婷,傅玉兰,姜亮.霍山石斛试管丛生芽增殖影响因素的探讨[J].中国农学通报,2010,26(11):258

詹启成,李雪,祁英,等.广东石斛快速繁殖及种苗移栽技术[J].北方园艺,2010,(16):137

张春平,何平,喻泽莉,等.外源Ca^{2+},ALA,SA和Spd对盐胁迫下紫苏种子萌发及幼苗生理特性的影响[J].中国中药杂志,2010,35(24):3261

张芳芳,王鹏,向凤宁*,等.南方红豆杉愈伤组织培养条件的优化及紫杉醇积累的基因表达效应分析[J].中草药,2010,41(12):2067

张红梅,张建东,王岩花,等.铁皮石斛茎段快繁技术研究[J].山西农业大学学报(自然科学版),2010,30(6):495

张坚,高文远,李兴林,等.杠柳组培苗的诱导及其次生代谢产物杠柳毒苷动态积累的研究[J].中国中药杂志,2010,35(18):2392

张君毅,陈瑞凤.短葶山麦冬遗传多样性TRAP标记研究[J].中国中药杂志,2010,35(23):3108

张莲婷,叶正良,郭巧生.土壤因子对麦冬活性成分影响研究[J].中国中药杂志,2010,35(11):1372

张武,韩艳丽,朱建华.中药乌头及其近缘种的rDNA-ITS序列分析[J].生物学杂志,2010,27(1):50

张小波,郭兰萍,黄璐琦*,等.关于中药区划理论和区划指标体系的探讨[J].中国中药杂志,2010,35(17):2350

张新慧,郎多勇,张恩和.当归根际土壤水浸液的自毒作用研究及化感物质的鉴定[J].中草药,2010,41(12):2063

张新慧,张恩和,王永捷,等.不同前茬对当归药材产量及品质的影响[J].中药材,2010,33(11):1678

张兴旺,陈晨,陶燕铎*,等.青海省不同产地秦艽花中獐牙菜苷和异荭草苷含量的HPLC分析[J].植物资源与环境学报,2010,19(2):92-93

张雪媛,张荣荣,王康才*,等.杭白芍中芍药苷动态积累与提取工艺研究[J].现代中药研究与实践,2010,23(1):54

张英,郑玉光,康帅,等.高效液相色谱法测定不同产地不同年份牡丹皮中牡丹酚的含量[J].华北国防医药,2010,22(3):222

张瑜,谈献和,崔小兵,等.HPLC法测定不同产地白花蛇舌草中熊果酸和齐墩果酸的含量[J].北京中医药大学学报,2010,33(4):274

赵艮贵,南晓洁,秦雪梅*,等.柴胡栽培种的RAPD和AFLP遗传关系研究[J].中草药,2010,41(1):113

赵永华,郭玉梅,贺春红.新疆不同产地野生甘草甘草酸含量分析[J].医学理论与实践,2010,23(11):1409

郑亭亭,隋春,魏建和,等.北柴胡二代新品种"中柴2号"和"中柴3号"的选育研究[J].中国中药杂志,2010,35(15):1931

钟世红,古锐,李贵鸿,等.川西高原红毛五加群落生态学研究[J].中国中药杂志,2010,35(17):2227

周婵媛,陈华国,周欣*,等.HPLC-ELSD测定不同产地吉祥草中凯提皂苷元的含量[J].中国药学杂志,2010,45(13):1029

周鹤峰,邵敏,姬可平*,等.甘肃省不同区域当归种子的RAPD分析[J].安徽农业科学,2010,38(28):15616

周佳民,尹小红,陈超君,等.施氮水平对广金钱草产

量和活性成分含量的影响[J].中国中药杂志,2010,35(17):2236

周洁,郭兰萍,张霁,等.药用植物对干旱胁迫的响应及受控实验[J].中国中药杂志,2010,35(15):1919

周娟,罗育,吴耀生*,等.绞股蓝RAPD标记及序列分析[J].中草药,2010,41(10):1692

周志勋,窦德强,赵河新.不同季节林下山参人参皂苷的动态累积变化及规律[J].人参研究,2010,22(2):12

朱英杰,姚辉*,谭睿*,等.重楼属药用植物DNA条形码鉴定研究[J].药学学报,2010,45(3):376

朱缨,王琳,朱磊,等.高效液相色谱法测定4个不同产地白花蛇舌草中槲皮素的含量[J].海峡药学,2010,22(8):85

朱振洪,万海同,余勤,等.道地药材浙玄参的随机扩增多态性DNA研究[J].时珍国医国药,2010,21(8):1936

（二）中药质量评价

【概述】

中药是以中医药理论为指导,从整体观念出发,充分重视个体的差异性,以辨证论治为原则,发掘和应用的天然药物。经过几千年的临床实践,其独到的防病治病效果得到世界医学界的认同。中药现代化、国际化就是将传统中药的优势特色与现代科学技术相结合,按照国际认可的标准规范进行研究、开发、生产、管理和应用,以适应当代社会发展需求的过程。质量评价体系成为中药现代化的"瓶颈"。提升我国中药质量的标准是实现中药现代化、国际化的关键,也是我国药学、中药学工作者的一项重要任务。随着科学技术的不断进步,对中药药效物质基础的不断认识,中药的标准水平也不断提升。

2010年,《中国药典》(2010年版)正式颁布并开始实施,中药的质量评价水平大幅度提升,在很多方面达到国际植物药标准的领先水平。钱忠直对《中国药典》(2010年版)进行了解读。

《中国药典》(2010年版)(一部)(以下简称"新版《药典》")共收载中药标准2 165种；其中中药材及饮片1 055种；植物油脂和提取物47种；中成药标准1 063种。新版《药典》在继承前版药典的基础上,有了长足的发展、提高,尤其是在保障药品的安全性、有效性及质量可控性方面作了创新性的尝试。其收载品种、显微鉴别和TLC鉴别项目、HPLC含测项目及对照品、对照药材的使用数量均为世界药典标准之最。新版《药典》标准水平的提升主要体现在以下几个方面：

一、体现中医药特色,首次在国家标准中明确中药饮片的定义

新版《药典》首次明确了中药饮片的定义。中药饮片系指药材经过炮制后可直接用于中医临床或制剂生产使用的处方药品。饮片的质量标准也由2005年版的13个,增加到822个,基本覆盖了中医临床常用饮片目录,解决了长期以来饮片缺乏国家标准的问题。新版《药典》还明确了中医临床配方和中成药投料所用的均为饮片,并将成方制剂中的药味全部改用饮片名表述。同时,在标准收载体例上明确了【性味与归经】、【功能与主治】、【用法与用量】为饮片的属性,使中医药理论在质量标准中得到进一步的体现。

二、中药标准均衡发展、全面提高

新版《药典》以均衡发展、整体推进、全面提高为宗旨。标准修订不打"补丁",首次对原标准(包括新增品种和2005年版全部修订品种)收载的方法进行了全面验证和复核,使质量标准整体水平大大提高,体现了系统性、可行性和规范性。标准修订"填平补齐",对标准中的杂质、水分、灰分、酸不溶性灰分、有关物质等有可能影响中药质量和安全的一般检查项目全面增补完善。2005年版药典收载各类检查831项,而2010年版新增各类检查1 184项。

三、提升中药质量控制水平

新版《药典》重视有效性和安全性。在有效性方面：① 根据中药基原复杂的特点,重点加强专属性鉴别方法的建立,确保临床用药和成方制剂投料的真实性,成为中药质量标准的特色。绝大多数药材、饮片和粉末入药的成方制剂都增订或修订了显微鉴别和薄层色谱鉴别,使真伪鉴别水平显著提高；② 建立符合中药特点的以有效成分或特征成分为指标的多成分含量测定方法。新版《药典》的质量控制方法由原来单一指标成分定性定量转向活性有效成分、多指标成分质量控制的品种明显增加。《中国药典》(2005年版)收载高效液相色谱法含量测定505项,而新版《药典》新增高效液相色谱法含量测定1 138项。

安全性方面：① 重金属和有害元素限量检查方法更加先进。新版《药典》采用电感耦合等离子体质谱(ICP-MS)测定中药中砷、汞、铅、镉、铜的含量；对所有中药注射剂及枸杞子、山楂、人参、党参等用药时间长、儿童常用的品种,均增加了重金属和有害元素检查项。根据国际上日摄入量的有关规定,制定限量标准；② 首次建立黄曲霉毒素的限量检查方法。对易霉变的桃仁、杏仁等新增黄曲霉毒素检测,方法和限度与国际一致；

③加强对中药内在有毒成分的限量检查,对川乌、草乌、马钱子等剧毒性饮片,采用高效液相色谱法等先进、精确的方法进行毒性成分的限量检查;④对千里光、川楝子等有毒药材和饮片,则采用更先进、灵敏的液相色谱-质谱联用技术,对微量毒性成分进行限量检查;⑤绿色标准的概念得到普遍应用。所有含苯的分析方法均进行了重新修订,对苯等毒性试剂进行了替换。

四、注重应用新技术,引领国际植物药标准发展方向

新版《药典》扩大了对成熟新技术方法的收载。如采用薄层色谱-生物自显影技术对熟地等代表性品种进行薄层色谱鉴别;采用液相色谱-质谱联用技术(LC-MS)对千里光中毒性成分阿多尼弗林碱进行限量检查;采用 DNA 分子标记技术对乌梢蛇、蕲蛇饮片进行真伪鉴别;采用"一标多测"方法对黄连中多种生物碱进行含量测定等。这些新技术的应用显著提高了分析的灵敏度和专属性,解决了常规分析方法无法解决的问题,必将为全面提高药品质量起到积极而重要的作用。

五、野生动植物资源保护成为国家标准的导向

近年来,由于药材资源需求加大,导致中药资源的过度开发和无序利用,生物多样化遭到严重破坏,许多种类趋于濒危状态。新版《药典》首次明确并积极引导和推进实施药材资源保护和可持续利用策略,选择品质相近的栽培品种替代濒危的野生动植物资源。如川贝母,由于野生资源已濒临枯竭,新版《药典》新增两个在四川有几十年栽培历史和经验的栽培品种——太白贝母和瓦布贝母,经 DNA 分析证实:这两个栽培品种与川贝母品质相近,使川贝母这一名贵药材的资源短缺得到缓解。

六、强调标准规范与国际植物药标准接轨

药材的拉丁名是国际通用名称。国际上普遍采用药材名在前、药用部位在后的命名原则。而中国药典长期沿用的则是药用部位在前、药材名在后的命名法。为了与国际接轨,新版《药典》首次将药材和饮片拉丁名的词序进行了变更。如龙胆的原拉丁名为 Radix Gentianae,现修订为 Gentianae Radix。此外,新版《药典》还依据《Flora of China》、《中国高等植物图鉴》、《中国植物志》等植物分类权威著作收载的植物拉丁学名,修订了 29 种原植物的拉丁学名。

现举例介绍新版《药典》中新技术、新方法的应用。

1. 薄层色谱-生物自显影技术

经典的薄层色谱法因其快速、简便、经济等特点,已成为中药质量控制的常用手段,但仍有一定的局限性。首先,薄层色谱上显色(或荧光)斑点的有无和强弱只能说明某成分的有无与含量的高低,不能反映其生物活性;其次,常用化学显色剂(如10%硫酸香草醛-硫酸等)多为通用显色剂,缺乏专属性。薄层色谱-生物自显影技术结合了薄层色谱分离技术与活性测试两者的优点,是一种集分离、鉴定和活性测定于一体的药物评价和筛选方法。该技术具有操作简便、检测快速、高灵敏度和专属性、高通量等特点。目前已有报道运用 DPPH 自由基(1,1-Diphenyl-2-picrylhydrazyl)清除活性、乙酰胆碱酯酶抑制等活性的天然产物的筛选,实现中药质量评价及活性成分导向的分离。以评价中药抗氧化为例,具体实验方法为:对不同来源的中药,应用 DPPH 自由基乙醇溶液和传统显色剂显色,拍摄图像,采用模拟扫描,获得各抗氧化成分的峰面积,并以总峰面积作为指标判断其抗氧化能力的大小。DPPH 是一种很稳定的以氮为中心的自由基,若被测物能清除它,则提示被测物具有降低羟自由基、烷自由基或过氧自由基等的有效浓度,打断脂质过氧化链反应的作用。DPPH 本身紫色,具有清除 DPPH 自由基能力的物质能使其还原成 DPPH-H 而呈现黄-白色。薄层色谱-生物自显影技术在国际植物药标准中首次成为一种基于平面色谱技术的生物检定法。

2. 高效液相色谱-质谱联用技术

中药化学成分复杂,结构多样。特别是对于一些微量成分的分析和小量样品的检测,由于相关成分和基质的干扰,难以实现快速、准确的检测分析。因此,选择具有高灵敏度、高选择性及快速的检测仪器配合高分离效能的色谱系统对于实现微量、痕量成分的测定工作十分重要。强大的分离工具 LC 与高灵敏度、高选择性的检测器 MS 或 MS/MS 相结合,已成功地解决了这一难题。与紫外检测器相比,质谱检测器具有许多优越性。第一,它具有更高的灵敏度,能达到 ng 甚至 pg 的

检测水平,尤其适合药物代谢和痕量分析;第二,它具有更宽的检测范围,在选择合适的电离方法和条件下,多数化合物都能被电离从而得到检测,而紫外检测器只能用于具有显著生色团的化合物;第三,能获得更多的化合物结构信息。随着MS和MS^{n}技术的兴起,通过选择反应监测模式(SRM)或多反应监测模式(MRM),可大幅度提高信噪比,并且对样品制备和LC分离要求不高,对复杂样品分析可以达到很高的灵敏度和较好的效果。目前LC-MS联用技术已广泛地应用在中药特征指纹峰的鉴定,导向分离、制备指标成分,体内药物代谢及代谢分析,微量毒性成分的定量分析等方面。新版《药典》在国际植物药标准中,首次采用LC-MS技术建立有毒中药成分的限量检查和有效成分的含量测定方法,起到了示范作用。

3. 快速色谱技术

超高效液相色谱等快速液相色谱技术的诞生和快速发展,大幅度地改善了色谱的分离度、样品通量和分析速度,是分离科学和技术的巨大进步。UPLC的优越性体现在超高分离、超高速度和超高灵敏度方面。UPLC不仅可以在保持与HPLC相同分离度时提高峰高,而且在改善分离度的同时亦可提高灵敏度。众所周知,中药的化学成分复杂,应用HPLC进行指纹图谱研究和多组分同时含量测定时,常需要较长的分析时间,并且灵敏度和分离度也很难得到令人满意的结果。UPLC可以在很宽的线速度、流速和压力下进行高效的分离工作,结束了多年来不得不在速度和分离度之间取舍的历史,更加适合中药常规分析研究。

4. 采用"一标多测"技术,实现多指标成分的同步测定

中药具有多组分、多途径、多靶点等作用,单用一个指标成分的分析方法不能全面反映其质量,而对全部成分进行同步定量,不仅方法学过于复杂,且获得全部的对照品也不现实。"一标多测"技术,即利用中药有效成分内在的函数关系和比例关系,只测定一个成分来实现多个成分的同步测定。在对照品缺乏的情况下,"一标多测"法可以作为多指标含量方法的一种补充,用于中药的质量控制和评价。利用"一标多测"方法测定黄连中小檗碱、巴马汀、黄连碱、表小檗碱等4个成分的含量已被新版《药典》所收录。"一标多测"法对中药复杂体系分析方法的建立具有重要的借鉴意义,将具有更广阔的应用前景。

5. 运用DNA标记鉴定技术进行中药材品种鉴定

传统的中药鉴定采用的主要是性状鉴定、显微鉴定及理化鉴定等方法。这些方法的鉴定标识在生物学上均为物种的遗传表型,不仅受到遗传因素的影响,而且与生物体的生长发育阶段、环境条件、人类活动如引种驯化、加工炮制等有着密切的关系,具有很大的变异性及可塑性,难免存在主观性强、重复性和稳定性差等缺点。近年来,随着分子生物学技术在中药学领域的渗透与发展,以DNA分子为标记的中药分子鉴定方法得到不断的发展与应用。DNA分子作为遗传信息的直接载体,信息含量大,在同种或同品种内具有高度的遗传稳定性,且不受外界环境因素和生物体发育阶段及器官组织差异的影响,因此用DNA分子特征作为遗传标记进行物种的鉴别更为准确可靠,非常适合于近缘种、易混淆品种、珍稀品种、动物药材、破碎药材、陈旧药材、腐烂药材及样品量极为有限的植物模式标本、中药出土标本、古化石标本等珍贵样品的鉴定。

结语

随着科学技术的迅速发展、中药药效物质基础不断阐明、分析方法的进步,中药标准的整体水平也已大幅度提高。然而,我们必须看到,作为我国传统医药产业基石的中药的质量标准水平,仍然无法满足现代中药制药产业发展的需求,临床用药的安全性、有效性仍然令人不敢乐观。尽管新版《药典》比以往历届《药典》的质量标准水平有了大幅度的提高,但目前所制定的中药材、饮片、提取物以及成方制剂的质量标准仍不完善,尚不能全面反映中药产品的质量。中药是一个复杂体系,在复杂性科学的理论与方法没有重大突破之前,我们还应从化学成分、药效物质、毒理学等研究着手,结合国际市场需求和现有基础,建立适应中药特点和中国国情的方法科学、结构合理、技术先进、原则明确、内容规范的中药质量标准体系。

(周丹丹 王峥涛)

【中药的品种考证】

1. 土芋

袁鑫等通过古今文献考证和植物学比较研

究,结合实地考察进行分类、鉴定,探讨了土芋的来源。认为《本草拾遗》中记载的土芋的原植物,应为当今豆科植物土圞儿 Apios fortunei Maxim.,土芋是其地下块根。

2. 人参

孙娟娟等在对历代本草文献的研究过程中,发现三国时期《吴普本草》人参条中"叶小兑,核黑,茎有毛"的记载与五加科人参 Panax ginseng C. A. Mey. 有较大的出入。通过文献学和生药学的方法,考证发现《吴普本草》所记载人参的品种,实为五加科刺人参 Oplopanax elatus Nakai。

3. 天南星

天南星为天南星科植物天南星 Arisaema erubescens (Wall.) Schott、异叶天南星 A. heterophyllum Bl. 或东北天南星 A. amurense Maxim. 的干燥块茎。汪荣斌等通过对中药天南星的本草考证与药用品种调查,认为中药天南星在本草学发展的历史中名称不断演变、基原混乱,各地作为天南星入药的原植物种类多、分布广,且大部分是虎掌,即天南星科掌叶半夏 Pinellia pedatisecta Schott 的块茎。研究证实,虎掌的刺激性与毒性比《中国药典》(2010 年版)收载的 3 个法定种天南星强,但急性毒性实验证明虎掌毒性明显小于天南星法定种。故建议针对虎掌与天南星法定种做进一步化学成分、药理、临床等方面的深入研究,将虎掌列入《中国药典》天南星药材,或者列为虎掌南星,起到正本清源、澄清混乱的作用。

4. 江边一碗水

陈吉炎等分别对江边一碗水和鬼臼的原植物形态、商品来源、药材性状、用法用量和临床中毒剂量进行考证。发现鬼臼类中药为小檗科植物桃耳七 Podophyllum emodii Wall.、鬼臼 Podophyllum emodii Wall. var. chinense Spargue、南方山荷叶 Diphylleia sinensis Li.、八角莲 Dysosma versipellis (Hance.) M. Cheng、六角莲 D. pleiantha (Hance.) Woods. 的干燥根茎;江边一碗水药材的主要来源为后 3 种。因鬼臼和江边一碗水在本草中多以药材外形进行命名,容易产生混淆和误用中毒,故建议药材名称分别以植物属名鬼臼、山荷叶和八角莲(含六角莲)作为药材名称,并应按毒性中药进行管理。

5. 薤头

焦阳等通过对古今文献有关薤头的本草考证,认为薤头即是薤(Allium chinense G. Don)。薤头作为中药薤白使用有着悠久的历史,其药用历史沿革以及功效与同属植物小根蒜(Allium macrostemon Bunge)比较有所不同。故建议遵循中药用药的基本规律,规范学名,做到基原准确,避免一药多源导致药材名称使用混乱。将薤头即薤作为中药薤白的基原,小根蒜另立中药名,单独收载。

6. 金银花

汪冶等通过本草考证与实地调查,对以往的金银花本草考证进行探讨。认为目前已知的中医药古籍文献中,有关忍冬或金银花的文字描述与所附插图均不能够肯定为今之忍冬 Lonicera japonica Thunb.,应是忍冬属或忍冬组的植物或多种植物形态特征体现。

7. 款冬花

款冬花为菊科植物款冬 Tussilago farfara L. 的干燥花蕾。刘毅等通过查阅古今医药典籍,对款冬花的名称、产地、品种进行考证。发现历代本草对款冬花均有记载,同物异名有 22 种。认为宋代《证类本草》上的雍州款冬花,应是菊科植物蜂斗菜 Petasites japonicus (Sieb. et Zucc.) F. Schmidt,说明宋代有蜂斗菜混作款冬花的情况。除蜂斗菜外,橐吾及款冬花花梗亦有混用作款冬花的情况。

8. 火麻仁

卫莹芳等通过考证历代本草著作,结合现代研究资料进行分析。认为火麻仁的基原植物古今一致,均为桑科大麻属植物大麻 Cannabis sativa L.。现代本草都以火麻仁为正名,记载较为混乱。而现代研究已证明大麻果实和种仁在化学成分及毒性上的差异。且从传统用药而言,应是种仁,而非果实。故卫氏等建议《中国药典》应将火麻仁的来源改为桑科植物大麻 C. sativa 的干燥成熟种仁,其性状也应描述干燥成熟种仁的药材性状。

(徐丽莉)

【中药材质量标准研究】

中药质量标准的研究与制定是中药发展的核心问题之一。新中国成立以来，《中国药典》作为保障药品质量的重要技术法典，一直致力于中药标准的规范与提高。2010年颁布的第九版《中国药典》，以建立符合中医药特点的质量标准体系为目标，在逐步由单一指标性成分定性定量，向活性、有效成分及生物测定的综合检测过渡，向多成分结和指纹或特征图谱整体质量控制模式转化，增加和完善中药安全性检测方法和控制指标，增强检测方法的专属性、提高质量标准可控性等方面取得了新的进展，一批新增的中药材定性定量标准载入新版《中国药典》，提高了中药质量安全性和有效性的控制，突出体现了中药质量标准研究的新特点和发展趋势。

1. 根类中药

（1）太子参　太子参为石竹科植物孩儿参 *Pseudostellaria heterophylla* (Miq.) Pax ex Pax et Hoffm. 的干燥块根。其所含特征性成分太子参环肽 A～F 均具有酪氨酸酶抑制（tyrosinase inhibitory）活性。刘训红等建立了太子参环肽薄层原位化学反应法鉴别方法及太子参环肽 B (Pseudostellarin B) HPLC含量测定方法，确定了水分、灰分、浸出物及太子参环肽 B 的含量限度。12个产地13批太子参药材中太子参环肽 B 的含量为 0.012 3%～0.032 8%。《中国药典》(2010年版）规定：太子参含太子参环肽 B ($C_{40}H_{58}O_8N_8$) 应不低于 0.02%。

（2）附子　附子为毛茛科植物乌头 *Aconitum carmichaelii* Debx. 的子根的加工品，其中附片（黑顺片和白附片）直接入药。附子所含乌头双酯型生物碱具有镇痛、麻醉、抗炎、降压等作用，但毒性极强。鉴于原标准采用分光光度法鉴别生物碱类成分，专属性较差，且不能区分毒性强的双酯型成分和毒性较弱的单酯型成分；薄层色谱法对乌头碱进行限量检查方法较为粗放，难以有效控制质量。依据附子所含的双酯型生物碱毒性很强，经炮制加工，此类成分可转化为单酯型生物碱，毒性也随之减小。盐附子为炮制品淡附片的原料，不直接入药，且未经高温蒸煮加工，故将双酯型生物碱作为质量控制指标成分。为防止炮制太过，导致双酯型生物碱较多转化为单酯型生物碱，故需建立盐附子中单酯型生物碱限量检查方法。相反，附片均经高温蒸煮加工而成，故需以单酯型生物碱作为质量控制指标成分。因附片直接入药，又需控制双酯型生物碱限量。据此，聂黎行等分别制订了附子与附片的质量标准，建立的以新乌头碱、次乌头碱、乌头碱等双酯型生物碱和苯甲酰乌头原碱、苯甲酰次乌头原碱、苯甲酰新乌头原碱等单酯型生物碱为指标的薄层色谱鉴别方法专属性强；建立的 HPLC 法可同时测定6种生物碱的含量，并可根据不同样品选择相应指标对附子和附片进行质量控制。新版《药典》规定：附子：毒性成分限量检查：双酯型生物碱以新乌头碱、次乌头碱、乌头碱的总量计，不得过 0.020%。有效成分含量测定：① 总生物碱（酸碱滴定法）以乌头碱计，不得少于 1.0%。② 单酯型生物碱以苯甲酰新乌头原碱、苯甲酰乌头原碱、苯甲酰次乌头原碱的总量，不得少于 0.010%。附片：毒性成分限量检查：双酯型生物碱以新乌头碱、次乌头碱、乌头碱的总量计，不得过 0.010%。有效成分含量测定：① 总生物碱（酸碱滴定法）以乌头碱计，不得少于 1.0%。

（3）板蓝根　板蓝根为十字花科植物菘蓝 *Isatis indigotica* Fort. 的干燥根。其所含表告依春（epigoitrin）是抗病毒的主要特征性活性成分之一。王瑞等选择表告依春为指标成分，在确认表告依春对淋巴细胞无毒性的基础上，建立表告依春专属性的定性定量分析方法，10批板蓝根药材 HPLC 含量测定差异较大（0.004 2%～0.066 3%）。该法可与南板蓝根（爵床科马蓝的根）相区别（南板蓝根中不含表告依春）。新版《药典》规定：板蓝根药材含 (R,S)-告依春不得少于 0.02%。（注：告依春与表告依春为同分异构体，本法尚不能将二者分开）

（4）珠子参　珠子参为五加科植物珠子参 *Panax japonicus* C. A. Mey. var. *major* (Burk.) C. Y. Wu et K. M. Feng 或羽叶三七 *Panax japonicus* C. A. Mey. var. *bipinnatifidus* (Seem.) C. Y. Wu et K. M. Feng 的干燥根茎。其所含珠子参皂苷具有镇痛、镇静、增强免疫力、抗肿瘤等多方面活性，竹节参皂苷 IVa 和人参皂苷 Ro 为其主要成分。宋小妹等据此增加了含量较高的人参皂苷 Ro、竹节参皂苷 IVa 的薄层色谱鉴别，建立了珠子参药材 HPLC 测定竹节参皂苷 IVa 的方法，8产地10批珠子参药材中竹节参皂苷 IVa 含量幅度范围为 2.17%～5.45%。新版

《药典》规定：珠子参药材含竹节参皂苷Ⅳa不得少于3.0%。

（5）羌活 羌活为伞形科植物羌活 Notopterygium incisum Ting ex H. T. Chang 或宽叶羌活 Notopterygium franchetii H. de Boiss. 的干燥根茎及根。陈燕等根据两基原药材都含有羌活醇、异欧前胡素和紫花前胡苷，其中部分宽叶羌活中羌活醇含量较低，而异欧前胡素含量较高，二者含量互补总量较高。分别建立了中药羌活中紫花前胡苷的薄层鉴别方法和羌活醇、异欧前胡素总量的高效液相色谱测定方法，测定21批中药羌活中羌活醇和异欧前胡素总量的幅度范围为1.88%～0.19%，含量差异较大。考虑到本品来源于2种植物基源，且为野生资源的中药，分布范围广（四川、青海、西藏、甘肃等），同一基源不同产地特别是不同基源的中药其含量可能存在较大差异，制订了可控的含量限度标准。新版《药典》规定：羌活药材含羌活醇和异欧前胡素总量不得少于0.40%。

（6）泽泻 泽泻为泽泻科植物泽泻 Alisma orientalis (Sam.) Juzep. 的干燥块茎。其所含23-乙酰泽泻醇B(23-acetylalisol B)在泽泻中较高，是泽泻的主要的三萜类成分，具有利尿、降胆固醇、抗肿瘤、逆转多药耐药性、抗过敏、抑制乙肝病毒和抗补体活性等。徐浩坤等增补了泽泻药材显微鉴别、薄层鉴别，建立了HPLC法测定23-乙酰泽泻醇B含量的方法。不同产地10批泽泻中23-乙酰泽泻醇B含量幅度范围为0.0331%～0.2080%。新版《药典》规定：泽泻药材含23-乙酰泽泻醇B不得少于0.050%。

2. 木类中药

苏木 苏木为豆科植物苏木 Caesalpinia sappan L. 的干燥心材。苏木中的巴西苏木素(brazlin)对大鼠离体胸主动脉环有舒张作用。据此，陈玉平等以苏木中主要有效成分和专属性成分巴西苏木素和(±)原苏木素B(protosappanin B)为指标，建立了专属性的薄层色谱鉴别法和HPLC含量测定方法，并对全国各地收集的18批样品进行了分析，发现不同来源药材中巴西苏木素和(±)原苏木素B的含量差异均很大，呈黄红色至棕红色且白色边材少的苏木药材中二成分的含量较高；反之，棕色药材或白色边材较多的药材，则含量较低，且与传统认为苏木以色红、白色边材去尽为佳相一致。苏木中巴西苏木素和(±)原苏木素B的含量基本上反映了苏木药材的质量。新版《药典》规定：苏木药材含巴西苏木素不得少于0.50%，(±)原苏木素不得少于0.50%。

3. 果实类中药

（1）连翘 连翘为木犀科植物连翘 Forsythia suspensa (Thnub.) Vahl 的干燥果实。连翘酯苷A(Forsythoside A)有抗菌、抗病毒、解热，抑制cAMP磷酸二酯酶活力、抑制弹性蛋白酶活力、免疫调节等作用。夏伯侯等通过测定11批不同产地连翘药材中连翘酯苷A的含量，建立了连翘中连翘酯苷A HPLC含量测定方法，且11个批次药材中的连翘酯苷A含量差异不大，平均含量为0.429%。新版《药典》规定：连翘药材含连翘酯苷A不得少于0.25%。

（2）罗汉果 罗汉果为葫芦科植物罗汉果 Siraitia grosvenorii (Swingle) C. Jeffrey ex A. M. Lu et Z. Y. Zhang 的干燥果实。罗汉果苷Ⅴ(Mogroside V)是其最重要的甜味成分，亦有镇咳祛痰等作用。钟名诚等用HPLC法测定了不同部位3批罗汉果中罗汉果苷Ⅴ含量，以果肉最高而种子较低。其含量变化幅度为0.45%～1.87%。新版《药典》规定：罗汉果药材含罗汉果苷Ⅴ不得少于0.50%。

（3）紫苏子 紫苏子为唇形科植物紫苏 Perilla frutescens (L.) Britt. 的干燥成熟果实。其所含酚酸类成分具有祛痰、平喘等作用，迷迭香酸(Rosmarinic acid)为紫苏子中含量较高的一类酚酸类成分。谷丽华等对15个不同产地紫苏子样品的药材进行了显微鉴别、薄层色谱鉴别等研究，建立了迷迭香酸HPLC定量方法。15批不同产地的紫苏子样品中，14批均检出木犀草素、芹菜素和迷迭香酸3种成分，其中迷迭香酸含量为0.227%～0.462%。新版《药典》规定：紫苏子药材含迷迭香酸不得少于0.25%。

（4）草豆蔻 草豆蔻为姜科植物草豆蔻 Alpinia katsumadai Hayata 的干燥近成熟种子。其所含山姜素(alpinetin)、乔松素(pinocembrin)、小豆蔻明(cardamonin)和桤木酮(alnustone)是治疗胃溃疡、促进胃肠功能、镇吐和抑菌的主要活性成分。李元圆等建立了草豆蔻药材中山姜素、乔松素、小豆蔻明和桤木酮的薄层色谱鉴别和HPLC定量检测方法。9批药材测定结果显示，4个指标成分在不同批次药材间含量差异较大,为了能较全面地反映出草豆蔻药材质量的优劣,采用黄酮含量加合和桤木酮含量来评价药材质量。新版《药典》规定:草豆蔻药材含山姜素、乔松素、小豆蔻明的总量不得少于1.35%,凯木酮不得少于0.5%。

(5) 锦灯笼　锦灯笼为茄科植物酸浆 *Physalis alkekengi* L. var. *franchetii* (Mast.) Makino 的干燥宿萼或带果实的宿萼。酸浆苦素(Physalin)是其抗炎、抗菌活性,木犀草苷(Luteoloside)是其含量较高的成分。程雪梅等建立了酸浆苦味素 L 薄层色谱鉴别和 HPLC 测定木犀草苷含量的方法。11 批锦灯笼药材含木犀草苷 0.11%~2.35%。新版《药典》规定:锦灯笼药材含木犀草苷不得少于 0.1%。

4. 全草

(1) 三白草　三白草为三白草科植物三白草 *Saururus chinensis* (Lour.) Baill. 的干燥地上部分,三白草酮(sauchinone)和里卡灵 A(licarin A)为其抗炎、抗氧化、保肝等木脂素类成分。陈宏降等以三白草酮和里卡灵 A 为指标成分,建立三白草 TLC 定性和 HPLC 含量测定质量标准。11 批三白草药材中三白草酮含量为 0.073%~0.429%,里卡灵 A 为 0.0%~0.1%。新版《药典》规定:三白草药材含三白草酮不得少于 0.10%。

(2) 紫苏梗　紫苏梗为唇形科植物紫苏 *Perilla frutescens* (L.) Britt. 的干燥茎。迷迭香酸具有清除自由基作用,为紫苏梗中含量较高的一类酚酸类成分。谷丽华等建立了迷迭香酸薄层-生物自显影定性和 HPLC 法含量测定方法。10 批紫苏梗药材含迷迭香酸为 0.014 9%~0.558 7%。新版《药典》规定:紫苏梗药材含迷迭香酸不得少于 0.10%。

(3) 小蓟　小蓟为菊科植物刺儿菜 *Cirsium setosum* (Willd.) MB. 的干燥地上部分。其所含黄酮类成分为小蓟止血、抗炎的主要活性成分,蒙花苷(Linarin)为其含量较高黄酮类成分。柯睿等以蒙花苷为指标成分,建立了 TLC 定性和 HPLC 定量方法。10 批不同来源的小蓟药材含量差异不大,最高含量为 2.142%,最低含量为 0.981%,平均含量为 1.459%。新版《药典》规定:小蓟药材含蒙花苷不得少于 0.70%。

5. 植物油脂

蓖麻油　蓖麻油为大戟科植物蓖麻 *Ricinus communis* L. 的成熟种子经榨取并精制得到的脂肪油。蓖麻油酸(Ricinoleic acid)为其主要成分。闻娣娣等建立了蓖麻油中蓖麻油酸 TLC 定性和毛细管 GC 定量方法。5 批蓖麻油中蓖麻油酸含量为 54.56%~67.86%。此外还含有油酸、亚油酸、棕榈酸、硬脂酸、花生酸、二十烷一烯酸等。新版《药典》规定:蓖麻油含蓖麻油酸不得少于 50%。

(陈建伟)

【中药 DNA 条形码的研究】

DNA 条形码技术(DNA barcoding)是利用标准的、有足够变异的、易扩增且相对较短的 DNA 片段自身在物种种内的特异性和种间的多样性,创建一种新的生物身份识别系统,它可以对物种进行快速的自动鉴定。如今 DNA 条形码技术已经成功应用在鸟类、鱼类、蜘蛛、鳞翅类等动物类群,基于 DNA 条形码序列的药用动、植物的物种鉴定的发展,中药材 DNA 条形码数据库也正在构建。

1. DNA 条形码的优点及技术路线

生命条形码联盟(consortium for the barcode of life, CBOL)阐述了 DNA 条形码的优点:① 以 DNA 序列为检测对象,其在个体发育过程中不会改变,样本部分受损也不会影响识别结果;② 可进行非专家物种鉴定;③ 准确性高;④ 通过建立 DNA 条形码数据库,可一次性快速鉴定大量样本。DNA 条形码中药材鉴定平台技术路线如图 2-1。

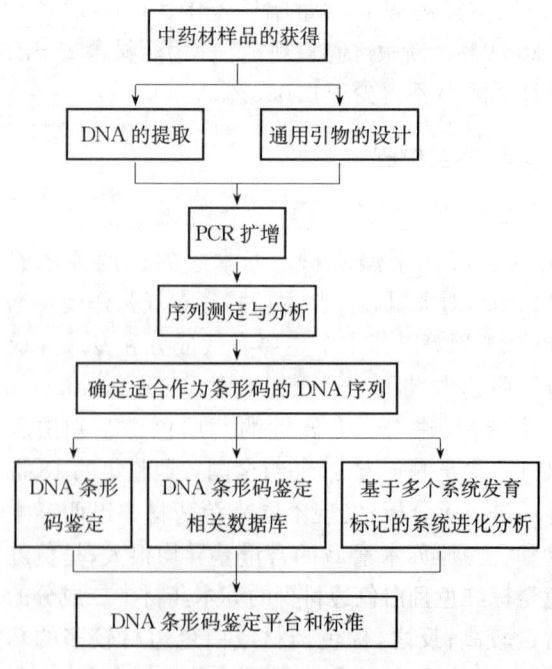

图 2-1　DNA 条形码中药材鉴定平台技术路线示意图

陈念等对 DNA 序列标记在药用植物 DNA 条形码鉴定研究中的使用效果进行了评价。结果发现，对于相对保守的核酮糖-1,5-二磷酸羧化酶/加氧酶大亚基(rbcL)外显子，其含有的独有衍征可区分 99% 以上的肖鸢尾属(Moraea)物种和 65% 的山龙眼属(Helicia)物种，而对于占谷氨酸合成酶基因长度约 80% 的 3 个内含子序列，可区分的山龙眼属物种同样达 99% 以上。上述研究并未涉及足够多的种内变异，考虑到高达 4% 的测序错误和分类错误(如同一物种被赋以多个不同的名称)等因素，其统计学意义并不十分明显。当前已知序列最多的 2 种标记——质体编码的 rbcL 和核糖体大亚基内转录间隔区(ITS)，以及变异程度相对较高的质体 psbA-trnH 区域等，均有很大的用于中药材 DNA 条形码鉴定的潜力。当单一片段条形码的鉴定结果不理想时，可采用多个片段组合，一定程度上可以降低种内变异带来的影响，同时减少种内和种间变异的重叠。多片段组合应该由进化速率快慢不同的片段组成，编码基因和非编码区组合是较好的选择。

Ren B Q 等利用 4 个 DNA 片段(ITS、rbcL、matK 和 trnH-psbA)对桦木科桤木属(Alnus)全世界所有的物种(26 种)的 131 个个体进行取样分析，发现 4 个片段在种级水平上的分辨能力分别为 10%(rbcL)、31.25%(matK)、63.6%(trnH-psbA)和 76.9%(ITS)，而将 ITS 和 trnH-psbA 结合在一起使用可以分辨全部种类中的 88.5%。

2. DNA 条形码在植物类中药鉴定中的应用

(1) 景天属 李妮等使用 ITS2、rbcL、matK 和 psbA-trnH 序列的通用引物对景天科景天属药用植物进行 PCR 扩增和测序，通过比较各序列的扩增效率、种内和种间变异的显著性，以及 Barcoding Gap，采取 BLAST 和 Nearest Distance 方法评价不同序列的鉴定能力。结果显示：ITS2 序列在采集的景天属几种药用植物中扩增成功率为 100%，其种内种间变异差异、Barcoding Gap 较 psbA-trnH、rbcL 序列具有更明显的优势，而且纳入网上 48 个样品 33 个种的数据后鉴定成功率仍达到 100%。ITS2 可推荐为景天属首选的 DNA 条形码序列。

(2) 黄芪属 高婷等采用了植物 DNA 条形码候选序列之一的 ITS2 片段来探讨在豆科黄芪属药用植物中的鉴定能力。结果显示，ITS2 基因区通用性强，序列在黄芪属物种间的差异较大，具有明显的 Barcoding Gap，能够正确鉴定 41 个黄芪属植物物种，仅 6 个物种不能鉴定。

(3) 芸香科 罗焜等选取 nrDNA ITS2 序列，利用其具有 II 级结构的特性，通过不同物种类型模型判定全长，将其和目前热点候选序列(matK，rbcL，psbA-trnH，rpoC1，ycf5)及 nrDNA ITS 序列针对芸香科 72 属 192 种 300 个样本进行比较，试图在同一科属下更多近缘种存在时，真实判定候选序列的鉴定能力。结果表明，自行设计引物的 ITS2 序列具有较好的 PCR 扩增和测序成功率，在所考察的候选序列中具有最大的种间变异和较小的种内变异，且两者存在极显著差异，同时物种鉴定成功率最高，各评价指标均优于其他候选序列。

(4) 忍冬科 刘震等从 4 条 DNA 片段(psbA-trnH、matK、rbcL 和 ITS2)中筛选可用于忍冬科药用植物鉴定的 DNA 条形码通用序列。通过比较各序列的 PCR 扩增成功率、测序效率、种内和种间变异、Barcoding Gap 和鉴定成功率等指标，评价不同序列在忍冬科植物中的鉴定能力。通过对忍冬科 13 个属 33 个种 58 个样本的分析，ITS2 序列在属水平上的鉴定成功率为 100%，物种水平上的鉴定成功率为 96.6%。

(5) 重楼属 朱英杰等为评价 DNA 条形码候选序列对百合科重楼属药用植物的鉴定作用，探讨重楼属药用植物鉴定新方法，对重楼属 11 个物种 17 份样品的 psbA-trnH、rpoB、rpoC1、rbcL、matK 和核 ITS2 序列进行 PCR 扩增和测序，比较各序列扩增和测序效率、种内和种间变异，进行 Barcoding Gap 分析，采用 BLAST1 和 Nearest Distance 方法评价不同序列的鉴定能力。结果显示，ITS2 序列在所研究的重楼属药用植物中的扩增和测序效率均为 100%，其种内种间变异、Barcoding Gap 与其他 DNA 条形码候选序列相比具有明显的优势，ITS2 序列在重楼属中的鉴定成功率达到 100%，扩大至 29 个物种 67 份样品依然具有 100% 的鉴定成功率。蒋向辉等在对怀化野生七叶一枝花、大理重楼、华重楼及花叶重楼进行表型比较的基础上，进一步对 ITS 序列进行克隆测序，并用 MEGA 4.0 软件进行聚类分析。结果发现，怀化野生七叶一枝花 ITS 序列长为660 bp,GC含量为56%,聚类分析表明,与其他3个材料为重楼属同一个种。

(6)豆蔻属 石林春等筛选适合姜科豆蔻属药用植物鉴定的DNA条形码序列,探索其鉴定新方法。通过对该属植物36个物种,46个样本的8个候选条形码序列(psbA-trnH、matK、rbcL、psbK-psbI、rpoB、atpB-rbcL、ITS、ITS2)进行PCR扩增、测序和序列分析,采用了4种方法对数据进行分析,应用Mega 4.1计算不同序列的种间和种内遗传距离(K-2P);用Wilcoxon秩和检验比较不同序列的变异性;用Taxon DNA软件评估"Barcoding Gap";用Blast、Distance方法检验物种鉴定的可靠性。结果显示,ITS2和ITS序列变异显著,物种水平鉴定成功率达100%,其他6个候选序列(psbA-trnH、matK、rbcL、psbK-psbI、rpoB、atpB-rbcL)不能有效鉴定豆蔻属物种。

3. DNA条形码在动物类中药鉴定中的应用

近年来,中国中医科学院中药研究所先后开展了乌梢蛇、蕲蛇、金钱白花蛇等蛇类药材高特异性PCR鉴别研究,其中乌梢蛇、蕲蛇的研究成果被作为国家鉴别蛇类药材标准并收录于2010年版的《中国药典》。

4. DNA条形码在海洋生物鉴定中的应用

王中铎等用线粒体细胞色素c氧化酶I(Cytochrome c oxidase subunit I,COI)基因对南海硬骨鱼类40个物种89个样本进行了分析,结果表明COI序列广泛适用于硬骨鱼类物种鉴别,并可用于低级分类阶元的系统进化分析。大量研究表明,DNA条形码在海洋生物的分类、物种鉴定、隐存种的发掘、系统发生研究等方面具有重要应用价值。

5. 展望

随着DNA条形码识别技术逐步深入,可将其与基因芯片技术相结合,以达到快速、高通量的鉴定要求。DNA条形码与基因芯片技术相结合形成了一种新的分子鉴定方法——DNA条形码芯片(DNA barcoding chips),是在DNA条形码序列分析基础上,针对其变异位点,分别设计特异性探针,探针经固化于DNA芯片片基上制作成芯片。通过样品PCR产物与芯片探针特异性杂交和荧光杂交检测分析,达到鉴定的目的。DNA条形码芯片技术可成为中药材鉴定提供快速、高通量的检测工具。

(谷巍 申修源 陈建伟)

【中药中的微量元素研究】

中药中金属微量元素问题,越来越被国际社会所关注。一方面,铅(Pb)、镉(Cd)、汞(Hg)、铜(Cu)和砷(As)等重金属对人体的新陈代谢、生理作用具有明显的伤害作用;另一方面,中药材中的微量元素不仅可起到调节人体内微量元素含量的作用,一些含量丰富的药材还可直接起到对各种疾病的直接或间接治疗作用。Fe是淋巴细胞样组织的必需物质之一,Mn可维持人体正常免疫功能,Zn对人体的免疫系统及防御功能有着重要的作用,Cr(III)是维持哺乳动物葡萄糖、脂肪和蛋白质代谢的必需元素,而Cr(VI)则对人体具有高毒性,必须严格控制。2010年度,已对70多种中药,如人参、鹿茸、冬虫夏草、鱼腥草、丹参、当归、山茱萸等的金属微量元素进行了研究;也建立了一些中成药中微量元素检测方法,如六神丸、复方丹参片、鱼腥草注射液、马蹄香散剂等。此外,还包括少数民族药物,如彝药小红参、大红袍、蒙药漏芦花、藏药藏木香、维药罗勒等;或者对具有某一相同功效的药物进行常见金属元素的含量测定,如抗肿瘤药、补益中药、清热解毒类药物等。

测定中药中的金属微量元素方法主要有以下几种:分光光度法、紫外分光光度法、原子吸收法(AAS)、火焰原子吸收光谱法(FAAS)、石墨炉原子吸收光谱法、原子荧光光谱(AFS)、毛细管电泳法、微波消解-原子荧光光谱法、微波消解-电感耦合等离子体发射光谱(ICP-AES)法、微波消解-电感耦合等离子体质谱(ICP-MS)法等,其中一些方法如分光光度法、原子吸收法、原子荧光法等只能1次测定1种元素,不能同时测定多种金属元素,而电感耦合等离子体(ICP)作为质谱(MS)的离子化源,是近十几年来发展最快的无机痕量分析技术,在这多种测定方法中,微波消解-电感耦合等离子体(ICP)联用是目前的主要研究手段。对于中药中微量元素的研究主要集中在以下几个方面:

1. 微量元素的含量测定方法

建立中药中常见微量元素铁、锌、铜等的含量测定方法,了解药材对于人体必需微量元素的富集能力,从而进行质量评价。任向丽等通过干法消解和湿法消解的比较,采用分光光度法和原子发射光谱法,测定了中草药两面针、金银花、田七、野菊花中微量元素 Se 的含量。张凌等建立了采用空气-乙炔火焰原子吸收测定鸡血藤中锶含量的方法。孟君等建立了分光光度法测定中药中碘含量的方法。胡玉涛等采用原子吸收及原子荧光分光光度法测定不同产地红花子、半夏、地龙、龙胆、当归、野菊花等药材的微量元素,发现红花以钾、钙、镁含量高而锌含量较低,各产地红花中均不含有重金属 Hg,而 As 的含量具有较大差异,半夏皮对无机元素的富集能力较强,不同产地的地龙对 5 种元素锌、铜、铬、镉、铅均具有较高富集能力,龙胆对金属锰具有较高富集作用,而不同产地的当归其所含金属微量元素有很大差异,不同产地野菊花中硼(B)、钠(Na)、镁(Mg)、磷(P)、钾(K)、钙(Ca)、锰(Mn)、铁(Fe)、铜(Cu)、锌(Zn)、锶(Sr)、硒(Se)、钡(Ba)和铅(Pb)共 14 种元素的含量呈现特征性上下起伏的波动折线元素谱,各产地野菊花中元素的绝对含量呈现显著差异,云南昆明和湖南株洲野菊花中元素含量较其他产地高。此外,热增才旦等还建立了一些质量标准或限量标准,如微波消解 ICP-AES 法测定藏药四味藏木香散中的四种金属元素,分光光度法测定当归中铜、铁、锌的含量,高氯酸-硝酸消解-原子荧光法测定锁阳及其饮片中铅的含量。

2. 微量元素的成分分析

采用主成分分析或主因子分析方法对中药中的多种微量元素进行分析,以综合考察微量元素对药物配伍、药理作用的影响。卓玛对 17 种治疗风湿类疾病的中药材进行主成分分析,第一主成分 F1 在 Fe、Mn 上有较高的载荷系数,第二主成分 F2 在 Cu、Zn 有较高的载荷系数,第三主成分 F3 在 Ni 有较高的载荷系数。结果提示,在治疗 RA 的 17 种中药材中,蒲公英及全蝎中微量元素 Fe、Mn、Cu、Zn 含量较高,可能是发挥主导治疗作用的元素。韩敏等采用微波消解-电感耦合等离子体-原子发射光谱法,对 20 种活血化瘀类中药(五灵脂、川芎、泽兰、怀牛膝、延胡索、益母草、桃仁等)的 Fe、Mn、Cu、Zn、Ni、As、Pb、Cd 等 8 种无机元素进行了测定,所测 8 种元素中 Fe 含量最高,Mn 含量在莪术中最高,桃仁中最低,Zn 含量在五灵脂中最高,儿茶中最低,Cu 含量在五灵脂中最高,泽兰中最低。20 种中药中重金属含量最高的是五灵脂,认为活血化瘀中药的活血、化瘀、增强免疫功能作用与其 Fe 含量较高有关。王承宇等测定了马蹄香散剂和 5 种治疗胃肠病药物中微量元素含量,发现马蹄香散剂中常量元素 Ca、Mg、S、P 及微量元素 Al、Fe、Mn、Zn、Sr 和 Cu 的含量均较高,这些元素的含量与马蹄香治疗病毒性肠炎的有效性可能相关。王晓林应用原子吸收光谱法对清热解毒类中草药鱼腥草、连翘、大青叶、车前草、野菊花、金银花、蒲公英、板蓝根、穿心莲等的微量元素进行测定分析。结果第一主因子 F1 在 Ca、Fe、Cd、Ni、Cr 有较高的载荷系数,第二主因子 F2 在 Cu、Pb、Co 有较高的载荷系数,第三主因子中,Mg、Mn、Zn 上有较高的载荷系数。认为热解毒类中药中微量元素的生化作用主要分为 3 种:营养因素(第一主因子)、影响因素(第二主因子)、免疫调节因素(第三主因子),中草药微量元素含量与清热解毒类药物疗效之间存在相关性。

3. 微量元素的形态分析

对中草药中微量元素进行形态分析,探讨其对中药有效成分累积所产生的影响。李晖等采用火焰原子吸收分光光度法,研究了中药余甘子中 Cu、Mn、Zn、Fe、Ca、Mg 6 种微量元素的初级和次级形态,元素的颗粒物浓度均远超过可溶态,各金属成分只有少量以有机态结合,大多为无机结合态,Mg 和 Mn 的游离形态超过 80%。吴冬梅等采用火焰原子吸收光谱法对复方丹参片水煎液及人工胃酸提取液中具有生物活性的微量元素铁、铜、锰和锌的形态分布进行了研究,发现锌、铜的蛋白质结合态分布较高,多糖结合态中以铜元素为主,丹酚酸有机结合态中铁元素的含量最高。李瑞芬等对中草药中微量元素铁、锰、锌、铜、锶的形态进行了分析。杨秀丽等对马尾藻中几种金属元素含量及其存在形态进行了研究。此外,还有研究稀土元素镧对黄花蒿光合作用及青蒿素积累的影响,铅、铜、镉对夏枯草内在品质的影响,Cd 对青蒿生长和青蒿素含量的影响,土壤中无机元素对黄芩苷含量的影响,微量元素对刺五加药材质量影响的报道。

(张朝凤)

【高效毛细管电泳技术用于中药材质量控制的研究】

1. 柴胡

黄先敏等建立了柴胡（伞形科植物北柴胡 Bupleurum chinense DC. 或狭叶柴胡 B. scorzonerifolium Willd. 的干燥根）的高效毛细管电泳法测定丁香酚含量的方法。在电压为 20 kV，检测波长 280 nm，Na_2HPO_4 缓冲液条件下，丁香酚检测浓度在 0.038～1.000 mg/ml 范围内与峰面积积分值线性关系良好。实验测得，柴胡中丁香酚平均含量为 3.55 mg/g。

2. 紫草

白研等建立了以高效毛细管电泳-紫外检测法测定新疆紫草［紫草科植物新疆紫草 Arnebia euchroma (Royle) Johnst. 的干燥根］中左旋紫草素含量的方法。在电泳介质为 2.0 mmol/L H_3BO_3 + 6.0 mmol/L 三乙胺缓冲液 + 5.0 mmol/L β-环糊精，分离电压 14 kV，检测波长 516 nm 条件下，左旋紫草素在 7.2～36.0 μg/ml 浓度范围内呈良好线性关系。样品中左旋紫草素的平均含量为 3.85 mg/g。

3. 漏芦

崔英杰等建立了高效毛细管区带电泳快速分离和测定祁州漏芦［菊科植物祁州漏芦 Rhaponticum uniflorum (L.) DC. 的干燥根］中芦丁、槲皮素、甘草苷 3 种有效成分的方法。在 30 mmol/L 磷酸-硼砂缓冲液（pH8.0），分离电压 25 kV，检测波长 214 nm 条件下，3 种成分线性范围为 10.0～500.0 μg/ml。样品中三种有效成分的含量分别为 0.475 mg/g，0.076 mg/g 和 0.066 mg/g。

4. 麦冬

黄宝美等建立了麦冬［百合科植物麦冬 Ophiopogon japonicus (L. f.) Ker-Gawl. 的干燥块根］中薯蓣皂苷元含量的高效毛细管电泳安培检测方法。以 $Na_2B_4O_7$-NaOH（$Na_2B_4O_7$ 浓度为 30 mmol/L）为缓冲液（pH9.5），工作电位为 0.4 V，分离电压 15 kV，7% 甲醇作为有机添加剂，用柱端安培法检测薯蓣皂苷元，在 1～100 mg/L 峰面积与质量浓度之间呈现良好的线性关系。

5. 黄柏

蔡梅超等高效毛细管电泳法测定黄柏（芸香科植物黄檗 Phellodendron amurense Rupr. 和黄皮树 P. chinense Schneid. 的干燥树皮）干皮和枝皮中盐酸小檗碱的含量。50 mmol/L $Na_2B_4O_7$ 缓冲液（醋酸调 pH7.0）-甲醇（85:15），分离电压 14 kV，检测波长 254 nm，黄连碱为内标。盐酸小檗碱在 0.033 28～0.166 4 g/L 之间线性良好。黄柏干皮和枝皮含量分别为 4.06% 和 3.41%。

6. 白胡椒

李和光等用高效毛细管电泳法测定中药白胡椒（胡椒科植物胡椒 Piper nigrum L. 的干燥近成熟或成熟果实）中胡椒碱的含量。在 0.02 mol/L Na_2HPO_4 - 0.02 mol/L NaH_2PO_4 = 95:5 为缓冲液（16℃，pH8.6），分离电压 28 kV，检测波长 343 nm 条件下，胡椒碱在 0.05～0.30 mg/ml 范围内呈良好的线性关系。白胡椒中胡椒碱含量为 3.83%。

7. 山茱萸

黄先敏等建立了山茱萸药材（山茱萸科植物山茱萸 Cornus officinalis Sieb. et Zucc. 的干燥成熟果肉）中丁香酚含量的测定方法。在 1×TBE 为缓冲液，分离电压 20 kV，检测波长 280 nm 条件下，丁香酚在 0.08～1.00 mg/ml 范围内与峰面积积分值线性关系良好。山茱萸提取物中丁香酚平均含量为 1.87 mg/g。

8. 栀子

王洪平等建立了高效毛细管电泳法测定栀子（茜草科植物山栀子 Gardenia jasminoides Ellis 的干燥果实）中栀子苷含量的方法。在 0.05 mol/L $Na_2B_4O_7$ - 0.01 mol/L Na_2HPO_4 = 5:1 为缓冲液（16℃，pH9.2），分离电压 28 kV，检测波长 238 nm 条件下，栀子苷在 0.5～1.75 mg/ml 范围内呈良好的线性关系。栀子中栀子苷的含量大于 1.8%。

9. 棉籽仁

姚军等建立了棉籽仁中棉酚的高效毛细管电泳检测方法。在 0.01 mmol/L $Na_2B_4O_7$ - H_3PO_4

为缓冲液(pH8.00),分离电压 20 kV,检测波长 235 nm 条件下,棉酚在 5.0~50.0 μg/ml 范围内线性良好。新疆南疆不同品种棉籽仁中棉酚含量为 0.60%~1.04%。

10. 蒲公英

李喜凤等建立蒲公英(菊科植物蒲公英 *Taraxacum mongolicum* Hand.‐Mazz.、碱地蒲公英 *T. borealisinense* Kitam. 或同属数种植物的干燥全草)中主要有效成分阿魏酸的高效毛细管电泳含量测定方法。在 20 mmol/L $Na_2B_4O_7$ (pH 9.18)为缓冲液,分离电压 18 kV,检测波长 328 mm 测定条件下,阿魏酸在 0.002~0.012 g/L 呈良好线性关系,河南省 8 个产地的蒲公英中,阿魏酸含量为 0.058 15~0.112 60 mg/g。

11. 胭脂虫提取物

李坤等建立了高效毛细管电泳法测定胭脂虫(*Dactylopius coccus* Costa)提取物中胭脂红酸含量的方法。在含 5% 乙腈、5% 乙二醇的 40 mmol/L Na_2HPO_4-$Na_2B_4O_7$·$10H_2O$ 混合缓冲液(pH9.434)为电解质,分离电压 20 kV,检测波长 239 nm 条件下,胭脂红酸质量浓度在 50~500 mg/L 范围内线性关系良好,此方法测定胭脂红酸含量可应用于实际生产。

12. 石膏

秦云等建立了高效毛细管电泳测定石膏(Gypsum Fibrosum)中 Na、Ca 元素的方法。电泳条件为 10 mmol/L 咪唑-4 mmol/L 酒石酸(以 0.1 mol/L 的 HCl 和氨水调节 pH 至 4.5)作缓冲溶液,分离电压 15 kV,检测波长 214 nm。

此外,郭丹等利用南葶苈子与车前子的 PCR 扩增产物的电泳色谱图存在较大差异来鉴别两者。崔洋、王成芳等还建立了连翘、蕲蛇、蛤蚧药材高效毛细管电泳指纹图谱。

(陈建伟　李　祥)

【近红外技术用于中药材质量控制的研究】

1. 真伪鉴别

黄蘅等采用 MATRIX-F 近红外光谱仪及 OPUS5.0 光谱工作站,建立了鉴别海金沙与其掺伪品的近红外光谱法。沈海龙采用车载近红外光谱仪及 OPUS 软件,建立了正品地骨皮和伪品荃皮、大青根皮的真伪快速鉴别方法。结果表明,三者近红外光谱的相应吸收峰基本一致,反映了根皮类药材中植物纤维的特征,但在 4 650~4 750 cm^{-1} 及 6 000~6 200 cm^{-1} 两个波段范围内,地骨皮及其伪品在近红外光谱信号稍有不同。钟建理等收集全国不同来源的沉香样品 53 批,经检验后用车载 BRUKER MATRIXF 近红外光谱仪及 OPUS 5.0 光谱工作站分别采集其近红外光谱,根据样品性质分类,用二阶导数法和因子化法建立鉴别模型 A,谱段范围为 12 000~4 000 cm^{-1};用二阶导数法加矢量归一化和因子化法建立鉴别模型 B,谱段范围为 7 600~4 000 cm^{-1}。用 36 个样品进行验证,通过 A 和 B 的组合能很好鉴别出伪劣的沉香。

2. 定量分析

代涛等利用偏最小二乘法(PLS)建立黄芩提取物中黄芩苷定量校正模型,用于黄芩提取物中黄芩苷含量的快速测定。其相关系数为 0.970 80,校正均方差为 0.062 6,预测均方差为 0.026 8。白雁等运用近红外技术对连翘中的指标成分进行含量测定。通过 HPLC 法测定各样品中连翘苷含量,应用近红外光谱仪采集 75 份连翘提取物样品的近红外漫反射光谱,在 7 449.64~4 008.09 cm^{-1} 波段内,选择前 8 个主成分建立了连翘苷的最优近红外定量校正模型,结合 PLS 法建立了连翘苷含量的定量校正模型。结果显示,决定系数、校正均方差和预测均方差分别为 0.973 1、0.119 和 0.110。白雁等还应用近红外光谱技术和化学计量学方法,快速测定了山药药材中多糖的含量。张聪等建立了名贵药材西红花的近红外光谱快速分析方法。用 HPLC 法测定西红花中西红花苷-I 的含量,并在 1 100~2 300 nm 处采集相应样品粉末的近红外光谱,将样品光谱经过一阶微分处理后的光谱数据导入 The Unscrambler 分析软件,然后利用 PCA(主成分分析)对光谱数据进行计算建立定性分析模型。采用 PLS 法建立近红外光谱校正模型,用此模型预测未知样本中西红花苷-I 的含量。王艳珍等应用近红外光谱结合 PLS 法建立药用真菌云芝中多糖的定量分析模型,表明云芝多糖定量分析最佳的模型为傅里叶变换光谱的 1 330~1 725 nm 波段。最优模型的 R^2 为 0.950 8,RMSECV 值 0.013 91,选择主因子数为 5。应用最优的模型对预测集样品中的多糖含量进行预测,得到 RMSEP 为 0.008 5,预测集的相关系数(Rp)为 0.950 6。

3. 在中成药中的应用

张爱军等以丹参提取过程为研究对象,利用近红外在线检测技术,摸索建立一种生产级别的中药提取过程在线控制方法。将 ANTARIS 傅里叶近红外分析仪连接提取设备,在线采集提取液的近红外光谱,同时采集提取液样本并用高效液相色谱仪检测样本中的丹酚酸 B 质量浓度,使用化学计量学方法建立起在线检测模型。结果以丹酚酸 B 为检测成分建立了丹参在线检测模型,其相关系数为 0.989 9,校正均方差为 0.185,模型预测均方差为 0.303,实现了对丹参提取生产过程的在线监控。李文龙等采集了 104 份熊胆粉提取物样品的近红外漫反射光谱,以 4 500～8 500 cm^{-1} 波段作为建模用,选用 Savitzky-Golay 平滑和一阶导数对光谱图进行预处理,Savitzky-Golay 平滑选用 7 点 3 阶数据平滑,两个模型的最佳潜变量个数均为 4。以 HPLC 测得的熊去氧胆酸和鹅去氧胆酸含量作为参考值,利用偏最小二乘方法建立了定量校正模型。结果显示,熊去氧胆酸和鹅去氧胆酸定量校正模型的校正相关系数分别为 0.974 6 和 0.994 8,校正均方根误差(RMSEC)分别为 0.491% 和 0.189%;内部交叉验证相关系数分别为 0.943 8 和 0.952 7,内部交叉验证均方根误差分别为 0.532% 和 0.417%;预测相关系数分别为 0.948 2 和 0.968 5,预测均方根误差分别为 0.634% 和 0.367%。

(谭红胜)

【指纹图谱技术用于中药复方质量控制的研究】

1. 高效液相(HPLC)指纹图谱

孙国祥等对这方面有较多研究报道。

(1) 采用平行五波长 HPLC 指纹图谱研究柴胡舒肝丸的化学指纹归属度和药效物质的工艺收率。以水煎混合样品指纹图谱为评价标准,采用归属度 p_i、逸出度 q_i、宏定性相似度 S_m 和宏定量相似度 P_m 进行化学指纹归属的整体定性定量分析;用指纹定量法测定 CHSGW 药效物质的工艺收率。结果用指纹定量法在五波长下评价出 3 批市售样品的质量均较差。

(2) 采用 HPLC 数字化指纹图谱鉴别杞菊地黄丸的质量。采用 RP-HPLC 法,以 5-羟甲基糠醛(5-HMF)为参照物峰,确定 40 个共有指纹峰,建立 QJDHP-HPLC 数字化指纹图谱。以数字化参数评价指纹图谱及鉴别其质量,并用系统指纹定量法鉴定 11 批 QJDHPs 的质量。结果显示,用 16 个数字化指数鉴别出 4 批样品不合格,用系统指纹定量法鉴别出 5 批样品的质量合格,2 批样品的含量明显偏高,4 批样品的含量偏低。

(3) 建立补中益气丸的 HPLC 数字化指纹图谱,作为其整体质量控制的一个判据标准。采用 RP-HPLC 法,用"中药色谱指纹图谱超信息特征数字化评价系统 3.0"软件进行数字化评价。结果显示,以甘草酸为参照物峰,确定 66 个指纹峰,获得了可以判别其质量的重要数字化信息,表明 HPLC 数字化指纹图谱可清晰反映 BZYQPs 的质量变异。

(4) 建立 4 种剂型六味地黄丸 HPLC 指纹图谱,以系统指纹定量法(SQFM)综合鉴定其质量和考察不同剂型的工艺情况。采用 RP-HPLC 法,通过 29 批传统剂型 LWDHPs,建立代表传统剂型 LWDHPs 药效物质基础特点的对照指纹图谱(RFP),以其评价 39 批 LWDHPs 质量。以 5-羟甲基糠醛为参照峰,确定 33 个共有指纹峰,建立 HPLC 指纹图谱。以宏定性相似度 S_m 和校正宏定量相似度为指标,按 SQFM 鉴定 4 种不同剂型 LWDHPs 整体质量。结果表明,LWDHP 胶囊的整体化学成分数量和分布比例以及化学成分含量显著低于传统剂型,而浓缩丸与 RFP 相当;以 SQFM 分别评价 4 类 LWDHPs 批间质量差异,结果表明,浓缩丸剂型的工艺稳定性较好,样品化学成分数量和分布比例及含量的差别显著低于其他 3 个剂型。水蜜丸工艺稳定性最差,胶囊的工艺稳定性较好,但化学物质基础与传统剂型差异太大。

(5) 用 HPLC 数字化指纹图谱鉴定木香顺气丸质量,采用 RP-HPLC 法,以色谱指纹图谱指数 F 为目标函数优化选择指纹图谱试验条件。用 MXSQP-HPLC 指纹图谱的多维数字化参数评价指纹图谱和评价其质量,并用系统指纹定量法鉴定 16 批 MXSQPs。同时通过计算 MXSQP 统一化色谱指纹图谱(NCFP)的定点指数和定信号指数并进行评价,通过破坏性试验对木香顺气丸的化学指纹稳定性进行考察。结果表明,以橙皮苷峰为参照物峰,确定60个共有指纹峰,建立MXSQP-HPLC数字化指纹图谱。以S_m和P_m为指标进行聚类分析,确定用其中11批生成RFP,以此RFP的16个数字化指数的±10%为标准,鉴定出5批样品不合格。用系统指纹定量法鉴定出12批样品质量为良好以上,1批质量中等,3批质量次劣。

(6)建立复方斑蝥胶囊HPLC数字化指纹图谱,作为其整体质量控制的标准。采用反相HPLC法,用"中药色谱指纹图谱超信息特征数字化评价系统3.0"软件进行数字化评价。以5-HMF为参照物峰,确定33个指纹峰,获得了可以判别其质量的重要数字化信息。

此外,刘春海等建立了五积散酒的多成分HPLC指纹图谱,可同时检测出阿魏酸、甘草苷、柚皮苷、橙皮苷、桂皮醛、欧前胡素、和厚朴酚以及厚朴酚8种成分,确认了18个共有峰。罗文等建立了以降脂宁调脂抗氧化有效部位HPLC指纹图谱参照峰为基准,计算多指标成分含量的定量方法。刘妍等建立祖师麻注射液HPLC指纹图谱,结果祖师麻注射液的8个共有峰,相似度>96%。陈伟薇等建立了玉屏风药材汤剂的指纹图谱,结果检出玉屏风药材汤剂主要有8个特征峰,可以作为玉屏风药材汤剂中升麻苷、5-O-甲基维斯阿米醇苷、芒柄花素稳定性的质控技术。汤芳玲等通过检测10批小叶黑柴胡药材,建立其UPLC指纹图谱,共标定了28个共有指纹峰。马瑛等测定了12批化瘀通脉汤剂并进行指纹图谱分析。结果建立了丹参水溶性成分指纹图谱共有模式,显示14个共有峰,指认了阿魏酸、丹酚酸B两个特征峰。指纹图谱色谱图中各个峰分离度较好,可做为化瘀通脉汤的质量控制标准。王小凤等对10批山庄降脂片(决明子、山楂、荷叶)进行了HPLC分析,建立了该制剂含17个共有峰的指纹图谱,为中成药产品及生产工艺过程质量控制提供了有效的方法。魏刚等建立双柏散(大黄、侧柏叶、关黄柏、泽兰和薄荷)HPLC指纹图谱分析方法,拟定其指纹特征图谱指标成分群。李伟东采用指纹图谱相似度软件进行数据分析,建立了通塞脉微丸的HPLC对照指纹图谱,标示了21个共有色谱峰,确认了色谱峰的归属,10批样品的色谱指纹图谱的整体相似度在0.984以上。朱金英等建立消癌平注射液的HPLC指纹图谱。结果表明,消癌平注射液与其中间体及通关藤药材之间有较好的相关性。姚志红等建立了3种消炎利胆片的HPLC指纹图谱,并对多批次产品的质量进行初步评价。结果显示,所建立的消炎利胆片指纹图谱具有较好的精密度、重现性和稳定性,在可检出的40个色谱峰中,31个色谱峰的组方中药来源得到明确,7个色谱峰得到化学指认。所建立的HPLC指纹图谱表达了3种消炎利胆片中多组分的整体特征,为评价消炎利胆片的质量提供了实验依据。黄修燕等采用HPLC研究中药复方"松友饮"及组方药材提取物指纹图谱,用于质量控制。最终成功构建"松友饮"及组方提取物高效液相指纹图谱。付克等对柴芩清肝汤的HPLC指纹图谱进行研究,发现10批样品指纹图谱的相似度均在0.90以上,可用于柴芩清肝汤的质量控制。

2. 红外(IR)指纹图谱

陈斌等建立了一种近红外光谱测定六味地黄丸指纹图谱的方法。用毛细管电泳法建立六味地黄丸指纹图谱,计算其相似度,同时测定其近红外光谱,建立六味地黄丸指纹图谱相似度与近红外光谱之间的数学模型。结果表明六味地黄丸指纹图谱相似度实测值与预测值之间有较好的线性关系,指纹图谱的近红外光谱法用于六味地黄丸的质量控制是可行的。李洪宇等建立了可用于鉴别牛黄解毒丸的红外指纹特征图谱。对所有样品采用统一的提取条件,通过丙酮提取并测试其提取物的红外指纹图谱。结果显示,不同厂家多批次牛黄解毒丸具有独特而稳定的红外指纹特征图谱,并与伪品区别明显。

3. 毛细管电泳(CE)指纹图谱

王光忠等采用高效毛细管电泳(HPCE)法测定脑得生软胶囊的指纹图谱,图谱中标示了16个共有峰,其峰面积之和大于总峰面积的90%,方法的精密度、稳定性、重复性均符合指纹图谱有关规定。并发现不同厂家生产的脑得生片有较大差别。孙国祥等以色谱分离数(TZ)、指纹分离信息量指数(RI)作为评价的目标函数选取最优试验条件,建立了通宣理肺丸毛细管区带电泳指纹图谱。季一兵等利用CE方法建立了中药复方生脉散(红参、麦冬、五味子)的指纹图谱。11批生脉散CE指纹图谱中确认了20个主要的共有指纹峰,其中4个峰来自红参,6个峰来自麦冬,13个峰来自五味子,3个峰为红参和麦冬共有,1个峰为麦冬和五味子共有,另外1个为新成分。

4. 气相(GC)指纹图谱

梁悦等采用水蒸气蒸馏法提取市售10个厂家逍遥丸(水丸)中的挥发性成分,并通过气相色谱(GC)进行了分析,建立了GC指纹图谱,并用分层聚类分析法对其GC指纹图谱进行聚类分析。结果表明,提取的最优条件为提取11 h,固液比为1∶15,浸泡时间为10 h,选用正十八烷作为内标参照物较适宜。不同厂家逍遥丸产品的色谱中共有峰面积存在差异,制药过程中的规范和标准有待提高。

(谭红胜)

[附] 参 考 文 献

B

白研,毋福海,罗碧莲,等. 高效毛细管电泳法测定新疆紫草中左旋紫草素的含量[J]. 中国药房,2010,21(19):1790

白雁,龚海燕,宋瑞丽,等. 近红外漫反射光谱法快速测定山药药材中多糖的含量[J]. 中成药,2010,32(1):110

白雁,张威,王星,等. 近红外光谱法在连翘提取物含量测定中的应用[J]. 实验技术与管理,2010,27(8):34

C

蔡梅超,周洪雷,王真,等. 高效毛细管电泳法测定黄柏干皮和枝皮中盐酸小檗碱的含量[J]. 西北药学杂志,2010,25(4):270

曹丹,杨莉,王峥涛*. 苦楝皮中儿茶素的含量测定研究[J]. 中国药学杂志,2010,45(17):1305

陈斌,李军会,田瑞华*,等. 六味地黄丸指纹图谱的近红外光谱分析方法的建立[J]. 光谱学与光谱分析,2010,30(8):2124

陈宏降,李祥,陈建伟,等. 三白草的质量标准研究[J]. 中草药,2010,41(6):997

陈吉炎,于萍,陈师西,等. 江边一碗水的本草考证[J]. 中药材,2010,33(2):303

陈建忠,俞桂新,王峥涛*,等. 乌药中异喹啉生物碱去甲异波尔定的含量测定[J]. 中国中药杂志,2009,34(21):21

陈念,赖小平. 药用植物DNA条形码物种鉴定技术[J]. 中药材,2010,33(4):648

陈伟薇,李俊,宋珏,等. 玉屏风药材汤剂HPLC指纹图谱的建立[J]. 安徽医科大学学报,2010,(2):191

陈燕,易进海,刘云华,等. 中药羌活质量标准研究[J]. 药物分析杂志,2010,30(5):945

陈玉平,毕丹,屠鹏飞. 苏木的质量标准研究[J]. 中国中药杂志,2010,35(16):2068

程雪梅,张初航,王峥涛*,等. 锦灯笼药材质量标准研究[J]. 中国中药杂志,2010,35(16):2103

崔洋,张兰桐,孔德志,等. 河北道地药材连翘的高效毛细管电泳指纹图谱研究[J]. 中国中药杂志,2010,35(18):2440

崔英杰,李玉琴,于学美,等. 中药材祁州漏芦几种有效成分的高效毛细管电泳法测定[J]. 时珍国医国药,2010,21(9):239

D

代涛,汪学楷,李晖*,等. 近红外光谱法测定黄芩提取物中黄芩苷含量[J]. 化学研究与应用,2010,22(2):222

F

房海灵,郭巧生,邵清松. 野菊花中元素分布特征及相关性和主成分分析[J]. 中国中药杂志,2010,35(18):2432

付克,张丽,闫广利. 柴芩清肝汤高效液相色谱指纹图谱研究[J]. 时珍国医国药,2010,21(10):2564

G

高婷,姚辉,马新业,等. 中国黄芪属药用植物DNA条形码(ITS2)鉴定[J]. 世界科学技术·中医药现代化,2010,12(2):222

谷丽华,郝希民,王峥涛*,等. 紫苏梗质量标准研究[J]. 中国药学杂志,2010,45(17):1308

谷丽华,林晨,王峥涛*,等. 紫苏子药材质量标准研究[J]. 中国中药杂志,2010,35(16):2087

郭丹,陈娜娜. 高效毛细管电泳结合PCR法鉴别南葶苈子与车前子[J]. 中国药房,2010,21(3):232

国家药典委员会编. 中华人民共和国药典(2010年版一部)[S]. 北京:中国医药科技出版社,2010

H

韩敏,熊飞. 微波消解ICP-AES测定活血化瘀中药中的微量元素[J]. 光谱实验室,2010,27(5):2103

韩小丽,黄璐琦,郭兰萍,等.土壤-青蒿系统中镉(Cd)迁移规律及Cd对青蒿生长和青蒿素含量的影响[J].中国中药杂志,2010,35(13):1655

何平,高言明*,杨玉琴,等.龙胆不同采收期几种微量元素含量变化研究[J].微量元素与健康研究,2010,27(5):21

胡玉涛,王沫.荆半夏不同分化品系对微量元素的吸收与富集[J].中国实验方剂学杂志,2010,16(11):35

黄宝美,姚程炜,莫金垣,等.高效毛细管电泳安培法测定麦冬中薯蓣皂甙元的含量[J].中山大学学报(自然科学版),2010,49(2):62

黄蘅,刘慧妍,陈启钊.近红外光谱技术在海金沙鉴别中的应用初探[J].现代中药研究与实践,2010,23(5):24

黄先敏,伍文聪,祁岑*,等.高效毛细管电泳法测定山茱萸中丁香酚的含量[J].安徽农业科学,2010,38(11):5612

黄先敏,伍文聪,吴银梅,等.高效毛细管电泳法测定柴胡中丁香酚的含量[J].昭通师范高等专科学校学报,2010,32(5):27

黄修燕,黄自丽,郑起,等.中药复方"松友饮"及其组方药材提取物高效液相指纹图谱研究[J].中华中医药学刊,2010,28(7):1389

J

季一兵,范晓梅,朱丹妮.复方生脉散的毛细管电泳指纹图谱研究[J].中成药,2010,32(8):1277

蒋向辉,佘朝文,许栋,等.七叶一枝花基于ITS序列的DNA条形码构建研究[J].时珍国医国药,2010,21(12):3295

焦阳,尹海波,董双双.薤头的本草考证[J].辽宁中医药大学学报,2010,12(7):186

K

柯睿,朱恩圆,俞桂新.小蓟的质量标准研究[J].时珍国医国药,2010,21(7):1662

L

李和光,周洪雷,蒋海强,等.高效毛细管电泳法测定白胡椒中胡椒碱的含量[J].辽宁中医杂志,2010,37(1):134

李洪宇,张丽华,苑广信,等.牛黄解毒丸红外指纹图谱的研究[J].成都医学院学报,2010,5(1):36

李晖,张嫦,张吉仲,等.余甘子中微量元素形态分析研究[J].西南民族大学学报,2010,36(5):773

李辉敏,石向群.复叶耳蕨根中微量元素锌铁铜锰含量测定[J].中国现代应用药学,2010,27(4):333

李辉敏,张磊.复叶耳蕨地上部分微量元素锌铁铜锰含量测定[J].时珍国医国药,2010,21(3):539

李坤,张弘,郑华,等.高效毛细管电泳法测定胭脂虫提取物中胭脂红酸[J].食品科学,2010,31(18):355

李妮,陈科力,刘震,等.景天属药用植物DNA条形码研究[J].世界科学技术·中医药现代化,2010,12(3):463

李伟东,蔡宝昌,狄留庆.通塞脉微丸HPLC指纹图谱的研究[J].中国实验方剂学杂志,2010,16(3):16

李文龙,刘绍勇,瞿海斌*,等.近红外漫反射光谱法快速测定熊胆粉提取物中熊去氧胆酸和鹅去氧胆酸的含量[J].中国药学杂志,2010,45(19):1500

李喜凤,邱天宝,胡亚楠,等.高效毛细管电泳法测定蒲公英中阿魏酸的含量[J].中国实验方剂学杂志,2010,16(16):27

李元圆,俞桂新,王峥涛*,等.草豆蔻药材质量控制方法研究[J].中国中药杂志,2010,35(16):2091

李中阳,吕文英,迟玉广*,等.不同品种地龙中微量元素及重金属元素含量分析[J].微量元素与健康研究,2010,27(6):14

梁悦,魏世刚,师宇华*,等.用气相色谱法研究逍遥丸(水丸)的指纹图谱及其分层聚类分析[J].吉林大学学报(理学版),2010,48(4):683

刘春海,张妮瑜,欧金秀,等.五积散酒的多成分HPLC指纹图谱[J].中国医药工业杂志,2010,41(8):607

刘训红,韩乐,王丽娟,等.太子参药材质量标准研究[J].中国药房,2010,21(19):1769

刘妍,王胜利,毕慧敏,等.祖师麻注射液的高效液相指纹图谱研究[J].时珍国医国药,2010,21(5):1109

刘毅,王允,万德光*,等.款冬花本草考证[J].中药材,2010,33(4):634

刘赞,俞桂新,王峥涛*.高效液相色谱法测定酒豨莶草中奇壬醇的含量[J].中国中药杂志,2010,35(6):729

刘震,陈科力,罗焜,等.忍冬科药用植物DNA条形码通用序列的筛选[J].中国中药杂志,2010,35(19):2527

罗焜,陈士林,陈科力,等.基于芸香科的植物通用DNA条形码研究[J].中国科学:生命科学,2010,40(4):342

罗文,刘斌,王伟,等.基于降脂宁调脂抗氧化有效部位HPLC指纹图谱的多指标成分定量方法研究[J].北京中医药大学学报,2010,33(6):413

M

马瑛,刘芳,柴士伟.化瘀通脉汤的HPLC指纹图谱研究[J].中草药,2010,41(3):398

孟君,任向莉.分光光度法对中药微量元素碘的测定[J].微量元素与健康研究,2010,27(2):44

孟祥才,于冬梅,孙晖,等.氮、磷、钾和微量元素对栽培刺五加药材质量影响的研究[J].现代中药研究与实践,2010,23(3):8

N

聂黎行,张聿梅,鲁静,等.附子和附片质量标准研究[J].中国药学杂志,2010,45(15):1181

Q

钱忠直.建立符合中医药特点的中药质量标准——解读2010年版《中国药典》[J].中国中药杂志,2010,35(16):2048

秦秋.药用动物真伪鉴别将有可靠依据药用动物DNA条形码研究启动[J].中医药管理杂志,2010,18(9):819

秦云,李祥,陈建伟,等.毛细管电泳测定单味石膏及其复方中Na、Ca元素[J].中国民族民间医药,2010,19(9):15

R

Ren B Q, Xiang X G, Chen Z D. Species identification of Alnus (Betulaceae) using nrDNA and cpDNA genetic markers[J]. Molecular Ecology Resources, 2010, 10(4):594

热增才旦,刘斌,王英锋,等.微波消解ICP-MS法测定藏药四味藏木香散中微量元素[J].药物分析杂志,2010,30(10):1852

任向丽,郭全海,镇鸿燕*,等.中草药中微量元素硒的测定[J].江汉大学学报,2010,38(3):68

S

邵世光,韩丽,丁小余*,等.枫斗类石斛cpDNA psbA-trn H的序列分析与鉴别[J].药学学报,2009,44(10):1173

沈海龙.近红外漫反射光谱法快速鉴别地骨皮和伪品荭皮大青根皮[J].辽宁中医杂志,2010,37(6):1103

石林春,宋经元,陈士林,等.豆蔻属药用植物DNA条形码鉴定研究[J].世界科学技术·中医药现代化,2010,12(3):473

石燕红,赵森森,王峥涛*,等.RP-HPLC法同时测定独活中蛇床子素和二氢欧山芹醇当归酸酯的含量[J].中国药学杂志,2010,45(16):1270

宋小妹,李伟东,蔡宝昌*,等.珠子参药材质量标准研究[J].南京中医药大学学报,2010,26(2):143

孙国祥,蔡新凤.补中益气丸高效液相色谱数字化指纹图谱研究[J].中南药学,2010,8(3):226

孙国祥,王玲娇.用高效液相色谱数字化指纹图谱鉴定木香顺气丸质量[J].中南药学,2010,8(1):57

孙国祥,吴波.用高效液相色谱数字化指纹图谱鉴定杞菊地黄丸质量[J].中南药学,2010,8(4):299

孙国祥,闫娜娜,王建会.平行五波长高效液相色谱指纹定量法测定柴胡舒肝丸化学指纹归属度和药效物质工艺收率[J].中南药学,2010,8(8):616

孙国祥,杨婷婷.用高效液相色谱指纹图谱定量评价4种不同剂型六味地黄丸质量和工艺差异[J].中南药学,2010,8(2):148

孙国祥,赵新,闫娜娜.通宣理肺丸毛细管电泳指纹图谱研究[J].中南药学,2010,8(5):383

孙国祥,赵梓余,锥翠霞.方斑蝥胶囊高效液相色谱数字化指纹图谱研究[J].中南药学,2010,8(9):698

孙娟娟,张瑞贤.《吴普本草》人参的考证[J].中国中药杂志,2010,35(12):1630

孙虔,耿放,王峥涛*,等.车前草中大车前苷的定性和定量分析[J].中国中药杂志,2010,35(16):2095

T

汤芳玲,蔡光明,袁波,等.小叶黑柴胡超高效液相色谱指纹图谱研究[J].中南药学,2010,8(3):230

童珊珊,余江南,徐希明,等.薄层色谱-生物自显影技术测定绵茵陈提取液中绿原酸的含量并评价其抗氧化活性[J].中国药学杂志,2009,44(22):1738

W

汪荣斌,刘晓龙,王存琴,等.天南星的本草考证与药用品种调查[J].中药材,2010,33(7):1182

汪冶,肖聪颖,田兰,等.金银花本草考证的商榷[J].中国中药杂志,2010,35(8):1086

王成芳,包永睿,李峰*,等.蛤蚧药材高效毛细管电泳指纹图谱研究[J].中药材,2010,33(3):337

王成芳,包永睿,李峰*,等.蕲蛇药材高效毛细管电泳指纹图谱的研究[J].辽宁中医杂志,2010,37(5):893

王承宇,黄耕,夏永坤*,等.中药马蹄香散剂和5种治疗胃肠病药物中微量元素含量的测定和比较[J].云南中医中药杂志,2010,31(10):52

王光忠,刘艳菊,张明,等.脑得生软胶囊高效毛细管电泳指纹图谱研究[J].时珍国医国药,2010,21(7):1605

王洪平,周洪雷,李和光,等.高效毛细管电泳法测定栀子中栀子苷的含量[J].辽宁中医杂志,2010,37(2):318

王蕙,王勤,魏伟.高氯酸-硝酸消解-原子荧光法测定锁阳及其饮片中的铅含量[J].中国中医药信息杂志,2010,17(6):52

王瑞,陈海云,王峥涛*,等.高效液相色谱法测定独活中二氢欧山芹醇当归酸酯的含量[J].时珍国医国药,2010,21(3):610

王瑞,杨海英,王峥涛*,等.板蓝根的质量标准研究

[J].中草药,2010,41(3):478

王小凤,樊淑彦,何晓文.山庄降脂片指纹图谱研究[J].中成药,2010,32(3):356

王晓林.清热解毒类中草药的微量元素分析[J].中国实用医药,2010,5(19):145

王艳珍,王立英,金元宝.基于近红外光谱技术的云芝多糖定量分析[J].中国医药指南,2010,8(12):43

王中铎,郭昱嵩,陈荣玲,等.南海常见硬骨鱼类COI条码序列[J].海洋与湖沼,2009,40(5):608

卫莹芳,王化东,郭山山,等.火麻仁品种与药用部位本草考证[J].中国中药杂志,2010,35(13):1773

魏刚,刘翠玲,黄月纯,等.双柏散的HPLC指纹图谱研究[J].中成药,2010,32(3):359

闻娣娣,钱晓燕,朱永明*,等.蓖麻油质量标准研究[J].中成药,2010,32(5):834

吴冬梅,王爱霞.火焰原子吸收光谱法测定复方丹参片中微量元素各形态含量[J].理化检验(化学分册),2010,46(8):932

吴立宏,官海峰,王峥涛*,等.红花龙胆质量标准研究[J].中国中药杂志,2010,35(16):2099,2101

X

夏伯侯,朱晶晶,王智民*,等.连翘药材新增定量标准研究[J].中国中药杂志,2010,35(16)2110

肖小河*,肖培根,王永炎.中药科学研究的几个关键问题[J].中国中药杂志,2009,34(2):119

邢福,季大伟,沈颂章,等.分光光度法测定当归中铜铁锌含量的研究[J].微量元素与健康研究,2010,27(2):29

徐蓓,杨莉,王峥涛*.高效液相色谱法评价中药石斛的质量[J].中国药科大学学报,2010,41(5):467

徐浩坤,胡浩彬,彭国平*,等.泽泻药材与饮片的质量标准研究[J].辽宁中医药大学学报,2010,12(11):26

许亮,谷丽艳,康廷国*,等.DNA条形码(DNA barcoding)用于动物类中药鉴定的应用与展望[J].中国实验方剂学杂志,2010,16(14):229

Y

杨秀丽,汪东风,许加超,等.马尾藻中几种金属元素含量及存在形态测定[J].微量元素与健康研究,2010,27(2):41

姚军,马晓丽,栾妹,等.高效毛细管电泳法测定新疆南疆棉籽仁中棉酚的含量[J].新疆医科大学学报,2010,33(2):119

姚志红,潘宇明,姚新生*,等.3种市售中药复方制剂消炎利胆片的HPLC指纹图谱研究[J].中国药学杂志,2010,45(20):1530

于霄,宋静,熊志立*,等.一测多评法测定淫羊藿中朝藿定A、朝藿定B、朝藿定C及淫羊藿苷的含量[J].中国中药杂志,2010,35(24):3310

袁鑫,张水利,詹敏.《本草拾遗》土芋的本草考证[J].中国中药杂志,2010,35(9):1204

Z

张爱军,戴宁,赵国磊.丹参产业化提取中近红外在线检测技术的研究[J].中草药,2010,41(2):238

张聪,胡馨,张英华,等.近红外光谱法测定西红花中西红花苷I含量的研究[J].中成药,2010,32(9):1559

张君毅.不同地区半夏无机元素含量分析[J].江西农业学报,2010,22(9):129

张凌,饶志军,关媛媛,等.FAAS法测定丰城鸡血藤中锶含量的方法探讨[J].光谱学与光谱分析,2010,30(12):3421

张威,王星,龚海燕,等.近红外光谱技术在快速测定连翘提取物中连翘苷含量的应用[J].光散射学报,2010,22(2):175

张宇.不同产地当归中金属微量元素的比较研究[J].天津药学,2010,22(5):16

张紫佳,陈洁,王峥涛*,等.超高效液相色谱法测定青娥丸中松脂醇二葡萄糖苷的含量[J].色谱,2010,28(8):805

赵曼茜,吕金嵘,郭兰萍,等.土壤无机元素对黄芩无机元素及黄芩苷含量的影响[J].中国实验方剂学杂志,2010,16(9):103

赵森森,王瑞*,俞桂新,等.苍术的定性定量分析方法研究[J].药物分析杂志,2010,30(5):954

钟建理,饶伟文,谢黔峰,等.沉香的近红外光谱法鉴别初探[J].西北药学杂志,2010,25(4):273

钟名诚,李琦,肖聪.罗汉果的质量标准[J].中国药师,2010,13(5):654

周洁,张霁,郭兰萍,等.稀土元素镧对黄花蒿光合作用及青蒿素积累的影响[J].中草药,2010,41(8):1371

朱金英,聂晶.消癌平注射液指纹图谱研究[J].辽宁中医药大学学报,2010,12(3):169

朱英杰,姚辉*,谭睿*,等.重楼属药用植物DNA条形码鉴定研究[J].药学学报,2010,45(3):376

卓玛.17种治疗风湿类疾病中药材中微量元素含量与其功效相关性研究[J].青海医学院学报,2010,31(3):196

(三) 中 药 化 学

【概述】

2010年度在中药化学研究方面发表的论文有上千篇,报道了从常用中药、民间草药、民族药物以及中药复方中分离得到5 000多种化学成分,其中发现的新化合物达820个以上。中药化学研究方面发表的文章仍以化学成分的提取分离鉴定及工艺考察为主,所涉及的结构基本涵盖了天然产物的所有结构类型,其中以黄酮类、皂苷类成分研究报道较多,其次为萜类、生物碱类、蒽醌类、甾醇类等。所研究的植物种类主要集中在菊科、唇形科、豆科、大戟科、毛茛科、桑科等植物类,其中以菊科植物研究的数量最多,而所包含的科目种类也较往年更为广泛,据不完全统计,对药用植物的研究有120个科以上。

1. 常用中药的化学成分的分离及活性成分

随着我国中药化学的分离技术的不断进步,从常用中药中首次发现的化合物及新化合物每年不断增加,如我国传统名贵中药人参,其中所含的皂苷类成分至2009年已分离得到39种,而Liu G Y等又从人参中发现了ginsenoside Rh_{11}、ginsenoside Rh_{12}、ginsenoside Rh_{13}等3个皂苷类成分,进一步丰富了人参的化学成分。益母草的主要活性成分为益母草碱、水苏碱等多种生物碱,已从益母草中分离出34个二萜类成分。其中Labdane型二萜类成分Prehispanone是一种血小板活化因子的拮抗剂,能竞争性抑制血小板上的PAF受体,从而达到抗凝血目的。提示益母草中二萜类成分为益母草的另一活性部位群。Chang J M等又从益母草中分离得到了2个新化合物。灵芝已有大量在化学、药理、临床等方面的报道,发现灵芝可用于肿瘤、糖尿病、高血压等多种疾病的治疗,并具有较好的疗效。其中对肿瘤的治疗引起了人们的高度关注,目前已先后从灵芝的子实体、菌丝体和孢子粉中分离到140多种三萜类化合物。灵芝中三萜类成分具有显著的抗肿瘤作用,其抗癌作用机理之一,是可以通过抑制蛋白激酶C活性而抑制人类肝脏肿瘤细胞生长,以及诱导肿瘤细胞凋亡。Cheng C R等报道又从灵芝中分离得到43个三萜类成分,有6个化合物为新的三萜类成分,其中3个三萜类15a,26 - dihydroxy - 5a - lanosta - 7,9,24(E) - trien - 3 - one(13),lucidadiol(11)和ganoderiol F(18)对人类宫颈癌细胞显示强烈的抑制活性。故3个新的三萜化合物和已知的8个三萜化合物都具有良好的抗肿瘤活性。通过构效关系研究也表明,该类化合物26位的羟基基团是最重要的活性基团。

许多从传统中药中分离得到的新化合物具有良好的生理活性,如:从土木香中分离得到新化合物对于人体五种癌症细胞都有明显的抑制作用。从半枝莲中分离得到的新化合物对于三种人体癌症细胞有抑制作用。从石菖蒲中分离得到的新化合物,有调节细胞内cAMP水平的活性。

另外,从传统中药中发现大量新骨架化合物,也是本年度中药化学研究取得的重要进展之一。如Wang F等从乌药中分离得到了一对"风车分子"型对映体结构,(＋)- linderaspirone A和(－)- linderaspirone A,同时,还从乌药中分离得到另一新骨架,命名为Bi-linderone。上述结构成分均显示能对氨基葡萄糖诱导的胰岛素产生强烈的抑制作用。岭南特色传统中药番石榴具有收敛止泻、消炎止血的功效,也具有良好的抗病毒作用,本年度从该种中不仅发现2个苯乙酮苷类的新化合物,而且还发现新骨架,Fu H Z等报道了从该种中分离得到的sesquiterpenoid-based meroterpenoid骨架的3个全新化合物psidials A、B、C,其中新化合物psidials B和C的浓度为10M时,对蛋白酶酪氨酸磷酸酶1B(PTP1B)有良好的抑制作用。

2. 民族药物的研究

对民族药的研究比往年更大范围的报道。如Gong Q Q等从广西民间药用植物走马胎中分离得到一个新的化合物。Yang M H等报道从产于云南南部和西北部,西藏东南部的短瓣兰中发现了3种新的化合物,对4种肿瘤细胞系(HepG2,HL - 60,Skov - 3,A431)均有良好的抑制作用。Zhao Y等从民间草药香茶菜中发现5种新的化合物,其中化合物lophanthoside B能在一定程度上缓解过氧化氢诱导造成的人脐静脉内皮细胞的损伤。

3. 其他

中药安全性的问题,近年来日益受到重视。本年度对毒性成分的研究也有一定的进展。如中药黄独若服用过量,可引起口、舌、喉等处烧灼痛,流涎、恶心、呕吐、腹泻、腹痛、瞳孔缩小,严重者出现昏迷、呼吸困难和心脏麻痹而死亡,也有报道可引起中毒性肝炎。对黄独的有毒成分研究结果表明,除发现有毒成分黄毒素 B 外,还从中发现 4 个相同骨架的新化合物 diosbulbin K、diosbulbin L、diosbulbin M、diosbulbinoside G。有关其毒性的机制正在研究中。年度从胡萝卜中分离得到了 daucuside 和 daucusol 两个新化合物,对于人类胃癌细胞株 BGC-823 和 AGS 有良好的抑制。

(孙秦虎　许赞杉　俞桂新)

【300 种中草药中的新成分研究】

2010 年,中国科学工作者从 300 种中药和植物药中发现了 823 个新化合物,主要引用的期刊以《亚洲天然产物研究杂志》、《中国化学快报》以及国外期刊 Phytochemstry、Planta Medica、Fitoterapia、Helvetica Chimica Acta、Natural Product Research、Chemistry of Natural Compounds 等为主。(见表 3-1)

表 3-1　300 种中药中发现的 823 个新化合物

中药及其基原	新成分名称	分子式	熔点(℃)及旋光度	生物活性	报道者
1. 仙茅 *Curculigo orchioides*	orcinosides D	$C_{12}H_{16}O_6$	$[\alpha]_D -33.33°$		Zuo A X, et al
	orcinosides E	$C_{18}H_{25}O_{11}$	$[\alpha]_D -66.67°$		
	orcinosides F	$C_{18}H_{25}O_{11}$	$[\alpha]_D -74.24°$		
	orcinosides G	$C_{15}H_{22}O_8$	$[\alpha]_D -35.16°$		
	orcinosides A	$C_{27}H_{36}O_{14}$	179～180 $[\alpha]_D -65.6°$		Zuo A X, et al
	orcinosides B	$C_{27}H_{36}O_{14}$	175～177 $[\alpha]_D -231.5°$		
	orcinosides C	$C_{27}H_{36}O_{14}$	210～211 $[\alpha]_D -26.9°$		
2. 美丽马醉木 *Pieris formosa*	grayanotoxin XXII	$C_{23}H_{35}O_6$	$[\alpha]_D +2.00°$		Wang W G, et al
	Benzyl 2-hydroxy-4-O-[β-xylopyranosyl(1″→6′)-β-glucopyranosyl]-benzoate	$C_{25}H_{29}O_{13}$	$[\alpha]_D -65.39°$		
3. 秃疮花 *Dicranostigma leptopodum*	dicranostigmone	$C_{30}H_{46}O_2$	226～228 $[\alpha]_D +10°$		Wang F, et al
4. 软珊瑚 *Sarcophyton tortuosum*	3-methoxy-4-methyl-2,4-dien-pentanoic acid	$C_7H_{10}O_3$	77～78		Li H J, et al
5. 野木瓜 *Stauntonia chinensis*	stauntoside C1	$C_{69}H_{112}O_{33}$	238～240 $[\alpha]_D -37.1°$		Wang D, et al
6. 桑 *Morus alba*	(2R,4S)-2′,4′-dihydroxy-2H-furan-(3″,4″;8,7)-flavan-4-ol	$C_{17}H_{16}O_5$	106～108 $[\alpha]_D -38.01°$		Yang Y, et al
	(2S)-2′,4′-dihydroxy-7-methoxyl-8-butyricflavane	$C_{20}H_{22}O_6$	148～151 $[\alpha]_D +2.69°$		
	2-methylene-3-methoxy-2,5-dihydrofuran-4-O-β-D-glucopy ranoside	$C_{12}H_{18}O_8$	188～190 $[\alpha]_D +42.5°$	抗氧化剂	Fu W, et al
	2-[3,5-Di-O-β-D-glucosyl-4-(3-methylbut-2-enyl) phenyl]benzofuran-6-ol	$C_{31}H_{38}O_{14}$			Tian H Y, et al

续表

中药及其基原	新成分名称	分子式	熔点(℃)及旋光度	生物活性	报道者
7. 白花油麻藤 Mucuna birdwoodiana	mucodianins E	$C_{27}H_{31}O_{14}$	189.1~190.1 $[\alpha]_D-62.4°$		Gong T, et al
	mucodianins F	$C_{28}H_{33}O_{14}$	214.5~216.0 $[\alpha]_D-17.1°$		
8. 零陵香 Lysimachia foenum-graecum	lysimachiagenoside E	$C_{61}H_{100}O_{29}$	$[\alpha]_D-6.2°$		Li X R, et al
	lysimachiagenoside F	$C_{63}H_{102}O_{30}$	$[\alpha]_D-8.6°$		
9. 碧绿米仔兰 Aglaia perviridis	4-hydroxypyramidatine	$C_{20}H_{22}N_2O_3$			Zhang L, et al
	Oplopanone 10-O-β-D-(5-O-syringoyl)-apiofuranosyl-(1→2)-β-D-glucopyranoside	$C_{35}H_{52}O_{15}$	$[\alpha]_D-13.2°$		
10. 杜虹花 Callicarpa formosana var. formosana	6-O-benzoylphlorigidoside B	$C_{26}H_{32}O_{14}$	$[\alpha]_D-92.4°$		Wang Y M, et al
	6-O-trans-cinnamoylphlorigidoside B	$C_{28}H_{34}O_{14}$	$[\alpha]_D-89.1°$		
	6-O-trans-p-coumaroylshanzhiside methyl ester	$C_{26}H_{32}O_{13}$	$[\alpha]_D-102.1°$		
	4'-O-trans-p-coumaroylmussaenoside	$C_{26}H_{32}O_{12}$	$[\alpha]_D-106.4°$		
11. 野扇花 Sarcococca ruscifolia	20α-dimethylamino-2α-hydroxyl-3β-tigloylamino-5α-pregnane	$C_{28}H_{49}N_2O_2$	237~239 $[\alpha]_D-26.6°$		He K, et al
	Δ^{16}-20α-dimethylamino-3β,4α-diol-5α-pregnane	$C_{23}H_{39}NO_2$	208~210 $[\alpha]_D-23.4°$		
12. 撑篙竹 Bambusa pervariabilis	7,8-dihydroxy-3-(3-hydroxy-4-oxo-4H-pyran-2-yl)-2H-chromen-2-one	$C_{14}H_8O_7$	278.6~279.8		Sun J, et al
13. 烟草 Nicotiana tabacum	3-hydroxysolavetivone-β-D-glucoside A	$C_{21}H_{32}O_7$	$[\alpha]_D-12.2°$		Feng X, et al
14. 钩吻 Gelsemium elegans	gelsenine	$C_{20}H_{27}N_2O_4$	180~182 $[\alpha]_D-114°$		Zhao Q C, et al
	11-methoxyhumantenmine	$C_{20}H_{25}N_2O_4$	$[\alpha]_D-74°$		
15. 胡颓子 Elaeagnus pungens	pungens A	$C_{19}H_{27}O_{13}$	$[\alpha]_D-22.1°$	抗细胞毒性作用	Wu Y B, et al
	pungens B	$C_{14}H_{25}O_{10}$	$[\alpha]_D-56.1°$		
	pungens C	$C_{19}H_{15}O_{10}$	$[\alpha]_D+10.1°$		
16. 新疆紫草 Arnebia euchroma	arnebiabinone	$C_{30}H_{27}O_8$	134~135 $[\alpha]_D-10.0°$		Liu H, et al
	Ethyl-9-(2',5'-dihydroxyphenyl)nonanoate	$C_{17}H_{26}O_4$	78~79		
	octyl ferulate	$C_{18}H_{26}O_4$			
17. 野葛 Pueraria lobata	neopuerarin B	$C_{21}H_{19}O_9$	157~160		Zhang H J, et al
	neopuerarin A	$C_{21}H_{19}O_9$	149~152		

续　表

中药及其基原	新 成 分 名 称	分子式	熔点(℃)及旋光度	生物活性	报 道 者
18. 黑三棱 *Sparganium stoloniferum*	3-isobutyl-tetrahydro-imidazo[1,2-a]pyridine-2,5-dione	$C_{11}H_{18}O_2N_2$	301～303		Li S X, et al
19. 蒺藜 *Tribulus terrestris*	新化合物 1	$C_{51}H_{83}O_{22}$	228～230 $[\alpha]_D-63.6°$		Xu Y J, et al
	新化合物 2	$C_{51}H_{83}O_{24}$	214～217 $[\alpha]_D-18.9°$		
	新化合物 3	$C_{51}H_{86}O_{23}$			
	新化合物 4	$C_{51}H_{84}O_{24}$			
20. 柳杉 *Cryptomeria fortunei*	1α-Hydroxyl-β-dihydroagarofuran	$C_{15}H_{26}O_2$	$[\alpha]_D-28°$		Wu J, et al
	7α-*p*-Isopropyl-benzyl-ferruginol	$C_{30}H_{42}O$	$[\alpha]_D+65°$		
21. 构树 *Broussonetia papyrifera*	(7R,8S,8′R)7″,8″-Erythro-3′-methoxy-7′-oxo-4,4″,7″,9,9″-penta-hydroxy-4′,8″:7,9′-bis-epoxy-8,8′-sesquineolignan	$C_{28}H_{30}O_9$	$[\alpha]_D-2.01°$		Zhou X J, et al
	2-(4-Hydroxyphenyl)propane-1,3-diol-1-*O*-β-D-glucopyranoside	$C_{15}H_{22}O_8$	$[\alpha]_D+18.0°$	抗氧化剂	
22. 黑桑 *Morus nigra*	mornigrol D	$C_{24}H_{27}O_5$	92～94	抗炎、抗氧化剂	Wang L, et al
	mornigrol G	$C_{25}H_{27}O_7$	145～147		
	mornigrol H	$C_{20}H_{17}O_6$	148～150		
23. 石菖蒲 *Acorus tatarinowii*	2-oxocadinan-1(10),3-dien-5-ol	$C_{15}H_{23}O_2$	$[\alpha]_D-55.3°$		Tong X G, et al
	2-(3′,4′-dihydroxy-1′-butylenyl)-5-(2″,3″,4″-trihydroxybutyl)-pyrazine	$C_{12}H_{19}N_2O_5$	$[\alpha]_D-32.9°$		
	1-hydroxy-7(11),9-guaiadien-8-one	$C_{15}H_{22}O_2$	$[\alpha]_D+7.51°$		朱梅菊, 等
24. 诺比利斯芦荟 *Aloe nobilis*	3′-*O*-acetyl-5-hydroxylaloin A	$C_{23}H_{24}O_{11}$	$[\alpha]_D+6.0°$		Lv L, et al
	2′,6′-*O*-diacetyl-5-hydroxylaloin A	$C_{25}H_{27}O_{12}$	$[\alpha]_D+8.0°$	抗氧化剂	
	4′,6′-*O*-diacetyl-5-hydroxylaloin A	$C_{25}H_{27}O_{12}$	$[\alpha]_D+1.7°$		
25. 红椿 *Toona ciliata*	toonaciliatone A	$C_{26}H_{34}O_5$	$[\alpha]_D+22.2°$		Ning J, et al
	toonaciliatine A	$C_{36}H_{56}O_6$	$[\alpha]_D-151.7°$		
26. 昆明杯冠藤 *Cynanchum wallichii*	qinyangshengenin-3-*O*-β-D-oleandropyranosyl-(1→4)-β-D-cymaropyranoside	$C_{42}H_{60}O_{14}$	$[\alpha]_D+2.6°$	抗 HL-60 和 PC-3 细胞	Chen G, et al
	qinyangshengenin-3-*O*-β-D-oleandropyranosyl-(1→4)-β-D-oleandropyranosyl-(1→4)-β-D-cymaropyranoside	$C_{49}H_{72}O_{17}$	$[\alpha]_D+7.6°$		

续 表

中药及其基原	新 成 分 名 称	分子式	熔点(℃)及旋光度	生物活性	报道者
27. 瞿麦 Dianthus superbus	3-O-β-D-glucopyranosyl olean-9(11),12-diene-23,28-dioic acid 28-O-β-D-glucopyranoside	$C_{42}H_{63}O_{15}$	$[α]_D+78.2°$		Chen X, et al
	3-O-β-D-glucopyranosyl olean-11,13(18)-diene-23,28-dioic acid 28-O-β-D-glucopyranoside	$C_{42}H_{63}O_{15}$	$[α]_D-20.0°$		
28. 鹤庆五味子 Schisandra wilsoniana	wilsonilignans A	$C_{22}H_{26}O_7$	$[α]_D-58.2°$	抗HIV-1活性	Yang G Y, et al
	wilsonilignans B	$C_{22}H_{26}O_7$	$[α]_D-59.3°$		
	wilsonilignans C	$C_{23}H_{28}O_7$	$[α]_D+20.2°$		
29. 手掌参 Gymnadenia conopsea	cyclo[glycine-L-S(4″-hydroxybenzyl)cysteine]	$C_{12}H_{14}N_2O_3S$	$[α]_D+35.7°$		Zi J C, et al
	cyclo(L-val-D-Tyr)		$[α]_D+39.4°$		
	2-hydroxy-2-(4′-hydroxybenzyl)-4-methylcyclopent-4-ene-1,3-dione	$C_{13}H_{12}O_4$	$[α]_D0°$		
	2-Hydroxy-4-hydroxymenthyl-3-(4′-hydroxyphenyl)cyclopent-2-enone	$C_{12}H_{11}O_4$	$[α]_D0°$		
30. 凤丫蕨 Coniogramme japonica	丁基-2-甲酰基-5-丁氧甲基-1H-吡咯-1-丁酯	$C_{18}H_{29}O_4N$			方成武,等
31. 阴地翠雀花 Delphinium umbrosum	umbrosumines A	$C_{38}H_{54}N_3O_{11}$	$[α]_D+21.7°$		Chen F Z, et al
	umbrosumines B	$C_{38}H_{54}N_3O_{11}$	$[α]_D+48.6°$		
	umbrosumines C	$C_{38}H_{53}N_2O_{12}$	$[α]_D+30.6°$		
32. 华桑 Morus cathayana	cathayanons F	$C_{25}H_{27}O_5$	$[α]_D+90°$		Ni G, et al
	cathayanons G	$C_{25}H_{29}O_6$			
	cathayanons H	$C_{25}H_{29}O_6$	$[α]_D+12°$		
	cathayanons I	$C_{25}H_{29}O_7$	$[α]_D+4.7°$		
	cathayanons J	$C_{30}H_{37}O_6$	$[α]_D-8.3°$		
	cathayanin A	$C_{25}H_{28}O_4$	$[α]_D-22°$		
33. 短萼仪花 Lysidice brevicalyx	lysidiside S	$C_{28}H_{27}O_{10}$	$[α]_D+53.60°$	抗氧化剂	Hu Y C, et al
	7-O-(+)-peltogynol-β-D-glucopyranoside	$C_{22}H_{23}O_{11}$	$[α]_D+94.5°$		
34. 多穗金粟兰 Chloranthus multistachys	chlomultins A	$C_{15}H_{16}O_3$	$[α]_D0°$		Zhang S, et al
	chlomultins B	$C_{15}H_{18}O_3$	$[α]_D-7°$		
	chlomultins C	$C_{15}H_{18}O_4$	$[α]_D+8°$		
	chlomultins D	$C_{16}H_{20}O_2$	$[α]_D-5°$		
35. 小叶黑面神 Breynia vitis-idaea	breynin I	$C_{34}H_{46}O_{20}S$	$[α]_D+12.7°$		Meng D H, et al
	breyniaionoside E	$C_{19}H_{32}O_8$	$[α]_D-10.0°$		

续 表

中药及其基原	新 成 分 名 称	分子式	熔点(℃)及旋光度	生物活性	报 道 者
36. 青叶胆 *Swertia mileensis*	swerilactosides A	$C_{25}H_{32}O_{13}$	$[\alpha]_D-94.04°$		Geng C A, et al
	swerilactosides B	$C_{25}H_{32}O_{13}$	$[\alpha]_D-127.69°$		
	swerilactosides C	$C_{26}H_{30}O_{13}$	$[\alpha]_D-67.11°$		
37. 红果槲寄生 *Viscum coloratum*	N^1-桂皮酰基亚精胺	$C_{16}H_{25}N_3O$			孙永慧,等
38. 滇南红厚壳 *Calophyllum polyanthum*	7,4′-dihydroxy-6,8-dimethoxy-4-phenylcoumarin	$C_{17}H_{15}O_6$			Zhong H, et al
	7-hydroxy-6,8,4′-trimethoxy-4-phenylcoumarin	$C_{18}H_{17}O_6$	192~194		
	calopolyanic acid	$C_{24}H_{32}O_6$	$[\alpha]_D-41.9°$		Wang H, et al
	isocalopolyanic acid	$C_{24}H_{32}O_6$	$[\alpha]_D+2.9°$		
	isorecedensic acid	$C_{23}H_{32}O_6$	$[\alpha]_D-33.2°$		
39. 角果木 *Ceriops tagal*	3α-O-trans-feruloylbetulinic acid	$C_{40}H_{56}O_6$	$[\alpha]_D-15°$		Wang X C, et al
	3α-O-trans-coumaroylbetulinic acid	$C_{39}H_{54}O_5$	$[\alpha]_D-12°$		
	3β-O-cis-feruloylbetulin	$C_{40}H_{58}O_5$	$[\alpha]_D+28°$		
40. 胭脂 *Artocarpus tonkinensis*	artotonins A	$C_{20}H_{18}O_5$	$[\alpha]_D-19.2°$		Ma J P, et al
	artotonins B	$C_{20}H_{20}O_7$			
41. 灯笼果 *Physalis peruviana*	1,10-seco withaperuvin C	$C_{28}H_{38}O_7$	$[\alpha]_D+76.1°$		Fang S T, et al
42. 山荞麦 *Polygonum aubertii*	2-tricosyl-2,5,7-trihydroxy-chromanone	$C_{32}H_{54}O_5$	108~109 $[\alpha]_D+6°$		Zhao Y M, et al
	2-pentacosyl-2,5,7-trihydroxy-chromanone	$C_{34}H_{58}O_5$	108~109 $[\alpha]_D+6°$		
43. 马鞭草 *Verbena officinalis*	verbenoside A	$C_{33}H_{40}O_{18}$	$[\alpha]_D-466.7°$		Xu W, et al
	verbenoside B	$C_{31}H_{38}O_{18}$	$[\alpha]_D-122.5°$		
44. 乳香 *Boswellia carterii*	isoincensolol	$C_{20}H_{36}O_4$		抗 Bel-7402, Hela 和 SW-480 细胞	李福双,等
45. 玉柏 *Lycopodium obscurum*	(3α,8β,14α,21β)-26,27-dinoronocerane-3,8,14,21-tetrol	$C_{28}H_{46}O_2$			Zhao Y H, et al
	26-nor-8β-hydroxy-α-onocerin	$C_{29}H_{50}O_3$			
46. 长穗桑 *Morus wittiorum*	(2S)-7-hydroxyl-8-hydroxyethyl-4′-methoxylflavane-2′-O-β-D-glucopyranoside	$C_{24}H_{30}O_{10}$	$[\alpha]_D-20.2°$		Han W L, et al
	(2S)-7-methoxyl-8-hydroxyethyl-4′-methoxylflavane-2′-O-β-D-glucopyranoside	$C_{24}H_{30}O_{10}$	$[\alpha]_D-32.2°$		
	(2R)-7-methoxyl-8-hydroxyethyl-4′-methoxylflavane-2′-O-β-D-glucopyranoside	$C_{24}H_{30}O_{10}$	$[\alpha]_D-5.2°$		

续 表

中药及其基原	新成分名称	分子式	熔点(℃)及旋光度	生物活性	报道者
47. 刺果紫玉盘 *Uvaria calamistrata*	uvacanols F	$C_{23}H_{22}O_7$	57～58 $[\alpha]_D+9.8°$		Zhou G X, et al
	uvacanols G	$C_{21}H_{21}O_7$	156～157 $[\alpha]_D-104.2°$		
	uvacanols H	$C_{23}H_{23}O_8$	43～45 $[\alpha]_D-24.9°$		
48. 匍枝金丝桃 *Hypericum reptans*	2,7,4a-trimethoxy-1,4,4a,8b-tetrahydrodibenzo-*p*-dioxin-4-one	$C_{15}H_{16}O_6$	$[\alpha]_D-120.3°$		Niu Y, et al
49. 益母草 *Leonurus japonicus*	1,6-di-*O*-syringoyl-β-D-glucopyranose	$C_{24}H_{28}O_{14}$	130～132		Chang J M, et al
	quercetin 3-*O*-[(3-*O*-syringoyl-α-L-rhamnopyranosyl)-(1→6)-β-D-glucopyranoside]	$C_{36}H_{396}O_{20}$			
50. 麦冬 *Ophiopogon japonicus*	ophiopogonins H	$C_{51}H_{83}O_{23}$	$[\alpha]_D+96.8°$		Duan C L, et al
	ophiopogonins I	$C_{51}H_{81}O_{23}$	$[\alpha]_D+46.6°$		
	(3R)-2,3-dihydro-7-hydroxy-5-methoxy-3-(4-methoxybenzyl)-6,8-dimethyl-4H-chromen-4-one	$C_{20}H_{22}O_5$	$[\alpha]_D+60.5°$	抗 HepG2, KB 和 MCF-7 细胞	Wang Y Y, et al
	(3R)-3-(1,3-benzodioxol-5-ylmethyl)-2,3-dihydro-7-hydroxy-5-methoxy-6,8-dimethyl-4H-chromen-4-one	$C_{20}H_{20}O_6$	$[\alpha]_D+67.1°$		
	(3R)-3-(1,3-benzodioxol-5-ylmethyl)-2,3-dihydro-7-hydroxy-5-methoxy-6-methyl-4H-chromen-4-one	$C_{19}H_{18}O_6$	$[\alpha]_D+42.3°$		
51. 羊耳菊 *Inula cappa*	syringic acid-4-*O*-α-L-rhamnoside	$C_{15}H_{20}O_9$	109～110 $[\alpha]_D-56°$		Wang Y L, et al
	(−)-hydnocarpin-7-*O*-β-D-glucoside	$C_{31}H_{30}O_{14}$	192～194 $[\alpha]_D-20°$		
52. 葫芦树 *Crescentia cujete*	6-*O*-*p*-hydroxybenzoyl-10-deoxyeucommiol	$C_{16}H_{20}O_5$	$[\alpha]_D-70.1°$		Wang G, et al
	6-*O*-benzoyl-10-deoxyeucommiol	$C_{16}H_{20}O_4$	$[\alpha]_D-3.4°$		
	6-*O*-benzoyl-dihydrocatalpolgenin(a mixture of 3 and 4)	$C_{16}H_{18}O_6$	$[\alpha]_D-122.6°$		
53. 泥胡菜 *Hemistepta lyrata*	6″-*O*-(2‴-methylbutyryl) isoswertisin	$C_{27}H_{30}O_{11}$			Dong F Y, et al
	6″-*O*-(2‴-methylbutyryl) isoswertiajaponin	$C_{27}H_{30}O_{12}$			

续　表

中药及其基原	新成分名称	分子式	熔点(℃)及旋光度	生物活性	报道者
54. 喙荚云实 *Caesalpinia minax*	Methyl - 1α,7β - diacetoxy -5α,12α - dihydroxy - cass - 13(15)- en - 16,12 - olide - 17β - carboxylate	$C_{25}H_{34}O_{10}$	253～255 $[\alpha]_D$ −17.3°		Wu Z H, et al
	Methyl - 7β - acetoxy - 1α,5α,12α - trihydroxy - cass - 13(15)- en - 16,12 - olide - 17β - carboxylate	$C_{23}H_{32}O_9$	277～279 $[\alpha]_D$ −29.1°		
	12α - ethoxyl - 1α,6α,7β - triacetoxy - 5α,14β - dihydroxy - cass - 13(15)- en - 16,12 - olide	$C_{28}H_{41}O_{11}$	239～241 $[\alpha]_D$ −94.1°		
	Minaxin	$C_{16}H_{10}O_7$			Xu N, et al
55. 蒙桑 *Morus mongolica*	2,4,2′,4′- tetrahydroxychalcone	$C_{15}H_{14}O_4$			景莹,等
56. 黄精 *Polygonatum sibiricum*	polygonoides C	$C_{48}H_{78}O_{19}$	236～238 $[\alpha]_D$ +31.0°		Hu C Y, et al
	polygonoides D	$C_{49}H_{80}O_{19}$	241～243 $[\alpha]_D$ +33.0°		
	polygonoides E	$C_{72}H_{118}O_{38}$	257～259 $[\alpha]_D$ +34.0°		
57. 青葙 *Celosia argentea*	4 - *O*- β - D - apifuranosyl -(1 → 2)- β - D - glucopyranosyl - 2 - hydroxy -6 - methoxyacetophenone	$C_{20}H_{28}O_{13}$	$[\alpha]_D$ −17°		Shen S, et al
58. 雪莲花 *Saussurea involucrata*	arctigenin - 4 - *O*-(6″-*O*- acetyl -β - D - glucoside)	$C_{29}H_{36}O_{12}$	$[\alpha]_D$ −45.9°		Liu Y D, et al
	arctigenin - 4 - *O*-(2″-*O*- acetyl -β - D - glucoside)	$C_{29}H_{36}O_{12}$	$[\alpha]_D$ −27.2°		
	arctigenin - 4 - *O*-(3″-*O*- acetyl -β - D - glucoside)	$C_{29}H_{36}O_{12}$	$[\alpha]_D$ −32.7°		
	11βH - 2α - hydroxy - eudesman - 4(15)- en - 12,8β - olide	$C_{15}H_{22}O_3$	$[\alpha]_D$ +0.031°		Chen R D, et al
59. 海南五层龙 *Salacia hainanensis*	3α,28 - dihydroxy - lup -20(29)- en - 2 - one	$C_{30}H_{48}O_3$	$[\alpha]_D$ +42.9°	有抑制 α-葡萄糖苷酶作用	Gao H Y, et al
	3α - hydroxy - lup - 20(29)- en - 2 - one	$C_{30}H_{48}O_2$	$[\alpha]_D$ +49.7°		
	A - friedo - oleanane - 7α,30 - dihydroxy - 3 - one	$C_{30}H_{50}O_3$	$[\alpha]_D$ −17.5°		
	2,3 - seco - lup - 20(29)- en -2,3 - dioic acid	$C_{30}H_{48}O_4$			
60. 半枝莲 *Scutellaria barbata*	scutelinquanine D	$C_{26}H_{33}NO_7$	154～155 $[\alpha]_D$ −92.6°	抗 HONE-1,KB 和 HT29 细胞	Qu G W, et al
	6 - acetoxybarbatin C	$C_{22}H_{30}O_6$	157～158 $[\alpha]_D$ −103.4°		

续　表

中药及其基原	新成分名称	分子式	熔点(℃)及旋光度	生物活性	报道者
61. 人参 Panax ginseng	ginsenoside Rh$_{11}$	$C_{36}H_{60}O_{10}$	193～195 $[\alpha]_D+55.8°$		Liu G Y, et al
	ginsenoside Rh$_{12}$	$C_{36}H_{64}O_{10}$	176～178 $[\alpha]_D+13.5°$		
	ginsenoside Rh$_{13}$	$C_{36}H_{62}O_9$	177～179 $[\alpha]_D+22.2°$		
62. 木荷 Schima superba	(7R,8S)-1-(3,4-dimethoxyphenyl)-2-O-(2-methoxy-4-omegahydroxypropylphenyl)propane-1,3-diol	$C_{21}H_{28}O_7$	$[\alpha]_D+7.7°$	抗 HeLa 细胞，鼻咽癌，HepG-2 和 HEp-2 细胞	Xu W, et al
	threo-1-(4-hydroxy-3-methoxyphenyl)-1-methoxy-2-{4-[1-formyl-(E)-vinyl]-2-methoxyphenoxy}-3-propanol	$C_{21}H_{24}O_7$	$[\alpha]_D-10.0°$		
63. 中华青牛胆 Tinospora sinensis	1-deacetyltinosposide A	$C_{24}H_{34}O_{12}$	$[\alpha]_D-11.7°$		Dong L P, et al
64. 竹节参 Panax japonicus	panajaponin	$C_{27}H_{49}NO_9$	116～118 $[\alpha]_D+29.5°$		Guo Z Y, et al
65. 琥珀千里光 Senecio ambraceus	6β-angeloyloxy-eremophila-1(10),7(11)-diene-12,8β-lactone	$C_{20}H_{26}O_4$	$[\alpha]_D-41°$		Zhao H, et al
66. 乌心石 Michelia compressa var. lanyuensis	pressalanine A	$C_{16}H_9NO_4$			Lo W L, et al
	pressalanine B	$C_{17}H_9NO_5$			
	pressafonin A	$C_{19}H_{24}O_3$	$[\alpha]_D-4.3°$		Cheng M J, et al
	pressafonin B	$C_{19}H_{24}O_3$	$[\alpha]_D-5.1°$		
67. 千里光 Senecio scandens	2-(1,6-dihydroxy-4-oxocyclohex-2-enyl) acetic acid	$C_8H_{10}O_5$	$[\alpha]_D-34.3°$	抗 Bel-7402, A-549 和 HCT-8 细胞	Wang W S, et al
68. 白兰 Michelia alba	michephyll A	$C_{53}H_{71}O_5N_4$	251～253	抗氧化剂	Wang H M, et al
69. 香桂 Cinnamomum subavenium	subamol	$C_{17}H_{16}O_4$			Chen C Y, et al
70. 粗叶榕 Ficus hirta	5-methoxyl-4,2'-epoxy-3-(4',5'-dihydroxyphenyl)-linear pyranocoumarin	$C_{21}H_{16}O_7$	280～282		Ya J, et al
	3-acetyl-3,5,4'-trihydroxy-7-methoxylflavone	$C_{18}H_{14}O_7$	268～270		
71. 大武山木姜子 Litsea lii	litsealiicolide C	$C_{17}H_{28}O_3$	$[\alpha]_D+38.0°$		Cheng M J, et al
	secoisolitsealiicolide B	$C_{18}H_{30}O_4$	$[\alpha]_D-52.3°$		
72. 鬼箭锦鸡儿 Caragana jubata	(−)-maackiain 3-O-6'-O-acrylyl-β-D-galactopyranoside	$C_{25}H_{24}O_{11}$	$[\alpha]_D-146.2°$	抗 A549 细胞，HL-60 和 P388 细胞	Song P, et al

续 表

中药及其基原	新 成 分 名 称	分子式	熔点(℃)及旋光度	生物活性	报 道 者
73. 网脉桂 *Cinnamomum reticulatum*	Reticuone	$C_9H_{14}O_3$	$[\alpha]_D+4.31°$		Cheng M J, et al
	4 - hydroxy - 3 - methoxyphenethyl derivative	$C_{30}H_{52}O_4$			Lin I J, et al
	4 - hydroxy - 3 - methoxyphenethyl derivative	$C_{27}H_{46}O_4$			
	4 - hydroxy - 3 - methoxyphenethyl derivative	$C_{24}H_{40}O_4$			
	4 - hydroxy - 3 - methoxyphenethyl derivative	$C_{15}H_{22}O_4$			
	4 - hydroxy - 3 - methoxyphenethyl derivative	$C_{13}H_{18}O_4$			
74. 紫丁香 *Syringa oblata*	丁香苦素 A	$C_{19}H_{24}O_7$	150.1~151.8 $[\alpha]_D+263.4°$		王金兰,等
75. 裸花紫珠 *Callicarpa nudiflora*	nudifloside	$C_{24}H_{28}O_{13}$	$[\alpha]_D-160.3°$	抗 K562 细胞	Mei W L, et al
76. 红波罗花 *Incarvillea delavayi*	delavayol	$C_{15}H_{26}O_4$	$[\alpha]_D-32.4°$		Chen Y Q, et al
77. 露珠杜鹃 *Rhododendron irroratum*	myricetin 3 - O - β - D - galactoside - 3' - O - α - D - glucoside	$C_{27}H_{30}O_{18}$			Yang M H, et al
	myricetin 3 - O - β - D - galactoside - 3' - O - α - D - galactoside	$C_{27}H_{30}O_{18}$			
78. 红柄木犀 *Osmanthus armatus*	armatuside	$C_{25}H_{38}O_{11}$	$[\alpha]_D-23.9°$		Yin R J, et al
79. 钩枝藤 *Ancistrocladus tectorius*	4' - O - demethylhamatine	$C_{24}H_{27}NO_4$	$[\alpha]_D+53.6°$		Tang C P, et al
	ancistrotectoriline C	$C_{25}H_{27}NO_4$	$[\alpha]_D 0°$		
80. 蛇鞭菊 *Liatris elegans*	*p* - hydroxyphenylferulate	$C_{16}H_{14}O_5$			Zhang Z Z, et al
	5,3' - dihydroxy - 4,4' - dimethoxy - 2,7' - cycloligna - 7,7' - diene - 9,9' - lactone	$C_{20}H_{16}O_6$			
81. 槲蕨 *Drynaria fortunei*	12 - O - caffeoyl - 12 - hydroxyldodecanoic acid	$C_{21}H_{30}O_6$	$[\alpha]_D+2.5°$		Wang X L, et al
	3' - lavandulyl - 4 - methoxyl - 2,2',4',6' - tetrahydroxylchalcone	$C_{21}H_{30}O_6$	$[\alpha]_D-24.8°$		
	chiratone	$C_{30}H_{50}O_2$	287~289 $[\alpha]_D+17°$	抗 Hela 细胞, PC3 和 HepG2 细胞	Liang Y H, et al
82. 黄叶地不容 *Stephania viridiflavens*	(+)- 6R, 6aS - isocorydine Nβ - oxide	$C_{20}H_{23}NO_5$	$[\alpha]_D+12.7°$		Zhang M S, et al
83. 络石藤 *Trachelospermum jasminoides*	trachelinoside	$C_{14}H_{24}O_8$	$[\alpha]_D-13.5°$		Tan X Q, et al

续 表

中药及其基原	新成分名称	分子式	熔点(℃)及旋光度	生物活性	报道者
84. 穿龙薯蓣 *Dioscorea nipponica*	2,7-dihydroxy-3,4,6-trimethoxy-9,10-dihydrophenanthrene	$C_{17}H_{19}O_5$			Lu D, et al
	4,4',7,7'-tetrahydroxy-2,2',6,6'-tetramethoxy-1,1'-bi-9,10-dihydrophenanthrenyl	$C_{32}H_{31}O_8$			
85. 秦艽 *Gentiana macrophylla*	gentimacroside	$C_{26}H_{28}O_{12}$	174~176 $[\alpha]_D -25°$		Jiang Z B, et al
86. 朝鲜槐 *Maackia amurensis*	(−)-[(3-hydroxy-6-pyridinyl)-methyl] cytisine	$C_{17}H_{19}N_3O_2$	$[\alpha]_D -220.7°$		Li X, et al
87. 月腺大戟 *Euphorbia ebracteolata*	ingenol-5β,20-O,O-isopropylidene-3β-palmitate	$C_{39}H_{62}O_6$	$[\alpha]_D +8.97°$		Deng B, et al
	ingenol-5β,20-O,O-isopropylidene-3β-myristinate	$C_{37}H_{58}O_6$	$[\alpha]_D 0°$		
	3β,19-dihydroxy-1(10),15-rosadien-2-one	$C_{20}H_{30}O_3$	$[\alpha]_D +64.71°$		
88. 白花蛇舌草 *Hedyotis diffusa*	10-O-benzoyl-6'-O-α-L-arabino(1→6)-β-D-glucopyranosyl geniposidic acid	$C_{28}H_{34}O_{15}$	$[\alpha]_D +0.8°$		Ding B, et al
	deacetyl-6-ethoxyasperulosidic acid methyl ester	$C_{19}H_{28}O_{11}$	$[\alpha]_D +13.5°$		
89. 木奶果 *Baccaurea ramiflora*	4'-O-(6-O-vanilloyl)-β-D-glucopyranosyl tachioside D	$C_{27}H_{34}O_{16}$	$[\alpha]_D -31.5°$		Yang X W, et al
	6'-O-vanilloylpicraquassioside D	$C_{21}H_{24}O_{11}$	$[\alpha]_D -21.1°$		
	6'-O-vanilloylicariside B	$C_{27}H_{38}O_{11}$	$[\alpha]_D -7.6°$		
90. 爪哇脚骨脆 *Casearia velutina*	casearicosides A	$C_{18}H_{26}O_{11}$	$[\alpha]_D -1.3°$	抗 H_2O_2-诱导 PC_{12} 细胞的损伤	Chai X Y, et al
	casearicosides B	$C_{23}H_{28}O_{11}$	$[\alpha]_D +3.0°$		
	casearicosides C	$C_{23}H_{28}O_{11}$	$[\alpha]_D -2.5°$		
91. 碎米桠 *Rabdosia rubescens*	16,17-exo-epoxide-oridonin	$C_{20}H_{28}O_7$	$[\alpha]_D -28.6°$	抗 HepG2、COLO205、MCF-7 和 HL-60 细胞	Bai N S, et al
	11,15-O,O-diacetyl-rabdoternins D	$C_{26}H_{36}O_9$	$[\alpha]_D -6.0°$		
92. 红茴香 *Illicium henryi*	henrylactones A	$C_{17}H_{23}O_7$	218~220 $[\alpha]_D +12.35°$	抗乙型肝炎病毒	Liu J F, et al
	henrylactones B	$C_{24}H_{29}O_7$	$[\alpha]_D +134.15°$		
	henrylactones C	$C_{15}H_{24}O_6$	$[\alpha]_D -41.28°$		
	henrylactones D	$C_{21}H_{31}O_{10}$	$[\alpha]_D +17.18°$		
	henrylactones E	$C_{21}H_{32}O_{10}Cl$	$[\alpha]_D -25.94°$		

续 表

中药及其基原	新 成 分 名 称	分子式	熔点(℃)及旋光度	生物活性	报 道 者
93. 蹄叶橐吾 *Ligularia fischeri*	1β- hydroxy - 6α- isobutyryloxy - 9 - noreremophil - 7(11),8(10)- dien - 8(12)- olide	$C_{18}H_{24}O_5$	$[\alpha]_D -5°$		Zhang W J, et al
	1β- acetoxy - 6α- isobutyryloxy - 9 - noreremophil - 7(11),8(10)- dien - 8(12)- olide	$C_{20}H_{26}O_6$	$[\alpha]_D -56°$		
	Ligularate	$C_{13}H_{16}O_5$	$[\alpha]_D +22°$		
	9 - oxoplatyphyllide	$C_{14}H_{12}O_3$	118~120 $[\alpha]_D -60°$		
	Fischelactone	$C_{30}H_{38}O_5$	212~213 $[\alpha]_D +4°$		Zhao H, et al
	eremophila - 1(10),7(11),8 - triene - 12,8 - lactam	$C_{15}H_{19}NO$	285~287 $[\alpha]_D -210°$		Xie W D, et al
94. 旋覆花 *Inula japonica*	japonicones E	$C_{32}H_{40}O_9$	$[\alpha]_D +51°$	抗LPS诱导的NO产生	Qin J J, et al
	japonicones F	$C_{32}H_{42}O_8$	$[\alpha]_D +75°$		
	japonicones G	$C_{30}H_{38}O_6$	$[\alpha]_D +64°$		
	japonicones H	$C_{32}H_{42}O_8$	$[\alpha]_D +59°$		
	japonicones I	$C_{32}H_{42}O_8$	$[\alpha]_D +82°$		
	japonicones J	$C_{36}H_{48}O_9$	$[\alpha]_D +61°$		
	japonicones K	$C_{37}H_{50}O_9$			
	japonicones L	$C_{37}H_{50}O_9$			
95. 绵草藓 *Dioscorea septemloba*	dioseptemlosides I	$C_{33}H_{56}O_9$	$[\alpha]_{Na} -46.1°$		Liu X T, et al
	dioseptemlosides J	$C_{39}H_{62}O_{13}$	$[\alpha]_{Na} -76.8°$		
96. 扁枝石松 *Diphasiastrum complanatum*	14α,15α,20β,21β,24,27α,29 - heptahydroxyserrat - 3 - one	$C_{30}H_{50}O_8$	>330 $[\alpha]_D -2.5°$		Yan J, et al
	3β,14α,15α,20β,21β,24,27α,29 - octahydroxyserratane	$C_{30}H_{52}O_8$	271~273 $[\alpha]_D -3.5°$		
	3α,14α,20β,21β,24,27α,29 - heptahydroxyserratane	$C_{30}H_{52}O_7$	291~293 $[\alpha]_D -3.6°$		
	3β,14α,21β,24,27α - pentahydroxyl - serratane - 29 - yl (E)- p - coumarate	$C_{39}H_{58}O_8$	250~252 $[\alpha]_D -4.5°$	抗人类白血病K562/S和阿霉素K562/R细胞	
97. 箣柊 *Scolopia chinensis*	scolochinenosides C	$C_{27}H_{26}O_{10}$	$[\alpha]_D +20.4°$	抗毒蛇中磷酸二酯酶作用	Lu Y N, et al
	scolochinenosides D	$C_{27}H_{26}O_{12}$	$[\alpha]_D -18.2°$		
	scolochinenosides E	$C_{34}H_{32}O_{16}$	$[\alpha]_D +4.8°$		
	scolopianate A	$C_{28}H_{42}O_6$	$[\alpha]_D +117.9°$		

中药及其基原	新 成 分 名 称	分子式	熔点(℃)及旋光度	生物活性	报道者
98. 七指蕨 *Helminthostachys zeylanica*	新化合物1	$C_{21}H_{38}O_4$	$[\alpha]_D+5.6°$	抑制超氧阴离子自由基的产生	Huang Y C, et al
	新化合物2	$C_{25}H_{26}O_7$	$210\sim212$ $[\alpha]_D+30.2°$		
	新化合物3	$C_{25}H_{26}O_6$	$227\sim229$ $[\alpha]_D+69.7°$		
	新化合物4	$C_{25}H_{26}O_6$	$198\sim200$ $[\alpha]_D+32.0°$		
	新化合物5	$C_{25}H_{28}O_6$	$222\sim224$ $[\alpha]_D+45.0°$		
99. 菖蒲 *Acorus calamus*	1β,7α(H)-cadinane-4α,6α,10α-triol	$C_{15}H_{28}O_3$	$136\sim137$ $[\alpha]_D-26.5°$		Dong W W, et al
	1α,5β-guaiane-10α-*O*-ethyl-4β,6β-diol	$C_{17}H_{32}O_3$	$[\alpha]_D+26.3°$		
	6β,7β(H)-cadinane-1α,4α,10α-triol	$C_{15}H_{28}O_3$	$173\sim174$ $[\alpha]_D-48°$		
100. 土肉桂 *Cinnamomum osmophloeum*	9,9'-di-*O*-feruloyl-(+)-5,5'-dimethoxy secoisolariciresinol	$C_{42}H_{46}O_{14}$	$214\sim216$ $[\alpha]_D+56.8°$		Chen T H, et al
	(7'S,8'R,8R)-lyoniresinol-9-*O*-(E)-feruloyl ester	$C_{32}H_{36}O_{11}$	$[\alpha]_D+10°$		
	(7'S,8'R,8R)-lyoniresinol-9,9'-di-*O*-(E)-feruloyl ester	$C_{42}H_{44}O_{14}$	$[\alpha]_D+63.3°$	抗HepG2、Hep3B和Ca9-22细胞	
101. 毛杭子梢 *Campylotropis hirtella*	3(S)-7,2',4'-trihydroxy-5,5'-dimethoxy-6-(3-methylbut-2-enyl)-isoflavan	$C_{22}H_{26}O_6$	$[\alpha]_D-33.1°$	抗诱导的脾淋巴细胞增殖作用	Shou Q Y, et al
	3(S)-2',4'-dihydroxy-5,5'-dimethoxy-(6'',6''-dimethylpyrano)-(2'',3'';7,6)-isoflavan	$C_{22}H_{24}O_6$	$[\alpha]_D+4.2°$		
	3(R)-5,4'-dihydroxy-2'-methoxy-3'-(3-methylbut-2-enyl)-(6'',6''-dimethylpyrano)-(7,6:2'',3'')-isoflavanone	$C_{26}H_{28}O_6$	$[\alpha]_D+37.6°$		
	3(R)-5,4'-dihydroxy-2'-methoxy-(6'',6''-dimethylpyrano)-(7,6:2'',3'')-isoflavanone	$C_{21}H_{20}O_6$	$[\alpha]_D+9.7°$		
	3(R)-5,4'-dihydroxy-7,2'-dimethoxy-6-geranylisoflavanone	$C_{27}H_{32}O_6$	$[\alpha]_D+23.1°$		

续　表

中药及其基原	新 成 分 名 称	分子式	熔点(℃)及旋光度	生物活性	报 道 者
102. 鬼针草 *Bidens pilosa*	polyacetylenes	$C_{13}H_{12}O_2$	$[\alpha]_D-7°$		Wang R, et al
	polyacetylenes	$C_{19}H_{20}O_6S$			
	polyacetylenes	$C_{14}H_{16}O_2$	$[\alpha]_D-11°$		
	polyacetylenes	$C_{13}H_{16}O_3$	$[\alpha]_D+15°$		
	polyacetylenes	$C_{36}H_{42}O_{20}$	$[\alpha]_D-98°$		
103. 艾纳香 *Blumea balsamifera*	blumeaenes A	$C_{20}H_{30}O_5$	$[\alpha]_D-29°$	抗LPS诱导的NO产生	Chen M, et al
	blumeaenes B	$C_{20}H_{30}O_5$	$[\alpha]_D-26°$		
	blumeaenes C	$C_{19}H_{30}O_5$	$[\alpha]_D-37°$		
	blumeaenes D	$C_{21}H_{32}O_5$	$[\alpha]_D-31°$		
	blumeaenes E	$C_{20}H_{30}O_6$	$[\alpha]_D-55°$		
	blumeaenes F	$C_{20}H_{30}O_6$	$[\alpha]_D-101°$		
	blumeaenes G	$C_{20}H_{30}O_5$	$[\alpha]_D+19°$		
	blumeaenes H	$C_{19}H_{30}O_5$	$[\alpha]_D+43°$		
	blumeaenes I	$C_{20}H_{30}O_6$	$[\alpha]_D+21°$		
	blumeaenes J	$C_{20}H_{32}O_7$	$[\alpha]_D+38°$		
104. 三果木 *Terminalia arjuna*	arjunasides A	$C_{36}H_{56}O_{10}$	$[\alpha]_D-34.9°$		Wang W, et al
	arjunasides B	$C_{36}H_{56}O_{11}$	$[\alpha]_D-15.6°$		
	arjunasides C	$C_{36}H_{58}O_{10}$	$[\alpha]_D-40°$		
	arjunasides D	$C_{36}H_{60}O_{10}$	$[\alpha]_D-6°$		
	arjunasides E	$C_{38}H_{62}O_{11}$	$[\alpha]_D-23°$		
105. 杠柳 *Periploca sepium*	perisesaccharides A	$C_{14}H_{24}O_7$	165～166 $[\alpha]_D+91.5°$		Wang L, et al
	perisesaccharides B	$C_{36}H_{60}O_{18}$	$[\alpha]_D+44.8°$		
	perisesaccharides C	$C_{35}H_{60}O_{17}$	$[\alpha]_D+62.3°$		
	perisesaccharides D	$C_{34}H_{58}O_{17}$	$[\alpha]_D+58.4°$		
	perisesaccharides E	$C_{35}H_{58}O_{18}$	$[\alpha]_D+43.7°$		
	periplogenin3-[*O*-β-glucopyranosyl-(1→4)-b-sarmentopyranoside]	$C_{36}H_{56}O_{13}$	$[\alpha]_D-8.7°$		Deng Y R, et al
	(3β,20S)-pregn-5-ene-3,17,20-triol-20-[*O*-β-glucopyranosyl-(1→6)-*O*-glucopyranosyl-(1→4)-β-canaropyranoside]	$C_{39}H_{64}O_{16}$	$[\alpha]_D-58.2°$		
	(3β,14β,17α)-3,14,17-trihydroxy-21-methoxypregn-5-en-20-one 3-[*O*-β-oleandropyranosyl-(1→4)-*O*-β-cymaropyranosyl-(1→4)-β-cymaropyranoside]	$C_{43}H_{70}O_{14}$	$[\alpha]_D-27.6°$		

续 表

中药及其基原	新成分名称	分子式	熔点(℃)及旋光度	生物活性	报道者
106. 海桑 *Sonneratia hainanensis*	sonneratine A	$C_{26}H_{33}NO_4$	$[\alpha]_D 0°$		Liu H L, et al
107. 甘草 *Glycyrrhiza uralensis*	uralsaponins C	$C_{42}H_{64}O_{16}$		抗 HeLa 和 MCF-7 癌细胞	Zheng Y F, et al
	uralsaponins D	$C_{42}H_{58}O_{18}$			
	uralsaponins E	$C_{42}H_{60}O_{17}$			
	uralsaponins F	$C_{44}H_{65}O_{19}$			
108. 野八角 *Illicium simonsii*	simonin A	$C_{27}H_{28}O_{42}$	$[\alpha]_D +4.41°$	抗口腔微生物作用	Liu J F, et al
	1-hydroxyl-2-O-β-D-6′-acetyl-glucopyranosyl-4-allylbenzene	$C_{17}H_{22}O_8$	$[\alpha]_D -29.72°$		
109. 阿里山五味子 *Schisandra arisanensis*	arisanschinins A	$C_{29}H_{30}O_8$	$[\alpha]_D -19.5°$	抑制α-葡萄糖苷酶的自由基清除活动	Liu C C, et al
	arisanschinins B	$C_{24}H_{28}O_8$	$[\alpha]_D +17.5°$	抗自由基清除活性	
	arisanschinins C	$C_{34}H_{36}O_{11}$	$[\alpha]_D -53°$		
	arisanschinins D	$C_{32}H_{34}O_{10}$	$[\alpha]_D -22.5°$		
	arisanschinins E	$C_{21}H_{28}O_5$	$[\alpha]_D 0°$		
110. 满山香 *Schisandra propinqua*	propindilactones P	$C_{30}H_{38}O_{10}$	$[\alpha]_D +20°$	抗乙肝病毒	Lei C, et al
	propindilactones Q	$C_{30}H_{38}O_{11}$	$[\alpha]_D +72.9°$		
	propindilactones R	$C_{35}H_{44}O_{12}$	$[\alpha]_D +43.7°$		
	propindilactones S	$C_{28}H_{38}O_{10}$	$[\alpha]_D +38.57°$		
111. 珊瑚菜 *Glehnia littoralis*	glehlinoside G	$C_{27}H_{38}O_{12}$	$[\alpha]_D -25.3°$	有脯氨酰寡肽的抑制活性	Xu Y, et al
	glehlinoside H	$C_{27}H_{36}O_{12}$	$[\alpha]_D -21.9°$		
	glehlinoside I	$C_{25}H_{30}O_{11}$	$[\alpha]_D -16.1°$		
	glehlinoside J	$C_{26}H_{32}O_{11}$	$[\alpha]_D -30.9°$		
112. 牛尾蒿 *Artemisia dubia*	artemdubolides A	$C_{20}H_{24}O_5$	$[\alpha]_D +65.5°$	抗 A549 细胞，COLO205，HepG2 和 MDA-MB-435 细胞	Huang Z S, et al
	artemdubolides B	$C_{20}H_{26}O_5$	$[\alpha]_D +295.5°$		
	artemdubolides C	$C_{20}H_{24}O_5$	$[\alpha]_D +13.1°$		
	artemdubolides D	$C_{20}H_{24}O_5$	$[\alpha]_D +31°$		
	artemdubolides E	$C_{15}H_{16}O_5$	$[\alpha]_D +26.5°$		
	artemdubolides F	$C_{15}H_{18}O_5$	$[\alpha]_D +11°$		
	artemdubolides G	$C_{17}H_{22}O_7$	$[\alpha]_D +43.5°$		
	artemdubolides H	$C_{20}H_{27}O_7Cl$	$[\alpha]_D +1.5°$		
113. 染木树 *Saprosma ternatum*	epiasperuloside	$C_{18}H_{22}O_{11}$	131~133	抗氧化剂	Lu X L, et al
	epipaederosidic acid	$C_{18}H_{24}O_{12}S$	227~230		
	epipaederoside	$C_{18}H_{22}O_{11}S$	132~135		
114. 诃子 *Terminalia chebula*	ajunglucosides IV	$C_{36}H_{56}O_{11}$	$[\alpha]_D +31.9°$		Wang W, et al
	ajunglucosides V	$C_{36}H_{56}O_{11}$	$[\alpha]_D +32.2°$		

续　表

中药及其基原	新　成　分　名　称	分子式	熔点(℃)及旋光度	生物活性	报道者
115. 苦瓜 *Momordica charantia*	momordicoside U	$C_{36}H_{58}O_9$	$[\alpha]_D+28.8°$	有胰岛素的分泌活性	Ma J, et al
116. 吊扬尘 *Buddleja daviddi*	2,6(12),10 - humulatrien - 7β - ol - 1 - one	$C_{15}H_{22}O_2$	$[\alpha]_D-43.31°$		Zhang W, et al
	2α - acetoxy - 5α - methoxy - enantio - caryophylla - 8(15)- en -3 - one	$C_{18}H_{28}O_4$	$[\alpha]_D+131.2°$		
	2α - acetoxy - 5α - hydroxy - enantio - caryophylla - 8(15)- en -3 - one	$C_{17}H_{26}O_4$	$[\alpha]_D+21.04°$		
	2α - acetoxy - 4β,5α - hydroxy - enantio - caryophylla - 8(15)- en -3 - one	$C_{17}H_{26}O_5$	$[\alpha]_D+64.19°$		
	2α - acetoxy - 4β,5β - hydroxy - enantio - caryophylla - 8(15)- en -3 - one	$C_{17}H_{26}O_5$	$[\alpha]_D+14.54°$		
	2β - acetoxy - 4 - caryophyllen - 8β - ol - 3 - one	$C_{17}H_{26}O_4$	$[\alpha]_D-61.07°$		
117. 井栏边草 *Pteris multifida*	(2R)- pterosin P	$C_{14}H_{18}O_3$	115～117 $[\alpha]_D-26°$		Ouyang D W, et al
118. 浆果楝 *Cipadessa baccifera*	cipatrijugin E	$C_{27}H_{32}O_8$	$[\alpha]_D-3.6°$	抗 MCF - 7, SW480, HL - 60 和 SMMC - 7721 细胞	Ning J, et al
	cipatrijugin F	$C_{31}H_{38}O_{11}$	$[\alpha]_D-17.6°$		
119. 肉珊瑚 *Sarcostemma acidum*	sarcidumitol	$C_{14}H_{28}O_7$	$[\alpha]_D-216°$		Gan L S, et al
120. 白背叶 *Mallotus apelta*	malloapeltic acid	$C_{22}H_{24}O_8$	282	抗艾滋病毒	Wang J J, et al
121. 茴茴蒜 *Ranunculus chinensis*	ranunchinesin A	$C_{12}H_{16}O_7$	$[\alpha]_D+5.6°$		Zou Y P, et al
122. 东北红豆杉 *Taxus cuspidata*	13 - oxobaccatin III	$C_{31}H_{36}O_{11}$	$[\alpha]_D-39°$		Zhang M L, et al
123. 扇蕨 *Neocheiropteris palmatopedata*	2,4,6 - trihydroxybenzoic acid 4 -O- β - D - allopyranoside	$C_{13}H_{16}O_{10}$			Chen Y G, et al
124. 木果楝 *Xylocarpus granatum*	印度木果楝素 A	$C_{31}H_{38}O_8$	$[\alpha]_D+8.9°$		杨晓波, 等
125. 棉毛橐吾 *Ligularia vellerea*	2,5 - dihydroxy - 6,7 - dimethylnaphthoquinone	$C_{12}H_{10}O_4$			Wang C F, et al
	4 -[(3′,4′- dihydroxycinnamoyl)- oxy]- methyl cinnamate	$C_{19}H_{16}O_6$			

续 表

中药及其基原	新 成 分 名 称	分子式	熔点(℃)及旋光度	生物活性	报 道 者
126. 葱莲 *Zephyranthes candida*	zephyranamide C	$C_{47}H_{93}NO_7$	150～151 $[\alpha]_D -7.4°$		Wu Z P, et al
	zephyranamide D	$C_{50}H_{99}NO_7$	146～147 $[\alpha]_D 0°$		
127. 肿柄菊 *Tithonia diversifolia*	6-acetyl-2,2-dimethylchromene-8-O-β-D-glucoside	$C_{19}H_{24}O_8$	148～150 $[\alpha]_D +20°$		Zhai H L, et al
128. 狗枣猕猴桃 *Actinidia kolomikta*	kaempferide-7-O-(4″-O-acetyl)-α-L-rhamnoside	$C_{24}H_{24}O_{11}$	250～251 $[\alpha]_D 148.634°$	贵人类红细胞的保护作用	Lu J, et al
129. 普通针毛蕨 *Macrothelypteris torresiana*	5,7-dihydroxy-2-(1-hydroxy-2,6-dimethoxy-4-oxo-cyclohex)-chromen-4-one	$C_{17}H_{18}O_8$			Tang Y, et al
130. 红松 *Pinus koraiensis*	pinusenocarp	$C_{17}H_{24}O_4$	175～176 $[\alpha]_D -47.5°$		Yang X, et al
	pinusenoid	$C_{20}H_{32}O_6$	231～232 $[\alpha]_D -11°$		
131. 山矾 *Symplocos caudata*	新化合物 1	$C_{27}H_{38}O_{13}$	$[\alpha]_D -32°$		Huo C H, et al
	新化合物 2	$C_{55}H_{105}NO_{10}$			
132. 暴马丁香 *Syringa reticulata* var. *mandshurica*	mandshuricol A	$C_{20}H_{20}O_7$	$[\alpha]_D +26.5°$	抗 PAF 的拮抗活性	Xu Q M, et al
	mandshuricol B	$C_{20}H_{22}O_7$	$[\alpha]_D +24.8°$		
133. 土木香 *Inula helenium*	1α-hydroxy-11,13-dihydroisoalantolactone	$C_{15}H_{22}O_3$			Zhao Y M, et al
	3α-hydroxy-11,13-dihydroalantolactone	$C_{15}H_{22}O_3$			Zhang T, et al
	3β-hydroxy-11α,13-dihydroalantolactone	$C_{15}H_{22}O_3$	$[\alpha]_D -48.4°$		
	11α-hydroxy-eudesm-5-en-8β,12-olide	$C_{15}H_{22}O_3$	$[\alpha]_D -4.80°$		
134. 芫花 *Daphne genkwa*	genkwanin I	$C_{28}H_{32}O_9$	$[\alpha]_D -14°$	抗 HL-60 细胞	Li L Z, et al
	orthobenzoate 2	$C_{27}H_{34}O_8$			
	genkwanines M	$C_{34}H_{38}O_9$			
	genkwanines N	$C_{34}H_{38}O_9$			
	genkwanines O	$C_{27}H_{36}O_9$	$[\alpha]_D -57.3°$		
135. 骆驼蒿 *Peganum nigellastrum*	diosmetin7-O-β-D-glucopyranosyl(1→2)-β-D-glucopyranosyl(1→2)-[α-L-rhamnopyranosyl(1→6)]-β-D-glucopyranoside	$C_{40}H_{53}O_{25}$			Yang F, et al
136. 糙苏 *Phlomis umbrosa*	(2α,3β,16β,17R)-19(18→17)-abeo-16,30-epoxy-28-norolean-12-ene-2,3,23,24,30-pentaol	$C_{29}H_{46}O_6$	$[\alpha]_D +27.4°$		Liu P, et al

续 表

中药及其基原	新 成 分 名 称	分子式	熔点(℃)及旋光度	生物活性	报 道 者
137. 翼梗五味子 *Schisandra henryi*	nigranoic acid 3 - ethyl ester	$C_{32}H_{50}O_4$			Chen Y G, et al
138. 三白草 *Saururus chinensis*	saururine A	$C_{23}H_{28}O_7$			Liu J B, et al
139. 北柴胡 *Bupleurum chinese*	8-(3′,6′-二甲氧基)-4,5-环己二烯-($\triangle^{11,12}$-二氧亚甲基)-稠二氢异香豆素	$C_{21}H_{18}O_6$			张丽,等
140. 大麻 *Cannabis sativa*	9,10 - dihydro - 2,3,5,6 - tetramethoxyphenanthrene - 1,4 - dione	$C_{18}H_{18}O_6$	113～115		Cheng L, et al
141. 菘蓝 *Isatis ingigotica*	3 - hydroxy - 3 - acetonitrile - 4 - hydroxy - 2 - indolone	$C_{10}H_8N_2O_3$	250～252 $[\alpha]_D$ −91.1°	抗 HSV	Sun D D, et al
	1 - O - β - D - glucopyranosyl - (2S,3R) - N - (2′- hydroxyhexacosanoyl) - octadecasphingenine	$C_{50}H_{99}NO_9$	225 $[\alpha]_D$ −4.2°	抗 HepG2, Hep3B, BGC-823 和 A-549 细胞	Sun D D, et al
142. 川牛膝 *Cyathula officinalis*	5,5′- diisobutoxy - 2,2′- bifuran	$C_{16}H_{22}O_4$			Liu J, et al
143. 泽漆 *Euphorbia helioscopia*	euphornin N	$C_{33}H_{42}O_9$	194～196 $[\alpha]_D$ +27.3°		Geng D, et al
	3β,7β,15β - trihydroxy - 14 - oxolathyra - 5E,12E - dienyl - 16 - O - β - D - glucopyranoside	$C_{26}H_{40}O_{10}$	167～168 $[\alpha]_D$ +46.3°		Feng W S, et al
144. 香茶菜 *Isodon pharicus*	pharicinins D	$C_{24}H_{36}O_8$	$[\alpha]_D$ +52.2°		Zhao Y, et al
	pharicinins E	$C_{22}H_{32}O_7$	$[\alpha]_D$ 0°	抗人体细胞 PC-3	Zhao Y, et al
	maoyecrystal L	$C_{24}H_{34}O_8$	232～234 $[\alpha]_D$ −79.6°		Di X M, et al
	lophanthoside B	$C_{34}H_{40}O_{15}$	232～233 $[\alpha]_D$ 11.0°	对 H_2O_2 诱导的人脐静脉内皮细胞损伤的细胞有保护活动	Feng W S, et al
	(7R,8S) - 4,9,9′- trihydroxyl - 3 - methoxyl - 7,8 - dihydrobenzofuran - 1′- propylneolignan - 3′- O - β - D - glucopyranoside	$C_{25}H_{32}O_{11}$	214～216 $[\alpha]_D$ −9.6°		Feng W S, et al
145. 高良姜 *Alpinia officinarum*	officinin A	$C_{35}H_{32}O_8$	$[\alpha]_D$ −2.38°		Zhao L, et al
146. 宽叶金粟兰 *Chloranthus henryi*	henryin A	$C_{17}H_{20}O_2$	$[\alpha]_D$ −81.3°		Fu H Z, et al
147. 刺耳菜 *Cirsium setosum*	Sinapyl alcohol 9 - O - (E) - p - coumaroyl - 4 - O - β - D - glucopyanoside	$C_{26}H_{30}O_{11}$	223～225 $[\alpha]_D$ −111.4		Rui K E, et al

续 表

中药及其基原	新 成 分 名 称	分子式	熔点(℃)及旋光度	生物活性	报道者
148. 宽叶毒芹 *Cicuta virosa* L. var. *latisecta*	20-taraxastene-3β,12β,16β-triol	$C_{30}H_{50}O_3$			Li Z L, et al
	3β-feruloyloxy-20-taraxastene-16β,28-diol	$C_{40}H_{58}O_6$			
149. 野火球 *Trifolium lupinaster*	5-O-(β-D-glucopyranosyl)-6′-O-benzoyl-2,5-dihydroxybenzoic acid	$C_{20}H_{21}O_{10}$	209～211 $[\alpha]_D -40.15°$		Wang L Y, et al
150. 短瓣兰 *Monomeria barbata*	1,4,7-trihydroxy-2-methoxy-9,10-dihydrophenanthrene	$C_{15}H_{14}O_4$		抗 HepG2, HL-60, Skov-3, A431 细胞	Yang M H, et al
	1-(p-hydroxybenzoyl)-2-methoxy-4,7-dihydroxy-9,10-dihydrophenanthrene	$C_{22}H_{18}O_5$			
	1,3,8-tri(phydroxybenzyl)-4-methoxy-phenanthrene-4,7-diol	$C_{36}H_{30}O_6$			
151. 榼藤子 *Entada phaseoloides*	entadamide A-β-D-glucopyranosyl-(1→3)-β-D-glucopyranoside	$C_{18}H_{29}O_{12}NS$	$[\alpha]_D -17°$		熊慧,等
152. 蒌叶 *Piper betle*	(2S,3S,4R)-2-N-[(2′R)-2′-hydroxypentacosanoylamino]-nonacosane-1,3,4-triol	$C_{54}H_{109}NO_5$	138～140 $[\alpha]_D +10.2°$		Huang X Z, et al
	(2S,3S,4R,8E)-2-N-[(2′R)-2′-hydroxytetracosanoylamino]-8-eicosylene-1,3,4-triol	$C_{44}H_{87}NO_5$	133～135 $[\alpha]_D +9.8$		
153. 鸡矢藤 *Paederia scandens*	6β-O-β-D-glucosylpaederosidic acid	$C_{24}H_{34}O_{17}S$	148～150 $[\alpha]_D +35°$		He D H, et al
154. 凤仙花 *Impatiens balsamina*	1α,2α-diol-4α-ethoxy-1,2,3,4-tetrahydronaphthalene	$C_{12}H_{16}O_3$	129～131 $[\alpha]_D -47.3°$		Chen X M, et al
	1α,2α,4β-triol-1,2,3,4-tetrahydronaphthalene	$C_{10}H_{12}O_3$	169～171 $[\alpha]_D +22.5°$		
155. 锦灯笼 *Physalis alkekengi* L. var. *francheti*	酸浆素 A	$C_{28}H_{28}O$	268～270 $[\alpha]_D -60.9°$		李坤,等
	酸浆素 B	$C_{28}H_{28}O$	259～261 $[\alpha]_D +71.4°$		
156. 额河千里光 *Senecio argunensis*	1β-hydroxyeudesma-4,11-dien-15-al	$C_{15}H_{22}O_2$	$[\alpha]_D +88°$		Xie W D, et al
	4(15)-cadinene-5α,10α-diol	$C_{15}H_{26}O_2$	$[\alpha]_D -81°$		
157. 四合木 *Tetraena mongolica*	11α,2α;13β,28-diepoxyoleanane-3β-caffeate	$C_{39}H_{52}O_6$			丁琳琳,等
	3β-hydroxy-11α,12α;13β,28-diepoxyoleanane	$C_{30}H_{48}O_3$			
158. 小花远志 *Polygala telephioides*	telephenone D	$C_{31}H_{32}O_{15}$			Ma T J, et al

续表

中药及其基原	新成分名称	分子式	熔点(℃)及旋光度	生物活性	报道者
159. 浮萍 *Spirodela polyrrhiza*	8-C-(2″-O-阿魏酰基)-β-D-葡萄糖苷	$C_{30}H_{28}O_{13}$	230~232 $[\alpha]_D-15.2°$		何文妮,等
160. 黄花蒿 *Artemisia annua*	AMDT	$C_{17}H_{26}O_2$		抗 95-D 和 HeLa 细胞	Zhai D D, et al
161. 吴茱萸 *Evodia rutaecarpa*	Evodiagenine	$C_{19}H_{13}N_3O$	$[\alpha]_D 0°$		Wang Q Z, et al
	Dievodiamine	$C_{38}H_{30}N_6O_2$	$[\alpha]_D+48.86°$		
162. 桐花树 *Aegiceras corniculatum*	2-羟基-5-甲氧基-3-九烷基-1,4 苯醌	$C_{16}H_{24}O_4$	101~103		李勇,等
163. 香附子 *Cyperus rotundus*	1-O-(β-D-glucopyranosyloxy)-(2S,3R,4E,8Z)-2-[(2′R)-2′-hydroxylignoceranoylamino]-4,8-tetradecene-3-diol	$C_{44}H_{84}O_9N$	190~191 $[\alpha]_D+10.4°$	有血管平滑肌细胞的抗增殖作用	Liu P, et al
164. 拟缺香茶菜 *Isodon excisoides*	taihangexcisoidesin C	$C_{22}H_{32}O_8$	245~247 $[\alpha]_D+9.7°$		Wang Y X, et al
	taihangexcisoidesin D	$C_{25}H_{36}O_8$	262~264 $[\alpha]_D-57.3°$		
165. 蒙椴 *Tilia mongolica*	28α-同-β-香树脂醇乙酸酯	$C_{33}H_{54}O_2$			王瑞亭,等
166. 绣球 *Hydrangea macrophylla*	Kaempferol 3-O-[6″-O-β-D-glucopyranosyl-6‴-O-α-L-rhamnopyranosyl-2″″-O-α-Lrhamnopyranosyl]-β-D-glucopyranoside	$C_{39}H_{50}O_{24}$	195~198 $[\alpha]_D-87.67°$		Feng W S, et al
167. 番石榴 *Psidium guajava*	2,6-dihydroxy-3,5-dimethyl-4-O-β-D-glucopyranosyl-benzophenone	$C_{21}H_{24}O_9$			Shu J C, et al
	2,6-dihydroxy-3-methyl-4-O-(6″-O-galloyl-β-D-glucopyranosyl)-benzophenone	$C_{21}H_{26}O_{13}$			
	psidials A	$C_{29}H_{32}O_5$			Fu H Z, et al
	psidials B	$C_{33}H_{36}O_6$			
	psidials C	$C_{30}H_{33}O_6$			
168. 薄荷 *Mentha haplocalyx*	(1R,4R)-3,3,5-trimethyl-2-oxabicyclo[2.2.2]oct-5-en-4-ol	$C_{10}H_{16}O_2$	$[\alpha]_D-12.6°$		She G M, et al
	(1R,4R)-4-methoxy-3,3,5-trimethyl-2-oxabicyclo-[2.2.2]oct-5-ene	$C_{11}H_{18}O_2$	$[\alpha]_D-21.6°$		

续 表

中药及其基原	新成分名称	分子式	熔点(℃)及旋光度	生物活性	报道者
169. 刺五加 *Acanthopanax senticosus*	(2E)- prenylbenzoate - 4 - O - α - L - arabinopyranosyl(1→6)β - D -glucopyranoside	$C_{23}H_{32}O_{12}$	$[\alpha]_D -30°$		Wang Z B, et al
	7 - methoxy - 8 - O - β - D - glucopyranosyl coumarin	$C_{16}H_{18}O_9$	$[\alpha]_D +64.2°$		
	3,4'- dihydroxy - 3'- methoxy benzenepentanoic acid	$C_{12}H_{16}O_5$	$[\alpha]_D +10.9°$		
	3,4 - seco - lupane - 20(29)- ene -3,28 - dioic acid	$C_{30}H_{46}O_5$	264.7〜265.7		Yan Z W, et al
170. 玉竹 *Polygonatum odoratum*	(3R)- 5,7 - dihydroxy - 8 - methoxy - 3 -(4 - methoxybenzyl)- 6 - methylchrom - an - 4 - one	$C_{19}H_{20}O_6$	$[\alpha]_D -69.8°$		Qian Y, et al
	(3R)- 5,7,8 - trihydroxy - 3 - (4 -hydroxybenzyl)- 6 - methylchroman - 4 - one	$C_{17}H_{16}O_6$	$[\alpha]_D -71.8°$		
171. 前胡 *Peucedanum praeruptorum*	9,10 - dihydrophenanthrinic acid, 9,10 - dione - 3,4 - methylenedioxy - 8 - methoxy	$C_{17}H_{10}O_7$	135〜136		Zhang C, et al
172. 干花豆 *Fordia cauliflora*	β,2',4',5'- tetramethoxychalcone	$C_{19}H_{20}O_5$	117〜119		Liang Z Y, et al
	β,2',5'- trimethoxyfurano [4″,5″:3',4']- chalcone	$C_{20}H_{18}O_5$	164〜166		
173. 大花鸡肉参 *Incarvillea mairei* var. *grandiflora*	incargranine B	$C_{36}H_{50}N_2O_{12}$	$[\alpha]_D -12°$		Shen Y H, et al
174. 雷公藤 *Tripterygium wilfordii*	wilfornine H	$C_{44}H_{47}NO_{20}$	$[\alpha]_D -0.07°$	免疫抑制活性	Li B L, et al
	triptobenzene Q	$C_{21}H_{28}O_3$	$[\alpha]_D +0.21°$		
	1 - desacetylwilforgine	$C_{39}H_{44}NO_{18}$			Wu C M, et al
	1 - desacetylwilforine	$C_{41}H_{46}NO_{17}$			
	9'- hydroxy -2 - nicotinoylwilforine	$C_{42}H_{47}N_2O_{19}$			
	3,4,6 - trihydroxy - 2 - oxo - 1 (10), 3,5,7 - tetraen - 23,24 - nor - D: A - friedooleana - 29 - oic acid	$C_{28}H_{36}O_6$			Zhou L M, et al
175. 小蓬草 *Conyza canadensis*	erigeronol	$C_{32}H_{52}O_5$	217〜220 $[\alpha]_D -238°$	抗黑色素瘤 B16	Yan M M, et al
176. 川楝 *Melia toosendan*	1α - tigloyloxy - 3α - acetoxyl - 7α - hydroxyl - 12α - ethoxyl nimbolinin	$C_{35}H_{48}O_9Na$	$[\alpha]_D -25.4°$		Zhang Q, et al
	1α - benzoyloxy - 3α - acetoxyl - 7α - hydroxyl - 12α - ethoxyl nimbolinin	$C_{37}H_{46}O_9Na$	$[\alpha]_D -65.4°$		

续 表

中药及其基原	新成分名称	分子式	熔点(℃)及旋光度	生物活性	报道者
177. 富宁藤 *Parepigynum funingense*	funingenoside U	$C_{38}H_{56}O_{14}$	$[\alpha]_D -60.3°$		Hua Y, et al
	(17R)-3β-hydroxy-4β-acetoxy-8,14β-epoxy-5α-card-20(22)-enolide	$C_{25}H_{34}O_6$	220~225 $[\alpha]_D -31.2°$		
178. 苍术 *Atractylodes lancea*	(1,3Z,11E)-tridecatriene-7,9-diyne-5-hydroxyl-6-O-β-D-glucopyranoside	$C_{19}H_{24}O_7$	$[\alpha]_D -43.87°$		Ji Y, et al
179. 甘遂 *Euphorbia kansui*	kansuinine J	$C_{35}H_{50}O_{15}$	$[\alpha]_D +11.77°$		Guo J, et al
180. 穿心莲 *Andrographis paniculata*	19-O-β-D-glucopyranosyl-ent-labda-8(17),13-dien-15,16,19-triol	$C_{26}H_{44}O_8$	$[\alpha]_D -16.2°$		Zou Q Y, et al
	8α-methoxyl-14-deoxy-17β-hydroxyandrographolide	$C_{21}H_{34}O_6$	$[\alpha]_D -35.2°$		Ma X C, et al
	(13R,14R)3,13,14,19-tetrahydroxy-ent-labda-8(17),11-dien-16,15-olide	$C_{20}H_{30}O_6$	204~205 $[\alpha]_D +55.1°$		Xu C, et al
181. 小甘菊 *Cancrinia discoidea*	selagin-7-O-(6″-O-acetyl-)-β-D-glycoside	$C_{24}H_{24}O_{13}$	$[\alpha]_D -23.2°$	消炎	Zhu L, et al
182. 驼蹄瓣 *Zygophyllum fabago*	fabagoin	$C_{30}H_{48}O_7S$	284~286 $[\alpha]_D -153.8°$		Feng Y L, et al
183. 胡黄连 *Picrorhiza scrophulariiflora*	scroside H	$C_{37}H_{50}O_{20}$	$[\alpha]_D -48.5°$		Zou L C, et al
	scroside I	$C_{37}H_{50}O_{21}$	$[\alpha]_D -28.2°$		
	picrogentioside I	$C_{31}H_{36}O_{17}$	$[\alpha]_D -43.6°$		
	西藏胡黄连酚苷 E	$C_{35}H_{46}O_{21}$			尹立子,等
184. 西南远志 *Polygala crotalarioides*	crotalarioside A	$C_{53}H_{82}O_{24}$			Hua Y, et al
	crotalarioside B	$C_{59}H_{92}O_{29}$			
185. 乌苏里藜芦 *Veratrum nigrum* var. *ussuriense*	veraussines A	$C_{30}H_{45}NO_8$			Zhou X F, et al
	veraussines B	$C_{29}H_{43}NO_8$			
186. 大叶三七 *Panax japonicus* var. *major*	oleanolic acid 3-O-[β-D-glucopyranosyl-(1→2)-β-D glucuronopyranosyl-6′-O-n-butyl ester]	$C_{46}H_{74}O_{14}$	209~211	抗 A2780 和 OVCAR-3 细胞	Zhao H, et al
187. 玉蜀黍 *Zea mays*	4′,5,7-trihydroxy-3′,5′-dimethoxyflavone7-O-[β-D-apiofuranosyl (1→2)]-β-D-glucopyranoside	$C_{28}H_{32}O_{16}$			Wang Y, et al
188. 黑老虎 *Kadsura coccinea*	3-hydroxy-12-acetoxycoccinic acid	$C_{32}H_{50}O_5$	$[\alpha]_D +33.8°$		Song Y, et al
189. 天女花 *Magnolia sieboldii*	magnoline	$C_{19}H_{11}NO_4$			Wu D, et al

中药及其基原	新成分名称	分子式	熔点(℃)及旋光度	生物活性	报道者
190. 岩蒿 *Artemisia rupestris*	rupestine A	$C_{17}H_{22}NO_2$			Su Z, et al
	rupestine B	$C_{15}H_{20}NO$	83〜85 $[\alpha]_D+43°$		
	rupestine C	$C_{15}H_{20}NO$			
	rupestine D	$C_{14}H_{18}NO$	92〜94 $[\alpha]_D-118°$		
191. 多被银莲花 *Anemone raddeana*	raddeanosides R22	$C_{47}H_{76}O_{17}$	285〜286 $[\alpha]_D+18.8°$		Fan L, et al
	raddeanosides R23	$C_{52}H_{84}O_{20}$	248〜250 $[\alpha]_D+124°$		
192. 女贞 *Ligustrum lucidum*	p-hydroxyphenethyl 7-b-D-glucosideelenolic acid ester	$C_{25}H_{32}O_{12}$	$[\alpha]_D-83°$		Yang N Y, et al
	6′-elenolylnicotiflorine	$C_{42}H_{54}O_{22}$	$[\alpha]_D-148°$		
	6‴-acetylnicotiflorine	$C_{33}H_{44}O_{18}$	$[\alpha]_D-104°$		
	oleoside 7-ethyl 11-methyl ester	$C_{19}H_{28}O_{11}$	$[\alpha]_D-114°$		
	ligusides A	$C_{48}H_{64}O_{27}$	130〜131 $[\alpha]_D-169.5°$		Huang X J, et al
	ligusides B	$C_{48}H_{63}O_{27}$	128〜130 $[\alpha]_D-100.5°$		
	iso-oleonuezhenide	$C_{48}H_{64}O_{27}$	132〜134 $[\alpha]_D+1.8°$	有抗诱导ERK和CREB的磷酸化神经元作用	Fu G M, et al
	methyloleoside 7-ethyl ester	$C_{19}H_{28}O_{11}$	118〜120 $[\alpha]_D-46°$		
	(3-ethylidene-2-oxotetrahydropyran-4-yl)-acetic acid methyl ester	$C_{10}H_{14}O_4$	$[\alpha]_D-131.7°$		Liu X, et al
	β-D-glucopyranoside,2-(4-hydroxyphenetyl) 6-acetate	$C_{16}H_{22}O_8$	$[\alpha]_D-85.1°$	免疫调节活性	
193. 山莓 *Rubus corchorifolius*	(4α,16α)-16,17,19-Trihydroxy-ent-kauran-2-one	$C_{20}H_{32}O_4$	170〜172 $[\alpha]_D+170.18°$		Chen X X, et al
	(2β,3α,16α)-ent-kaurane-2,3,16,17-tetrol	$C_{20}H_{34}O_4$	223〜225 $[\alpha]_D+200°$		
	(9β,16α)-9,16,17-Trihydroxy-ent-kauran-2-one	$C_{20}H_{30}O_4$	169〜170 $[\alpha]_D-16.13°$		
194. 毛果甘青乌头 *Aconitum tanguticum* var. *trichocarpum*	trichocarpinine	$C_{45}H_{60}N_2O_6$	$[\alpha]_D+17.7°$		Lin L, et al
195. 台湾八角 *Illicium arborescens*	2,3-didehydro-5-O-methyl-11-epiillifunone E	$C_{15}H_{22}O_5$	$[\alpha]_D-102°$	抗 HeLa 细胞,WiDr, Daoy 和 Hep2 细胞	Chang J Y, et al
	2,3-didehydro-5-O-methylillifunone E	$C_{15}H_{22}O_5$	$[\alpha]_D-68°$		

续 表

中药及其基原	新 成 分 名 称	分子式	熔点(℃)及旋光度	生物活性	报 道 者
196. 百部 *Stemona tuberose*	tuberostemoninol A	$C_{22}H_{31}NO_6$	277~280 $[\alpha]_D+129°$		Zhong Y, et al
	tuberostemoninol B	$C_{22}H_{31}NO_6$	185~188 $[\alpha]_D-41.5°$		
197. 脚骨脆 *Casearia sylvestris*	casearialignans A	$C_{22}H_{30}O_{10}$	$[\alpha]_D-15.1°$		Wang W, et al
	casearialignans B	$C_{22}H_{30}O_{10}$	$[\alpha]_D+2.3°$		
	casearialignans C	$C_{21}H_{28}O_9$	$[\alpha]_D+46.6°$		
	casearialignans D	$C_{21}H_{28}O_9$	$[\alpha]_D-35.6°$		
	casearialignans E	$C_{32}H_{42}O_{14}$	$[\alpha]_D+10.8°$		
	casearialignans F	$C_{32}H_{42}O_{14}$	$[\alpha]_D-2.3°$		
198. 走马胎 *Ardisia gigantifolia*	belamcandaquinones J	$C_{45}H_{70}O_5$	$[\alpha]_D+7.2°$	抗 PC-3 和 A549 细胞	Liu H W, et al
	belamcandaquinones K	$C_{45}H_{70}O_5$	$[\alpha]_D+5.7°$		
	belamcandaquinones L	$C_{45}H_{72}O_5$	$[\alpha]_D+6.5°$		
	belamcandaquinones M	$C_{43}H_{68}O_5$	$[\alpha]_D+4.9°$		
	5-[(8Z)-Heptadec-8-en-1-yl]-7-hydroxy-8-methyl-2H-1-benzopyran-2-one	$C_{27}H_{40}O_3$			
	3β-O-{α-L-rhamnopyranosyl-(1→3)-[β-D-xylopyranose-(1→2)]-β-D-glucopyranosyl-(1→4)-α-L-arabinopyranosyl}-3β-hydroxy-13β,28-epoxy-oleanan-16-oxo-30-al	$C_{52}H_{82}O_{21}$			Gong Q Q, et al
199. 泡核桃 *Juglans sigillata*	新化合物 1	$C_{23}H_{24}O_{12}$	$[\alpha]_D 0°$		Liu Q, et al
	新化合物 2	$C_{23}H_{24}O_{12}$	$[\alpha]_D+10.3°$	抗微生物	
	新化合物 3	$C_{23}H_{24}O_{13}$	$[\alpha]_D+14.2°$		
200. 海南龙血树 *Dracaena cambodiana*	cambodracanosides A	$C_{48}H_{72}O_{20}$	$[\alpha]_D-21.74°$		Xu M, et al
	cambodracanosides B	$C_{44}H_{70}O_{18}$	$[\alpha]_D-35.1°$		
201. 滑桃树 *Trewia nudiflora*	新化合物 1	$C_{16}H_{22}O_5$	$[\alpha]_D-65.2°$		Yu B Z, et al
	新化合物 2	$C_{16}H_{24}O_5$	$[\alpha]_D-52.1°$		
202. 山石榴 *Catunaregam spinosa*	catunaregin	$C_{16}H_{20}O_5$	$[\alpha]_D+1.4°$	抗 F10 细胞	Gao G C, et al
	epicatunaregin	$C_{16}H_{20}O_5$	$[\alpha]_D 0°$		
203. 海南线果兜铃 *Thottea hainanensis*	thotteodiol	$C_{15}H_{24}O_2$	143~145 $[\alpha]_D+50°$		Dong S W, et al
	7-hydroxyaristolochic acid Ⅲ methyl ester	$C_{18}H_{13}NO_8$	245~246		

续 表

中药及其基原	新成分名称	分子式	熔点(℃)及旋光度	生物活性	报道者
204. 圆锥石头花 *Gypsophila paniculata*	新化合物1	$C_{78}H_{114}O_{36}$	$[\alpha]_D+55.6°$	抗酵母葡萄糖苷酶	Yao S, et al
	新化合物2	$C_{80}H_{126}O_{44}$	$[\alpha]_D+4.7°$		
	新化合物3	$C_{70}H_{110}O_{37}$	$[\alpha]_D-24.6°$		
	新化合物4	$C_{47}H_{72}O_{20}$	$[\alpha]_D-11°$		
	新化合物5	$C_{47}H_{72}O_{20}$	$[\alpha]_D-0.3°$		
	新化合物6	$C_{47}H_{72}O_{20}$	$[\alpha]_D-6°$		
	新化合物7	$C_{48}H_{74}O_{21}$	$[\alpha]_D-0.4°$		
205. 草豆蔻 *Alpinia katsumadai*	katsumains A	$C_{35}H_{34}O_5$	$[\alpha]_D-68.2°$		Li Y Y, et al
	katsumains B	$C_{35}H_{34}O_5$	$[\alpha]_D+102°$		
	katsumadain	$C_{23}H_{26}O_3$	$[\alpha]_D+170°$		
206. 腺毛菊苣 *Cichorium glandulosum*	8-O-methylsenecioylaustricin	$C_{21}H_{26}O_5$	150～151		Wu H K, et al
	epi-8α-angeloyloxycichoralexin	$C_{20}H_{26}O_5$	166～167		
	taraxasterol-3-O-β-D-glucoside	$C_{36}H_{60}O_6$	216～218		
207. 狭基线纹香茶菜 *Rabdosia lophanthoides* var. *gerardiana*	3,4-dihydro-11-hydroxy-10-(1-hydroxy-1-methylethyl)-2,2,6-trimethylnaphtho[1,8-bc]oxocin-5(2H)-one	$C_{20}H_{24}O_4$			Li C Y, et al
	11,12,15-trihydroxyabieta-5,8,11,13-tetraen-7-one	$C_{20}H_{26}O_4$	$[\alpha]_D+35.6°$		
	(2R,3S,4S,4aR,8S,9aS,13aS,16aS)-3,4,4a,8,9,9a,10,11,12,13,14,16a-dodecahydro-2-(hydroxymethyl)-6,6,10,10-tetramethyl-2H-benzo[4,5]-cyclohepta[1,2-h]pyrano[2,3-b][1,4]benzodioxepine-3,4,8,13a,15(6H)-pentol	$C_{26}H_{38}O_9$	$[\alpha]_D-18.5°$		
208. 瓜叶乌头 *Aconitum hemsleyanum*	hemsleyaconitines A	$C_{32}H_{45}NO_7$	91～92 $[\alpha]_D+21.38°$		Shen Y, et al
	hemsleyaconitines B	$C_{32}H_{45}NO_9$	104～105 $[\alpha]_D+9.16°$		
	hemsleyaconitines C	$C_{27}H_{43}NO_5$	133～134 $[\alpha]_D-31.98°$		
	hemsleyaconitines D	$C_{31}H_{43}NO_8$	102～103 $[\alpha]_D+13.16°$		
	hemsleyaconitines E	$C_{35}H_{51}NO_9$	93～94 $[\alpha]_D+13.89°$		
209. 云南松 *Pinus yunnanensis*	15-methoxydidehydroabietic acid	$C_{21}H_{30}O_3$	$[\alpha]_D+51°$		Wang B, et al
	10-hydroxy-9,10-secoabieta-8,11,13-trien-18-oic acid	$C_{20}H_{30}O_3$	$[\alpha]_D-17°$		
	pinusyunnanol	$C_{31}H_{54}O_4$	$[\alpha]_D+59°$		

续表

中药及其基原	新成分名称	分子式	熔点(℃)及旋光度	生物活性	报道者
210. 白花碎米荠 Cardamine leucantha	kaempferol 3-O-β-D-glucopyranosyl-(1→6)-β-D-galactopyranosyl-7-O-α-L-rhamnopyranoside	$C_{33}H_{40}O_{20}$	204~206 $[α]_D-156.5°$		Yang F, et al
	kaempferol 3-O-β-D-galactopyranosyl-7-O-β-D-glucopyranosyl-(1→3)-α-L-rhamnopyranoside	$C_{33}H_{40}O_{20}$	200~202 $[α]_D-121.1°$		
	kaempferol 3-O-β-D-glucopyranosyl-(1→6)-β-D-galactopyranosyl-7-O-β-D-glucopyranosyl-(1→3)-α-L-rhamnopyranoside	$C_{39}H_{50}O_{25}$	207~209 $[α]_D-57.3°$		
211. 半边旗 Pteris semipinnata	(2R)-norpterosin B	$C_{13}H_{16}O_2$	$[α]_D-16°$		Zhan Z J, et al
	(2R)-12-O-β-D-glucopyranosylnorpterosin B	$C_{19}H_{26}O_7$	$[α]_D+16°$		
	semipterosin A	$C_{14}H_{20}O_4$	$[α]_D-142°$		
212. 烟管头草 Carpesium cernuum	6β-hydroxy-8α-ethoxyeremophil-7(11)-en-12,8β-olide	$C_{17}H_{26}O_4$	$[α]_D-29°$		Liu L L, et al
	4β,10β-dihydroxy-1αH,5αH,11αH-guaian-12,8β-olide	$C_{15}H_{24}O_4$	$[α]_D+44°$		
213. 灰毛浆果楝 Cipadessa cinerascens	cipadesins G	$C_{29}H_{38}O_9$	$[α]_D-10.7°$		Zhang Z G, et al
	cipadesins H	$C_{31}H_{38}O_{11}$	$[α]_D-19.5°$		
	cipadesins I	$C_{35}H_{42}O_{15}$	$[α]_D-42.2°$		
214. 多小叶鸡肉参 Incarvillea mairei var multifoliolata	mairine A	$C_{11}H_{21}NO$	$[α]_D-12°$		Xing A T, et al
	mairine B	$C_{11}H_{21}NO$	$[α]_D-5°$		
	mairine C	$C_{11}H_{19}NO_2$	$[α]_D+21°$		
	2-(1-hydroxy-4,4-dimethoxycyclohexyl)ethyl caffeate	$C_{19}H_{26}O_7$	$[α]_D-16°$		
215. 中华仙茅 Curculigo sinensis	sinensigenins A	$C_{17}H_{16}O_6$	$[α]_D-75.7°$		Li N, et al
	sinensigenins B	$C_{17}H_{14}O_5$			
216. 土瓜狼毒 Euphorbia prolifera	proliferins A	$C_{42}H_{54}O_{15}$	100~102 $[α]_D-122.7°$	抗A2780人卵巢癌细胞	Li J, et al
	proliferins B	$C_{45}H_{52}O_{15}$	156~158 $[α]_D-138.5°$		
	proliferins C	$C_{38}H_{48}O_{13}$	196~198 $[α]_D-110.2°$		
	proliferins D	$C_{41}H_{46}O_{13}$	168~170 $[α]_D+73.3°$		

续 表

中药及其基原	新 成 分 名 称	分子式	熔点(℃)及旋光度	生物活性	报道者
217. 黄秋英 *Cosmos sulphureus*	cosmosoic acid	$C_{15}H_{22}O_3$	$[\alpha]_D +30.6°$		Wu J H, et al
	cosmosaldehyde	$C_{15}H_{22}O_2$	$[\alpha]_D +31.7°$		
218. 栀子 *Gardenia jasminoides*	jasminoside J	$C_{16}H_{24}O_7$	$[\alpha]_D -35.2°$		Yu Y, et al
	jasminoside K	$C_{16}H_{26}O_7$	$[\alpha]_D -42.5°$		
	jasminoside B	$C_{27}H_{36}O_{12}$	$[\alpha]_D -21.2°$		
	jasminoside L	$C_{27}H_{36}O_{12}$	$[\alpha]_D -25.6°$		
	jasminosides M	$C_{21}H_{34}O_{11}$	$[\alpha]_D -53.6°$		
	jasminosides N	$C_{22}H_{38}O_{11}$	$[\alpha]_D -38.3°$		
	jasminosides O	$C_{21}H_{34}O_{11}$	$[\alpha]_D -37.5°$		
	jasminosides P	$C_{22}H_{36}O_{12}$	$[\alpha]_D -33.3°$		
219. 拳距瓜叶乌头 *Aconitum hemsleyanum* var. *circinatum*	hemsleyanines E	$C_{30}H_{41}NO_9$	81~82 $[\alpha]_D +60.2°$		Gao F, et al
	hemsleyanines F	$C_{31}H_{41}NO_9$	83~84 $[\alpha]_D -44.3°$		
	hemsleyanines G	$C_{31}H_{41}NO_8$	87~88 $[\alpha]_D +63.3°$		
220. 金粟兰 *Chloranthus spicatus*	4α-Hydroxy-5α,8β(H)-eudesm-7(11)-en-8,12-olide	$C_{15}H_{22}O_3$	$[\alpha]_D -34°$		Xiao Z Y, et al
	4α-Hydroxy-5α,8α(H)-eudesm-7(11)-en-8,12-olide	$C_{15}H_{22}O_3$	$[\alpha]_D +76.3°$		
	4α,8β-Dihydroxy-5α(H)-eudesm-7(11)-en-8,12-olide	$C_{15}H_{22}O_4$	$[\alpha]_D -48°$		
	4α-Hydroxy-5α(H)-8β-methoxyeudesm-7(11)-en-8,12-olide	$C_{16}H_{24}O_4$	$[\alpha]_D -74°$		
	(12S,13E)-12-Hydroxy-15-methoxylabda-8(17),13-dien-18-oic acid	$C_{21}H_{34}O_4$	$[\alpha]_D +14°$		
221. 凉山乌头 *Aconitum liangshanicum*	liangshantine	$C_{26}H_{37}NO_7$	$[\alpha]_D +118.5°$		Zhang Z T, et al
	liangshansines A	$C_{22}H_{29}NO_3$	$[\alpha]_D +23.6°$		
	liangshansines B	$C_{21}H_{33}NO_4$	$[\alpha]_D -79°$		
	liangshansines C	$C_{23}H_{33}NO_4$	$[\alpha]_D -73.7°$		
222. 短柄乌头 *Aconitum brachypodum*	brachyaconitines A	$C_{35}H_{45}NO_{13}$	232~233 $[\alpha]_D -44.35°$		Shen Y, et al
	brachyaconitines B	$C_{34}H_{43}NO_{12}$	150~151 $[\alpha]_D +69.5°$		
	brachyaconitines C	$C_{32}H_{41}NO_{10}$	216~217 $[\alpha]_D +11.49°$		
	brachyaconitines D	$C_{32}H_{43}NO_{11}$	165~166 $[\alpha]_D +23.81°$		

续 表

中药及其基原	新成分名称	分子式	熔点(℃)及旋光度	生物活性	报道者
223. 潺槁木姜子 *Litsea glutinosa*	litseaglutinan A	$C_{29}H_{38}O_{14}$			Pan J Y, et al
	(7′S,8R,8′S)-4,4′,9-trihydroxy-3,3′,5-trimethoxy-9′-O-β-D-xylopyranosyl-2,7′-cyclolignan	$C_{26}H_{34}O_{11}$	$[\alpha]_D +13.9°$		
224. 土牛膝 *Achyranthes aspera*	eupatorin A	$C_{29}H_{38}O_{14}$	$[\alpha]_D -20.8°$		廖彭莹,等
225. 毛叶黄皮 *Clausena vestita*	clauslactone U	$C_{24}H_{30}O_5$	129～130 $[\alpha]_D +19.5°$		Shi X J, et al
	clauszoline N	$C_{13}H_9NO_3$			
226. 多伞阿魏 *Ferula ferulaeoides*	ferulactones A	$C_{24}H_{32}O_9$			Hu Y, et al
	ferulactones B	$C_{24}H_{30}O_7$			
227. 滇黄精 *Polygonatum kingianum*	kingianoside J	$C_{39}H_{60}O_{15}$	$[\alpha]_D -43.6°$		Yu H S, et al
	kingianoside K	$C_{44}H_{68}O_{17}$	$[\alpha]_D -113.8°$		
228. 对叶大戟 *Euphorbia sororia*	sororianolides A	$C_{41}H_{52}O_{18}$	$[\alpha]_D +42°$		Huang Y, et al
	sororianolides B	$C_{41}H_{52}O_{19}$	$[\alpha]_D -10°$		
	sororianolides C	$C_{41}H_{52}O_{18}$	$[\alpha]_D +40°$		
229. 蛇足石杉 *Huperzia serrata*	(12β)-12-hydroxyhuperzine G	$C_{18}H_{26}N_2O_4$	$[\alpha]_D -74°$		Jiang J H, et al
	(5β,6β,15α)-15-methyllycopodane-5,6-diol	$C_{16}H_{27}NO_2$	$[\alpha]_D -85°$		
230. 牛耳枫 *Daphniphyllum calycinum*	2-hydroxyyunnandaphnine D	$C_{23}H_{33}NO_3$	190～191 $[\alpha]_D -58.9°$		Luo D Q, et al
	methyl 7-hydroxyhomodaphniphyllate	$C_{23}H_{37}NO_3$	188～189 $[\alpha]_D -52.7°$		
231. 硬叶蓝刺头 *Echinops ritro*	(3α,4α,6α)-3,13-dihydroxyguaia-7(11),10(14)-dieno-12,6-lactone	$C_{15}H_{20}O_4$	172～174 $[\alpha]_D +20.9°$		Li L B, et al
	(3α,4α,6α,11β)-3-hydroxyguai-1(10)-eno-12,6-lactone	$C_{15}H_{22}O_4$	167～169 $[\alpha]_D +4.1°$		
	(11α)-11,13-dihydroarglanilic acid methyl ester	$C_{16}H_{24}O_5$	181～184 $[\alpha]_D -42.7°$		
232. 茎点霉属 *Phoma sp.*	1,8-dihydroxy-10-methoxy-3-methyldibenzo[b,e]oxepine-6,11-dione	$C_{16}H_{12}O_6$	268～269		Pan J H, et al
	1-hydroxy-8-(hydroxymethyl)-6-methoxy-3-methyl-9H-xanthen-9-one	$C_{16}H_{14}O_5$	214～215		
	1-hydroxy-8-(hydroxymethyl)-3-methoxy-6-methyl-9H-xanthen-9-one	$C_{16}H_{14}O_5$	219～220		

续 表

中药及其基原	新成分名称	分子式	熔点(℃)及旋光度	生物活性	报道者
233. 云南马尾杉 *Phlegmariurus yunnanensis*	15α-methyllycopodane-5β,6β-diol N-oxide	$C_{16}H_{27}NO_3$	$[\alpha]_D -1.43°$		Xie X Y, et al
234. 大苞藤黄 *Garcinia bracteata*	gamboketanol	$C_{37}H_{46}O_7$	$[\alpha]_D -4°$	抗 HeLa 细胞	Tao S J, et al
	gambogefic acid A	$C_{38}H_{46}O_9$	$[\alpha]_D -611°$		
	gambogellic acid A	$C_{38}H_{44}O_9$	$[\alpha]_D -344°$		
	neobractatin	$C_{28}H_{32}O_6$	$[\alpha]_D -9.4°$		Na Z, et al
	neobractatin	$C_{28}H_{32}O_6$	$[\alpha]_D +9.4°$		
	3-O-methylneobractatin	$C_{29}H_{34}O_6$	$[\alpha]_D +5.4°$		
	3-O-methylbractatin	$C_{29}H_{34}O_6$	$[\alpha]_D -1.3°$		
235. 南蛇藤 *Celastrus orbiculatus*	carvacrol 2-O-α-L-rhamnopyranosyl-(1→6)-β-D-glucopyranoside	$C_{22}H_{34}O_{10}$	$[\alpha]_D -64°$		Zhang Y, et al
	5-methoxycarvacrol 2-O-α-L-rhamnopyranosyl-(1→6)-β-D-glucopyranoside	$C_{23}H_{36}O_{11}$	$[\alpha]_D -69°$		
	15-hydroxytorreyol 10-O-β-D-apiofuranosyl-(1→6)-β-D-glucopyranoside	$C_{26}H_{44}O_{11}$	$[\alpha]_D -5°$		
236. 显脉旋覆花 *Inula nervosa*	nervolans A	$C_{18}H_{22}O_6$		抗产生 NO，抗 LPS 刺激 RAW 264.7 细胞	Yan L, et al
	nervolans B	$C_{16}H_{20}O_5$			
	nervolans C	$C_{15}H_{18}O_4$			
237. 牡丹 *Paeonia suffruticosa*	suffrupaeonidanins A	$C_{31}H_{34}O_{13}$	133～135 $[\alpha]_D -16.2°$		Yang Y, et al
	suffrupaeonidanins B	$C_{31}H_{34}O_{14}$	160～162 $[\alpha]_D -22.9°$		
	suffrupaeonidanins C	$C_{32}H_{36}O_{14}$	140～143 $[\alpha]_D -27.7°$		
238. 粉背南蛇藤 *Celastrus hypoleucus*	2-hydroxy-3-methyl-21-oxo-12,24-dinor-D:B-friedooleana-1,3,5(10),7-tetraen-29-oic acid	$C_{29}H_{38}O_4$	$[\alpha]_D -3.3°$	抗氧化剂，抗 P-388,549, HL-60,和 BEL-7402 细胞	Wang H, et al
239. 美果九节 *Psychotria calocarpa*	psychotriasine	$C_{22}H_{26}N_4$	$[\alpha]_D +104.2°$		Zhou H, et al

续表

中药及其基原	新成分名称	分子式	熔点(℃)及旋光度	生物活性	报道者
240. 灯油藤 *Celastrus paniculatus*	(1α,2α,8β,9β)-1,8,14-Tris(acetyloxy)-9-(benzoyloxy)-2-hydroxydihydro-β-agarofuran	$C_{28}H_{36}O_{10}$	$[\alpha]_D+20.2°$	抗 MCF-7,PC-3,和 Hep3B 细胞	Weng J R,et al
	(1α,2α,9β)-1,14-Bis(acetyloxy)-9-(benzoyloxy)-2-hydroxydihydro-β-agarofuran	$C_{26}H_{34}O_8$	$[\alpha]_D+49.8°$		
	(1α,2α,9β)-2,14-Bis(acetyloxy)-9-(benzoyloxy)-1-hydroxydihydro-β-agarofuran	$C_{26}H_{34}O_8$	$[\alpha]_D+18°$		
	(1α,2α,8β,9β)-1,2,8,14-Tetrakis(acetyloxy)-9-(benzoyloxy)dihydro-β-agarofuran	$C_{30}H_{38}O_{11}$	$[\alpha]_D+22.5°$		
	(1α,2β,8β,9β)-1,2,8-Tris(acetyloxy)-9-(benzoyloxy)dihydro-β-agarofuran	$C_{28}H_{36}O_9$	$[\alpha]_D+44.8°$		
	(1α,2α,8β,9β)-2,8,14-Tris(acetyloxy)-9-(benzoyloxy)-1-hydroxydihydro-β-agarofuran	$C_{28}H_{36}O_{10}$	$[\alpha]_D+11.5°$		
241. 栗色鼠尾草 *Salvia castanea f. tomentosa*	castanin G	$C_{21}H_{26}O_9$	$[\alpha]_D-24.96°$	抗 MCF-7 细胞,HeLa 和 HepG-2 细胞	Xu G,et al
	castanin H	$C_{19}H_{24}O_8$	$[\alpha]_D+10.95°$		
242. 绞股蓝 *Gynostemma pentaphyllum*	新化合物 1	$C_{47}H_{80}O_{16}$	$[\alpha]_D-22.6°$		Shi L,et al
	新化合物 2	$C_{53}H_{88}O_{21}$	$[\alpha]_D-29°$		
	新化合物 3	$C_{46}H_{72}O_{17}$	$[\alpha]_D+3.5°$		
	新化合物 4	$C_{46}H_{74}O_{18}$	$[\alpha]_D+16°$		
243. 望江南 *Cassia occidentalis*	6-O-[α-L-rhamnopyranosyl-(1→6)-β-D-glucopyranosyl]emodin	$C_{27}H_{30}O_{14}$	$[\alpha]_D-124.3°$	抗 HIV-1 和 C8166 细胞	Li S F,et al
	seslignanoccidentaliols A	$C_{31}H_{38}O_{11}$	$[\alpha]_D 0°$		
	seslignanoccidentaliols B	$C_{32}H_{38}O_{13}$	$[\alpha]_D+33.3°$		
244. 红厚壳 *Calophyllum inophyllum*	12-O-butylinophyllum D	$C_{29}H_{32}O_5$	$[\alpha]_D+23°$		Zou J,et al
	12-O-ethylinophyllum D	$C_{27}H_{28}O_5$	$[\alpha]_D-4°$		
	inophyllum H	$C_{25}H_{24}O_5$	$[\alpha]_D+136.6°$		
	inophyllum I	$C_{25}H_{22}O_4$	$[\alpha]_D-4°$		
	27-[(E)-coumaroyloxy]friedelin-28-carboxylic acid	$C_{39}H_{54}O_6$	$[\alpha]_D+49.4°$		
	27-[(Z)-coumaroyloxy]friedelin-28-carboxylic acid	$C_{39}H_{54}O_6$	$[\alpha]_D-17°$		

续 表

中药及其基原	新成分名称	分子式	熔点(℃)及旋光度	生物活性	报道者
245. 苦皮藤 *Celastrus angulatus*	(1α,2α,4β,8α,9α)-1,2,8,12-tetrakis(acetyloxy)-9-(furoyloxy)-4-hydroxydihydro-β-agarofuran	$C_{28}H_{36}O_{13}$	165~167 $[α]_D -2°$		Wei S P, et al
	(1α,2α,6β,8α,9α)-1,2,6,8,12-pentakis(acetyloxy)-9-(benzoyloxy)dihydro-β-agarofuran	$C_{32}H_{40}O_{13}$	148~150 $[α]_D +12°$		
246. 狭叶五味子 *Schisandra lancifolia*	lancifodilactones O	$C_{31}H_{38}O_{12}$	173~174 $[α]_D +80.7°$		Xiao W L, et al
	lancifodilactones P	$C_{31}H_{38}O_{12}$	$[α]_D +70.1°$		
	lancifodilactones Q	$C_{31}H_{38}O_{11}$	$[α]_D +68.3°$		
	lancifodilactones R	$C_{29}H_{36}O_{11}$	$[α]_D +30.3°$		
247. 乳浆大戟 *Euphorbia esula*	16-benzoyloxy-20-deoxyingenol 5-benzoate	$C_{34}H_{36}O_7$	$[α]_D -38.3o$		Wang Y B, et al
248. 奇蒿 *Artemisia anomala*	anomalactone A	$C_{15}H_{18}O_4$	$[α]_D -38°$		Zan K, et al
	anomallenodiol	$C_{14}H_{22}O_3$	$[α]_D +18°$		
	anomalactones B	$C_{15}H_{20}O_4$	$[α]_D +59°$		
	anomalactones C	$C_{17}H_{20}O_6$	$[α]_D +15°$		
	anomalone A	$C_{19}H_{30}O_4$	$[α]_D -18.0°$		
	anomalone B	$C_{19}H_{30}O_4$	$[α]_D +23.5°$		
	anomalone C	$C_{19}H_{30}O_4$	$[α]_D -26.5°$		
	anomalone D	$C_{19}H_{28}O_4$	$[α]_D -78.3°$		
249. 粘萼蝇子草 *Silene viscidula*	viscidulosides A	$C_{75}H_{110}O_{31}$			Xu W, et al
	viscidulosides B	$C_{75}H_{110}O_{31}$			
	silenoviscoside C	$C_{66}H_{104}O_{35}$	$[α]_D +13.3°$		
250. 钩苞大丁草 *Gerbera delavayi*	gerdelavin A	$C_{21}H_{24}O_4$	$[α]_D +5°$		Liu S Z, et al
	gerdelavin B	$C_{21}H_{24}O_4$	$[α]_D +26°$		
251. 思茅山橙 *Melodinus henryi*	(3α,14α,16α)-14-Ethoxy-14,15-dihydro-2,7-secoeburnamenine-2,7-dione	$C_{21}H_{28}N_2O_3$	$[α]_D +126.6°$	细胞毒活性	Zhou H, et al
252. 羊角棉 *Alstonia mairei*	(14α,15α)-14,15-epoxyaspidofractinine	$C_{19}H_{23}N_2O$	$[α]_D -5°$		Cai X H, et al
	maireines A	$C_{34}H_{40}O_8N_2$	$[α]_D -371°$		
	maireines B	$C_{33}H_{38}O_7N_2$	$[α]_D -353°$		
253. 腺梗豨莶 *Siegesbeckia pubescens*	pubescone	$C_{14}H_{22}O_2$	$[α]_D -34°$		Wang R, et al
	[1(10)E,4Z,6α,8β,9α]-9-ethoxy-6,15-dihydroxy-8-(2-methylacryloxy)-14-oxogermacra-1(10),4,11(13)-trieno-12,6-lactone	$C_{21}H_{26}O_7$	$[α]_D -9°$		

续 表

中药及其基原	新成分名称	分子式	熔点(℃)及旋光度	生物活性	报道者
254. 合欢 Albizia julibrissin	julibroside J_{16}	$C_{102}H_{162}O_{48}$	$[\alpha]_D -35.8°$	抗 Bel 7402 细胞	Zou K, et al
	julibroside J_{17}	$C_{101}H_{160}O_{49}$	$[\alpha]_D -30.5°$		
	julibroside J_{21}	$C_{100}H_{158}O_{49}$	$[\alpha]_D -39.4°$		
255. 直杆蓝桉 Eucalyptus maideni	7-O-methylcatechin 5-O-β-D-glucopyranoside	$C_{22}H_{26}O_{11}$	$[\alpha]_D -19.8°$		Tian L W, et al
	6-O-feruloyl-D-glucopyranose	$C_{16}H_{20}O_9$	$[\alpha]_D +22.7°$		
	demethylpiperitol 4-O-β-D-glucopyranoside	$C_{25}H_{28}O_{11}$	$[\alpha]_D -72.9°$		
	2-episesaminol 2-O-β-D-glucopyranoside	$C_{26}H_{28}O_{12}$	$[\alpha]_D -37.3°$		
256. 中甸乌头 Aconitum piepunense	piepunine	$C_{44}H_{64}N_2O_4$	83~85 $[\alpha]_D -51°$		Cai L, et al
257. 通光散 Marsdenia tenacissima	新化合物 1	$C_{40}H_{62}O_{13}$	$[\alpha]_D -5.3°$		Zhang A Y, et al
	新化合物 2	$C_{40}H_{64}O_{13}$	$[\alpha]_D -4.7°$		
	新化合物 3	$C_{41}H_{64}O_{14}$	$[\alpha]_D +26.3°$		
	tenacigenosides F	$C_{59}H_{88}O_{24}$	$[\alpha]_D +16°$		Wang X L, et al
	tenacigenosides G	$C_{54}H_{86}O_{24}$	$[\alpha]_D -13°$		
	tenacigenosides H	$C_{47}H_{76}O_{22}$	$[\alpha]_D -9°$		
258. 伞花木 Eurycorymbus cavaleriei	cavalerols A	$C_{29}H_{46}O_4$	$[\alpha]_D +70.6°$		Cheng L, et al
	cavalerols B	$C_{38}H_{52}O_6$	$[\alpha]_D +20.7°$	有醌还原酶诱导活性	
	cavalerols D	$C_{36}H_{50}O_5$	$[\alpha]_D +56.7°$		
	cavalerols G	$C_{38}H_{52}O_6$	$[\alpha]_D +17.9°$		
	cavalerols C	$C_{37}H_{58}O_6$	$[\alpha]_D +10.7°$		
	cavalerols E	$C_{31}H_{48}O_4$	$[\alpha]_D +4.3°$		
	cavalerols F	$C_{36}H_{50}O_5$	$[\alpha]_D +25.6°$	抗肝胆 1c1c7 细胞	
	cavalerols H	$C_{38}H_{52}O_5$	$[\alpha]_D +16$		
	cavalerols I	$C_{33}H_{52}O_6$	$[\alpha]_D +82.7°$		
	cavalerols J	$C_{37}H_{56}O_5$	$[\alpha]_D -7.1°$		
	cavalerols K	$C_{37}H_{56}O_5$	$[\alpha]_D +13.46°$		
259. 小果叶下珠 Phyllanthus reticulatus	3-(3-methylbut-2-en-1-yl)isoguanine	$C_{10}H_{13}N_5O$			Lan M S, et al
	19-hydroxyspruceanol 19-O-β-D-glucopyranoside	$C_{26}H_{38}O_8$	$[\alpha]_D -42°$		
260. 紫花蔓地丁 Viola labridorica	vila A	$C_{134}H_{207}N_{36}O_{41}S_6$		抗 U251, MDA-MB-231, A549, DU145 和 BEL-7402 细胞	Tang J, et al
	vila B	$C_{133}H_{207}N_{38}O_{40}S_6$			
	vila C	$C_{137}H_{212}N_{37}O_{43}S_6$			
	vila D	$C_{123}H_{179}N_{34}O_{39}S_6$			

续表

中药及其基原	新成分名称	分子式	熔点(℃)及旋光度	生物活性	报道者
261. 达乌里秦艽 *Gentiana dahurica*	$1\beta,2\alpha,3\alpha,24$-tetrahydroxyursa-$12,20(30)$-dien-$28$-oic acid	$C_{30}H_{46}O_6$	$[\alpha]_D +107°$		Fan H, et al
	$6'-O$-acetylgentiopicroside	$C_{18}H_{22}O_{10}$	$[\alpha]_D -17°$		
	$3'$-acetylgentiopicroside	$C_{18}H_{22}O_{10}$	$[\alpha]_D -13°$		
262. 江南卷柏 *Selaginella moellendorffii*	$(7S,8R)-4,9$-dihydroxy-$3,3',5$-trimethoxy-$4',7$-epoxy-$8,5'$-neolignan-$9'$-oic acid methyl ester	$C_{22}H_{26}O_8$	$[\alpha]_D -4.4°$		Wang Y H, et al
	rel-$(7R,7'E,8S)-4,9$-dihydroxy-$3,3',5$-trimethoxy-$4',7$-epoxy-$8,5'$-neolign-$7'$-en-$9'$-oic acid	$C_{21}H_{22}O_8$	$[\alpha]_D -48°$		
	$(7S,8R)-4,9$-dihydroxy-$4',7$-epoxy-$8',9'$-dinor-$8,5'$-neolignan-$7'$-oic acid	$C_{16}H_{14}O_5$	$[\alpha]_D +96.3°$		
	rel-$(7R,8S)-3,3',5$-trimethoxy-$4',7$-epoxy-$8,5'$-neolignan-$4,9,9'$-triol $9-\beta$-D-glucopyranoside	$C_{27}H_{36}O_{12}$	$[\alpha]_D -19.3°$		
	$3,3',5$-trimethoxy-$4',7$-epoxy-$8,5'$-neolign-7-ene-$4,9,9'$-triol $9-\beta$-D-glucopyranoside	$C_{27}H_{34}O_{12}$	$[\alpha]_D -46.6°$		
	$3,3',5,5'$-tetramethoxy-$8,4'$-oxyneolignan-$4,9,9$-triol $4-\beta$-D-glucopyranoside	$C_{28}H_{40}O_{13}$	$[\alpha]_D -25°$		
	myo-inositol 1-caffeate	$C_{15}H_{18}O_9$	$[\alpha]_D -6.4°$		
	myo-inositol 6-caffeate	$C_{15}H_{18}O_9$	$[\alpha]_D -7.9°$		
	myo-inositol 5-caffeate	$C_{15}H_{18}O_9$			
	paucine$3'$-b-d-glucopyranoside	$C_{19}H_{28}N_2O_8$	$[\alpha]_D -23.3°$		
263. 川芎 *Ligusticum chuanxiong*	$(-)$-alloaromadendrane-$4\beta,10\alpha,13,15$-tetrol	$C_{15}H_{27}O_4$	$[\alpha]_D -1.03°$	抗微生物	Miao C P, et al
264. 芳香喇叭菌 *Craterellus odoratus*	craterellin A	$C_{22}H_{34}O_4$	$[\alpha]_D -37.5°$	抗两个11B-羟脱氢酶同工酶	Zhang L, et al
	craterellin B	$C_{22}H_{34}O_5$	$[\alpha]_D -27.5°$		
	craterellin C	$C_{22}H_{34}O_4$	$[\alpha]_D +23.1°$		

续 表

中药及其基原	新 成 分 名 称	分子式	熔点(℃)及旋光度	生物活性	报 道 者
265. 黑面神和喙果黑面神 *Breynia fruticosa* and *Breynia rostrata*	3-acetyl-(−)-epicatechin 7-O-β-glucopyranoside	$C_{23}H_{26}O_{12}$	$[\alpha]_D-46°$		Meng D H, et al
	3-acetyl-(−)-epicatechin 7-O-(6-isobutanoyloxyl)-β-glucopyranoside	$C_{27}H_{32}O_{13}$	$[\alpha]_D-64°$		
	3-acetyl-(−)-epicatechin 7-O-[6-(2-methylbutanoyloxyl)]-β-glucopyranoside	$C_{28}H_{34}O_{13}$	$[\alpha]_D-51.7°$		
	(5Z)-6-[5-(2-hydroxypropan-2-yl)-2-methyltetrahydrofuran-2-yl]-3-methylhexa-1,5-dien-3-O-β-glucopyranoside	$C_{21}H_{36}O_8$	$[\alpha]_D-6°$		
	hydroquinone O-[6-(3-hydroxyisobutanoyl)]-β-galactopyranoside	$C_{16}H_{22}O_9$	$[\alpha]_D-55.2°$		
	4-(4-O-β-glucopyranosyl-phenoxy)-1-O-β-glucopyranosyl-1,3-benzenediol	$C_{24}H_{30}O_{14}$	$[\alpha]_D-29.1°$		
	7,8-erythro-dihydroxy-3,4,5-trimethoxy-phenylpropane 8-O-β-glucopyranoside	$C_{18}H_{28}O_{10}$	$[\alpha]_D-0.7°$		
	6,7-dimethylbenzofuranol 5-O-β-D-xylopyranosyl-(1→6)-β-glucopyranoside	$C_{21}H_{28}O_{11}$	$[\alpha]_D-20°$		
266. 黄藤 *Calamus quiquesetinervius*	calquiquelignan A	$C_{27}H_{28}O_{11}$	204 $[\alpha]_D+70°$		Chang C L, et al
	calquiquelignan B	$C_{27}H_{28}O_{11}$	118 $[\alpha]_D+70°$		
	calquiquelignan C	$C_{26}H_{26}O_{10}$	146 $[\alpha]_D-16°$		
	calquiquelignan D	$C_{26}H_{24}O_{10}$	218 $[\alpha]_D-58°$		
	calquiquelignan E	$C_{26}H_{24}O_{10}$	247 $[\alpha]_D+27°$		
	calquiquelignan F	$C_{27}H_{24}O_{10}$	198 $[\alpha]_D-20°$		
267. 使君子 *Laguncularia racemosa*	integracin D	$C_{37}H_{56}O_{11}S$	$[\alpha]_D+12°$		Shi C, et al
	(7′R,8′S,8S)-8-hydroxyisoguaiacin	$C_{20}H_{24}O_5$	$[\alpha]_D-92°$		
	(2R,3R)pinobanksin-3-caffeoylate	$C_{24}H_{18}O_8$	$[\alpha]_D+78°$	抗氧化剂	
	threo-8S-7-methoxysyringylglycerol	$C_{12}H_{18}O_6$	$[\alpha]_D+48.4°$		

续 表

中药及其基原	新成分名称	分子式	熔点(℃)及旋光度	生物活性	报道者
268. 心叶风毛菊 *Saussurea cordifolia*	4,6 - decadiyne - 1 - O - β - D - apiofuranosyl - (1→6) - β - D - glucopyranoside	$C_{21}H_{32}O_{10}$	$[\alpha]_D -49°$		Li X W, et al
	4,6 - decadiyne - 1 - O - α - L - rhamnopyranosyl - (1→6) - b - D - glucopyranoside	$C_{22}H_{34}O_{10}$	$[\alpha]_D -35°$		
	(8E) - decaene - 4,6 - diyn - 1 - O - α - L - rhamnopyranosyl - (1→6) - β - D - glucopyranoside	$C_{22}H_{32}O_{10}$	$[\alpha]_D -26°$		
	(8Z) - decaene - 4,6 - diyn - 1 - O - β - D - apiofuranosyl - (1→6) - β - D - glucopyranoside	$C_{21}H_{30}O_{10}$	$[\alpha]_D -32°$		
	(2R,3S,4S) - 4 - (4 - hydroxy - 3 - methoxybenzyl) - 2 - (5 - hydroxy - 3 - methoxyphenyl) - 3 - (hydroxymethyl) - tetrahydrofuran - 3 - ol	$C_{20}H_{24}O_7$	$[\alpha]_D -5.5°$		
269. 小国博落回 *Macleaya microcarpa*	maclekarpine A	$C_{26}H_{23}NO_6$	222~224 $[\alpha]_D 0°$		Deng A J, et al
	maclekarpine B	$C_{25}H_{19}NO_6$	239~241 $[\alpha]_D 0°$		
	maclekarpine C	$C_{25}H_{19}NO_6$	$[\alpha]_D 0.0°$		
	maclekarpine D	$C_{27}H_{29}NO_{10}$	$[\alpha]_D -185.1°$		
	maclekarpine E	$C_{29}H_{23}NO_6$	$[\alpha]_D -1.0°$		
270. 苏铁蕨 *Brainea insignis*	brainesterosides A	$C_{33}H_{52}O_{11}$	$[\alpha]_D +14.2°$		Wu P, et al
	brainesterosides B	$C_{33}H_{52}O_{10}$	$[\alpha]_D -80.8°$		
	brainesterosides C	$C_{33}H_{50}O_{11}$	$[\alpha]_D +42.9°$		
	brainesterosides D	$C_{33}H_{54}O_{10}$	$[\alpha]_D +32.4°$		
	brainesterosides E	$C_{33}H_{54}O_{11}$	$[\alpha]_D +22.1°$		
271. 镰荚棘豆 *Oxytropis falcata*	oxytrofalcatins A	$C_{15}H_{11}NO_2$			Chen W H, et al
	oxytrofalcatins B	$C_{15}H_{11}NO_3$			
	oxytrofalcatins C	$C_{16}H_{13}NO_3$			
	oxytrofalcatins D	$C_{16}H_{13}NO_4$			
	oxytrofalcatins E	$C_{20}H_{19}NO_3$			
	oxytrofalcatins F	$C_{15}H_{11}NO_3$			

续 表

中药及其基原	新 成 分 名 称	分子式	熔点(℃)及旋光度	生物活性	报 道 者
272. 米仔兰 *Aglaia odorata*	(1R,3E,7E,10S,11S,12R)-dolabella-3,7-dien-10,18-diol	$C_{36}H_{46}O_{12}$	$[\alpha]_D -83.7°$	抗 HL-60, SMMC-7721 和 A-549 细胞	Cai X H, et al
	(1R,3S,7E,11S,12R)-dolabella-4(16),7-dien-3,18-diol	$C_{36}H_{46}O_{12}$	$[\alpha]_D -159.9°$		
	(1R,7E,11S,12R)-18-hydroxydolabella-4(16),7-dien-3-one	$C_{36}H_{46}O_{12}$	$[\alpha]_D -108.3°$		
	(1R,3S,4S,7E,11S,12R)-3,4-epoxydolabella-7-en-18-ol	$C_{36}H_{46}O_{12}$	$[\alpha]_D -69.6°$		
	(1R,3R,7E,11S,12R)-dolabella-4(16),7,18-trien-3-ol	$C_{36}H_{46}O_{12}$	$[\alpha]_D -112.3°$		
273. 黄独 *Dioscorea bulbifera*	diosbulbins K	$C_{20}H_{24}O_7$	208~209 $[\alpha]_D +8.7°$		Liu H, et al
	diosbulbins L	$C_{19}H_{22}O_7$	143~144 $[\alpha]_D +16.47°$		
	diosbulbins M	$C_{19}H_{20}O_7$	248~249 $[\alpha]_D -23.33°$		
	diosbulbinoside G	$C_{25}H_{30}O_{12}$	151~152 $[\alpha]_D +36.51°$		
274. 马尾松 *Pinus massoniana*	8-oxo-8,14-seco-abiet-13(15)-en-15-al-18-oic acid	$C_{20}H_{31}O_4$	$[\alpha]_D -8.6°$	抗 A431 和 A549 细胞	Yang N Y, et al
	7-oxo-13α-ethoxyabiet-8(14)-en-18-oic acid	$C_{22}H_{35}O_4$	$[\alpha]_D +17.2°$		
	15,19-dihydroxy-abieta-6,8,11,13-tetraen	$C_{20}H_{29}O_2$	$[\alpha]_D -15°$		
	2β-hydroxy-8(14),15-isopimaradien-18-oic acid	$C_{20}H_{31}O_3$	$[\alpha]_D +0.5°$		
	7β-hydroxypodocarpen-8(14)-en-13-on-18-oic acid	$C_{17}H_{25}O_4$	$[\alpha]_D -6.5°$		
275. 圆叶耳叶苔 *Frullania inouei*	1,2-dehydro-3,7-dioxo-manoyl oxide	$C_{20}H_{28}O_3$	209~210 $[\alpha]_D +29.3°$		Guo D X, et al
	1,2-dehydro-7β-hydroxy-3-oxo-manoyl oxide	$C_{20}H_{30}O_3$	$[\alpha]_D +45.6°$		
	3,7-dioxo-manoyl oxide	$C_{20}H_{30}O_3$	$[\alpha]_D -27.3°$		
	3β-hydroxy-7-oxo-manoyl oxide	$C_{20}H_{32}O_3$	$[\alpha]_D -49.8°$		

续表

中药及其基原	新成分名称	分子式	熔点(℃)及旋光度	生物活性	报道者
276. 灵芝 *Ganoderma lucidum*	11α-hydroxy-3,7-dioxo-5α-lanosta-8,24(E)-dien-26-oic acid	$C_{30}H_{44}O_5$	$[\alpha]_D+13.3°$	抗 HeLa 细胞	Cheng C R, et al
	11β-hydroxy-3,7-dioxo-5α-lanosta-8,24(E)-dien-26-oic acid	$C_{30}H_{44}O_5$	$[\alpha]_D-14°$		
	12β-acetoxy-7β-hydroxy-3,11,15,23-tetraoxo-5α-lanosta-8,20-dien-26-oic acid	$C_{32}H_{42}O_9$	$[\alpha]_D+85°$		
	4,4,14α-trimethyl-3,7-dioxo-5α-chol-8-en-24-oic acid	$C_{27}H_{40}O_4$	$[\alpha]_D+23°$		
	12β-acetoxy-3,7,11,15,23-pentaoxo-5α-lanosta-8-en-26-oic acid ethyl ester	$C_{34}H_{46}O_9$	$[\alpha]_D+136°$		
	3β,7β-dihydroxy-12β-acetoxy-11,15,23-trioxo-5α-lanosta-8-en-26-oic acid methyl ester	$C_{33}H_{48}O_9$	$[\alpha]_D+68°$		
277. 云南地黄连 *Munronia delavayi*	mulavanins A	$C_{34}H_{42}O_{12}$	$[\alpha]_D+36°$		Lin B D, et al
	mulavanins B	$C_{34}H_{42}O_{12}$	$[\alpha]_D+55°$		
	mulavanins C	$C_{31}H_{40}O_{11}$	$[\alpha]_D+62°$		
	mulavanins D	$C_{38}H_{50}O_{15}$	$[\alpha]_D+33°$		
	mulavanins E	$C_{35}H_{44}O_{11}$	$[\alpha]_D+2°$		
278. 长梗三宝木 *Trigonostemon thyrsoideum*	trigonothyrins D	$C_{37}H_{46}O_{14}$	$[\alpha]_D-4.6°$	抗 HIV-1	Zhang L, et al
	trigonothyrins E	$C_{35}H_{44}O_{13}$	$[\alpha]_D 0°$		
	trigonothyrins F	$C_{36}H_{42}O_{11}$	$[\alpha]_D+9.7°$		
	trigonothyrins G	$C_{31}H_{38}O_{11}$	$[\alpha]_D-28.6°$		
279. 马六甲木果楝 *Xylocarpus moluccensis*	godavarins A	$C_{31}H_{36}O_8$	$[\alpha]_D-40°$		Li J, et al
	godavarins B	$C_{30}H_{36}O_8$	$[\alpha]_D-57°$		
	godavarins C	$C_{31}H_{34}O_8$	$[\alpha]_D-4°$		
	godavarins D	$C_{32}H_{40}O_9$	$[\alpha]_D-96°$		
	godavarins E	$C_{31}H_{40}O_9$	$[\alpha]_D-62°$		
	godavarins F	$C_{31}H_{40}O_{10}$	$[\alpha]_D-46°$		
	godavarins G	$C_{32}H_{42}O_{11}$	$[\alpha]_D-11°$		
	godavarins H	$C_{37}H_{44}O_{18}$	$[\alpha]_D+10°$		
	godavarins I	$C_{29}H_{36}O_9$	$[\alpha]_D-29°$		
	godavarins J	$C_{29}H_{36}O_9$	$[\alpha]_D-90°$		

续 表

中药及其基原	新成分名称	分子式	熔点(℃)及旋光度	生物活性	报道者
280. 大叶山楝 *Aphanamixis grandifolia*	3a - hydroxy - 21a - methoxy - 24,25,26,27 - tetranortirucall - 7 - ene - 23(21)- lactone	$C_{27}H_{42}O_4$	224~225 $[\alpha]_D-77.2°$	抗 MCF - 7, HeLa 细胞, HepG2,SGC - 7901 和 BGC - 823 细胞,	Zhang Y,et al
	3a - hydroxy - 21b - methoxy - 24,25,26,27 - tetranortirucall - 7 - ene - 23(21)- lactone	$C_{27}H_{42}O_4$	212~213 $[\alpha]_D-4°$		
	3 - oxo - 21a - methoxy - 24,25,26,27 - tetranortirucall - 7 -ene-23(21)- lactone	$C_{27}H_{40}O_4$	269~270 $[\alpha]_D-84.4°$		
	3 - oxo - 21b - methoxy - 24,25,26,27 - tetranortirucall - 7 -ene-23(21)- lactone	$C_{27}H_{40}O_4$	210~211 $[\alpha]_D-41.8°$		
	3 - oxo - 21a - ethoxy - 24,25,26,27 - tetranortirucall - 7 -ene-23(21)- lactone	$C_{28}H_{42}O_4$	$[\alpha]_D-55.6°$		
281. 滇白珠 *Gaultheria yunnanensis*	gaultheriadiolide	$C_{16}H_{18}O_4$	291~293	抗 HEp - 2 和 HepG2 细胞	Li J,et al
282. 唐古特瑞香 *Daphne tangutica*	1,2α - dihydro - 5β - hydroxy - 6α,7α - epoxy - resiniferonol - 14 -benzoate	$C_{27}H_{34}O_9$	$[\alpha]_D+42°$		Pan L,et al
	1,2β - dihydro - 5β - hydroxy - 6α,7α - epoxy - resiniferonol - 14 -benzoate	$C_{27}H_{34}O_9$	$[\alpha]_D+23°$		
283. 乳苣 *Lactuca tatarica*	11β - hydroxy - 11,13 - dihydrolactucin	$C_{15}H_{18}O_6$	$[\alpha]_D+19°$		Wang X X,et al
	2β - hydroxy - 11β,13 - dihydrodouglanin	$C_{15}H_{22}O_4$	$[\alpha]_D+63°$		
284. 芦荟 *Aloe vera*	aloveroside A	$C_{30}H_{40}O_{17}$	156~157 $[\alpha]_D-46.67°$		Yang Q Y,et al
285. 云南狗牙花 *Ervatamia yunnanensis*	ervataine	$C_{20}H_{23}N_2O$	221~223		Jin Y S,et al
286. 安徽贝母 *Fritillaria anhuiensis*	(22S,25S)- solanid - 5 - en - 3β- ol	$C_{27}H_{43}NO$	143.5~144.8 $[\alpha]_D-35.6°$		Shou Q Y,et al
	(22S,25S)- solanid - 5,20(21)- dien - 3β - ol	$C_{27}H_{41}NO$	152.1~153.4 $[\alpha]_D-16.2°$		
287. 菱软紫菀 *Aster flaccidus*	(8S,7′R)- 9′- lariciresinol -(α- methyl)- butanoate	$C_{25}H_{32}O_7$	$[\alpha]_D+15°$		Liu Z L,et al
	5,9 - dimethoxyl - 7 -(α- methyl)- butanoxyl - phenyl - 2epropenol -(α - methyl)- butanoate	$C_{21}H_{30}O_6$			

续　表

中药及其基原	新成分名称	分子式	熔点(℃)及旋光度	生物活性	报道者
288. 掌叶蜂斗菜 *Petasites tatewakianus*	petatewalide A	$C_{22}H_{30}O_6$	144～145 $[\alpha]_D-150.6°$	抗 HeLa, MCF-7 和 LLC 细胞	Dong X W, et al
289. 水烛 *Typha angustifolia*	1-O-(β-D-glucopyranosyloxy)-(2S,3S,4R,8Z)-2-[(2'R)-2'-hydroxytricosanoyl-amino]-8-nonadecene-3,4-diol	$C_{48}H_{94}NO_{10}$	$[\alpha]_D+6.9°$	抗血管平滑肌细胞诱发致命的牛血清增殖的作用	Tao W W, et al
	1-O-(β-D-glucopyranosyloxy)-(2S,3R,4E,8Z)-2-[(2'R)-2'-hydroxynonadecanoylamino]-4,13-nonadecene-3-diol	$C_{44}H_{84}NO_9$	$[\alpha]_D+11°$		
	7,8,10-nonacosanetriol	$C_{29}H_{60}O_3$	$[\alpha]_D+24°$	抗血小板聚集	
	7,9,10-nonacosanetriol	$C_{29}H_{60}O_3$	$[\alpha]_D+3.5°$		
290. 红毛七 *Caulophyllum robustum*	leiyemudanoside A	$C_{47}H_{76}O_{19}$	215～217 $[\alpha]_D-13.5°$		Li G Y, et al
	leiyemudanoside B	$C_{59}H_{96}O_{28}$	230～232 $[\alpha]_D-16.7°$		
	leiyemudanoside C	$C_{59}H_{96}O_{27}$	228～231 $[\alpha]_D-24.3°$		
291. 石刁柏 *Asparagus officinalis*	yamogenin Ⅱ	$C_{45}H_{72}O_{17}$	$[\alpha]_D-86.22°$		Sun Z X, et al
292. 美丽崖豆藤 *Millettia speciosa*	millettiaspecoside D	$C_{33}H_{40}O_{20}$			Yin T, et al
293. 桃耳七 *Sinopodophyllum hexandrum*	8,2'-diprenylquercetin 3-methyl ether	$C_{26}H_{27}O_7$	96～97	抗 MDA-231 和 T47D 细胞	Kong Y, et al
294. 胡萝卜 *Daucus carota*	daucuside	$C_{21}H_{36}O_9$	$[\alpha]_D-16.4°$	抗 BGC-823 和 AGS 细胞	Fu H W, et al
	daucusol	$C_{15}H_{26}O_3$	$[\alpha]_D+9.2°$		
295. 草珊瑚 *Sarcandra glabra*	sarcandracoumarin	$C_{19}H_{18}O_7$	$[\alpha]_D+3°$		Feng S X, et al
296. 铁筷子 *Helleborus thibetanus*	tigencaoside A	$C_{30}H_{44}O_{10}$	$[\alpha]_D-11°$		Yang J, et al
	tigencaoside B	$C_{36}H_{54}O_{15}$	$[\alpha]_D-11.0°$		
297. 紫麻 *Oreocnide frutescens*	1,1,6-trimethylazuleno[1,8-cd]pyran-3(1H)-one, named oreolactone	$C_{15}H_{13}O_2$			Zhang C H, et al
298. 中华猕猴桃 *Actinidia chinensis*	12α-chloro-2α,3β,13β,23-tetrahydroxyolean-28-oic acid-13-lactone	$C_{30}H_{47}O_5Cl$	157～163 $[\alpha]_D+39.7°$		Xu Y X, et al
	2α,3α,19α,23,24-pentahydroxyurs-12-en-28-oic acid	$C_{30}H_{48}O_7$	220～230 $[\alpha]_D+19°$		

续 表

中药及其基原	新 成 分 名 称	分 子 式	熔点(℃)及旋光度	生物活性	报 道 者
299. 白花曼陀罗 *Datura metel*	(E)-methyl 4-[3-(4-hydroxyphenyl)-N-methylacrylamido]butanoate	$C_{15}H_{19}NO_4$			Yang B Y, et al
	6,7-dimethyl-1-D-ribityl-quinoxaline-2,3(1H,4H)-dione-5′-O-β-D-glucopyranoside	$C_{21}H_{30}N_2O_{11}$			
300. 乌药 *Lindera aggregata*	(+)-linderaspirone A	$C_{34}H_{32}O_{10}$			Wang F, et al
	(-)-linderaspirone A	$C_{34}H_{32}O_{10}$			
	bi-linderone	$C_{34}H_{32}O_{10}$			

(孙秦虎 许赞杉 俞桂新)

【103种中药中挥发油成分的研究】

1. 米口袋

韩毅丽等采用柱色谱法从豆科米口袋属米口袋 *Gueldenstaedtia multiflora* Bge. 全草及根中提取挥发油,用 GC-MS 对其化学成分进行鉴定,并用色谱峰面积归一法测定其相对百分含量。结果共分离出 137 个峰,鉴定了其中 80 个化学成分,占挥发油总量的 79.325%。其主要成分为 9,12-(Z,Z)-十八二烯酸乙酯(20.843%)、十六酸乙酯(19.324%)、3,7,11,15-四甲基-2-十六烯-1-醇(7.016%)、3,7,11,15-四甲基-1-十六烯-3-醇(5.430%)、9,12,15-(Z,Z,Z)-十八三烯酸乙酯(5.078%)等。

2. 椿皮

李雪松等采用水蒸气蒸馏法(SD)从苦木科植物臭椿 *Ailanthus altissima* (Mill.)Swingle 的干燥根皮中提取挥发油,用 GC-MS 测定和分析其化学组分。结果共鉴定了 22 个成分,占总峰面积的 99%,其中邻苯二甲酸乙基己基酯占 87%。

3. 截叶铁扫帚

朱晓勤等采用 SD 法分别从豆科植物截叶铁扫帚 *Lespedeza cuneata* (Dum. Cours.)G. Don 叶及其他药用部位中提取挥发油,用 GC-MS 分析鉴定。叶中鉴定出 56 种成分,主要成分是 4-甲氧基-6-(2-丙基)-1,3-苯并间二氧杂环戊烯(6.93%)、6,10,14-三甲基-2-十五烷酮(6.40%)、雪松醇(4.80%)等。其他药用部位鉴定出 16 种成分,主要成分是 n-十六酸(33.21%)、亚油酸甲酯(6.63%)、亚油酸(5.54%)等。两者 GC 图谱差异明显,检出 7 种相同成分,叶的挥发油成分种类较多。

4. 美花圆叶筋骨草

邓放等采用 SD 法从唇形科筋骨草属植物美花圆叶筋骨草 *Ajuga ovalifolia* Bur. et Franch. var. *calantha* (Diels) C. Y. Wu et C. Chen 的全草中提取挥发油并通过 GC-MS 进行分析。结果鉴别出 29 个成分,含量占挥发油总量的 98.12%。其中脂肪族烯醇类成分 6 个,占总量的 39.63%;脂肪酸类成分 5 个,占总量的 49.42%。其主要成分为(Z,Z,Z)-9,12,15-十八碳三烯-1-醇,含量为 34.39%;正十六酸(棕榈酸),含量为 42.79%。

5. 泥胡菜

林珊等采用 GC-MS 分析菊科泥胡菜属植物泥胡菜 *Hemisteptia lyrata* Bunge 全草及地上部分的挥发油化学成分,用归一法分析挥发油各成分的相对含量。结果从泥胡菜全草中鉴定出 60 种成分,占其挥发油总质量的 71.86%。主要含有倍半萜类,脂肪酸类以及芳香类化合物等,其中含量相对较高的倍半萜类化合物有 33 种,占挥发油的 17.79%;脂肪酸类化合物有 11 种,占挥发油的 37.11%。泥胡菜的地上部分与全草挥发油有 25 个不同成分,主要是倍半萜类化合物,占其挥发油的 6.32%。

6. 吴茱萸

江宁等采用 SD 法从芸香科植物吴茱萸 *Evodia rutaecarpa* (Juss.) Benth. 叶中提取挥发油,用 GC-MS 测定和分析其化学组分。结果鉴定出 61 种成分,占总峰面积的 95.4% 以上。其主要为单萜倍半萜烯类、单萜醇类等化合物,相对含量在 10.0% 以上的峰达 4 个,最高的为 trans-Nerolidol(反式橙花叔醇),相对含量为 18.9%。付娟等采用 SD 法从陕西汉中产吴茱萸中提取挥发油,并用 GC-MS 分析。从中鉴定出 61 种化学成分,未知 2 种。主要成分有 β-氧化石竹烯(相对含量为 14.7%),反式-11-十五烯醛(13.61%),球朊醇(7.2%)等。

7. 红果山胡椒

谢丽莎等采用 SD 法从樟科山胡椒属植物红果山胡椒 *Lindera erythrocarpa* Makino 干燥叶中提取挥发油,利用 GC-MS 进行分析鉴定。结果共分离出 74 种化学成分,鉴定了其中的 53 种化学成分,占总峰面积的 96.07%。其中含量相对较高的是橙花叔醇、石竹烯、(+)-δ-杜松烯、β-蒎烯、(+)-香橙烯、顺式金合欢醇等,橙花叔醇的含量达 28.09%。

8. 尖叶光萼苔

杜泽乡等采用乙醚冷浸及超声提取法从光萼苔属植物尖叶光萼苔 *Porella setigera* (steph.) Hatt 中提取挥发油,运用 GC-MS 进行鉴定,用色谱峰面积归一化法计算各成分的相对含量。结果从中鉴定出 30 个化合物,其中含有大量的 3,5,7-三甲基-2E,4E,6E,8E-十碳四烯、(1aR,7R,7aR,7bS)-1a,2,6,7,7a,7b-Hexahydro-1,1,7,7a-tetramethyl-1H-cyclopropa[a]naphthalene、[1S-(1α,4α,4aα,8aβ)]-1,2,3,4,4a,7,8,8a-八氢-1,6-二甲基-4-1-(1-甲乙基)-1-萘酚。

9. 密楝

付娟等用 SD 法从吴茱萸属植物密楝 *Elenticellata Huang* 叶中提取挥发油,并用 GC-MS 分析检测。结果鉴定出 56 种化学成分,未知 2 种。主要成分有 β-氧化石竹烯(15.59%)、α-库贝醇(10.2%)、乙酸法呢烯酯(9.94%)、橙花叔醇(9.42%)等。

10. 金钗石斛

黄小燕等采用 SD 法从贵州省 4 个产地的金钗石斛 *Dendrobium nobile* 茎中提取精油成分,以 GC-MS 结合计算机检索对其化学成分进行分离鉴定,按面积归一法计算各化学成分的相对含量。结果 4 个产地金钗石斛均含有甲安菲他明、β-蒎烯、莰烯、桉叶油素、芳樟醇、雪松醇、环己醇、安息香酸等成分,赤水产金钗石斛精油中萜类和倍半萜类较多,而其他三地出产的金钗石斛中醇类、烯类、烷烃类化合物居多。

11. 拐芹当归

蒋庭玉等采用 SD 法从伞形科当归属植物拐芹当归 *Angelica polymorpha* Maxin 的种子和根部提取挥发油,用 GC-MS 测定并分析组分。从种子挥发油中鉴定出 18 种化合物,含量较多的化合物是:苎烯(48.301%)、6,6-二甲基-2-亚甲基二环[3.1.1]庚烷(14.079%)、叶绿醇(6.255%)。从拐芹根部挥发油共鉴定出 36 种化合物,含量最多的为 2,6,6-三甲基-二环[3.1.1]-2-庚烯(20.210%),其次是异石竹烯(10.572%),乙酸龙脑酯(10.393%)。

12. 毛老虎

梁正芬等采用 SD 法从毛老虎 *Hyptis suaveolens* (Linnaeus) Poiteau 种籽中提取挥发油,应用 GC-MS 进行研究分析。结果共鉴定出化学成分 12 个,占总油量的 57.36%,并确定其相对含量。其主要成分是熊果酸、(Z)-9-十八烯-1-醇、油酸、3,5-二烯豆甾醇、棕榈酸、亚油酸。

13. 枇杷叶紫珠

林朝展等采用 SD 法提取枇杷叶紫珠 *Callicarpa konchiana* Makino 叶中的挥发油,通过 GC-MS 对分离的化合物进行结构检索,应用峰面积归一化法得出各类成分的相对百分含量。结果从中鉴定出 43 种成分,占总挥发油的 97.03%。其中烯烃类及其含氧化合物占 60.89%、醇类占 27.81%、醛酮类占 8.33%。其相对含量大于 5% 的有 β-石竹烯(20.87%)、4-松油醇(15.99%)和甘香烯(6.97%)。此外石竹烯氧化物（4.32%）、脱氢香橙烯（4.17%）、紫罗烯（2.49%）及 α-松油醇（2.14%）的含量也较高。

14. 沉香

林峰等采用接菌法对瑞香科沉香属植物白木香 *Aquilaria sinensis* (Lour.) Gilg 进行人工结香，并用乙醚提取接菌法半年及一年结香的挥发油组分，通过 GC-MS 进行分析和鉴定。结果显示两批沉香样品均主要由倍半萜、芳香族化合物和脂肪酸组成，并从接菌法一年结香的沉香样品中检出 2-(2-苯乙基)色原酮类成分。郝兰芳等用 GC-MS 联用方法对沉香挥发油成分进行研究，分离并鉴定出 40 个化合物，占挥发油总量的 88.43%。

15. 金线莲

罗明可等采用 SD 法提取福建兰科开唇兰属植物金线莲 *Anoectochilus roxburghii* (Wall) Lindl 鲜叶中的挥发油，用 GC-MS 对化学成分进行鉴定，探讨不同溶剂萃取的化学成分差异。结果正己烷萃取的挥发油中分离出 35 种成分，鉴定出 32 种组分，主要成分为烷烃类、酯类、脂肪酸及酚类化合物，占挥发油总量的 95.704%；乙醚萃取的挥发油中分离出 40 种成分，鉴定出 31 种组分，主要成分为脂肪酸、烷烃类、酚类及酮类化合物，占挥发油总量的 90.858%。

16. 山黄皮

苏秀芳等采用 SD 法从山黄皮 *Clausena anisum olens* (Blanco.) Merr 茎、根中提取挥发油，用 GC-MS 法对其化学成分进行分析，并用面积归一化法测定各成分的相对百分含量。结果从茎中分离出 14 个峰，鉴定出 14 种化合物，占总油量的 100%，其主要成分为 4-甲氧基-6-(2-丙烯基)-1,3-苯并二恶茂（32.89%）、1-乙烯基-1-甲基-2-(1-甲基乙烯基)-4-(1-甲基亚乙基)环己烷（10.74%）、十六烷酸（8.63%）、1-乙亚基八氢-7a-甲基-(1Z,3a,α,7a,β)-1H-茚（8.59%）、2-甲基酸酐（7.01%）、4-乙烯基-α,α,4-三甲基-3-(1-甲基乙烯基)-[1R-(1,2,3,α,4,β)]环己甲醇（6.48%）。从根中分离出 14 个峰，鉴定出 14 种化合物，占总油量的 100%，其主要成分为 4-甲氧基-6-(2-丙烯基)-1,3-苯并二恶茂（38.09%）、8,8-二甲基-2H,8H-苯并二吡喃-2-酮（8.72%）、1-(Benzothiazol-2-yl)-3,4-dimethyl-pyrano(2,3-c)pyrazol-6(1H)-one（8.69%）、1,2,3-三甲氧基-5-(2-丙烯基)苯（7.76%）、十六烷酸（7.20%）。

17. 白龙须

谭志伟等采用 SD 法提取百合科植物白龙须[长蕊万寿竹 *Disporum bodinieri* (Levl. et Vaut.) Wang et Tang 和万寿竹 *D. cantoniens* (Lour.) Merr]根及根茎中的挥发性化学成分，用 GC-MS 分离并鉴定其成分及相对含量。结果共鉴定出 51 个化合物，占挥发油色谱总峰面积的 85.05%。其中含量较高的组分有反-11-十六烯酸（25.45%）、2-己基-1-癸醇（17.40%）、胆甾醇（16.31%）、邻苯二甲酸二异辛酯（3.61%）、邻苯二甲酸单异辛酯（3.40%）、顺-9-十八碳烯酸（2.12%）、2-烯丙基-1,4-二甲氧基-3-乙烯基氧甲基苯（2.00%）、水杨醛（1.46%）、反,反-9,12-十八碳二烯酸（1.15%）。

18. 铁仔

唐天君等采用 SD 法提取紫金牛科铁子属铁仔 *Myrsine africana* 果实中的挥发油成分，用 GC-MS 法分析和鉴定。从其果实中鉴定出了 39 种化学成分。其挥发油主要成分为(1R)-5,6a-二甲基-8-异丙烯基双环[4.4.0]癸-1-烯（5.823%）、反-10-甲基-1-亚甲基-7-亚异丙基十氢化萘（7.712%）、α-芹子烯（2.410%）、顺-(1S)-1,2,3,5,6,8a-六氢-4,7-二甲基-1-异丙烯基萘（3.775%）、氧化石竹烯（2.830%）等。

19. 天竺葵

王巨媛等采用索氏提取仪萃取天竺葵 *Pelargonium hortorum* 茎中的挥发油成分，用 GC-MS 测定。结果共鉴定出三十多种化学成分，其中含量较大的有顺-9-二十三烯、1-二十二烯、二十一烷、山嵛醇、维生素E、二十四烷、1-二十六烷醇、顺-9-二十烯、1-十八烷烯、磷酸三(正)丁酯、油酸及正二十醇等，共占分离出物质总量的 72.44%。

20. 粗糠柴

薛瑞娟等采用 SD 法提取粗糠柴 *Mallotus*

philippensis（Lam.）Muell Arg 花中的挥发性成分,通过毛细管气相色谱-质谱联用法进行分析,采用 wiley7n.1 谱库检索定性,通过参考文献加以确认粗糠柴花的挥发性化学成分,并以气相色谱面积归一化法对各成分进行定量分析。结果分离出 34 个化合物,定性定量 26 个化合物。其中质量分数最高的是烃类(34.55%),其次是酯类(25.49%)、酮类(1.05%)、酚类(0.56%)、醛类(0.20%)和酸类(0.03%)。

21. 香露兜

尹桂豪采用超临界 CO_2 萃取露兜树科露兜属的香露兜 Pandanus amaryllifolius Roxb 叶的挥发油成分,采用 GC-MS 分析。结果鉴定出 15 个化合物,鉴定率 100%。其主要成分有角鲨烯、β-谷甾醇、豆甾醇、4,4-二甲基-胆甾-22,24-二烯-5β-醇、亚麻酸、维生素 E、ζ-谷甾醇、植物醇等。

22. 云当归

张金渝等采用 SD 法提取云当归 Angelica sinensis（Oliv.）Diels 的挥发油成分,并通过 GC-MS 进行分析。结果鉴定了其中的 54 个化合物,占挥发油色谱峰总面积的 99.21%。主要成分为顺-罗勒烯(45.20%)、α-蒎烯(21.61%)、Z-双氢藁本内酯(14.10%)、6-丁基-1,4-环庚二烯(2.34%)、双环大香叶烯(2.06%)、E-双氢藁本内酯(1.36%)等。检出成分占挥发油总量的 99.26%。

23. 华北鸦葱

赵瑞建等采用 SD 法分别提取华北鸦葱 Scorzonera albicaulis Bunge 根、茎叶和花中的挥发油成分,用 GC-MS 技术鉴定化学成分。结果首次从华北鸦葱根、茎叶和花的挥发油中分别鉴定出 8、24、15 种成分。其主要成分均为脂肪酸类和酯类。

24. 腊梅

赵莹等用 GC-MS 结合 Kovats 保留指数(KI)对比的方法,分离、鉴定腊梅 Chimonanthus praecox（L.）Link 花中的挥发油成分。结果共鉴定出 31 种成分,主要为 β-石竹烯(16.06%)、Elixene(14.65%)、β-榄香烯(9.26%)和 β-荜澄茄油烯(6.42%)。

25. 紫花野芝麻

朱庆华等采用 SD 法提取唇形科野芝麻属植物紫花野芝麻 Lamium maculatum L. var Kansuense G. Y. Wu et Hsuan 全草中的挥发油化学成分,利用 GC-MS 结合计算机检索,进行分析鉴定,用面积归一化法测定各化合物在挥发油中的相对含量。结果共鉴定出 29 个化合物,占挥发油总成分的 74.11%。其主要成分为三十一烷、二十九烷、三十六烷、5,6,7,7a-四氢-4,4,7a-三甲基-2-四氢苯并呋喃、6,10,14-三甲基-十五烷酮。

26. 银线草

杨炳友等用 SD 法提取金粟兰科植物银线草 Chloranthus japonicus Sieb. 地上部分和根中的挥发油,并通过 GC-MS 技术对其进行分析。从银线草地上部分挥发油中分离鉴定了 75 种成分,占总峰面积含量的 99.4%。从银线草根挥发油中分离鉴定了 57 种成分,占总峰面积含量的 99.6%。其地上部分和根的挥发性成分在组成及含量上具有一定的差异性,也存在一些相似性,大部分都为萜烯类和萜醇类,其中地上部分含量最高的为环氧丁香烯(8.49%),根中含量最高的为莪术呋喃烯(27.37%)。初洪波等采用超临界 CO_2 流体萃取的方法提取银线草中挥发油,用 GC 毛细管柱进行分析,面积归一化法测定其相对含量。结果检出 62 个色谱峰,鉴定出 34 种化合物,占挥发油总量的 81.38%。其化学成分以亚油酸(30.490%)、十六烷酸(19.096%)、谷甾醇(7.086%)、9,12,15 十八碳三烯 1 醇(4.605%)、反油酸(3.028%)为主,占总挥发油成分的 64.31%。

27. 大蓟

符玲等采用 SD 法从菊科植物大蓟 Cirsium japonicum Fisch. ex DC. 地上部位提取挥发油,利用 GC-MS 对其化学成分进行分析,并且用面积归一化法计算百分含量。结果共分离 26 个化合物,鉴定了其中 19 个组分,其中主要含脂肪烃和芳香烃类化合物,含量最高的两种成分为 A-香柠檬烯(111.44%)、A-榄香烯(71.30%)。

28. 磨盘草

陈勇等采用超临界 CO_2 流体萃取法提取锦葵科植物磨盘草 Abutilon indicum (L.) Sweet 干燥地上部分的挥发油,用 GC-MS 法对化学成分进行鉴定。共鉴定了 31 种化学成分,其含量占总峰面积的 83.71%,含量最高的组分为乙基-4-甲氧基肉桂酸酯,相对含量 66.37%,其次为正十五烷(6.44%)、桂酸乙酯(4.09%)。

29. 厚朴

林茵等分析木兰科植物厚朴 Magnolia officinais Rehd. et Wils 干燥干皮经姜汁炮制前后的挥发油化学成分,分别采用固相微萃取(SPME)法及 SD 法提取其挥发油化学成分,采用 GC-MS 技术分离鉴定化学成分,采用峰面积归一化法测定相对质量分数。结果采用 SPME 法从厚朴生品及炮制品中分别鉴定了 59 种和 60 种成分,其中相对质量分数在 0.5% 以上的分别为 23 种和 22 种。采用 SD 法从厚朴生品及炮制品中分别鉴定了 60 种和 66 种成分,其中相对质量分数在 0.5% 以上的分别为 24 种和 12 种。

30. 玉竹

竺平晖等采用 SD 法从湖南产百合科植物玉竹 Polygonatum odoratum (Mill) Druce 中提取挥发油,用峰面积归一法测定样品中各化学成分的质量分数,并用 GC-MS 对其进行鉴定。结果鉴定出 25 个成分,占总出峰面积的 86.39%,主要为酸类化合物、烯酸类化合物、醇类、烯类、醛类。其中质量分数较大的有:十六酸、9,12-二烯十八酸、雪松醇、(E)-9-烯基十八酸、正己醛。

31. 猫须草

赵雪梅等采用超临界 CO_2 萃取法对唇形科多年生草本植物猫须草 Clerodendr anthus spicatus (Thunb.) C. Y. Wu 全草进行提取,利用 GC-MS 法分离并分析其化学成分,采用面积归一化法定量。结果 CO_2 超临界萃取法的萃取率为 0.8%,鉴定出 19 种成分,以萜烯类化合物为主要成分,其数量占总量的 67.17%。醇类化合物次之,数量占总量的 26.10%。

32. 藿香

李昌勤等采用固相微萃取-气相色谱-质谱联用技术对唇形科藿香属植物藿香 Agastache rugosa (Fisch. et Mey.) O. Kuntze 不同部位的挥发油成分进行分析鉴定。结果从茎中鉴定了 10 个化合物,占茎中挥发性成分的 96.88%。从叶中鉴定了 20 个化合物,占叶中挥发性成分的 98.12%。从果实中鉴定了 15 个化合物,占果实中挥发性成分的 97.86%。对甲氧基苯丙烯是藿香茎、叶和果实挥发油的主要成分。

33. 藏药髯花杜鹃

周先礼等采用 SD 法从藏药髯花杜鹃 Rhododendron anthopogon D. Don 花中提取挥发油,用 GC-MS 对化学成分进行分析,以面积归一法测定各个成分的相对百分含量。结果共分离出 50 个峰,鉴定了其中 47 个化学成分,占挥发油总量的 97.44%。其主要成分为 N-乙酰-1,2,3,4-四氢异喹啉(29.23%)、2-乙氧丙烷(12.47%)、3-甲基-6-叔丁基苯酚(10.83%)、3-甲基-5-苯基异噻唑(6.38%)、二苯胺(4.20%)、N-乙基-1,2,3,4-四氢萘胺(3.62%)、二十五烷(3.12%)、二十三烷(3.06%)等。

34. 全缘叶紫珠

柴玲等应用 GC-MS 分析马鞭草科紫珠属植物全缘叶紫珠 Callicarpa integerrima Champ. 叶中挥发油化学成分。鉴定出 42 种化学成分,占总挥发油的 97.62%。其中 β-石竹烯(33.74%)、甘香烯(12.86%)、τ-杜松烯(9.57%)和(-)-斯巴醇(8.99%)为主要成分。

35. 浙江蜡梅

欧阳婷等采用 SD 法从浙江蜡梅 Chimonanthus zhejiangensis M. L. Liu 叶中提取挥发油成分,采用 GC-MS-DS 联用技术对其化学成分进行分离鉴定。结果共分离了 37 个峰,并鉴定出其中 33 个化合物,用面积归一化法测定其相对百分含量,占挥发性化学成分总含量的 97.78%。其主要成分是 1,4-桉叶素(46.20%)、(Z)-2,6,10-三甲基-1,5,9-十一烯(9.71%)、1,1-二甲基-3,4-二异丙烯基-环己烷(7.42%)、三辛胺(6.44%)、α-丙酸萜品酯(4.01%)、α-蒎烯(3.92%)等。

36. 细辛

段鹤君等用超临界 CO_2 从马兜铃科细辛属植物北细辛 Asarum heterotropoides Fr. Schmidt var. mandshuricum(Maxim.)Kitag. 的根及根茎中提取挥发油,用 GC-MS 法测定其挥发油的成分。结果鉴定出 29 种化学成分,主要为正癸烷、3,5-二甲氧基甲苯、优葛缕酮、1,8-桉叶素、丁香醛、黄樟醚、甲基丁香酚、2,4,6-三甲氧基甲苯、肉豆蔻醚、正十五烷等。

37. 紫苏

熊运海等采用 GC-MS 法对唇形科植物紫苏 Perilla frutescens (L.) Britt. 的苏叶、苏梗中挥发油成分进行分析。结果分别从苏叶、苏梗挥发油中分得 74 和 49 个组分,占总含量的 98.56%、97.94%。其挥发油共有组分为 33 种。相对含量较高的主要共有成分是柠檬烯、桉叶油素、4,11,11-三甲基-8-亚甲基二环十一碳烯、2,6-二甲基-6-(4-甲基-3-戊烯基)双环庚-2-烯、石竹烯氧化物等组分。

38. 苕叶细辛

瞿万云等采用 SD 法从马兜铃科植物苕叶细辛 Asarum insigne Diels 干燥根茎中提取挥发油成分,并用 GC-MS 法进行分离鉴定。结果鉴定出 68 种组分,占总峰面积的 92.18%。其主要挥发性化学成分为莰烯(13.48%)、α-蒎烯(12.44%)、β-蒎烯(11.07%)、2-莰醇(8.12%)、反式-β-金合欢烯(5.91%)、榄香脂素(5.38%)、5-(2-丙烯基)1,3-苯并间二氧杂环戊烯(3.06%)、肉豆蔻醚(2.95%)、喇叭烯(2.47%)、桉叶油精(2.33%)、绿叶醇(2.25%)、α-红没药烯(2.04%)、乙酸龙脑酯(1.36%)等。

39. 长柱十大功劳

刘偲翔等采用 SD 法从阔叶十大功劳 Mahonia bealei (Fort.) Carr 茎叶中提取挥发油,用 GC-MS 法鉴定化学成分。结果共分离出 80 多个组分,鉴定了其中 41 个化合物,占总量的 90% 以上。主要成分为 4-松油醇(43.74%),其他含量较高的有 α-松油醇(5.23%)、叶醇(4.78%)、芳樟醇(4.04%)等。

40. 八角茴香

梁颖等采用 SD 法分别从木兰科植物八角茴香 Illicium verum Hook. f. 的种子、果壳、茎和叶中提取挥发油,用 GC-MS 法鉴定挥发油成分。结果从八角茴香种子、果壳、茎和叶的挥发油分别鉴定出 55、48、51 和 51 个化学成分,占各部位挥发油总量的 98.80%、99.72%、99.26% 和 99.42%。四者共鉴定出 60 个化学成分,其中有 42 个化学成分是共有化合物,均以反式茴香脑为主要成分。

41. 龙眼花

梁洁等采用 SD 法从广西不同产地的无患子科龙眼属植物龙眼 Dimocarpus longan Lour. 花及叶中提取挥发油,并通过 GC-MS 技术对其成分进行分析。结果广西不同产地龙眼花挥发油得率为 0.15%~0.25%,均含有石竹烯、γ-榄香烯、α-石竹烯、大根香叶烯 D 和 β-愈创木烯等特征成分,但不同产地龙眼花的挥发油中同一成分含量变化较大。另外龙眼叶和龙眼花挥发油得率分别为 0.35% 和 0.20%,从龙眼叶挥发油共鉴定出了 39 个化合物,占挥发油总成分的 96.2%。从龙眼花挥发油共鉴定出了 32 个化合物,占挥发油总成分的 97.01%。龙眼叶和龙眼花挥发油中共有 21 个相同成分,其中含量最高的为 1-甲基-1-乙烯基-2-(1-甲基乙烯基)-4-(1-甲基亚乙基)环己烷,分别为 15.32% 和 21.19%。

42. 鱼腥草

鱼腥草为三白草科蕺菜属蕺菜 Houttuynia cordata Thunb. 之全草。刘雷等将 17 个采自峨眉山不同山峪和海拔的野生鱼腥草居群地下部分,移栽至同等立地条件下栽培一年,用共水蒸馏法提取其各自地上部分挥发油,并用 GC-MS 法对挥发油化学成分进行分离和鉴定,峰面积归一化法测定各成分含量。结果共鉴定出 31 种化学成分,其中共有成分为 19 种。t 检验结果表明,鱼腥草栽培一年后,其 α-蒎烯和 D-柠檬烯含量极显著高于其相应野生居群两种成分的含量,莰烯和甲基正壬酮的含量显著高于野生居群中的含量,trans-β-罗勒烯含量则极显著低于野生居群中含量。

43. 牛白藤

陶曙红等从茜草科耳草属植物牛白藤 Hedyotis hedyotidea 的叶中提取出的挥发油成分主要为不饱和脂肪醇、酮、醛及酯类,其中叶绿醇(62.25%)和3,7,11,15-四甲基-1-十六炔-3-醇(12.79%)含量最高,两者含量超过75%。此外,还存在一定量的植酮(4.48%)、3,7,11,15-四甲基-2-十六碳烯-1-醇(3.77%)、棕榈酸(3.09%)及12-甲基-E,E-2,13-十八碳二烯-1-醇(1.60%)。

44. 白花前胡

徐国兵等采用SD法从伞形科植物白花前胡 Peucedanum praeruptorum Dunn 干燥根中提取挥发油,与其超临界提取物比较。用GC-MS进行分离鉴定,峰面积归一化法计算各成分的相对百分比。结果对前胡药材超临界提取物和挥发油中的49种成分进行了鉴定,所鉴定的成分占总流出峰面积的98.66%和97.38%。其中超临界提取物相似度大于75的色谱峰归属占98.66%,其中与挥发油相同的成分占25.43%,挥发油中相似度大于75的峰归属占97.38%,主要含有二甲氧基胺、氨基脲、酯类、烯烃、萘类、烷烃等,其中与超临界提取物相同的成分占77.93%。周国莉等采用SD法提取白花前胡中的挥发油,用GC-MS法对其成分进行鉴定。结果从白花前胡挥发油中鉴定出50种成分,占挥发油总含量为85.4%。相对峰面积最高的为α-蒎烯(22.6%)、β-蒎烯(18.1%)。

45. 紫花前胡

周国莉等采用SD法从伞形科前胡属植物紫花前胡 Peucedanum decursivum (Miq.) Maxim. 的根及根茎中提取挥发油,用GC-MS法对其成分进行鉴定。结果紫花前胡挥发油中鉴定出50种成分,占挥发油总含量为86.6%。从中检测出冰片基氯(1.45%),为白花前胡所不含有的成分。

46. 双叶细辛

王昌华等采用超临界CO_2萃取技术,分析马兜铃科细辛属植物双叶细辛 Asarum caulescens Maxim. 干燥全草超临界流体萃取物的化学成分。结果共分离出53个组分,通过MS库检索并鉴定了其中40个成分,占出峰物质总量的94.78%。其化学成分主要为甲基丁香酚(35.3%)、豆甾-4-烯-3-酮(9.35%)、6,6-二甲基-2-亚甲基二环[3.1.1]-庚烷-3-醇(3.93%)等。

47. 白芷

蔡玲等用固相微萃取-GC-MS联用分析伞形科植物白芷 Angelica dahurica (Fisch. ex Hoffm) Benth. et Hook. F 干燥根的挥发性成分。共鉴定出56种化合物,主要是萜烯类化合物和酯类化合物。其中含量较高的成分有雪松烯(16.24%)、雪松醇(9.76%)、柏木烯(8.43%)、环十二烷(7.89%)、月桂醇(6.45%)、十六醇(4.73%)、4-乙烯基-4-甲基-3-(1-环己烯)(3.95%)、n-乙酸十二醇酯(2.92%)、罗汉柏木烯(2.43%)、榄香烯(1.93%)、Z-11-肉豆蔻酸(1.83%)、石竹烯(1.42%)。

48. 肉豆蔻衣

李东星等采用SD法从肉豆蔻科植物肉豆蔻 Myristica fragrans Houtt 种子的假种皮中提取挥发油成分,挥发油得率为14.1%(ml/g)。所得挥发油用GC-MS法进行分离鉴定。结果共鉴定出43种化学成分,占检出量的97.80%。应用峰面积归一法确定了各成分的相对含量,其主要成分为萜类及其衍生物,其中含量较高的有肉豆蔻醚(14.19%)、β-水芹烯(11.18%)、4-萜品醇(9.61%)、异枞油烯(8.71%)、α-蒎烯(7.97%)、黄樟醚(6.84%)等。

49. 白玉兰

刘虹宇等采用SD法对木兰科木兰属植物白玉兰 Magnolia denudata Desr. 果壳和种子的挥发油分别进行提取,用GC-MS法对化学成分进行鉴定。结果从果壳中分离出80种成分,鉴定了39种成分,占挥发油总量的94.39%,主要含萜烯类(60.92%)和萜醇类(11.27%)两类成分,主要成分为β-石竹烯(16.65%)、β-蒎烯(12.63%)和吉玛烯-D(9.69%)。从种子中分离出100种成分,鉴定了53种成分,占挥发油总量的96.80%,主要含萜烯类(57.47%)、萜醇类(3.64%)和酯类(1.78%)三类成分,主要成分为γ-萜品烯(15.70%)。两者有31种共有成分。

50. 茺蔚子

康琛等采用 GC-MS 对三个产地唇形科植物益母草 Leonurus japonicus Houtt 干燥成熟果实中的挥发油成分进行了分离和鉴定。结果确定了 20 种化学成分,主要含有环己酮、柏木脑等成分。西安产茺蔚子挥发油中鉴定出 16 种化合物,占挥发油的 31.14%,其中环己酮占 11.11%、柏木脑占 5.8%。江西产茺蔚子挥发油中鉴定出 2 种化合物,环己酮占 16.91%。甘肃产茺蔚子挥发油中鉴定出 4 种化合物,环己酮占 7.82%。

51. 山藿香

韦志英等采用 SD 法从唇形科植物血见愁 Teucrium viscidum Bl. 的全草山藿香中提取挥发油成分,用 GC-MS 对其进行分析鉴定,用色谱峰面积归一化法计算各组分相对百分含量。其成分主要是萜类及其含氧化合物,含量较高的成分依次为植醇(17.38%)、β-荜澄茄油烯(14.31%)、δ-杜松烯(13.82%)、β-桉叶烯(9.83%)、芹子烯(6.63%)、α-香柠檬烯(4.06%)。

52. 金花葵

王刚等采用微波萃取法(MAE)与 SD 法从锦葵科秋葵属一年生草本植物金花葵 Hibiscus manihot L. 花中提取挥发油,用 GC-MS 法对化学成分进行鉴定。用 MAE 法提取的挥发油共鉴定了 34 种成分,占挥发油总成分的 99.35%左右,用 SD 法提取挥发油共鉴定了 37 种成分,占挥发油总成分的 94.81%左右。其主要成分的差别如下,5-(2-丙烯基)1,3 苯并呋喃(MAE:0.68%,SD:0.18%)、软脂酸(MAE:21.96%,SD:12.87%)、亚油酸(MAE:2.46%,SD:0.60%)、1-碘十六烷(MAE:7.22%,SD:4.48%)、二十六烷(MAE:12.49%,SD:8.67%)。

53. 满山红油

方洪壮等采用 SD 法从黑龙江省不同地区产杜鹃花科植物兴安杜鹃 Rhododendron dauricum L. 干燥叶中提取满山红油,用 GC-MS 法进行主成分分析。结果共鉴定 85 种成分,其中共有成分 32 种。15 个样品按其化学成分可分为 4 类。6 个满山红油中未检出杜鹃酮。其中,数量最多的是萜类,有 69 种,另还有 10 种含氧衍生物,5 种芳香族化合物及衍生物,1 种脂肪族成分。

54. 臭常山

何前松等采用固相微萃取(SPME)技术分别提取芸香科植物臭常山 Orixa japonica Thunb. 根、茎及叶的主要挥发性化学成分,用 GC-MS 进行鉴定。结果从中分离出 85 个峰,共鉴定了 83 个化合物。根的主要挥发性成分为 1-甲基-5,6-二乙烯基-1-环己烯(80.70%)和 3-甲基-3,4-二乙烯基-1-环己烯(7.59%)。茎的主要挥发性成分有 α-蒎烯(36.12%)、苄基异腈(14.46%)、苯乙基异氰(12.57%)、甲基辛基酮(4.59%)。叶的主要挥发性成分有 2-己烯醛(21.11%)、Diktaminin(19.00%)、桧烯(10.79%)及氧化石竹烯(6.25%)。结果显示臭常山根、茎及叶所含挥发性成分差异较大,共有成分 11 个(分别占根、茎、叶挥发性成分的93.15%、51.82%和20.33%)。

55. 锦鸡儿

孙慧玲等首次采用固相微萃取-气相色谱-质谱法(HS-SPME-GC-MS)分析豆科锦鸡儿属植物锦鸡儿 Caragana sinica (Buc'hoz) Rehd. 茎的挥发性成分。共鉴定出 19 个成分,占总挥发油成分峰面积的 99.98%。主要成分为烯烃(55.79%)和饱和烷烃类化合物(22.99%)、Z-5-十九碳烯(31.65%)、8-十七碳烯(15.82%)、二十八烷(9.48%)、十七烷(7.66%)、二十二烷(5.85%)、6,9-十七碳二烯(5.15%)和十九烷(5.02%)。

56. 白花檵木

杨鑫宝等采用 SD 法从金缕梅科檵木属植物白花檵木 Loropetalum chinensis (R. Br.) Oliv. 的花中提取挥发油化学成分,用 GC 毛细管柱进行分离,质谱检测,归一化法测定其相对含量。结果检出 36 个成分,鉴定出 19 个化合物,占挥发油总量的 97.63%。其中除了醋酸乙酯外,烷烃类是主要化学成分,十五烷相对含量达 21.12%。

57. 臭牡丹

李培源等用 SD 法分别提取马鞭草科大青属

植物臭牡丹 Clerodendrum bungei 叶和花的挥发油，通过 GC-MS 分析。结果从臭牡丹花挥发油中鉴定了 28 个化合物，主要成分为棕榈酸（29.52%）、亚油酸（15.26%）、二十七烷（9.27%）和叶绿醇（8.99%）。从臭牡丹叶挥发油中确定了 20 个化合物，含量最多的为叶绿醇（32.79%），其次为芳樟醇（5.95%）。该植物花和叶部位共测定出 5 个相同的化合物，分别为芳樟醇、α-松油醇、邻苯二甲酸二异丁酯、棕榈酸和叶绿醇。

58. 水八角

韦志英等采用超临界 CO_2 萃取法从玄参科植物大叶石龙尾 Limnophila niosa (Roth) Merr. 的干燥全草水八角中萃取挥发油，用 GC-MS 对挥发油成分进行分析鉴定，并用色谱峰面积归一化法计算其相对百分含量。共分离出 26 个峰，鉴定出 22 个化合物，占挥发油总量的 89.5%。其中含量较高的是 2,4-二叔丁基-6-甲基苯酚（17.97%）、香豆素（11.74%）和角鲨烯（10.35%）。

59. 王不留行

冯旭等采用 SD 法从石竹科植物麦蓝菜 Vaccaria segetalis (Neck.) Garcke 的干燥成熟种子王不留行中提取挥发油，用 GC-MS 进行分析。结果所分离出的化合物中含有烷烃、烯烃、酚、醇、酮、酯及酰胺类化合物，其中含量最大的为油酸酰胺（24.24%），其次为正二十八烷（10.40%）、肉豆蔻酰胺（6.49%）、正十五烷（5.58%）等。

60. 莲子心

曾建伟等分别采用水蒸气蒸馏装置（SDA）和挥发油测定装置（EODA），提取睡莲科植物莲 Nelumbo nucifera Gaertn. 中莲子心的挥发油成分，用 GC-MS 分离鉴定挥发油成分，峰面积归一化法计算百分含量。结果采用 SDA 法鉴定出 29 种成分，占挥发油总量 91.56%，主要成分为棕榈酸（28.96%）、9,17-十八碳二烯醛（19.99%）和亚油酸（11.94%）等。采用 EODA 法鉴定出 18 种成分，占挥发油总量 77.96%，主要成分为棕榈酸（18.98%）、肉桂酸龙脑酯（12.58%）、2-甲氧基-4-乙烯苯酚（8.25%）等。

61. 北沙参

王红娟等采用 SD 法从伞形科植物珊瑚菜 Glehnia littoralis Fr. Schmidt ex Miq. 的干燥根北沙参中提取挥发油，利用 GC-MS 对其进行分析。结果鉴定出 10 个化合物，含有醛类、醇类和萜烯类成分，主要为反,反-2,4-癸二烯醛，其次为反-2-辛烯-1-醇和人参炔醇。

廖华军等也采用 SD 法提取北沙参挥发油，利用 GC-MS 鉴定其化学成分，并应用面积归一法测定各成分的相对百分含量。结果提取物得率为 0.063%，鉴定出 21 个化合物，占总油量的 90% 以上。主要成分为 α-蒎烯（36.51%）、β-蒎烯（15.21%），其次是 1-甲基-2-异丙基-苯酚（4.01%）、3-蒈烯（5.89%）、D-柠檬烯（3.87%）、(Z)-9-十八烯酸甲酯（3.37%）等。

62. 金线莲

陈文娟等采用超声波辅助水蒸气蒸馏法提取兰科开唇兰属植物金线莲 Anoectochilus roxburghii (Wall.) Lindl. 鲜草的挥发油化学成分，通过 GC-MS 分析鉴定，用峰面积归一化法计算其相对含量。结果从乙醚萃取的挥发油中检出 46 个成分，鉴定出 38 个化合物，占挥发油总量的 95.12%，主要成分为亚油酸（20.570%）、1-辛烯-3-醇（18.460%）、棕榈酸（17.616%）和亚麻酸（4.849%）。从正己烷萃取的挥发油中检出 35 个成分，鉴定出 27 个化合物，占挥发油总量的 93.68%，主要成分为 1-辛烯-3-醇（22.385%）、棕榈酸（19.573%）、亚油酸（16.725%）和亚麻酸（4.488%）。

63. 广西九里香

刘偲翔等采用 SD 法从广西原产地的芸香科植物广西九里香 Murraya kwangsiensis (Huang) Huang 新鲜枝叶中提取挥发油，利用 GC-MS 联用技术鉴定化学成分，归一化法测定各成分相对含量。结果共分离出 50 多个组分，鉴定了其中 36 个化合物，占总量的 90% 以上，主要成分为香叶醛（19.33%）、橙花醛（17.26%）、乙酸香叶酯（11.27%）、香茅醛（11.12%）等。

64. 姜黄

张桂芝等用 SD 法提取 10 批姜科植物姜黄

Curcuma longa L. 干燥根茎的挥发油，利用 GC-MS 鉴定其特征性成分，然后利用 Excel 2003 建立姜黄挥发油的色谱指纹图谱的共有模式。结果显示，10 批样品挥发油的 27 种特征成分均为芳香黄酮、姜黄酮、姜黄新酮、α-姜黄烯、姜烯、β-倍半水芹烯等，这 27 种成分的相对含量共约占挥发油总成分的 88.8%～94.9%。

65. 姜叶淫羊藿叶

危英等采用 SD 法和 GC-MS-计算机联用技术对姜科山姜属植物姜叶淫羊藿 Alpinia japonica (Thunb.) Miq 叶的挥发油提取、分析和鉴定。鉴定出 71 个化合物，相对含量为 74.73%，其中含量较高的成分为 10-表-γ-桉叶醇 (5.79%)、7-表-α-桉叶烯 (5.69%)、Fluropelarg (5.64%)、β-桉叶醇 (5.54%)、β-桉叶烯 (5.49%)。

66. 麻黄

王小平等分别采用 SD 法和顶空直接进样技术采集麻黄科植物草麻黄 Ephedra sinica Stapf 干燥草质茎的挥发性成分，对其进行 GC-MS 分析。结果显示，采用顶空进样技术，可鉴定出麻黄中 34 个成分，含量较高的组分为四甲基吡嗪 (7.10%)、D-苎烯 (4.80%)。采用 SD 法可鉴定出 39 个成分，含量较高的组分为松油醇乙酸酯 (26.80%)、反式-2-对孟烯-7-醇 (8.27%)。两种采样方法进行的 GC-MS 分析有 5 种相同化合物，含量较大的主要为四甲基吡嗪、4-甲基-1-(1-异丙基)-3-环己烯-1-醇等，但相对含量有一定差异。

67. 土荆芥

肖建平等采用 SD 法从藜科草本植物土荆芥 Chenopodium ambrosioides Linn. 全株中提取挥发油，利用 GC-MS 分析其化学成分。结果分离鉴定得到 13 种化学成分，相对含量较高的成分主要有 α-松油烯 (15.74%)、对-聚伞花素 (54.26%)、驱蛔素 (16.92%) 等，属对-薄荷烷型单萜类化合物。

68. 野艾叶

钱伟等用 HSGC-MS 技术分离和鉴定菊科植物野艾 Artemisia lavandulaefolia DC. 叶的挥发性成分，并与艾叶挥发性成分进行比较。结果表明，野艾叶与艾叶的挥发性成分中均含有桉油精、樟脑、龙脑、松油醇、α-蒎烯、莰烯、蒈烯、对-伞花烃、β-石竹烯、蒿烯、γ-松油烯等特征性成分。

69. 异叶回芹

林崇良等采用 SD 法从浙产伞形科茴芹属植物异叶茴芹 Pimpinella diversifolia Dc. 花序中提取挥发油化学成分，利用 GC-MS-计算机联用仪定性分析，按峰面积归一化法求出挥发油中化学成分的百分含量。结果鉴定出 38 个化合物。挥发油中主要成分是 1H-Benzocycloheptene (22.8%)、Sesquiphellandrene (17.77%)、β-Chamigrene (15.94%)，油中含有一定量的榄香烯和法尼烯。

70. 胜红蓟

叶雪梅等采用 SD 法从浙江产菊科胜红蓟属胜红蓟 Ageratum conyzoides L. 花序中提取挥发油，利用 GC-MS-计算机联用仪定性分析，按峰面积归一化法求出挥发油中化学成分的百分含量。结果从中鉴定出 17 个化合物，含量较高的有早熟素 I (52%)、早熟素 II (27%)、石竹烯 (10%)。

71. 白车轴草

曹桂云等采用顶空固相微萃取-GC 方法研究豆科车轴草属植物白车轴草 Trifolium repens Linn. 全草的挥发油成分。结果共分离出 23 种成分，其主要成分是 2-甲基丁醛 (36.26%)、3-甲基丁醛 (24.27%)、[s-(E,E)]-1-甲基-5-甲基-8-(1-甲基乙基)-1,6 环十一烯 (19.07%)。

72. 仙茅

容蓉等分别采用 SD 法和顶空加热 (HS) 法提取石蒜科植物仙茅 Curculigo crchioides Gaertn. 干燥根茎中的挥发性成分，利用 GC-MS 分析。结果显示，采用 SD 法可鉴定出 6 种成分，采用 HS 法可鉴定出 13 种成分，共有成分为 4 种，其中含量较高的为 3,4-二氯-1,2-二甲基甲苯 (SD 法: 11.59%, HS 法: 6.62%) 以及 12-二氯-4,5-二甲氧基苯 (SD 法: 9.00%, HS 法: 3.84%)。

73. 三种紫苏属植物紫苏、白苏、鸡冠紫苏

蔡伟等采用SD法提取3种唇形科紫苏属植物紫苏 *Perill frutescens*(L.)Britt. var. *arguta*. (Benth.) Hand. - Mazz、白苏 *Perill frutescens* (L.) Britt. 和鸡冠紫苏 *Perill frutescens* (L.) Britt. var. *crispa*(Thunb.)中的挥发油成分,经GC-MS技术结合计算机检索对其化学成分进行分离和鉴定,用色谱峰面积归一化法计算各组峰的相对含量。结果从紫苏、白苏和鸡冠紫苏的挥发油中分别鉴定了32、32和26种化合物,各占其总量的95.5%、92.1%和85.2%。紫苏挥发油中含量较高的依次为反式-丁香烯(23.59%)、紫苏酮(16.65%)、柠檬烯(14.68%)、紫苏醛(11.45%)、芹菜脑(6.45%)。白苏为芹菜脑(23.90%)、反式-丁香烯(19.32%)、柠檬烯(10.42%)、丁香烯氧化物(9.13%)、紫苏醛(4.92%)。鸡冠紫苏为紫苏醛(18.82%)、反式-丁香烯(14.32%)、紫苏酮(11.27%)、芹菜脑(9.98%)、柠檬烯(8.14%)。

74. 八种芳香化湿药(藿香、草果、苍术、佩兰、厚朴、白豆蔻、草豆蔻、砂仁)

季晓燕等在运用GC-MS的基础上,采用HELP(直观推导式演进特征投影法)对芳香化湿药藿香 *Agastache rugosa*(Fisch et Mey)O. Kuntze、草果 *Amomum tsao-ko* Crevost et Lemaire、苍术 *Rhizoma Atractylodis*、佩兰 *Eupatorium fortunei* Turcz.、厚朴 *Magnolia officinalis*、白豆蔻 *Amomum cardamomum* L、草豆蔻 *Alpinia katsumadai* Hayata (Zingiberaceae)、砂仁 *Amomum longiligulare* T. L. Wu中挥发油成分产生的二维色谱-质谱数据进行解析,对组分进行定性和相对定量分析,并比较挥发性成分的异同。结果鉴定出8种药材相对共有成分达60余种,含醇类化合物12个、醛类及酮类各1个、酚类3个、醚类4个、酯类7个、无氧单萜和倍半萜类化合物分别为10个和23个,但其含量存在较大差异,均含有桉叶油醇(0.01%～82.41%)和环氧石竹烯(0.02%～5.5%)。另外藿香独有广藿香醇、脱氢醋酸和α-布藜烯,相对含量分别为37.64%、20.55%、13.78%。厚朴独有α-桉叶醇和β-桉叶醇,相对含量分别为25.84%和34.25%。砂仁挥发性物质中主要成分为樟脑、龙脑、乙酸龙脑酯、柠檬烯,相对含量分别为21.16%、2.95%、56.47%、8.93%。检测到的藿香的主要活性成分有广藿香醇(37.64%),α-愈创木烯(6.37%)。草豆蔻的主要活性成分有桉叶油醇(27.97%),对聚伞花烯(13.04%)为首次报道。厚朴的主要化学成分为β-桉叶醇(34.25%),α-桉叶醇(25.84%)为首次报道。苍术的主要成分为茅术醇和苯乙烯基邻二氮苯,含量分别为24.45%和23.79%。白豆蔻的主要成分除香茅醇乙酸酯(5.37%)外,还有含量为9.75%的2-硝基,3,3,5,5-四甲基环己酮。

75. 二十种湖南产菊科植物(豨莶、款冬花、旋覆花、紫锥菊、绵茵陈、白术、茅苍术、佩兰、紫茎泽兰、苍耳、鼠曲草、刺儿菜、藿香蓟、一年蓬、木香、红花、牛蒡、山苦荬、泥胡菜、大蓟)

刘向前等对湖南产菊科植物豨莶 *Siegesbeckia orientalis* L.、款冬花 *Tussilago farfara* L.、旋覆花 *Inula japonica* Thunb.、紫锥菊 *Echinacea purpure*、绵茵陈 *Artemisia capillaris* Thunb.、白术 *Atractylodes macrocephala* Koidz.、茅苍术 *Atractylodes lancea* (Thunb.) DC.、佩兰 *Eupatorium fortunei* Turcz.、紫茎泽兰 *Eupatorium adenophorum* Spreng、苍耳 *Xanthium sibiricum* Part、鼠曲草 *Gnaphalium affine* D. Don、刺儿菜 *Cirsium setosum* (Willd.) MB.、藿香蓟 *Ageratum conyzoides* L.、一年蓬 *Erigeron annuus*(Linn.) Pers.、木香 *Aucklandia lappa* Decne.、红花 *Carthamus tinctorius* L.、牛蒡 *Arctium lappa* L.、山苦荬 *Ixeris chinensis* (Thunb.) Nakai、泥胡菜 *Hemistepta lyrata* Bunge、大蓟 *Cirsium japonicum* Fisch. DC 的挥发油成分进行比较研究。采用SD法提取挥发油,利用GC-MS联用技术对其化学成分进行定性分析,并用峰面积归一化法得出各类化学成分在挥发油中的相对百分含量。结果显示,菊科植物所含挥发油的成分多为萜类化合物,如石竹烯、石竹烯氧化物、斯巴醇、α-蒎烯等。所用20种植物含有33种共有成分,其中脂肪族化合物6个,芳香族化合物2个,单萜烯类及其含氧衍生物14个,倍半萜烯类及其衍生物11个,其中多含石竹烯、石竹烯氧化物、斯

巴醇、α-蒎烯。另外白术与茅苍术有9种化学成分相同；紫茎泽兰与佩兰也有9种化学成分相同；大蓟与刺儿菜有6种化学成分相同。本研究所用20种植物中，除了茅苍术和鼠曲草之外，其他18种植物中都含有石竹烯、豨莶等10种植物中富含棕榈酸鼠曲草、一年蓬等7种植物中富含葱。

(谭红胜)

【中药单体提取工艺条件的优选】

1. 响应面优化法

田宝成等提出拟合响应曲面的3水平设计(Box-Behnken设计)优化红旱莲中总黄酮回流提取工艺。以总黄酮得率为评价指标，乙醇浓度、提取温度、提取时间及溶剂量为考察因素，采用Box-Behnken效应面法优化回流提取工艺条件，并进行预测分析。结果表明，乙醇浓度、提取温度对红旱莲总黄酮提取量具极显著影响，最优提取工艺为乙醇浓度53.2%，提取温度78.7℃，提取时间2.3 h，液料比13.3 ml/g，二项式拟合复相关系数较高(r=0.984 6)，回归模型的提取率预测值与测定值偏差率为-4.01%。马捷琼等采用正交设计结合响应面方法，应用中药快速声磁发生器对平盖灵芝进行提取。通过分析声磁发生器的超声功率、磁化强度、提取时间和提取剂乙醇体积分数对响应值(浸膏得率)的影响，得到优化工艺参数为超声强度26.6 kHz，磁场强度1 252.50 GS，提取时间40 min和乙醇体积分数70%。在此提取条件下浸膏得率可以达到11.86%。杨磊等考察匀浆提取时间、乙醇体积分数、料液比和提取次数等因素对新疆紫草中萘醌类化合物提取工艺的影响，并在单因素试验基础上，根据中心组合试验设计原理，采用3因素、3水平的响应面分析法进行工艺优化。得到的提取过程优化的工艺条件为，提取时间3.99 min，料液比1∶9.99，乙醇体积分数80.2%，紫草总萘醌的实际得率可达0.75%，质量分数30.33%，提取次数为2次，回收率可达81%。高义霞等以提取溶剂乙醇浓度、液固比、提取温度及提取时间为影响因子，应用Box-Behnken中心组合设计建立数学模型，以提取总黄酮得率作为响应值，进行响应面法分析(RSM)，优化乳苣总黄酮的提取工艺条件。结果表明，乳苣总黄酮提取的最佳工艺为乙醇浓度63.78%，液固比40∶1，提取温度90℃，提取时间1.07 h，理论提取率14.04%，实际测得值为13.79%。白云凤等通过单因素试验考察提取温度、提取时间、料液比、乙醇体积分数及提取次数5个因素对超声波辅助提取柑橘皮中柚皮苷的影响，并在此基础上通过中心组合试验设计和响应面分析优化提取工艺。结果表明，在料液比为1∶30、超声时间30 min、提取温度58℃、乙醇体积分数60%，提取2次的实验条件下，柚皮苷提取率可达3.38%。

2. 星点设计法

吕邵娃等用星点设计-效应面法优化龙芽楤木叶的提取工艺。以乙醇体积分数、提取时间、溶剂比为自变量，龙芽楤木叶总皂苷含量得率为因变量，通过对自变量各水平的多元线性回归及二项式拟合，用效应面法选取较佳工艺条件，并进行预测分析。结果确定最优提取工艺条件为20倍量70%乙醇提取3次，每次2.5 h，提取预测值与理论值偏差为-2.41%，二项式拟合复相关系数r=0.961 7。何弥尔等采用星点设计评估灯盏花中灯盏花乙素超声提取法的有效性，并优化超声提取的条件。在单因素试验的基础上，选取超声波作用时间、液料比和乙醇浓度为影响因子，进行3因素3水平的实验设计，以HPLC测定灯盏花乙素得率作为响应值，进行响应面分析(RSM)。优选出最佳提取条件为2.0 g灯盏花原料，超声提取时间24.5 min，乙醇浓度74.7%，液料比19.8 ml/g，二次提取得率预测值为0.641%，验证值为0.632%(n=3)，优于单因素优化结果，与预测值的相对误差为-1.14%。肖莉等采用星点设计-效应面法优化南五味子的提取工艺。以溶剂浓度、溶剂倍数及提取时间为自变量，五味子甲素提取率为因变量，对自变量各水平进行多元线性回归和二项式拟合，用效应面法选择最佳提取工艺条件，进行预测分析，并将预测值与实验值进行比较。结果表明，二项式拟合复相关系数较高，r=0.956 5，最佳提取工艺条件为62%的乙醇溶液回流提取2次，体积倍数为11.20倍，提取时间为3 h。提取率预测值与实验值偏差为0.22%。张良蕾等采用碱水冷浸法从槐花米中提取槲皮素，并以星点设计效应面法设计优化制备工艺。以料液比、提取时间、提取pH值为考察因素，以产量和纯度为指标，分别采用多元线性回归和二项式方程拟合实验结果，绘制效应面和等高线图，由此优化工艺参数。结果显示,最佳提取条件为料液比35,pH10,提取时间为24 h。

3. 均匀设计法

崔红花等以提取时间、浸泡时间、溶剂量、粉碎度为因素,采用均匀设计法考察水蒸气蒸馏法提取砂仁挥发油的最佳提取工艺。结果表明,以砂仁挥发油提取率为指标的最佳提取条件为提取时间450 min,水量182 ml,浸泡时间21 min,药材粒度为原药材。以砂仁挥发油化学成分为指标的最佳提取条件为提取时间445 min,水量191 ml,浸泡时间22 min,药材粒度为原药材。崔红花等又以浸泡时间、加热提取时间、提取溶剂量以及药材粒度为考察因素,采用均匀设计方法优选水蒸气提取花椒挥发油的最佳工艺条件。结果表明,最佳的提取条件为浸泡时间20 min、加热提取时间5 h、提取溶剂量12倍以及药材粒度24目。对于挥发油成分的最佳的提取条件为浸泡时间60 min、加热提取时间1 h、提取溶剂量8倍。

4. 正交试验法

陈象青等分别以阿魏酸和当归多糖为指标,采用正交试验法,以$L_9(3^4)$正交表安排试验,优选当归提取过程中的加水量(A)、提取时间(B)、提取次数(C)和醇沉浓度(D)4个因素。优选得到的最佳提取工艺为加10倍量水,提取时间为1.5 h,提取3次,80%乙醇醇沉。彭晓霞等以芍药苷提取率为指标,乙醇浓度、提取时间、乙醇用量为考察因素,采用二次正交旋转组合设计法优选赤芍醇提回流提取工艺条件。结果表明,最优提取工艺为乙醇浓度73%,提取时间100 min,乙醇用量8.3倍。郭丽冰等以总黄酮提取量为指标,采用正交试验设计对降香总黄酮提取条件进行优选。最佳提取工艺为10倍量70%乙醇,在90℃提取3次,1.5 h/次,测得总黄酮平均提取量为92.13 mg,平均含量为4.61%。郭君阳等以西瑞香素含量为考察指标,采用$L_9(3^4)$正交设计方法优选了哥王中西瑞香素的最佳提取工艺。结果显示,了哥王中西瑞香素的最佳提取工艺为75%乙醇加热回流提取4次,2 h/次。赵燕等采用正交设计的方法,考察加水量、提取时间、提取次数和提取温度对连翘酯苷得量的影响,优选连翘叶中连翘酯苷的最佳提取工艺条件。实验表明,各因素的影响依次为:C>A>B>D,提取次数(C)为主要因素,加水量(A)、提取时间(B)、提取温度(D)为次要因素。提取的最佳工艺条件为16倍量水,60℃温浸法提取3次,每次提取1 h。张明等采用正交设计的方法优化野菊花中主要黄酮成分蒙花苷的提取工艺。结果显示,最优化提取条件为80%乙醇,按8倍药材质量的溶剂量,提取3次,每次2 h。程力惠对影响巴戟天中多糖的提取工艺因素进行系统考察。通过单因素试验,以多糖提取率为指标,分别考察了醇沉浓度、提取温度、液料比、提取时间、提取次数对提取效率的影响,并选取乙醇浓度(A)、提取温度(B)、液料比(C)和提取时间(D)4个因素设计正交试验。结果表明,影响多糖提取率的主次因素为乙醇浓度>液料比>提取时间>提取温度。最佳提取工艺为在70℃下,液料比为30:1时提取4 h,并用80%乙醇沉淀。郑晓珂等采用紫外分光光度法测定总木脂素含量,以提取量为考察指标,用正交设计方法优选马尾松松针中总木脂素的最佳提取工艺。得到最佳提取工艺条件为药材加10倍量的70%乙醇,回流提取3次,每次3 h。结果显示总木脂素含量达到25.18%。贾恒明以淫羊藿苷的含量为指标,应用正交设计筛选淫羊藿的最佳提取工艺条件为浸泡12 h,用8倍量的70%乙醇热回流提取2次,1.5 h/次。许瑞波等以水为提取溶剂,采用单因素和正交设计考察浸提温度、料液比、浸提时间、超声提取时间和提取次数等因素对荠菜多糖提取率的影响。结果表明,荠菜多糖的最适宜提取工艺条件为热水浸提温度为70℃,料液比(原料粉质量g:蒸馏水体积ml)为1:20,热水浸提时间为3 h,然后超声提取30 min,提取3次,荠菜多糖的提取率为2.64%。佟玲等研究用有机溶剂提取两栖蓼中生物碱的最优工艺条件。以乙醇的水溶液为提取溶剂,采用正交试验的方法,优选得到最佳工艺条件为乙醇浓度75%,提取时间3 h,固液比1:12。彭朋等以绿原酸和蒙花苷为指标成分,通过正交设计优选野菊花提取物的制备工艺。优选得到最佳制备工艺为:浸泡6 h,分别以20倍和16倍量的水加热回流2次,每次1 h。刘静等建立杜仲叶中桃叶珊瑚苷和京尼平苷酸的最佳提取工艺。以杜仲叶为试材,乙醇作为提取溶剂,考察热水浸提法、回流法、超声波法和微波法提取杜仲叶中的桃叶珊瑚苷和京尼平苷酸。并采用正交试验考察了乙醇浓度、料液比、回流时间和提取次数对两者提取率的影响。结果表明,回流法提取效果最好,60%乙醇溶液、料液比1∶25、提取1.5 h、提取4次为优化提取方案。吴晓云采用正交试验法,以提取次数、提取时间、溶剂用量为因素,用HPLC法测定盐酸麻黄碱并作为评价指标,筛选50%乙醇回流法提取麻黄中盐酸麻黄碱的最佳工艺条件。结果表明,提取次数对盐酸麻黄碱的提取率有显著性影响,最佳提取工艺为50%乙醇回流提取2次,每次2h,7倍量溶媒。刘志刚等采用正交试验,考察乙醇浓度、提取温度、固液比、提取次数等因素,用HPLC法测定土茯苓提取溶液中落新妇苷的含量,用比色法测定土茯苓提取溶液中总黄酮的含量,并进行综合评价。结果表明,水浴温度和提取次数为主要影响因素,乙醇浓度和固液比为次要因素。最终确定最佳提取工艺为以10倍量60%的乙醇为溶剂,沸水浴回流提取2次,总黄酮提取率可达95.99%。曹红云等采用正交试验法,考察溶剂浓度、溶剂用量、提取时间、提取次数对二球悬铃木树皮中白桦酯酸提取率的影响,采用高效液相色谱法测定其含量。结果显示,对白桦酯酸提取率的影响程度为溶剂浓度＞提取次数＞溶剂用量＞提取时间。最佳工艺为用6倍量95%的乙醇,提取4次,每次96 h。阮菲等采用正交设计,以厚朴酚的含量作为评价指标,对厚朴中厚朴酚的提取工艺进行优化。结果表明,厚朴的提取工艺中各因素的影响程度为NaOH浓度＞溶剂用量＞提取时间。白俊其等以黑豆中总黄酮和干固物的含量为指标,采用正交设计和综合评分法,考察加水量、提取时间、提取次数3个因素对指标的影响,优选何首乌炮制中黑豆汁的制备工艺。优选得到最佳提取条件为加水10倍量,提取时间2 h,提取次数3次。

王显凤采用田口实验设计法,研究补骨脂中补骨脂素和异补骨脂素的最佳提取工艺。采用60%乙醇回流提取,以乙醇用量、提取时间、提取次数作为考察因素,采用$L_9(3^4)$正交表安排实验,补骨脂素和异补骨脂素总量的信噪比(S/N)作为考察指标筛选补骨脂的提取工艺。优选得到的最佳提取条件为乙醇用量为5倍,提取时间为1.5 h,提取3次。赵强强等采用田口实验设计法研究黄芪多糖的最佳提取工艺。以黄芪多糖提取量的信噪比(S/N)作为指标,采用$L_9(3^3)$正交表安排试验,考察加水量、提取时间、提取次数对黄芪多糖提取工艺的影响。优选得到最佳提取条件为加6倍量水,提取时间为1.5 h,提取3次。

(谭红胜)

[附] 参 考 文 献

B

Bai N S, He K, Zhou Z, et al. Ent-kaurane kiterpenoids from rabdosia rubescens and their cytotoxic effects on human cancer cell lines[J]. Planta Medica, 2010, 76(2): 140

白俊其,宋艳刚,丘小惠. 综合评分法优选黑豆汁提取工艺[J]. 中国实验方剂学杂志, 2010, 16(8): 4

白云凤, 袁辉, 薛胜霞. 中心组合试验设计和响应面分析优化柑桔皮中柚皮苷提取工艺[J]. 中华中医药学刊, 2010, 28(2): 372

C

Cai L, Song L, Wang F P*, et al. Piepunine, a novel bis-diterpenoid alkaloid from the roots of Aconitum piepunense[J]. Helvetica Chimica Acta, 2010, 93(11): 2251

Cai X H, Wang Y Y, Zhao P J, et al. Dolabellane diterpenoids from Aglaia odorata[J]. Phytochemistry, 2010, 71(8): 1020

Cai X H, Zeng C X, Luo X D*, et al. Monoterpenoid indole alkaloids from Alstonia mairei[J]. Helvetica Chimica Acta, 2010, 93(10): 2037

Chai X Y, Li F F, Bai C C, et al. Three new acylated glycosides from the stems of Casearia velutina and their protective effect against H_2O_2 - induced impairment in PC_{12} cells[J]. Planta Medica, 2010, 76(1): 91

Chang C L, Wang G J, Zhang L J, et al. Cardiovascular protective flavonolignans and flavonoids from Calamus quiquesetinervius[J]. Phytochemistry, 2010, 71(2&3): 271

Chang J M, Shen C C, Huang Y L, et al. Two new glycosides from Leonurus japonicus[J]. Journal of Asian Natural Products Research, 2010, 12(9): 740

Chang J Y, El-Razek M H, Shen Y C*, et al. Phytoquinoids and secoprezizaane-type sesquiterpenes from Illicium arborescens[J]. Helvetica Chimica Acta,

2010,93(1):123

Chen C Y, Yang W L, Hsui Y R. A novel sesquiterpenoid from the roots of *Cinnamomum subavenium* [J]. Natural Product Research, 2010, 24 (5):423

Chen F Z, Chen Q H, Wang F P. C_{19}-Diterpenoid alkaloids from *Delphinium umbrosum* [J]. Journal of Asian Natural Products Research, 2010, 12(6):498

Chen G, Xu N, Li Z F, et al. Steroidal glycosides with anti-tumor activity from the roots of *Cynanchum wallichii* Wight.[J]. Journal of Asian Natural Products Research, 2010,12(56):453

Chen M, Qin J J, Fu J J, et al. Blumeaenes A - J, sesquiterpenoid esters from *Blumea balsamifera* with NO inhibitory activity[J]. Planta Medica, 2010, 76(9):897

Chen R D, Jia J M*, Dai J G*, et al. Chemical constituents from the cell cultures of *Saussurea involucrate* [J]. Journal of Asian Natural Products Research,2010,12(2):118

Chen T H, Huang Y H, Lin J J, et al. Cytotoxic lignan esters from *Cinnamomum osmophloeum*[J]. Planta Medica,2010,76(6):613

Chen W H, Wu Q X, Wang R, et al. Oxytrofalcatins A - F, N - benzoylindole analogues from the roots of *Oxytropis falcata* (Leguminosae)[J]. Phytochemistry, 2010,71(8):1002

Chen X M, Qian S H, Feng F. Two new tetrahydronaphthalenes from the stem of *Impatiens balsamina* L.[J]. Chinese Chemical Letters, 2010, 21 (4):440

Chen X X, Zhou S D, Cao Y*, et al. Additional ent-kaurane diterpenoids from *Rubus corchorifolius* L. f.[J]. Helvetica Chimica Acta,2010,93(1):84

Chen X, Luo J G, Kong L Y. Two new triterpenoid saponins from *Dianthus superbus* L.[J]. Journal of Asian Natural Products Research,2010,12(6):458

Chen Y G, Yang J H, Zhang Y, et al. *A new alloside from Neocheiropteris palmatopedata* [J]. Chemistry of Natural Compounds,2010,46(2):173

Chen Y G, Zhang Y, Liu Y, et al. A new triterpenoid acid from *Schisandra henryi* [J]. Chemistry of Natural Compounds,2010,46(4):569

Chen Y Q, Zhang W D, Kong L Y, et al. Delavayol, a novel sesquiterpene from *Incarvillea delavayi* Bureau et Franchet [J]. Natural Product Research, 2010, 24 (10):915

Cheng C R, Yue Q X, Wu Z Y, et al. Cytotoxic triterpenoids from *Ganoderma lucidum* [J]. Phytochemistry,2010,71(13):1579

Cheng L, Kong D Y, Hu G, et al. A new 9,10 - dihydrophenanthrenedione from *Cannabis sativa* [J]. Chemistry of Natural Compounds,2010,46(5):710

Cheng L, Li N*, Ma Z J*, et al. Eleven new triterpenes from *Eurycorymbus cavaleriei*[J]. Helvetica Chimica Acta,2010,93(11):2263

Cheng M J, Lo W L, Huang J C, et al. Isolation of a new monoterpenic ester from the leaves of *Michelia compressa* (Maxim.) Sargent var. *formosana Kanehira* (Magnoliaceae)[J]. Natural Product Research, 2010, 24 (7):682

Cheng M J, Lo W L, Tseng W S, et al. A novel normonoterpenoid from the stems of *Cinnamomum reticulatum* Hay.[J]. Natural Product Research, 2010, 24 (8):732

Cheng M J, Wang T A, Lee S J, et al. A new butanolide and a new secobutanolide from *Litsea lii* var. *nunkao-tahangensis*[J]. Natural Product Research, 2010, 24(7):647

蔡玲,李爱阳.固相微萃取-GC-MS联用分析白芷挥发性成分[J].中成药,2010,32(7):1179

蔡伟,熊耀康,余陈欢.3种紫苏属植物挥发油化学成分的GC-MS分析[J].云南中医中药杂志,2010,31(8):63

曹桂云,蒋海强,范辉,等.顶空固相萃取与气质联用分析白车轴草中挥发性成分[J].辽宁中医药大学学报,2010,12(4):219

曹红云,杨春华,梁敬钰*,等.正交试验优选二球悬铃木树皮中白桦酯酸的提取工艺[J].海峡药学,2010,22(1):18

柴玲,林朝展,祝晨蔯*,等.全缘叶紫珠叶挥发油化学成分分析[J].中药材,2010,33(3):382

陈文娟,吴水华,缪存信,等.不同溶剂萃取野生金线莲挥发油的GC-MS分析[J].辽宁中医药大学学报,2010,12(10):42

陈象青,刘圣,方焱,等.多指标正交试验优选当归提取工艺[J].中国实验方剂学杂志,2010,16(8):25

陈勇,杨晨,魏后超,等.磨盘草挥发油化学成分的GC-MS分析[J].中国民族民间医药,2010,19(3):25

程丁惠,王建壮,卢丽霞.正交设计优选巴戟天中多糖提取工艺[J].中药材,2010,33(1):125

初洪波,张玲,赫玉芳,等.银线草的挥发油成分研究[J].长春中医药大学学报,2010,26(4):488

崔红花,赵英日,沈志滨*,等.花椒挥发油的多指标均匀试验数据的提取优化工艺研究[J].中成药,2010,32(7):1132

崔红花,赵英日,沈志滨,等.砂仁中挥发油成分的多

指标均匀设计提取工艺分析[J]. 时珍国医国药,2010,21(7):1816

D

Deng A J, Qin H L. Cytotoxic dihydrobenzophenanthridine alkaloids from the roots of *Macleaya microcarpa* [J]. Phytochemistry,2010,71(7&8):816

Deng B, Mu S Z, Zhang J X, et al. New diterpenoids from the roots of *Euphorbia ebracteolata* Hayata[J]. Natural Product Research,2010,24(16):1503

Deng Y R, Wei Y P, Yin F, et al. A new cardenolide and two new pregnane glycosides from the root barks of *Periploca sepium* [J]. Helvetica Chimica Acta, 2010, 93(8):1602

Di X M, Yan F L, Feng C, et al. A new ent-kaurane diterpenoid from *Isodon japonica* [J]. Chinese Chemical Letters,2010,21(2):200

Ding B, Ma W W, Yao X S*, et al. Biologically active iridoids from *Hedyotis diffusa* [J]. Helvetica Chimica Acta,2010,93(12):2488

Dong F Y, Guan L N, Zhang Y H, et al. Acylated flavone C-glycosides from *Hemistepta lyrata*[J]. Journal of Asian Natural Products Research,2010,12(9):776

Dong L P, Chen C X, Liu H Y*, et al. A new dinorclerone diterpenoid glycoside from *Tinospora sinensis* [J]. Natural Product Research,2010,24(1):13

Dong S W, Wang X*, Cai S Q*, et al. Sesquiterpene and aristolochic acid derivatives from *Thottea hainanensis* [J]. Helvetica Chimica Acta,2010,93(2):354

Dong W W, Yang D J, Lu R H. Chemical constituents from the rhizome of *Acorus calamus* L. [J]. Planta Medica,2010,76(5):454

Dong X W, Li R J, Gao X, et al. Bakkenolides from *Petasites tatewakianus*[J]. Fitoterapia,2010,81(3):153

Duan C L, Ma X F, Jiang Y, et al. Two new furostanol glycosides from the fibrous root of *Ophiopogon japonicus* (Thunb.) Ker-Gawi [J]. Journal of Asian Natural Products Research,2010,12(9):745

邓放,涂永勤,董小萍. 美花圆叶筋骨草挥发油的GC-MS分析[J]. 成都中医药大学学报,2010,33(1):82

丁琳琳,刘强,段宏泉*,等. 四合木中的三萜类化学成分研究[J]. 药物评价研究,2010,33(3):216

杜泽乡,吴怀恩,李芳耀,等. 尖叶光萼苔挥发性成分的分析[J]. 时珍国医国药,2010,21(2):336

段鹤君,付朝晖. 细辛挥发油化学成分研究[J]. 中药材,2010,33(4):562

F

Fan H, Zang Y, Hu J F*, et al. Triterpenoids and iridoid glycosides from *Gentiana dahurica*[J]. Helvetica Chimica Acta,2010,93(12):2439

Fan L, Lu J C, Xu B B, et al. Oleanane saponins from rhizome of *Anemone raddeana* [J]. Helvetica Chimica Acta,2010,93(1):58

Fang S T, Liu J K, Li B. A novel 1, 10 - seco withanolide from *Physalis peruviana*[J]. Journal of Asian Natural Products Research,2010,12(7):618

Feng S X, Xu L X, Wu M, et al. A new coumarin from *Sarcandra glabra*[J]. Fitoterapia,2010,81(6):472

Feng W S, Gao L, Zheng X K, et al. A new lathyrane diterpene glycoside from *Euphorbia helioscopia* L. [J]. Chinese Chemical Letters,2010,21(2):191

Feng W S, Zang X Y, Zheng X K, et al. Two new dihydrobenzofuran lignans from *Rabdosia lophanthoides* (Buch.-Ham. ex D. Don) Hara[J]. Journal of Asian Natural Products Research,2010,12(7):557

Feng W S, Zhang Y L, Zheng X K, et al. A new flavonol glycoside from *Hydrangea macrophylla* (Thunb.)Seringe[J]. Chinese Chemical Letters,2010,21(6):690

Feng X, Wang J S, Kong L Y*, et al. A pair of sesquiterpene glucosides from the leaves of *Nicotiana tabacum*[J]. Journal of Asian Natural Products Research,2010,12(3):252

Feng Y L, Xie B, Yang S L*, et al. A new sulfated triterpenoid from the bark of *Zygophyllum fabago* L. [J]. Chinese Chemical Letters,2010,21(9):1100

Fu H W, Zhang L, Yi T, et al. Two new guaiane-type sesquiterpenoids from the fruits of *Daucus carota* L. [J]. Fitoterapia,2010,81(5):443

Fu H Z, Luo Y M*, Ji T F*, et al. *A new tetrahydrophenanthrene from Chloranthus henryi* [J]. Chinese Chemical Letters,2010,21(2):206

Fu H Z, Luo Y M, Li C J, et al. Psidials A-C, three unusual meroterpenoids from the leaves of *Psidium guajava* L. [J]. Organic Letters,2010,12(4),656

Fu W, Lei Y F, Ruan J L*, et al. A new alkylene dihydrofuran glycoside with antioxidation activity from the root bark of *Morus alba* L. [J]. Chinese Chemical Letters,2010,21(7):821

方成武,陈佳佳,刘守金. 凤丫蕨根茎化学成分研究[J]. 中药材,2010,33(4):557

方洪壮,孙国东,宗希明,等. 黑龙江省满山红油的GC-MS分析[J]. 中国实验方剂学杂志,2010,16(8):47

冯旭,王丽丽,覃洁萍*,等. 王不留行挥发油化学成分的GC-MS分析[J]. 广西中医药,2010,33(3):56

符玲,王海波,王健,等. 中药大蓟地上部位的GC-

MS 分析[J]. 中国民族民间医药,2010,19(3):11

付娟,赵桦. 吴茱萸和密楝叶中挥发油成分的气相色谱-质谱分析[J]. 时珍国医国药,2010,21(1):60

G

Gan L S, Zhao X, Zhou C X. Sarcidumitol, a new naturally occurring 2,6-dideoxy-disacchariditol from *Sarcostemma acidum* [J]. Chemistry of Natural Compounds,2010,46(1):5

Gao F, Liu X Y, Wang F P. Three new C_{19}-diterpenoid alkaloids from *Aconitum hemsleyanum* var. *circinatum*[J]. Helvetica Chimica Acta,2010,93(4):785

Gao G C, Luo X M, Zhang S*, et al. Catunaregin and epicatunaregin, two norneolignans possessing an unprecedented skeleton from *Catunaregam spinosa*[J]. Helvetica Chimica Acta,2010,93(2):339

Gao H Y, Guo Z H, Cheng P, et al. New triterpenes from *Salacia hainanensis* Chun et How with α-glucosidase inhibitory activity [J]. Journal of Asian Natural Products Research,2010,12(10):834

Geng C A, Zhang X M, Ma Y B, et al. Three new secoiridoid glycoside dimers from *Swertia mileensis* [J]. Journal of Asian Natural Products Research, 2010, 12(6):542

Geng D, Shi Y, Min Z D, et al. A new diterpenoid from *Euphorbia helioscopia* [J]. Chinese Chemical Letters,2010,21(1):73

Gong Q Q, Mu L H, Liu P, et al. New triterpenoid sapoin from *Ardisia gigantifolia* Stapf [J]. Chinese Chemical Letters,2010,21(4):449

Gong T, Zhang T, Chen R Y*, et al. Two new isoflavone glycosides from *Mucuna birdwoodiana* [J]. Journal of Asian Natural Products Research, 2010, 12(3):199

Guo D X, Xiang F, Wang X N, et al. Labdane diterpenoids and highly methoxylated bibenzyls from the liverwort *Frullania inouei* [J]. Phytochemistry, 2010, 71(13):1573

Guo J, Fang X, Hao X J*, et al. Kansuinine J, a new macrocyclic diterpenoid from the roots of *Euphorbia kansui*[J]. Chinese Chemical Letters,2010,21(8):943

Guo Z Y, Zou K, Dan F J, et al. Panajaponin, a new glycosphingolipid from *Panax japonicus* [J]. Natural Product Research,2010,24(1):86

高义霞,景红艳,杨声*,等. 响应面分析法优化乳苣总黄酮提取工艺的研究[J]. 中药材,2010,33(4):621

郭君阳,郝桂彤,孙立新. 了哥王中西瑞香素提取工艺的正交实验设计优选[J]. 时珍国医国药,2010,21(9):2190

郭丽冰,王蕾,严优芍. 降香总黄酮提取工艺的正交设计实验优选[J]. 时珍国医国药,2010,21(8):1965

H

Han W L, Zhang X Q, Wang G C, et al. Three new flavane glucosides from the leaves of *Morus wittiorum* [J]. Journal of Asian Natural Products Research,2010,12(8):680

He D H, Chen J S, Ding K Y*, et al. A new iridoid glycoside from *Paederia scandens*[J]. Chinese Chemical Letters,2010,21(4):437

He K, Du J. Two new steroidal alkaloids from the roots of *Sarcococca ruscifolia* [J]. Journal of Asian Natural Products Research,2010,12(3):233

Hu C Y, Xu D P, Wu Y M, et al. Triterpenoid saponins from the rhizome of *Polygonatum sibiricum*[J]. Journal of Asian Natural Products Research, 2010, 12(9):801

Hu Y, Li X D, Wang J H*, et al. Two novel sesquiterpenoids from the roots of *Ferula ferulaeoides* (Steud.) Korov [J]. Helvetica Chimica Acta, 2010, 93(5):1019

Hu YC, Ma S G, Yu S S, et al. Phenolic glycosides isolated from the bark of *Lysidice brevicalyx* Wei. [J]. Journal of Asian Natural Products Research, 2010, 12(6):516

Hua Y, Chen C X, Zhou J. Two new triterpenoid saponins from *Polygala crotalarioides* [J]. Chinese Chemical Letters,2010,21(9):1107

Hua Y, Liu H Y, Ni W, et al. Two new 5α-adynerin-type compounds from *Parepigynum funingense* [J]. Chinese Chemical Letters,2010,21(7):846

Huang X J, Wang Y, Yin Z Q, et al. Two new dimeric secoiridoid glycosides from the fruits of *Ligustrum lucidum*[J]. Journal of Asian Natural Products Research, 2010,12(8):685

Huang X Z, Yin Y, Dai Y*, et al. Two new ceramides from the stems of *Piper betle* L. [J]. Chinese Chemical Letters,2010,21(4):433

Huang Y C, Hwang T L, Yang Y L, et al. Acetogenin and prenylated flavonoids from *Helminthostachys zeylanica* with inhibitory activity on superoxide generation and elastase release by neutrophils[J]. Planta Medica,2010,76(5):447

Huang Y, Aisa H A. Three new diterpenoids from *Euphorbia sororia* L. [J]. Helvetica Chimica Acta,2010, 93(6):1156

Huang Z S, Pei Y H, Liu C M, et al. Highly oxygenated guaianolides from *Artemisia dubia*[J]. Planta Medica,2010,76(15):1710

Huo C H, Liang H, Wang B, et al. New neolignan glycosides and a new cerebroside from *Symplocos caudata*[J]. Chemistry of Natural Compounds,2010,46(3):343

韩毅丽,高黎明,魏太宝.米口袋挥发油化学成分研究[J].山西中医学院学报,2010,11(1):18

郝兰芳,李慧芬,周烨.沉香挥发油化学成分分析[J].中草药,2010,41(2):210

何弥尔,王伟,吴立生,等.星点设计-效应面法优选灯盏花乙素超声提取工艺[J].中药材,2010,33(6):984

何前松,冯泳,彭全材,等.GC-MS分析臭常山根、茎及叶中主要挥发性化学成分[J].中国实验方剂学杂志,2010,16(9):83

何文妮,叶敏,果德安*,等.浮萍中黄酮类化学成分的分离与鉴定[J].沈阳药科大学学报,2010,27(11):871

黄小燕,乙引,张习敏,等.气相色谱-质谱联用测定黔产金钗石斛精油成分研究[J].时珍国医国药,2010,21(4):889

J

Ji Y, Feng X, Xiao C C, et al. A new polyacetylene glycoside from the rhizomes of *Atractylodes lancea*[J]. Chinese Chemical Letters,2010,21(7):850

Jiang J H, Liu Y, Chen Y G*, et al. Two new lycopodine alkaloids from *Huperzia serrata*[J]. Helvetica Chimica Acta,2010,93(6):1187

Jiang Z B, Liu H L, Liu X Q, et al. Chemical constituents of *Gentiana macrophylla* Pall.[J]. Natural Product Research,2010,24(15):1365

Jin Y S, Du J L, Chen H S, et al. A new indole alkaloid from *Ervatamia yunnanensis*[J]. Fitoterapia,2010,81(1):63

季晓燕,王亚敏,梁逸曾*,等.8种化湿药挥发油成分的气相色谱-质谱研究[J].时珍国医国药,2010,21(1):71

贾恒明,邢俊波.正交设计优选淫羊藿中淫羊藿苷提取工艺[J].解放军药学学报,2010,26(3):223

江宁,龚力民,刘塔斯,等.吴茱萸叶挥发油成分的GC-MS分析[J].湖南中医药大学学报,2010,30(1):43

蒋庭玉,崔红,孟凡君.拐芹当归挥发性化学成分的气相色谱-质谱联用研究[J].时珍国医国药,2010,21(7):1615

景莹,张晓琦,叶文才*,等.蒙桑叶化学成分研究[J].天然产物研究与开发,2010,22:181

K

Ke R, Zhu E Y, Chou G X. A new phenylpropanoid glycoside from Cirsium setosum[J].药学学报,2010,45(7):879

Kong Y, Xiao J J, Meng S C, et al. A new cytotoxic flavonoid from the fruit of *Sinopodophyllum hexandrum*[J]. Fitoterapia,2010,81(5):367

康琛,张强,李曼玲*,等.GC-MS法鉴定芫蔚子挥发油的化学成分[J].中国实验方剂学杂志,2010,16(3):36

L

Lan M S, Ma J X, Tan C H*, et al. Chemical constituents of *Phyllanthus reticulatus*[J]. Helvetica Chimica Acta,2010,93(11):2276

Lei C, Huang S X, Xiao W L, et al. Bisnortriterpenoids possessing an 18-nor-schiartane skeleton from *Schisandra propinqua* var. *propinqua*[J]. Planta Medica,2010,76(14):1611

Li B L, Shen Q, Duan H Q*, et al. Two new terpenes from *Tripterygium wilfordii*[J]. Chinese Chemical Letters,2010,21(7):827

Li C Y, Gao H, Yao X S*, et al. Three new diterpenoids from *Rabdosia lophanthoides* var. *gerardiana*[J]. Helvetica Chimica Acta,2010,93(3):450

Li G Y, Zhang Y H, Yang B Y, et al. Leiyemudanosides A-C, three new bidesmosidic triterpenoid saponins from the roots of *Caulophyllum robustum*[J]. Fitoterapia,2010,81(3):200

Li H J, Cai Y T, Lan W J. Metabolites of marine fungus *Aspergillus* sp. collected from soft coral *Sarcophyton tortuosum*[J]. Chemical Research in Chinese University,2010,26(3):415

Li J, Li F, Lu Y Y, et al. A new dilactone from the seeds of *Gaultheria yunnanensis*[J]. Fitoterapia,2010,81(1):35

Li J, Li M Y, Feng G, et al. Limonoids from the seeds of a Godavari mangrove, *Xylocarpus moluccensis*[J]. Phytochemistry,2010,71(16):1917

Li J, Xu L, Wang F P. New cytotoxic myrsinane-type diterpenes from *Euphorbia prolifera*[J]. Helvetica Chimica Acta,2010,93(4):746

Li L B, Ren J, Zhu H J*, et al. Three new sesquiterpenoids from *Echinops ritro* L.[J]. Helvetica Chimica Acta,2010,93(7):1344

Li L Z, Gao P Y, Peng Y, et al. A novel daphnane-type diterpene from the flower bud of *Daphne genkwa*[J]. Chemistry of Natural Compounds,2010,46(3):380

Li L Z, Gao P Y, Song S J*, et al. Daphnane-type diterpenoids from the flower buds of *Daphne genkwa*[J].

Helvetica Chimica Acta,2010,93(6):1172

Li N*, Wang T M, Wang K J*, et al. Norlignans from rhizomes of *Curculigo sinensis*[J]. Helvetica Chimica Acta,2010,93(4):724

Li S F,Li S L*,Hao X J*,et al. Anthraquinones and lignans from *Cassia occidentalis*[J]. Helvetica Chimica Acta,2010,93(9):1795

Li S X, Wang F, Deng X H, et al. A new alkaloid from the stem of *Sparganium stoloniferum* Buch.-Ham [J]. Journal of Asian Natural Products Research,2010,12(3):331

Li X R,Xin B,Wang G L,et al. Two new triterpenes from *Lysimachia foenum-graecum* [J]. Journal of Asian Natural Products Research,2010,12(3):204

Li X W, Guo Z T, Zhao Y, et al. Chemical constituents from *Saussurea cordifolia* [J]. Phytochemistry,2010,71(5&6):682

Li X, Wang D, Cui Z. A new cytisine-type alkaloid from the stem bark of *Maackia amurensis*[J]. Natural Product Research,2010,24(16):1499

Li Y Y,Chou G X,Wang Z T. New diarylheptanoids and kavalactone from *Alpinia katsumadai* Hayata[J]. Helvetica Chimica Acta,2010,93(2):382

Li Z L,Qian S H,Pu S B. Two new taraxastane-type triterpenoids from the fruit of *Cicuta virosa* L. var. *latisecta* Celak[J]. Chinese Chemical Letters, 2010, 21(3):317

Liang Y H,Wang W,Yu S W,et al. A new chiratane type triterpenoid from the rhizomes of *Drynaria fortunei* [J]. Fitoterapia,2010,81(8):988

Liang Z Y, Yang X S, Wang Y, et al. Two new chalcones from *Fordia cauliflora*[J]. Chinese Chemical Letters,2010,21(7):818

Lin B D,Chen H D,Liu J,et al. Mulavanins A-E: limonoids from *Munronia delavayi*[J]. Phytochemistry, 2010,71(13):1596

Lin I J, Lo W L, Chia Y C, et al. Isolation of new esters from the stems of *Cinnamomum reticulatum* Hay. [J]. Natural Product Research,2010,24(8):775

Lin L,Chen D L,Wang F P*,et al. Trichocarpinine,a novel hetidine-hetisine type bisditerpenoid alkaloid from *Aconitum tanguticum* var. *trichocarpum*[J]. Helvetica Chimica Acta,2010,93(1):118

Liu C C, Abd E M, Liaw C C, et al. Arisanschinins A-E, lignans from *Schisandra arisanensis* Hay. [J]. Planta Medica,2010,76(14):1605

Liu G Y, Li X W, Wang N B, et al. Three new dammarane-type triterpene saponins from the leaves of *Panax ginseng* C. A. Meyer [J]. Journal of Asian Natural Products Research,2010,12(9):865

Liu H L, Huang X Y, Dong M L, et al. Piperidine alkaloids from Chinese mangrove *Sonneratia hainanensis* [J]. Planta Medica,2010,76(9):920

Liu H W,Zhao Y S,Zhao F*,et al. Four new 1,4-benzoquinone derivatives and one new coumarin isolated from *Ardisia gigantifolia*[J]. Helvetica Chimica Acta, 2010,93(2):249

Liu H, Chou G X, Guo Y L, et al. Norclerodane diterpenoids from rhizomes of *Dioscorea bulbifera*[J]. Phytochemistry,2010,71(10):1174

Liu H,Jin Y S,Song Y,et al. Three new compounds from *Arnebia euchroma* [J]. Journal of Asian Natural Products Research,2010,12(3):286

Liu J B, Wang L S, Zhao D Q, et al. *A new lignan from Saururus chinensis* [J]. Chemistry of Natural Compounds,2010,46(4):631

Liu J F, Jiang Z Y, Geng C A, et al. Two new phenylpropanoid derivatives and other constituents from *Illicium simonsii* active against oral microbial organisms [J]. Planta Medica,2010,76(13):1464

Liu J F,Jiang Z Y,Zhang Q,et al. Henrylactones A-E and anti-HBV constituents from *Illicium henryi*[J]. Planta Medica,2010,76(2):152

Liu J, Xu J, Zhao X J, et al. A new heterocyclic compound from *Cyathula officinalis* Kuan[J]. Chinese Chemical Letters,2010,21(1):70

Liu L L, Wang R, Shi Y P*, et al. Diversity of sesquiterpenoids from *Carpesium cernuum* [J]. Helvetica Chimica Acta,2010,93(3):595

Liu P, Deng R X, Yin W P, et al. A new nortriterpenoid from *Phlomis umbrosa* [J]. Chemistry of Natural Compounds,2010,46(4):566

Liu P, Liu L, Tang Y P*, et al. A new cerebroside and its anti-proliferation effect on VSMCs from the radix of *Cyperus rotundus* L. [J]. Chinese Chemical Letters, 2010,21(5):606

Liu Q,Zhao P,Zhang Y J*,et al. New α-tetralone galloylglucosides from the fresh pericarps of *Juglans sigillata*[J]. Helvetica Chimica Acta,2010,93(2):265

Liu S Z, Feng J Q, Zhao W M*, et al. A new monoterpene-coumarin and a new monoterpene-chromone from *Gerbera delavayi*[J]. Helvetica Chimica Acta,2010, 93(10):2026

Liu X T, Wang Z Z, Xiao W, et al. Cholestane glycosides and trihydroxy fatty acids from the rhizomes of *Dioscorea septemloba*[J]. Planta Medica,2010,76(3):291

Liu X, Wang C Y, Shao C L, et al. Chemical constituents from the fruits of *Ligustrum lucidum* [J]. Chemistry of Natural Compounds, 2010, 46(5): 701

Liu Y D, Aisa H A. Three new lignans from the seeds of *Saussurea involucrata* [J]. Journal of Asian Natural Products Research, 2010, 12(10): 828

Liu Z L, Liu Y Q, Zhao L, et al. The phenylpropanoids of *Aster flaccidus* [J]. Fitoterapia, 2010, 81(2): 140

Lo W L, Huang J C, Chen C Y*, et al. Isolation of new aristolactam and dioxoaporphine from the leaves of *Michelia compressa* var. *lanyuensis* (Magnoliaceae) [J]. Natural Product Research, 2010, 24(4): 326

Lu D, Liu J P, Li P Y. Dihydrophenanthrenes from the stems and leaves of *Dioscorea nipponica* Makino [J]. Natural Product Research, 2010, 24(13): 1253

Lu J, Jin Y R, Liu G Y, et al. *Flavonoids from the leaves of Actinidia kolomikta* [J]. Chemistry of Natural Compounds, 2010, 46(2): 205

Lu X L, Cao X, Liu X Y, et al. Iridoid glycosides from *Saprosma ternatum* [J]. Planta Medica, 2010, 76(15): 1746

Lu Y N, Chai X Y, Xu Z R, et al. Three new phenolic glycosides and a new triterpenoid from the stems of *Scolopia chinensis* [J]. Planta Medica, 2010, 76(4): 358

Luo D Q, Zhu W L, Yang X L, et al. Two new daphniphyllum alkaloids from *Daphniphyllum calycinum* [J]. Helvetica Chimica Acta, 2010, 93(6): 1209

Lv L, Tian X Y, Fang W S. Three new antioxidant C-glucosylanthrones from *Aloe nobilis* [J]. Journal of Asian Natural Products Research, 2010, 12(6): 443

李昌勤,姬志强,康文艺.藿香挥发油的HS-SPME-GC-MS分析[J].中草药,2010,41(9):1443

李东星,解成喜.维药肉豆蔻衣挥发油的气相色谱-质谱分析[J].中成药,2010,32(8):1430

李福双,徐康平,谭贵山*,等.乳香大环二萜类化学成分研究[J].有机化学,2010,30(1):107

李坤,刁云鹏,杨红*,等.锦灯笼果实的化学成分研究[J].有机化学,2010,30(1):128

李培源,霍丽妮,苏炜*,等.臭牡丹挥发油化学成分的GC-MS分析[J].广西中医药,2010,33(4):56

李雪松,龚力民,周小江*,等.椿皮挥发成分的GC-MS分析[J].湖南中医药大学学报,2010,30(7):31

李勇,李青山.红树植物桐花树的化学成分研究[J].中国海洋药物杂志,2010,29(3):33

梁洁,王雯慧,李耀华,等.广西产龙眼花挥发油成分GC-MS分析[J].中药材,2010,33(8):1270

梁洁,王雯慧,甄汉深,等.广西产龙眼叶及花挥发油成分气质联用分析[J].中国实验方剂学杂志,2010,16(9):52

梁颖,陶勇,张小红,等.八角茴香不同部位挥发油化学成分GC-MS分析[J].中药材,2010,33(7):1102

梁正芬,王茂媛,王祝年*,等.毛老虎种籽挥发油气相色谱-质谱联用的研究[J].时珍国医国药,2010,21(6):1438

廖华军,彭国平.北沙参挥发油化学成分GC-MS分析[J].辽宁中医药大学学报,2010,12(7):104

廖彭莹,张颖君,王一飞,等.广东土牛膝的化学成分[J].云南植物研究,2010,32(2):183

林朝展,柴玲,祝晨蒨*,等.枇杷叶紫珠叶挥发油化学成分的研究[J].时珍国医国药,2010,21(9):2275

林崇良,林观样,楚生辉,等.浙产异叶回芹花序挥发油化学成分的研究[J].江西中医药,2010,41(5):53

林峰,戴好富,梅文莉*,等.两批接菌法所产沉香挥发油化学成分的气相色谱-质谱联用分析[J].时珍国医国药,2010,21(8):1901

林珊,曾建伟,吴锦忠*,等.泥胡菜挥发油化学成分GC-MS分析[J].福建中医学院学报,2010,20(4):27

林茵,王麟,袁珂*,等.厚朴炮制前后挥发油化学成分的GC-MS分析[J].中草药,2010,41(8):1261

刘偲翔,董晓敏,刘布鸣*,等.广西九里香挥发油GC-MS研究[J].中国实验方剂学杂志,2010,16(3):26

刘偲翔,刘布鸣,何开家,等.长柱十大功劳挥发油的化学成分分析[J].中药材,2010,33(7):1099

刘虹宇,曹佩雪,梁光义*,等.GC-MS分析白玉兰果壳与种子挥发油成分[J].中成药,2010,32(9):1631

刘静,吕海涛.正交试验法优选杜仲叶中桃叶珊瑚苷和京尼平苷酸的提取工艺研究[J].中南药学,2010,8(9):661

刘雷,吴卫,傅之屏,等.鱼腥草野生居群人工栽培后挥发油成分分析[J].中国中药杂志,2010,35(7):876

刘向前,李丽丽,郑礼胜,等.20种湖南产菊科植物挥发油成分的GC-MS研究[J].湖南中医药大学学报,2010,30(3):28

刘志刚,曾祥腾,吴新荣*,等.正交试验优化土茯苓黄酮类成分提取工艺研究[J].中华中医药学刊,2010,28(3):466

吕邵娃,刘栋,匡海学*,等.星点设计-效应面法优化龙芽楤木叶提取工艺[J].中药材,2010,33(3):442

罗明可,陈文娟,柯伙钊*,等.气相色谱-质谱对不同溶剂萃取福建组培金线莲挥发油的分析[J].时珍国医国药,2010,21(9):2192

M

Ma J P, Qiao X, Pan S, et al. New isoprenylated flavonoids and cytotoxic constituents from *Artocarpus tonkinensis*[J]. Journal of Asian Natural Products Research,2010,12(7):586

Ma J, Whittaker P, Keller A C, et al. Cucurbitane-type triterpenoids from *Momordica charantia*[J]. Planta Medica,2010,76(15):1758

Ma T J, Shi X C, Jia C X. A new benzophenone C-glycoside from *Polygala telephioides* Willd.[J]. Chinese Chemical Letters,2010,21(5):584

Ma X C*, Gou Z P, Xin X L*, et al. A new ent-labdane diterpenoid lactone from *Andrographis paniculata*[J]. Chinese Chemical Letters, 2010, 21(5):587

Mei W L, Han Z, Cui H B, et al. A new cytotoxic iridoid from *Callicarpa nudiflora*[J]. Natural Product Research,2010,24(10):899

Meng D H, Wu J, Wang L Y, et al. Two new glycosides from *Breynia vitis-idaea*[J]. Journal of Asian Natural Products Research,2010,12(6):535

Meng D H, Wu J, Zhao W M. Glycosides from *Breynia fruticosa* and *Breynia rostrata*[J]. Phytochemistry,2010,71(2):325

Miao C P, Wu S H, Luo B Z, et al. A new sesquiterpenoid from *Ligusticum chuanxiong* Hort[J]. Fitoterapia,2010,81(8):1088

马捷琼,袁博,刘缠民,等.声磁发生器结合响应曲面优化平盖灵芝提取工艺的研究[J].中国实验方剂学杂志,2010,16(11):6

N

Na Z, Hu H B, Fan Q F. A novel caged-prenylxanthone from *Garcinia bracteata*[J]. Chinese Chemical Letters,2010,21(4):443

Na Z, Hu H B, Fan Q F. Three new caged prenylxanthones from *Garcinia bracteata*[J]. Helvetica Chimica Acta,2010,93(5):958

Ni G, Zhang Q J, Wang Y H, et al. Chemical constituents of the stem bark of *Morus cathayana*[J]. Journal of Asian Natural Products Research, 2010, 12(6):505

Ning J, Di Y T, Wang Y Y, et al. Cytotoxic activity of trijugin-type limonoids from *Cipadessa baccifera*[J]. Planta Medica,2010,76(16):1907

Ning J, He H P, Li S F, et al. Triterpenoids from the leaves of *Toona ciliate*[J]. Journal of Asian Natural Products Research,2010,12(6):448

Niu Y, Zhang L, Zhou Z Y, et al. A new compound from *Hypericum reptans*[J]. Journal of Asian Natural Products Research,2010,12(8):719

O

Ouyang D W, Ni X, Xu H Y, et al. Pterosins from *Pteris multifida*[J]. Planta Medica,2010,76(16):1896

欧阳婷,麦曦.浙江蜡梅叶挥发油化学成分 GC-MS 分析[J].中药材,2010,33(3):385

P

Pan J H, Deng J J, Lin Y C*, et al. New lactone and xanthone derivatives produced by a mangrove endophytic fungus *Phoma* sp. SK3RW1M from the South China Sea[J]. Helvetica Chimica Acta,2010,93(7):1369

Pan J Y, Zhang S, Wu J, et al. Litseaglutinan A and lignans from *Litsea glutinosa*[J]. Helvetica Chimica Acta,2010,93(5):951

Pan L, Zhang X F, Deng Y, et al. Chemical constituents investigation of *Daphne tangutica*[J]. Fitoterapia,2010,81(1):38

彭朋,程雪梅,王长虹*,等.正交实验优选野菊花提取物的制备工艺[J].上海中医药大学学报,2010,24(2):81

彭晓霞,张振巍.二次正交旋转组合设计法优化赤芍醇提工艺[J].中药材,2010,33(6):991

Q

Qian Y, Liang J Y, Qu W, et al. Two new homoisoflavanones from *Polygonatum odoratum* (Mill.) Druce[J]. Chinese Chemical Letters,2010,21(6):706

Qin J J, Jin H Z, Zhu J X, et al. Japonicones E-L, dimeric sesquiterpene lactones from *Inula japonica* Thunb[J]. Planta Medica,2010,76(3):278

Qu G W, Yue X D, Li G S, et al. Two new cytotoxic ent-clerodane diterpenoids from *Scutellaria barbata*[J]. Journal of Asian Natural Products Research, 2010, 12(10):859

钱伟,韩乐,刘训红*,等.野艾叶与艾叶的挥发性成分 HSGC-MS 比较分析[J].中华中医药学刊,2010,28(8):1766

瞿万云,谭志伟,余爱农,等.苕叶细辛挥发油化学成分的 GC-MS 分析[J].中药材,2010,33(7):1095

R

容蓉,邱丽丽,张玉朋,等.水蒸气蒸馏提取与顶空进样气质联用分析仙茅挥发性成分[J].山东中医药大学学报,2010,34(4):366

阮菲,丁国琴.正交试验优选厚朴中厚朴酚的提取工艺[J].海峡药学,2010,22(7):63

S

She G M, Xu C, Liu B*, et al. Two new monoterpenes from *Mentha haplocalyx* Briq. [J]. Helvetica Chimica Acta,2010,93(12):2495

Shen S,Ding X,Ouyang M A,et al. A new phenolic glycoside and cytotoxic constituents from *Celosia argentea* [J]. Journal of Asian Natural Products Research,2010,12(9):821

Shen Y H,Su Y Q,Zhang W D*,et al. A unique indolo-[1,7]naphthyridine alkaloid from *Incarvillea mairei* var. *grandiflora*(Wehrh.)Grierson[J]. Helvetica Chimica Acta,2010,93(12):2393

Shen Y,Jiang Z Y*,Chen J J*,et al. Five new C_{19}-diterpenoid alkaloids from *Aconitum hemsleyanum* [J]. Helvetica Chimica Acta,2010,93(3):482

Shen Y,Jiang Z Y*,Chen J J*,et al. Four new nor-diterpenoid alkaloids from *Aconitum brachypodum* [J]. Helvetica Chimica Acta,2010,93(5):863

Shi C,Xu M J,Bayer M,et al. Phenolic compounds and their anti-oxidative properties and protein kinase inhibition from the Chinese mangrove plant *Laguncularia racemosa*[J]. Phytochemistry,2010,71(4&5):435

Shi L,Cao J Q,Zhao Y Q*,et al. A new dammarane-type triterpene saponin from *Gynostemma pentaphyllum* [J]. Chinese Chemical Letters,2010,21(6):699

Shi L,Cao J Q,Zhao Y Q*,et al. Three new triterpene saponins from *Gynostemma pentaphyllum*[J]. Helvetica Chimica Acta,2010,93(9):1785

Shi X J,Ye G*,Zhao W M*,et al. A new coumarin and carbazole alkaloid from *Clausena vestita* D. D. Tao [J]. Helvetica Chimica Acta,2010,93(5):985

Shou Q Y,Tan Q,Shen Z W. Isoflavonoids from the roots of *Campylotropis hirtella*[J]. Planta Medica,2010,76(8):803

Shou Q Y,Tan Q,Shen Z W. Two 22S-solanidine-type steroidal alkaloids from *Fritillaria anhuiensis*[J]. Fitoterapia,2010,81(2):81

Shu J C,Chou G Xin,Wang Z T. Two new benzophenone glycosides from the fruit of *Psidium guajava* L.[J]. Fitoterapia,2010,81:532

Song P,Yang X Z,Yu J. New chemical compound from *Caragana jubata*(pall.)Poir[J]. Chemical Research in Chinese University,2010,26(4):563

Song Y,Zhao Q J,Chen H S*,et al. A new triterpenoid from *Kadsura coccinea*[J]. Chinese Chemical Letters,2010,21(11):1352

Su Z,Wu H K,Aisa H A*,et al. New guaipyridine sesquiterpene alkaloids from *Artemisia rupestris* L. [J]. Helvetica Chimica Acta,2010,93(1):33

Sun D D,Dong W W,Li X,et al. Indole alkaloids from the roots of *Isatis ingigotica* and their antiherpes simplex virus type 2(HSV-2)activity in vitro[J]. Chemistry of Natural Compounds,2010,46(5):763

Sun D D,Dong W W,Zhang H Q,et al. A new ceramide from the root of *Isatis Indigotica* and its cytotoxic activity[J]. Chemistry of Natural Compounds,2010,46(2):180

Sun J,Yue Y D,Tang F,et al. Coumarins from the leaves of *Bambusa pervariabilis* McClure[J]. Journal of Asian Natural Products Research,2010,12(3):248

Sun Z X,Huang X F,Kong L Y. A new steroidal saponin from the dried stems of *Asparagus officinalis* L. [J]. Fitoterapia,2010,81(3):210

苏秀芳,梁振益.山黄皮茎根挥发油化学成分的气相色谱-质谱联用法分析[J]. 时珍国医国药,2010,21(6):1540

孙慧玲,张倩,康文艺*,等.固相微萃取/气相色谱/质谱法分析锦鸡儿茎挥发性成分[J]. 中国实验方剂学杂志,2010,16(10):63

孙永慧,凌勇,马英丽*,等.红果槲寄生的化学成分研究[J]. 中草药,2010,41(9):1418

T

Tan X Q,Guo L J,Qiu Y H,et al. Chemical constituents of *Trachelospermum jasminoides*[J]. Natural Product Research,2010,24(13):1248

Tang C P,Xin Z Q,Li X Q,et al. Two new naphthylisoquinoline alkaloids from stems and leaves of *Ancistrocladus tectorius*[J]. Natural Product Research,2010,24(11):989

Tang J,Craik D J*,Tan N H*,et al. Isolation and characterization of bioactive cyclotides from *Viola labridorica*[J]. Helvetica Chimica Acta,2010,93(11):2287

Tang Y,Xiong C M,Zhou D N,et al. *A new flavonoid from Macrothelypteris torresiana* [J]. Chemistry of Natural Compounds,2010,46(2):209

Tao S J,Guan S H,Guo D A*,et al. A highly rearranged pentaprenyl xanthonoid from the resin of *Garcinia hanburyi*[J]. Helvetica Chimica Acta,2010,93(7):1395

Tao W W,Yang N Y,Duan J A*,et al. Two new nonacosanetriols from the pollen of *Typha angustifolia* [J]. Chinese Chemical Letters,2010,21(2):209

Tao W W,Yang N Y,Liu L,et al. Two new

cerebrosides from the pollen of *Typha angustifolia*[J]. Fitoterapia,2010,81(3):196

Tian H Y,He X,Zhou Y J*,et al. A new prenylated arylbenzofuran derivative from *Morus alba* L. [J]. Chinese Chemical Letters,2010,21(3):329

Tian L W,Yang C R,Zhang Y J. Phenolic compounds from the fresh leaves of *Eucalyptus maideni*[J]. Helvetica Chimica Acta,2010,93(11):2194

Tong X G, Qiu B, Luo G F, et al. Alkaloids and sesquiterpenoids from *Acorus tatarinowii*[J]. Journal of Asian Natural Products Research,2010,12(6):438

Tong X G,Zhu H J*,Cheng Y X*,et al. Compounds from *Acorus tatarinowii*: Determination of absolute configuration by quantum computations and cAMP regulation activity[J]. Journal of Natural products,2010, 73(6):1160

谭志伟,余爱农,李永峰.白龙须中挥发性化学成分分析[J].时珍国医国药,2010,21(2):345

唐天君,蒲兰香,袁小红,等.铁仔果实中挥发油化学成分的研究[J].时珍国医国药,2010,21(8):1917

陶曙红,张少逵,袁旭江.牛白藤叶挥发油化学成分的GC-MS分析[J].中成药,2010,32(3):511

田宝成,贾昌平,李彦冰*,等.Box-Behnken效应面法优化红旱莲总黄酮提取工艺的研究[J].中成药,2010, 32(3):389

佟玲,汪宇炎.正交实验提取两栖蓼中生物碱的研究[J].时珍国医国药,2010,21(2):365

W

Wang B,Ju J,Yue J M*,et al. Three new terpenoids from *Pinus yunnanensis* [J]. Helvetica Chimica Acta, 2010,93(3):490

Wang C F, Zhao Y, Shi S Y, et al. A new naphthoquinone and a new neolignan from *Ligularia vellerea* rhizomes[J]. Chemistry of Natural Compounds, 2010,46(2):184

Wang D, Zhou G P*, Ji T F*, et al. Triterpenoid glycosides from *Stauntonia chinensis*[J]. Journal of Asian Natural Products Research,2010,12(2):150

Wang F, Gao Y, Zhang L, et al. Bi-linderone, a highly modified methyl-linderone dimer from *Lindera aggregata* with activity toward improvement of insulin sensitivity in vitro[J]. Organic Letters,12(10):2354

Wang F,Gao Y,Zhang L,et al. A pair of windmill-shaped enantiomers from *Lindera aggregata* with activity toward improvement of insulin sensitivity [J]. Organic Letters,12(14):3196

Wang F,Gao Y,Zhang L,et al. Bi-linderone,a highly modified methyl-linderone dimer from *Lindera aggregata* with activity toward improvement of insulin sensitivity in vitro [J]. Organic Letters,12(10):2354

Wang F, Li Y M. New hopane triterpene from *Dicranostigma leptopodum* (Maxim)Fedde[J]. Journal of Asian Natural Products Research,2010,12(1):94

Wang G, Yin W, Zhou Z Y, et al. New iridoids from the fruits of *Crescentia cujete*[J]. Journal of Asian Natural Products Research,2010,12(9):770

Wang H M, Lo W L, Chen C Y*, et al. Chemical constituents from the leaves of *Michelia alba*[J]. Natural Product Research,2010,24(5):398

Wang H, Sun Q Y, Long C L*, et al. Chromanone derivatives from the pericarps of *Calophyllum polyanthum* [J]. Helvetica Chimica Acta, 2010, 93 (11):2183

Wang H, Tian X, Ying G Q. A new nortriterpene from the root of *Celastrus hypoleucus* [J]. Helvetica Chimica Acta,2010,93(8):1628

Wang J J,Chen Z Q,Wang S X. Malloapeltic acid, a new benzopyran derivative from *Mallotus apelta* [J]. Chemistry of Natural Compounds,2010,46(1):7

Wang L Y, Xu Q, Li S H, et al. A new hydroxybenzoic acid glycosides from the plant of *Trifolium lupinaster* [J]. Chinese Chemical Letters, 2010,21(3):322

Wang L,Yang Y,Liu C,et al. Three new compounds from *Morus nigra* L. [J]. Journal of Asian Natural Products Research,2010,12(5):431

Wang L, Yin Z Q, Wang Y, et al. Perisesaccharides A-E, new oligosaccharides from the root barks of *Periploca sepium*[J]. Planta Medica,2010,76(9):909

Wang Q Z, Liang J Y, Feng X. Evodiagenine and dievodiamine, two new indole alkaloids from *Evodia rutaecarpa* [J]. Chinese Chemical Letters, 2010, 21 (5):596

Wang R,Liu L L,Shi Y P. Pubescone, a novel 11 (7→6) abeo - 14 - norcarabrane sesquiterpenoid from *Siegesbeckia pubescens*[J]. Helvetica Chimica Acta,2010, 93(10):2081

Wang R, Wu Q X, Shi Y P. Polyacetylenes and flavonoids from the aerial parts of *Bidens pilosa* [J]. Planta Medica,2010,76(9):893

Wang W G, Li H M, Li R T*, et al. New grayanol diterpenoid and new phenolic glucoside from the flowers of *Pieris Formosa*[J]. Journal of Asian Natural Products Research,2010,12(1):70

Wang W S,Lu P,Duan C H,et al. A new jacaranone

derivative from *Senecio scandens* var. *incisus*[J]. Natural Product Research,2010,24(4):370

Wang W,Ali Z,Khan I A*,et al. Neolignans from the leaves of *Casearia sylvestris* Swartz[J]. Helvetica Chimica Acta,2010,93(1):139

Wang W,Ali Z,Li X C,et al. 18,19-secooleanane type triterpene glycosyl esters from the bark of *Terminalia arjuna*[J]. Planta Medica,2010,76(9):903

Wang W,Ali Z,Li X C,et al. Triterpenoids from two Terminalia species[J]. Planta Medica,2010,76(15):1751

Wang X C,Ouyang X W,Hu L H. Three new lupane-type triterpenes from *Ceriops tagal*[J]. Journal of Asian Natural Products Research,2010,12(7):576

Wang X L,Peng S L,Ding L S. Further polyoxypregnane glycosides from *Marsdenia tenacissima*[J]. Journal of Asian Natural Products Research,2010,12(7):654

Wang X L,Wang N L,Gao H,et al. Phenylpropanoid and flavonoids from osteoprotective fraction of *Drynaria fortunei*[J]. Natural Product Research, 2010, 24(13):1206

Wang X X,Gao X,Jia Z J. Sesquiterpenoids from *Lactuca tatarica*[J]. Fitoterapia,2010,81(1):42

Wang Y B,Ji P,Wang H B,et al. Diterpenoids from *Euphorbia esula*[J]. Chinese Journal of Natural Medicines,2010,8(2):94

Wang Y H,Sun Q Y,Long C L*,et al. Neolignans and caffeoyl derivatives from *Selaginella moellendorffii*[J]. Helvetica Chimica Acta,2010,93(12):2467

Wang Y L,Li Y J,Wang A M,et al. Two new phenolic glycosides from *Inula cappa*[J]. Journal of Asian Natural Products Research,2010,12(9):765

Wang Y M,Xiao H,Wang F*,et al. New iridoid glycosides from the twigs and leaves of *Callicarpa formosana* var. *formosana*[J]. Journal of Asian Natural Products Research,2010,12(3):220

Wang Y X,Zhu L L,Zhang J X*,et al. New diterpenoids from *Isodon excisoides*[J]. Chinese Chemical Letters,2010,21(5):610

Wang Y Y,Xu J Z,Qu H B*,et al. Three new homoisoflavanones from the *Ophiopogon japonicus* Ker-Gawler(Liliaceae)[J]. Helvetica Chimica Acta, 2010,93(5):980

Wang Y,Liu Y Y,Wang G S*,et al. A new flavonoid from the bract of *Zea mays* L.[J]. Chinese Chemical Letters,2010,21(11):1350

Wang Z B,Gao H Y,Wu L J*,et al. Three new compounds from the leaves of *Acanthopanax senticosus* Harms[J]. Chinese Chemical Letters,2010,21(6):702

Wei S P,Wu W J,Ji Z Q,et al. Two new sesquiterpene polyol esters from *Celastrus angulatus*[J]. Helvetica Chimica Acta,2010,93(9):1844

Weng J R,Yen M H. New dihydroagarofuranoid sesquiterpenes from *Celastrus paniculatus*[J]. Helvetica Chimica Acta,2010,93(9):1716

Wu C M,Zhou L M,Fan G R*,et al. Three new sesquiterpene alkaloids from the root of *Tripterygium wilfordii*[J]. Chinese Chemical Letters,2010,21(7):830

Wu D,Wang R P,Gao H Y*,et al. A new isoquinoline derivative from the leaves of *Magnolia sieboldii* K. Koch[J]. Chinese Chemical Letters,2010,21(12):1446

Wu H K,Su Z,Xin X L,et al. Two new sesquiterpene lactones and a triterpene glycoside from *Cichorium glandulosum*[J]. Helvetica Chimica Acta, 2010, 93(3):414

Wu J H,Wang S Y*,Kuo Y H*,et al. Two novel 15(10→1) abeomuurolane sesquiterpenes from *Cosmos sulphureus*[J]. Helvetica Chimica Acta,2010,93(4):753

Wu J,Zhao W M. New sesquiterpene and triterpene from the fruits of *Cryptomeria fortunei*[J]. Journal of Asian Natural Products Research,2010,12(5):382

Wu P,Xie H H,Tao W Q,et al. Phytoecdysteroids from the rhizomes of *Brainea insignis*[J]. Phytochemistry,2010,71(8&9):975

Wu Y B,Gu Y,Ouyang M A. Water-soluble constituents from the bark of *Elaeagnus pungens* and their cytotoxic activities[J]. Journal of Asian Natural Products Research,2010,12(3-4):278

Wu Z H,Huang J,Li W D,et al. Three new cassane diterpenes from the seeds of *Caesalpinia minax* Hance.[J]. Journal of Asian Natural Products Research,2010,12(9):781

Wu Z P,Chen Y,Feng X,et al. *Another two novel ceramides from Zephyranthes candida*[J]. Chemistry of Natural Compounds,2010,46(2):187

王昌华,宋丹,赵颖,等.双叶细辛超临界CO_2萃取物的GC-MS分析[J].中成药,2010,32(6):1057

王刚,郭延磊.均匀设计优选微波辅助萃取照山白黄酮类成分[J].中药新药与临床药理,2010,21(4):434

王刚,姚佳.金花葵花挥发油的气质联用成分分析[J].中国实验方剂学杂志,2010,16(6):116

王红娟,王亮,苏本正,等.北沙参挥发性成分的GC-MS分析[J].齐鲁药事,2010,29(2):80

王金兰,章钢峰,张树军*,等.紫丁香籽外壳的化学成分研究[J].中草药,2010,41(10):1598

王巨媛,翟胜,何金明,等.天竺葵茎挥发油的气相色谱-质谱联用分析[J].时珍国医国药,2010,21(7):1597

王瑞亭,田福利,许孟雷,等.蒙椴树叶化学成分的研究[J].内蒙古大学学报,2010,41(5):536

王显凤,吴品江,魏萍,等.田口(Taguchi)实验设计法优选中药材补骨脂的提取工艺[J].成都中医药大学学报,2010,33(2):80

王小平,容蓉,吕青涛,等.水蒸气蒸馏提取与顶空直接进样 GC-MS 分析麻黄挥发性成分[J].辽宁中医杂志,2010,37(7):1335

危英,王道平,龙婧,等.黔产姜叶淫羊藿叶挥发油成分的气相色谱-质谱分析[J].微量元素与健康研究,2010,27(4):49

韦志英,李耀华,朱小勇,等.超临界 CO_2 萃取水八角挥发油的研究[J].广西中医学院学报,2010,13(1):60

韦志英,甄汉深,陆海琳,等.山藿香挥发油成分的 GC-MS 分析[J].中国实验方剂学杂志,2010,16(6):91

吴晓云.正交试验法优选麻黄的提取工艺研究[J].中草药,2010,41(5):747

X

Xiao W L, Wu Y L, Sun H D*, et al. Four new nortriterpenoids from *Schisandra lancifolia*[J]. Helvetica Chimica Acta,2010,93(10):1975

Xiao Z Y, Wang X C, Hu L H*, et al. Terpenoids from roots of *Chloranthus spicatus*[J]. Helvetica Chimica Acta,2010,93(4):803

Xie W D*, Niu Y F, Row K H*, et al. Sesquiterpenoids from *Senecio argunensis*[J]. Helvetica Chimica Acta,2010,93(12):2448

Xie W D*, Weng C W, Row K H*, et al. Eremophilane sesquiterpenoids from *Ligularia fischeri*[J]. Helvetica Chimica Acta,2010,93(10):1983

Xie X Y, Jiang J H, Chen Y G*, et al. A new lycopodine alkaloid from *Phlegmariurus yunnanensis* Ching[J]. Helvetica Chimica Acta,2010,93(7):1381

Xing A T, Tian J M, Shan L*, et al. Three new monoterpene alkaloids and a new caffeic acid ester from *Incarvillea mairei* var. *multifoliolata*[J]. Helvetica Chimica Acta,2010,93(4):718

Xu C, Chou G X, Wang Z T*. A new diterpene from the leaves of *Andrographis paniculata* Nees[J]. Fitoterapia,2010,81(6):610

Xu G, Peng L Y, Zhao Q S*, et al. Interconvertible eudesmanolides containing a 6,12-hemiketal function from *Salvia castanea* Diels f. *tomentosa* Stib.[J]. Helvetica Chimica Acta,2010,93(9):1773

Xu M, Yang C R, Zhang Y J. New C_{27} steroidal bisdesmosides from the fresh stems of *Dracaena cambodiana*[J]. Helvetica Chimica Acta,2010,93(2):302

Xu N, Xu X D, Ma L Y, et al. A new homoflavonoid from the seed of *Caesalpinia minax* Hance[J]. Chinese Chemical Letters,2010,21(6):696

Xu Q M, Li Q, Liu Y L, et al. New lignans from *Syringa reticulata* var. *mandshurica*[J]. Chemistry of Natural Compounds,2010,46(3):366

Xu W, Wang H, Zhou G X, et al. Two new $8-O-4'$-type lignans from the stem of *Schima superba* and their cell growth inhibitory activities against human cancer cell lines[J]. Journal of Asian Natural Products Research,2010,12(10):874

Xu W, Wu J M, Li Y S*, et al. Pentacyclic triterpenoid saponins from *Silene viscidula*[J]. Helvetica Chimica Acta,2010,93(10):2007

Xu W, Xin F, Sha Y, et al. Two new secoiridoid glycosides from *Verbena officinalis*[J]. Journal of Asian Natural Products Research,2010,12(8):649

Xu Y J, Xu T H, Yang J Y, et al. Two new furostanol saponins from *Tribulus terrestris* L.[J]. Chinese Chemical Letters,2010,21(5):580

Xu Y J, Xu T H, Zhou H O, et al. Two new furostanol saponins from *Tribulus terrestris*[J]. Journal of Asian Natural Products Research,2010,12(5):349

Xu Y X, Xiang Z B, Jin Y S, et al. Two new triterpenoids from the roots of *Actinidia chinensis*[J]. Fitoterapia,2010,81(7):920

Xu Y, Gu X, Yuan Z. Lignan and neolignan glycosides from the roots of *Glehnia littoralis*[J]. Planta Medica,2010,76(15):1706

肖建平,陈体强.土荆芥挥发油成分的 GC-MS 分析[J].海峡药学,2010,22(5):36

肖莉,张韵慧.星点设计-效应面法优选南五味子的提取工艺[J].中国实验方剂学杂志,2010,16(10):22

谢丽莎,龚志强,原鲜玲,等.红果山胡椒叶挥发油化学成分的 GC-MS 分析[J].上海中医药杂志,2010,44(7):75

熊慧,肖二,梅之南*,等.槭藤子含硫酰胺类化学成分的研究[J].药学学报,2010,45(5):624

熊运海,王玫.GC-MS 和化学计量学法对苏叶、苏梗挥发油成分的比较分析[J].中药材,2010,33(5):736

徐国兵,张亚中,韩玲玲,等.前胡超临界 CO_2 流体提取物及挥发油的 GC-MS 分析[J].中成药,2010,32(6):988

许瑞波,毛茜,王吉,等.正交实验设计优选荠菜多糖的提取工艺研究[J].时珍国医国药,2010,21(8):1983

薛瑞娟,陈高,孙卫邦.粗糠柴花的挥发性化学成分

分析[J]. 时珍国医国药,2010,21(9):2406

Y

Ya J, Zhang X Q, Wang Y, et al. Two new phenolic compounds from the roots of *Ficus hirta* [J]. Natural Product Research,2010,24(7):621

Yan J, Sun L R, Li W, et al. Cytotoxic serratane triterpenes from *Diphasiastrum complanatum* with a hydroxy group at C-27 [J]. Planta Medica, 2010, 76 (4):353

Yan L, Yan S K*, Jin H Z*, et al. Three new phenylpropanoids from *Inula nervosa* Wall. [J]. Helvetica Chimica Acta,2010,93(7):1418

Yan M M, Li T Y, Zhao D Q, et al. A new derivative of triterpene with anti-melanoma B16 activity from *Conyza canadensis* [J]. Chinese Chemical Letters, 2010, 21(7):834

Yan Z W, Liu J P, Lu D, et al. A new 3,4-seco-lupane-type triterpenoid from the pulp of *Acanthopanax senticosus* (Rupr. et Maxim) Harms [J]. Natural Product Research,2010,24(16):1523

Yang B Y, Xia Y Gg, Wang Q H, et al. Two new amide alkaloids from the flower of *Datura metel* L. [J]. Fitoterapia,2010,81(8):1003

Yang F, Feng L, Li H D, et al. A new flavone glycoside from the aerial part of *Peganum nigellastrum* [J]. Chemistry of Natural Compounds,2010,46(4):520

Yang F, Su Y F, Bi Y P, et al. Three new kaempferol glycosides from *Cardamine leucantha* [J]. Helvetica Chimica Acta,2010,93(3):536

Yang G Y, Li Y K, Wang R R, et al. Dibenzocyclooctadiene lignans from the fruits of *Schisandra wilsoniana* and their anti-HIV-1 activities [J]. Journal of Asian Natural Products Research,2010,12 (6):470

Yang J, Zhang Y H, Miao F, et al. Two new bufadienolides from the rhizomes of *Helleborus thibetanus* Franch[J]. Fitoterapia,2010,81(6):636

Yang M H, Cai L, Ding Z T*, et al. Three new phenanthrenes from *Monomeria barbata* Lindl. [J]. Chinese Chemical Letters,2010,21(3):325

Yang M H, Luo J G, Huang X F, et al. Flavonol glycosides with α-D-aldohexoses from *Rhododendron irroratum* [J]. Natural Product Research, 2010, 24 (10):920

Yang N Y, Liu L, Tao W W, et al. Diterpenoids from *Pinus massoniana* resin and their cytotoxicity against A431 and A549 cells [J]. Phytochemistry, 2010, 71 (13):1528

Yang N Y, Xu X H, Tian L J*, et al. Secoiridiod constituents from the fruits of *Ligustrum lucidum* [J]. Helvetica Chimica Acta,2010,93(1):65

Yang Q Y, Yao C S, Fang W S. A new triglucosylated naphthalene glycoside from *Aloe vera* L. [J]. Fitoterapia, 2010,81(1):59

Yang X W, He H P, Ma Y L, et al. Three new vanilloid derivatives from the stems of *Baccaurea ramiflora*[J]. Planta Medica,2010,76(1):88

Yang X, Zhang Y C, Zhang H, et al. *Diterpenoid acids from Pinus koraiensis* [J]. Chemistry of Natural Compounds,2010,46(2):227

Yang Y, Zhang T, Chen R Y*, et al. Two novel flavanes from the leaves of *Morus alba* L. [J]. Journal of Asian Natural Products Research,2010,12(3):194

Yang Y, Hu H Y, Zhao Y M*, et al. Three new paeonidanin-type monoterpene glycosides from *Paeonia suffruticosa* Andr[J]. Helvetica Chimica Acta, 2010, 93 (8):1622

Yao S, Ma L, Kong L Y*, et al. New triterpenoid saponins from the roots of *Gypsophila paniculata* L. [J]. Helvetica Chimica Acta,2010,93(2):361

Yin R J, Huang X F, Kong L Y. Constituents from the heartwoods of *Osmanthus armatus* [J]. Natural Product Research,2010,24(10):948

Yin T, Liang H, Wang B, et al. A new flavonol glycoside from *Millettia speciosa*[J]. Fitoterapia,2010,81 (4):274

Yu B Z, Zhu N, Du Z Z. Two new 7-dehydrobrefeldin A acids from *Cylindrocarpon obtusisporum*, an endophytic fungus of *Trewia nudiflora* [J]. Helvetica Chimica Acta, 2010,93(2):324

Yu H S, Ma B P*, Song X B*, et al. Two new steroidal saponins from the processed *Polygonatum kingianum*[J]. Helvetica Chimica Acta,2010,93(6):1086

Yu Y, Gao H, Yao X S*, et al. Monoterpenoids from the fruit of *Gardenia jasminoides*[J]. Helvetica Chimica Acta,2010,93(4):763

杨炳友,梁军,匡海学*,等.银线草挥发油化学成分的研究[J].中医药信息,2010,27(3):12

杨磊,刘婷婷,祖元刚*,等.响应面法优选新疆紫草总萘醌的匀浆提取工艺研究[J].中草药,2010,41(4):568

杨晓波,杨盛鑫,吴军*,等.印度红树植物木果楝种子的化学成分研究[J].中草药,2010,41(6):846

杨鑫宝,赵博,杨秀伟.白花槭木花挥发油成分的GC-MS分析[J].中国现代中药,2010,12(1):25

叶雪梅,林崇良,林观样*.浙江产胜红蓟花序挥发油化学成分分析[J].海峡药学,2010,22(1):80

尹桂豪,王明月,曾会才.香露兜叶挥发油的超临界萃取及气相色谱-质谱联用分析[J].时珍国医国药,2010,21(1):159

尹立子,欧阳萍,邓旭明*,等.西藏胡黄连化学成分的分离和鉴定[J].高等学校化学学报,2010,31(1):84

Z

Zan K, Shi S P, Tu P F*, et al. New sesquiterpenoids from Artemisia anomala [J]. Helvetica Chimica Acta, 2010,93(10):2000

Zan K, Zhou S X, Chen X Q, et al. Prostaglandin-like fatty acid derivatives from Artemisia anomala[J]. Journal of Asian Natural Products Research, 2010,12(6):492

Zhai D D, Jin H Z, Zhong J J. A new sesquiterpene from hairy root culture of Artemisia annua [J]. Chinese Chemical Letters, 2010,21(5):590

Zhai H L, Zhao G J, Yang G J, et al. A new chromene glycoside from Tithonia diversifolia [J]. Chemistry of Natural Compounds, 2010,46(2):198

Zhan Z J, Ying Y M, Shan W G*, et al. Three new illudalane sequiterpenoids from Pteris semipinnata [J]. Helvetica Chimica Acta, 2010,93(3):550

Zhang A Y, Huang X, Tan A M*, et al. Three new C_{21} steroidal glycosides from the stems of Marsdenia tenacissima [J]. Helvetica Chimica Acta, 2010, 93(11):2256

Zhang C H, Liang H, Tu G Z, et al. A new natural azulene-type pigment from Oreocnide frutescens [J]. Fitoterapia, 2010,81(7):849

Zhang C, Li L, Xiao Y Q, et al. A new phenanthraquinone from the roots of Peucedanum praeruptorum[J]. Chinese Chemical Letters, 2010, 21(7):816

Zhang H J, Yang X F, Wang K W. Isolation of two new C-glucofuranosyl isoflavones from Pueraria lobata (Wild.) Ohwi with HPLC-MS guiding analysis[J]. Journal of Asian Natural Products Research, 2010, 12(3):293

Zhang L, Luo R H, Wang F, et al. Daphnane diterpenoids isolated from Trigonostemon thyrsoideum as HIV-1 antivirals [J]. Phytochemistry, 2010, 71(16):1879

Zhang L, Shen Y, Wang F, et al. Rare merosesquiterpenoids from basidiomycete Craterellus odoratus and their inhibition of 11b-hydroxysteroid dehydrogenases[J]. Phytochemistry,2010,71(1&2):100

Zhang L, Zhang J H, Tan C H*, et al. Chemical constituents from the leaves of Aglaia perviridis[J]. Journal of Asian Natural Products Research, 2010, 12(3):215

Zhang M L, Lu X H, Zhang J, et al. Taxanes from the leaves of Taxus cuspidata [J]. Chemistry of Natural Compounds,2010,46(1):53

Zhang M S, Liang G Y, Yu J P, et al. Aporphine alkaloids from the roots of Stephania viridiflavens[J]. Natural Product Research,2010,24(13):1243

Zhang Q, Liang J Y, Li Q S, et al. New limonoids from the fruits of Melia toosendan[J]. Chinese Chemical Letters,2010,21(7):838

Zhang S, Su Z S, Yang S P, et al. Four sesquiterpenoids from Chloranthus multistachys [J]. Journal of Asian Natural Products Research, 2010, 12(6):522

Zhang T, Xiao W, Gong T, et al. Two new eudesmanolides from Inula racemosa[J]. Journal of Asian Natural Products Research,2010,12(9):788

Zhang W J, Qi H Y, Shi Y P. Norsesquiterpene derivatives from the roots of Ligularia fischeri [J]. Planta Medica,2010,76(2):159

Zhang W, Yao Z, Zhang Y W, et al. Immunosuppressive sesquiterpenes from Buddleja daviddi[J]. Planta Medica,2010,76(16):1882

Zhang Y, Tan C H*, Yang P M*, et al. Glycosidic constituents of Celastrus orbiculatus [J]. Helvetica Chimica Acta,2010,93(7):1407

Zhang Y, Wang J S, Wei D D, et al. Cytotoxic tirucallane C_{26} triterpenoids from the stem barks of Aphanamixis grandifolia[J]. Phytochemistry, 2010, 71(17&18):2199

Zhang Z G, Yao K, Hu G L, et al. Three new limonoids from the leaves of Cipadessa cinerascens[J]. Helvetica Chimica Acta,2010,93(4):698

Zhang Z T, Liu X Y, Chen D L*, et al. New diterpenoid alkaloids from Aconitum liangshanicum[J]. Helvetica Chimica Acta,2010,93(4):811

Zhang Z Z, Ownby S, Wang P, et al. New phenolic compounds from Liatris elegans [J]. Natural Product Research,2010,24(11):1079

Zhao H, Shi L, Zhao Y Q*, et al. A new triterpene saponin from Panax japonicus C. A. Meyer var. major (Burk.)C. Y. Wu et K. M. Feng[J]. Chinese Chemical Letters, 2010,21(10):1216

Zhao H, Weng C W, Xie W D*, et al. Fischelactone: A novel eremophilane dimer from Ligularia fischeri[J].

Chinese Chemical Letters,2010,21(5):613

Zhao H, Xie W D, Row K H. A new eremophilenolactone from the roots of *Senecio ambraceus*[J]. Natural Product Research,2010,24(2):115

Zhao L, Liang J Y, Zhang J Y, et al. A novel diarylheptanoid bearing flavonol moiety from the rhizomes of *Alpinia officinarum* Hance[J]. Chinese Chemical Letters,2010,21(2):194

Zhao Q C, Hua W, Zhang L, et al. Two new alkaloids from *Gelsemium elegans*[J]. Journal of Asian Natural Products Research,2010,12(3):273

Zhao Y H, Deng T Z, Chen Y, et al. Two new triterpenoids from *Lycopodium obscurum* L.[J]. Journal of Asian Natural Products Research,2010,12(8):666

Zhao Y M, Qi H Y, Shi Y P. Several chromones from the stems of *Polygonum aubertii* Henry[J]. Journal of Asian Natural Products Research,2010,12(7):623

Zhao Y M, Wang Y J, Dong M, et al. *Two new eudesmanes from Inula helenium*[J]. Chemistry of Natural Compounds,2010,46(3):373

Zhao Y, Pu J X*, Sun H D*, et al. Two new 19-oxygenated ent-kaurane diterpenoids from Isodon pharicus[J]. Chinese Chemical Letters,2010,21(1):81

Zhao Y, Pu J X, Huang S X, et al. Two new 19-oxygenated ent-kaurane diterpenoids from *Isodon pharicus*[J]. Chinese Chemical Letters,2010,21(1):81

Zheng Y F, Qi L W, Cui X B, et al. Oleanane-type triterpene glucuronides from the roots of *Glycyrrhiza uralensis* Fischer[J]. Planta Medica,2010,76(13):1457

Zhong H, Ruan J L, Yao Q Q. Two new 4-arylcoumarins from the seeds of *Calophyllum polyanthum*[J]. Journal of Asian Natural Products Research,2010,12(7):562

Zhong Y, Gao Y, Li W M*, et al. Two new alkaloids from *Stemona tuberose*[J]. Helvetica Chimica Acta,2010,93(1):133

Zhou G X, Zhang Y J, Chen R Y, et al. Three polyoxygenated cyclohexenes from *Uvaria calamistrata*[J]. Journal of Asian Natural Products Research,2010,12(8):696

Zhou H, He H P, Hao X J*, et al. A new dimeric alkaloid from the leaf of *Psychotria calocarpa*[J]. Helvetica Chimica Acta,2010,93(8):1650

Zhou H, He HP, Hao X J*, et al. A novel alkaloid from *Melodinus henryi*[J]. Helvetica Chimica Acta,2010,93(10):2030

Zhou L M, Du J, Wu C M. A new triterpenoid from the roots of *Tripterygium wilfordii*[J]. Chinese Chemical Letters,2010,21(5):600

Zhou X F, Gao Z G, Wang S S*, et al. Two new steroidal alkaloids from *Veratrum nigrum* var. *ussuriense*[J]. Chinese Chemical Letters,2010,21(10):1209

Zhou X J, Mei R Q, Zhang L, et al. Antioxidant phenolics from *Broussonetia papyrifera* fruits[J]. Journal of Asian Natural Products Research,2010,12(5):399

Zhu L, Tian Y J. A new flavone glycoside from *Cancrinia discoidea* (Ledeb.) Poljak.[J]. Chinese Chemical Letters,2010,21(9):1097

Zi J C, Lin S, Zhu C G, et al. Minor constituents from the tubers of *Gymnadenia conopsea*[J]. Journal of Asian Natural Products Research,2010,12(6):477

Zou J, Wu J, Zhao W M*, et al. New coumarins and triterpenes from *Calophyllum inophyllum*[J]. Helvetica Chimica Acta,2010,93(9):1812

Zou K, Zhang Q Y*, Zhao Y Y*, et al. Cytotoxic triterpenoid saponins acetylated with monoterpenoid acid from *Albizia julibrissin*[J]. Helvetica Chimica Acta,2010,93(10):2100

Zou L C, Wang D C*, Deng X M*, et al. Two new phenylethanoid glycosides and a new secoiridoid glycoside from the roots of *Picrorhiza scrophulariiflora*[J]. Chinese Chemical Letters,2010,21(9):1103

Zou Q Y, Li N, Ding L S*, et al. A new ent-labdane diterpenoid from *Andrographis paniculata*[J]. Chinese Chemical Letters,2010,21(9):1091

Zou Y P, Tan C H, Wang B D, et al. Phenolic compounds from *Ranunculus chinensis*[J]. Chemistry of Natural Compounds,2010,46(1):19

Zuo A X, Shen Y, Chen J J*, et al. Four new trace phenolic glycosides from *Curculigo orchioides*[J]. Journal of Asian Natural Products Research,2010,12(1):43

Zuo A X, Shen Y, Chen J J*, et al. Three new dimeric orcinol glucosides from *Curculigo orchioides*[J]. Helvetica Chimica Acta,2010,93(3):504

曾建伟,林珊,吴锦忠*,等.GC-MS分析不同水蒸气蒸馏法提取的莲子心挥发油成分[J].中国现代应用药学,2010,27(9):797

张桂芝,张立,孟庆华.姜黄饮片挥发油的GC-MS特征成分及指纹图谱研究[J].中成药,2010,32(7):1092

张金渝,王元忠,金航*,等.云当归挥发油化学成分的气相色谱-质谱联用分析[J].时珍国医国药,2010,21(1):33

张丽,赫玉欣,姚景才*,等.北柴胡花化学成分研究[J].中药材,2010,33(7):1086

张良蕾,姚倩,陈开晓,等.星点设计效应面法优化槐花米中槲皮素提取工艺[J].时珍国医国药,2010,21

(8):2068

张明,程文明*,李俊,等.正交设计法优化野菊花中蒙花苷的提取工艺[J].时珍国医国药,2010,21(8):1882

赵强强,韩丽,熊永爱,等.田口实验设计法优选黄芪多糖的提取工艺[J].中国实验方剂学杂志,2010,16(12):1

赵瑞建,刘玉雪,孟凡君*,等.华北鸦葱不同部位挥发油化学成分分析[J].时珍国医国药,2010,21(8):1891

赵雪梅,谭昌恒,王桂玲*,等.猫须草超临界 CO_2 萃取物的 GC-MS 分析及其抑菌作用[J].中草药,2010,41(9):1437

赵燕,玄振玉.正交法优选连翘酯苷提取工艺[J].中国实验方剂学杂志,2010,16(11):13

赵莹,张媛,王喆之.腊梅花挥发油成分分析及生物活性初探[J].时珍国医国药,2010,21(3):622

郑晓珂,郭永慧,王彦志,等.正交设计优选马尾松松针中总木脂素提取工艺[J].中药材,2010,33(3):467

周国莉,刘宇婧,刘塔斯*,等.白花前胡和紫花前胡挥发油成分的分析[J].湖南中医药大学学报,2010,30(5):26

周先礼,赖永新,阿萍,等.藏药髯花杜鹃花挥发油化学成分研究[J].中药材,2010,33(1):50

朱梅菊,谭宁华,嵇长久,等.石菖蒲乙醇提取物石油醚部分化学成分的研究[J].中国中药杂志,2010,35(2):173

朱庆华,赵丽迎,邓雁如*,等.紫花野芝麻挥发油化学成分分析[J].时珍国医国药,2010,21(5):1272

朱晓勤,曾建伟,吴锦忠*,等.截叶铁扫帚挥发油化学成分分析[J].福建中医学院学报,2010,20(2):24

竺平晖,陈爱萍.GC-MS 法对湖南产玉竹挥发油成分的分析研究[J].中草药,2010,41(8):1264

(四) 中药药剂

【概述】

2010年中医药事业的发展,中药药剂学的理论与实践也推动中药制剂技术的不断进步。现有2 000篇左右的文献报道中药药剂领域多方面的研究成果。研究的热点和重点依然是中药制药技术的研究与应用,中药新剂型与新制剂的开发与创制。这些研究成果对于提高中药制药的技术水平、保证中药产品的质量与疗效、加快中药现代化的进程具有积极的作用。

一、中药制药技术的研究

中药制药技术的研究,主要根据中药制药的特点,对中药粉碎、提取、分离、纯化、干燥等技术开展了广泛而深入的研究。研究的主要方式是采用新技术,并通过正交设计法、均匀设计法、星点设计-效应面法等方法优化相应的工艺条件,以提高制药技术水平,推动制药技术的进步。本年度,中药制药技术的研究成果,在中药提取与分离纯化等方面有比较集中的报道。

1. 提取技术

(1) 超声提取 罗泳林等以总皂苷得率为指标,正交设计法优化重楼皂苷的超声提取工艺。结果,最佳超声提取工艺为:料液比1∶70,超声温度65℃,超声功率90%。吴水华等以总黄酮含量为评价指标,采用正交设计法,优化确定超声提取风柜斗草中总黄酮的最佳工艺条件。结果,风柜斗草中总黄酮的最佳提取工艺为:60%乙醇,液料比为12∶1,提取3次,每次40 min。陈建明等采用正交试验法,优选超声提取法从桑枝中提取总黄酮的工艺条件。结果,最佳工艺条件为:乙醇浓度80%,料液比1∶8,超声提取3次,每次提取时间20 min。乔东东等以梓树果实为材料,利用星点设计-效应面法对总黄酮的超声提取工艺参数进行优化。结果表明,梓树果实总黄酮的最佳提取工艺参数为:乙醇浓度59%,料液比1∶44,提取时间39 min。夏国华等采用超声辅助提取,通过正交设计,优化超声法提取桑黄中总黄酮的工艺条件。结果,得到最佳工艺为:乙醇浓度70%,提取温度45℃,料液比1∶30,提取时间45 min。张丽珍等在单因素实验的基础上,采用正交设计法,以桔皮总黄酮提取率为指标,探讨料液比、提取温度、提取时间、乙醇浓度对提取率的影响。结果,最佳提取工艺参数为:提取温度80℃、提取时间60 min、乙醇浓度60%、料液比1∶40。朱兆友等以藿香挥发油含量为指标,考察溶剂、提取时间、料液比和药材粒径对藿香挥发油提取率的影响,探讨超声辅助法提取藿香挥发油的最佳工艺条件。结果,确定的最佳提取工艺条件为:丙酮作溶剂、料液比1∶10、提取时间2 h、药材粒径40目。魏彩霞等在提取功率、超声提取时间、提取次数、料液比等单因素考察试验的基础上,通过正交设计法,研究槐米中芦丁超声提取的最佳工艺。结果,优化的工艺条件为:超声频率20 kHz、提取功率800 W、提取温度60℃、料液比1∶20,超声提取2次,每次30 min;芦丁提取率最高为18.25%。

(2) 酶法提取 程俊文等在单因素试验的基础上,通过Box-Benhnken组合设计和响应曲面分析法优化复合酶法提取山茱萸多糖的工艺条件。结果表明:由纤维素酶2.0%、果胶酶2.0%、中性蛋白酶1.5%组成的复合酶,在浸提时间69 min,浸提温度50℃,pH值3.8时,酶法提取山茱萸多糖的得率最高,山茱萸多糖实际最大提取得率为5.54%。贡永光等通过单因素实验考察超声提取时间、超声提取温度、固液比及酶用量对黄芪总多糖提取率的影响,并运用正交试验优化黄芪总多糖的提取工艺条件。结果表明:影响黄芪总多糖提取率的因素按大小次序排列为:超声提取时间>超声提取温度>酶量>固液比。优化工艺参数为:超声提取时间30 min、超声提取温度40℃、固液比1∶20(g∶ml)、酶量10 mg。与黄芪多糖的传统水提工艺相比,采用超声联合酶法进行提取,黄芪多糖的提取率明显提高。张帅等采用纤维素酶和果胶酶组成的复合酶系提取猴头菇多糖,在单因素试验确定酶解工艺条件的基础上,用正交试验进一步优化提取工艺条件,最终确定提取猴头菇多糖的最佳工艺条件为:pH4.2、温度50℃、酶解时间90 min、加酶量

2.0%。丁兴红等通过正交设计,对温莪术粒径、木聚糖酶用量、酶解时间进行优选。结果:以出油率为指标确定木聚糖酶提取温莪术挥发油工艺为,温莪术细粉100目、木聚糖酶用量50 IU/(g温莪术)、酶解时间90 min。该工艺条件下温莪术挥发油提取得率为2.42%,与未添加木聚糖酶提取工艺相比,温莪术挥发油提取得率增加3.40倍。李淑芳等采用复合酶法提取平菇中的水溶性多糖,通过单因素试验和正交优化试验研究酶浓度、酶解温度、酶解时间、酶解pH值对多糖得率的影响。确定复合酶法提取平菇水溶性多糖的最优条件为:酶浓度2.0%、酶解时间3 h、酶解温度50℃、多糖得率为6.78%。段文录等研究用纤维素酶法提取鱼腥草总黄酮的工艺条件,鱼腥草原料经纤维素酶预处理后浸提,总黄酮得率可达到8.182%。其酶解的最佳条件为:料液中酶的质量浓度为0.2 mg/ml,酶解温度45℃,酶解pH=5.0,酶解时间90 min。

(3) 超临界萃取技术 潘炘等以银杏叶为材料,研究超临界CO_2萃取过程中银杏内酯A、B、C在不同时间段内即时质量分数与总获得量的动态变化。结果表明,银杏萃取物的质量随萃取时间的延长而减少,前40 min萃取物质量占总量的55.9%。银杏内酯质量分数随萃取时间的延长先增加后减少。银杏内酯A的即时质量分数最高值出现在60~80 min时间段内,为0.403%,银杏内酯B、C即时质量分数最高值在40~60 min时间段内,分别为0.289%、0.246%。闫雪等以肠激一号方为研究对象,采用超临界CO_2萃取技术,提取处方中白术、防风、陈皮、枳壳4味药材粉末的挥发性成分,通过正交实验法确定最佳萃取工艺。结果,得到的最佳工艺条件为:原料粒度20目,萃取压强25 MPa,萃取温度为55℃,萃取时间为3 h,CO_2流量为25 L/h,解析釜Ⅰ压力8 MPa,解析釜Ⅱ压力6 MPa,解析釜Ⅰ、Ⅱ温度均为45℃,萃取物平均得率为2.75%。高小春等采用超临界技术提取,以萃取压力、温度、时间为因素,以得油率为考察指标,通过正交试验优选狗皮膏贴部分药材的超临界CO_2萃取工艺条件。结果,优选工艺为:萃取压力30 MPa,萃取温度55℃,萃取时间2 h。在优选提取条件下具有较高的提取率,平均为16.50%。杨军等方法采用响应曲面法,优化超临界CO_2萃取桔核中柠檬苦素的工艺条件。结果,优化得到的萃取条件为:萃取压力30 MPa,萃取温度52℃,夹带剂用量1.8 ml/g。王勇等采用正交试验法,以萃取压力、萃取温度和萃取时间为考察因素,以香茅油的萃取得率为指标,筛选优化超临界CO_2流体萃取海南香茅油的工艺条件。结果,优选得到的最佳提取工艺条件为:萃取压力为15MPa,萃取温度为45℃,萃取时间为90 min。陈燕等以正交试验考察提取压力、温度和时间对提取效果的影响,建立超临界CO_2萃取法提取和纯化灵芝孢子粉中总三萜化合物的最佳工艺条件。结果,最佳工艺条件为:萃取压力22 Mpa,萃取温度50℃,萃取时间2 h。总三萜化合物的回收率为17.6%,在灵芝孢子粉中含量为160 mg/g。吴彦等采用正交试验优化桔梗总皂苷的超临界CO_2萃取工艺,探讨表面活性剂对萃取的影响。结果,所得优化工艺为:萃取温度40℃、萃取压力35 MPa、萃取时间2 h,夹带剂为95%乙醇,与药材投料量比例为1∶1(v/w)。在95%乙醇中加入表面活性剂吐温-80或司盘-80可提高桔梗总皂苷的获得率。

(4) 半仿生技术 贺薇薇等优选肾安颗粒的提取工艺。以方中君药淫羊藿、臣药黄芪的主要成分淫羊藿苷、黄芪甲苷为指标,用半仿生法优化提取工艺。结果表明,淫羊藿、黄芪最佳提取工艺为:第1次提取pH=2,第2次提取pH=7,第3次提取pH=9,共提取5 h。曹骋等采用正交试验法优化何首乌半仿生提取工艺条件,以二苯乙烯苷提取率为评价指标,在提取温度、提取次数、提取溶剂相同条件下,考察pH值、提取时间的影响,并确定最佳提取工艺。结果表明,最佳提取工艺条件为:第1煎液pH 6,第2煎液pH 10,提取时间2 h。此条件下何首乌中二苯乙烯苷的提取率高。王英姿等采用均匀设计试验,以苦参碱、氧化苦参碱、苦参总碱、干浸膏为指标综合评判,优选苦参半仿生提取的工艺条件。结果,确定3煎用水的pH值依次为2.0、7.5、9.0;提取时间依次为2.0、1.0、1.0 h。

2. 分离纯化技术

(1) 大孔吸附树脂 曹骋等以大黄总蒽醌含量为评价指标,研究DM301大孔树脂对大黄总蒽醌的吸附性能及分离纯化工艺参数。结果,DM301大孔树脂对大黄总蒽醌适宜的交换吸附条件为:以10 g大孔吸附树脂为标准量,最大上样量为3.4 g/g(生药材/干树脂),最佳上柱工艺为药液浓度含生药量0.40 g/ml,pH 6,流速为

1 ml/min,90%乙醇洗脱,洗脱液用量为 80 ml。DM301 对大黄总蒽醌的动态吸附率在 70%以上,洗脱率在 80%以上。李满郁等以莫诺苷及马钱苷的含量为指标,评价大孔吸附树脂富集山茱萸有效成分的应用效果。结果:莫诺苷由药材含量的 1.58%提高到 51.00%,马钱苷由药材含量的 0.62%提高到 16.09%,总环烯醚萜苷由药材含量的 4.54%提高到 91.57%。高彦宇等以乌腺金丝桃总黄酮的收率为指标,采用正交试验法,优选 AB-8 大孔树脂吸附、纯化乌腺金丝桃总黄酮的工艺条件。结果,得到的最佳条件为:树脂量与生药比 4:1,60%乙醇为洗脱剂,洗脱流速为 1 ml/min,洗脱体积为 3 倍树脂床体积。乌腺金丝桃总黄酮的收率可达 90%左右。杨培民等以白花蛇舌草总黄酮含量及回收率为考察指标,优选大孔吸附树脂法分离纯化白花蛇舌草总黄酮的最佳工艺条件和参数。结果,最佳纯化工艺参数为:按 0.4 g/ml(生药量/树脂量)的上样量配制浓度为 0.2 g/ml 的上样溶液,调其 pH 值为 5.0,上 AB-8 型大孔吸附树脂柱,静置 1 h,采用去离子水以 3 BV/h 的流速,洗脱 8 BV,然后再用 5 BV 的 70%乙醇洗脱,流速为 2 BV/h,所得精制品中总黄酮含量为 38.9%,转移率高达 80%。徐刚等用大孔吸附树脂进行分离,反复结晶纯化葛根大豆苷。结果表明:D101 树脂适宜于大豆苷分离,30%乙醇洗脱液放置析出白色沉淀,以甲醇结晶 2～3 次,得针状晶体,该晶体 HPLC 测定,纯度 92.4%,收得率为 3%。康毅华等以金丝桃苷的含量为考察指标,确定大孔吸附树脂的型号,并筛选确定大孔吸附树脂富集山楂总黄酮的工艺条件为:采用 HZ-818 型号的大孔吸附树脂湿法装柱,取定量的山楂浓缩液以 0.5 BV/h 的速度进行上样,上样后再以 1.0 BV/h 的流速进行水洗,水洗 6 倍柱体积,最后以 1.5 BV/h 的流速,用 9 倍柱体积的 30%乙醇进行洗脱。郑明采用正交试验法,以三七总皂苷的含量为考察指标,研究 D-101 型大孔吸附树脂分离纯化三七总皂苷的工艺条件及参数。结果:通过 D101 型大孔吸附树脂纯化后,70%乙醇洗脱液干燥,总固物中三七总皂苷纯度可达 90%。陈贤等以丹酚酸 B 为指标成分,筛选能分离丹参总酚酸的高效、实用的树脂,并优化其吸附分离工艺条件。结果:HZ818 大孔吸附树脂吸附和解吸性能较好,饱和吸附量为 122 mg/g,上样最佳流速为 2 BV/h(BV,床层体积),最佳解吸条件为 5 BV 50%的乙醇溶液以 2.4 BV/h 流速进行洗脱,解吸率为 93.8%。经 HZ818 分离得到的丹参总酚酸中丹酚酸 B 的纯度为 65.7%,精制程度达到 351.3%,回收率为 90.5%。袁干军等以迷迭香酸的吸附量、解吸率和所得粉末中迷迭香酸的含量为指标,通过静态和动态实验,对迷迭香酸在 D101 树脂上吸附和解吸的条件进行考察和优化。结果,优化的工艺参数为:上柱液 pH 3～4,速度 2 BV/h,溶液处理量 9 BV,洗脱剂为 40%乙醇,洗脱速度 1 BV/h,收集洗脱液 3 BV。按此工艺条件,迷迭香酸的解吸率为 94.8%,3 BV 洗脱液浓缩干燥后,所得粉末中迷迭香酸含量为 23.7%,树脂经 8 次重复使用,吸附量和分离效果无明显下降,可以重复使用。

(2) 壳聚糖絮凝　何丽君等采用壳聚糖絮凝法,以得膏率及总黄酮得率为指标优选三草汤的絮凝澄清工艺条件。结果,优选工艺为:絮凝剂加入量 1.50 g/L,絮凝温度 40℃,药液浓缩比 1:3。贺培益等以药液絮凝度和多糖含量为指标,以壳聚糖加入量、絮凝温度、絮凝时间为考察因素,采用正交试验优选复方黄芪水提液的壳聚糖澄清工艺条件。结果,得到最优的絮凝工艺为:药液中壳聚糖最佳用量为 2 g/L,20℃的温度下絮凝 24 h。巩晓宇等以苦参碱、氧化苦参碱含量为指标,考察苦参醇提取液加入壳聚糖絮凝剂的最佳浓度、比例和静置时间。结果:当苦参醇提取液浓缩至生药质量与浓缩液体积比为 1:6 时,加入 0.75%的壳聚糖的醋酸溶液,静置 18 h,过滤,所得溶液的干浸膏中苦参碱、氧化苦参碱的含量由原来的 9.18%升至 23.42%。万焱等以黄芩苷得率为衡量指标,运用正交实验考察不同影响因素对絮凝效果的影响,筛选壳聚糖对黄芩水提液的最佳纯化工艺。结果,得到的最佳工艺条件为:体系 pH 5,搅拌时间 10 min,体系温度 40℃,絮凝剂浓度 0.5%。

(3) 膜分离　王文春等采用陶瓷膜过滤百草枯合成液,考察压力和温度等关键因素对过滤通量的影响,对膜污染现象展开分析研究,并借助于膜过程进行滤饼层设计与过滤实验考察。研究结果表明:适量添加粉末活性炭能有效改善污染层空隙率,减少孔内污染,拟稳定通量在 70～100 L/(m²·h)。而聚丙烯酰胺以及明矾等有机和无机絮凝剂对百草枯合成液的过滤有明显的副作用。黄恺飞等考察并对比研究 Al_2O_3 陶瓷膜技术和水提醇沉法对咽舒宁复方指标成分、抑菌活性的影响。结果：两种精制方法对咽舒宁复方水提液抑菌效果的影响无明显差异，而陶瓷膜能更有效地保留抗病毒的有效成分。乐康等探讨减压抽滤、离心、絮凝等预处理方法对一清复方水提液的溶液环境以及微滤过程中膜通量、过滤阻力分布的影响。研究发现：不同预处理方式都能改善膜过滤工艺，离心(5 000 r/min)在改善料液环境和膜通量方面优于其他预处理方式。

（4）聚酰胺吸附　黄松等研究从甜茶提取液中富集纯化总黄酮的聚酰胺工艺。结果表明，得到的最优工艺条件为：上样液浓度控制在3.39～5.24 mg/ml 范围内，上样液体积控制在4 BV 以内，室温下以流速2 BV/h 吸附饱和，解吸时先用4 BV 水洗，再用6 BV 的95%乙醇解吸，流速2 BV/h，收集洗脱液。在95%乙醇洗脱液总固物中总黄酮纯度可达71.55%。娄方明等考察利用聚酰胺分离纯化巫山淫羊藿中淫羊藿苷的工艺条件和参数。结果表明：聚酰胺柱色谱法能有效分离巫山淫羊藿中淫羊藿苷。不同体积分数的乙醇洗脱液对淫羊藿苷的洗脱能力不同，淫羊藿苷在30%乙醇水溶液中得到了分离富集，含量可达17.22%，收率为95.97%。李厚全等以总黄酮的保留率和转移率为指标考察上样液 pH、上柱吸附流速、树脂药材比、树脂径高比、清洗液 pH 及流速、洗脱液种类及流速等影响因素，探讨聚酰胺对白背三七总黄酮的纯化条件及效果。结果表明：筛选的纯化条件为上样液和清洗液的 pH 为3.0，树脂药材比2:1，树脂径高比1:8，上柱吸附流速为2 BV/h，70%乙醇为洗脱液，清洗流速为5 BV/h，洗脱流速为4 BV/h。在该纯化条件下，总黄酮含量由粗提物的2.43%提高到24.6%。

（5）高速逆流色谱分离　纪伟等建立分离制备鱼藤根中2种鱼藤酮类化合物的高速逆流色谱法。以正己烷-乙酸乙酯-甲醇-水（体积比为7:0.25:5:3）为两相溶剂系统，上相为固定相，下相为流动相，在主机转速850 r/min、流速2.0 ml/min、检测波长254 nm 条件下进行分离制备，从50 mg 鱼藤根粗提物中得到了2种鱼藤酮类化合物，分别为6.4 mg 纯度为96.60%的鱼藤酮和23.4 mg 纯度为97.87%的鱼藤素。王岱杰等利用 pH-区带精制逆流色谱对夏天无总生物碱进行分离，以正己烷-乙酸乙酯-甲醇-水（5:5:2:8,V/V,上相加5 mmol/L 三乙胺，下相加5 mmol/L HCl）为溶剂系统，上样量3.0 g，分离得到1个混合物和3个高纯度的生物碱单体：原阿片碱(375 mg)、苏元胡碱甲(362 mg)和比枯枯灵(246 mg)，其纯度分别为97.5%、95.6%和97.1%。程悦等应用高速逆流色谱法分离制备了苦茶中的苦茶碱。以正己烷-二氯甲烷-甲醇-水（体积比为1:5:4:2）为两相溶剂系统，在主机转速800 r/min、流速2.0 ml/min、检测波长278 nm 条件下进行分离制备。所得流分经高效液相色谱法检测，与对照品进行比较，并通过质谱、核磁共振氢谱、碳谱鉴定化合物的结构。结果表明：从2.22 g 苦茶总生物碱提取物中分离得到了3个化合物，分别为可可碱5 mg、苦茶碱389 mg、咖啡碱41 mg，纯度均在99%以上。王祖林等应用高速逆流色谱分离制备甘草中的芒柄花苷。将甘草乙酸乙酯提取物先经聚酰胺柱色谱分离，所得组分 Fr1 再用高速逆流色谱进一步分离，采用的两相溶剂系统为乙酸乙酯-水（5:5,V/V），以其上相作固定相，下相为流动相，主机旋转方向顺时针，转速850 r/min，流速2.0 ml/min，检测波长254 nm，从80 mg 组分 Fr1 中得到12.3 mg 纯度为99.3%的芒柄花苷。

3. 干燥技术

（1）喷雾干燥　杨静等采用喷雾干燥法制备以聚乙烯吡咯烷酮(PVP)为增溶剂的丹参酮 II_A 自乳化微丸。以包封产率为指标，采用正交设计对处方和工艺进行优化。结果，喷雾干燥最佳工艺条件为：进风温度为115℃，空气流速为500 L/h，PVP 水溶液的质量浓度为0.01 g/ml，丹参酮 II_A 与 PVP 的比例为1:6。潘维民等优化万通炎康片喷雾干燥制粒的最佳工艺参数。选择浸膏相对密度、进风温度、雾化空气压力、进料速度作为制粒工艺条件，进行正交试验。通过对颗粒压制的片芯进行硬度检测，确定最佳制粒工艺参数。结果，最佳制粒工艺参数为：浸膏相对密度1.20(60℃测定)，进风温度100℃～110℃，雾化空气压力0.05 MPa，进料速度120～130 ml/min。奚燕等采用单因素和正交试验，对影响苓珠凉血颗粒喷雾干燥过程的清膏辅料用量、相对密度及设备参数等因素进行优化，筛选苓珠凉血颗粒喷雾干燥的最佳工艺条件。结果，最佳工艺条件为：浸膏相对密度1.08～1.15(70℃)，辅料用量每帖药中糊精用量为得膏率的10%、乳糖用量为得膏率的5%，设备参数为进风温度130℃，进液速度10 ml/min，进风风量90 Pa。周力等优化苗药头花蓼盆炎颗粒的喷雾干燥工艺。用单因素考察法优选辅料种类和比例，用正交试验法对影响喷雾干燥的因素(浸膏相对密度、进风温度、进料速度)进行优选。结果，最佳工艺参数为：按5%的比例加入可溶性淀粉到相对密度为1.10的流浸膏中，进风温度230℃，进料速度40~50 ml/min。

(2) 真空干燥 聂诗明等将鲜玄参分为全药干燥和切片后干燥两组，每组设40℃、50℃、60℃ 3种温度。分析不同条件真空干燥的玄参质量，包括水溶物、醇溶物、水分及有效成分哈巴俄苷的含量，筛选鲜玄参微波真空干燥的最佳条件。结果表明：微波真空60℃干燥的玄参各质量指标优于其他温度组，60℃全药干燥优于切片干燥。沈平嬢等在干燥过程中，实验装置连续记录干燥样品质量和温度变化数据，通过基于实验数据的过程分析，得出干燥过程的主要影响参数及其主要特征。结果表明：在干燥过程的不同阶段，各工艺参数的影响程度不同。为提高干燥过程的总体效率，需要根据干燥过程不同阶段的特点采取合适的工艺技术措施。

刘云宏等以山茱萸为试验原料，考察真空干燥加热温度、干燥室压力对山茱萸干燥特性的影响，建立干燥时间和马钱苷质量分数与加热温度和干燥室压力之间的数学模型。并利用多目标非线性优化方法，确定了山茱萸真空干燥的最优工艺参数。结果表明：回归模型具有良好的拟合性，当加热温度为68.1℃、压力为1 kPa时，干燥时间为248 min，马钱苷质量分数为1.19%。

(3) 冷冻干燥 张兴德等以冻干率与升华耗时为指标，采用正交试验法，考察物料厚度、冻干制品温度、解析温度、解析时间对枸杞多糖冻干过程的影响，优化枸杞多糖的冻干过程参数。结果表明：物料厚度对升华干燥耗时影响较显著，而冻干制品温度影响较少。解析温度升高、解析时间延长有利于提高其制品的冻干率。冻干枸杞多糖的过程参数优化为：冻干制品温度-25℃，解析温度35℃，解析时间10 h。

唐颖等为制备高稳定性的番茄红素纳米微囊，考察冻干保护剂对纳米微囊悬浮液冻干的保护作用。通过对番茄红素纳米微囊冻干前后的粒径变化，冻干后外观、复溶及保存稳定性的考察，评价不同辅料对微囊冻干的影响，筛选出最佳配方。结果表明：5%甘露醇能对番茄红素纳米微囊起到最佳的保护效果，冻干微囊呈饼状，表面光滑，疏松，复溶粒径(0.80±0.30)μm。4℃下冻干微囊1个月内，含量保持96.05%(番茄红素原料仅保留34.93%)。

二、中药新剂型与新制剂的研究

中药新剂型与新制剂的研究，主要根据药物的特点与中药临床治疗疾病的需要，在前期研究的基础上，通过辅料的选择与成型工艺条件的优化，制成新制将中药制成新剂型与新制剂，以提高药物的疗效，减少副作用，方便临床使用。本年度，新剂型与新制剂的研究成果，主要体现在以下方面。

1. 滴丸剂

汪倩等采用正交试验法研究银黄滴丸成型的最佳工艺。结果表明：以聚乙二醇4 000(PEG4000)：聚乙二醇6 000(PEG6000)(4：1)混合作为基质，以二甲基硅油为冷却剂，药物与基质的比为1：1.5的配比，料温为85℃，冷却温度为5~10℃，滴口内外径为7.0/4.5(mm/mm)，滴口距液面为2 cm，滴速以每分40滴为最佳条件。秦永刚等以基质种类、药物与基质配比、药液温度、冷却剂温度作为考察因素进行正交实验，用3个指标评定优选暑湿滴丸的制备工艺。结果表明，最佳制备工艺条件为：以PEG400-PEG4000(1：10)为基质，药物与基质配比为1：1.5，药液温度为60℃，冷却剂温度为8℃。张培芳等选择适宜的基质、药物与基质配比、滴制温度和冷却液温度。并以光滑圆整度和丸重变异系数为评价指标，对滴距、滴口径及滴头厚度和滴速等因素进行正交试验，优选长春七滴丸最佳制备工艺。结果，最佳工艺条件为：滴距为6 cm、滴口径为3/4.5(mm/mm)、滴速为50 d/min，PEG6000与聚PEG4000的比例为10：1，物与基质配比1：2，滴制温度为70℃，冷却液温度为5~10℃。王丽丽等用正交实验法优选成型的工艺条件，考察基质种类、冷凝液种类、基质与提取物的最佳配比、药料滴制温度、冷凝液温度、滴距、滴速等影响因素，确定丹灯通脑滴丸的成型工艺。结果表明，工艺条件为：PEG 4000与丹灯通脑干粉为4：1，充分搅拌均匀，加热搅拌使其溶化，并于80℃保温。

药料通过2.2 mm/2.4 mm(内径/外径)管径的滴头,以40滴/min恒速滴入,在12℃的液体石蜡中冷却。刘相辉等采用正交试验,确定脑复康滴丸最佳提取工艺和滴丸成型工艺。结果表明,制剂中部分药材采取乙醇提取,另外部分采取水提取。最佳滴制工艺条件为:药液温度80℃,PEG4000与PEG6000的比例为1:1,药物基质比例为1:1.5,滴距8 cm,滴速为15~20滴/分,冷却温度为10℃。顾燕飞等采用滴制法结合评分法,对影响滴丸成型因素进行了考察,筛选舒胸滴丸制剂处方及制备工艺。结果:基质为PEG4000:PEG6000=2:1,药物与基质比例为1:3,料温为75℃,滴距7 cm,滴速为60 d/min,冷凝剂为液体石蜡,冷凝方式为梯度冷凝(冷凝柱上部30 cm控温30℃,下部30 cm控温10℃)。王志俊以滴丸的溶散时间、丸重差异变异系数及外观质量作为综合评定指标,优选金铃子散有效部位滴丸最佳成型工艺。结果优化条件为:药物:基质=1:3,基质中PFG6000:泊洛沙姆=3:1,滴速为45滴/min,药液湿度为75℃。王燕等采用正交试验法,以滴丸的溶散时限、圆整度、沉降情况、硬度、重量差异变异作为衡量指标,优选复方岩白菜素滴丸的成型工艺。结果最佳制备工艺为:PEG6000为基质,药物与基质配比为1:2,药液温度70℃,液体石蜡为冷却剂,滴头内外径比2.0 mm/3.0 mm,滴速60滴/min,滴距6 cm,冷却剂温度(8±0.3)℃。颜永刚等以圆整度、丸重差异等为指标,对头风滴丸的制备工艺条件进行优选。结果表明:选择以10%的淀粉为吸收剂、0.1% VitE为抗氧剂,基质为PEG4000与PEG6000(1:1)的混合物。药物与基质比例为1:2,药物于基质熔融(熔融温度70℃)后加入,冷却时间60 min,采用吸湿干燥法进行干燥。杨书良等采用正交试验方法,考察温度、料液比、乙醇质量分数、浸提时间对沉淀率的影响,同时考察浸膏与基质的比例、浸膏与基质的混合温度、冷凝剂的温度对滴丸制剂的影响,确立最佳浸提方案及滴丸制备条件。结果:在70℃条件下,用60%的乙醇水溶液浸提2次,料液比为1:25,浸提时间为20 min;浸膏与基质以1:6的比例于65℃条件下混合均匀,滴于15℃的液体石蜡中冷却成丸。李滨等考察不同基质、不同药物与基质的比例、不同药液的温度、不同滴头的口径大小、管口温度及冷却剂的温度对滴丸滴制的难易程度、丸形、硬度以及成丸的崩解时限和滴丸的质量差异系数的影响。通过单因素筛选和正交试验法,进行制备工艺的研究。结果最佳成型工艺为:基质与主药用量比为3:1,冷却剂为二甲基硅油-100,药液温度90℃,管口口径1.5 mm,管口温度45℃,冷却温度10℃。杨静等以成型率为评价指标,对不同基质与主药的用量比进行平行试验,以基质配比、冷凝液温度、熔融温度、滴头口径4个因素进行正交试验,研究党参多糖滴丸的最佳成型工艺。结果表明,最佳成型工艺条件为:熔融温度为80℃,冷凝液温度15℃,药物和基质配比为1:3,滴头口径2 cm。

2. 软胶囊剂

闻茂等通过对沙棘黄酮粉、亚麻籽油、蜂蜡和大豆磷脂的配比的研究,确定沙棘黄酮软胶囊的最佳配方。结果表明:以亚麻籽油为基质,添加大豆磷脂为乳化剂、蜂蜡为助悬剂,沙棘黄酮粉和亚麻籽油以1:2.5比例为宜,加6.0%的蜂蜡和4%的大豆磷脂有助于混悬液的稳定性。许晓乐等对紫杉醇液体软胶囊进行质量控制考察。系统考察不同条件下本品的稳定性,条件分别为高温(40℃)、4 500 lx强光试验考察10 d,室温(25℃)试验考察3 m。结果:除室温避光条件外,紫杉醇液体软胶囊中紫杉醇含量均有明显下降,因此该制剂贮放条件应为室温避光。哈娜等采用均匀实验设计和多元逐步回归分析,以内容物混悬液的沉降体积比和流动性评价为指标,考察药物与分散介质的比例、助悬剂的用量和润湿剂的用量对内容物稳定性的影响。以软胶囊崩解时限和加速试验条件下的崩解时限二者的综合评分为指标,考察明胶-甘油、明胶-纯化水比例以及熔胶温度对囊皮溶解性能的影响。结果,安神宁软胶囊内容物处方为:药物干粉与大豆油比例为1:1.5,助悬剂蜂蜡用量为内容物质量分数的4%,润湿剂大豆磷脂用量为内容物质量分数的2%。软胶囊囊皮处方为明胶:甘油:水=1:0.5:1(以质量比计算)。邓莉等以软胶囊的崩解时限和含量测定为考察指标,考察基质的种类、药物与基质的配比对益肝灵软胶囊制剂成型性的影响,确定其最佳工艺条件。结果:内容物以大豆油为基质,最佳油料比例为2.5:1。杜群等研究复方益肝灵软胶囊制剂的制备。采用压制法,从内容物的制备,分散介质的选择,药物含水量的考察,药物内容物的稳定性和重新分散性考察,确定了药粉与基质的比例,选择软胶囊壳的最佳组成处方,湿丸干燥的最佳工艺条件。结果:药粉与基质的最佳配比为复方益肝灵粉:PEG400:甘油=1.2:2:0.2。软胶囊壳的最佳配比为明胶:甘油:水=2:1:2,溶胶温度定为70℃。采用RJNJ-2型压丸机,压制好的胶丸,在温度35℃,相对湿度为30%左右的条件下干燥6～8h。

3. 分散片

蒋伟杰等研究胃平分散片的优选处方和制备工艺。以制粒情况、片剂外观、崩解时间、脆碎度为考察指标,采用正交试验对分散片处方进行筛选。结果表明:以微晶纤维素为填充剂,硬脂酸镁为润滑剂,3%的乳糖、1%交联聚乙烯吡咯烷酮、4%低取代羟丙基纤维素和8%的羧甲基淀粉钠为黏合剂、崩解剂。按优化处方制备的胃平分散片在3min内完全崩解,15min溶出度达到90%以上。孙旭群等以分散均匀性为指标,采用单因素考察及正交试验设计对齐墩果酸分散片处方工艺进行优化,制备齐墩果酸分散片,并与普通片进行体外溶出度比较。结果表明:优化的处方为微晶纤维素与乳糖比例为4:1,交联聚维酮8%,硬度4kg/mm,溶出度明显快于普通片。张艳等在崩解时限、溶出度等多项指标控制下,制备蝙蝠葛酚性总碱分散片。结果表明:以羧甲基淀粉钠,交联聚乙烯吡咯烷酮,微晶纤维素用2号筛网制粒,崩解时间1.0min以内,脆碎度合格,分散均匀,稳定性好。黄云等建立银黄分散片体外溶出度的检测方法,为质量控制提供方法和参数。经溶出(溶出介质及转速)方法考察,最终确定以水为溶出介质,转速为75r/min,用HPLC法测定,以外标法计算黄芩苷和绿原酸的溶出百分量。结果表明:银黄分散片中的黄芩苷及绿原酸的溶出度符合《中国药典》(2010年版)要求。任祥友等考察板蓝根分散片的制备工艺和最优处方。以颗粒的流动性(休止角)及片剂可压性、分散均匀度、溶出度为考察指标,对板蓝根分散片处方进行筛选。结果:按优化处方制备的板蓝根分散片的各项指标合格。

4. 脂质体

成差群等采用乙醇注入法制备异长春花碱脂质体,进行形态和粒径的考察。结果:长春花碱脂质体的平均粒径为(380±26)nm,含量为(4.78±0.22)mg/5ml。谈弋等采用薄膜分散法制备甲基莲心碱(Nef)纳米脂质体,并对其体外释药进行考察。结果筛选得到的最优处方为:卵磷脂:胆固醇质量比为5:1,药物:类脂质量比为1:25,药物质量浓度为0.4mg/ml,水化介质为pH6.5磷酸盐缓冲液。最优处方制备的纳米脂质体的包封率平均为(73.6±2.3)%,平均粒径为(82.5±6.8)nm,体外释药具有明显的缓释特征,符合Higuchi方程。董洪亮采用薄膜-冻融法制备穿心莲内酯脂质体,并考察其体外释药性质。结果:制得的脂质体平均粒径为6.325μm,包封率大于75%,稳定性好。药物体外释放符合Higuchi方程。张勇等合成一种PEG硬脂酸单酯,应用Box-Behnken设计优化PEG修饰水飞蓟素脂质体的处方和工艺。结果,水飞蓟素修饰脂质体最佳处方为:含大豆磷脂:胆固醇:PEG硬脂酸单酯:水飞蓟素为20:4.8:0.9:1(w/w),修饰脂质体的平均粒径为100.9nm,包封率为91.2%,体外释放动力学符合Weibull方程。PEG修饰水飞蓟素脂质体体外释放缓慢,注射给药体内能达到长循环作用。赵怡等采用逆相蒸发法制备姜黄素(Cur)脂质体,并考察其包封率及稳定性。结果,所得优化处方为:磷脂与药物的重量比60:1,磷脂与胆固醇的重量比4:1,pH6.5的磷酸盐缓冲液水合递质,超声时间为5min。以优化处方制得的脂质体平均包封率达95.06%。肖礼娥等以逆相蒸发法制备黄芩苷脂质体,以包封率为评价指标,采用正交设计法,优选确定黄芩苷脂质体的最佳制备工艺。结果,确定的最佳制备工艺为:水相与有机相比例为1:4、黄芩苷投入量(药物浓度)为5mg/ml、磷脂用量200g、卵磷脂与胆固醇比例为1:6,制得的脂质体平均粒径为178nm,包封率为50.3%。李志浩等采用薄膜分散法制备白术内酯Ⅰ脂质体,以包封率为评价指标,通过正交设计优化处方和制备工艺。结果,最佳处方工艺为:卵磷脂与胆固醇的质量比为6:1,卵磷脂与白术内酯Ⅰ质量比为20:1,PBS缓冲溶液pH为7.5。贝俊宏等采用硫酸铵梯度法制备血根碱脂质体,并研究其在大鼠体内的药动学。结果:血根碱制备成脂质体后在大鼠体内消除变慢,生物利用度增加。

5. 凝胶剂

温学群通过动物离体透皮吸收试验,筛选出最合适复方积雪草苷凝胶剂的渗透促进剂。结果表明:使用渗透促进剂之后,积雪草苷的渗透速率有明显的提高。其中薄荷醇1.0%>2.0%>

0.5%，氮酮 1.0% > 4.0% > 2.0%。以氮酮 1.0%的透皮效果最好。当两种渗透促进剂联用时，效果不佳。红花采用水溶性高分子材料作为基质，以传统蒙药方剂哈它各其-7为基础，制备蒙药妇康凝胶剂，治疗妇科急慢性宫颈炎、宫颈糜烂等疾病。实验研究表明：传统蒙药方剂哈它各其-7的 pH 值是 7~9，是弱碱性。为了用药安全、有效、舒适，以稀盐酸、醋酸、乳酸来调节新型蒙药妇康凝胶剂的酸度，筛选最佳 pH 调整剂，以适应阴道的生理环境。夏林虹等采用正交设计法，以卡波姆-40、聚乙烯吡咯烷酮、氮酮、薄荷醇、丙二醇、甘油的用量为因素，以凝胶剂的粒径、黏度、稳定性和保湿性作为考察指标，通过直观分析法和综合分析法对复方积雪草苷凝胶剂基质处方进行优选。结果表明，复方积雪草苷凝胶主要基质的最佳处方为 0.8%卡波姆 940、2%聚乙烯吡咯烷酮、1%氮酮、10%甘油、15%丙二醇。按此基质处方制备的凝胶剂符合《中国药典》(2010年版)凝胶剂的相关规定。梁学政等研究双柏凝胶剂中主要成分大黄素的透皮吸收特性，并考察了处方中其他成分对大黄素吸收的影响作用。结果表明：在大黄提取物和双柏凝胶剂中，大黄素 12 h 累积透皮释药为 10.03, 37.06 $\mu g/cm$。大黄提取物凝胶中大黄素具有一定的透皮吸收，但效果不太理想，而双柏凝胶剂由于其他组分的加入，可明显促进大黄素的吸收。

6. 微乳

魏红等以小鼠离体皮肤为模型，采用双室渗透扩散装置考察微乳中不同的油相、表面活性剂和助表面活性剂对苦参碱经皮渗透的影响。结果表明：油酸对苦参碱有显著的阻碍渗透作用，故油酸不宜作为苦参碱微乳的油相。优化所得的微乳处方：油酸乙酯-丁酸乙酯(4:1, w/w)4.5%，Cremophor EL 35-乳化剂 OP-10(1:1, w/w)23%，PEG400 15%，苦参碱 7.2%。王勤等考察蛇床子素微乳对离体小鼠皮的透皮能力，并与蛇床子素凝胶进行比较。结果表明：蛇床子素微乳的透皮速率显著大于蛇床子素凝胶，蛇床子素微乳的平均透皮速率为 $(33.04\pm3.1)\mu g/(cm^2 \cdot h^1)$，蛇床子素凝胶的渗透速率为 $(7.204\pm1.06)\mu g/(cm^2 \cdot h^1)$。蛇床子素微乳有望成为新型透皮给药制剂。丁沐淦等研制(SLB)磷脂复合物自微乳化胶囊并对其进行体外评价。通过单因素考察结合正交设计将水飞蓟宾(SLB制成磷脂复合物，测定该复合物的溶解度和油水分配系数，进一步制成自微乳给药系统。结果，SLB 磷脂复合物的最佳工艺条件为：反应温度 50℃，反应时间 2 h，比例 1:2。按此最佳工艺条件制备 SLB 磷脂复合物的复合率为 100%，其溶解度和油水分配系数分别为 126.3 $\mu g/ml$、166.64。其最佳自微乳给药系统(PMC)组成及比例为：复合物：油酸乙酯：吐温80：丙二醇＝12:30:45:13。按最佳处方制备的 SLB 磷脂复合物-PMC 在人工胃液中 36 min 内累积溶出百分率已达到 80%。刘鹏等制备青藤碱微乳，并考察微乳的体外释放度。结果表明：青藤碱微乳体外释放性能良好，有一定的缓释作用。微乳在 24 h 内缓慢释放，前 6 h 累积释放度对时间的平方根符合 Higuichi 方程。刘卫晶等以二硬脂酰磷脂酰乙醇胺-聚乙二醇(DSPE-PEG)2000 共聚物、大豆磷脂 S75、硬脂酰胺、泊洛沙姆 188 为辅料制备羟基喜树碱长循环亚微乳，所得长循环亚微乳平均粒径为 $(170.7\pm10.0)nm$，ζ 电位为 $(28.98\pm1.06)mV$。同法制备未 PEG 修饰的亚微乳，以喜树碱为内标，采用 HPLC 法测定血浆中的药物浓度，大鼠分别单剂量尾静脉注射给予羟基喜树碱长循环亚微乳、未 PEG 修饰的亚微乳和注射液。药动学研究表明，长循环亚微乳的 $t_{1/2\beta}$ 和 MRT 均较未修饰亚微乳和注射液显著延长，提示 PEG 修饰的亚微乳在体内有较好的长循环作用。

7. 自乳化制剂

蔡美平等研究木犀草素自乳化制剂，探求其最佳处方配比。通过溶解度实验、正交筛选和伪三相图的绘制，以形成自乳化区域的大小、溶出度和所得乳滴粒径的大小为指标，对木犀草素自乳化制剂中的油相、乳化剂及助乳化剂的组成、用量进行筛选，找出最佳处方配比。结果：木犀草素自乳化制剂处方中，以橄榄油为油相，聚山梨酯 80 为乳化剂，甘油为助乳化剂时，可以获得较好的乳化效果。木犀草素自乳化制剂的最佳处方比例为木犀草素：橄榄油：聚山梨酯 80：甘油＝1:0.66:0.24:0.30。齐雪萍等研究汉防己甲素自微乳的制备，通过考察汉防己甲素在不同介质中的溶解度，采用伪三元相图法制备汉防己甲素自微乳，利用自微乳化效率和载药量考察，筛选最佳处方。结果，汉防己甲素自微乳化制剂的处方为：乳化剂 OP-10：异丙醇：油酸：油酸乙酯＝4∶8∶1.5∶1.5。汉防己甲素自微乳载药量为33.31 g/L。

8. 微球

林媚等以聚己内酯为载体,采用水包油(O/W)乳化和溶剂挥发法相结合制备姜黄素微球,并研究聚合物分子量对缓释性能的影响,探讨药物释放动力学行为。结果:制备得到粒径<10 μm的微球,聚己内酯分子量越大,姜黄素释放时间越长,且药物释放满足Fickian扩散方程。傅静娟等以生物降解材料明胶为载体,采用乳化化学交联法制备含苦杏仁苷的明胶微球,并进行微球的体外溶出试验、微球稳定性和胃黏膜刺激性实验。优化最佳处方为:明胶质量分数15%,苦杏仁苷与明胶质量比1∶10,液体石蜡与明胶溶液体积比4∶1。制备的苦杏仁苷明胶微球外形圆整,稳定且刺激性小,平均载药量为7.5%,包封率为25.12%。于莲等以天然生物可降解明胶为载体,采用乳化交联法制备参芎明胶微球。结果,参芎明胶微球的最佳制备工艺为:span-80在油相中比例为1.5%,油水相比例6∶1,搅拌速度750 r/min,明胶水溶液浓度10%,投药量(参芎总药量∶明胶)为1∶5。丁立新等以生物降解材料壳聚糖为载体,采用乳化-交联法制备金钱草壳聚糖微球,并对包封率、粒径等特性进行考察。结果:所制备的金钱草壳聚糖微球外观圆整,平均粒径为48.34 μm,载药量为15.11%,包封率为59.55%。唐磊等以明胶为原料,葡聚糖为交联剂,采用乳化化学交联固化法制备鼻黏膜给药用明胶微球。结果表明:在明胶质量浓度为0.15 g/ml,乳化剂span-80质量浓度为0.02 g/ml,搅拌速度＝800 r/min,V(液体石蜡)∶V(水)＝15∶1的最优反应条件下,制备的未交联明胶微球平均粒径为(47±7.6)μm,葡聚糖交联明胶微球的平均粒径为(38±4.2)μm。

9. 缓释剂型

潘京京等以羟丙基甲基纤维素(HPMC)和卡波姆为二元骨架系统,采用正交设计法,优化欧前胡素缓释片制备工艺条件,并考察其家兔体内动力学。结果表明:欧前胡素缓释片优化处方中骨架缓释材料为HPMC K100M 1∶20,卡波姆2∶25。单剂量口服300 mg欧前胡素缓释片与参比制剂的AUC分别为(391.08±47.22)和(368.25±136.15)μg/(h·L),t_{max}为(2.26±0.25)和(0.33±0.05)h,C_{max}为(59.66±6.28)和(295.91±127.00)μg/L,$T_{1/2ke}$为(2.27±0.09)和(0.60±0.10)h。缓释片的相对生物利用度为(115.37±45.46)%。刘嘉等在对黄葵缓释片总黄酮含量测定方法进行考察的基础上,采用单因素法考察不同因素对黄葵缓释片释放度的影响,进而设计不同处方,并采用综合评分法进行评价。结果,筛选确定黄葵总黄酮缓释片的优化处方为:黄葵总黄酮25%,羟丙甲纤维素55%,乙基纤维素5%,乳糖15%。赵红等采用乳化溶剂扩散法制备丹皮酚缓释微球,考察微球的外观、载药量、包封率及体外释放行为,并以丹皮酚原料药为对照,根据大鼠的体内药物动力学试验数据,考察自制微球的体内外相关性。结果,药物在37℃蒸馏水中12 h释放达到85%以上,制得的丹皮酚缓释微球的体外释放累积百分数与体内吸收分数相关系数较好,生物利用度是丹皮酚原料药的136.81%。张晓燕等采用固体分散技术,以硬脂酸为骨架材料,以PEG4000为致孔剂,通过选用适当的药物与基质比,制得具有良好缓释效果的龙血竭缓释滴丸。结果,最佳滴丸成型工艺为:载药量为20%,PEG4000∶波洛沙姆＝1∶1,硬脂酸用量占辅料量20%,药液温度90℃,滴速为20滴/min,滴距为3 cm,冷凝液温度11～15℃。徐群英制备靶向缓释葛根素纳米球,并对其形态、载药量、包封率及药物利用率等纳米球质量进行研究。结果:制得葛根素-PLGA-NS,平均包封率为81.5%,平均载药量为2.05%,平均粒径为170.5 nm。黄好武等以乙基纤维素为骨架材料,以羟丙基甲基纤维素为致孔剂制成茶碱缓释骨架片,考察羟丙基甲基纤维素(HPMC)、乙基纤维素(EC)与茶碱缓释片释放度的关系以及制备工艺对茶碱缓释片体外释药速度的影响。结果表明:用羟丙基甲基纤维素制备的茶碱缓释片,释放度数据较稳定,湿法制粒所得骨架片的释药速度比干法直接压片有所减慢,压片力的大小对释药速度也有一定的影响。张建国等对不同厂家生产的茶碱缓释片进行pH、时间、释放度考察,探讨其体外释放机制。结果:B片释放行为受pH变化的影响;A片、B片、C片均以一级方程为最佳拟合方程;当释放度小于40%时,A片、B片、C片均属于整块骨架系统释放模型;A片在pH＝3.6及pH＝8.0,B片在pH＝6.8及pH＝8.0,C片在pH＝8.0时分别以Higuchi方程为最佳拟合方程。崔红娜等以羟丙甲基纤维素

（HPMC）为主要载体制备了丹皮酚（PN）的缓释骨架片。在载体中添加不同的释放调节剂，比较对药物释放的影响；考察不同黏度的 HPMC 及其用量对释放的影响；通过对体外释放数据进行零级方程、Higuchi 和 Peppas 方程拟合，探讨药物的释放机制。结果表明：以微晶纤维素为释放调节剂所制备的骨架片呈现良好的缓释特征，2 h 释放 31%，6 h 释放 66%，12 h 释放 99%。药物释放数据可以用 Peppas 方程（$Q=Kt^n$）进行很好拟合，提示药物的释放机制为非 Fichian 扩散，即药物是通过凝胶层扩散和骨架溶蚀控制的释放。

10. 其他制剂

（1）巴布剂　陈苑妮等通过热板法和冰醋酸致痛试验、角叉菜胶致大鼠足趾肿胀试验、二甲苯致小鼠耳郭肿胀试验，对渭良伤科散超微粉巴布膏进行镇痛抗炎方面的药效学评价。结果渭良伤科散超微粉巴布膏中、高剂量的剂型可有效提高小鼠痛阈值，减少小鼠扭体反应次数，抑制角叉菜胶所致的大鼠足趾肿胀和抑制二甲苯所致的小鼠耳郭肿胀。渭良伤科散超微粉巴布膏中、高剂量的剂型有较好的镇痛抗炎作用，且在方便使用的基础上，优于原剂型渭良伤科散的镇痛抗炎作用。刘艳杰等介绍辣椒风湿巴布膏的基质组成、制备工艺以及辅料黏着剂、软化剂、填充剂、保湿剂、渗透促进剂的选择。结果该制剂具有载药量大，保湿性能好的特点。

（2）涂膜剂　朱红涛等采用蒸馏法与煮提法制备肤痒停提取液，用正交试验筛选辅料用量，制备肤痒停涂膜剂，并进行质量控制。结果表明，确定的肤痒停提取液的提取方法和涂膜剂处方、制备工艺可行，质量可控。邢英华等确定玉屏风涂膜剂处方，建立其制备工艺及质控标准，并观察其对小儿反复呼吸道感染的临床疗效。结果表明，玉屏风涂膜剂治疗组总有效率为 90.48%，与对照组比较差异有统计学意义（$P<0.01$）；各项免疫指标的改善情况治疗组也明显优于对照组。该制剂制备工艺及质控方法合理，使用方便，疗效确切，有临床应用价值。

（3）贴膏剂　徐晓立等以冰片、薄荷脑为评价工艺指标，用研磨法进行包合，正交设计筛选湿疹贴膏剂中冰片、薄荷脑包合的最佳工艺参数。结果：β-环糊精加 2 倍水量，研磨时间 1.0 h，35℃下干燥制备的包合物中冰片、薄荷脑的包合量、含量均最高。该条件为制备湿疹贴膏剂冰片、薄荷脑 β-环糊精包合物的最佳工艺参数。于洋等采用正交设计，以初粘力、持粘力、胶体性能为评价指标，优化环维黄杨星 D 醇质体凝胶贴剂处方中甘羟铝、酒石酸和甘油的配比。结果：优化处方中甘羟铝用量为 0.15 g，酒石酸为 0.1 g、甘油为 12 g。

（4）结肠定位片　王玉蓉等以复方盐酸小檗碱为对象，采用 pH-时滞和 pH-酶触两种释药模式，优选时滞型、肠溶型和酶触型辅料，分别制成具有 pH-时滞和 pH-酶触释药特点的两种包衣片，并进行了体外释放度和大鼠体内定位释药的初步评价。结果表明，两种中药复方结肠定位片均达到预期的结肠定位释药效果。张勇钢以湿法制粒压片得到苦参碱片芯，以魔芋胶与羟丙甲纤维素为材料干法压制包衣制备苦参碱结肠定位片，并通过体外释放试验，研究和评价其结肠定位释药效果。结果表明，在模拟胃液和模拟小肠液中包衣片少量释放药物，在模拟结肠液中，迅速而完全释放药物；处方工艺中，随衣膜中魔芋胶比例的减少及衣膜用量增加，药物释放减慢，片剂硬度对药物释放无影响；体外释放时，释放介质中的酶可显著加快释放速度，而搅拌转速对药物释放无影响；药物释放机制为扩散和溶蚀释药。

（5）泡腾片　李志华等以崩解时限、发泡量、pH 值口感等为评价指标，采用单因素实验，优选口气清新泡腾片的成型工艺。结果确定的最佳工艺条件为：金银花、山楂用水提取 2 次，合并滤液，浓缩成稠膏，加入茶多酚和乳糖-甘露醇（2：1）干燥后磨粉，选用枸橼酸-酒石酸（2：1）和碳酸氢钠作为泡腾剂，采用外加法添加碳酸氢钠，两步法加入崩解剂 CMS-Na，所得泡腾片口感好，硬度适中，吸湿性良好，片重差异小，崩解时限符合规定。阮洪生等以乳糖为主要原料，采用正交试验法优选辅料配比，确定优选制备板蓝根泡腾片的生产工艺。结果，板蓝根泡腾片的最佳配方为：板蓝根提取药粉 25%，维生素 C 4%，乳糖 20%，柠檬酸 28%，碳酸氢钠 12%，交联聚乙烯吡咯烷酮 6%，聚乙烯吡咯烷酮 3%，PEG6000 2%。肖焕等以 pH 值、崩解时限、第 30 日的硬度为评价指标，采用正交试验优化山楂叶提取物泡腾片的制备工艺备件。结果，最佳工艺配比为：20% 柠檬酸、20% 碳酸氢钠，并采用 PEG6000 包裹碳酸氢钠。

（6）胃漂浮片　廖正根等以体外漂浮性能和

释放度为指标,优化葛根素胃漂浮片的处方。结果,得到的优化处方为:葛根素 75 mg,白芷挥发油 75 μl,十六醇 80 mg,NaHCO$_3$ 20 mg,PVPP 40 mg,硬脂酸镁 4 mg,乳糖 17 mg,壳聚糖 82 mg,HPMC 59 mg,Eudragi tL100-55 23 mg。该处方制成的片剂能在(2.0±0.1)min 起漂,持续漂浮(10.50±0.35)h,体外释放符合零级动力学模型。杨立平等用正交实验设计对乌药胃漂浮片的处方进行筛选与优化,制备乌药胃漂浮片,测定其漂浮性能与体外释药特性。结果表明,优化的处方为:乌药提取物-HPMC K_{15M}-十八醇-碳酸氢钠-PVP_{K30}-MCC=25%:30%:5%:15%:5%:20%。乌药胃漂浮片的释放对零级释放模型拟合最好,其次为 Peppas,提示乌药漂浮片制备工艺简单,具有良好漂浮性能和释药特征,释药机制为非 Fikc 扩散,是扩散与溶蚀并存。

(7) 渗透泵控释片　胡鹏翼等考察包衣处方对三七总皂苷微孔渗透泵控释片体外释药性质的影响,并优选最佳包衣处方。根据不同时间的累积释放度,考察药物的释放情况,通过正交设计优化包衣处方。结果:增塑剂、包衣膜厚度、致孔剂对三七总皂苷微孔渗透泵控释片体外释药速率的影响均较大,并能通过正交设计得到控制 12 h 内稳定释药的包衣处方。谢英花等应用正交设计优化渗透泵控释片片芯处方,通过单因素考察,确定包衣液处方及包衣增重。通过以不同渗透压的溶液作为释放介质,考察其释放机理。制备的 3 批己酮可可碱渗透泵控释片,呈现良好的零级释放特征,体外控释效果好。

(8) 栓剂　郑少文等用正交设计法对香莲栓剂的制剂处方进行筛选,以脱模时间、外观、1 h 体外溶出度的综合评分为指标,评价香莲栓剂的质量。结果,优选得到该栓剂的最佳的制剂处方为:浸膏与基质间比例为 1:3,混合脂肪酸甘油酯(36 型)与蜂蜡和聚氧乙烯(40)单硬脂酸酯(S-40)之和间的比例为 16:1,蜂蜡与聚氧乙烯(40)单硬脂酸酯的比例为 2:3。制备的香莲栓剂色泽均匀、外观光滑、融变时限、1 h 的溶出度等均符合规定。陈福等以鱼石脂、苯佐卡因、黄连素等为主要原料制备复方鱼石脂栓,并拟订其质量检查方法,观察其临床疗效。结果表明,该制剂制备工艺简便、质量可控,用于治疗痔疮,疗效确切。

(9) 固体分散体　何丹等采用减压干燥法制备,以丹参酮 II_A 为检测指标,通过正交试验优化减压干燥法制备丹参酮 II_A-聚乙烯吡咯烷酮 K30 (PVP K30)固体分散体的最佳工艺条件。结果表明,制备丹参酮 II_A-PVP K30 固体分散体的最佳工艺条件为:用 5 倍量的载体、4 倍量的粮食酒精溶解,减压干燥 1 h。丹参酮 II_A 的体外溶出百分比为 60.1%。刘久青等以 PVP K30 为载体,采用溶剂熔融法制备大黄游离蒽醌(FAQR)的固体分散体,提高其水溶性。将 1:2、1:4、1:8、1:12 比例的 FAQR 和 PVP 加入适量无水乙醇溶解,减压除去乙醇,迅速冷却制备固体分散体,并比较各样品在水中的溶解性。结果,采用溶剂熔融法制备的 FAQR:PVP(1:4)固体分散体的溶解度为 FAQR 的 3.6 倍,T50 缩短 58.86%。

(10) 磷脂复合物　张春燕等研究黄芩素磷脂复合物制备工艺,并考察其理化性质。以黄芩素与磷脂的复合率为评价指标,通过单因素实验和正交设计实验考察反应溶剂、投料比例、反应温度、反应时间、反应初始浓度等对复合率的影响,研究黄芩素磷脂复合物的理化性质。结果,确定黄芩素磷脂复合物的最佳制备工艺为:反应溶剂为乙酸乙酯,黄芩素与磷脂的投料比为 1:4,反应温度为 40℃,反应物质量浓度为 5 mg/ml,搅拌回流 2 h。X-射线衍射分析显示复合物呈现无定型特征,红外谱图显示黄芩素与磷脂之间无新的化学键形成。磷脂复合物明显改善了黄芩素在水及正辛醇中的溶解性能。周海滨等以芍药苷与磷脂的结合百分率为评价标准,采用单因素和正交设计法考察各因素对复合率的影响,确定芍药苷与磷脂形成复合物的最佳制备工艺条件。结果,芍药苷磷脂复合物的最优制备条件为:芍药苷与磷脂的配比为 1:2,以无水乙醇为反应溶剂,反应物浓度为 40 mg/ml,反应温度为室温(25℃),反应时间为 2 h。

(陶建生)

【中药提取液的澄清工艺研究】

中药提取液的纯化是中药制备工艺过程中的关键环节,近年来广泛应用絮凝澄清、超滤等新技术。

1. 壳聚糖絮凝澄清工艺的优选

季国路等以丹酚酸 B 的含量、多糖含量及固形物的量为考察指标,采用正交设计法优选参斛颗粒剂水提液的壳聚糖除杂工艺。结果表明，最佳工艺为质量浓度2 g/ml的药液中加入0.1%的壳聚糖，药液温度60℃，pH 5。刘诗青等考察了湘A-1号颗粒剂的最佳絮凝澄清工艺。先考察壳聚糖加入量、提取液浓度、pH值、温度、搅拌等因素，然后正交优选壳聚糖加入量、提取液浓度和pH值三因素。结果，其絮凝澄清工艺为：壳聚糖加入量0.8 ml/g，提取液浓度1∶6，不调pH值，温度60℃，搅拌速度350 r/min，搅拌15 min。张来华等以总多糖含量、固含物的量为指标，采用正交设计法研究壳聚糖对参芪水煎液成分纯化的影响，并结合HPLC指纹图谱法进行分析。结果表明，壳聚糖用量对参芪水煎液中多糖具有显著影响，其最佳纯化条件为：澄清剂加入量15%，药液浓度为1∶5（g/ml），絮凝温度60℃，搅拌时间15 min。该工艺得到水煎液总多糖含量为49.26%，固含物的量为55.58%。盛华刚等以纯化前后枳实薤白桂枝汤颗粒提取液中柚皮苷、橙皮苷含量和浸膏率为考察指标，对壳聚糖澄清剂和乙醇沉淀法的纯化效果进行比较。正交试验确定壳聚糖澄清剂的最佳纯化工艺为：药液质量浓度0.5 g/ml、静置温度30℃、1%壳聚糖溶液的加入量为药液体积的40%、药液pH 6。结果表明，壳聚糖澄清剂优于乙醇沉淀法。罗朵生等以丹酚酸B、总多糖、总酚酸含量及总固体得率为指标，采用正交实验法考察壳复方贞术调脂胶囊水提液的絮凝澄清工艺。结果表明，壳聚糖用量对考察指标有显著性影响（$P<0.05$），药液浓度、pH则无显著性影响。最终确定最佳絮凝澄清工艺：生药∶药液=1∶3，pH=4.0，壳聚糖加入量为0.24 ml/g生药。

2. ZTC天然澄清工艺的优选

李保仁等比较了ZTC1+1天然澄清剂和传统水提醇沉法对银翘解表口服液的纯化效果。在澄明度方面，ZTC1+1天然澄清剂处理后初期不如醇沉法透明，但在长期内更能保持持久澄清。在干浸膏得率、有效成分含量、口服液体制剂的物理稳定性方面，ZTC1+1天然澄清剂处理法明显优于乙醇沉淀法。ZTC1+1天然澄清剂处理法时可使工艺流程明显缩短，生产成本大大降低。临床使用效果方面，ZTC1+1天然澄清剂处理法也明显优于使用醇沉淀法。黎婧等以浸出物得率、总黄酮和黄芩苷含量为指标，采用正交试验法优化ZTC1+1天然澄清剂纯化喘咳平颗粒的最佳工艺，并用多指标综合评分法进行数据处理。优选后的最佳纯化工艺为：提取液浓缩至1∶8、70℃水浴先加入2%A组分，再加入1%B组分，各反应10 min。

3. 无机陶瓷膜微滤澄清工艺的优选

锶景希等比较不同孔径陶瓷膜微滤对川芎水提液的纯化作用，并对水提液微滤前后性状、总固体、有效成分等进行对比分析。结果表明，川芎水提液微滤前为浑浊液体，三种孔径无机陶瓷膜微滤后均为颜色变浅的澄清液体，总固体去除率分别为25.7%、26.5%、25.9%，阿魏酸损失率分别为12%、6%、4%，最终表明，200 nm孔径陶瓷膜的纯化精制工艺效果最佳且可行。魏学君等以连花清瘟水提液为研究对象，考察不同孔径的膜对该体系的适用性，并进行膜过程优化设计。实验表明，采用无机陶瓷膜超滤技术精制连花清瘟颗粒是可行的，并为陶瓷膜分离技术应用于其他中药水提液的精制提供了依据。黄敏燕等从微滤通量、指标性成分透过率、固含物去除率等角度考察不同孔径的ZrO_2膜对增液汤微滤过程的影响。结果表明，对于增液汤复方水提液，0.2 μm、ZrO_2微滤膜较为适用，其渗透通量衰减较平缓，最终的稳定通量达到172.8 $L \cdot m^{-2} \cdot h^{-1}$。指标性成分透过率在微滤中期略有波动，但其平均透过率达96.5%，固含物去除率为20%左右。研究说明掌握中药水提液复杂微滤过程的动态变化规律对提高通量、成分透过率具有重要意义。

（谭红胜）

【中药自微乳制剂的研究】

自微乳释药系统包含油相、表面活性剂和助表面活性剂（或含少量水），将药物包裹在油滴中，口服后遇体液在胃肠蠕动下（通常37℃）自发分散成O/W型微乳。

1. 中药自微乳制剂的处方研究

孟慧等研制穿心莲内酯自乳化软胶囊，通过穿心莲内酯溶出条件的筛选，其自乳化释药系统处方为，油酸乙酯（10%）、吐温80（54%）、正丁醇（36%）。熊阳等以伪三元相图为指导，考察药物与不同乳化剂、油相形成乳剂的能力和区域，最终确定丹参酮ⅡA自微乳化给药系统的处方组为：油酸乙酯∶聚乙二醇-8-甘油辛酸/葵酸酯：

PEG400＝10%：45%：45%，载药量2.25 mg/g，该自微乳化给药系统形态较圆整，稳定性良好。张晓君等通过溶解度实验、配伍实验和三元相图的绘制，以乳化效果为指标筛选油相、乳化剂和助乳化剂，星点设计-效应面法选择最优处方。最终确定丹参酮ⅡA自乳化微乳的处方中辛酸/葵酸三甘油脂为油相、聚氧乙烯蓖麻油和磷脂为混合乳化剂、乙醇为助乳化剂，质量比为27.81：37.64：9.48：25.07。该自微乳给药系统中丹参酮ⅡA的溶解度质量分数为0.75%，稳定性好、自乳化性能良好。杨丽娟等通过溶解度实验、乳化剂的选择、伪三元相图的绘制，以形成自乳剂外观、乳化后乳剂的外观、自乳化时间为指标研究筛选交泰丸（黄连、肉桂）有效部位自微乳化释药系统的处方工艺，并通过药物在不同温度的溶解情况确定载药量。最优处方为：辛酸/葵酸甘油三酯：聚氧乙烯醚(40)氢化蓖麻油：丙二醇：黄连总碱：肉桂油（以桂皮醛含量计）＝20：50：30：3：0.6。卢文彪等经溶解度试验初步筛选后，采用三元相图法筛选表面活性剂和助表面活性剂，并在此基础上，考察方药组分、介质、温度等因素对体系自微乳化的能力和组成区域的影响。最终筛选出连香方药自微乳处方为：黄连总生物碱：丁香油：聚氧乙烯醚(60)氢化蓖麻油：1,2-丙二醇＝40：20：60：20，处方经分散后可得到稳定性好，自微乳化效率高的微乳。彭璇等通过溶解度试验、处方配伍试验和伪三元相图的绘制，以乳化时间、色泽和粒径为指标，筛选出水飞蓟宾过饱和自乳化给药系统（S-SEDDS）的处方组成，油相中链甘油三酯（MCT）40%，乳化剂聚氧乙烯氢化蓖麻油（Cremophor RH40）48%，助乳化剂辛酸癸酸聚乙二醇甘油酯（Labrasol）12%，羟丙甲纤维素（HPMC）的加入量为50 mg/g，其平均粒径为49.6 nm，自乳化时间<3 min，载药量为39.3 mg/g。处方中加入少量的沉淀抑制剂，可有效维持药物在S-SEDDS中的过饱和溶解状态。卫世杰等通过溶解度试验、伪三元相图的制备、体外乳化效率和稳定性筛选水飞蓟宾磷脂复合物自乳化片的处方。以辛葵酸三甘油酯为油相、聚氧乙烯醚(40)氢化蓖麻油为表面活性剂、异丙醇为助表面活性剂，其比例为20：60：20；稀释后测定粒径为73.2 nm，自乳化片中水飞蓟宾溶出度可达90%以上，而市售益肝灵薄膜衣片不足50%，可见水飞蓟宾磷脂复合物自乳化片能显著提高其体外溶出。谢欢等测定四乙酰基葛根素在各种油相、表面活性剂和助表面活性剂中的溶解度，对不同溶剂进行初步配伍研究。采用三元相图法考察不同油相、表面活性剂和助表面活性剂形成微乳的能力。以微乳外观、乳化速度、乳滴粒径、载药量为指标，确定最佳的组合和处方配比：L油酸聚乙二醇甘油酯：聚氧乙烯35蓖麻油：乙二醇单乙基醚(30：40：30)和丙二醇月桂酸酯：吐温80：乙二醇单乙基醚(30：30：40)，该处方体系能迅速乳化为外观澄清透明的微乳液，粒径分布均匀，溶出度良好。魏希颖等通过溶解度试验、正交筛选和相图绘制，以体外乳化效果、乳化平衡时间、乳剂粒径大小及分布为指标，筛选连翘种子油的自乳化释药系统的最佳处方，其组成为：连翘种子油：聚山梨酯80：乙醇＝45：41：14，乳化后乳滴呈规则的圆形，分布均匀，自乳化速度快，稳定性良好。游秀华等以粒径和乳化时间为指标，采用伪三相图、星点设计-应面优化法筛选和优化广藿香醇和广藿香油自微乳处方。确定聚氧乙烯蓖麻油：聚氧乙烯脱水山梨醇单油酸酯：紫乙二醇400：肉豆蔻酸异丙酯：广藿香醇＝2：2：0.8：1.95：0.65，其中自微乳对广藿香醇的载药量为8%，该处方乳化快速、微乳粒径均匀合适。罗晓琴等采用正交试验对黄芩苷自乳化系统处方进行优化，以乳化速度、粒径及透光率为指标进行综合评价。确定最佳处方用量（质量）比为：黄芩苷：聚山梨酯80：橄榄油：甘油＝0.15：1：1：1.5，自乳化系统可明显改善黄芩苷的溶解性能。

2. 中药自微乳制剂的体内外评价

孟慧等采用《中国药典》（2005年版）二部溶出度测定第一法，考察穿心莲自乳化软胶囊与市售片剂的溶出曲线，发现自乳化软胶囊与穿心莲内酯片溶出度有显著性差异，显示自乳化软胶囊能显著提高穿心莲内酯的体外溶出度。汪圣华等用紫外分光光度法测定丹参酮ⅡA自乳化载药系统中丹参总酮的溶解度，采用大鼠在体小肠吸收模型考察丹参酮自微乳载药系统对丹参酮的增溶和吸收的影响。结果表明，丹参总酮在自微乳载药系统溶液中的溶解度是水中的10倍、胶束中的215倍，且随自微乳载药系统处方中油相比例的增加，溶解度亦增加。故自微乳载药系统能显著增加丹参酮的溶解度和在大鼠小肠中的吸收，且能促进丹参酮的增溶和吸收。杨丽娟等研究表明交泰丸有效部位自微乳液可在 3 min 内基本乳化完全,自微乳液在室温下放置 3 个月较稳定,自微乳化后的微乳液可在 37℃下 0.1 mol/L 盐酸溶液中放置 8 h。杨丽娟等以黄连总碱为指标,运用大鼠在体肠回流模型,分析比较发现交泰丸有效部位自微乳液与有效部位溶液剂比较,黄连总碱在体肠灌流液中的相对剩余百分含量(T)和表观吸收速率常数(K_a)值均获得明显提高($P<0.01$)。故自微乳化给药系统能显著改善交泰丸有效部位中黄连总碱大鼠小肠吸收,增加肉桂油在制剂中的稳定性,适合难溶性和难吸收药物的口服吸收,提高其生物利用度。吴雪梅等将姜黄素(Cur)制成自微乳化给药系统,可在 4 min 内乳化完全,乳化后的微乳 pH 值接近中性,以 0.25% 十二烷基硫酸钠的纯净水为释放介质 10 min 内药物可释放完全,8 h 内微乳溶液中 Cur 的含量保持>94%。小鼠灌胃给药后的药动学过程表明,与 Cur 混悬液相比微乳的药时曲线下面积提高了 12 倍。故自微乳化给药系统可显著提高 Cur 的体外溶出度和体内生物利用度。游秀华等测定广藿香醇和广藿香油自微乳化制剂、广藿香醇的大鼠体内的药代动力学参数,发现广藿香醇自微乳制剂、广藿香油自微乳制剂、广藿香醇的达峰时间无明显差距,都在 60 min 左右,而 2 种自微乳化制剂的药时曲线下面积明显高于广藿香醇,故自微乳化系统能有效提高广藿香醇大鼠口服生物利用度。罗晓琴等研究表明,按最佳处方制备的黄芩苷自乳化系统可明显改善黄芩苷的溶解性能,有效地提高黄芩苷在人工胃液中的溶出度,提高黄芩苷在固体制剂中的溶出度及生物利用度。

(孙晓燕)

[附] 参 考 文 献

B

贝俊宏,柯学,黄志峰,等.血根碱脂质体的制备与大鼠体内药动学[J].药学与临床研究,2010,18(1):42

贲永光,吴铮超.超声联合酶法提取黄芪总多糖的影响因素分析[J].广东药学院学报,2010,26(2):134

C

蔡美平,刘阳.木犀草素自乳化制剂处方研究[J].今日药学,2010,20(3):36

曹骋,叶殷殷,王浩龙,等.DM301 型大孔吸附树脂分离纯化大黄总蒽醌的研究[J].中国现代中药,2010,12(8):37

曹骋,张白远.何首乌的半仿生提取工艺研究[J].中国中医药咨讯,2010,2(14):248

陈福,方鸥.复方鱼石脂栓的制备及临床应用[J].中国药业,2010,19(7):40

陈建明,陈彬,陈建真.桑枝总黄酮的超声提取工艺研究[J].医学研究杂志,2010,39(5):105

陈贤,胡坪*,周永传*,等.大孔吸附树脂吸附和解吸丹参总酚酸的研究[J].时珍国医国药,2010,21(3):546

陈燕,柳正良,郭澄*,等.优选超临界 CO_2 萃取灵芝孢子粉中总三萜化合物的最佳工艺[J].药学服务与研究,2010,10(1):34

陈苑妮,杨海韵.渭良伤科散超微粉巴布膏的抗炎镇痛实验研究[J].临床医学工程,2010,17(2):7

成差群,魏燕华.乙醇注入法制备异长春花碱脂质体的研究[J].江西中医学院学报,2010,22(4):46

程俊文,贺亮,吴学谦,等.复合酶法提取山茱萸多糖的工艺条件优化[J].中国林副特产,2010,(3):1

程悦,严志勇,王冬梅*,等.高速逆流色谱分离制备苦茶中的苦茶碱[J].中山大学学报(自然科学版),2010,49(3):65

崔红娜,赵会英.丹皮酚亲水凝胶骨架片的制备及体外释放[J].北京化工大学学报(自然科学版),2010,37(3):106

D

邓莉,冯绍华.益肝灵软胶囊的制备工艺研究[J].中国中医药咨讯,2010,2(3):1

丁立新,李春英,王心合.金钱草壳聚糖微球制备工艺研究[J].中国当代医药,2010,17(2):47

丁沐淦,龙晓英,李岩,等.水飞蓟宾磷脂复合物自微乳给药系统研究[J].海峡药学,2010,22(6):19

丁兴红,温成平,丁志山,等.木聚糖酶法提取温莪术挥发油关键因子研究[J].时珍国医国药,2010,21(3):598

董洪亮.肺靶向穿心莲内酯脂质体的制备及体外释放特征[J].中医临床研究,2010,2(12):29

杜群,郭倩.复方益肝灵软胶囊制剂工艺研究[J].现代中医药,2010,30(1):62

段文录,吴峰敏,张延萍,等.纤维素酶法提取鱼腥草总黄酮工艺[J].河南科技大学学报(自然科学版),2010,31(1):98

F

傅静娟,欧宁,徐群为.苦杏仁苷明胶微球的制备及其工艺优化[J].南京工业大学学报(自然科学版),2010,32(4):91

G

高小春,韩建伟,戴红莲,等.正交设计优选狗皮膏贴超临界 CO_2 萃取工艺[J].中国中医药信息杂志,2010,17(3):55

高彦宇,滕林,李冀*,等.大孔吸附树脂法分离纯化乌腺金丝桃总黄酮的研究[J].中医药学报,2010,38(4):46

巩晓宇,陈科力.壳聚糖在苦参醇提工艺中的应用[J].中南民族大学学报(自然科学版),2010,29(1):54

顾燕飞,黄罗生,赵浩如.舒胸滴丸制剂处方及制备工艺研究[J].海峡药学,2010,22(2):12

H

哈娜,杨习江,赵宇新.均匀设计和回归分析优化安神宁软胶囊的制备工艺[J].医药导报,2010,29(4):515

何丹,杨林.丹参酮 II_A 固体分散体制备工艺研究[J].中国药业,2010,19(15):38

何丽君,陈豪,林雄,等.壳聚糖对三草汤的絮凝工艺研究[J].海峡药学,2010,22(8):54

贺培益,王米,薛飞群*,等.壳聚糖絮凝法澄清复方黄芪水提液的工艺研究[J].中国生化药物杂志,2010,31(3):173

贺薇薇,冯汉鸽,汪琦,等.肾安颗粒中淫羊藿和黄芪半仿生提取工艺研究[J].医药导报,2010,29(8):1060

红花.蒙药妇康凝胶剂的pH调整剂的选择[J].中国民族医药杂志,2010,16(3):3

胡鹏翼,陈青阳,杨明*,等.三七总皂苷微孔渗透泵控释片包衣对体外释药的影响[J].时珍国医国药,2010,21(6):1346

黄好武,罗玉鸿,梁飞华.茶碱缓释片的制备工艺对释放度的影响研究[J].中国医药导报,2010,7(7):42

黄恺飞,罗友华,李成付,等.陶瓷膜技术和水提醇沉法对咽舒宁复方水提液精制的比较研究[J].福建医药杂志,2010,32(2):44

黄敏燕,潘林梅,郭立玮.ZrO_2陶瓷膜精制增液复方水提液的膜过程研究[J].中成药,2010,32(3):495

黄松,丁婕,陶艳,等.聚酰胺树脂精制甜茶总黄酮的工艺研究[J].中药新药与临床药理,2010,21(3):311

黄云,张梅,林海.银黄分散片体外溶出度的测定[J].中医药导报,2010,16(2):67

J

纪伟,崔玉兰,甘纯玑*,等.高速逆流色谱法分离制备鱼藤根中的2种鱼藤酮类化合物[J].色谱,2010,28(8):813

季国路,褚克丹.正交优选参斛颗粒剂水提液除杂工艺[J].福建中医药,2010,41(1):58

蒋伟杰,潘兆芝,聂倩庆.中药复方制剂胃平分散片的制备工艺研究[J].今日药学,2010,20(9):26

K

康毅华,王维龙,孟凡佳.大孔吸附树脂富集山楂总黄酮的工艺研究[J].黑龙江医药,2010,23(3):383

L

黎婧,赵静,陈丹丹,等.ZTC1+1天然澄清剂纯化喘咳平颗粒的工艺研究[J].内蒙古中医药,2010,29(4):51

李保仁,孙凤利.天然澄清剂在银翘解表口服液中的应用[J].中国实验方剂学杂志,2010,16(2):36

李滨,唐慧莲,王罗,等.银翘双解滴丸制备工艺的研究[J].哈尔滨商业大学学报(自然科学版),2010,26(1):17

李厚全,陈磊,宋洪涛,等.聚酰胺纯化白背三七总黄酮的研究[J].中国药师,2010,13(2):172

李满郁,王巍,王喜军*,等.山茱萸大孔吸附树脂富集物中环烯醚萜苷含量的测定[J].中医药学报,2010,38(4):43

李淑芳,张志军,魏雪生.复合酶法提取平菇水溶性粗多糖的工艺优化研究[J].中国食品工业,2010,(3):42

李志浩,李鹏,郑芳,等.白术内酯I脂质体的制备工艺[J].中国药师,2010,13(4):473

李志华,龙书可,邹龙*,等.口气清新泡腾片的成型工艺的研究[J].中南药学,2010,8(4):244

梁学政,奉建芳,陈惠红,等.双柏凝胶剂中大黄素体外透皮吸收的实验研究[J].时珍国医国药,2010,21(1):160

廖正根,赖珺,梁新丽,等.葛根素胃漂浮片处方工艺研究[J].中国医药工业杂志,2010,41(2):111

林媚,林晨,刘洋.姜黄素微球的制备及缓释性能研究[J].福建医科大学学报,2010,44(3):178

刘嘉,刘汉清,张明,等.黄葵总黄酮缓释片释放度影响因素研究[J].医药导报,2010,29(9):1195

刘久青,李茂星.大黄游离蒽醌固体分散体的制备及溶出研究[J].中国医药指南,2010,8(4):35

刘鹏,桂双英,鲁传华,等.青藤碱微乳的体外释放度

考察[J].安徽中医学院学报,2010,29(3):63

刘诗青,夏新华,彭买姣,等.壳聚糖用于湘A-1号颗粒剂的絮凝工艺研究[J].中成药,2010,32(5):873

刘卫晶,赵永星,华海婴,等.羟基喜树碱长循环亚微乳的制备及其在大鼠体内的药动学[J].中国医药工业杂志,2010,41(6):430

刘相辉,刚宏林,孙志国.脑复康滴丸的制备工艺研究[J].医学信息,2010,23(6):166

刘艳杰,任伟,张新华.辣椒风湿巴布膏制备工艺研究[J].中国医药导报,2010,7(3):60

刘云宏,朱文学,马海乐.山茱萸真空干燥模型建立与工艺优化[J].农业机械学报,2010,41(6):118

娄方明,王艳,钱静.淫羊藿中淫羊藿苷分离纯化工艺研究[J].安徽农业科学,2010,(8):4073

卢文彪,陈蔚文,李茹柳.连香方药自微乳载药系统的研究[J].中药材,2010,33(3):450

罗朵生,何伟,郭姣.复方贞术调脂胶囊水提液絮凝澄清工艺研究[J].时珍国医国药,2010,21(8):1990

罗晓琴,杨建琼.黄芩苷自乳化系统的处方设计及溶出度评价[J].中药材,2010,33(7):1157

罗泳林,刘胜利,黄锁义.正交设计-超声提取重楼总皂苷[J].实用药物与临床,2010,13(3):185

M

孟慧,许勇.穿心莲内酯自乳化软胶囊的制备和溶出度评价[J].药学实践杂志,28(3):184

N

聂诗明,陈璇,孙晓静,等.鲜玄参微波真空干燥试验研究[J].中国药业,2010,19(8):24

P

潘京京,吴培培,卢闻*,等.欧前胡素缓释片的制备及家兔血浆动力学研究[J].西安交通大学学报(医学版),2010,31(5):584

潘维民,温幼敏.万通炎康片喷雾干燥工艺的研究[J].内蒙古中医药,2010,29(8):42

潘炘,谷西荣,庄晓伟,等.银杏叶超临界CO_2萃取银杏内酯动态变化的研究[J].生物质化学工程,2010,44(3):28

彭璇,魏颖慧*,李范珠*,等.水飞蓟宾过饱和自乳化给药系统的制备及性质研究[J].中草药,2010,41(1):40

Q

齐雪萍,桂双英,鲁传华,等.汉防己甲素自微乳的研制[J].安徽医药,2010,14(4):399

乔东东,张云,王俊儒*,等.星点设计-效应面法优化梓树果实总黄酮的超声提取工艺[J].西北林学院学报,2010,25(3):170

秦永刚,张丽军,连晓慧,等.正交实验法优选暑湿滴丸制备工艺[J].内蒙古中医药,2010,29(15):108

R

任祥友,蒋瑞芹,崔玉芹.板蓝根分散片制备工艺研究[J].中国当代医药,2010,17(5):116

阮洪生,李伟.板蓝根泡腾片固体饮料的研制[J].安徽农业科学,2010,38(7):3712

S

沈平嬢,刘志远,黄凯中,等.中药制药干燥工艺过程技术的工程化研究[J].世界科学技术·中医药现代化,2010,12(1):118

盛华刚,朱立俏,林桂涛.壳聚糖澄清剂对枳实薤白桂枝汤颗粒提取液的纯化工艺研究[J].中国实验方剂学杂志,2010,16(4):15

锶景希,彭中芳,刘声波.无机陶瓷膜精制川芎水提液的实验研究[J].中药新药与临床药理,2010,21(1):80

孙旭群,吴正红,李燕.齐墩果酸分散片的制备研究[J].安徽医药,2010,14(9):1013

T

谈弋,何文,杨淑清.甲基莲心碱纳米脂质体的研制及其体外释药特性考察[J].广东药学院学报,2010,26(3):226

唐磊,王高磊,李贺*,等.鼻黏膜给药用明胶微球的制备[J].济南大学学报(自然科学版),2010,24(1):75

唐颖,龚秋翼,钱俊青,等.番茄红素纳米微囊冻干技术的研究[J].食品与发酵工业,2010,36(3):80

W

万焱,王启帅,杨云*,等.壳聚糖对黄芩水提液净化除杂工艺的研究[J].时珍国医国药,2010,(1):169

汪倩,黄亮.银黄滴丸制备工艺研究[J].健康天地(学术版),2010,4(8):85

汪圣华,赵姗,杨荣平,等.自微乳载药系统(SMEDDS)用于丹参酮的增溶及吸收研究[J].中国中药杂志,2010,35(9):1119

王岱杰,刘建华,王晓*,等.夏天无生物碱的高速逆流色谱分离纯化[J].分析化学,2010,38(6):783

王丽丽,张宝华,寇筱囡,等.丹灯通脑滴丸的制备工艺实验研究[J].黑龙江医学,2010,34(7):495

王勤,李华文,彭新生.蛇床子素微乳透皮吸收的研究[J].西北药学杂志,2010,25(4):286

王文春,史宏,杨刚,等.陶瓷膜净化百草枯合成液[J].南京工业大学学报(自然科学版),2010,32(1):37

王燕,金杨,鲍家科.复方岩白菜素滴丸制备工艺研究[J].大理学院学报(综合版),2010,9(2):11

王英姿,惠建国,张兆旺,等.用均匀设计优选苦参半仿生提取法工艺条件[J].天津中医药,2010,27(1):66

王勇,李海龙,刘明生*,等.海南香茅油超临界CO_2萃取条件的优化和筛选[J].海南医学院学报,2010,16(3):282

王玉蓉,邹海艳,周洪伟,等.复方小檗碱结肠定位片制备工艺和体内外释药评价研究[J].中医药信息,2010,27(4):71

王志俊.金铃子散滴丸成型工艺研究[J].海峡药学,2010,22(2):23

王祖林,韩利文,刘可春*,等.高速逆流色谱法分离制备甘草中的芒柄花苷[J].山东科学,2010,23(2):18

卫世杰,霍务贞,李晓芳.水飞蓟宾磷脂复合物自乳化片的制备及体外溶出度考察[J].中成药,2010,32(10):1688

魏彩霞,谢俊峰,高媛媛,等.槐米中芦丁的超声辅助提取工艺研究[J].中国药业,2010,19(7):36

魏红,付正,陈龙华,等.微乳基质对苦参碱经皮渗透的影响[J].中国医药工业杂志,2010,41(7):513

魏希颖,徐慧娴,井明博*,等.连翘种子油的自乳化释药系统制备和体外评价研究[J].中草药,2010,41(8):1292

魏学君,陈占立,孙长荣,等.无机陶瓷膜超滤精制连花清瘟颗粒的工艺研究[J].时珍国医国药,2010,21(1):166

温学群.复方积雪草凝胶剂渗透促进剂的研究[J].海峡药学,2010,22(3):21

闻茂,于晓晖,那木拉,等.沙棘黄酮软胶囊制备的研究[J].内蒙古石油化工,2010,36(10):116

吴水华,陈文娟.风柜斗草中总黄酮超声提取工艺的研究[J].海峡药学,2010,22(6):32

吴雪梅,张晶,许建华,等.姜黄素自微乳化给药系统的体内外评价[J].福建医科大学学报,2010,44(3):172

吴彦,魏和平,陈红梅,等.超临界CO_2萃取桔梗总皂苷的工艺研究[J].中国医药工业杂志,2010,41(2):103

X

奚燕,张宁.芩珠凉血颗粒喷雾干燥工艺研究[J].中南药学,2010,8(4):253

夏国华,戈延茹,傅海珍,等.超声法提取桑黄总黄酮的工艺研究[J].江苏大学学报(医学版),2010,20(1):40

夏林虹.陈璟宜.正交设计法优选复方积雪草苷凝胶剂的基质[J].今日药学,2010,20(1):24

肖焕,张嘉乐,崔升淼.山楂叶提取物泡腾片成型工艺的研究[J].中南药学,2010,8(3):202

肖礼娥,吴品江,魏萍,等.正交实验法优选黄芩苷脂质体的制备工艺[J].海峡药学,2010,22(2):17

谢欢,周伟,杨大坚,等.四乙酰基葛根素自微乳化给药系统的制备及体外评价[J].中南药学,2010,8(6):401

谢英花,曹德英.己酮可可碱渗透泵控释片的研制[J].河北科技大学学报,2010,31(2):142

邢英华,刘月徽,杨荣兵,等.玉屏风涂膜剂的制备工艺及临床应用研究[J].中国现代药物应用,2010,4(10):96

熊阳,张悦.丹参酮II_A自微乳化给药系统的研究[J].中草药,2010,41(4):559

徐刚,吕迎春.利用大孔吸附树脂从葛根中分离与纯化大豆苷[J].时珍国医国药,2010,21(6):1408

徐群英.葛根素靶向缓释纳米球的制备及影响因素考查[J].江西中医药,2010,41(6):74

徐晓立,何群,杨志波*,等.湿疹贴膏剂中冰片、薄荷脑包合工艺探讨[J].时珍国医国药,2010,21(7):1722

许晓乐,王春华,张伟*,等.紫杉醇液体软胶囊制剂质量控制研究[J].南通大学学报(医学版),2010,30(3):174

Y

闫雪,唐洪梅,李得堂,等.超临界二氧化碳萃取肠激一号方挥发性成分的工艺研究[J].时珍国医国药,2010,21(5):1150

颜永刚,王红艳,邓翀,等.头风滴丸的工艺研究[J].云南中医中药杂志,2010,31(3):58

杨静,韩静,孙铭,等.喷雾干燥法制备丹参酮II_A自乳化微丸[J].医药导报,2010,29(7):920

杨静,苏强,高建平*,等.党参多糖滴丸成型工艺的研究[J].山西医科大学学报,2010,41(3):231

杨军,余德顺,罗喜荣*,等.超临界二氧化碳萃取桔核中柠檬苦素的工艺研究[J].时珍国医国药,2010,21(4):934

杨立平,邓桂明,欧阳荣.乌药胃漂浮片的制备及体外释放研究[J].中南药学,2010,8(7):493

杨丽娟,刘起华,张玉杰,等.交泰丸有效部位自微乳系统的体内外评价[J].中国中药杂志,2010,35(10):1247

杨丽娟,杨洁,张玉杰*,等.交泰丸有效部位自微乳化释药系统的处方设计[J].中成药,2010,32(8):1312

杨培民,代龙,魏永利.大孔吸附树脂分离纯化白花蛇舌草总黄酮的研究[J].北京中医药大学学报,2010,(6):417

杨书良,王法宇,杨波,等.茶多酚的提取及滴丸制备工艺的研究[J].哈尔滨商业大学学报·自然科学版,2010,26(1):6

游秀华,王荣昌,胡海燕*,等.自微乳化系统提高广藿香醇大鼠口服生物利用度[J].中国中药杂志,2010,35

(6):694

于莲,张传美,李爱臣,等.参芎明胶微球的制备工艺研究[J].时珍国医国药,2010,21(3):667

于洋,周莉玲,李秀梅.正交实验优化环维黄杨星D醇质体凝胶贴剂的制备研究[J].时珍国医国药,2010,21(2):402

袁干军,龙丽娜.大孔吸附树脂分离纯化迷迭香中迷迭香酸的研究[J].时珍国医国药,2010,21(1):234

乐康,付廷明,郭立玮*,等.预处理对一清复方水提液陶瓷膜微滤工艺的影响[J].膜科学与技术,2010,30(4):53

Z

张春燕,戈延茹,王成润,等.黄芩素磷脂复合物制备及理化性质研究[J].江苏大学学报(医学版),2010,20(3):226

张建国,郭银玉,陈文宜,等.不同厂家的茶碱缓释片三维释放特性及释放机制考察[J].中国药业,2010,19(3):7

张来华,朱盛山,袁旭江,等.壳聚糖对参芪水煎液成分纯化的影响[J].时珍国医国药,2010,21(6):1316

张丽珍,周之荣,王群,等.桔皮中总黄酮的微波-超声辅助协同提取工艺研究[J].时珍国医国药,2010,21(6):1405

张培芳,冯改利,王薇,等.长春七滴丸制备工艺研究[J].现代中医药,2010,30(4):88

张帅,沈楚燕,董基.酶法提取猴头菇多糖的研究[J].河南工业大学学报(自然科学版),2010,31(2):76

张晓君,王东凯,姚建美,等.可注射丹参酮ⅡA自微乳制剂的处方筛选及化学稳定性考察[J].中国药剂学杂志,2010,8(5):117

张晓燕,高菲,马伟,等.龙血竭缓释滴丸的制备工艺研究[J].哈尔滨商业大学学报(自然科学版),2010,26(3):261

张兴德,程建明,刘亮.枸杞多糖冷冻干燥过程参数优化研究[J].南京中医药大学学报,2010,26(1):50

张艳,石玉生,刘洪昆,等.蝙蝠葛酚性总碱分散片的制备工艺研究[J].中医药信息,2010,27(2):48

张勇,李娟,肖波,等.PEG修饰水飞蓟素脂质体的制备及体外释放研究[J].药学与临床研究,2010,18(3):239

张勇钢.苦参碱结肠定位片的研制及体外释放研究[J].时珍国医国药,2010,21(2):394

赵红,魏巍,张茂润,等.丹皮酚缓释微球的制备及体内外相关性研究[J].安徽理工大学学报(自然科学版),2010,30(2):42

赵怡,孟路华,王驰*,等.抗肝纤维化姜黄素脂质体的制备及初步稳定性考察[J].重庆医科大学学报,2010,35(4):582

郑明.三七总皂苷分离纯化工艺研究[J].海峡药学,2010,22(2):15

郑少文,廖晓琼,袁小红.香莲栓剂制剂处方的正交设计优选[J].时珍国医国药,2010,21(4):封3

周海滨,杨海玲,俞伟.芍药苷磷脂复合物制备工艺研究[J].中国民族民间医药杂志,2010,19(9):28

周力,张丽艳,谢宇.头花蓼盆炎颗粒的喷雾干燥工艺研究[J].中国民族民间医药杂志,2010,19(5):4

朱红涛,王昆,蔡敏.肤痒停提取液及肤痒停涂膜剂的制备[J].云南中医中药杂志,2010,31(8):69

朱兆友,汝绍刚,朱庆书.超声辅助提取藿香挥发油的研究[J].化学与生物工程,2010,27(6):85

(五) 中药炮制

【概述】

2010年度中药炮制领域发表的论文共400余篇,除炮制历史沿革、饮片鉴别和贮存等论文外,实验研究论文约有300篇。内容主要以炮制工艺研究、炮制前后化学成分的比较研究、炮制药理研究和饮片质量标准研究为主,进展主要是中药炮制后新成分的发现、中药饮片质量标准的研究以及采用传统性状和多种成分作为指标综合评价中药炮制工艺优劣等。

1. 炮制工艺的研究

(1) 简单比较法 杨杰等研究13种炮制方法对白芍中芍药苷含量的影响。结果白芍置沸水中煮20 min后除去外皮、晒干为白芍最佳加工方法。商品药材芍药苷含量普遍偏低与硫磺熏制有密切关系。张淑蓉等以连翘酯苷和连翘苷的含量为指标,确定青翘药材蒸制20~30 min为最佳工艺。曹建军等用HPLC指纹图谱技术确定26 h是熟地黄清蒸蒸制的最佳时间。韦相忠等研究表明选择适当微波热力学参数的微波炮制品与传统炮制方法醋制品中牛犊儿酮含量基本相同。于定荣等采用清炒法和微波烘烤法对酸枣仁进行炮制,结果表明,微波炮制的效果高于清炒法。张瑛等研究发现红参膨化炮制后,可显著缩短提取时间,提高人参皂苷浸提效率。

(2) 均匀设计法 孙净云等以有机酸含量、水分、浸出物及外观评定为指标,筛选得到山楂饮片微波法炮制工艺为:时间4 min,火力100%,重量260 g。李春雨等以多指标均匀设计法优化得到的菟丝子酒烘工艺为,加酒量30%,闷润9 h,100℃烘制60 min。

(3) 多指标评价正交试验法 田永亮等优选出延胡索最佳产地醋煮工艺为:选择体积小的药材,加40%的醋和适量水拌润4 h后煮至醋液吸尽;体积大的药材应适当破碎后再炮制。马青青等优选得到的制吴茱萸工艺为:药材与甘草比例为100∶6,闷润5 h,180℃炒制10 min。姜林等筛选出萸黄连最佳炮制工艺为:加10 ml吴茱萸水煎液(0.2 g/ml),润30 min,100℃炒制15 min。程一帆等优选出微波炮制阿胶、龟甲胶、鹿角胶胶珠的工艺参数。王麟等优选得到的微波炮制姜厚朴的最佳工艺为:生姜用量10%,微波功率550 W,微波时间20 min。陈卫红等筛选确定没药烘制的工艺为:125℃烘2.5 h,药物直径为0.5 cm。欧阳荣等优选得到乌药醋制的工艺为:每100 g乌药加醋20 g,闷润90 min后,60℃烘烤2 h。

(4) 单指标评价正交试验法 高明等、陈建明等、李春雨等以总黄酮含量为指标分别优选醋青皮微波法炮制、桑枝酒制和菟丝子盐炙的工艺。朱舟等以远志总皂苷含量为指标,优选微波干燥法蜜炙远志工艺为:加蜜量25%,微波火力80,加热时间4 min。陈卫红等以小檗碱的含量为指标,优选得到微波法炮制萸黄连的工艺为润药90 min,放2 cm厚,用微波火力80,加热3 min。朱卫星等以苦杏仁苷含量为指标,优选得到的微波法炮制苦杏仁的工艺为:中火加热4 min,载药量为100 g。付志玲等优选得到烘制苦杏仁的工艺:150℃烘烤30 min。刘雯霞等以西贝素的含量为指标,优选得到伊贝母的酒炙工艺为:100 g净药用40 g白酒,110~120℃烘干。赵红岩以川芎嗪的含量为指标,优选得到川芎的酒炙工艺为:每50 g川芎饮片,加15 ml黄酒,闷润0.5 h,80℃烘制1 h。

(5) 药效指标评价正交试验法 连晓晓等以止血时间和凝血时间为指标,优选得到藕节炭的最佳炮制工艺为:取厚度1~2 cm的生藕节饮片,控制锅底温度390℃,炒制29 min。林祖文等以鸡冠花炭水煎剂对小鼠断尾凝血时间为指标,优选得到鸡冠花炭烘制的条件为:220℃加热5 min烘制。张洪利等以姜黄连指纹图谱峰面积和抑菌作用为指标,优选得到的姜黄连最佳炮制工艺为:取黄连饮片加20%姜汁闷润,待姜汁被吸尽后,100℃烘制90 min。

(6) 其他 赵晶等以元素溶出总量、氧化钙(CaO)含量及煅品性状为指标,确定花蕊石最佳煅制温度为1 000℃。丘花花等通过分析瓦楞子300~900℃系列煅制品的性状、得率、水浸液pH

值、水浸出物、总钙、水煎液中 Ca^{2+} 含量及代表样品的 X-ray 分析,认为在 700～750℃ 范围,煅制品符合"灰白色、质地酥松"的炮制要求。

2. 炮制前后化学成分的比较研究

（1）图谱定性比较　胡慧玲等、蔡梅超等、林茵等、蒋以号等、Zhong LY 等、阳波等采用 GC-MS 联用技术分别对川木香、川楝子、厚朴、枳壳、麻黄及其炮制品的挥发油进行分析比较。结果发现,中药经炮制后挥发油的组成和相对含量均有变化。张宁等、陈永新等研究显示,醋制对狼毒和延胡索中脂溶性成分的组成及其含量的影响较大。战宏利等采用 UV、HPLC、TLC 法检测木香麸煨后化学成分的变化。结果表明,炮制后木香所含成分有变化,并分离得到炮制过程中被麦麸吸附的 2 个含量较大的化学成分为去氢木香内酯和木香烃内酯。赵红岩分别对决明子生品和炒制品、龙胆生品和酒炙品的甲醇提取液和水提液进行高效液相色谱分析。结果发现,其化学成分发生了量和质的变化。刘艳菊等比较甘遂生品和醋制品不同极性提取部位的高效液相色谱图,发现炮制后有新成分产生,原有成分也有消失,部分成分含量变化明显。

（2）化合物的分离鉴定　李娆娆等从槐花炭的石油醚部位和正丁醇部位分别得到 2 个和 10 个单体,其中 5 个成分为首次从槐花及槐花炭中分得。马跃平等从瓜蒌霜中分离得到 10 个化合物并进行了结构鉴定。

（3）化学成分定量比较　程显隆等考察 44 份甘遂及其炮制品中的大戟二烯醇和表大戟二烯醇的含量情况,发现甘遂及醋甘遂中两者的含量消长变化有一定规律,二者之比约为 3∶1。李璐等实验发现小蓟炒炭后蒙花苷含量明显降低。高希梅等比较黄连 9 种炮制品全粉和水煎膏中的成分变化,发现辅料对黄连生物碱类成分影响很大,醋、胆汁、酒能促进其溶出,而姜汁、吴茱萸汁和盐水则起阻碍作用。钟凌云等研究表明,药性相反的辅料酒和胆汁对黄连生物碱类成分的影响仅表现为量的变化,而没有质的影响。程立方等测定丹参生品及其炮制品的水浸出物、醇浸出物、水分、总丹参酮、丹参酮 II_A 的含量。结果表明,黄酒炙丹参的丹参酮 II_A 含量最高,黄酒炙丹参和麸炒丹参总丹参酮含量最高,丹参炭各指标均较低。顾瑶华等研究证实,醋制及酒制能增加丹参中丹参酮 II_A 的含量。张永太等研究显示,百部蜜炙后总生物碱含量降低。李习平等研究表明,知母炮制后有利于多糖的溶出,其中以盐炙品含量最高。邵深深等研究发现,车前子经清炒及盐炙后多糖含量均降低。梁永枝等研究发现,陈皮炮制后黄酮含量降低,橙皮苷含量增加。崔翠翠等研究结果表明,石榴皮经炒炭后没食子酸和鞣花酸含量较生品依次增加 124.76% 和 122.22%,而鞣质含量较生品降低 56.55%。刘绍欢等研究发现,炮制后黄精饮片的薯蓣皂苷元含量增高。李林等研究发现,商陆中商陆皂苷甲的含量在蒸制过程中随炮制时间的延长而下降。郁红礼等研究发现,姜半夏和清半夏中游离有机酸含量相对生品有不同程度的提高。张丹等研究显示,续断经酒炙和盐炙后总皂苷和川续断皂苷 VI 的含量较生品均有所增加。李松武等研究结果表明,酒炙后川牛膝中阿魏酸含量略微升高。张振凌等研究发现,乳香经炮制后 11-羰基-β-乙酰乳香酸含量有升高的趋势。韦亚洁等测定黄柏 3 种炮制（酒炙、盐炙和炒炭）品中 3 种生物碱的含量,结果显示,盐酸小檗碱、盐酸巴马汀和盐酸药根碱含量在炮制后普遍降低,以炒炭最为显著。

李丽等研究发现,大黄生、酒、醋片中,2 种二苯乙烯苷类成分含量较高且接近,炮制为熟片和炭片后与生片相比降低 80% 以上。比较大黄生、酒、醋、炭和熟片 5 种饮片中 2 种苯丁酮成分,推断大黄炒炭炮制可导致苯丁酮苷类成分转化为相应的苷元。田国芳等测定结果表明,大黄炮制过程中 2 个蒽醌苷类成分含量发生明显变化,酒片的含量约为生片的 1.14 倍,醋片的含量约为生片的 98%,熟大黄的含量约为生片的 13%,大黄炭的含量仅为生片的 4%。由此推测大黄不同炮制工艺使 2 个苷类成分发生了不同程度的分解、破坏或转化为苷元。王云等研究发现,大黄酒、醋、熟、炭饮片中没食子酸的含量与生品比较均有不同程度的增加,其中以熟大黄的增加幅度最为显著。生、酒、醋饮片中儿茶素的含量接近,而熟片和炭片中未检测到。杨武德等研究表明,不同炮制方法中大黄总糖及多糖的含量较生品有显著性差异。熟大黄中总糖和多糖的含量有明显增加,大黄炭、醋大黄和酒大黄中总糖及多糖的含量有所减少。

袁珂等试验结果显示,3 种浙江产特色药材（厚朴、延胡索、山茱萸）炮制后 Pb 的含量明显下降，Cu、As、Cd 基本不变，Zn、Mn、Fe、Cr 的含量均有不同程度的增加。蔡皓等研究发现自然铜在 400～900℃煅制过程中，其物相发生较大变化，由 FeS_2 先转变为铁的硫化物（Fe_7S_8、FeS），后又转变为铁的氧化物（Fe_2O_3）。金鹏飞等应用电感耦合等离子体质谱（ICP-MS）建立中药 18 种元素的同时测定方法。结果显示，炮制后黄芪、大黄、黄芩、何首乌、地黄等 5 种中药中的微量元素总量的变化因中药品种和炮制方法而异，但各元素的溶出率总体呈现上升趋势。李萍等用传统煅法炮制自然铜、赤石脂、赭石、磁石、石膏，检测发现炮制后矿物类药材中所含有害元素 As、Cd、Hg、Pb 的量均有不同程度的减少，而有益元素 Fe、Mn、Zn 的含量则有不同程度的增加。而王蕙等研究结果表明，锁阳饮片中铅含量明显高于原药材，须引起重视。张帆等研究发现，清炒小茴香中 Hg 含量增长了 32 倍，而盐制后仅增长 6 倍。认为临床使用清炒小茴香时存在重大安全隐患。

3. 炮制前后药理作用的比较研究

（1）止血、凝血作用 马长振等研究表明，蒲黄生品对实验动物凝血系统无影响，而蒲黄炭通过影响实验动物凝血系统的多个环节发挥其止血作用。徐丹洋等研究结果显示，茅根炭主要通过影响大鼠凝血系统和血小板聚集而增强止血作用。赵雍等研究表明，槐花炒炭后止血作用增加应是多种成分的协同结果，其中异鼠李素-3-O-芸香糖苷可能是槐花炭发挥止血作用的新有效成分。张丽等发现，鸡冠花生品及其炭品通过对凝血系统不同因素的影响而产生止血作用。张袁森等将艾叶不同组分及炮制品对家兔进行体外凝血实验，得出凝血作用强弱顺序为：鞣酸＞艾焦油＞5-叔丁基连苯三酚＞艾炭＞艾灰＞艾叶挥发油。

（2）降血糖、降血脂作用 李佳川等研究发现，不同黄连炮制品能明显降低小鼠四氧嘧啶糖尿病模型和链脲佐菌素（STZ）高脂复合 2 型糖尿病模型血清鼠糖化血清蛋白和空腹血糖的含量，其中萸炙、酒炙和酒蒸黄连还能明显降低高浓葡萄糖引起的小鼠血糖急性升高，降低小鼠 STZ 高脂复合 2 型糖尿病模型血清胆固醇和甘油三酯的含量，改善糖脂代谢紊乱，且各炮制品对正常血糖水平均无明显影响。高慧等研究表明，知母生品和盐制品具有明显的清热、降血糖作用，盐制后降糖作用有所增强。

（3）镇痛作用 沈阳玲研究表明乳香烘制品与生品对小白鼠痛阈的影响差异有统计学意义（$P<0.05$）。乳香烘制品、醋炙品与生品比较，对醋酸致痛的镇痛作用的潜伏期有明显的延长，差异有统计学意义（$P<0.05$）。

（4）毒性研究 程立平等比较各种醋对小鼠单次灌胃的毒性，结果工业醋酸及食用醋酸配制的白醋较发酵米醋安全性差。用筛选的 6 个品牌米醋作为辅料炮制延胡索，其镇痛作用无显著差异。黄伟等比较益母草不同炮制品 95% 乙醇提取物对小鼠的急性毒性。结果：鲜益母草毒性最大，干益母草次之，酒炙益母草毒性最低。

（5）其他 刘艳菊等考察生甘遂和醋甘遂乙醇提取物及其不同极性部位的泻下作用，证实甘遂醋制后泻下作用减弱。沙多依等研究表明，麸炒苍术挥发油部位的保肝作用强于生苍术。张村等实验表明，前胡蜜炙后润肺、化痰、止咳作用增强。

4. 炮制品质量控制的研究

（1）指纹图谱的研究 李娆娆等采用 RP-HPLC 对槐花、炒槐花和槐花炭的特征图谱进行研究。结果：槐花和炒槐花特征图谱相似度均高于 0.9，而槐花和槐花炭的特征图谱相似度均低于 0.6。高希梅等建立黄连生品及酒、醋、姜汁、盐水、吴茱萸汁、胆汁 6 种辅料制的高效毛细管区带电泳（HPCE）图谱。许腊英等人建立乌梅生品、乌梅炒炭品的 X 射线衍射 Fourier 谱，均具有指纹特征。翟延君等建立水红花子生品和炮制品的指纹图谱，为水红花子质量控制提供依据。张桂芝等采用气相色谱-质谱法分析 10 批姜黄饮片挥发油的 27 种特征成分的相对含量共约占挥发油总成分的 88.8%～94.9%，其保留时间和峰面积形成了特征性指纹图谱。雷雨等分析不同产地及批次的自然铜 X 射线衍射指纹图谱，从整体上显示生煅品的特征，为自然铜生煅品的质量控制提供有效手段。郭延生等采用高效液相色谱法建立了当归及其炮制品（当归炭、油当归、酒当归、土当归）HPLC 指纹图谱，并结合化学计量学方法对当归炮制品进行准确、可靠的识别和验证。

（2）质量标准的研究 姜泽静等以安五脂素为对照品建立了南五味子（包括醋南五味子）具有专属性的薄层色谱鉴别方法，完善了南五味子的质量标准。潘金火等采用反相 HPLC 测定金荞麦药材和饮片中指标成分表儿茶素的含量,为金荞麦药材和饮片质量标准修订提出新的建议。康辉等采用 HPLC 测定不同产地、不同批次茜草炭饮片 1,3-二羟基蒽醌含量均高于 0.15%,该方法可用于制定茜草炭饮片的质量标准。高国峰等建立高效液相色谱法测定粉葛饮片中葛根素的含量,以完善粉葛饮片的质量标准。王惠娟等、李鹏等、熊志刚等、田桂红等、熊玥等、李进冉等、张先洪等分别研究建立了苦参饮片、丹皮炭饮片、炒栀子饮片、醋青皮饮片、清半夏饮片、炒南葶苈子饮片、三棱饮片的质量标准。杜天玺等建立了当归炭饮片的质量控制方法。华永丽等采用传统鉴别、薄层鉴别与指纹图谱结合的方法研究酒当归饮片质量评价的方法和指标。杨洪申等建立油当归饮片多指标成分的定量方法。王欣等对 62 批不同产地和来源的个黄连原药、黄连、酒黄连、姜黄连、萸黄连饮片的水分、灰分及浸出物进行测定,以制定其质量标准。郭耀武等以碱性酒石酸铜法测定炙甘草中蜂蜜的含量,为蜜炙甘草质量标准的完善提供了依据。蔡翠芳等研究炮制辅料甘草汁,建议其质量标准暂定为:pH 值≥5.4、相对密度≥1.06、总固体≥10.0、甘草苷浓度≥0.6%、甘草酸浓度≥1.3%、甘草次酸浓度≥0.3%。

(3)含量测定的研究 张丽等建立 HPLC 法测定甘遂与醋甘遂饮片中 3 种二萜类成分,可用于甘遂与醋甘遂饮片的质量控制。万军等建立中药胆南星中总胆酸含量测定的方法。李辉等建立固相萃取-高效液相色谱法测定高温炮制药材中的丙烯酰胺含量。李俊松等建立胶束电动毛细管色谱二极管阵列检测法测定山茱萸饮片中獐牙菜苷、马钱苷含量的方法。王克英等建立石榴皮炭中没食子酸薄层层析法定性及反相高效液相色谱法定量的检测方法。段晓颖等建立冬凌草饮片中冬凌草甲素的 HPLC 含量测定方法。张村等建立 HPLC 法测定前胡蜜炙前后 3 种香豆素类成分白花前胡甲素、白花前胡乙素、白花前胡 E 素含量的方法。段启等建立生栀子、炒栀子、焦栀子中绿原酸含量的方法,并测定了 10 个产地的样品,有利于炮制品质量的控制。贺成等测定 10 批沙苑子和盐沙苑子中沙苑子苷的含量,结果表明盐炙后含量有所下降。潘英妮等测定山楂、炒山楂、焦山楂饮片中有机酸和金丝桃苷含量,并检测水分、灰分、醇浸出物等,以考察山楂药材和各炮制品饮片的质量。张村等通过 TLC 鉴别、HPLC 测定芥子碱复盐含量,为白芥子饮片的质量评价方法提供了实验依据。阳勇等提出黄连及其炮制品黄连、酒黄连、姜黄连和萸黄连中主要生物碱的质量要求。孙娥等用高效液相法同时测定 37 批次多品种淫羊藿饮片中朝藿定 A、朝藿定 B、朝藿定 C、淫羊藿苷和宝藿苷Ⅰ的含量,并研究 14 批炙淫羊藿饮片的内在质量。贾晓斌等测定不同厂家炙朝鲜淫羊藿饮片中 5 种主要黄酮类成分的含量,可用于淫羊藿饮片质量的控制。赵丽娜等认为应以总斑蝥素含量控制斑蝥饮片质量。

(4)其他 王洪斌等以矿物药自然铜为例,对以密度变化反映煅制品松脆度来控制其质量的方法进行了研究。郭桂明等建立炙制大黄饮片中黄酒及米醋辅料加入与否的快速测定方法。蒋俊等建立 HPLC-DAD 法同时测定萸黄连的炮制辅料吴茱萸汁(5 批样品)中生物碱、苦味素、有机酸类等 3 类组分的 4 个代表性成分,为萸黄连炮制辅料吴茱萸汁的质量控制提供重要依据。

5. 炮制原理的研究

孙蓉等研究提示,炮制对南、北柴胡药材柴胡皂苷 a 含量和安全剂量范围大小有一定影响。覃葆等比较广西莪术各炮制品中姜黄素的含量依次为:生品＞醋炙品＞醋煮品;抑瘤率,醋煮品＞醋炙品＞生品。李冠业等研究结果显示山茱萸石油醚部位是提高机体免疫功能的活性部位,炮制后其作用增强。王明艳等实验表明山茱萸制品石油醚萃取部位能使 D-半乳糖致衰模型小鼠血清 SOD、NO 显著升高,降低四氯化碳急性肝损伤模型小鼠 ALT、AST 值,增加肾阴虚模型小鼠负重游泳及耐缺氧时间。黄伟等研究显示,炮制对山东半夏相关毒性物质含量与毒性有一定的影响,半夏毒性大于其炮制品清半夏。郭延生等研究表明,Z-丁烯基酞内酯、阿魏酸、丁基酞内酯、洋川芎内酯 H、levistolide A. 和峰 4 代表的未知化合物是当归炮制品清除自由基的药效物质基础。张景红等研究表明,雄黄炮制后砷的形态和毒性密切相关,微生物新法炮制雄黄后,药效增强、砷蓄积毒性降低。王毓杰等研究表明,铁棒锤的炮制减毒原理与乌头碱等有毒成分通过酯键水解和高温热解的方式转化成毒性小的成分有关。灵君等研究表明,经高温煅烧水飞炉甘石部分分解为

ZnO,颗粒变小,可溶性杂质减少,ZnO含量增加,抑菌活性增强。苏旭春等研究发现,炮制后党参炔苷、白术内酯Ⅱ、橙皮苷和半夏总生物碱含量较生用均有明显增加。临床观察证实炮制后的六君子汤对化疗消化道反应的治疗作用显著高于生用饮片。

6. 存在问题

在炮制工艺优选时,若用于评价的指标不能代表所研究中药饮片的功效,则筛选出的最佳工艺有待商榷;正交试验优选出的最佳工艺有的未做实验室小试验证实验,很少做不同产地多批次的中试验证,因而所优选出的炮制工艺是否稳定及适用范围不能确定。以不同产地不同批次的炮制品进行饮片质量标准研究时,所选择样品是否涵盖了主要产地以具有广泛的代表性,是决定所建立饮片质量标准科学性和可信度的先决条件。此外,还应加强中药炮制前后化学成分变化与毒性药效相关性的研究,以阐明炮制原理,进而进一步优选炮制工艺,制订能够代表其毒性大小和药效强弱的饮片质量标准,保障临床用药的安全和有效。

(李飞)

【21种中药炮制工艺与炮制品质量控制的研究】

1. 巴戟天

邹兵等以巴戟天中耐斯糖、多糖为指标,采用正交试验法对加盐量、闷润时间、蒸制时间3个因素进行巴戟天盐制工艺的优选。结果表明,加盐量、蒸制时间对实验结果有显著影响,闷润时间对实验结果无显著影响。确定盐巴戟天最佳工艺为:50 g药材加入50 ml 2%的盐水拌匀闷润5 h,加热蒸制60 min,趁热除去木心,切段,干燥。

2. 蟾酥

袁旭江等采用正交法进行酒炮制工艺研究,以华蟾酥毒基和脂蟾毒配基总保留率为指标,以炮制时间、炮制温度、药辅质量比例为考察因素,运用高效液相色谱指纹图谱法进行含量分析。结果,各因素对酒制工艺影响大小顺序为:炮制时间>炮制温度>药辅质量比例。炮制时间具有显著影响,且蟾酥经酒炮制后化学成分存在降低现象。蟾酥酒炮制的最佳工艺为:乙醇浓度为55%,药辅比为1∶2,在60℃下炮制12 h。

3. 淡豆豉

牛丽颖等采用单因素试验,以淡豆豉中大豆苷元、染料木素和异黄酮的含量为指标,考察桑叶和青蒿用量比例、药汁拌入大豆时的相对密度、蒸煮时间、发酵温度、发酵时间、再闷时间和略蒸时间。采用正交试验,以总黄酮含量为指标,考察桑叶和青蒿煎煮时间、煎煮次数、加水量,从而规范淡豆豉的炮制工艺。结果所得最佳炮制工艺为:桑叶90 g,青蒿100 g,加入约生药量18倍水煎煮3次,每次1 h,药液相对密度为1.10~1.12 g/cm³,拌入1 kg大豆中,蒸煮1.5 h,发酵温度为(30±2)℃,发酵6~8 d。

4. 胆黄连

钟凌云等采用正交试验法,以胆黄连饮片外观性状、醇浸出物和3种生物碱总量为考察指标,选择胆汁量、炒制时间及炒制温度3个因素(每因素3水平),对胆汁制黄连工艺进行优选。结果表明:胆汁用量、炒制温度对试验结果有显著性影响,影响程度,胆汁量>炒制温度>炒制时间。确定最佳炮制工艺为:黄连加入12%胆汁,100℃炒制10 min。

5. 甘草

周倩等以外观性状、甘草酸和甘草苷含量为评价指标,采用蜂蜜和水的比例、闷润时间、炒炙温度和炒炙时间4因素进行正交试验,优选蜜炙甘草的最佳工艺。结果所得最佳蜜炙甘草工艺为:炼蜜和水2∶1(w/w)混合加入净甘草片,拌匀,闷润30 min,置锅内130℃(锅底温度)炒炙20 min。所确定的甘草蜜炙工艺使加工品中甘草酸和甘草苷分别达到2.33%和0.9%以上。

6. 甘遂

刘悦等应用电喷雾质谱(ESI-MS)技术,根据甘遂中巨大戟二萜醇型化合物在质谱中离子强度的变化情况,采用正交实验法,优化甘遂药材醋炒和醋烘两种炮制工艺的最佳炮制条件。结果表明,醋炒最佳炮制条件为:30%醋量,闷制24 h,100℃炒25 min。醋烘最佳炮制条件为:30%醋量,闷制24 h,110℃烘40 min。

7. 黄精

孙秀梅等对黄精的加压酒蒸工艺、常压酒蒸

工艺、加压清蒸工艺进行比较,分别测定3种炮制品的5-羟甲基糠醛、水浸出物、乙醇浸出物、正丁醇浸出物、多糖、总糖含量,以综合评判优选。结果:加压蒸制品>常压蒸制品>加压清蒸品。

8. 莱菔子

任涛等采用均匀设计优化莱菔子的炮制工艺。为了比较莱菔子清炒前后质量变化,选择烯丙基硫苷作为内标,优选炒制工艺参数。结果:随着炒制时间延长,莱菔子中硫苷含量会逐渐降低。在炒制温度200～250℃,炒制时间1～1.5 min时,硫苷含量达到最大,是生品含量的4.2倍。

9. 木香

姜漾津子等以加麸量、煨制温度和煨制时间为考察因素,以挥发油、木香烃内酯和去氢木香内酯的含量为评价指标,采用正交设计法,优选麸煨木香的炮制工艺。结果,最佳炮制工艺为:100 kg木香片加30 kg麦麸,在110～120℃下煨制10 min。

10. 牛蒡子

王平等以牛蒡苷和牛蒡苷元含量为指标,以清炒温度和清炒时间为考察因素,采用正交设计优选炒牛蒡子炮制工艺条件。优化得到的炮制工艺为:加热至300℃,清炒4～5 min。

11. 桑螵蛸

姜丽等运用正交设计法,以桑螵蛸中1-(3,4二羟基苯)-2-乙酰氨基-乙酮、酪氨酸的含量为指标,进行盐炙工艺考察,优选桑螵蛸盐炙工艺条件。最佳炮制工艺为:每100 g药材用30 ml盐水(含2.5 g盐),闷润1 h,100℃(锅底温度)炒10 min。

12. 山茱萸

左文等以马钱苷、5-羟甲基糠醛为指标,采用正交试验法,考察酒用量、闷润时间、蒸制温度、蒸制时间4个因素。优选得到最佳酒蒸工艺为:取山茱萸100 g,加入20%酒,闷润1 h,115℃高压蒸1 h。

13. 禹白附

赵素霞等以白矾含量、饮片厚度、煎煮时间、加压温度为因素,以浸出物含量结合抗惊厥药理实验为指标,通过正交试验优选白附子炮制工艺。得到禹白附最佳炮制工艺为:6%白矾浸泡,115℃加压煎煮30 min。

14. 延胡索

张虹等采用正交实验法,以延胡索乙素的含量为指标,对延胡索产地加工和醋制方法进行优选。结果,延胡索产地加工及醋制的最佳工艺条件为:延胡索趁鲜切片4 mm,加醋量40%,在50℃下干燥。

15. 薏苡仁

单国顺等以薏苡仁中甘油三油酸酯、多糖为指标,采用正交试验法进行薏苡仁麸炒工艺的优选。结果:温度、时间对实验结果有显著影响,加麸量对实验结果无显著影响。得到麸炒薏苡仁最佳工艺为:温度210～220℃,时间1 min,加麸量20%。

16. 枳壳

张金莲等以柚皮苷含量、新橙皮苷含量、橙皮苷含量、色度差为指标,采用正交试验法进行枳壳麸炒工艺优选考察。结果表明,炮制温度、炮制时间对实验结果均有显著影响。确定最佳枳壳麸炒工艺为:炮制温度200℃,炮制时间2 s,加麸量10%,加蜜量15%。

17. 钟乳石

房方等采用正交设计试验,以粉碎粒径、煅制温度、煅制时间、铺置厚度作为考察因素,以煅后硬度、相对密度、疏松度、水煎液和人工胃液浸提液中Ca^{2+}含量多指标进行综合加权评分,通过方差分析,得出钟乳石的炮制优化工艺为:钟乳石粉碎成小块,在950℃下煅制20 min,铺设厚度1 cm。

18. 枳实

林桂梅等以出膏率、辛弗林的含量及柚皮苷和橙皮苷的总含量为指标,选取炒制时间、炒制温度、麸用量、枳实直径4个考察因素,采用正交设计优选炮制工艺。优选得到枳实炮制工艺为:取直径为1.5～2.5 cm枳实,投麸量100∶10,于180℃,炒制1 min。

19. 紫石英

房方等采用正交试验设计,以煅制温度、煅制时间、总酸含量、醋用量、煅淬次数、铺置厚度作为考察因素,对紫石英炮制工艺进行优选。以相对密度、疏松度、水煎液和人工胃液浸提液中含钙量多指标进行综合加权评分。通过方差分析优选得到紫石英最佳炮制工艺为:600℃下煅烧10 min,以总酸含量为61.9 g/100 ml的醋煅淬3次,醋用量30%(V/W)。

20. 泽泻

谢一辉等以泽泻有效成分24-乙酰泽泻醇A和23-乙酰泽泻醇B、饮片外观色泽差和饮片外观色泽均匀性为指标,采用正交设计方法优化各炮制工艺。结果:樟帮麸炒盐泽泻各项评判指标都优于其他炮制方法。饮片色度差、饮片色泽均匀性与泽泻饮片的内在质量有显著相关。优选出的樟帮麸炒泽泻最佳炮制工艺为:生泽泻片250 g,麦麸40 g(拌蜂蜜0.25 g),260℃炮制6 min。

21. 栀子

彭红等以小鼠凝血时间、炭药吸附力和色泽度为评价指标,以炒制砂温、炒制时间为考察因素,对炮制工艺进行优化。优选得到建昌帮法栀子炒炭最佳炮制工艺确定为:辅料油砂炒热均匀至220℃,炒炭时间为10 min。

(张永太)

【27种中药炮制前后化学成分的比较】

1. 白附子

张红伟等首次从制白附子中分离得到5-羟甲基糠醛和双[5-甲酰基-糠基]-醚。周友红等研究发现,白附子中双[5-甲酰基糠基]-醚含量生品(0.25 μg/g)<加压法制品(0.27 μg/g)<《药典》法制品(0.29 μg/g)。由此可知,炮制能提高白附子中双(5-甲酰基糠基)醚含量。

2. 白茅根

曹雨诞等研究发现,白茅根经炒炭后,炮制品中5-羟甲基糠醛的量显著提高,增加可达32倍。

3. 白芍

孟祥松等采用高效液相色谱法分析白芍经硫磺熏蒸后芍药苷的含量随时间的变化规律。结果,不同硫熏时间对白芍中芍药苷的影响很大。以未经硫熏的白芍的芍药苷含量最高,且随硫磺熏蒸时间的增加芍药苷含量逐渐下降。刘素香等采用高效液相色谱方法测定白芍及其炮制品中芍药苷和芍药内酯苷的量。结果:芍药苷的量,生品(2.209%)>酒制品(2.198%)>醋制品(2.088%)>麸炒品(2.018%)>清炒品(1.994%)>酒麸制品(1.921%)>土炒品(1.822%);芍药内酯苷的量,酒麸制品(0.149%)>麸炒品(0.147%)>酒制品(0.144%)>醋制品(0.141%)>清炒品(0.140%)>土炒品(0.129%)>生品(0.126%)。

4. 白芷

李卫敏等研究发现,经过硫磺熏蒸的白芷样品中欧前胡素含量分别为0.059%、0.135%、0.064%,未经过硫磺熏蒸的白芷样品中欧前胡素含量分别为0.191%、0.183%、0.141%。表明硫磺熏蒸品的欧前胡素含量显著下降。

5. 白术

陈鸿平等采用同批药材,用5种不同品种的辅料土炮制,采用高效液相色谱法测定白术内酯Ⅲ的含量,紫外分光光度法测定白术多糖的含量。结果显示:白术内酯Ⅲ的含量高低为,赤石脂炒白术(0.48 mg/g)>壁土炒白术(0.47 mg/g)>灶心土炒白术(0.42 mg/g)>窑土炒白术(0.40 mg/g)>黄土炒白术(0.35 mg/g)>生白术(0.12 mg/g);多糖含量高低为,灶心土炒白术(55.70%)>黄土炒白术(52.42%)>赤石脂炒白术(50.88%)>窑土炒白术(50.41%)>壁土炒白术(49.98%)>生白术(47.12%)。

6. 柴胡

陈帅等采用HPLC方法,以柴胡皂苷a、c、d、b_2为指标,分析炮制后皂苷成分的含量变化。炮制后柴胡皂苷b_2的含量都大幅增加,柴胡皂苷a、c、d以及a+c+d的含量略微有所减少。

7. 当归

周桂芬等从当归炮制品中分离得到5-羟甲基糠醛。该成分是当归炮制后产生的新化合物之一,为首次从当归炮制品中分离得到。

8. 地黄

杨培民将鲜地黄烘干后进行清蒸炮制，采用高效液相色谱法测定不同炮制时间后 5-羟甲基糠醛和梓醇的含量。结果显示，地黄在蒸制过程中，5-羟甲基糠醛的含量在一定时间范围内随着时间的延长而增加，但蒸制至 52 h 左右时，其含量已下降；梓醇的含量随着蒸制时间的延长而逐步降低。

9. 骨碎补

刘瑞连等研究表明，盐烫法、膨化法、砂烫法、盐炙法与微波法所得骨碎补炮制品中柚皮苷含量分别是 0.65%、0.59%、0.58%、0.57%、0.51%，煎出液中柚皮苷含量分别是 0.52%、0.47%、0.46%、0.45%、0.39%，结果表明盐烫法优于其他炮制方法。

10. 黄柏

祁东利等对黄柏不同炮制品中盐酸小檗碱和小檗红碱的含量进行比较。结果表明：随着炮制温度升高、时间延长，制黄柏中部分盐酸小檗碱转化为小檗红碱。温度过高或时间过长使小檗红碱含量降低。黄柏炮制过程控制在 40 min，温度在 180℃时，小檗红碱含量最高。

11. 荷叶

董春永等以荷叶碱和槲皮素含量为指标，对荷叶生品、煅炭品及炒炭品进行比较。结果发现，经煅炭和炒炭后，荷叶碱含量较生品依次降低 99.52% 和 99.23%，槲皮素含量较生品依次增加 608.56% 和 643.85%。加热炮制对荷叶中荷叶碱和槲皮素含量均有显著影响。

12. 僵蚕

赵清等采用薄层色谱法对僵蚕 6 种炮制品进行薄层鉴别研究，采用高效液相色谱法测定各炮制品中草酸铵、槲皮素和山奈酚的含量。僵蚕各炮制品的薄层色谱未见明显差异，但炮制后草酸铵含量都有不同程度的下降。其中糖麸炒僵蚕的含量最低（4.90%），而麸炒僵蚕中草酸铵含量（7.48%）下降得最少。僵蚕经过炮制后所含槲皮素与山奈酚的含量变化不大，与生品（38.958 7 μg/g、9.794 0 μg/g）较为接近，但姜炙僵蚕与姜麸炒僵蚕中槲皮素与山奈酚的含量降低得较为明显，前者分别为 21.695 9 μg/g 和 4.866 1 μg/g，后者分别为 22.287 1 μg/g 和 5.786 3 μg/g。

13. 莲房

王春丽等研究表明，莲房经煅炭和炒炭后金丝桃苷含量较生品（0.13%）依次降低 91.54% 和 87.69%，槲皮素含量较生品（0.049%）依次增加 97.96% 和 108.16%。由此可见加热炮制对莲房中金丝桃苷和槲皮素含量均有显著影响。

14. 牛膝

张振凌等按酒炙法制备牛膝炮制品，并用高效液相色谱法测定其中齐墩果酸的含量。结果，不同种类酒（乙醇浓度不同）炮炙后的牛膝饮片中齐墩果酸的含量有升高的趋势，且高浓度的白酒炮炙的牛膝中齐墩果酸含量高；当乙醇浓度达 56% 时，齐墩果酸含量可达 1.265%。

15. 蛴螬

曹蔚等的研究结果显示，蛴螬麸炒后蛋白质含量较高，为 46.7%，但氨基酸的含量为 39.31%，明显低于烘干药材含量。80℃烘干的蛴螬中氨基酸（49.44%）、水溶性浸出物（1.19%）含量均低于 50℃烘干蛴螬（56.55% 与 7.35%）。

16. 石榴皮

张朔生研究发现，180℃烘烤得到的石榴皮炮制品中没食子酸的含量最高为（1.31 mg/g），随着炮制温度的继续升高，石榴皮炮制品中没食子酸的含量降低。

17. 娑罗子

张辰露比较干燥、润泡、切制等不同炮制工艺下娑罗子中七叶皂苷 A 和 B 的含量。采用直火热风干燥法烘干的娑罗子中七叶皂苷 A 和 B 的含量最高，最佳干燥温度为 30～40℃。采用减压冷浸法软化娑罗子效果较好，炮制后七叶皂苷 A 和 B 的转移率可达 93.4%。不同片型的娑罗子水浸提物中七叶皂苷 A 和 B 的含量顺序为薄片＞颗粒＞中片＞厚片。

18. 苏子

黄亮辉等以迷迭香酸的含量为指标，发现白

苏子(0.192%)经炒制后升高(0.204%),单紫苏子(0.339%)和双紫苏子(0.521%)则相应降低(0.336%与0.508%);白苏子、单紫苏子和双紫苏子经蜜制、制霜后迷迭香酸含量均下降(分别为0.168%与0.173%、0.291%与0.330%、0.403%与0.490%),蜜制品下降幅度最大。

19. 山茱萸

陈学艳等比较山茱萸生品、清蒸品、酒蒸品、盐蒸品、醋蒸品中莫诺苷和马钱苷的含量。经炮制,环烯醚萜苷的含量均有所下降,尤其在盐蒸制后莫诺苷由1.79%下降至1.02%,降低了40%;马钱苷由0.92%下降至0.89%,降低了3.3%。

20. 铁棒锤

王毓杰等从铁棒锤水煮炮制品中分离得到多裂乌头碱D(polyschistine D)、苯甲酰去氧乌头碱、polyschistine A、乌头原碱,上述均为炮制品中新增的成分。

21. 透骨香

龙庆德等研究表明,用清炒、酒炙、醋炙、醋蒸、盐炙5种炮制方法炮制所得的透骨香粗提物中,水杨酸甲酯苷含量分别为37.92%、41.70%、38.20%、34.17%、37.32%,均低于生品的含量(42.77%)。水杨酸甲酯苷含量最高的是酒炙法炮制的样品,最低的是醋蒸法炮制的样品。

22. 天麻

尹珉等对不同产地经硫磺熏蒸与未经硫磺熏蒸的天麻进行天麻素含量测定。经过硫磺熏蒸的天麻,天麻素含量分别为0.15%、0.19%、0.11%。未经过硫磺熏蒸的天麻,天麻素含量分别为1.44%、0.44%、0.82%。由此可知硫磺熏蒸对天麻中天麻素的含量影响较大。

23. 乌药

左美玲等研究发现,乌药不同炮制品按乌药内酯的含量从高到低依次为:醋炒乌药(3.78 mg/g)、乌药片(3.60 mg/g)、盐炒乌药(3.34 mg/g)、麸炒乌药(3.21 mg/g),以醋制品中乌药内酯含量最高。

24. 益母草

丛悦等考察益母草酒炙前后芦丁和丁香酸含量。结果,经酒炙后芦丁含量降低,丁香酸含量升高。

25. 云威灵

杨树娟等从云威灵炮制品中分离到5-羟甲基糠醛,为炮制后产生的新成分。

26. 薏苡仁

杨春等采用气相色谱法测定并比较薏苡仁不同炮制品中亚油酸及脂肪油含量。亚油酸含量为:生苡仁2.80%,炒苡仁2.12%,麸苡仁2.45%,爆苡仁1.99%。脂肪油含量为:生苡仁7.91%,炒苡仁6.1%,麸苡仁6.46%,爆苡仁6.52%。薏苡仁亚油酸含量占总脂肪油含量的平均百分率为34.65%。生苡仁亚油酸百分含量最高,爆苡仁最低;生苡仁的脂肪油百分含量最高,炒苡仁最低。

27. 枳壳

张庆华等从枳壳樟帮炮制品中分离得到橙皮素7-O-β-D-吡喃葡萄糖苷,为枳壳樟帮法炮制后新产生的成分。

(张永太)

【17种中药炮制前后药理作用的比较】

1. 白附子

张振凌等比较白附子(禹白附)加压炮制前后水煎剂和醇提物在动物体内的抗肿瘤作用。采用小鼠移植性肿瘤模型,观察白附子生品、加压制品水煎剂和醇提物对S_{180}肉瘤荷瘤小鼠的抑瘤作用及对S_{180}荷瘤小鼠免疫器官的影响。白附子生品和加压炮制品提取物均有一定的抗肿瘤作用,且生品强于制品。制品提取物有一定的增强小鼠机体免疫功能作用。与对照组比较,白附子生品各剂量组对荷瘤小鼠无生命延长作用,制品醇提物各剂量组对S_{180}腹水瘤荷瘤小鼠有一定生命延长作用。

2. 当归

魏彦明等采用体外小鼠肝组织自发性脂质过氧化、H_2O_2诱导的红细胞膜脂质过氧化和溶血反应,评价当归及其炮制品水提物对脂质过氧化的抑制作用。当归及其不同炮制品水提物体外对肝组织自发性脂质过氧化的抑制能力为:当归炭>

酒当归＞生当归＞油当归＞土当归；对H_2O_2诱导的红细胞膜脂质过氧化的抑制能力为，当归炭＞土当归＞生当归＞酒当归＞油当归；对H_2O_2诱导的溶血作用的抑制能力为，酒当归＞当归炭＞土当归＞油当归＞生当归，且抑制效果均呈现良好的剂量依赖关系。因此，当归及其不同炮制品水提物体外都具有一定的抗脂质过氧化的作用。

3. 地龙

利红宇等采用枸橼酸雾法，比较各种炮制广地龙的止咳作用。采用酚红祛痰法，比较各种炮制广地龙的祛痰作用。采用药物引喘法，比较各种炮制广地龙平喘作用。结果表明，蛤粉制广地龙化痰、止咳、平喘作用效果最好，其次是黄酒制广地龙。蛤粉和黄酒炮制广地龙保留黄嘌呤、次黄嘌呤等成分最多。

4. 莪术

李萍等采用S_{180}细胞、H_{22}细胞制备移植性肿瘤模型，以S_{180}肉瘤小鼠和H_{22}荷瘤小鼠的实体瘤重、抑瘤率、生存延长率为指标，评价广西莪术5种不同炮制品（鲜品、醋煮品、水煮品、蒸品、醋制品）对移植性肿瘤的抑制作用，并计算肝系数、脾系数。广西莪术5种炮制品对S_{180}肉瘤小鼠、H_{22}荷瘤小鼠均具有一定的抑制作用；对S_{180}肉瘤小鼠，莪术醋煮品、莪术醋炙品、环磷酰胺(CTX)的瘤重系数与模型组比较有显著性差异($P<0.05$)，其抑瘤率分别为51.9%、41.4%、54.2%；对H_{22}荷瘤小鼠，莪术蒸煮品、莪术鲜品、CTX的瘤重系数与模型组比较有显著性差异($P<0.05$)，其抑瘤率分别为32.7%、35.3%、58.8%。

5. 甘草

孙付军等考察甘草蜜炙前后对脾虚小鼠的影响。各组小鼠体重整体评价，3个甘草炮制品（生品、清炒、蜜炙）水提取液间比较，炙甘草组体重增加较为明显。醇提取液间比较，炙甘草醇提取液体重增加大于生甘草醇提取液。炙甘草水提取液和醇提取液间比较，炙甘草醇提取液体重增长比较明显。上述结果提示炙甘草提取液对小鼠一般状况可能有促进作用，其作用较生甘草和清炒甘草明显。在多次试验过程中对各组小鼠的脏器指数指标进行观察分析，3个甘草炮制品的水提取液比较，炙甘草水提取液的胸腺指数最大，其次为生甘草水提取液。3个甘草炮制品的醇提取液比较，炙甘草醇提取液胸腺指数最大，其次为生甘草醇提取液。实验观察甘草生品与炮制品对小鼠爬杆时间和游泳时间的影响，炙甘草2个提取液优于生甘草2个提取液组，其中炙甘草醇提取液组与模型对照组比较有显著性差异($P<0.05$)。炙甘草水提取液和醇提取液比较，醇提取液作用相对更加明显。因此，甘草炮制前后主治功能有所改变，甘草蜜炙后可增强补益功能。

6. 关木通

潘金火等采用传统的炮制工艺对关木通药材进行炮制。将29种炮制品和生品经高效液相色谱法测定各样品中马兜铃酸A的含量，通过大鼠急性肾损伤试验，考察代表性样品对动物肾功能的影响。结果：石灰水煮、石灰水蒸、甘草汁煮、黑豆汁煮、小苏打水煮及滑石粉炒6种样品中马兜铃酸A的含量均有显著降低（降低幅度30%以上），其他炮制品中马兜铃酸A的含量也有一定程度的降低，但降低幅度差异较大。毒理试验结果表明：与生品相比，上述6种炮制品均能显著减轻对动物肾功能的损害，减轻程度与其中的马兜铃酸A含量似有一定的相关性。

7. 黄精

张莹等研究报道黄精生品、制品均能明显提高小鼠平均吞噬指数和平均校正廓清指数，其中制品浸膏的作用又明显优于生品。提示黄精生、制品均能提高小鼠的非特异性免疫功能，且经酒制后，其药效显著增强。

8. 黄连

李佳川等通过培养3T3-L1前脂肪细胞，并诱导分化为脂肪细胞，建立胰岛素抵抗模型，观察不同黄连炮制品对细胞增殖、分化的影响，对胰岛素抵抗模型细胞培养液中葡萄糖消耗量的影响。结果：不同黄连炮制品均能明显或部分降低培养液中葡萄糖的含量，提高脂肪细胞葡萄糖的利用率，改善胰岛素抵抗，在一定剂量范围内促进3T3-L1前脂肪细胞的增值，抑制前脂肪细胞的分化。与黄连生品相比较，萸制黄连、酒蒸黄连和酒炙黄连对上述改善作用更为明显。蒋俊等选用SD大鼠，以辣椒酒和无水乙醇造模，比较黄连和萸黄连对胃溃疡模型大鼠胃黏膜损伤的抑制作用,同时用放射免疫分析法测定并研究黄连、萸黄连对胃溃疡大鼠血液中与胃损伤和机能相关的生化指标 6-酮-前列腺素 F1-α(6-Keto-PGF1α)、白细胞介素-8(IL-8)、肿瘤坏死因子-α(TNF-α)的作用。结果:萸黄连对实验性胃溃疡的抑制作用优于黄连,对实验性胃溃疡的防治作用较黄连有增强趋势,且有显著性差异。通过放免法测定各组大鼠血中 6-Keto-PGF1α、TNF-α、IL-8 的含量发现,相同剂量的萸黄连和黄连相比,萸黄连组 6-Keto-PGF1α、TNF-α、IL-8 的含量均较黄连组低,随着剂量的增大该趋势更显著。

9. 何首乌

卫培峰等采用逆转录聚合酶链反应(RT-PCR)法测定大鼠肝 CYP2E1 基因mRNA在给药后的变化,研究何首乌不同炮制品对大鼠肝细胞色素 P4502E1(CYP2E1)基因 mRNA 表达的影响。结果:各给药组(清蒸组、黑豆汁制首乌A、B、C组)CYP2E1 基因 mRNA 表达水平明显低于空白组($P<0.01$),各给药组组间差异无显著性($P>0.05$)。

10. 榼藤子

肖二等考察榼藤子炮制前后的急性毒性作用及对小鼠胃肠运动功能的影响。榼藤子生品及炮制品1号、2号对小鼠半数致死量(LD_{50})分别为 27.17、35.13、42.18 g/kg。榼藤子生品及炮制品能明显促进正常小鼠的肠蠕动,对阿托品所致小肠运动的抑制有明显的拮抗作用,但对新斯的明所致小肠运动的亢进无明显作用。榼藤子炮制前后高、中、低剂量组对正常小鼠胃排空均有明显抑制作用。

11. 苦杏仁

房敏峰等研究炮制对苦杏仁中主要成分苦杏仁苷在大鼠体内代谢的影响。分别给 SD 大鼠注射和灌胃苦杏仁苷、灌胃苦杏仁生品及炮制品,于不同时间点采血,高效液相色谱-质谱联用法分析血浆中苦杏仁苷及其代谢产物,并绘制药时曲线。结果表明,苦杏仁苷注射给药后在血浆中以原型形式存在,而苦杏仁苷、苦杏仁生品和炮制品灌胃给药后均未检测到原型,其代谢产物经质谱鉴定为野樱苷;且炮制后代谢产物野樱苷在大鼠体内的药时曲线与生品有明显不同。

12. 麦麸

岳岭等通过外翻肠囊法观察不同炮制方法的麦麸对小肠吸收营养物质的影响。紫外分光法测光密度值以观察不同的麦麸炮制品对消化酶的活性的影响,并用离体回肠法观察其对小肠收缩作用的影响。结果:麦麸炮制品提取液对离体小肠收缩有明显促进作用,各炮制品作用强弱依次如下:水提液,炒焦品>过度炒焦品>炒黄品>炒轻品>生品;醇提液,炒黄品>炒焦品>炒轻品>生品>过度炒焦品。

13. 马钱子

陈龙等观察6种不同真菌发酵对马钱子毒性和镇痛、抗炎作用的影响。选择对马钱子药材适应性较强、菌丝生长旺盛的6种真菌菌种——裂褶菌、竹黄、单色云芝、鸡油菌、白僵菌和蝉花,在适生条件下对马钱子进行固态发酵,形成6种相应的马钱子发酵品——褶马菌质(SCSS)、竹马菌质(SBSS)、单马菌质(CUSS)、油马菌质(CCSS)、白马菌质(BBSS)和花马菌质(CGSS);以半数致死量(LD_{50})为指标,测定马钱子生品(RMSS)和炮制品(PSS)及6种不同发酵品经灌胃给药对小鼠的急性毒性;以双氯芬酸钠(DSE)和 RMSS 为阳性对照,观察6种不同发酵品对腹腔注射醋酸所致小鼠扭体反应的抑制(镇痛)作用以及对外涂巴豆油所致鼠耳壳肿胀的减轻(抗炎)作用。结果:马钱子通过6种真菌发酵后毒性降低,与炮制品基本一致;且保持了马钱子原有的镇痛和抗炎作用,提示发酵可以为马钱子的降毒保效提供一条新途径。

14. 人参

孙媛媛等观察栀制人参对正常大鼠红细胞膜 Na^+-K^+-ATP 酶活性的影响。将实验大鼠随机分为生品组、栀制品低剂量组、栀制品高剂量组、栀蜜液组和对照组,给药后测定红细胞膜 Na^+-K^+-ATP 酶活性。与对照组比较,生品组 Na^+-K^+-ATP 酶活性升高,栀蜜液组降低,而栀制品高低剂量组变化不明显。

15. 乌梅

王璐等通过碳末法小鼠小肠推进运动试验,

小鼠眼眶静脉丛取血测定血糖值及试管法体外抗菌试验,对乌梅、乌梅肉、乌梅炭、苹果酸、枸橼酸进行药理作用研究。结果:乌梅、乌梅炭、乌梅肉、苹果酸均能明显提高小鼠小肠炭末推进百分率。乌梅炭、乌梅肉、苹果酸、枸橼酸可使正常小鼠血糖降低。乌梅、乌梅炭、乌梅肉、苹果酸、枸橼酸对金黄色葡萄球菌、大肠杆菌、绿脓杆菌、白色念珠菌有不同程度的抑菌作用。

16. 小茴香

张帆等探讨了不同小茴香炮制品挥发油对急性血瘀模型大鼠血液流变性的影响。与模型组比较,小茴香生品及各炮制品挥发油能降低全血还原黏度、红细胞刚性指数和变形指数,且血浆比黏度、红细胞压积、红细胞沉降率和红细胞聚集指数也呈下降趋势。其中,蜜制小茴香挥发油对血液流变性的作用最为显著。

17. 远志

唐卫东等对生远志及其各炮制品进行减毒增效的对比实验研究。通过对生远志、蜜远志、炙远志及姜远志的小鼠急性毒性实验、肠推进实验、自发活动等的研究,对比各炮制品的安全性及药效。结果:生远志的 LD_{50} 明显小于其他各制品,而蜜远志的 LD_{50} 明显大于其他制品。说明炮制可减小生品毒性及副作用、提高安全性。生远志组有明显抑制小鼠小肠推进的作用,与正常组比较有显著性差异($P<0.01$),而各炮制品与正常组比较,有抑制作用但无显著性差异。与正常组比较,远志各炮制品均能减少小鼠自发活动,具有一定的镇静作用,均有统计学差异($P<0.05$),提示各炮制品具有安神的药效。

(张永太)

[附] 参 考 文 献

C

蔡翠芳,冀小君,吕建军,等.炮制辅料甘草汁的质量标准研究[J].农业与技术,2010,30(1):95

蔡皓,王洪斌,蔡宝昌*,等.煅自然铜成分变化研究[J].中国药房,2010,21(39):3678

蔡梅超,周洪雷,孙建,等.川楝子炮制前后挥发油化学成分的气相色谱-质谱联用分析[J].药物研究,2010,19(17):11

曹建军,梁宗锁,杨东风,等.应用HPLC指纹图谱技术确定熟地黄炮制终点[J].中国中药杂志,2010,35(19):2556

曹蔚,王萌,王四旺*,等.不同炮制方法对蟒蟾蛋白质氨基酸等含量的影响[J].陕西中医,2010,31(12):1663

曹雨诞,颖颖,丁安伟*,等.白茅根炒炭前后5-羟甲基糠醛的变化研究[J].中草药,2010,41(9):1475

陈鸿平,刘友平,刘承萍,等.不同土炒白术中白术内酯Ⅲ和白术多糖的含量比较[J].中国药房,2010,21(39):3680

陈建明,陈彬,陈建真.正交设计法优选桑枝的酒制工艺[J].中成药,2010,32(12):2121

陈龙,施铮,潘扬.6种真菌发酵对马钱子降毒保效作用的初步研究[J].食品与生物技术学报,2010,29(3):476

陈帅,李燕,吴彤*,等.柴胡炮制后皂苷成分的变化分析[J].中成药,2010,32(5):793

陈卫红,蒋孟良,周卓,等.正交设计优选微波法炮制萸黄连的最佳工艺[J].中国中医药信息杂志,2010,17(3):57

陈卫红,蒋晓煌,蒋孟良.没药炮制工艺的研究[J].中国医药导报,2010,7(7):45

陈学艳,王艳,李晶,等.山茱萸不同炮制品中莫诺苷和马钱苷含量测定[J].天津中医药,2010,27(3):254

陈永新,李峰,周正礼.延胡索炮制前后脂溶性成分的GC-MS分析[J].山东中医药大学学报,2010,34(3):251

程立方,杨建新,曲永胜.丹参炮制品质量分析[J].时珍国医国药,2010,21(2):400

程立平,顾雪竹,毛淑杰.不同类型醋对小鼠的急性毒性及炮制延胡索镇痛作用比较.中国实验方剂学杂志,2010,16(2):71

程显隆,肖新月,邹秦文,等.生甘遂及其炮制品中2种三萜成分的含量研究[J].中国药事,2010,24(6):550

程一帆,苟虹,谭淇文.正交试验优选阿胶、龟甲胶、鹿角胶的微波炮制胶珠工艺的研究[J].中草药,2010,41(1):45

丛悦,王艳,谢欣梅,等.HPLC-UV法测定益母草和酒炙益母草中丁香酸和芦丁的含量[J].河南大学学报(自然科学版),2010,40(5):507

崔翠翠,张学兰,李慧芬.炮制对石榴皮中没食子酸、鞣花酸和鞣质含量的影响[J].中成药,2010,32(4):613

D

董春永,张学兰,李慧芬.炮制对荷叶中荷叶碱和槲皮素含量的影响[J].中成药,2010,32(6):973

杜天玺,郭延生,魏彦明,等.当归炭饮片质量标准研究[J].时珍国医国药,2010,21(9):2156

段启,陈华师.不同产地栀子炮制品中绿原酸含量比较[J].中医学报,2010,25(2):260

段晓颖,高卫芳,张辉,等.HPLC测定冬凌草饮片中冬凌草甲素含量[J].中国实验方剂学杂志,2010,16(5):59

F

房方,李祥,陈建伟.多指标综合优选钟乳石最佳炮制工艺[J].中国医院药学杂志,2010,30(16):1352

房方,李祥,郭戎,等.多指标正交试验法优选紫石英最佳炮制工艺[J].中成药,2010,32(10):1733

房敏峰,付志玲,郑晓辉.炮制对苦杏仁中苦杏仁苷在大鼠体内代谢的影响[J].中国中药杂志,2010,35(20):2684

付志玲,房敏峰,王启林,等.烘法炮制苦杏仁工艺及影响因素研究[J].云南民族大学学报(自然科学版),2010,19(2):140

G

高国峰,周珂.粉葛饮片质量标准研究[J].中国药业,2010,19(12):47

高慧,陈缤,贾天柱.知母盐制前后的药效学比较研究[J].时珍国医国药,2010,21(1):41

高明,汪金玉,陈康,等.微波光波法炮制醋青皮的工艺研究[J].今日药学,2010,20(4):43

高希梅,李飞,乔延江.黄连不同炮制品HPCE特征图谱研究[J].中国中药杂志,2010,35(2):158

高希梅,李飞,乔延江.黄连炮制品全粉和水煎膏中生物碱类成分变化比较[J].辽宁中医杂志,2010,37(1):132

顾瑶华,朱悦.丹参不同炮制品中丹参酮II_A的含量差异研究[J].中成药,2010,32(2):252

郭桂明,马莉,穆阳,等.红外光谱技术用于炙制大黄饮片辅料加入与否的快速测定[J].中国实验方剂学杂志,2010,16(13):25

郭延生,华永丽,杜天玺,等.基于化学计量学的HPLC指纹图谱在当归炮制品质量控制和识别中的应用[J].中国中药杂志,2010,35(12):1551

郭延生,华永丽,魏彦明*,等.当归不同炮制品清除自由基谱效关系研究[J].中成药,2010,32(12):2107

郭耀武,李晔,樊忆捷.炙甘草饮片中含蜜量方法研究[J].陕西中医,2010,31(7):901

H

贺成,唐晓晶,陈玉武,等.高效液相色谱法测定沙苑子及其炮制品中沙苑子苷的含量[J].中国中医药信息杂志,2010,17(3):49

胡慧玲,付超美,王战国,等.川木香煨制前后挥发油成分的研究[J].华西药学杂志,2010,25(1):37

华永丽,郭延生,魏彦明*,等.酒当归饮片质量标准研究[J].中成药,2010,32(10):1724

黄亮辉,苏琪,孙文基*,等.白苏子和紫苏子生品及其炮制品中迷迭香酸的含量测定[J].中药材,2010,33(12):1856

黄伟,黄幼异,孙蓉*,等.山东半夏不同炮制品相关毒性物质基础含量与急毒实验比较研究[J].中国药物警戒,2010,7(11):653

黄伟,孙蓉,张作平.益母草不同炮制品的小鼠急性毒性实验研究[J].中国药物警戒,2010,7(2):65

J

贾晓斌,金晓勇,王静静,等.不同厂家炙朝鲜淫羊藿饮片主成分含量比较[J].中国药房,2010,21(11):1006

姜丽,李翔,贾天柱.正交法优选桑螵蛸的盐炙工艺[J].中成药,2010,32(6):982

姜林,赵翡翠.萸黄连炮制工艺优选[J].中药材,2010,33(4):517

姜潆津子,张旭,贾天柱.正交试验优选麸煨木香的炮制工艺[J].中国药房,2010,21(43):4071

姜泽静,卢燕,陈道峰.南五味子的薄层色谱鉴别与质量标准研究[J].时珍国医国药,2010,21(11):2899

蒋俊,贾晓斌,陈彦,等.HPLC-DAD法测定炮制辅料吴茱萸汁中绿原酸、吴茱萸内酯、吴茱萸碱和吴茱萸次碱[J].中草药,2010,41(3):396

蒋俊,贾晓斌,陆晓晖,等.萸黄连对大鼠实验性胃溃疡的影响[J].中华中医药杂志,2010,25(12):2130

蒋以号,杨先玉,张庆华,等.枳壳樟帮法炮制前后挥发油的GC-MS分析[J].中药材,2010,33(8):1233

金鹏飞,宋丽洁,胡欣,等.ICP-MS研究中药炮制前后18种微量元素总量和溶出特性的变化[J].中国药学杂志,2010,45(12):893

K

康辉,张振凌,周艳,等.HPLC测定茜草炭饮片中1,3-二羟基蒽醌含量[J].中成药,2010,32(6):980

L

雷雨,李伟东,李俊松,等.自然铜炮制前后X射线衍

射指纹图谱研究[J].中国中药杂志,2010,35(19):2561

李春雨,郭晓伟,张丹参*,等.正交设计优选菟丝子盐炙工艺[J].时珍国医国药,2010,21(11):2941

李春雨,李彦明,张丹参*,等.均匀设计和回归分析优选菟丝子酒炙工艺[J].中成药,2010,32(7):1162

李冠业,姚运香,丁霞.山茱萸炮制前后石油醚部位化学成分及生物活性研究[J].中药材,2010,33(2):192

李辉,石志红.固相萃取-高效液相色谱法测定高温炮制药材中的丙烯酰胺[J].广东化工,2010,37(6):106

李佳川,孟宪丽,崔蓉,等.不同黄连炮制品"止消渴"药效学比较研究[J].中成药,2010,32(11):1922

李佳川,孟宪丽,赖先荣.基于3T32L1细胞的不同黄连炮制品"止消渴"药效比较研究[J].中药药理与临床,2010,26(2):52

李进冉,郭宝林,陈安家,等.炒南葶苈子饮片的质量标准研究[J].中国实验方剂学杂志,2010,16(8):35

李俊松,刘训红,张月婵,等.MEKC-DAD测定山茱萸饮片中獐牙菜苷和马钱苷含量[J].中成药,2010,32(6):970

李丽,张村,肖永庆*,等.大黄5种饮片中2个苯丁酮成分含量比较研究[J].北京中医药大学学报,2010,33(8):559

李丽,张村,肖永庆*,等.大黄5种饮片中2个二苯乙烯苷类成分含量测定[J].中国中药杂志,2010,35(11):1415

李林,陆兔林,蔡宝昌*,等.商陆皂苷甲的测定及其在商陆蒸制过程中的动态变化[J].上海中医药大学学报,2010,24(3):76

李璐,罗建光,孔令义.小蓟炒炭前后蒙花苷的含量测定[J].中国现代中药,2010,12(5):23

李鹏,赵学龙,张丽,等.丹皮炭品的质量标准研究[J].中医药信息,2010,27(2):44

李萍,顾兴平,黄涛,等.矿物类药材炮制前后微量元素的变化研究[J].中国药业,2010,19(15):13

李萍,谢金鲜,江海燕,等.广西莪术5种不同炮制品抗肿瘤作用[J].研究中国实验方剂学杂志,2010,16(9):155

李娆娆,王彩芳,雷沛霖,等.槐花炭脂溶性及水溶性部位化学成分研究[J].中国中药杂志,2010,35(5):607

李娆娆,原思通.中药槐花饮片RP-HPLC特征图谱研究[J].药物分析杂志,2010,30(11):2137

李松武,王昭,张振凌,等.川牛膝炮制前后阿魏酸含量比较[J].光明中医,2010,25(11):1992

李卫敏,李洋,郑立红.不同炮制方法对白芷成分中欧前胡素含量的影响[J].北京中医药,2010,29(12):933

李习平,杨梓懿,彭一波,等.不同炮制方法对知母中多糖含量的影响[J].中南药学,2010,8(3):184

利红宇,李钟,黄艳玲,等.不同炮制的广地龙平喘化痰止咳药效比较[J].时珍国医国药,2010,21(6):1464

连晓晓,胡昌江,余凌英,等.藕节炭炮制工艺研究[J].中国药业,2010,19(16):39

梁永枝,唐卫东.对陈皮不同炮制品中黄酮类成分变化的研究[J].亚太传统医药,2010,6(5):34

林桂梅,来有雪,贾天柱*,等.麸炒枳实的炮制工艺优化[J].中国实验方剂学杂志,2010,16(18):21

林茵,王麟,袁珂*,等.厚朴炮制前后挥发油化学成分的GC-MS分析[J].中草药,2010,41(8):1261

林祖文,刘光明,刘秋琼.正交试验优化鸡冠花炭炮制工艺的研究[J].中药材,2010,33(7):1067

灵君,徐春蕾,丁安伟*,等.炉甘石炮制机制研究[J].中国中药杂志,2010,35(12):1556

刘瑞连,杨莹,蒋孟良.不同炮制法对柚皮苷含量影响的研究[J].中南药学,2010,8(5):367

刘绍欢,洪迪清,王世清.黔产栽培黄精的薯蓣皂苷元含量测定[J].中国民族民间医药,2010,19(5):44

刘素香,黎阳,丰晶,等.不同炮制方法对白芍质量的影响[J].药物评价研究,2010,33(2):125

刘雯霞,陈韩英,谭勇,等.正交设计法优化伊贝母酒炙工艺[J].中成药,2010,32(10):1740

刘艳菊,李水清,夏艺,等.甘遂炮制前后不同极性部位泻下作用的药效研究[J].湖北中医杂志,2010,32(1):77

刘艳菊,夏艺,李水清,等.甘遂醋炙前后化学成分的变化[J].中国医院药学杂志,2010,30(5):372

刘悦,刘志强,宋凤瑞,等.甘遂炮制的电喷雾质谱研究[J].质谱学报,2010,31(2):72

龙庆德,张旭,卢秋莎,等.不同炮制方法对透骨香中水杨酸甲酯苷含量的影响[J].贵州农业科学,2010,38(9):209

M

马长振,陈佩东,丁安伟.蒲黄炭对大鼠凝血系统影响的实验研究[J].南京中医药大学学报,2010,26(1):42

马青青,陈华国,周欣*,等.正交试验法优选制吴茱萸的炮制工艺[J].中国实验方剂学杂志,2010,16(13):35

马跃平,高健,傅克玲,等.瓜蒌霜化学成分的分离与鉴定[J].沈阳药科大学学报,2010,27(11):876

孟祥松,刘文萍,李军,等.硫磺熏蒸时间对白芍中芍药苷含量影响[J].安徽医药,2010,14(11):1278

N

牛丽颖,石素琴,王鑫国*,等.淡豆豉炮制工艺的优化研究[J].中成药,2010,32(8):1372

O

欧阳荣,廖建萍,皮晓华,等.正交试验法优选醋制乌

药炮制工艺[J].中国药师,2010,13(5):663

P

潘金火,严国俊,卢欢.反相 HPLC 测定金荞麦药材和饮片中表儿茶素的含量[J].中国药学杂志,2010,45(14):1093

潘金火,严国俊,宋娟.关木通不同炮制品中马兜铃酸 A 的含量测定及其对大鼠肾功能的急性损伤试验[J].中药材,2010,33(8):1228

潘英妮,胡久丽,袁丹*,等.国产山楂药材及炮制品饮片质量评价的研究[J].中国药学杂志,2010,45(7):492

彭红,付建武,黄丽芸.建昌帮法焦栀子炮制工艺研究[J].中华中医药学刊,2010,28(5):940

Q

祁东利,贾天柱,廉莲.黄柏炮制后化学成分转化研究[J].中成药,2010,32(3):443

丘花花,李莹莹,吕文海*,等.温度对煅瓦楞子内在质量的初步探讨[J].中成药,2010,32(12):2111

R

任涛,吕文海.以硫代葡萄糖苷相对含量优选莱菔子炮制工艺研究[J].中成药,2010,32(7):1159

S

沙多依,杭永付,丁选胜*,等.北苍术炮制前后挥发油部位保肝作用比较研究[J].现代中药研究与实践,2010,24(4):41

单国顺,步显坤,贾天柱*,等.麸炒薏苡仁炮制工艺的优化[J].中国实验方剂学杂志,2010,16(6):42

邵深深,李翠翠,俞路宁,等.车前子不同炮制品多糖含量测定[J].长春中医药大学学报,2010,26(3):433

沈阳玲.乳香不同炮制方法所得炮制品及生品镇痛作用的比较研究[J].中医药导报,2010,16(7):118

苏旭春,程国华,梁傍顺,等.炮制后六君子汤有效成分变化与缓解化疗消化道反应的关系[J].中药材,2010,33(5):694

孙娥,贾晓斌,金晓勇,等.淫羊藿饮片中 5 种主要黄酮类成分的比较[J].中国医院药学杂志,2010,30(6):449

孙娥,贾晓斌,金晓勇,等.炙淫羊藿饮片质量研究[J].中药材,2010,33(6):869

孙付军,周倩,孙立立*,等.甘草炮制前后药效学比较[J].中国实验方剂学杂志,2010,16(14):115

孙净云,吴建华.微波法炮制山楂饮片的实验研究[J].河南中医,2010,30(3):248

孙蓉,黄伟,尹建伟,等.北柴胡不同炮制品柴胡皂苷 a 含量及急性毒性实验比较研究[J].中国实验方剂学,2010,10(13):190

孙秀梅,栾妮娜,张兆旺.黄精饮片 3 种蒸制工艺的比较[J].山东中医药大学学报,2010,34(6):542

孙媛媛,单国顺,贾天柱*,等.栀制人参对正常大鼠红细胞膜 Na^+,K^+-ATP 酶活力的影响[J].中成药,2010,32(12):2159

T

覃葆,谢金鲜,杨海玲,等.广西莪术不同炮制品姜黄素含量比较及体内抗肿瘤作用研究[J].中药材,2010,33(9):1379

唐卫东,梁永枝.远志炮制品减毒增效的实验研究[J].中国民族民间医药,2010,19(12):55

田桂红,袁桂平.2010 年版药典醋青皮质量标准研究[J].江西中医药,2010,41(7):64

田国芳,张村,肖永庆*,等.大黄 5 种炮制品中芦荟大黄素 $-3-CH_2-O-\beta-D$ 葡萄糖苷和大黄素 $-8-O-\beta-D$ 葡萄糖苷变化规律[J].中国中药杂志,2010,35(18):2437

田永亮,窦志英,曹柳,等.延胡索产地醋煮工艺的研究[J].时珍国医国药,2010,21(5):1184

W

万军,翟羽佳,闫翠起,等.紫外分光光度法测定胆南星中总胆酸的含量[J].中国实验方剂学杂志,2010,16(14):71

王春丽,张学兰.HPLC 测定莲房不同炮制品中金丝桃苷和槲皮素的含量[J].中成药,2010,32(10):1729

王洪斌,肖杰明,蔡宝昌*,等.松脆度控制煅制品质量的探讨[J].中国中药杂志,2010,35(5):658

王惠娟,杨国亮,张清波*,等.苦参饮片质量标准研究[J].中国药房,2010,21(23):2151

王蕙,王勤,魏伟高,等.高氯酸-硝酸消解-原子荧光法测定锁阳及其饮片中的铅含量[J].中国中医药信息杂志,2010,17(6):52

王克英,胡奇志,王宇奇.对中药炮制品石榴皮炭中没食子酸含量的研究[J].贵阳中医学院学报,2010,32(6):99

王麟,袁珂,刘华亮,等.姜厚朴的微波炮制工艺研究.中成药,2010,32(5):806

王璐,张红宇,王莉.乌梅及其不同炮制品的药理作用比较[J].中药材,2010,33(3):353

王明艳,黄艳,蔡宝昌*,等.山茱萸制品石油醚萃取部位对几种模型小鼠影响的研究[J].辽宁中医杂志,2010,37,(10):2053

王平,韩丽妹,王建新.正交设计法优化炒牛蒡子的炮制工艺[J].中成药,2010,32(4):607

王欣,武小赟,罗维早*,等.黄连及其炮制品水分灰分和浸出物的测定[J].时珍国医国药,2010,21(10):2498

王毓杰,曾陈娟,张艺*,等.铁棒锤及其炮制品中二萜生物碱化学成分研究[J].中草药,2010,41(3):347

王毓杰,张静,张艺*,等.民族药铁棒锤炮制减毒原理初步研究[J].中国中药杂志,2010,35(5):588

王云,李丽,肖永庆*,等.大黄5种饮片中没食子酸和儿茶素的含量比较研究[J].中国中药杂志,2010,35(17):2267

韦相忠,蔡卓,李耀华,等.广西莪术微波炮制品中牛犄儿酮含量的研究[J].时珍国医国药,2010,21(5):1073

韦亚洁,谢明全.炮制对黄柏中3种生物碱含量的影响[J].中国药房,2010,21(15):1419

卫培峰,张敏,焦晨莉,等.何首乌不同炮制品对大鼠肝脏CYP2E1基因mRNA表达的影响[J].中国医院药学杂志,2010,30(17):1145

魏彦明,郭延生,曲亚玲,等.当归及其炮制品水提物体外抗脂质过氧化作用[J].天然产物研究与开发,2010,22(5):878

X

肖二,熊慧,梅之南.榼藤子及其炮制品的急性毒性及对胃肠运动的影响[J].中药材,2010,33(11):1704

谢一辉,余无双,周丽姣,等.泽泻不同炮制工艺及评价方法的研究[J].中成药,2010,32(10):1736

熊玥,吴皓,刘福燕.清半夏饮片质量标准研究[J].中成药,2010,32(5):883

熊志刚,袁桂平,田晓明.2010年版药典炒栀子质量标准研究[J].江西中医药,2010,41(6):72

徐丹洋,马长振,丁安伟*,等.茅根炭止血机理的实验研究[J].中成药,2010,32(12):2114

许腊英,许康,潘新,等.乌梅及乌梅炭的X射线衍射Fourier谱研究[J].湖北中医学院学报,2010,12(5):28

Y

阳波,李湘斌.炮制前后益智果实中挥发油成分的对比研究[J].中南药学,2010,8(11):817

阳勇,李铁刚,罗维早*,等.HPLC法测定黄连药材及其炮制品中主要生物碱的含量[J].中成药,2010,32(9):1540

杨春,王道平,杨倩.薏苡仁不同炮制品中脂肪油及亚油酸含量比较研究[J].贵阳中医学院学报,2010,32(4):82

杨洪申,华永丽,魏彦明*,等.油当归饮片质量标准研究[J].中药材,2010,33(6):874

杨杰,田亚男,王强*,等.不同加工炮制方法对白芍质量的影响[J].西北药学杂志,2010,25(5):341

杨培民.地黄清蒸不同时间梓醇和5-羟甲基糠醛的含量比较[J].中华中医药杂志,2010,25(7):1096

杨树娟,杨增明,周海瑜,等.云威灵炮制过程中化学成分变化研究[J].中药材,2010,33(10):1551

杨武德,李聪.大黄生品及炮制品中总糖及多糖的含量测定[J].中国药房,2010,21(19):1759

尹珉,毛克臣,陈志峰,等.不同炮制方法对天麻中天麻素含量的影响[J].中国中医药信息杂志,2010,17(7):49

于定荣,杨梓懿,李超,等.酸枣仁两种炮制方法的对比研究[J].陕西中医,2010,31(2):219

郁红礼,吴皓,张科卫,等.半夏及不同炮制品中总游离有机酸含量比较[J].中国中医药信息杂志,2010,17(6):50

袁珂,王麟,孙素琴,等.三种浙产特色药材炮制前后微量元素与重金属的含量研究[J].光谱学与光谱分析,2010,30(5):1400

袁旭江,袁梦泓,裘建社*,等.正交法优化蟾酥酒炮制工艺[J].中国实验方剂学杂志,2010,16(6):46

岳岭,华永庆,李伟*,等.不同炮制方法对麦麸健脾功效的影响[J].现代中药研究与实践,2010,24(3):41

Z

翟延君,赵敏,张慧,等.水红花子生品与制品HPLC指纹图谱研究[J].中国中药杂志,2010,35(6):711

战宏利,许枏.木香煨前后化学成分变化研究[J].中成药,2010,32(1):84

张辰露.不同炮制方法对娑罗子饮片质量的影响[J].中成药,2010,32(9):1548

张村,李丽,肖永庆,等.白芥子饮片的质量评价研究[J].中国实验方剂学杂志,2010,16(16):30

张村,肖永庆,李丽,等.HPLC测定白花前胡蜜炙前后3种香豆素类成分的含量[J].中国药学杂志,2010,45(1):14

张村,殷小杰,肖永庆*,等.白花前胡蜜炙前后的药效学比较研究[J].中国实验方剂学杂志,2010,16(15):146

张丹,曹纬国,陶燕铎.不同炮制方法对续断中总皂苷和川续断皂苷Ⅵ含量的影响[J].重庆医科大学学报,2010,35(7):1054

张帆,李臻,哈木拉提·吾甫尔,等.民族药小茴香不同炮制品中各元素的光谱分析[J].光谱学与光谱分析,2010,30(3):797

张帆,张春,李臻.小茴香及其炮制品挥发油对血瘀模型大鼠血液流变性的影响[J].中药药理与临床,2010,26(5):81

张桂芝,张立,孟庆华.姜黄饮片挥发油的GC-MS特征成分及指纹图谱研究[J].中成药,2010,32(7):1092

张红伟,张振凌,刘博.白附子炮制后新增成分的分

离和结构鉴定[J].时珍国医国药,2010,21(5):1197

张洪利,康大力,汪小根*,等.多指标正交试验优化姜黄连炮制工艺[J].中国实验方剂学杂志,2010,16(9):14

张虹,王麟,袁珂*,等.延胡索的炮制工艺优选[J].时珍国医国药,2010,21(2):413

张金莲,何敏,张的凤*,等.正交法优选蜜麸炒樟帮枳壳炮制工艺[J].中国实验方剂学杂志,2010,16(10):8

张景红,樊秦,李红玉,等.雄黄及微生物炮制液砷形态和毒性分析[J].中药材,2010,33(5):684

张景红,李红玉.雄黄微生物炮制及其药效与毒性的重新评价[J].中华中医药杂志,2010,25(8):1321

张丽,李征军,丁安伟*,等.HPLC法测定甘遂及其醋制品中3种二萜类成分[J].中草药,2010,41(12):1987

张丽,朱琼,包贝华,等.鸡冠花及其炭品对大鼠凝血系统影响的实验研究[J].南京中医药大学学报,2010,26(3):220

张宁,李俊松,蔡宝昌.中药狼毒生品与炮制品脂肪油成分GC-MS分析[J].中成药,2010,32(1):91

张庆华,蒋以号,龚千锋,等.枳壳樟帮炮制品黄酮类化学成分研究[J].时珍国医国药,2010,21(10):2536

张淑蓉,裴香萍,梁学伟,等.青翘炮制方法的研究[J].中国实验方剂学杂志,2010,16(18):33

张朔生.HPLC测定炮制前后石榴皮中没食子酸的含量[J].药物分析杂志,2010,30(6):1104

张先洪,毛春芹,陆兔林,等.三棱饮片质量标准研究.时珍国医国药,2010,21(6):1384

张瑛,张翠英,王盛民.红参膨化炮制实验研究[J].时珍国医国药,2010,21(7):1724

张莹,钟凌云.黄精炮制前后对小鼠免疫功能的影响[J].江苏中医药,2010,42(10):78

张永太,冯年平,修彦凤,等.百部蜜炙前后总生物碱含量比较[J].中成药,2010,32(3):451

张袁森,张琳,洪宗国*,等.艾叶的体外凝血作用实验研究[J].天津中医药,2010,27(2):156

张振凌,吴国学,李君丽.不同种类酒炮炙对牛膝饮片齐墩果酸含量的影响[J].中国实验方剂学杂志,2010,16(6):39

张振凌,赵丽娜,张红伟,等.中药白附子炮制前后对小鼠体内抗肿瘤作用的影响[J].中华中医药杂志,2010,25(7):1009

张振凌,郑玉丽.HPLC比较乳香炮制前后11-羰基-β-乙酰乳香酸含量[J].中国实验方剂学,2010,16(14):51

赵红岩.决明子炮制前后化学成分变化研究[J].时珍国医国药,2010,21(10):2516

赵红岩.龙胆酒炙前后整体化学成分变化研究[J].陕西教育学院学报,2010,26(1):107

赵红岩.正交法优选酒炙川芎的最佳炮制工艺[J].安徽医药,2010,14(5):528

赵晶,孟宪生,包永睿,等.花蕊石煅制后结构变化与元素溶出量差异研究[J].医药导报,2010,29(5):565

赵丽娜,石延榜,张振凌,等.中药斑蝥不同炮制品总斑蝥素含量的比较[J].中国实验方剂学杂志,2010,16(15):39

赵清,郝丽静,马晓莉,等.六种僵蚕炮制品的薄层鉴别与含量测定研究[J].辽宁中医杂志,2010,37(12):2421

赵素霞,张振凌,刘博,等.禹白附加压炮制工艺研究[J].中药材,2010,33(4):520

赵雍,郭静,李娆娆*,等.槐花制炭后新止血成分的药理研究[J].中国中药杂志,2010,35(17):2346

钟凌云,杨金梅,龚千锋,等.不同辅料炮制对黄连生物碱类成分的影响[J].中药材,2010,33(2):195

钟凌云,杨金梅,孙莹莹*,等.正交试验法优选胆黄连炮制工艺的研究[J].中草药,2010,41(8):1296

周桂芬,吕圭源,陈素红.当归炮制后新产生成分的分离和结构鉴定[J].中华中医药学刊,2010,28(6):1320

周倩,张泰,孙立立*,等.正交试验法优选甘草最佳蜜炙工艺[J].中成药,2010,32(3):447

周友红,张红伟,张振凌.白附子炮制前后双(5-甲酰基糠基)醚含量的测定.中华中医药学刊,2010,28(6):1186

朱卫星,张彦东,常惠礼,等.微波炮制苦杏仁的正交试验研究[J].现代医院,2010,10(6):23

朱舟,王敏.正交实验优选微波干燥法蜜炙远志的工艺研究[J].现代医药卫生,2010,26(11):1609

邹兵,马雪松,姜永粮*,等.盐巴戟天炮制工艺的优化[J].中国医药指南,2010,8(34):223

左美玲,欧阳荣,皮晓华.乌药不同炮制品中乌药内酯含量测定[J].中国医药指南,2010,8(5):43

左文,陆兔林,毛春芹,等.正交试验法优选山茱萸高压酒蒸工艺的研究[J].中草药,2010,41(3):403

(六) 中药药理

【概述】

2010年中药药理的研究报道在延续以往心脑血管系统、抗肿瘤研究为主的前提下，增加了有关消化系统、中枢神经系统的研究报道。研究对象多为中药有效成分或有效组分，注重有关中药作用机制的探讨。

1. 对心血管系统作用的研究

中药作用于心血管系统的研究涉及抗心肌缺血、抗动脉粥样硬化、影响离子通道等方面。王静等报道淫羊藿总黄酮对心力衰竭大鼠心肌基质金属蛋白酶-2(MMP-2)和MMP-9 mRNA的表达以及MMP-2和MMP-9的酶活性均有抑制作用，有助于改善心力衰竭大鼠的心肌重构。高建平等报道鱼腥草素钠抗心室重构可能与抑制内皮素-1(ET-1)mRNA的表达，调节蛋白激酶C(PKC)和P38丝裂原激活的蛋白激酶(P38MAPK)等信号通路有关。赵凌杰等报道川芎嗪可延缓腹主动脉缩窄大鼠所致心肌纤维化进程，可能影响与血浆心房利钠肽（ANP）水平有关。

云甜甜等报道醋柳黄酮保护缺血再灌注损伤心肌作用机制与抑制心肌中MMP-9表达，促进金属蛋白酶抑制剂-1(TMP-1)表达有关。程亮星等报道丹参素异丙酯能够保护缺血/再灌注损伤心肌细胞线粒体结构损伤。顾明等报道丹参素的心肌保护作用机制与抑制L-型钙电流和部分激活ATP敏感电流(I_{KATP})外向电流有关。关凤英等报道黄芪甲苷可以减少心肌缺血再灌注造成的心肌细胞凋亡，机制与其激活线粒体敏感钾通道、抑制细胞凋亡的线粒体信号转导途径有关。黄志华等报道拳参正丁醇提取物可通过提高钠$Na^+-K^+-ATPase$、$Ca^{2+}-ATPase$的活性，发挥抗心肌肥厚作用。王英婷等报道人参皂苷Rg_1可抑制血管紧张素Ⅱ(AngⅡ)诱导的心肌细胞肥大，该作用可能与其降低由AngⅡ所升高的心肌细胞钙离子浓度，并由此而抑制Ca^{2+}-钙调神经磷酸酶(CaN)信号通路有关。

杨涛等报道甘松挥发油可通过浓度依赖性地抑制大鼠心肌细胞膜钠通道电流，在不同膜电位水平对钠通道电流具有均匀一致的抑制作用。李光燮等报道马齿苋提取物可能通过抑制钠内流，降低心房传导组织和房室束-浦氏纤维等快反应细胞的自律性，延长不应期，从而抗心律失常。

牛彩琴等报道苦豆子总碱可能是拮抗Ca^{2+}通道、降低胞浆Ca^{2+}而使血管舒张。栾海蓉等报道茉莉花水提物能够浓度依赖性舒张大鼠胸主动脉，其作用机制可能是减少Ca^{2+}经电压依赖性钙通道和受体操纵性钙通道流入血管平滑肌细胞及抑制内质网内Ca^{2+}释放有关。电压敏感型K^+通道(K_V)的激活部分参与了茉莉花水提物舒张血管作用。沈凌等报道黄芪、三七在高糖环境下能促进内皮祖细胞（EPC）向血管内皮细胞（EC）分化。

于晓敏等报道黄芩茎叶总黄酮抑制心肌细胞凋亡可能与降低双面神激酶2蛋白表达有关。杨景柯等报道巴戟天糖链可促进大鼠缺血心肌的血管生成，其机制可能与上调缺血心肌血管内皮细胞生长因子(VEGF)、碱性成纤维细胞生长因子(bFGF)蛋白的表达有关。叶勇等报道白花前胡甲素及白花前胡丙素可促进鸡胚绒毛尿囊膜血管增生，具有一定的促血管新生作用。周召锋等报道白藜芦醇可促进急性心肌梗死(AMI)后心脏血管新生及冠脉侧支循环形成。

王金凤等报道鸢尾苷元抗血管平滑肌细胞增殖和抑制氧化低密度脂蛋白(ox-LDL)诱导的血管平滑肌(VSMC)细胞单核细胞趋化蛋白-1(MCP-1)和细胞间黏附因子-1(ICAM-1)的过度表达，可能是其抗动脉粥样硬化的重要作用机制之一。李运田等报道白藜芦醇能够降低MMP-1、MMP-9的浓度，从而预防和延缓动脉硬化的发生。杨蕾等报道冰片具有抗血栓作用，其机制可能与抑制血小板5-羟色胺(5-HT)释放和血小板聚集，抑制血小板胞浆钙离子浓度升高有关。

2. 对中枢神经系统作用的研究

中药对中枢神经系统的研究主要涉及抗脑缺

血损伤、改善学习记忆以及抗抑郁等方面。李林等报道丹参酮可以改善D-半乳糖-$A_{\beta 1-40}$致复合痴呆大鼠学习记忆障碍，其作用机制可能与降低海马内Aβ的表达而保护脑内胆碱能神经有关。丁月霞等报道山茱萸环烯醚萜苷能够提高穹隆海马伞切断制备模型大鼠的学习记忆能力，推测其机制之一可能与增强海马区突触生长素（SYP）的表达，从而促进突触重建有关。

李珍等报道缺血前白藜芦醇预处理对脑缺血大鼠学习记忆的保护作用，可能是通过调控脑缺血导致的N-甲基-D-门冬氨酸（NMDA）受体介导的钙超载，抑制Ca^{2+}内流而发挥保护作用。陈宇清等报道丹参注射液可降低新生鼠缺氧缺血性脑损伤后血清烯醇化酶（NSE）、丙二醛（MDA）浓度和脑组织MDA含量，抑制脑损伤后肌细胞增强因子2A（MEF2A）基因表达，并抑制突触素-1的蛋白表达下调，从而对神经细胞有保护作用。张茹等报道葛根素发挥神经保护作用可能是通过减轻钙超载从而挽救半暗带，减小脑梗死体积。吕立勋等报道轮叶党参乙醇提取物可降低脑血栓栓塞大鼠血浆溶血磷脂酸（LPA）和磷脂酸（PA）水平。曹碧茵等报道芍药苷能有效拮抗MPP^+导致的多巴胺能神经元受损死亡，其机制可能与下调α-突触核蛋白（α-syn）的表达有关。

崔广智等报道胡椒碱具有较好的抗抑郁作用，其作用通过上调中枢神经系统5-HT的水平而实现的。祝凌丽等报道黄精总皂苷能有效地减少慢性应激抑郁模型大鼠海马和大脑皮层脑源性神经营养因子（BDNF）及其受体酪氨酸激酶B（TrkB）的降低，可能通过减少BDNF和TrkB的降低从而起到抗抑郁的作用。梁霜等报道激活大鼠前额皮层腺苷酸环化酶（AC）可能是玉郎伞多糖抗抑郁活性的重要机制之一。

3. 抗肿瘤作用的研究

中药抗肿瘤作用机制是本年度研究重点，涉及到细胞周期、细胞凋亡、免疫抗肿瘤、细胞分化等方面。王小晓等报道B-榄香烯可激活P38MAPK通路，可能参与阻滞人胃癌BAC823细胞周期诱导肿瘤细胞凋亡的过程。杨华等报道丹酚酸C具有抗肿瘤细胞增殖活性，通过抑制微管蛋白聚合、诱导细胞有丝分裂阻滞，从而诱导凋亡。

任丹虹等报道穿心莲内酯通过影响转录因子NF-κB信号通路而抑制人肺腺癌A549细胞的生长。曾斌等报道白藜芦醇能诱导HepG2细胞在体外向正常肝细胞分化，并上调其$P21^{WAF1/CIP1}$的表达。王旭等报道槲皮素抑制卵巢癌细胞增殖，其机制可能与通过提高细胞内Fas的表达、降低HSP70的表达及诱导Caspase-3、8的活化及诱导卵巢癌细胞凋亡有关。王秀峰等报道黄芩素能够抑制人乳腺癌MDA-MB-231细胞侵袭和迁移，其机制可能与直接抑制细胞侵袭和迁移能力、抑制MMP-2、MMP-9和尿激酶型纤溶酶原激活物（uPA）的表达有关。刘媛等报道雷公藤内酯醇可以抑制多发性骨髓瘤细胞RPMI 8226细胞增殖，该抑制作用是通过调控P21wap1/cip1和P27kip1的表达，从而阻止细胞周期G_0/G_1期过渡而实现的。

董云巧等报道华蟾素注射液的抗癌机制可能与抑制癌细胞NF-κB通路的活化有关。郭锰报道苦参碱能抑制U251细胞的生长，改变其周期，上调U251细胞表面自然杀伤细胞活化型受体（NKG2D）各配体表达率，增强其对NK细胞的杀伤敏感性。

赵诗云等报道白花蛇舌草水提取物对多药耐药细胞HL-60/ADR的生长具有极强的抑制作用，诱导凋亡是其主要机制。何欣等报道丹参酮II_A有逆转小鼠S_{180}肿瘤获得性多药耐药的作用，可能与降低P-糖蛋白（P-gp）、肺癌耐药蛋白（LRP）、拓扑异构酶II（TOPOII）表达有关。吕晶晶等报道鬼白毒素衍生物CIP-36可能通过降低P-gp的表达，破坏细胞骨架等多靶点克服KBV 200细胞株的多药耐药性。

4. 抗炎镇痛作用的研究

中药抗炎镇痛的研究主要涉及作用机制方面。赵波等报道赤雹果水提物抗炎作用机制可能与抑制NO、前列腺素E_2（PGE_2）合成及脂质过氧化有关。宋媛媛等报道丁香苷可以改善佐剂性关节炎大鼠异常的细胞免疫功能并调节细胞因子的平衡。王辰等报道广西甜茶抗炎作用机制可能与抑制巨噬细胞NO生成和一氧化氮合酶（iNOS）mRNA表达有关。王君明等报道黄药子乙醇提取物抗炎作用机制可能与抑制PGE_2合成有关。章丹丹等报道桑枝总黄酮部分通过MAPK中的ERK信号转导通路抑制iNOS基因和蛋白的表达从而抑制NO的产量，提高细胞总抗氧化能力，同时下调环氧化酶-2(COX-2)、白介素-1β(IL-1β)、IL-6等炎症介质和上调抗炎介质血红素加氧酶-1(HO-1)的表达而发挥抗炎作用。张美玉等报道鱼腥草注射液新制剂可以降低血清中肿瘤坏死因子-α(TNF-α)、IL-1β、IL-8和PGE_2的含量,这可能是其抗炎解热作用的机制之一。代先坤等报道粉防己碱具有镇痛活性,其作用机制可能是粉防己碱抑制内毒素诱导小鼠血液中IL-6的产生、减少血浆TNF-α的含量。

5. 对免疫系统作用的研究

中药对免疫系统的作用以抑制免疫功能方面的研究为多。龚淑琪等报道T细胞受体(TCR αβ)是黄芩苷作用于T细胞的主要受体之一,黄芩苷能显著增加T细胞表面TCR Vβ mRNA的表达。

李亚男等报道大蒜新素通过影响调节性T细胞增殖进而增强抗病毒免疫而有利于机体清除巨细胞病毒(CMV)。庄晓燕等报道墨旱莲水煎剂可抑制环磷酰胺诱导的小鼠胸腺细胞凋亡,也可以抑制氢化可的松诱导的小鼠胸腺细胞凋亡。许文等报道猪苓多糖可能通过Toll样受体4活化小鼠腹腔巨噬细胞。

赵蕊等报道红薯叶黄酮能够调节老龄糖尿病模型大鼠的免疫功能,纠正其免疫失衡状态。胡志芳等报道熊果酸可显著抑制Th1型细胞因子(TNF-α、IFN-γ、IL-2)的分泌,高浓度时亦能抑制Th2型细胞因子(IL-4),借此发挥其免疫调节功能。郭向华等报道苦参碱能够诱导肺部Th1型免疫反应,加快慢性铜绿假单胞菌生物膜肺炎大鼠肺部的细菌清除及减轻肺部病理损伤。张雷等报道隐丹参酮对正常大鼠的免疫功能具有浓度和机能依赖性的双向免疫调节作用。

周倩等报道豹皮樟总黄酮对胶原性关节炎大鼠的抗炎和免疫抑制作用与其降低大鼠腹腔巨噬细胞(PMΦ)过强的吞噬功能,抑制细胞因子的分泌和表达有关。王瑞涛等报道大黄素可能通过提高淋巴细胞内活性氧产生水平,进而促进淋巴细胞凋亡来发挥其免疫抑制作用。王铮等报道贯众总多糖可显著改善系统性红斑狼疮样模型小鼠体重降低,显著降低小鼠抗自身抗体和总IgG水平、抑制尿蛋白的升高,改善肾病理损伤。延光海等报道姜黄素不但抑制肥大细胞释放TNF-α、IL-6的产生,同时可以下调核蛋白中NF-κB的表达。

6. 对内分泌系统作用的研究

中药对内分泌系统的影响以防治糖尿病的研究为多。李琴等报道大黄酸对糖尿病大鼠糖脂代谢紊乱、肾脏病变有一定程度的保护作用,可能与其调节神经肽Y及其Y1、Y2受体的表达有一定关系。顾锦华等报道齐墩果酸能减轻链脲佐菌素(STZ)诱导的胰岛损伤,可能是通过减轻氧化应激水平,减弱胰岛内NF-κB信号通路的过度激活而发挥保护作用。肖桦等报道灯盏花素可通过对肾组织NF-κB及转化生长因子(TGF)-β1表达的影响,抑制糖尿病大鼠肾脏肥大、肾小球系膜增生和间质小动脉硬化。

徐怡等报道黄芪多糖对胰岛素抵抗小鼠具有胰岛素增敏作用,其机制与增加骨骼肌胰岛素受体β亚单位(IR-β)和胰岛素受体底物-1(IRS-1)酪氨酸磷酸化水平、抑制蛋白酪氨酸磷酸酯酶1B(PTP1B)活性、增强胰岛素信号转导有关。朱丽艳等报道荞麦花总黄酮和槲皮素在体内外对α-葡萄糖苷酶的活性均有明显的抑制作用,可能是其降血糖机制之一。梁秋云等报道仙人掌果多糖降血糖作用机制可能与其增加肝脏和骨骼肌IR以及骨骼肌葡萄糖转运蛋白4(GluT4 mRNA)的表达有关。胡波等报道丹参对水通道蛋白的表达有下调作用,这可能是其利水作用的机制,也是其防治糖尿病肾病的基础。

谢东浩等报道海藻、甘草不同比例配伍对甲状腺相关调控因子Fas、Bcl-2的表达有一定影响,可能是通过碘调节其表达,影响甲状腺细胞的增殖与凋亡。

7. 对呼吸系统作用的研究

中药对呼吸系统的作用以抗肺损伤研究为多。吕小波等报道白及多糖可在一定程度上延缓或抑制矽肺病变的发展,其作用机制与抑制肺组织中羟脯氨酸的生成有关。苏春永等报道姜黄素能抑制IL-1、IL-6及TNF-α mRNA的表达,降低ET-1、血栓素-2(TXB_2)含量,对急性肺栓塞大鼠有保护作用。王昌明等报道青蒿琥酯具有抗肺纤维化作用,可能机制为通过下调Bcl-2 mRNA和上调Bax mRNA表达、抑制人胚肺成纤维细胞(HELF)系HFL-I细胞增殖,促进HFL-I细胞凋亡。裴崇强等报道红花黄色素可缓解急性肺损伤所致肺水肿,其作用机制可能与抑制 p38 MAPK 磷酸化及 NF-κB 活化,下调 TNF-α、IL-β 等炎症因子的表达有关。

曲悦君等报道川芎嗪对增殖的气道平滑肌细胞有抑制作用,可能与抑制 $ERK_{1/2}$ 的信号通路活化有关。李怀臣等报道地龙注射液有抑制哮喘气道重构的作用,其机制可能与抑制 $TGF-β_1$/Smad2 信号通路有关。赵薇等报道 T 细胞特异转录因子 T-bet/GATA-3 在哮喘中表达失衡,黄芪抑制哮喘气道炎症可能通过双向调节 T-bet 和 GATA-3 平衡而实现。寇学良等报道千佛菌能干预哮喘模型大鼠的 γ 干扰素(IFN-γ)和 IL-5 失衡,以调节 Th1/Th2 的失衡。

汤翠英报道厚朴总酚对气管平滑肌具有显著舒张作用,其机制与细胞膜上的电压依赖性钙通道及细胞内钙的释放有关。

8. 对消化系统作用的研究

中药对消化系统的研究以抗肝损伤的报道为多。韦燕飞等报道白花丹醌抗肝纤维化作用机制之一,是从 mRNA 和蛋白水平抑制 $TGF-β_1$ 表达,从而抑制肝星状细胞(HSC)细胞外基质(ECM)的合成。李中华等报道半枝莲可有效减少肝组织 Ⅰ、Ⅲ、Ⅳ 型胶原的沉积和拮抗 $TGF-β_1$ 的合成,有良好的抗肝纤维化作用。孙玲等报道豹皮樟总黄酮血清可抑制 HSC 的活化增殖及胶原分泌,其机制可能与阻断 HSC 中的 Smads 信号传导通路进而下调结缔组织生长因子(CTGF)的表达有关。

高晓峰等报道槐定碱干预对急性内毒素肝损伤小鼠具有明显保护作用,其机制与抑制肝组织中磷酸化(pERK)及血清 TNF-α 的表达有关。李强等报道姜黄素通过促进肝细胞 L02 的转录因子 NF-E2 相关因子 2(Nrf2)核转位,降低细胞内活性氧的水平,进而减轻细胞氧化应激损伤。刘金元等报道青蒿琥酯具有稳定细胞膜、内质网和线粒体等膜性结构的作用,从而阻挡因钙离子的失衡而启动的脂质过氧化反应对肝细胞的损伤。刘庆生等报道三七能显著抑制肝组织中 NF-κB p65/IκBα、p-JNK/c-Jun 的过度表达,这可能是其有效防治酒精性肝病发生发展的重要机制之一。

姚君等报道白藜芦醇提高 $CD4^+$ $CD25^+$ $Foxp3^+$ Treg 数量,调节机体和肠道免疫功能,从而对治疗溃疡性结肠炎发挥作用。王佐等报道白芍总苷可能通过上调 $TGF-β_1$ 和 Foxp3 水平,促进调节性 T 细胞(Treg 细胞)的表达,抑制 Th17 细胞群的活化,下调 IL-6、IL-17 和 IL-23 的表达,减轻三硝基苯磺酸诱导的大鼠实验性结肠炎的症状和结肠炎性损伤。尹琬凌等报道黄连素能抑制大鼠结肠隐窝细胞基底膜环磷酸腺苷(cAMP)依赖的钾通道开放,这可能是其治疗分泌性腹泻的机制之一。王晓娟等报道苦豆碱能有效地缓解结肠炎小鼠的炎症反应,其机制可能与抑制结肠组织核因子(NF-κB p65)表达、调节促炎因子和抗炎因子之间的平衡有关。张超贤等报道黄芪注射液能显著降低实验性急性胰腺炎大鼠的 NF-κB 活性、TNF-α mRNA 表达,从而减轻急性胰腺炎损害程度。

9. 对泌尿系统作用的研究

中药对泌尿系统的研究主要涉及对肾脏的保护作用。陈宗平等报道丹参酮 ⅡA 可减轻肾缺血-再灌注损伤,可增强缺氧诱导因子-1(HIF-1α)mRNA 的表达和降低 HIF-1α 蛋白的表达。吴涛等报道虫草菌丝可抑制慢性肾功能衰竭大鼠肾脏 NF-κB-p^{65} mRNA 和蛋白表达。张翠等报道胡芦巴碱能下调 TGF-B1 mRNA、ColⅣ、FN 的表达,保护肾功能,减轻肾小管间质损伤、降低血脂、减少 ECM 合成,从而延缓肾间质纤维化的形成。谢纪青等报道三七总皂苷可能通过抑制肾小管间质细胞表型转化,降低细胞因子血小板源性生长因子的水平和早期 IL-2 的水平减轻和改善慢性肾缺血肾间质纤维化。

余德芹等报道大黄酸可抑制血管紧张素 Ⅱ 诱导的肾小管上皮细胞肥大。谢月英等报道葛根素对大鼠肾小球系膜细胞增殖有明显的抑制作用,其作用机制可能与下调结缔组织生长因子基因转录和表达水平有关。胡庆华等报道芒果苷可显著下调高尿酸血症小鼠肾脏尿酸盐重吸收转运体 1 和葡萄糖转运体 9 mRNA 和蛋白表达,并上调肾脏有机阴离子转运体 1 表达,提示芒果苷可能通过抑制肾脏尿酸重吸收和增加尿酸分泌而促进高尿酸血症小鼠尿酸排泄以降低血清尿酸水平。蔡景英等报道牛蒡子能够下调糖尿病大鼠肾脏组织中基质细胞衍生因子 1 的表达。

10. 对生殖系统作用的研究

中药对生殖系统的研究涉及对生殖细胞保护

以及抗退行性病变等。余荣娇等报道黄芪注射液能够促进精原干细胞的增殖。张长城等报道淫羊藿总黄酮可以显著改善环磷酰胺致生精障碍小鼠生殖功能。任国峰等报道大豆异黄酮具有较好的抑制前列腺增生的作用，可能与其降低胰岛素样生长因子-1（IGF-1）、表皮生长因子（EGF）、血管内皮生长因子（VEGF）和碱性成纤维细胞生长因子（bFGF）水平，提高转化生长因子-B（TGF-B）水平，下调表皮生长因子受体（EGF-R）的表达有关。

朱孟勇等报道巴戟天多糖能够提高切除卵巢后骨质疏松大鼠骨密度，可能通过调节血清微量元素水平及 IL-6、TNF-A 表达水平发挥作用。张胜昌等报道蛤蚧乙醇提取液可能诱导骨微环境中 TGF-B_1 表达增加，进而抑制破骨样细胞的生成，有效地预防绝经后骨质疏松的发生。易华等报道青藤碱通过降低参与子宫内膜的黏附种植-血管生成-侵润发展 3 个阶段的细胞因子水平及活性，从而抑制子宫内膜细胞的黏附、种植和进一步生长。杜丽娟等报道人参皂苷 Rg3 能明显下调子宫内膜异位症（Ems）在位和异位内膜细胞中 ID-1 基因表达水平，从而抑制内膜异位症的发展。

11. 对运动系统作用的研究

中药对运动系统的作用主要探讨有关对骨骼关节的影响。贾敏等报道白芍总苷可促进成骨细胞存活、增强成骨细胞的碱性磷酸酶活性，还具有抑制破骨细胞存活的作用。王建钧等报道淫羊藿苷可以增强共育体系中成骨细胞的活性和抑制破骨细胞的功能。何建新等报道川芎嗪可刺激金属蛋白酶类组织组织抑制剂-1（TIMP-1）的合成，抑制软骨基质中 MMP-13 作用，延缓软骨细胞退变和基质降解。杨晓航等报道黄芪总黄酮可调节佐剂性关节炎模型大鼠外周血细胞因子表达水平，减轻关节滑膜的炎性损害。刘艳西等报道栀子浸膏可减少骨关节炎模型软骨与滑膜中 IL-1 的表达和保护关节软骨基质，从而延缓病程的进展。赵薇等报道氧化苦参碱对家兔激素性股骨头坏死病变有保护作用，可上调组织中 VEGF 的表达。

12. 抗病原微生物作用的研究

中药抗病原微生物作用的研究以其作用机制的研究为主。谢林利等报道黄芩苷、黄芩素可抑制细菌生物膜的形成，影响铜绿假单胞菌的黏附性。余志芬等报道柠檬提取物对变形链球菌葡糖基转移酶和细胞外多糖的合成具有显著抑制作用。安惠霞等报道地锦草提取物抗真菌机制可能与其抑制角鲨烯环氧化酶和 β-（1,3）-D-葡聚糖合成酶的活性有关。刘文辉等报道黄芩的水提物和醇提物均可用于抗流感病毒，并且醇提物要优于水提物。苏齐鉴等报道荔枝核提取物体内对鸭乙型肝炎病毒 DNA 复制有抑制作用。李辉敏等报道复叶耳蕨醋酸乙酯提取物与正丁醇提取物具有体外抑制 HIV-1 整合酶的活性。

13. 中药毒理学的研究

有关中药毒理学的研究注重规范性和实用性。王妍春等报道大黄有效部位能有效减轻环孢霉素 A 所致的肾组织毒性损伤。孙宪昌等报道川芎嗪能降低顺铂的耳毒性。刘欢等报道藤梨根提取液对诱变剂引发 DNA 的损伤具有抑制作用。关伟等报道较长期服用雷公藤甲素对大鼠心脏具有毒性作用，且具有时间节律性。韦敏等报道白花丹素具有一定肝毒性，使用时应注意监测肝功能。汪云等报道高浓度藏红花具有肝毒性，其机制可能为线粒体失能。李峰杰等报道大鼠连续灌胃山豆根后，可对肝脏产生毒性，且随着剂量增加毒性增强。胡中慧等报道莲必治注射液对大鼠潜在的肾毒性与其纯度和剂量有关。马葵芬等报道葛根素注射液静脉注射会引起家兔溶血、粒细胞减少、淋巴细胞增加及肝损伤等不良反应，其机制可能与 II 型变态反应相关。庞凌烟等报道乌头碱一定浓度对雌性大鼠卵巢黄体细胞有毒性作用，会抑制黄体细胞的增殖及抑制激素分泌。

14. 中药药代动力学的研究

有关中药药动学的研究注重应用新技术揭示中药的体内过程。华雯妍等报道天麻素血浆药物浓度的 LC-MS/MS 测定法快速、准确、灵敏度高且前处理简单。吴恒等建立了 HPLC 法测定葛根素血药浓度的方法，大鼠灌胃葛根素后的药-时过程符合二室模型。潘京京等报道采用二元骨架系统制得的欧前胡素缓释片缓释效果良好。

梁健钦等报道白藜芦醇固体脂质纳米粒具有显著肾靶向作用。孙铭等报道紫杉醇固体脂质纳米粒能够显著改善大鼠口服紫杉醇的药动学行为。曾晓会等报道姜黄素微囊在大鼠体内的药代动力学呈非线性过程，可能存在肠肝循环现象。马宁等研究发现白藜芦醇衍生物在肠道内是以被动扩散的方式被吸收，呈现一级动力学过程，因此剂型设计时可考虑肠溶制剂。

洪海军报道羟基喜树碱的脂肪乳剂型更能提高药物对肝、肺、脾、脑的趋向性。张亚军等报道将丹参酮ⅡA制成自微乳制剂后，能提高其生物利用度。柯学等报道自微乳系统可显著增加黄芩素的溶解度，有利于提高口服生物利用度。陈志鹏等报道银杏叶提取物磷脂复合物能显著提高银杏叶提取物在大鼠体内的生物利用度。王明玮等报道小檗碱在血液中可以逆向转运至小肠中，其转运机理涉及P-糖蛋白。黄果等报道盐酸小檗碱在大鼠肝微粒体内被迅速代谢，而吴茱萸中化学成分吴茱萸碱、吴茱萸次碱和吴茱萸内酯对盐酸小檗碱的代谢有抑制作用。

（王树荣　门玉芝）

【药对黄连-吴茱萸的药效作用研究】

1. 保护胃黏膜

于肖等将大鼠经腹腔注射6∶1、6∶6和1∶6三种不同配比的黄连吴茱萸水提物后，分别测定50%乙醇刺激的胃损伤程度及胃损伤前后的胃电压变化和灌流液pH值和H^+含量。结果表明，黄连吴茱萸1∶6药对水提物显著降低胃损伤指数，加快胃电压的恢复，降低胃灌流液pH值和增加H^+含量，显著优于其他配比；其机制可能与抑制酸反渗，增强胃黏膜屏障功能有关，提示吴茱萸在介导胃黏膜保护作用中担当着重要的作用。

山丽梅等采用辣椒汁加白酒对大鼠灌胃2周，最后3d夹尾激怒引发胃热证模型。以不同比例黄连与吴茱萸配伍的验方左金丸（黄连∶吴茱萸=6∶1）、反左金丸（黄连∶吴茱萸=1∶6）、茱萸丸（黄连∶吴茱萸=1∶1）、甘露散（黄连∶吴茱萸=2∶1）灌胃给药。代谢笼观察大鼠体温、食量、饮水量、大小便形状，同时检测血浆中白介素-8、白介素-2、肿瘤坏死因子α、血栓素B_2和6-酮-前列腺素$F_{1α}$含量及胃的组织学变化。结果发现，在胃热证动物模型上，左金丸及其类方可不同程度改变大鼠血中白介素-8、白介素-2、肿瘤坏死因子α、血栓素B_2和6-酮-前列腺素$F_{1α}$水平，光镜和肉眼观察可见左金丸及类方均可改善黏膜损伤状况，其中以左金丸抑制损伤效果最好。故不同比例黄连与吴茱萸经典验方，可有效改善大鼠胃热证的各种症状和病理损伤，疗效因配比不同后方药寒热药性改变而有所不同。

2. 抑制肠癌癌前病变

周昕等和董立等采用皮下注射二甲肼（DMH）制备大鼠结肠癌癌前病变模型，观察Fulgen染色法后黄连、吴茱萸以及黄连吴茱萸伍用对结肠肠腺细胞增殖和凋亡的影响。结果表明，黄连吴茱萸伍用能明显抑制细胞增殖、促进凋亡，其效果优于单味黄连或吴茱萸。提示黄连吴茱萸伍用对结肠癌可能具有临床治疗作用，其作用是通过抑制细胞增殖和促进细胞凋亡实现。

3. 提高耐热能力

高崇佳等观察黄连与吴茱萸不同配伍比例（黄连∶吴茱萸分别为6∶1、2∶1、1∶1、1∶6）在热环境下对大鼠肛温、生存时间和死亡率的影响。结果表明，不同配比的黄连和吴茱萸均能不同程度降低大鼠肛温、死亡率，延长存活时间，其中以黄连∶吴茱萸（2∶1）效果最为显著，能显著增强大鼠热环境的耐受能力和抗中暑作用。

4. 预防高血脂作用

沈涛等选用健康SD雄性大鼠按体重分层随机分组，除正常对照组每日灌胃给予蒸馏水2次外，其余各组上午灌胃给予高脂乳剂，下午灌胃给药（4.5%小檗碱和0.045%吴茱萸总碱混合水溶液，100%黄连∶吴茱萸=1∶1水煎剂，以及黄连、吴茱萸药材粉末、0.2%浓度的辛伐他汀药液），连续12d。给药结束后禁食8h，处理动物，进行指标检测。结果发现，对大鼠连续灌胃给予高脂乳剂12d后能明显升高动物血清中总胆固醇、甘油三酯、低密度脂蛋白胆固醇、载脂蛋白B含量，同时使血清高密度脂蛋白胆固醇、载脂蛋白A_1含量下降，动物体重下降，与人类高脂血症的生化指标变化相似。药物预防性给药后，黄连吴茱萸生物碱混合物能显著降低模型动物血清TC、TG水平（$P<0.01$，$P<0.05$）；黄连吴茱萸配伍水煎液对模型动物血清TC、TG、LDL-C的异常升高均有显著的降低作用（$P<0.01$，$P<0.05$），并显著降低模型动物血清载脂蛋白B水平（$P<0.05$）。故黄连∶吴茱萸（1∶1）配伍对高脂血症大鼠血脂水平具有较好的改善作用，并提

示生物碱是其主要物质基础。

(张红梅)

【多酚类化合物的药理活性和提取分离方法研究】

植物多酚是一类广泛存在于植物各个部位中的多羟基化合物。近年来，由于多酚类化合物具有显著的药理活性，如清除机体内自由基、抗脂质氧化、预防心脑血管疾病、抗肿瘤等而倍受人们关注。

1. 药理活性的研究

(1) 清除自由基活性　朱倩等采用2,2-联苯-1-三硝基苯肼(DPPH)氧化自由基清除活性实验及抗过氧化亚硝酸盐活性实验，分析四种省沽油属植物各总酚类物质抗氧化活性。结果表明，四种植物中乙酸乙酯部位总酚类含量均高于氯仿部位，其中省沽油干燥叶片乙酸乙酯部位总酚类物质含量最高，清除自由基活性最强。翟慧媛等考察转筋草中酚类化合物的清除自由基能力，发现从转筋草乙酸乙酯层中分离得到9个酚类化合物均有较强的抗氧化活性，其中2,3,4-三羟基苯甲酸、原儿茶酸在50 $\mu mol/L$时，对DPPH自由基的清除能力分别为97.8%、92.0%。刘质净等报道玄参多酚类化合物也具有较好的体外清除DPPH自由基活性，其中20%乙醇提取物清除自由基能力最强。闫平等采用紫外分光光度法测定光果莸多酚对羟自由基的清除作用，以半数抑制率浓度(IC_{50})值为参考指标评价了光果莸多酚物质的抗氧化作用。结果证实，光果莸不同部位多酚在0.05～0.2 mg/ml浓度范围对羟自由基均有一定的清除作用，尤以光果莸叶多酚的清除作用最强，其IC_{50}值为0.07 mg/ml。刘向荣等研究报道，采用皮下注射D-半乳糖衰老小鼠模型来评价葡萄籽多酚性成分的体内抗氧化作用。结果显示，葡萄籽多酚性成分能降低血清、脑及肝内丙二醛(MDA)水平，同时一定程度上能提高超氧化物歧化酶(SOD)及谷胱甘肽过氧化物酶(GSH-PX)的活力。

(2) 防治代谢性综合征活性　吴正平研究表明，茶多酚(TP)可降低高脂血症小鼠的血清总胆固醇、甘油三酯、低密度脂蛋白胆固醇脂、丙氨酸转氨酶和天冬氨酸转氨酶，升高高密度脂蛋白胆固醇脂，并能明显降低小鼠肝组织中的MDA含量，减少肝脏中脂肪含量，对高脂血症和脂肪肝的形成有明显的预防作用。邹玲莉等研究表明实验浓度的TP可明显增加胰岛素抵抗(IR)-$HepG_2$细胞葡萄糖消耗量和甘油含量以及胞内糖原合成量，并呈剂量依赖性。提示其改善IR作用机制为增强IR-$HepG_2$细胞对葡萄糖的利用、糖原合成及三酰甘油的分解。魏媛媛等利用2型糖尿病伴高血脂大鼠模型来评价石榴花多酚(PFP)的血管内皮保护作用。结果表明，给予PFP四周后，模型组、正常对照组、给药组的空腹血糖和血浆中的血管紧张素、内皮素1、血栓素B(TXB_2)和6酮-前列腺素差异均有统计学意义，提示PFP对糖尿病大鼠的血管内皮具有保护作用，并能防治糖尿病血管并发症。此外，窦勤等研究表明PFP还能降低胰岛素抵抗模型大鼠的空腹血糖水平和血清胰岛素、白介素-6、TXB_2含量，增加IR大鼠心肌组织过氧化物酶体增殖物激活受体-γ(PPAR-γ)mRNA基因表达，提高胰岛素敏感性指数，降低胰岛素抵抗指数，显示PFP对大鼠IR具有改善作用。

(3) 抗肿瘤及抗辐射活性　王晓露等研究显示，TP能明显抑制荷瘤SD大鼠肝肿瘤的生长，减少肿瘤组织中Toll样受体4(TLR4)、核转录因子NF-κB、肿瘤坏死因子-α、血管内皮生长因子(VEGF)mRNA和蛋白的表达。表明TP对TLR4/NF-κB信号转导通路有抑制作用，其抗肿瘤效应与其抑制肿瘤炎症反应有关，降低VEGF表达有关。郭绍来等研究表明TP还具有抗辐射活性。采用^{60}Co γ射线照射小鼠造成亚急性损伤模型，结果：给予TP及没食子儿茶素没食子酸酯治疗后，可明显缓解由于辐射损伤所造成的全血象下降，且表现出较好的体内抗氧化活性。

(4) 神经保护活性　邓凤君等采用过氧化氢(H_2O_2)诱导的氧化应激损伤的大鼠嗜铬细胞(PC12细胞)作为神经损伤的体外模型，从细胞线粒体、膜通透性、细胞周期、DNA增殖4个方面研究TP对H_2O_2诱导的PC12细胞损伤的保护作用。结果表明，TP能增加细胞活性，保护受损细胞膜，延长细胞周期的S期及促进该期DNA合成，增加受损细胞的增殖指数PI。

(5) 其他作用　如陈悦等采用常规微电极和全细胞膜片钳技术记录豚鼠心肌细胞L型钙通道电流和动作电位。发现不同浓度的TP能明显抑制L型钙通道电流，不同浓度的TP可缩短豚鼠心肌细胞动作电位时程。杨丹江等研究表明丹参多酚盐能降低实验性肝硬化大鼠门静脉血内毒素水平,促进肝硬化大鼠肠黏膜上皮损伤修复、保持形态完整及增强局部免疫功能,从而改善肠黏膜屏障功能。

2. 提取分离的新方法

鉴于多酚类化合物广泛显著的药理活性,许多学者探索了一些分离提取多酚的新方法。谭俊峰等研究表明,采用超高压提取 TP,得率高达普通常压提取的三倍。杨再勇等报道酶法提取叶下珠多酚可以提高提取率 63.5%。宋小勇等研究发现微波辅助提取小石花菜多酚的实验表明微波技术具有省时、高效、节能等优点。

(鹿思思 李赛谋 寇俊萍)

【中药的抗肿瘤作用研究】

1. 诱导细胞凋亡作用

唐丽华等发现珍珠菜提取物可通过上调人肝癌细胞株 SMMC-7721 肿瘤细胞细胞内凋亡蛋白及其配基(Fas/Fas L)基因,上调肿瘤坏死因子相关凋亡诱导配体(TRA IL)及可溶性死亡受体 5(DR5)表达,下调抑制凋亡蛋白(Bcl-2)表达,上调蛋白胱氨酸蛋白酶(Caspase 3)表达等途径诱导细胞凋亡。刘素君等用不同浓度的大蓟总黄酮对人肝癌 SMMC-7721 和人子宫癌细胞 Hela 进行处理。相差显微镜下观察,细胞体积缩小,核裂解,细胞出泡,形成凋亡小体,细胞贴壁能力下降,逐渐从培养瓶壁上脱落下来;DAPI 染色,显微镜下观察细胞核呈致密浓染的块状;DNA 电泳可见典型的"梯形"带。说明 SMMC-7721 和 Hela 细胞经大蓟总黄酮处理后发生了凋亡特征性改变。

2. 增强免疫作用

李俊新等发现,中药香加皮水提取物(CPE)可不同程度地提高小鼠体外淋巴细胞转化率和 NK 细胞杀伤活性,促进单核细胞分泌 TNF-α。提示 CPE 可以提高小鼠淋巴细胞的免疫功能,从而发挥抗肿瘤作用。金乐红等以接种肉瘤(S_{180})的小鼠为模型,观察石斛多糖(DP)对接种肉瘤瘤体生长的抑制作用。DP 对小鼠实体肉瘤生长和离体人肝肿瘤细胞的生长均有显著的抑制作用,但同时对荷瘤小鼠的体重没有明显影响,提示其有抗肿瘤作用而对正常细胞的生长没有影响;DP 能升高荷瘤小鼠血清中 IL-2 和 TNF-α 的水平,提示其抗肿瘤作用可能与增强机体免疫功能有关;荷瘤小鼠胸腺和脾脏指数有不同程度提高,说明 DP 对免疫器官有一定的保护和促进作用。DP 抑瘤机制可能与 DP 促进免疫器官功能和提高细胞免疫能力有关。Huang F H 等采用小鼠移植瘤研究方法检测了三种灵芝多糖对 S_{180}(骨肉瘤)、Heps(肝癌)、EAC(腹水癌)及 $B_{16}BL_6$(黑色素瘤)的抑制作用。结果显示,灵芝多糖(GLPL)对 S_{180}、Heps、EAC、$B_{16}BL_6$ 均有明显的抑制作用,而灵芝多糖(GLPH、GLPM)的作用不明显;研究结果且显示 GLPL 能够显著增加细胞因子 IFN-γ、IL-2 表达水平,而对 IL-6、IL-10 作用不明显;提示灵芝多糖(GLPL)具有良好的抑制肿瘤 S_{180}、Heps、EAC、BB16BL6 生长的活性,这种抑制活性可能是通过促进免疫细胞因子的分泌而发挥作用。王俊香等研究表明西黄软胶囊各剂量组对 S_{180} 肉瘤小鼠均有明显的抑瘤作用,增加荷瘤小鼠的脾指数、胸腺指数,显著性提高 $CD4^+$ 与 $CD8^+$ T 细胞数目,升高 $CD4^+/CD8^+$。提示西黄软胶囊抗肿瘤作用的机制可能与通过增强荷瘤小鼠的免疫功能有关。

3. 调控细胞周期作用

张冬青等发现黄芪总黄酮(TFA)对 K_{562} 细胞作用 24 h 后,可以将 K_{562} 细胞阻滞于 G_0/G_1 期;同时在 TFA 的作用下,S 期的 K_{562} 细胞明显减少,说明其增殖活性已有所减弱。张静等研究香加皮杠柳苷(CPP)可使人乳腺癌 MCF-7 细胞发生细胞周期阻滞,将细胞阻滞于 G_0/G_1 期。提示 CPP 抗肿瘤机制可能与阻滞肿瘤细胞周期有关;透射电镜观察可见,杠柳苷各组 H_{22} 小鼠肿瘤组织中出现大量典型的凋亡细胞,而对照组瘤组织内多为代谢旺盛的肿瘤细胞。CPP 抗肿瘤作用机制可能与阻滞细胞周期和诱导肿瘤细胞凋亡有关。孙雪等探讨 2 种海藻溴酚化合物对 3 株肿瘤细胞 Hela、MGC、BGC-823 的体外抗肿瘤作用及其作用机制。孙雪等研究发现,2 种海藻溴酚化合物对肿瘤细胞均有较强的抑制作用,其作用机制与诱导产生非整倍体和细胞周期抑制有关。

4. 抑制新生血管形成作用

张海英等观察到桑黄灵芝 UE-1 多糖具有

抑制血管新生和抑制Lewis肺癌生长的作用,表明其可能是通过抑制肿瘤血管新生来发挥其抑瘤作用。辛颖等采用肿体内瘤诱导血管生成实验,观察人参皂苷Rg3(SPG-Rg3)对B16黑色素瘤血管生成的影响。结果:SPG-Rg3可明显抑制B16黑色素瘤的血管生成,且可能通过降低肿瘤细胞分泌VEGF来抑制肿瘤细胞对血管内皮细胞增殖和迁移的促进作用,从而达到抑制肿瘤新生血管形成的作用。Chen C等观察了姜黄素-聚维酮固体分散体(Cur-K30)的体内外抗肿瘤作用及其对肿瘤血管形成的影响。结果Cur-K30胃对小鼠肝癌H22移植瘤、小鼠黑色素瘤B16移植瘤和裸鼠SW480均有抑制作用;Cur-K30组的瘤组织中CD34和VEGF的表达较对照组明显下调。提示Cur-K30的抗肿瘤作用可能与其下调瘤组织中VEGF的表达及抑制肿瘤血管生成有关。杨爱珍等采用鸡胚绒毛尿囊膜(CAM)法观察复方红豆杉胶囊对血管生成的影响。结果表明,复方红豆杉胶囊具有明显的抑制CAM血管生成的作用。

5. 抑制相关基因的表达

伦玉宁等采用RT-PCR检测白背叶提取物A对SGC-7901人胃癌细胞抑癌基因p53癌基因Bcl-2表达的影响,发现不同浓度的白背叶提取物A作用于SGC-7901细胞后,p53的mRNA表达均有增强,SGC-7901细胞的Bcl-2 mRNA表达均有降低,这可能是白背叶提取物A抗肿瘤的作用机制之一。刘颖等以不同浓度的白花蛇舌草(HD)作用于体外培养的Hela细胞。结果提示,HD可能通过下调hTERT基因表达来降低端粒酶活性,进而诱导细胞凋亡而发挥抗肿瘤作用。冯大志等观察蝙蝠葛酚性碱(PAMD)对胰腺癌(BXPC-3)荷瘤小鼠肿瘤组织中DPC4蛋白表达的影响。结果PAMD各剂量均能上调BXPC-3荷瘤小鼠瘤组织中DPC4蛋白表达量,抑制BXPC-3荷瘤小鼠的肿瘤生长。PAMD可能通过上调DPC4基因蛋白表达、下调K-ras基因蛋白表达,影响TGF-β信号传导通路,从而抑制肿瘤生长。章漳等采用噻唑蓝(MTT)法观察长梗秦芄酮对BEL-7402、HeLa、BXPC2-3、PANC-1细胞增殖的影响。结果提示,长梗秦芄酮具有显著的抗肿瘤活性,其作用机制可能与激活ERK1/2信号通路及上调p53基因,从而诱导细胞周期阻滞和抑制乙酰肝素酶的表达有关。吴勃岩等发现龙牙楤木叶总皂苷能诱生荷瘤小鼠IL-2、TNF-α含量,抑制ras癌基因蛋白P21和突变型P53蛋白的过度表达,从而达到抗肿瘤的作用。

(张 娴)

【中药防治慢性阻塞性肺疾病的实验研究】

1. 降低炎性细胞因子的释放

在临床实践及动物实验中,各种炎性细胞因子是考察COPD的重要指标。曹丽华等研究报道标准桃金娘油中所含的桉油素、柠檬烯和α-蒎烯能降低支气管肺泡灌洗液(BALF)中性粒细胞数和肺组织肿瘤坏死因子-α(TNF-α)、白细胞介素-6(IL-6)、细胞间粘附因子-1(ICAM-1)的表达,减轻COPD大鼠的炎症反应,从而对病情的发生发展起到一定的缓解作用。刘明伟采用"烟熏复合木瓜蛋白酶雾化吸入法"复制COPD大鼠模型,发现由咽肺舒喷雾剂和咳嗽气雾剂合用的中药组,肺泡灌洗液炎性细胞计数和血清炎性介质白细胞介素-6(IL-6)、白细胞介素-8(IL-8)的含量均低于模型组。表明中药雾化给药能减少支气管肺组织炎性细胞因子在肺内的聚集,对COPD大鼠的肺组织有明显的保护作用。祝小惠等在研究"通利水道"改善COPD大鼠肺功能、探索其效应机制时发现"从肠论治"可促进水通道蛋白(AQPs)mRNA表达增加,抑制NF-κB mRNA表达,改善气道湿气及表面液体的调节功能,从而减轻气道炎症,改善COPD大鼠肺功能。另外,杨月等、夏锦芳等、黄修解等、孙子凯等、张才擎等报道中药黄芪、留兰香油、双三口服液、固本咳喘颗粒、温肺化饮方均能降低COPD模型动物体内炎性因子的释放。

2. 增强免疫,改善营养,增强肺功能

赵家亮等报道给予通肺络丸的小鼠胸腺、脾脏指数明显高于COPD模型小鼠,且腹腔巨噬细胞的吞噬率和吞噬指数也高于模型小鼠。提示通肺络丸能提高小鼠的非特异性免疫,从而改善慢性阻塞性肺疾病的症状。朱慧志等采用烟熏加气管内注入脂多糖法复制COPD大鼠模型,并予肺通络方进行治疗。结果表明,此方可有效改善COPD模型大鼠营养状态,提高其活动能力,对其起一定保护作用。李宇航等在探讨"从肠论治"的

效应机制时发现,与正常组比较,模型组大鼠用力肺活量(FVC)、第0.3s用力呼气容积($FEV_{0.3}$)、$FEV_{0.3}$/FVC、用力中期呼气流速(FEF25-75)、最大呼气中期流速(MMF)、用力最大呼气流速(PEF)及动脉血酸碱度(pH)、氧分压(PaO_2)、氧饱和度(SaO_2)均降低,二氧化碳分压($PaCO_2$)升高;与模型组比较,治肠组肺功能及血气显著改善;与治肺组比较,肺肠同治组肺功能及血气进一步改善。故通利大肠或在治肺的基础上增加通利大肠,均能增加对COPD模型大鼠肺功能、以及血气的改善程度。梁喜章等报道补肾益肺化瘀法可以抑制COPD大鼠模型肺部组织的破坏,缓解气道阻塞,干预COPD的气道重塑,改善通气和换气功能,延缓气流受限的进程,改善肺功能,提高生存质量,降低病死率,延长生存期,起到防治COPD的作用。

3. 调节氧化/抗氧化平衡

彭贵清等采用烟熏加气道内注入脂多糖(LPS)法复制COPD模型,并予参蛤益肺胶囊治疗。结果发现,治疗组肺系数较模型组降低,细支气管阻塞程度减轻;血清中超氧化物歧化酶(SOD)活性及肺组织匀浆中谷胱甘肽(GSH)含量较模型组增加,血清中丙二醛(MDA)含量较模型组降低。提示参蛤益肺胶囊治疗COPD与其抗氧化作用有一定的相关性。李宇航在"肺与大肠相表里"理论指导下,采用气管内注脂多糖和熏烟的复合法建立慢性阻塞性肺疾病大鼠模型,观察"通利大肠"对COPD大鼠氧化应激的影响。结果表明,通利大肠或在治肺的基础上增加通利大肠,可以使MDA降低,GSH、SOD增高,增强对慢性阻塞性肺疾病模型大鼠氧化/抗氧化失衡的改善程度。

4. 改善肺结构

李金田等对芪蛭益肺颗粒及芪蛭皱肺无糖颗粒用于COPD大鼠进行了实验研究,发现两种制剂分别具有改善COPD大鼠肺泡Ⅱ型上皮细胞超微结构完整和干预小气道重塑的功效。张培琴等发现与COPD模型组比较,参芪补肺汤高剂量组大鼠小支气管管壁及平滑肌层厚度显著降低,参芪补肺汤高、中剂量组大鼠$FEV_{0.3}$/FVC显著升高,Re和Ri显著下降,故参芪补肺汤可抑制COPD模型大鼠气道重构,阻止其肺功能下降。

5. 其他

赵兰才等发现,三参保肺颗粒能下调慢阻肺合并纤维化大鼠肺组织Ⅰ、Ⅲ型胶原及转化生长因子-$β_1$(TGF-$β_1$)的表达,减少Ⅰ、Ⅲ型胶原在支气管和肺间的沉积。李泽庚等发现高剂量芪白平肺胶囊可有效防治慢阻肺痰瘀阻肺证模型大鼠低氧血症的产生。刘延祯等表明,慢支咳喘宁胶囊可降低COPD模型大鼠肺内细胞凋亡水平,为慢支咳喘宁胶囊用于COPD的治疗提供依据。张培琴等报道,参芪补肺汤可能通过抑制COPD肺气虚证大鼠肺细胞外基质的过度沉积,而对阻止COPD气道重构有一定作用。李彬等报道,清热化痰方药能够降低慢性阻塞性肺疾病急性加重期(AECOPD)的TNF-α、ICAM-1、IL-8、内皮素-1(ET-1)高水平表达,升高降钙素基因相关肽(CGRP)表达水平,从而为治疗AECOPD发挥疗效。

(张洁琼　寇俊萍　柴程芝　余伯阳)

【中药调节内皮细胞分泌功能的实验研究】

血管内皮细胞(vascular endothelial cells,VECs)是连续被覆在全身血管内膜的一层细胞群。它不仅是血液和血管平滑肌的屏障,而且是人体最大的具有分泌功能的组织之一,如分泌黏附分子、细胞因子、一氧化氮、内皮素、缓激肽等,可调节体内各种生物信息的应答和生理功能。近年来已证实中药能从多个方面调节血管内皮细胞的分泌功能,从而为中药治疗内皮细胞功能受损相关性疾病提供药理学依据。

1. 调节内皮细胞免疫炎症因子的表达

血管内皮细胞表达的炎症因子在许多病理过程中起关键作用。研究表明许多中药能够调控内皮细胞炎症因子的分泌。张淑霞研究表明,奇智方(黄芪、川芎、水蛭、胆南星、石菖蒲)能够抑制因反复缺氧/复氧而导致血管内皮细胞活化表达的ICAM-1及其转录水平(ICAM-1 mRNA),从而保护血管内皮细胞的屏障完整和功能正常,这可能是其增强免疫作用的分子基础之一。刘亚琼等研究发现,苦碟子注射液能降低高糖损伤后人脑微血管内皮细胞(HBMEC)核因子-κB(NF-κB)、ICAM-1及VCAM-1蛋白的表达,对人脑微血管内皮细胞具有保护作用。刘桂林等实验发现,三七总皂苷能够减轻氧化型低密度脂蛋白(ox-

LDL)对人脐静脉内皮细胞(HUVEC)的损伤,降低白细胞分化抗原40(CD40)、VCAM-1的表达。李岩等研究表明,黄芩素预处理能抑制脂多糖(LPS)诱导的抑制蛋白κB(I-κB)降解,影响NF-κB炎症信号途径,降低ICAM-1表达水平。向敏等研究发现,西红花酸可减轻糖尿病血管病变,其机制可能是抑制黏附分子E-选择素(E-selectin)蛋白的表达,从而抑制中性粒细胞和单核细胞对内皮细胞的黏附作用。

姜华等研究表明益气活血复方可阻断Toll样受体4(TLR4)/NF-κB信号通路的高表达,抑制TNF-α及ICAM-1的表达,这可能是其发挥抗动脉粥样硬化作用的机制之一。季亢挺等实验表明,丹参素对氧化低密度脂蛋白(ox-LDL)损伤的外周血内皮祖细胞(EPCs)功能有显著保护作用,其机制可能与抑制炎症因子IL-6及TNF-α的释放有关。徐巨等研究表明,黄芪多糖通过提高大鼠心肌膜微血管内皮细胞干扰素-γ(IFN-γ)、VCAM-1、主要组织相容性复合体-Ⅱ(MHC-Ⅱ)类分子的表达,从而起到免疫增强作用。

2. 调节内皮细胞血管新生相关因子的分泌

研究表明,益气生血、补血活血中药可促进血管内皮细胞的增殖与生长,促进血管新生。李大勇等研究发现,疏肝活血方能增加EPCs中血管新生相关基因血管内皮生长因子(VEGF)、人类生长因子(HGF)和低氧诱导因子-1α(HIF-1α)的表达,这可能是该方促血管新生的机制之一。刘凯研究表明,当归红芪合剂超滤膜提取物对人脐静脉内皮细胞(ECV-304)具有促增殖作用,其机制是通过诱导血管内皮生长因子(VEGF)mRNA表达而实现的。刘真等研究发现,四妙勇安汤促进了低氧条件下内皮细胞VEGF的表达,可能是其抗缺氧和促血管新生作用的机制之一。高秀芳等研究发现,红景天可促进低氧条件下内皮细胞HIF-1α和VEGF的基因和蛋白表达。雷燕等研究发现,人参三七组方可以促进HUVEC分泌VEGF和表达血管内皮生长因子受体2(VEGFR-2),这可能是该组方促血管生成的基础。

一些抗癌中药通过加速细胞凋亡、控制血管生成、抑制内皮细胞增殖与转移来控制新生血管的形成。高健生等研究表明,密蒙花方可能通过抑制HUVEC细胞VCAM-1及纤维连接蛋白(FN)的表达而抑制血管内皮细胞的增殖及迁移,提示其可能抑制糖尿病视网膜病变新生血管。涂利宽等研究发现,较高浓度的羟基红花黄色素A能促进人主动脉内皮细胞表达血小板反应蛋白-1(TSP-1)、抑制内皮细胞增殖,进而抑制血管形成来实现抗肿瘤作用。

由此可见,中药既可促进血管内皮细胞的增殖又可抑制内皮细胞的过度增殖,在血管新生相关疾病的治疗中有着不可替代的作用。

3. 调节内皮细胞一氧化氮的分泌

合成、分泌一氧化氮(NO)是血管内皮细胞的重要功能之一。王蕊等研究发现,复方丹参饮具有保护血管内皮细胞的功能,其机制与升高血清NO及降低血浆内皮素-1(ET-1)水平有关。池晓霞研究表明,桃红四物汤通过活化内皮型一氧化氮合酶(eNOS)及增加NO分泌,诱导内皮细胞增殖。宫建芳等研究发现,芪红合剂可能通过增加EPCs细胞一氧化氮合酶(NOS)的活性,促进NO分泌,防止血管内皮损伤及动员血管EPCs修复损伤血管而发挥血管内皮保护作用。权媛等研究发现,绞股蓝总苷可减少细胞培液中乳酸脱氢酶(LDH)活性和单核细胞趋化蛋白-1(MCP-1)浓度、增加NO浓度、降低细胞内活性氧(ROS)水平、抑制NF-κB核移位,从而对胆固醇所致的HUVEC细胞损伤发挥保护作用。

4. 调节内皮细胞凝血和纤溶相关分子的释放

中药对于内皮细胞的抗凝作用,其一是影响内皮细胞的纤维蛋白溶解系统。杨长春等研究表明,黄芪、当归可能通过抑制血管内皮细胞PAI-1的表达和活性而抑制内皮细胞的纤溶活性,从而发挥抗血栓形成的作用。其二是影响内皮细胞组织因子(TF)的表达。成春英等研究发现,川芎嗪可抑制凝血酶诱导的血管内皮细胞表达TF,其机制与NO途径及NF-κB的活化有关。曹文东等研究发现,染料木黄酮一定程度上可抑制高同型半胱氨酸所致的内皮细胞TF表达的上调,提高内皮细胞的抗血栓能力。第三,中药还可以调节内皮细胞其他凝血和纤溶相关分子的释放。如钟超等研究发现丹参酮ⅡA可下调血栓调节蛋白(TM)的表达。马勇等发现,活血通络汤能够防治下肢深静脉血栓,其机制可能与抑制CD54

的表达增多、改善血管内皮细胞在缺氧条件下的细胞粘附性,从而保护血管内皮细胞有关。

(王岩 寇俊萍)

【中药治疗早期糖尿病肾病的实验研究】

1. 调节细胞因子

姚民秀等研究葛脾煎剂治疗早期糖尿病肾病模型大鼠。结果发现,葛脾煎剂治疗组肾脏重量和肾重指数低于对照组($P<0.05$),UAER、血尿单核细胞趋化蛋白-1、血8-异前列腺素F2α和肿瘤坏死因子-α均明显低于对照组($P<0.01$)。提示中药葛脾煎剂对多种炎症因子具有抑制作用,从而可逆转早期糖尿病肾病。迟秀娥等用三黄益肾胶囊治疗糖尿病模型大鼠,经8周后,治疗组与糖尿病模型组比较,肾重/体重比值明显减少($P<0.01$),血清肌酐、尿素氮水平明显降低($P<0.01$),肾组织中转化生长因子$β_1$(TGF-$β_1$)及血管内皮生长因子(VEGF)表达低于模型对照组($P<0.05$)。李梦等通过实验观察发现消渴康对DM大鼠血糖、肾功能和肾脏病理变化均有较好的改善作用,并能明显降低TGF-$β_1$的表达,从而对DM大鼠肾脏损害有较好的防治作用。丛艳等给予知芪益肾汤治疗糖尿病模型大鼠。结果:知芪益肾汤组肾脏的病理形态改变减轻,24h尿微量白蛋白排泄率(UAER)、Ccr显著低于糖尿病模型组($P<0.01$),且肾脏结缔组织生长因子(CTGF)及转化生长因子-$β_1$(TGF-$β_1$)阳性表达相对面积较模型组明显下调($P<0.01$)。提示早期应用知芪益肾汤对糖尿病大鼠有肾保护作用,其作用机制可能与抑制糖尿病大鼠肾皮质TGF-$β_1$表达有关。

2. 调节肾素-血管紧张素系统

黄平等给予绞股蓝颗粒治疗糖尿病肾病大鼠。结果表明,绞股蓝颗粒可以调节血糖、血脂代谢,改善DN糖脂代谢;能够抑制实验性DN大鼠肾脏局部升高的血管紧张素转化酶的活性,降低肾脏组织及血浆中升高的血管紧张素Ⅱ,抑制肾脏局部活化的肾素-血管紧张素(RAS)系统,改善血流动力学,延缓DN的发展。减少Ⅰ型血管紧张素Ⅱ受体(AT1R)mRNA在肾脏的表达,减少其与肾脏血管紧张素Ⅱ(AngⅡ)结合产生的对肾脏的损害作用。龙海波等分别用肾康丸、厄贝沙坦、肾康丸和厄贝沙坦合用治疗链脲佐菌素建立的DN模型大鼠。结果:应用肾康丸干预后,DN大鼠24h尿蛋白定量、血浆及肾组织AngⅡ含量明显减少,肾组织AT1R免疫组化相对表达量及其mRNA表达水平明显降低,肾脏病理改变显著减轻,从而发挥其对DN的肾保护作用。

3. 调节蛋白转录和表达

狄红杰等分别观察糖尿病1个月、3个月、6个月以及活血化瘀重剂干预3个月、6个月的大鼠肾脏标本。结果提示,糖尿病肾病早期就出现肾脏核因子-κB活化,且随着肾脏组织病理学改变而持续活化。活血化瘀重剂有效抑制了核因子-κB的活化,从而达到肾脏保护的目的。贺利娟等和程锦国等通过单侧肾切除合并注射链脲佐菌素(STZ)建立早期糖尿病肾病大鼠模型,分别给予糖肾Ⅰ号、洛汀新、糖洛合用进行治疗。结果表明,糖肾Ⅰ号可改善DN大鼠的营养状况,增加其体重,抑制肾脏肥大,降低血糖,改善肾功能,治疗效果确切。其作用机制可能部分通过下调P27、PCNA的表达,抑制肾脏肥大,从而发挥肾脏保护作用,与洛汀新合用在改善肾功能方面具有协同作用。张江华等和赵雯红等以益气养阴消癥通络方(黄芪、积雪草、丹参、茯苓、熟地、地龙、水蛭、鳖甲、大黄、砂仁)治疗造模成功的DN大鼠,并以厄贝沙坦治疗作为阳性对照。治疗组与模型组比较肾功能明显改善($P<0.05$),治疗组与模型组比较去氧肾上腺素(nephrin)mRNA表达水平显著上调($P<0.05$),p38丝裂原活化蛋白激酶(p38MAPK)mRNA,p-p38MAPK蛋白表达水平显著下降($P<0.05$)。益气养阴消癥通络方药可能是通过抑制p38MAPK信号通路表达而发挥作用。

4. 调节氧化应激系统

邹德平等用蜕皮甾酮治疗STZ复制的糖尿病模型大鼠。结果发现,蜕皮甾酮能防治Ⅰ型糖尿病大鼠体重减轻和降低尿白蛋白/肌酐浓度(ACR),可能通过减少肾组织丙二醛(MDA)、一氧化氮合成酶(NOS)含量以及增加肾组织超氧化物歧化酶(SOD)水平而发挥抗氧化效应。洪兵等用亚麻木酚素提取物治疗链脲佐菌素造模成功的小鼠。结果显示,亚麻木酚素提取物能减轻糖尿病小鼠肾脏损伤,对肾脏有保护作用,其机制与其减轻肾脏氧化应激有关。

5. 调节血脂

王辉等研究发现,虎杖总蒽醌高、中剂量能明显降低 DN 早期血瘀模型大鼠甘油三酯水平($P<0.01$),高剂量能明显降低低密度脂蛋白水平($P<0.01$),高、中、低剂量对模型大鼠全血黏度、血浆黏度有明显降低作用。吴家胜等采用泻心汤治疗高脂饮食并低剂量链脲佐菌素方法复制的糖尿病模型大鼠,并以二甲双胍治疗为对照。结果泻心汤能明显缓解大鼠多食、多饮、多尿症状,降低糖化血红蛋白(HbAlc)、胰岛素抵抗指数(IRI)、尿蛋白排泄率、肌酐清除率(Ccr)和血脂水平,改善肾小球基底膜增厚及足突融合变化。故泻心汤有抗实验性糖尿病大鼠早期肾病的作用,作用机制可能与其降低血脂和 HbAlc 及改善胰岛素抵抗等作用相关。

6. 其他

周雪梅等用冬梅饮治疗链脲佐菌素建立的早期 DN 模型大鼠,发现相对于模型组,可显著性升高基质金属蛋白酶-9(MMP-9)($P<0.05$),并显著降低 24 h 尿 β_2-微球蛋白(β_2-MG)($P<0.05$),从而发挥对肾脏具有的保护作用,可延缓 DN 的发展。李慧等研究发现解聚复肾宁(JJFSN)含药血清可抑制高糖诱导的系膜细胞(MC)过度增殖($P<0.05$)。同时,JJFSN 可逆转高糖对Ⅳ型胶原(Col Ⅳ)和层黏连蛋白(Ln)分泌的影响,降低 MC 培养上清中 Col Ⅳ 和 Ln 的含量($P<0.05$)。这可能是其防治 DN 早期的作用机制。艾碧琛等以 MKR 鼠(采用组织特异性过度表达转基因技术产生)为研究对象,发现降糖益肾方能显著降低 MKR 鼠空腹血糖、尿微量白蛋白和尿 β_2-MG 的排泄($P<0.01$)。电镜结果显示,降糖益肾方组肾小球基底膜增厚减轻,系膜区基质堆积减少,延缓 MKR 鼠肾脏病变的进一步发展。

(吕佳康)

[附] 参 考 文 献

A

艾碧琛,肖漫江,喻嵘,等. 降糖益肾方对 MKR 鼠 2 型糖尿病肾病早期的保护作用[J]. 中国中医药信息杂志,2010,17(3):29

安惠霞,李治建,古力娜·达吾提,等. 地锦草提取物对红色毛癣菌酶活性的影响[J]. 时珍国医国药,2010,21(4):787

C

Chen C, Huang X W, Xu J H*, et al. Antiproliferation and anti-angiogenesis of curcum in K30 solid dispersion[J]. 中南大学学报(医学版),2010,35(10):1029

蔡景英,王育斌,李华,等. 牛蒡子对糖尿病大鼠肾组织基质细胞衍生因子 1 表达的影响[J]. 武汉大学学报(医学版),2010,31(6):746

曹碧茵,孔岩,刘春风*,等. 芍药苷对 MPP+所致大鼠黑质脑片多巴胺能神经元损伤的保护作用[J]. 中国药理学通报,2010,26(2):204

曹丽华,康健,王洋,等. 标准桃金娘油对慢性阻塞性肺疾病大鼠气道炎症的影响[J]. 大连医科大学学报,2010,32(1):18

曹文东,杨涛,郝斌,等. 染料木黄酮对高同型半胱氨酸诱导的人血管内皮细胞组织因子表达的干预作用[J]. 中国药物与临床,2010,10(6):612

陈宇清,薛梅,张亚明. 丹参注射液对新生鼠缺氧缺血性脑损伤神经细胞的保护作用研究[J]. 中国药房,2010,21(47):4439

陈悦,刘秋慧. 茶多酚对豚鼠心肌细胞钙电流及动作电位的影响[J]. 中国药学杂志,2010,45(3):190

陈志鹏,孙俊,蔡宝昌*,等. 银杏叶提取物磷脂复合物大鼠体内药动学研究[J]. 中成药,2010,32(12):2067

陈宗平,梁国标,曹瑞,等. 丹参酮ⅡA 治疗肾缺血-再灌注损伤及对缺氧诱导因子-α 表达的影响[J]. 贵州医药,2010,34(4):302

成春英,孙勇,文志斌,等. 川芎嗪抑制凝血酶诱导血管内皮细胞组织因子表达的机制[J]. 中国动脉硬化杂志,2010,18(3):184

程锦国,贺利娟,董飞侠,等. 糖肾Ⅰ号对早期糖尿病肾病大鼠的干预及对 P27 表达的影响[J]. 浙江中医杂志,2010,45(2):98

程锦国,贺利娟,董飞侠,等. 糖肾Ⅰ号对早期糖尿病肾病大鼠的干预及对周期蛋白表达的影响[J]. 浙江中医杂志,2010,45(7):493

程亮星,岳云宵,郑晓辉*,等. 丹参素异丙酯对离体

大鼠缺血/再灌注损伤心肌的影响[J].中国药理学通报,2010,26(8):1045

池晓霞.桃红四物汤促进内皮细胞增殖及其机制初探[J].海峡药学,2010,22(1):39

迟秀娥,王元松,田风胜,等.三黄益肾胶囊对糖尿病大鼠肾脏转化生长因子β_1及血管内皮生长因子表达的影响[J].中国实验方剂学杂志,2010,16(14):143

丛艳,胡海雁,李佃淳.知芪益肾汤对糖尿病大鼠肾脏转化生长因子β1的影响[J].现代中西医结合杂志,2010,19(4):408

丛艳,李金萱.知芪益肾汤对实验性糖尿病大鼠肾功能的作用机制研究[J].中国实用医药,2010,5(6):142

崔广智,金树梅.胡椒碱抗抑郁作用研究[J].辽宁中医药大学学报,2010,12(7):42

D

代先坤,罗福玲,万敬员*,等.粉防己碱对脂多糖致小鼠的痛觉增敏的影响及机制[J].时珍国医国药,2010,21(5):1049

邓凤君,徐江平,杨迎暴,等.茶多酚对H_2O_2诱导PC12细胞损伤的保护作用[J].中草药,2010,41(6):945

狄红杰,王小超,刘克冕.糖尿病大鼠肾脏核因子-κB的表达及活血化瘀重剂的干预研究[J].光明中医,2010,25(12):2194

丁英钧,王世东,赵进喜*,等.糖尿病肾病中医证型文献评价[J].中华中医药杂志,2010,25(2):183

丁月霞,张丽,李林,等.山茱萸环烯醚萜苷对穹隆海马伞切断大鼠学习记忆能力和突触生长素的影响[J].中国新药杂志,2010,19(2):133

董立,石海莲,吴大正*,等.黄连吴茱萸药对水提物对大鼠结肠癌癌前病变的作用[J].中国中药杂志,2010,35(9):1185

董云巧,马文丽,顾金保,等.华蟾素注射液对HepG2细胞NF-κB通路的影响[J].南方医科大学学报,2010,30(1):137

窦勤,魏媛媛,帕尔哈提·克里木*,等.石榴花多酚对糖尿病大鼠IL-6、TXB2及PPAR-γ mRNA基因表达的影响[J].中国药理学通报,2010,26(6):794

杜丽娟,姚宇红,傅葵,等.人参皂苷Rg3对子宫内膜异位症组织中ID-1基因表达的影响[J].中国药物与临床,2010,10(6):655

F

冯大志,白云,苏云明*,等.蝙蝠葛酚性碱对胰腺癌瘤组织中K-ras蛋白表达的影响[J].中医药信息,2010,27(4):112

G

高崇佳,张振秋,赖静怡,等.黄连、吴茱萸不同配比对大鼠热耐受能力的影响研究[J].中南药学,2010,8(11):830

高建平,陈长勋,吴琦,等.鱼腥草素钠对心室重构大鼠心肌信号转导通路和内皮素-1 mRNA表达的影响[J].上海中医药大学学报,2010,24(4):55

高健生,接传红,栾兆倩,等.密蒙花方对缺氧状态下人脐静脉内皮细胞VCAM-1及FN表达的影响[J].眼科新进展,2010,30(8):709

高晓峰,周娅,黄菱,等.槐定碱对内毒素肝损伤小鼠ERK和TNF-α表达的干预作用[J].宁夏医学杂志,2010,32(5):391

高秀芳,施海明,山缨,等.红景天对低氧条件下内皮细胞HIF-1α、HIF-1β和VEGF表达的影响[J].中华中医药杂志,2010,25(4):582

宫建芳,马华,申静,等.芪红合剂含药血清对体外培养人外周血内皮祖细胞NO及NOS的影响[J].中西医结合心脑血管病杂志,2010,8(3):312

龚淑琪,傅颖媛,孙午,等.黄芩苷对人外周血T细胞TCR Vβ mRNA表达的影响[J].时珍国医国药,2010,21(1):55

顾锦华,黄华,徐济良,等.齐墩果酸对糖尿病小鼠胰岛损伤的保护作用[J].中草药,2010,41(11):1866

顾明,吴兴文,张雪梅*,等.丹参素对大鼠心室肌动作电位、L-型钙电流和ATP敏感性钾电流的作用[J].中国临床药学杂志,2010,19(1):25

关凤英,李红,杨世杰.黄芪甲苷预处理对大鼠心肌缺血再灌注损伤后细胞凋亡的保护作用及机制研究[J].中草药,2010,41(7):1146

关伟,戴清保,朱建华*,等.雷公藤甲素对大鼠心肌毒性的时间节律性研究[J].皖南医学院学报,2010,29(1):18

郭锰.苦参碱提高胶质瘤细胞U251对NK细胞杀伤敏感性的实验研究[J].辽宁中医药大学学报,2010,12(3):180

郭绍来,胡园,郭代红*,等.茶多酚及其主要成分EGCG在辐射损伤小鼠模型中的保护作用[J].中国中药杂志,2010,35(10):1328

郭向华,郭润华,宋志军,等.苦参碱对慢性铜绿假单胞菌生物膜肺部感染大鼠的免疫保护作用[J].中国实验方剂学杂志,2010,16(8):185

H

Huang F H, Shang M H, Zhang L Y*, et al. Antitumor Activity and Mechanism in vivo of Low-Molecular Weight Polysaccharides from Ganoderma lucidum[J].中国天然产物,2010,8(3):228

何建新,侯炜,李晨光,等.川芎嗪对骨关节炎模型大鼠软骨内MMP-13及TIMP-1的调节作用[J].江苏中

医药,2010,42(7):72

何欣,曾柏荣,刘华丹.参酮ⅡA对小鼠S_{180}肿瘤获得性多药耐药及P-gp、LRP的影响[J].湖南中医药大学学报,2010,30(7):16

贺利娟,程锦国,董飞侠,等.糖肾Ⅰ号对早期糖尿病肾病大鼠疗效的实验研究[J].中华中医药学刊,2010,28(6):1218

洪兵,徐海娥,俞伟男*,等.亚麻木酚素对糖尿病小鼠肾脏保护作用及机制[J].中华中医药学刊,2010,28(4):856

洪海军.羟基喜树碱脂肪乳在大鼠体内的药动学及组织分布研究[J].中国药房,2010,21(13):1184

胡波,范红伟,李锋*,等.丹参对糖尿病肾病大鼠肾脏水通道蛋白-2表达的影响[J].时珍国医国药,2010,21(5):1103

胡庆华,张宪,孔令东*,等.芒果苷促进高尿酸血症小鼠尿酸排泄和肾功能改善以及调节相关肾脏转运体的作用[J].药学学报,2010,45(10):1239

胡志芳,姜凤良.熊果酸对人外周血单个核细胞分泌Th1/Th2型细胞因子的影响[J].山西医科大学学报,2010,41(9):783

胡中慧,王全军*,廖明阳*,等.2种莲必治注射液对大鼠的毒性作用药物[J].不良反应杂志,2010,12(1):10

华雯妍,朱艺芳,张全英.天麻素血药浓度测定及药动学研究[J].中国现代应用药学,2010,27(7):634

黄果,李凯鹏,张玉杰*,等.吴茱萸成分在大鼠肝微粒体对盐酸小檗碱代谢的影响[J].中国药学杂志,2010,45(20):1544

黄平,钱康.绞股蓝颗粒对早期糖尿病肾病肾脏肾素-血管紧张素系统的影响[J].中华中医药杂志,2010,25(3):434

黄修解,蒙定水,牛豫洁,等.双三口服液对实验COPD大鼠血清白细胞介素-8和肿瘤坏死因子-α的影响[J].中国中医基础医学杂志,2010,16(5):381

黄芯华,李良东,曾靖,等.拳参正丁醇提取物对大鼠心肌肥厚时钠钾及钙ATP酶活性的影响[J].时珍国医国药,2010,21(1):122

J

季亢挺,唐疾飞,陈鹏,等.丹参素保护内皮祖细胞炎症损伤的机制研究[J].中国预防医学杂志,2010,11(8):809

贾敏,张寒.白芍总苷对体外培养的成骨细胞和破骨细胞的影响[J].西北药学杂志,2010,25(5):357

姜华,张艳,王辰益.益气活血复方含药血清对人脐静脉内皮细胞 TLR4/NF-KB 信号通路及 TNF-α ICAM-1 mRNA 表达的影响[J].辽宁中医药大学学报,2010,12(4):45

金乐红,刘传飞,唐婷,等.石斛多糖抗肿瘤作用的实验研究[J].中国药学杂志,2010,45(22):1734

K

柯学,严菲,胡一桥.黄芩素自微乳的制备及大鼠体内生物利用度研究[J].中国新药杂志,2010,19(5):371

寇学良,苏海生,席孝贤.千佛菌对哮喘模型大鼠 IFN-γ和IL-5的调节作用[J].陕西中医学院学报,2010,33(5):89

L

雷燕,田伟,朱陵群,等.人参三七组方对人脐静脉内皮细胞血管内皮生长因子分泌及其受体2表达的影响[J].中西医结合学报,2010,8(4):368

李彬,侯政昆,李建生,等.清热化痰方药对慢性阻塞性肺疾病急性加重期痰热壅肺证细胞因子的影响[J].辽宁中医杂志,2010,37(3):403

李大勇,陈文娜,谷峰,等.疏肝活血方含药血清对大鼠骨髓源性内皮祖细胞血管新生相关基因表达的影响[J].中国现代中药,2010,12(3):30

李峰杰,姚广涛,金若敏,等.山豆根致大鼠肝毒性研究[J].中国实验方剂学杂志,2010,16(18):190

李光燮,张红英,王文英.马齿苋提取物抗大鼠实验性心律失常的作用[J].吉林大学学报(医学版),2010,36(4):806

李怀臣,徐瑞娥,王莉*,等.地龙注射液对屋尘螨致敏气道上皮细胞 TGF-$β_1$/Smad2 表达的影响[J].中国药学杂志,2010,45(15):1145

李辉敏,殷嫱嫱,吴家忠,等.复叶耳蕨提取物体外抗HIV-1整合酶活性的研究[J].时珍国医国药,2010,21(11):2827

李慧,曹文富,汤为学,等.解聚复肾宁对大鼠肾小球系膜细胞增殖和细胞外基质分泌的影响[J].中成药,2010,32(6):918

李金田,梁晶,田永衍,等.芪蛭皱肺无糖颗粒对慢性阻塞性肺疾病大鼠模型小气道重塑的影响[J].中成药,2010,32(11):1862

李金田,张莉,刘永琦,等.芪蛭益肺颗粒对COPD大鼠模型 SP-A 表达和超微结构的影响[J].中国老年学杂志,2010,30(5):633

李俊新,蒋玉红,单保恩.香加皮水提物对小鼠淋巴细胞免疫调节作用的初步研究[J].癌变·畸变·突变,2010,22(4):292

李林,茹立强.丹参酮对D-半乳糖-Aβ1-40致痴呆大鼠海马内 Aβ 和 AChE 的影响[J].中国老年学杂志,2010,30(4):918

李梦,李凤婷,耿建国.消渴康对DM大鼠早期肾损害及 TGF-$β_1$ 表达的影响[J].中医学报,2010,25

(6):1117

李强,赵曙光,闻勤生*,等.姜黄素激活转录因子 Nrf2 对人肝细胞氧化应激的影响[J].胃肠病学和肝病学杂志,2010,19(2):154

李琴,杨耀芳.大黄酸对糖尿病大鼠肾脏中神经肽 Y 及其 Y1、Y2 受体表达的影响[J].中国药学杂志,2010,45(10):747

李亚男,舒赛男,王慧,等.大蒜新素体内外抑制小鼠巨细胞病毒感染诱导的调节性 T 细胞扩增实验研究[J].中草药,2010,41(9):1493

李岩,王宏敏,邝枣园*,等.黄芩素对内毒素诱导的内皮细胞细胞间黏附分子-1 表达的影响[J].中西医结合心脑血管病杂志,2010,8(4):436

李宇航,钟相根,贾旭,等."通利大肠"对慢性阻塞性肺疾病模型大鼠肺功能及血气的影响[J].北京中医药大学学报,2010,33(7):452

李宇航,钟相根,贾旭,等."通利大肠"对慢性阻塞性肺疾病模型大鼠氧化应激的影响[J].中华中医药杂志,2010,25(8):1196

李宇航,钟相根,贾旭,等.通利大肠对慢性阻塞性肺疾病大鼠肺组织 γ-GCS 及 Nrf2 mRNA 表达的影响[J].中华中医药杂志,2010,25(11):1785

李运田,柳杨,杜大勇,等.白藜芦醇对兔动脉粥样硬化基质金属蛋白酶表达的影响[J].军医进修学院学报,2010,31(4):356

李泽庚,传博,彭波,等.芪白平肺胶囊对慢性阻塞性肺疾病痰瘀阻肺证模型大鼠血气分析的影响[J].时珍国医国药,2010,21(3):569

李珍,王斌生,王烈成*,等.白藜芦醇预处理对大鼠局灶性脑缺血/再灌注损伤的神经保护作用[J].中国药理学通报,2010,26(6):802

李中华,赵晓芳.半枝莲水煎液对肝纤维化模型大鼠间质胶原和 TGF-$β_1$ 的影响[J].山东中医杂志,2010,29(1):41

梁健钦,刘华钢.白藜芦醇固体脂质纳米粒在小鼠体内的分布研究[J].中国实验方剂学杂志,2010,16(13):183

梁秋云,蒙华琳,刘华钢,等.仙人掌果多糖降血糖作用及其机制[J].中国新药杂志,2010,19(14):1252

梁霜,黄仁彬,王乃平,等.玉郎伞多糖对大鼠不同脑区腺苷酸环化酶的影响[J].时珍国医国药,2010,21(9):2221

梁喜章,曹勇,陈伟军,等.补肾益肺化淤法对大鼠慢性阻塞性肺病肺功能的影响[J].时珍国医国药,2010,21(11):2897

刘桂林,窦迎春,张继东*,等.三七总皂苷对 ox-LDL 诱导的人脐静脉内皮细胞 CD40、VCAM-1 表达的影响[J].山东大学学报(医学版),2010,48(10):14

刘欢,郭雁,杨向竹*,等.藤梨根提取液对小鼠染色体 DNA 抗诱变作用研究[J].北京中医药,2010,29(3):214

刘金元,杨冬娣.青蒿琥酯对肝纤维化小鼠肝细胞内 Ca^{2+} 分布的影响[J].新中医,2010,42(1):108

刘凯.当归红芪合剂超滤膜提取物对 ECV-304 细胞血管内皮生长因子 mRNA 表达的影响[J].中国中医药信息杂志,2010,17(3):36

刘明伟,王忠平.中药雾化治疗对慢阻肺大鼠气道炎症的研究[J].实用药物与临床,2010,13(5):327

刘庆生,蔡丹莉,陈芝芸,等.三七对酒精性肝病大鼠肝组织 NF-κB、c-Jun 表达的影响[J].中国药学杂志,2010,45(18):1384

刘素君,郭红,张杰*,等.大蓟总黄酮诱导肿瘤细胞凋亡作用的研究[J].时珍国医国药,2010,21(2):294

刘文辉,石军飞,吴晓忠.黄芩提取物体外抗流感病毒的比较研究[J].内蒙古医学杂志,2010,42(1):7

刘向荣,邓银华,刘文,等.葡萄籽多酚性成分对小鼠抗氧化作用研究[J].中国药学杂志,2010,45(11):835

刘亚琼,朱陵群,张允岭,等.苦碟子注射液对人脑微血管内皮细胞高糖损伤后核因子-κB 及黏附分子表达的影响[J].中华中医药杂志,2010,25(2):204

刘延祯,王晓城.慢支咳喘宁胶囊对慢性阻塞性肺疾病大鼠肺内细胞凋亡的影响[J].中国中药现代远程教育,2010,8(13):196

刘艳西,吴剑,鲍同柱,等.栀子对兔膝骨关节炎模型关节软骨基质及 IL-1 表达的影响[J].辽宁中医药大学学报,2010,12(8):195

刘颖,高超,蔡晓敏,等.白花蛇舌草对人宫颈癌 Hela 细胞端粒酶活性及 hTERT 基因表达的影响[J].肿瘤基础与临床,2010,23(2):103

刘媛,陈燕,张纯*,等.雷公藤内酯醇对多发性骨髓瘤 RPMI 8226 细胞周期及 P21wap1/cip1 和 P27kip1 表达的影响[J].中草药,2010,41(11):1819

刘真,魏运湘,于慧卿,等.四妙勇安汤对缺氧人脐静脉内皮细胞的影响[J].中国中医药信息杂志,2010,17(5):31

刘质净,李丽,刘春明*,等.玄参中多酚类化合物的抗氧化活性研究[J].时珍国医国药,2010,21(4):796

龙海波,牛红心,魏连波*,等.肾康丸对早期糖尿病肾病大鼠肾脏 AngⅡ 及其受体 AT1R 表达的影响[J].南方医科大学学报,2010,30(4):805

吕晶晶,陈虹,曹波,等.鬼臼毒素衍生物 CIP-36 诱导 KBV200 细胞凋亡[J].药物评价研究,2010,33(4):267

吕立勋,韩刚,董月,等.轮叶党参提取物对脑血栓栓塞大鼠溶血磷脂酸和磷脂酸水平的影响[J].中国老年学杂志,2010,30(14):2015

吕小波,杨东加,武正才,等.白及多糖对矽肺大鼠模

型治疗作用的实验研究[J].云南中医学院学报,2010,33(3):35

栾海蓉,尹姣姣,侯云龙,等.茉莉花水提物对大鼠胸主动脉的舒张作用及机制[J].中国药学杂志,2010,45(3):182

伦玉宁,郑作文,夏星.白背叶提取物A的体外抗肿瘤机制的研究[J].时珍国医国药,2010,21(12):3052

M

马葵芬,赵青威,张幸国*,等.葛根素注射液对家兔不良反应的实验研究[J].中国药学杂志,2010,45(14):1057

马宁,王建芬,向大雄*,等.白藜芦醇衍生物大鼠在体肠吸收特性研究[J].药物分析杂志,2010,30(4):586

马勇,张允申,许建安*,等.活血通络汤对人脐静脉内皮细胞缺氧/复氧损伤CD54表达及中性粒细胞粘附率的影响[J].中国中医药信息杂志,2010,17(5):26

N

聂春岩,陈莉明.糖尿病肾病的诊断[J].中国实用内科学杂志,2010,30(5):422

牛彩琴,买文丽,张团笑.苦豆子总碱对家兔离体肺动脉血管作用机制的研究[J].时珍国医国药,2010,21(11):2910

P

潘京京,吴培培,卢闻*,等.欧前胡素缓释片的制备及家兔血浆动力学研究[J].西安交通大学学报(医学版),2010,31(5):584

庞凌烟,申蕾,李红霞*,等.乌头碱对大鼠卵巢黄体细胞的毒性研究[J].华西药学杂志,2010,25(3):278

裴崇强,孙春燕,金鸣.注射用红花黄色素缓解油酸诱导的大鼠急性肺损伤作用[J].中草药,2010,41(4):596

彭贵清,孙钢.参蛤益肺胶囊对COPD大鼠氧化相关指标的影响[J].陕西中医,2010,31(8):1068

Q

曲悦君,白洪波,许继德*,等.川芎嗪抑制大鼠气道平滑肌细胞增殖的作用[J].中国药理学通报,2010,26(6):814

权媛,徐艳,钱民章.绞股蓝总苷对人脐内皮细胞损伤的保护作用[J].上海中医药杂志,2010,44(7):71

R

任丹虹,方堃,应可净.穿心莲内酯对人肺腺癌A549细胞NF-κB通路的调控作用[J].中国药理学与毒理学杂志,2010,24(2):106

任国峰,汤凌,黄艺明*,等.大豆异黄酮对前列腺增生大鼠生长因子及受体的影响[J].中草药,2010,41(9):1497

S

山丽梅,赵艳玲,肖小河*,等.左金丸及其类方对胃热证大鼠胃黏膜损伤及相关因子的影响[J].解放军药学学报,2010,26(2):99

沈凌,杨博华,曾绩娟,等.黄芪、三七对高糖环境下内皮祖细胞分化的影响[J].北京中医药,2010,29(10):787

沈涛.黄连吴茱萸配伍预防高脂饮食大鼠高脂血症形成的实验研究[J].成都中医药大学学报,2010,33(3):40

宋小勇,李庆龙,欧阳小琨.微波辅助提取小石花菜多酚工艺研究[J].中医药学报,2010,38(2):110

宋媛媛,李媛,张洪泉.丁香苷对大鼠佐剂性关节炎的治疗作用及其机制[J].药学学报,2010,45(8):1006

苏春永,霍华治,马小刚.姜黄素对大鼠急性肺栓塞炎性介质的影响[J].河北中医,2010,32(4):598

苏齐鉴,邓秋云,谢志春*,等.荔枝核提取物抗鸭乙型肝炎病毒的作用[J].中国新药杂志,2010,19(16):1434

孙玲,李俊,黄成,等.豹皮樟总黄酮血清对TGF-B1干预的大鼠肝星状细胞的作用及部分机制[J].安徽医科大学学报,2010,45(3):367

孙铭,韩静,张多婷,等.紫杉醇固体脂质纳米粒大鼠体内药动学[J].沈阳药科大学学报,2010,27(3):240

孙宪昌,张文娟,康颂建.川芎嗪对顺铂耳毒性保护作用的实验研究[J].泰山医学院学报,2010,31(7):483

孙雪,徐年军,郭俊明,等.2种海藻溴酚化合物的抗肿瘤作用及其机制研究[J].中国中药杂志,2010,35(9):1173

孙子凯,王文龙,刘丽,等.固本咳喘颗粒对实验性慢性阻塞性肺疾病大鼠TGF-β₁ mRNA表达的影响[J].河北中医,2010,32(11):1705

T

谭俊峰,林智,吕海鹏,等.超高压处理对茶多酚提取率和抗DPPH自由基活性的影响[J].食品科学,2009,30(18):92

汤翠英.厚朴总酚对豚鼠离体气管平滑肌收缩功能的影响[J].辽宁中医药大学学报,2010,12(1):200

唐丽华,王祎茜,游本刚,等.珍珠菜提取物ZE4对SMMC-7721肿瘤细胞凋亡的诱导作用[J].上海中医药杂志,2010,44(3):58

涂利宽,罗文军,王银光,等.羟基红花黄色素A对人主动脉内皮细胞增殖及血小板反应蛋白表达的影响[J].

重庆医科大学学报,2010,35(4):571

W

汪云,李红霞,朱丽影.藏红花对大鼠肝毒性的实验研究[J].哈尔滨医科大学学报,2010,44(2):133

王昌明,张孝飞,黄岚珍,等.青蒿琥酯诱导人胚肺成纤维细胞凋亡的分子机制研究[J].时珍国医国药,2010,21(11):2837

王辰,尹小萍,陈邦添,等.广西甜茶提取物的抗炎作用研究[J].中国药房,2010,21(31):2891

王辉,杨再刚,燕树勋,等.虎杖总蒽醌对糖尿病肾病早期血瘀模型大鼠脂代谢及血液流变性的影响[J].中国实验方剂学杂志,2010,16(16):155

王建钧,张晓荣,李晓冬.淫羊藿苷对SD大鼠成骨-破骨细胞共育体系的影响[J].江西中医学院学报,2010,22(2):75

王金凤,杨翠燕,张艳萍,等.鸢尾苷元抗血管平滑肌细胞增殖及抗动脉粥样硬化机制的研究[J].解放军药学学报,2010,26(3):203

王静,宋耀鸿,李宝石,等.淫羊藿总黄酮对异丙肾上腺素致心力衰竭大鼠心肌基质金属蛋白酶-2和基质金属蛋白酶-9的影响[J].实用医学杂志,2010,26(6):949

王君明,王再勇,季莉莉*,等.黄药子乙醇提取物抗炎活性研究[J].中医学报,2010,25(6):1127

王俊香,杨莹.西黄软胶囊抗肿瘤作用及其对免疫功能的影响[J].山东中医杂志,2010,29(7):482

王明玮,王雪莉,杜力军*,等.小檗碱在大鼠小肠及胆汁中药代动力学研究[J].中国实验方剂学杂志,2010,16(1):46

王蕊,李景君,徐京育.复方丹参饮对胰岛素抵抗型大鼠血管内皮细胞一氧化氮及内皮素的影响[J].中西医结合心脑血管疾病杂志,2010,8(2):191

王瑞涛,沈乃莹,刘昌*,等.大黄素促进人混合培养淋巴细胞凋亡的实验研究[J].现代肿瘤医学,2010,18(6):1083

王小晓,瞿延晖.B-榄香烯对人胃癌BAC823细胞凋亡及P38MAPK磷酸化的影响[J].时珍国医国药,2010,21(8):1865

王晓娟,邓虹珠,姜斌,等.苦豆碱对急性期溃疡性结肠炎小鼠的治疗作用[J].中国新药杂志,2010,19(10):877

王晓露,解方为,欧阳学农.茶多酚对大鼠移植性肝癌的抑制作用[J].中药药理与临床,2010,26(3):26

王秀峰,周钱梅,苏式兵.黄芩素抑制人乳腺癌细胞侵袭和迁移的实验研究[J].中国药理学通报,2010,26(6):745

王旭,张爽.槲皮素对卵巢癌细胞HO-8910增殖的抑制作用及机制[J].山东医药,2010,50(6):12

王妍春,胡卫列,王寅,等.大黄有效部位对环孢素A肾毒性的保护作用[J].中国现代医学杂志,2010,20(8):1171

王英婷,黄燮南,王风安.人参皂甘Rg1对AngⅡ所致心肌细胞肥大的抑制作用[J].中国药学杂志,2010,45(18):1380

王铮,力弘*,陈道峰*,等.贯众总多糖对空肠弯曲杆菌诱导的系统性红斑狼疮样综合征小鼠的作用[J].药学学报,2010,45(6):711

王佐,吴正祥,杨九华,等.白芍总甙对大鼠实验性结肠炎Th17细胞相关因子的作用[J].世界华人消化杂志,2010,18(1):84

韦敏,刘华钢,刘丽敏.白花丹素的体外肝毒性研究[J].时珍国医国药,2010,21(6):1312

韦燕飞,刘雪梅,赵铁建*,等.白花丹醌对瘦素刺激人肝星状细胞转化生长因子-β1表达的影响[J].中国药理学通报,2010,26(6):710

魏媛媛,李潇,帕尔哈提·克里木*,等.石榴花多酚对2型糖尿病大鼠血管内皮的保护作用[J].中药药理与临床,2010,26(4):25

吴勃岩,韩玉英,梁颖,等.龙牙楤木叶总皂苷抗肿瘤作用机理研究[J].辽宁中医杂志,2010,37(1):175

吴恒,陈礼明,张善堂.葛根素在大鼠体内的药动学研究[J].安徽医药,2010,14(2):139

吴家胜,陆雄,马越鸣,等.泻心汤对糖尿病大鼠早期肾病的影响[J].中草药,2010,41(1):73

吴涛,高蕾,关广聚*,等.虫草菌丝对慢性肾功能衰竭大鼠微炎症反应的影响[J].中国药理学与毒理学杂志,2010,24(4):274

吴正平.茶多酚对小鼠高脂血症与脂肪肝的预防作用[J].中国实验方剂学杂志,2010,16(2):94

X

夏锦芳,王砚,唐法娣,等.留兰香油对慢性阻塞性肺疾病大鼠的气道炎症反应与白介素-8和CCR2受体表达的影响[J].中国药学杂志,2010,45(6):423

向敏,周成华,钱之玉.西红花酸对晚期糖基化终产物诱导牛血管内皮细胞E-选择素表达的抑制作用[J].中国临床药理学与治疗学,2010,15(7):764

肖桦,赵川,杨秋萍*,等.灯盏花素对糖尿病大鼠肾脏间质小动脉影响的实验研究[J].云南医药,2010,31(5):494

谢东浩,马利华,徐卫东,等.海藻、甘草不同比例配伍对甲状腺相关调控因子Fas和Bcl-2的表达研究[J].南京中医药大学学报,2010,26(6):450

谢纪青,金建生,付次双.三七总皂苷对慢性肾缺血肾间质纤维化的防治作用[J].福建医科大学学报,2010,44(1):40

谢林利,周密,陈勇川,等.黄芩苷、黄芩素抑制铜绿假单胞菌生物膜形成的研究[J].中国药房,2010,21(39):3651

谢月英,银国利,孙爱华*,等.葛根素对大鼠肾小球系膜细胞体外增殖抑制作用及其机制[J].中国药学杂志,2010,45(8):590

辛颖,姜新,倪劲松*,等.人参皂苷Rg3抑制B16黑色素瘤新生血管生成及其机制的探讨[J].中华肿瘤防治杂志,2010,17(8):590

徐巨,张涛,武瑞*,等.黄芪多糖对大鼠心肌膜微血管内皮细胞免疫相关分子表达的影响[J].中国兽医杂志,2010,46(1):28

徐怡,王保华,李柯,等.黄芪多糖的胰岛素增敏作用及其对蛋白酪氨酸磷酸酯酶1B的影响[J].武汉大学学报(医学版),2010,31(3):288

许文,李心群.猪苓多糖通过Toll样受体4对小鼠腹腔巨噬细胞的活化作用[J].中国药理学与毒理学杂志,2010,24(4):266

Y

延光海,崔允浩,李光昭,等.姜黄素抗过敏作用实验研究[J].中国药理学通报,2010,26(3):416

闫平,王喆之.光果莸多酚物质的抗氧化作用研究[J].时珍国医国药,2010,21(1):88

杨爱珍,刘向荣,王蕊,等.复方红豆杉胶囊对鸡胚绒毛尿囊膜血管生成的影响[J].时珍国医国药,2010,21(5):1261

杨长春,马增春.黄芪、当归对血管内皮细胞纤溶酶原激活物抑制剂-1的影响[J].第三军医大学学报,2010,32(11):1149

杨丹红,叶再元,何徐军,等.丹参多酚酸盐对实验性肝硬化大鼠肠黏膜屏障功能的改善作用[J].中国临床药理学与治疗学,2010,15(7):758

杨华,程金建,梁钢.丹酚酸C诱导肝癌HepG2细胞有丝分裂阻滞及凋亡的研究[J].中国药理学通报,2010,26(9):1208

杨景柯,冯国清,于爽,等.巴戟天醇提取物促大鼠缺血心肌治疗性血管生成的实验研究[J].中国药理学通报,2010,26(3):367

杨蕾,李伟荣,王宁生*,等.冰片对三氯化铁诱导的大鼠动脉血栓形成的抑制作用及机制[J].中国实验方剂学杂志,2010,16(6):164

杨涛,葛郁芝,罗骏,等.甘松挥发油对大鼠心室肌细胞膜钠通道的影响[J].时珍国医国药,2010,21(2):284

杨晓航,史传道,叶峥嵘,等.黄芪总黄酮对佐剂性关节炎模型大鼠IL-4、IFN-γmRNA表达影响的研究[J].陕西医学杂志,2010,39(8):944

杨月,侯继申,池红井,等.黄芪对慢性阻塞性肺病大鼠气道炎症干预作用实验研究[J].山东医药,2010,50(20):49

杨再雍,刘琨.酶法提取叶下珠中多酚的研究[J].中草药,2010,41(10):1651

姚君,王立生,李迎雪,等.白藜芦醇对溃疡性结肠炎小鼠外周血和肠系膜淋巴结$CD4^+CD25^+Foxp3^+$调节T淋巴细胞表达的影响[J].世界华人消化杂志,2010,18(27):2905

姚民秀,徐倩,商永芳,等.葛脾煎剂调控单核细胞趋化蛋白-1水平逆转早期糖尿病肾病的实验研究[J].中国实验方剂学杂志,2010,16(4):145

叶勇,杨丹丹,涂乾.白花前胡甲素和丙素对鸡胚绒毛尿囊膜血管生成影响的实验研究[J].北京中医药,2010,29(6):447

易华,卢月,陈剑坤,等.青藤碱对子宫内膜异位症大鼠异位组织TNF-α和NF-κB水平的影响[J].南方医科大学学报,2010,30(8):1874

尹琬凌,罗和生,韩肇木.黄连素对大鼠结肠隐窝细胞钾通道的影响[J].世界华人消化杂志,2010,18(31):3343

于晓敏,郝祥俊,龚明玉.黄芩茎叶总黄酮对缺血再灌注大鼠心肌细胞凋亡及双面神激酶2蛋白表达的影响[J].中国实验方剂学杂志,2010,16(16):116

于肖,吴大正.黄连吴茱萸药对水提物对乙醇致大鼠胃损伤的保护作用[J].中国实验方剂学杂志,2010,16(2):60

余德芹,高原,刘晓红.大黄酸对血管紧张素Ⅱ诱导大鼠近端肾小管上皮细胞肥大的影响[J].中国实验方剂学杂志,2010,16(10):134

余荣娇,洪燕,刘茜,等.黄芪注射液对大鼠精原干细胞增殖作用的影响[J].江西中医学院学报,2010,22(2):67

余志芬,张向宇,汪大照,等.柠檬提取物对变形链球菌葡糖基转移酶和细胞外多糖的影响[J].天津医科大学学报,2010,16(2):298

云甜甜,王华亭,王树美,等.醋柳黄酮对大鼠心肌缺血/再灌注损伤的保护作用[J].中国药理学通报,2010,26(7):965

Z

曾斌,李胜昔,曹文涛,等.白藜芦醇体外对肝癌HepG2细胞分化及P21WAF1/CIP1表达的影响[J].中国现代医学杂志,2010,20(8):1130

曾晓会,陈玉兴,赵自明,等.姜黄素微囊在大鼠体内的药代动力学研究[J].中国实验方剂学杂志,2010,16(2):107

翟慧媛,李晨阳,段宏泉*,等.转筋草中的酚类成分及其抗氧化活性[J].中国药学杂志,2010,35(14):1820

张才擎,梁铁军,张心悦,等.温肺化饮方对慢性阻塞性肺疾病大鼠肺保护作用的实验研究[J].中国中西医结合杂志,2010,30(1):72

张长城,贾亮亮,王洪武*,等.淫羊藿总黄酮对环磷酰胺致小鼠生精障碍保护作用的研究[J].中成药,2010,32(12):2052

张超贤,郭晓凤,秦咏梅.黄芪注射液对急性胰腺炎大鼠NF-κB活性、NF-κB及TNF-αmRNA表达的影响[J].世界华人消化杂志,2010,18(10):1051

张翠,高静.胡芦巴碱对单侧输尿管梗阻大鼠肾组织TGF-β1 mRNA、ColⅣ、FN表达的影响[J].中国药学杂志,2010,45(5):340

张冬青,汪德清,李卉,等.黄芪总黄酮对K562细胞凋亡及细胞周期的影响[J].中国药理学通报,2010,26(1):136

张海英,何旭,杨旭芳,等.桑黄灵芝UE-1对肿瘤生长及血管新生的抑制作用[J].肿瘤防治研究,2010,37(4):369

张江华,陈志强,孙玉凤,等.益气养阴、消癥通络中药对早期糖尿病大鼠肾组织Nephrin基因表达的影响[J].北京中医药大学学报,2010,33(2):113

张静,杨光,单保恩*,等.香加皮杠柳苷对MCF-7细胞周期及p21WAF1/C1P1表达的影响[J].肿瘤防治研究,2010,37(8):864

张静,杨光,单保恩,等.杠柳苷对H22荷瘤小鼠的抑瘤作用及其机制研究[J].中草药,41(8):1307

张雷,郑芙林,李珊珊,等.隐丹参酮对淋巴细胞增殖反应的影响[J].时珍国医国药,2010,21(1):92

张美玉,李贻奎,李连达*,等.鱼腥草注射液新制剂抗炎解热作用及其机制研究[J].中国新药杂志,2010,19(9):775

张培琴,张葵,刘瑶,等.参芪补肺汤对慢性阻塞性肺疾病肺气虚证大鼠肺细胞外基质的影响[J].中国实验方剂学杂志,2010,16(11):168

张培琴,张葵,刘瑶,等.参芪补肺汤对慢性阻塞性肺疾病模型大鼠气道结构和肺功能的影响[J].中国药房,2010,21(7):595

张茹,郭荷娜,吴海琴,等.葛根素对大鼠局灶性脑缺血后钙超载的保护作用[J].南方医科大学学报,2010,30(6):1268

张胜昌,白鹭,蓝玲,等.蛤蚧乙醇提取液影响去势大鼠胫骨TGF-β1表达的研究[J].广西医科大学学报,2010,27(2):191

张淑霞.奇智方对人脐静脉内皮细胞ICAM-1和ICAM-1 mRNA表达的影响[J].中西医结合心脑血管病杂志,2010,8(2):207

张亚军,李江英,崔延堂.丹参酮ⅡA微乳制剂在大鼠体内血药浓度测定[J].中国现代应用药学,2010,27(5):384

章丹丹,凌霜,卞卡*,等.桑枝总黄酮体外抗炎活性及机制研究[J].时珍国医国药,2010,21(11):2787

章漳,段朝辉,丁侃,等.长梗秦艽酮体外抗肿瘤活性及其作用机制探讨[J].中国药学杂志,2010,45(4):259

赵波,张玉玲,佟继铭.赤雹果水提物抗炎作用及机制研究[J].时珍国医国药,2010,21(11):2741

赵家亮,杨胜利,颜昭君,等.通肺络丸对COPD小鼠免疫功能的影响[J].湖北中医杂志,2010,32(4):8

赵兰才,何福金,刘小霞,等.三参保肺颗粒对阻肺合并肺纤维化大鼠肺组织Ⅰ、Ⅲ型胶原及转化生长因子β1表达的影响[J].世界中西医结合杂志,2010,5(4):305

赵凌杰,焦东东,赵智明,等.川芎嗪对腹主动脉缩窄大鼠血浆心房利钠肽水平的影响[J].安徽医药,2010,14(5):514

赵蕊,李青旺,张涛.红薯叶黄酮对老龄糖尿病模型大鼠的免疫调节作用[J].中国老年学杂志,2010,30(10):1395

赵诗云,尹小明,吴东风,等.白花蛇舌草水提取物对多药耐药白血病细胞HL-60/ADR的作用[J].四川中医,2010,28(2):55

赵薇,卞涛,吴艳,等.黄芪调节哮喘失衡表达转录因子T-bet/GATA-3的研究[J].南京医科大学学报(自然科学版),2010,30(9):1249

赵薇,丁娟,芦晓红,等.氧化苦参碱对家兔激素性股骨头坏死的影响[J].宁夏医科大学学报,2010,32(6):657

赵雯红,陈志强,张江华,等.益气养阴消癥通络中药对早期糖尿病大鼠肾组织p38 MAPK信号通路的影响[J].中国中药杂志,2010,35(6):768

钟超,夏承来.丹参酮ⅡA对大鼠血管内皮细胞血栓调节蛋白表达的影响[J].中药材,2010,33(3):425

周倩,李俊,王婷玉,等.豹皮樟总黄酮对胶原性关节炎大鼠腹腔巨噬细胞产生细胞因子及其免疫功能的影响[J].中国药理学通报,2010,26(3):353

周昕,董立,吴大正,等.黄连、吴茱萸及其药对对DMH诱导的大鼠结肠肠腺增殖与凋亡的影响[J].中药药理与临床,2010,26(3):35

周雪梅,陈雪功,傅裕,等.冬梅饮对早期糖尿病肾病肾组织基质金属蛋白降解酶-9作用的实验研究[J].中国中医基础医学杂志,2010,16(3):212

周召锋,徐晤,王志荣*,等.白藜芦醇对AMI后心脏血管新生及冠脉侧支循环影响的实验研究[J].山东医药,2010,50(23):42

朱慧志,韩明向,李泽庚,等.补肺通络方对慢性阻塞性肺疾病模型大鼠的保护作用[J].中国临床保健杂志,2010,13(4):374

朱丽艳,郭兰,韩淑英*,等.荞麦花总黄酮和槲皮素

对α-葡萄糖苷酶活性的影响[J].时珍国医国药,2010,21(5):1135

朱孟勇,赫长胜,王彩娇.巴戟天多糖对骨质疏松大鼠骨密度及血清微量元素的影响[J].中草药,2010,41(9):1513

朱倩.4种省沽油属植物总酚类物质抗氧化活性的研究[J].中华中医药学刊,2010,28(5):1100

祝凌丽,徐维平,魏伟,等.黄精总皂苷对慢性应激模型大鼠的行为学以及对海马的BDNF和TrkB表达的影响[J].中国新药杂志,2010,19(6):517

祝小惠,钟相根,李宇航,等."通利大肠"对COPD大鼠AQPs mRNA表达的影响及与气道炎症相关性研究[J].中华中医药杂志,2010,25(12):2246

庄晓燕,杨菁,王怡薇,等.墨旱莲对胸腺细胞凋亡影响的研究[J].数理医药学杂志,2010,23(2):228

邹德平,许志忠,陈秋*,等.蜕皮甾酮对实验性糖尿病大鼠肾组织氧化应激的影响[J].中国中西医结合肾病杂志,2010,11(1):28

邹玲莉,韩国柱,吕莉*,等.茶多酚对胰岛素抵抗及非胰岛素抵抗HepG2细胞体外糖脂代谢的影响[J].中成药,2010,32(8):1411

（七）方 剂 研 究

【概述】

2010年方剂学的临床应用与实验研究有新的进展,仅期刊公开发表的文章就达数千篇之多。

1. 临床应用

2010年方剂学应用方面具有使用广泛、疗效颇高、临床应用与临床研究相结合的特点。① 经方方面,如金敬梅报道了桂枝茯苓汤合二陈汤加减治疗痰瘀交阻性冠心病心绞痛合并高血压45例,其总有效率(95.6%)与对照组(86.7%)比较有显著性差异($P<0.05$);马琳报道了桂枝茯苓丸合五味消毒饮加减治疗盆腔炎疾病80例,其临床治愈率和总有效率(78.8%、96.2%)与对照组(60.0%、78.8%)比较亦有显著性差异($P<0.01$)。房显辉等报道了当归四逆汤治疗糖尿病周围神经病变的疗效观察,其显效率和总有效率(40%、96.7%)与对照组(26.7%、73.3%)比较均有显著性差异($P<0.05$),提示本方改善患者临床症状、提高神经传导速度、对糖尿病周围神经病变症有显著疗效。郭万周还报道了当归四逆汤加减治疗继发性闭经56例,治愈率为60.7%,总有效率达96.4%。黄金元报道了柴胡桂枝干姜汤治疗黏液性水肿的临床疗效观察;1个月后其治愈率为13.3%,显效率为53.3%;2个月后其治愈率为30%,显效率76.7%。韩一宁等报道了麻黄连翘赤小豆汤加减治疗变态反应性皮肤病121例,其临床治愈率和总有效率(17.4%、98.3%)与对照组(10.1%、84.8%)比较均有显效性差异($P<0.05$)。② 时方方面,如乔建国报道了附子理中汤治疗慢性溃疡性结肠炎53例,其显效率达75.5%,总有效率为96%;胡克晋还报道了附子理中汤加味治疗慢性荨麻疹48例的疗效观察,其临床治愈率和总有效率(70.8%、97.9%)与对照组(40%、82.5%)比较均有显著性差异($P<0.05$)。赵爱军等报道了地黄饮子加味治疗肾功能衰竭56例,其显效率和总有效率(55.4%、87.5%)与对照组比较(22.9%、56.2%)均有显著性差异($P<0.05$)。黄丽华报道了身痛逐瘀汤加减治疗糖尿病下肢动脉硬化闭塞症42例,其治愈率和总有效率(28.6%、95.2%)与对照组(19.0%、73.8%)比较均有显著性差异($P<0.01$);李军等报道了用本方加味治疗对类风湿关节炎患者血液流变学与微循环的影响,其近期控制率和总有效率(21.1%、92.1%)与对照组(12.12%、81.82%)比较均有显著性差异($P<0.05$),认为其活血化瘀扶正功能可能是治疗类风湿关节炎患者的有效手段之一。程旭锋等报道了三子养亲汤治疗乳腺囊性增生症患者58例的临床观察,其治愈率和总有效率(55.2%、89.7%)与对照组(29.1%、65.5%)比较均有显著性差异($P<0.01$)。③ 自拟方方面,王明焕等报道了自拟五子阳和平喘汤(苏子、莱菔子、白芥子、葶苈子、五味子、炙麻黄等)治疗支气管哮喘38例,其显效率达52.63%,总有效率达94.74%。张春燕等报道了羌活茵陈汤(茵陈、羌活、白术、人参、苦参、升麻等)治疗急性痛风性关节炎发作的疗效观察,其临床治愈率和总有效率(44.74%、81.58%)与对照组(22.22%、58.33%)比较,均$P<0.05$;黄斌报道了对照组采用常规西医治疗,而治疗组在此基础上加服益气温阳汤(炙黄芪、党参、葶苈子、制附子、赤芍药、麦冬等),治疗组显效率和总有效率(40.3%、93.5%)与对照组(27.6%、74.1%)比较,均$P<0.05$。张健等报道了消斑化瘀汤(仙鹤草、刺蒺藜、侧柏炭、旱莲草、生地黄、赤芍药等)治疗过敏性紫癜性肾炎30例,其临床治愈率和总有效率(33.3%、83.3%)与对照组(16.7%、66.7%)比较,均$P<0.05$。

2. 实验研究

2010年方剂学在实验研究上具有广泛、深入、紧密结合临床、为临床应用提供科学依据的特点。如孟云辉等观察了镇肝熄风汤对自发性高血压大鼠(SHR)血管组织形态学改变及血管平滑肌细胞增殖核抗原(PCNA)的表达。研究表明本方能有效抑制PCNA表达增强、改善动脉中膜厚度,其作用机制可能是抑制血管平滑肌细胞增殖,改善血管重塑。刘玲等报道了加味涤痰汤对记忆障碍小鼠神经细胞凋亡和行为学影响。研究表明本方能明显减少行为学检测中的错误次数,延长潜伏期,并能明显降低大脑神经细胞凋亡率。提示本方对学习记忆障碍有明显改善作用,其作用机制可能是通过凋亡基因的表达从而达到改善记忆功能的作用。何建成等报道了天麻钩藤汤对帕金森病(PD)模型大鼠多巴胺能神经元凋亡的影响。研究表明本方对PD模型大鼠多巴胺能神经元凋亡有明显抑制作用,其作用机制可能是通过抗氧化应激,升高Bcl-2,抑制Bax激活。韩岚等报道了桃红四物汤抗血小板活化作用及机制研究。研究表明本方能有效降低大鼠血小板粘附率,能明显抑制二磷酸腺苷(ADP)、肾上腺素(Adr)所诱导的大鼠血小板聚集,能显著降低血瘀大鼠血浆中血栓素B_2(TXB_2)、血管性血友病因子(VWF)、颗粒膜蛋白(GMP-140)水平,有增强6-酮前列腺素$F_{1α}$(6-Keto-$PGF_{1α}$)血浆水平的趋势。提示本方具有较好的抗血小板活化的作用,且显示出多途径、多靶点的特点。蒋嘉烨等报道了半夏白术天麻汤对自发性高血压大鼠左心室肥厚的影响。研究认为自发性高血压大鼠肥厚心肌中,肥厚心肌肾素-血管紧张素系统发生变化,这可能是导致高血压左心室肥厚的分子机制之一;本方可改善血流动力学指标,调节肥厚心肌肾素-血管紧张素系统,进而降低动脉压。又杨雨微等报道了通塞脉片对大鼠实验性动脉粥样硬化模型血管内皮细胞的影响。研究发现模型大鼠外周血管内皮细胞(CEC)、血管紧张素Ⅱ(AngⅡ)含量显著升高。本药治疗能减少CEC、降低AngⅡ含量,以此作用达到保护大鼠实验性动脉粥样硬化模型血管内皮细胞的作用,为临床应用提供了可靠的科学依据。

(王道瑞)

【方证相关的理论研究】

2010年关于方证理论研究的报道有30多篇,分别从利用中医传统理论与实验方法、数据统计等不同角度进行挖掘,也有对方证研究的意义与思路进行深入探讨。

1. 传统理论研究

包祖晓等通过对《太平惠民和剂局方》逍遥散原文及相关文献的研究,提出逍遥散适应证是妇人"虚劳有热",运用柴胡的主要目的是"除热"和"补劳"。方中柴胡有可能是石竹科植物银柴胡,逍遥散证与"虚劳"病的关系密切。刘华东等报道通过分析乌梅丸原文、组成药物及所主证,指出蛔虫内伏或寒邪内侵、下(肠)寒上(胃)热(下寒为本)、正气虚损为乌梅丸证主要病因病机。除热止烦、祛寒温阳、补虚缓图,或驱蛔或止痢为乌梅丸主要组方思想。"脉微而厥"、"时烦",以及"吐蛔"或"久痢"为乌梅丸临床使用指征。曹灵勇报道栝蒌瞿麦丸所主证候为下焦阳虚湿热伤阴证,认为凡属下焦阳虚湿热阴伤证之消渴、肾病、癃闭及前列腺病等皆可用之,其主证有小便不利、腰腿酸痛、畏寒肢冷、口干喜饮、舌淡胖苔黄腻、脉沉细滑等。张鑫研究分析《伤寒杂病论》中的"苓桂"四方,指出四方均为治疗阳虚水停的要方,但四者病位不同:苓桂甘枣汤善治上焦心阳不足,下焦水饮停留的欲作奔豚症;苓桂五味甘草汤专治上焦水饮壅肺,下焦肾阳不足之上实下虚证;苓桂术甘汤尤治中焦脾阳不足,水停心下中焦的痰饮病;茯苓甘草汤则主中焦胃阳不足,水停心下中焦之证。四方同中有异,关键在于大枣、白术、五味子、生姜的选择配伍的不同。

2. 现代技术研究

(1) 数据挖掘研究 李晨光等收集74例现代名家的验案,利用Microsoft Excel建立资料数据表,录入"中药复方分析"软件,对大青龙汤临床运用范围、方证、药物及剂量进行统计分析。结果根据频次高低,居前5位的病症是发热、喘证、咳嗽、无汗证、感冒;基本证候为烦躁、恶寒、发热、无汗、咳嗽;应用原方最多的药物是麻黄、石膏、桂枝、杏仁、甘草;常加味的药物是半夏和白芍;麻黄和石膏的用量比例最常见的为1∶5、1∶6和1∶2。表明大青龙汤药物加减及计量变化是以"观其脉证,知犯何逆,随证治之"为原则的。刘立杰等报道将《伤寒论》、《金匮要略》中的方证有关材料建立数据库,运用现代数据挖掘技术,发现张仲景用药当中核心药物只有24种,按照《神农本草经》记载,这些药物药性多为温性和补益类,由此得出经方用药偏温尚补的结论。贾波等收集建国以后应用肾气丸获效的文献共196例,经统计学处理后得出结论,当代医家使用肾气丸的基本指征是腰膝酸软、四肢不温、心悸、耳鸣、水肿、眩晕、尿频、舌质淡苔白、脉沉;核心药物是附子、山萸肉、山药、茯苓、泽泻、丹皮;常用加减的药物有牛膝、黄芪、杜仲、五味子。

(2) 实验研究 徐舒等报道运用逍遥散治疗

肝郁证大鼠模型的方证代谢组学研究。结果显示，逍遥散对肝郁证的治疗作用在代谢物水平上并非简单的上调、下调从而中和模型的代谢物变化，而可能是通过机体的整体调节发挥作用。陈素红等对羚角降压方和天麻钩藤方与高血压肝阳上亢证的相关性进行研究。结果表明，两方均能降低肝阳上亢大鼠的面部温度及血压、改善大鼠急躁易怒症状及毛色、增加大鼠抓力，从而得出两方确有改善肝阳上亢相关症状的方-证相应性的结论。徐世军等报道应用乌头汤、桂枝芍药知母汤和白虎加桂枝汤治疗佐剂性关节炎，观察其对外周T细胞亚群的影响。结果表明，三个方剂对大鼠模型的外周血T细胞亚群紊乱具有显著的调节作用，且作用强度依次为桂枝芍药知母汤＞乌头汤＞白虎加桂枝汤。

3. 方证研究意义与思路探讨

王阶等认为方证对应是中医学经典中蕴藏的一种较为独特的疾病辨治模式。该模式以经验为基础，以经典为依据。"证"的原始内涵是证据，包括症状、体征、疾病和体质三个方面以及方证与药证两种形式。临证时主张以症状和体征为治疗靶向，以方证和药证为诊断单元，进而表现为一种以直觉判断和跳跃性思维为特征的疾病辨治过程。熊兴江等认为应用方证对应的方法能减少药物的不良反应；同时借鉴方证对应理念，对西药进行宏观层次的筛选，也可能有利于减轻其不良反应的发生。赵厚睿总结自己临床的经验和教训，提出方证辨证不等于简单的方证对应，而是中医传统的辨证论治方法与审机定治的高度体现，是理法方药的高度统一。赵海梅等认为，细胞信号转导理论与中医证候理论存在相互印证关系，从细胞信号转导探索中医证候规律性具有较强的可能性，有助于中医方证规律性的研究和中医临床辨证论证的客观化和标准化。胡小勤等指出现今方证相关研究中存在许多问题，尤其是客观标准的选择，蛋白质组学研究方法在此研究中具有很强的可行性和很好的应用前景。潘大为指出，建立"方证对应"数学模型是探讨方证对应证治规律的较好途径。建立数字模型研究方证的关键在于，一是要选择具备一定规模和复杂程度又有足够代表性的建模对象，二是找到能够实现描述并分析证-方定量关联的算法。

（陈仁寿　马明远）

【关联规则在中药复方配伍研究中的应用】

中药方剂中隐藏着许多特定的内在规律和关联模式。挖掘前人宝贵的防病治病经验，有助于中药复方的传承及拓展临床用药的思路。关联规则作为数据挖掘的工具，近年来在复方配伍研究中倍受青睐。

1. 关联规则在中药复方配伍特点、配伍禁忌研究中的应用

研究中药复方的配伍特点和禁忌，有利于揭示古代医家的遣方用药规律，并为现代临床药味增减提供理论支持。尚尔鑫等研究发现部分属性组合，如热-肺、热-寒等在配伍禁忌中出现频率很高，而在药对中的出现频率则很低。证明在配伍禁忌组合中存在着特定的性味归经属性组合，与药对存在明显的差异。李文林等对周仲瑛治疗系统性红斑狼疮病案中的用药特色进行关联分析，有效提取周仲瑛治疗系统性红斑狼疮的用药经验，共挖掘出73条有效规则，例如：单味药与单味药之间的关联规则主要以生地黄、鬼箭羽、漏芦、土茯苓、牡丹皮等之间的关联为主。张润顺等应用关联规则研究肝脾不调证的用药规律，发现肝脾不调证用药时除肝脾不调的核心方外，处方中常配伍安神类、消食类、行气燥湿类、活血化瘀类、理气和胃类和健脾和中类等药物。李文林等挖掘分析了含有"十八反"不同药对的病案，发现反乌头组的方剂以半夏与乌头的应用最多。并研究了含有半夏-附子、半夏-乌头的方剂，发现附子多与补益药配伍，乌头多与疏风散寒药组合。李文林等基于关联规则挖掘得到明清医案中疫病用药以清热药为主，其中清气分热药最多。喻玲等研究了七情之怒临床用药特点，对"怒"不同主证以及以"怒"为病因的用药规律等进行了关联规则的分析和总结。

2. 关联规则在中药复方药对、性味归经、功效属性关系研究中的应用

药对是中药复方配伍的核心组成部分，也是历代医家处方用药的关键。复方药对配伍理论的研究，可以更好地明确方剂的配伍规律。张文亮等研究了地黄饮子类方治疗中风恢复期的用药规律后，分析发现巴戟天-肉苁蓉、巴戟天-山茱萸等药对的使用频率较高。赵耀武等研究了滋阴补肾法治疗中风恢复期的用药规律，分析发现牛膝-桑

寄生、牛膝-地龙、牛膝-生地等药对的使用频率较高。以上两项研究利用关联规则中的Apriori算法对药对的使用频率进行统计,能较好地发现中风恢复期的用药规律,为临床用药提供理论指导。徐建龙等利用关联规则分析聂莉芳教授治疗IgA肾病的处方规律,发现聂莉芳教授治疗IgA肾病时比较重视气、血、精之间的关系,用药时两药间多为相须配伍,如生黄芪配伍当归。尚尔鑫等分别采用Apriori算法及改进多数据库算法,对从药对文献中收集的625个药对中药包括性味、归经、功效等共49个属性形成的数据库进行挖掘研究。结果发现,新方法更适用于分析药物间的关联规则,集中度更好,更易于发现有价值的关联规则。付先军等挖掘了王新陆教授处方中药物之间的配伍及关联关系,发现枳壳-柴胡、桑枝-葛根、茵陈-郁金等药对的使用频率较高,可在一定程度上剖析其用药及配伍规律。

中药复方性味归经功效属性关系的研究,可使药性配伍的针对性更强,而且可以根据不同药性的配伍发现复方的新功效。叶亮等采用关联规则和对应分析的方法对8 828味中药的性味归经进行统计分析,研究认为辛温、酸甘平、苦寒、咸凉等性味组合联系密切;"凉肺"、"胃平"、"温脾"性归经关系密切;"辛肺"、"甘脾"、"苦肝心"味归经关系密切。

3. 关联规则在中药复方配伍演变研究中的应用

运用关联规则分析中药复方配伍随时间变化的规律性和趋势,探讨不同朝代医家的配伍用药特色,有益于传承名医的临证经验。张欢等建立古今哮喘方数据库,检索含有反药的哮喘方,经过关联挖掘了今哮喘方中"十八反"药对应用特点。发现各朝代含反药哮喘方的比例无显著性差异,宋和金元时期相对较少。方中出现次数最多的反药药对为附子-半夏,其次为附子-贝母、甘草-芫花。配伍关系较密切的为乌头类与半夏。药物性味关系最为密切的是辛热,其次为苦寒。

4. 关联规则在中药复方化学组分配伍研究中的应用

雷蕾等使用关联规则研究了治疗肺癌的方剂中化学组分高频组合,发现支持度最高的二项组合是麦冬总皂苷和南沙参多糖,说明在所有同类型的二项组合中它们同时出现的频次最高。置信度最高的二项组合是D-甘露醇和肉苁蓉多糖,置信度为100%,说明在D-甘露醇出现的时候,肉苁蓉多糖出现的几率是100%。该研究提示,找到方剂中化学组分之间的强关联关系,可为组分中药的发现提供新的途径。

(朱化珍 陈德兴)

【葛根汤的临床研究】

葛根汤具有发汗解肌、升津止渴、祛风胜湿的功效。主要成分为葛根素、甘草酸等。适用于外感风寒、发热、头痛、麻疹、痢疾等症。

1. 流感

祝玉慧等对甲型H1N1流感患者并符合中医辨证风寒表实证者38例以葛根汤颗粒配合达菲胶囊治疗,并与单纯应用达菲胶囊32例对照。结果表明,葛根汤颗粒合达菲胶囊对甲型H1N1流感具有明确的疗效,与对照组相比患者的平均退热时间、头痛、口渴、肌肉酸痛、咽痛等症状缓解更快。

2. 外感热病

马荣等对60例西医诊断为上呼吸道感染(外感热病)的患者进行随机双盲对照实验。其中治疗组采用加减葛根汤和复方盐酸伪麻黄碱缓释胶囊模拟剂口服,对照组采用加减葛根汤模拟剂和复方盐酸伪麻黄碱缓释胶囊口服。结果发现加减葛根汤治疗外感热病的临床疗效及降温总疗效优于复方盐酸伪麻黄碱缓释胶囊,且可明显缩短解热时间及痊愈时间,对发热患者有良好的退热效果。

3. 出血

唐立朋采用葛根汤加减方对外伤性蛛网膜下腔出血进行治疗,总有效率为92.72%,疗效优于西药钙离子拮抗剂尼莫地平。

4. 皮肤病

中医认为肛门瘙痒症病因主要是风胜夹湿,阻滞肛门皮肤,结而不散,闭阻气机所致,脉络失畅,临床有湿热下注和风寒湿下注两种证型。张惠珍等用葛根加术汤合补中益气汤治疗风寒湿下注型肛门瘙痒症80例均取得满意疗效。

5. 颈椎病

葛根汤能疏通太阳经脉之气；而重用葛根能增强其辛甘凉润之力，更增强其解肌、润筋、解痉之功，使颈项肩背强硬疼痛等症明显缓解；对消除神经根炎性水肿、缓解肌肉痉挛、增强肌肉张力、改善小关节功能有明显作用。胡江洪将111例神经根型颈椎病患者随机分为两组，对照组52例采用单纯颈椎牵引治疗，治疗组59例采用颈椎牵引结合葛根汤加味内服治疗。结果治疗后两组颈肩疼痛和上肢麻木的积分明显降低，且治疗组的降低较对照组有显著性差异（$P<0.05$）。王勇使用葛根汤随证加减治疗颈型颈椎病50例，疗效良好。李忠伟、余惠爱、楼骆琳等采用加减葛根汤或配合其他方剂治疗神经根型颈椎病，总有效率高达95.0%以上。

（乐心逸　寇俊萍　柴程芝　余伯阳）

【小柴胡汤的临床与实验研究】

1. 临床应用

（1）内科　郑秋惠等对30例治疗组患者在采用常规抗肿瘤方案的同时投予小柴胡汤，并根据辨证加用生脉散注射液、血必净注射液等；另设对照组30例采用西药退热或予抗生素。结果：治疗组显效率达73.3%；对照组显效率为60.0%，两组差异显著（$P<0.05$）。孙翠芬以小柴胡汤随证加减治疗肠易激综合征48例，服药7剂症状完全消失16例，10剂症状完全消失24例，有效率为97.9%。陈亚萍用小柴胡汤加减治疗抑郁症35例，对照组35例予氟西汀。结果：治疗组总有效率为85.7%；对照组总有效率为71.4%。治疗组疗效明显优于对照组（$P<0.05$）。

（2）妇科　肖群等用小柴胡汤加桃仁、当归、川芎、益母草治疗产后发热52例，另设对照组30例用抗生素治疗。结果：治疗组3d内体温正常率为98.08%；对照组3d内体温正常率为77.33%。治疗组退热起效时间短于对照组，24h内两组体温降至正常的病例数无明显差异（$P>0.05$），但在48h,72h内两组差异有统计学意义（$P<0.01$）。

（3）儿科　孔洁等将60例小儿咳嗽变异性哮喘患者按随机数字表法分为两组，治疗组31例以小柴胡汤加防风、紫苏叶、葛根为基本方并随证加减，同时用博利康尼片、普米克气雾剂治疗，对照组29例仅用上述西药。结果：治疗组总有效率96.77%；对照组总有效率75.86%。治疗结束一年后，治疗组总有效率83.87%；对照组总有效率55.17%，治疗组近期疗效和远期疗效均优于对照组（$P<0.05$）。施亚男用小柴胡汤加减方治疗小儿上呼吸道感染100例，连服3d，总有效率达94%，对照组100例予炎琥宁静滴，总有效率为72%，两组差异显著（$P<0.05$）。

（4）五官科　杨高社对符合小柴胡汤证的60例视神经炎患者在口服地塞米松、维生素B_6的同时，予小柴胡汤加野菊花随证加减治疗。结果：视力方面总有效率为78.4%（$P<0.01$）；视野平均阈值敏感度变化及视觉诱发电位的P_{100}波峰潜时变化明显改善（$P<0.01$）；症状方面总有效率为81.7%（$P<0.05$）。朱小勇用小柴胡汤随证加减治疗急性上颌窦炎30例，对照组30例予常规西医治疗。结果：治疗组总有效率93.33%，显著高于对照组的76.67%。在鼻塞、脓涕、头痛、嗅觉减退、鼻黏膜红肿等症状改善和白细胞计数下降方面，治疗组的效果均明显优于对照组（$P<0.05$）。

（5）外科　刘如清用小柴胡汤加石膏治疗丹毒102例，3剂为1个疗程。1～2个疗程后全部治愈，表明丹毒的治疗，既不可下，又不可汗，只能用和解之法，无需分型，疗效显著。

2. 实验研究

（1）降血脂　谢鸣等对高脂血症性脂肪肝大鼠予小柴胡汤灌胃，观测大鼠血脂、肝重及肝组织学的变化。结果表明，小柴胡汤能显著对抗模型大鼠血脂的升高，且随着给药时间的延长降脂作用明显，并能降低模型大鼠肝脏指数，减轻其肝脂肪变化，大剂量小柴胡汤降血脂及降肝脂的作用较小剂量明显。

（2）改善造血机能　陈钢等采用^{60}Co-γ射线全身照射造成小鼠血虚模型，分早晚两个时段，灌胃给予四物汤与小柴胡汤合煎剂、四物汤、四物汤小剂量和小柴胡汤小剂量。结果，无论早上用药还是晚上用药，四物汤与小柴胡汤合煎剂均可使促红细胞生成素（EPO）含量显著升高（$P<0.01$），与其他给药组相比有明显优势（$P<0.05$）；早上给药，小柴胡汤小剂量组对红细胞（RBC）、血红蛋白（HGB）、红细胞比积（HCT）均

有升高作用($P<0.05$);晚上给药,四物汤组对HGB有升高作用($P<0.05$);小柴胡汤小剂量组对HCT显示升高作用($P<0.05$)。提示小柴胡汤能促进四物汤补血功效的发挥,李东垣"胆主少阳春生之气"的理论对治疗血虚有临床指导意义。

(3) 调节免疫功能 唐小云等用环磷酰胺建立BALB/c小鼠免疫抑制模型,灌胃给予小柴胡汤。结果:给予小柴胡汤的正常小鼠淋巴细胞亚群及淋巴细胞共刺激分子的表达无明显变化;给予小柴胡汤的免疫抑制小鼠$CD3^+$细胞增加($P<0.01$),$CD3^+$、$CD4^+$细胞增加($P<0.01$),$CD3^+$、$CD8^+$细胞降低($P<0.01$),$CD4^+/CD8^+$比例升高($P<0.01$),$CD28^+$、$CD86^+$和$CD80^+$表达增加($P<0.01$),而CTLA-4的表达无明显差异($P>0.05$)。说明小柴胡汤可能通过调节淋巴细胞表面协同刺激分子的表达进而调节免疫抑制小鼠的免疫功能。刘中景等对乙肝病毒转基因小鼠予加味小柴胡汤(即小柴胡汤加黄芪、虎杖)灌胃,结果中药组小鼠血清白介素-12(IL-12)明显升高,白介素-4(IL-4)显著降低,肝组织干扰素(IFN)-γmRNA的表达显著提高。提示加味小柴胡汤有明显的调节乙肝病毒转基因小鼠IL-12和IL-4活性、增强IFN-γmRNA表达的功效,说明其可能通过增强和调节特异性免疫功能达到抗乙肝病毒的目的。

(4) 抗肿瘤 张军能等对小鼠lewis肺癌模型予小柴胡颗粒灌胃。结果:与对照组相比,小柴胡颗粒治疗组小鼠的生存率显著提高,肿瘤生长缓慢,肺部转移灶明显减少,腹腔巨噬细胞的吞噬能力明显增强,吞噬指数变大,NK细胞杀伤活性明显增强,脾脏分泌的细胞因子TNF-α、IFN-γ、IL-2明显增高,而IL-4则下降。提示小柴胡颗粒具有抑制肿瘤细胞的增殖、增强天然免疫细胞的杀伤活性、促进抗瘤细胞因子的分泌、抑制肿瘤生长的作用。

(朱芸 瞿融)

【补中益气汤的临床与实验研究】

1. 临床应用

(1) 内科 牛豫洁等以西医常规治疗为对照组和西医常规治疗基础上加用补中益气汤为治疗组治疗明确诊断的老年人胃切除后营养不良患者各62例。结果治疗组总有效率为93.55%;对照组总有效率为64.52%,两组有显著性差异。关勇建等运用补中益气汤加味治疗58例感染幽门螺杆菌(HP)的胃病患者,西药奥美拉唑、甲硝唑、阿莫西林治疗对照组50例。两个月后复查胃镜及HP,发现两者疗效相当,并且补中益气汤组的HP复发率低于对照组。纪贤凯等以补中益气汤为基本方,对气虚、阳虚、阴虚、血虚型便秘进行化裁治疗。参考罗马Ⅲ功能性便秘的诊疗标准,结果总有效率为94.4%。何云贵运用补中益气汤为基本方随证化裁治疗150例习惯性便秘患者,同期运用西药西沙必利治疗50例患者为对照。结果补中益气汤的疗效明显优于西沙必利($P<0.01$),总有效率达96%。吕国雄等对治疗组26例眼肌型重症肌无力患者在常规治疗基础上加用补中益气汤加减,而对照组26例采用常规治疗。结果治疗组总有效率92.3%,明显优于对照组的65.4%($P<0.05$)。何迎春等对慢性阻塞性肺疾病(COPD)缓解期患者在常规治疗基础上用药,治疗者给予补中益气汤加减方颗粒剂,对照组给予安慰颗粒剂。结果治疗组在中医疗效、肺功能、急性发作加重次数等方面明显优于对照组。周景洪在西医常规治疗的基础上,运用补中益气汤治疗骨科手术后的气虚发热患者30例,疗效明显优于单纯西药治疗组($P<0.05$)。田立军运用补中益气汤加焦三仙,兼阴虚者加生地、玄参,治疗反复发作低血钾型周期性麻痹30例,结果治愈19例,显效7例。

(2) 妇科 金丽华等观察了补中益气汤为主方治疗封闭抗体缺乏的母-胎免疫识别低下型反复自然流产(RSA)患者。另设对照组,以配偶淋巴细胞体外诱生免疫疗法治疗。结果补中益气汤能够使RSA患者的BE-Ab1、BE-Ab2明显上升,并使BE-Ab1、BE-Ab2随着治疗次数的增加而逐渐上升。补中益气汤和配偶淋巴细胞体外诱生免疫疗法治疗RSA患者有近似的临床疗效。

(3) 儿科 李娟等将300例小儿反复呼吸道感染(RRTI)患儿分为中药治疗组(200例)和对照组(100例),中药治疗组给予口服补中益气汤免煎剂,对照组以常规抗感染对症治疗。结果中药治疗组显效46例,有效133例,血清$CD3^+$、$CD4^+$、$CD4^+/CD8^+$比值增高,$CD8^+$降低,免疫功能得到改善,各项指标均优于对照组。张社教用加味补中益气汤加味治疗RRTI患儿68例,对照组70例用转移因子口服液治疗。治疗8周,随访6个月,治疗组总有效率92.6%,明显优于对照组 61.4%（$P<0.01$）。

（4）外科 李德干运用补中益气汤加减治疗经尿道前列腺电切术（TURP）术后尿失禁 32 例，服药最少 7 剂，最多 39 剂，治愈 18 例，总有效率 93.75%。

（5）五官科 金宏杰等运用补中益气汤加减治疗各种证型的复发性口腔溃疡共 33 例，对照组 33 例口服复合维生素 B、葡萄糖酸锌口服液合冰硼散外用。结果治疗组疗效显著优于对照组（$P<0.05$）。刘悦胜运用自拟加味补中益气汤加减治疗变态反应性鼻炎患者 128 例，结果总有效率为 95.31%。

（6）骨科 刘睿应用补中益气汤加减治疗产后骶髂关节炎 60 例，结果总有效率 98.3%。

2. 实验研究

刘瑜彬等利用游泳劳损法加限食法制作气虚大鼠模型。除正常组、气虚组外，各组腹腔注射脂多糖建立大鼠气虚发热模型。治疗组分别给予补中益气汤高、中、低剂量，阳性组给予阿司匹林。结果阿司匹林与高剂量的补中益气汤治疗大鼠气虚发热的效果最好，中剂量与低剂量的补中益气汤次之。

龙惠珍以补中益气汤治疗实验性脾虚型复发性口腔溃疡小鼠。口腔溃疡模型的小鼠口腔黏膜可见黏膜上皮层坏死、脱落，表面覆盖大量中性粒细胞和纤维性渗出物，黏膜伴见炎症细胞浸润，并且模型组血清白介素-2（IL-2）、γ干扰素（IFN-γ）水平显著下降（$P<0.01$）。而补中益气汤治疗组一般情况恢复快，口腔溃疡愈合快、复发少，该方对 IL-2、IFN-γ 水平的升高可能是其机制之一。

李恩庆等用补中益气汤、六味地黄丸、复方丹参饮灌胃小鼠，腹腔注射环磷酰胺使小鼠骨髓受抑制。使用实时荧光定量 RT-PCR 检测小鼠脾脏促血小板生成素（TPO）mRNA、促血小板生成素受体（c-Mpl）mRNA 及转录因子 GATA-1 mRNA 表达水平。结果显示补中益气汤、六味地黄汤均能明显升高骨髓抑制小鼠 TPO、c-Mpl 及 GATA-1 mRNA 的表达水平，从而促进骨髓抑制小鼠的外周血恢复。

3. 证治规律研究

韩栋等通过查阅《中医方剂大辞典》得到 181 首补中益气汤的类方，再根据原文记载，从病证（包括中医病、症状）、病机（包括直接病因、推导病因、病位、病势）、限定词 3 个方面进行了主治规律分析。发现补中益气汤类方主治"中医病"38 种、症状 199 组，涉及直接病因 9 种、推导病因 20 种、病位 24 种、病势 2 类，限定词 15 种。提示补中益气汤类方主治庞杂，它对外感、内伤等各种病因引起的以虚为本、以虚或实为标，病位集中于脾胃气血、旁及五脏六腑，症状以精神神志体质类、寒热类、疼痛类、饮食口味类、咳喘类为主，"或然症（出现频次为 1 或略多的症状）"等诸多疾病，均有治疗作用。

（黄松科 陈德兴）

【活血化瘀方的临床与实验研究】

1. 临床应用

（1）肿瘤科 陆新岸等选择 60 例中晚期食管癌患者随机分为治疗组与对照组，两组均采用化疗，治疗组加用血府逐瘀汤为主方治疗。结果治疗组与对照组有效率分别为 56.6%、40%；治疗组与对照组临床证候改善率分别为 83.4%、56.7%；组间比较有显著差异（$P<0.01$）；治疗组不良反应明显低于对照组（$P<0.01$）。

（2）内科 张秋雁等报道将 60 例冠心病心绞痛患者随机分为治疗组和对照组，两组病例均给予西医常规治疗，治疗组加服血府逐瘀汤超微饮片。结果治疗组总有效率为 90.0%，对照组总有效率为 66.67%，治疗组疗效明显优于对照组（$P<0.05$）。宋群利等将瘀血阻络型高血压患者随机分为 2 组，对照组 34 例予贝那普利片治疗，治疗组 36 例予贝那普利片联合血府逐瘀汤治疗。结果治疗组和对照组治疗前收缩压（SBP）、舒张压（DBP）分别和本组治疗后比较，均有显著性差异（$P<0.05$）；两组治疗后 SBP、DBP 比较，无显著性差异（$P>0.05$）；治疗组治疗前总胆固醇（TC）、甘油三酯（TG）、高密度脂蛋白胆固醇（HDL-C）与治疗后比较，有非常显著性差异（$P<0.01$）；治疗组治疗后 TC、TG、HDL-C 与对照组比较，有非常显著性差异（$P<0.01$）；治疗组治疗前颈动脉内中膜厚度（IMT）与治疗后比较，有显著性差异（$P<0.05$）；两组治疗后 IMT 比较，有显著性差异（$P<0.05$）。治疗组优于对照组。刘磊报道血府逐瘀汤治疗老年原发性高脂血症 60 例，与对照组比较，治疗组 TC、TG、低密度

脂蛋白胆固醇、低切变率全血黏度、红细胞压积、血小板聚集率明显降低（$P<0.05$），高密度脂蛋白胆固醇水平明显升高（$P<0.05$），治疗组有效率明显优于对照组（$P<0.05$）。文亚春观察加味血府逐瘀汤对24例肺心病肺动脉高压的临床效应。彩超结果显示，加味血府逐瘀汤能显著地降低肺心病肺动脉高压，服药后15 min开始起效，60 min达峰值，并持续4～6 h，具有持续稳定降低肺动脉压的特点。王海珍将缺血性中风患者100例随机分为活血化瘀汤治疗组和银杏叶片对照组，结果发现自拟活血化瘀汤治疗缺血性中风疗效肯定，治疗组与对照组比较差异有显著性（$P<0.05$）。朱树宽报道用血府逐瘀汤治疗不安腿综合征103例，结果治疗组总有效率为97.6%，对照组为66.7%，两组比较有非常显著性差异（$P<0.01$）。

（3）妇科 王娟报道用自拟活血化瘀汤治疗产后恶露不尽55例，结果总有效率为89.09%。朱海燕比较了血府逐瘀汤两种给药途径（灌肠和口服）治疗慢性盆腔炎各90例的疗效。结果灌肠组总有效率86.67%，口服组总有效率53.33%，两组比较有显著性差异（$P<0.05$）。该研究结果提示血府逐瘀汤治疗慢性盆腔炎疗效满意，且灌肠疗效优于口服。

（4）外科 苗伟等报道用血府逐瘀汤热烘治疗带状疱疹126例，结果总有效率74.6%。李录花报道用自拟活血化瘀汤治疗乳腺增生62例，结果总有效率95.16%。周永艺等报道63例稳定型腹膜后血肿患者采取常规方法的同时加用血府逐瘀汤治疗，其胃肠功能恢复时间、血肿缩小时间、血尿消失时间等均明显比常规治疗组缩短。

（5）骨伤科 祝涛等对钝性胸部损伤合并肋骨骨折胸部简明损伤分级（AIS）1～3分的患者，根据胸部AIS值分为3层，每层分为对照组和治疗组，在常规治疗的基础上，治疗组加用血府逐瘀汤。结果表明血府逐瘀汤能显著降低AIS 1、2分的肋骨骨折患者胸腔积液发生率及AIS 3分肋骨骨折患者胸腔闭式引流率，与对照组相比，差异有统计学意义（$P<0.05$）。

（6）眼科 于红海等采用血府逐瘀汤配合葛根素治疗视网膜裂孔玻璃体积血36例，对照组采用尿激酶玻璃体腔内注射。结果治疗组治愈率58.3%，对照组治愈率18.2%，治疗组明显优于对照组（$P<0.05$）。

2. 实验研究

（1）改善心肌缺血 唐丹丽等将心肌缺血再灌注损伤（myocardial ischemic reperfusion injury, MI/RI）模型大鼠随机分为手术组、模型组和血府逐瘀汤组，以观察血府逐瘀汤对心肌缺血再灌注损伤大鼠的保护作用。结果与模型组比较，血府逐瘀汤组能降低血清白细胞介素-1β（IL-1β）、白介素-6（IL-6）水平，促进白介素-10（IL-10）的表达（$P<0.01$），同时减轻心肌超微结构的损伤；血清肌酸激酶（CK）及乳酸脱氢酶（LDH-L）含量有所下降，但与模型组之间差异不显著。研究提示血府逐瘀汤对MI/RI大鼠有保护作用，这可能与调控炎症反应并保护心肌超微结构有关。

（2）改善血液流变学状态 唐汉庆等将健康大鼠按月龄分为青年对照组（6月龄）、老年对照组（27月龄）和血府逐瘀汤组（27月龄），以观察血府逐瘀汤对血瘀衰老模型动物血液流变学的影响。结果血府逐瘀组和老年对照组相比，全血黏度低切、全血黏度高切、全血还原黏度低切、全血还原黏度高切、红细胞压积（HCT）有显著性差异（$P<0.05$）；体内血栓形成时间、血小板凝聚率、红细胞变形能力与老年对照组有显著性差异（$P<0.01$）。结果提示血府逐瘀汤能改善瘀血致衰老模型动物的血液流变学状态。

（3）促进血管新生 高冬等报道血府逐瘀汤对内皮祖细胞（EPC）功能以及血管内皮生长因子-血管内皮生长因子受体（VEGF-VEGFR）的影响。结果与空白对照组相比，10%含药血清对EPC增殖和黏附均有明显促进作用；药物对细胞迁移的影响表现为，从5%含药血清的显著抑制到10%和15%含药血清的显著促进作用，且10%和15%含药血清均可明显上调VEGF和VEGFR的转录。研究表明，血府逐瘀汤通过上调VEGF-VEGFR通路，影响内皮祖细胞功能，具有诱导内皮祖细胞参与血管新生的作用。

（4）降低退变椎间盘软骨组织中TNF-α水平 黄晓涛等报道血府逐瘀汤能降低兔退变椎间盘软骨组织中肿瘤坏死因子（TNF-α）水平，起到抑制或延缓椎间盘退变的作用。治疗1个月、2个月后血府逐瘀汤组与生理盐水组比较，椎间盘软骨中TNF-α降低明显，差异均有统计学意义（$P<0.05$）。

（严姝霞 陈仁寿）

【中药复方调节束缚应激作用机制的研究】

束缚应激模型通过限制动物躯体运动,较好地模拟了人类生活中无法控制的拥挤、环境嘈杂、挫折等生活状态,进而诱导产生挣扎、急躁、愤怒、抑郁、绝望等心理及行为变化,从而模拟临床的肠易激综合征、肝郁等症。

1. 调节肠易激综合征的作用机制研究

肠易激综合征(irritable bowel syndrome,IBS)模型多模拟高敏感肠易激综合征及腹泻型肠易激综合征(D-IBS)。

王海云等通过研究中药复方逍遥散对高敏感IBS大鼠腹壁肌电活动紊乱的调节作用机制发现,逍遥散能明显减弱不同扩张容量下腹壁肌电活动,降低血清一氧化氮(NO)水平,提示此方对IBS大鼠腹壁肌电活动紊乱有一定调节作用,其机制可能与神经递质NO释放减少有关。石君杰研究发现逍遥散可降低高敏感IBS大鼠结肠分泌与运动,其机制可能与降低血浆、结肠黏膜鸟苷素的表达水平,调节其肠道运动障碍有关。

王迎寒等研究发现健脾化湿颗粒一定剂量可提高IBS大鼠结肠诱导型一氧化氮合酶(iNOS)和NO的含量,显著降低腹泻型IBS大鼠血浆胃动素(MTL)水平等。吕研等研究表明,藿香正气软胶囊提取物能影响D-IBS大鼠水液代谢,使Na^+-K^+-ATP酶活性、结肠组织近端和远端水通道蛋白4(AQP4)的表达均明显升高,乳果糖和甘露醇比值降低,对D-IBS大鼠水液代谢具有正向调节作用;另外藿香正气软胶囊还能提高D-IBS大鼠血清NO水平,降低5-羟色胺(5-HT)浓度,下调血浆胃动素、结肠组织生长抑素(SS)水平,提示藿香正气软胶囊提取物对D-IBS大鼠胃肠激素具调节作用。

胡瑞等在研究D-IBS大鼠时发现,胃肠安丸能明显升高血清K^+、Ca^{2+}含量,并降低结肠组织血管活性肠肽含量,其作用机制可能与调节电解质紊乱、参与神经递质调节、调整胃肠动力等相关。肖亚等研究发现痛泻药方中、高剂量组均能抑制D-IBS大鼠胰高血糖素样肽-1(GLP-1)、生长抑素SS,P物质(SP)的分泌,可能在D-IBS治疗中起着中心环节的作用。杨江升等发现宁肠汤可调节D-IBS大鼠的小肠运动功能,大剂量组能明显降低已经升高的大鼠血浆酪神经肽(NPY)含量,可能是治疗D-IBS的重要环节。

2. 调节肝郁证的作用机制研究

梁媛等研究发现,逍遥散可改善慢性应激致肝郁脾虚大鼠的行为学变化,其作用机制可能与谷氨酸离子型受体α-氨基羟甲基恶唑丙酸(AMPA)受体拮抗剂6-氰基-7-硝喹啉-2,3-双酮(CNQX)一致。张巧丽等发现逍遥散可影响慢性束缚应激大鼠海马与杏仁体区脑源性神经营养因子(BDNF)的变化,模型组BDNF的表达发生变化时,海马和杏仁核往往结果相反,而逍遥散对其有一定程度的逆转作用。岳利峰等进一步研究逍遥散对肝郁脾虚大鼠海马CA1区和杏仁核BLA区谷氨酸受体2(GluR2)阳性细胞数变化的影响,表明逍遥散通过纠正杏仁核和海马的"兴奋-抑制"失衡来治疗肝郁脾虚证。此外,王竹风等研究发现逍遥散对慢性束缚应激大鼠相关脑区N-甲基-D-天冬氨酸受体(NMDAR)2A和2B的mRNA基因表达有调节作用,在海马和杏仁核区对慢性束缚应激引起的神经传递的改变有明显双向调节作用,可影响突触可塑性,主要靶点在CA3和DG区;继而发现逍遥散对慢性束缚应激大鼠脑区钙依赖性磷酸蛋白GAP-43和轴索过度生长抑制因子-A(Nogo-A)蛋白有调节作用,该方的抗抑郁作用与其对GAP-43和Nogo-A蛋白表达的双向调节有关。

Li S Q等研究发现,柴胡疏肝散能够通过抑制脂类过氧化作用,缓解氧化损伤从而产生抗抑郁作用。金玉忠等发现,柴胡疏肝汤还可以治疗肝郁证勃起功能障碍(ED),通过提升总一氧化氮合成酶(NOS),降低iNOS来维持勃起功能,并对性器官发挥相应调节作用。

3. 调节其他束缚应激所致病症模型的作用机制研究

胡文晓等研究发现,补肾疏肝方可以提高神经性厌食应激大鼠血清雌二醇(E_2)和垂体黄体生成素(LH)水平,可能是通过降低下丘脑β-内啡肽(β-EP)和血清皮质酮(CORT)水平,起到调控下丘脑-垂体-卵巢轴(HPOA)的作用,从而调节神经性厌食症。刘红艳等研究表明,柴郁汤对束缚-水浸法所致小鼠应激性胃溃疡具有预防作用,并能减轻肝损伤、脂质过氧化损伤。肖延龄等研究表明,清心养神方药具有类心得安样受体阻滞作用,对应激引起的心肌细胞肾上腺素β受体改变具有调节作用。

所以束缚应激模型在行为水平和分子水平对机体都有着比较稳定的影响作用,可较好地模拟人类应激反应。但由于其影响因素较多,导致机体的生理心理变化比较复杂。不同中药方药的调节机制和作用靶点可能有交叉或各自不同,但对其中关键影响的进一步确证,有待于进一步深入探讨研究。

(徐娅妮　寇俊萍)

[附]　参　考　文　献

B

包祖晓,高新颜,田青,等.《局方》逍遥散方证特征分析[J]. 中成药,2010,32(6):1046

C

曹灵勇. 栝蒌瞿麦丸方证探讨及临床运用[J]. 中华中医药杂志,2010,25(6):877

陈钢,徐薇,王良,等. 小柴胡汤与四物汤合煎改善血虚小鼠造血机能的实验研究[J]. 辽宁中医杂志,2010,37(2):232

陈素红,吕圭源,陈宁,等. 羚角降压方、天麻钩藤方与高血压肝阳上亢证的方证相应性研究[J]. 中国实验方剂学杂志,2010,16(11):128

陈亚萍. 小柴胡汤加减治疗抑郁症35例临床观察[J]. 浙江中医杂志,2010,45(10):741

程旭锋,刘琦. 三子养亲汤治疗乳腺囊性增生症患者58例临床观察[J]. 中医杂志,2010,51(1):41

F

房显辉,周鹏,朱冬梅. 当归四逆汤治疗糖尿病周围神经病变疗效观察[J]. 新中医,2010,42(3):37

付先军,周永红,王中琳,等. 基于频繁项集与关联规则挖掘技术探索王新陆临床用药及处方配伍规律的初步研究[J]. 中国中医药信息杂志,2010,17(9):92

G

高冬,吴立娅,宋军*,等. 血管内皮生长因子通路在血府逐瘀汤影响内皮祖细胞功能中的作用研究[J]. 中国实验方剂学杂志,2010,16(11):104

关勇建,范海斌. 补中益气汤加味抗幽门螺杆菌的临床观察[J]. 湖北中医杂志,2010,32(3):58

郭万周. 当归四逆汤加减治疗继发性闭经56例[J]. 国医论坛,2010,25(4):5

H

韩栋,周晨,邢斌,等. 补中益气汤类方主治规律探析[J]. 中华中医药学刊,2010,28(3):595

韩岚,彭代银,许钒,等. 桃红四物汤抗血小板活化作用及机制研究[J]. 中国中药杂志,2010,35(19):2609

韩一宁,曹彩莉. 麻黄连翘赤小豆汤加减治疗变态反应性皮肤病121例[J]. 河北中医,2010,32(3):377

何建成,王文建. 天麻钩藤饮对帕金森病模型大鼠多巴胺能神经元凋亡的影响[J]. 中医杂志,2010,51(11):1024

何迎春,陈海玲,张如富. 培土生金法改善慢性阻塞性肺病稳定期患者生活质量的临床疗效观察[J]. 光明中医,2010,25(5):776

何云贵. 补中益气汤化裁方治疗习惯性便秘150例[J]. 光明中医,2010,25(6):975

胡江洪. 颈椎牵引结合葛根汤治疗神经根型颈椎病疗效观察[J]. 上海中医药杂志,2010,44(12):62

胡克晋. 附子理中汤加味治疗慢性荨麻疹48例疗效观察[J]. 河北中医,2010,32(1):61

胡瑞,唐方. 胃肠安丸对肠易激综合征大鼠血清电解质、VIP的影响[J]. 陕西中医,2010,31(7):914

胡文晓,俞超芹,翟东霞,等. 补肾疏肝方对神经性厌食应激模型大鼠下丘脑-垂体-卵巢轴功能的影响[J]. 中西医结合学报,2010,8(10):974

胡小勤,曾学文. 蛋白质组学技术对"方证相关"研究的启示[J]. 时珍国医国药,2010,21(1):172

黄斌. 益气温.阳汤治疗慢性心力衰竭62例[J]. 中医杂志,2010,51(7):625

黄金元. 柴胡桂枝干姜汤治疗黏液性水肿临床疗效观察[J]. 辽宁中医杂志,2010,37(10):1953

黄丽华. 身痛逐瘀汤加减治疗糖尿病下肢动脉硬化闭塞症42例[J]. 辽宁中医杂志,2010,37(8):1519

黄晓涛,马镇川,吕存贤,等. 血府逐瘀汤对兔椎间盘退变模型软骨组织中TNF-α的影响[J]. 浙江中西医结合杂志,2010,20(8):468

J

纪贤凯,毛祖冠,李生熙. 补中益气汤化裁治疗虚秘250例[J]. 江西中医药,2010,41(8):44

贾波,李培,杜鹃,等. 基于196例现代医案研究肾气丸的证治特点[J]. 成都中医药大学学报,2010,33(3):85

蒋嘉烨,王砚珍,可燕*,等.半夏白术天麻汤对自发性高血压大鼠左心室肥厚的影响[J].中国中西医结合杂志,2010,30(10):1061

金宏杰,孙伟岳.补中益气汤加减治疗复发性口腔溃疡33例临床观察[J].浙江中医杂志,2010,45(8):583

金敬梅.桂枝茯苓汤合二陈汤加减治疗痰瘀交阻型冠心病心绞痛合并高血压45例[J].河北中医,2010,32(6):854

金丽华,叶平,王香桂.补中益气汤对封闭抗体缺乏的反复自然流产患者生殖免疫调节研究[J].中华中医药学刊,2010,28(4):827

金玉忠,王慧.柴胡疏肝汤对肝郁证勃起功能障碍大鼠治疗作用的实验研究[J].西部医学,2010,22(5):802

K

孔洁,林波.小柴胡汤加味联合西药治疗小儿咳嗽变异性哮喘60例[J].上海中医药杂志,2010,44(3):39

L

Li S Q, Zou Z M*, Yu C-Y*, et al. In Vitro and in Vivo Antioxidant Effects and the Possible Relationship between the Antidepression Efficacy of Traditional Chinese Medicine Formulation Chaihu Shugan San[J]. 中国天然药物,2010,8(5):353

雷蕾,崔蒙,秘仲凯.关联规则挖掘在治疗肺癌组分中药发现中的应用研究[J].中国中药杂志,2010,35(16):2192

李晨光,贾波,陈刚,等.基于74例现代医案探讨大青龙汤证治特点[J].浙江中医药大学学报,2010,34(1):68

李德干.补中益气汤加减治疗前列腺电切术后尿失禁32例[J].广西中医药,2010,33(1):34

李恩庆,赵安斌,曹克俭,等.六味地黄汤、补中益气汤、复方丹参饮对骨髓抑制小鼠保护的作用机制[J].中国实验方剂学杂志,2010,16(5):153

李娟,刘映霞,张俊绮.补中益气汤治疗小儿RRTI 200例临床研究[J].中国民族民间医药杂志,2010,19(9):104

李军,刘强,颉旺军.身痛逐瘀汤加味对风湿性关节炎患者血液流变学及微循环的影响[J].中医药学报,2010,38(3):100

李录花.自拟活血化瘀汤治疗乳腺增生62例[J].中国中医药现代远程教育,2010,8(12):28

李文林,程茜,唐于平,等.含十八反药对半夏与乌头类复方的组方配伍特点分析[J].中国中医药信息杂志,2010,17(6):94

李文林,范欣生,段金廒,等.中药十八反的现代临床应用数据分析与思考[J].中国实验方剂学杂志,2010,16(5):231

李文林,屠强,郭立中,等.周仲瑛诊治系统性红斑狼疮病案的方药配伍特色分析[J].中华中医药杂志,2010,25(9):1467

李文林,屠强,彭丽坤,等.基于关联规则分析明清古籍中疫病文献的药-症关系[J].时珍国医国药,2010,21(4):957

李忠伟.葛根汤加减治疗神经根型颈椎病40例[J].江苏中医药,2010,42(10):41

梁媛,郭晓玲,陈家旭*,等.逍遥散对肝郁脾虚证模型大鼠行为学变化的调节作用[J].北京中医药大学学报,2010,33(5):317

刘红艳,张莉华,方步武,等.柴郁汤对小鼠应激性胃溃疡的预防作用[J].中国中西医结合外科杂志,2010,16(2):206

刘华东,黄仕文,张卫华,等.《伤寒论》乌梅丸方证探析[J].浙江中医药大学学报,2010,34(1):7

刘磊,李川,唐姬.血府逐瘀汤治疗老年原发性高脂血症60例疗效观察[J].中国自然医学杂志,2010,12(5):330

刘立杰,贾春华.基于数据库的张仲景方证理论体系统计分析[J].辽宁中医杂志,2010,37(8):1475

刘玲,姚冉,闫俊,等.加味涤痰汤对记忆障碍小鼠神经细胞凋亡和行为学影响[J].河南中医,2010,30(6):553

刘如清.小柴胡加石膏汤治疗丹毒102例分析[J].四川中医,2010,28(9):92

刘睿.补中益气汤加减治疗产后骶髂关节炎60例[J].中国民间疗法,2010,18(8):43

刘瑜彬,王晖,唐晓峰,等.灰关联聚类法评价补中益气汤对大鼠气虚发热的效果[J].中国实验方剂学杂志,2010,16(18):124

刘悦胜,虞幼军,孙珊,等.加味补中益气汤治疗变态反应性鼻炎128例[J].中医临床研究,2010,2(13):106

刘中景,王者令,孙晓慧,等.加味小柴胡汤对乙肝病毒转基因小鼠白介素-12、白介素-4、干扰素-γ mRNA表达的影响[J].中西医结合肝病杂志,2010,20(5):289

龙惠珍,殷洁,夏永良.补中益气汤对脾虚型复发性口腔溃疡小鼠IL-2、IFN-γ表达的影响[J].中华中医药学刊,2010,28(3):523

楼骆琳.葛根汤合血府逐瘀汤加减配合牵引治疗神经根型颈椎病[J].浙江中医药大学学报,2010,34(4):549

陆新岸,卫奕荣,黄法声,等.血府逐瘀汤为主配合DF方案治疗中晚期食管癌30例疗效观察[J].中国社区医师(医学专业),2010,12(35):135

吕国雄,徐秀梅.健脾益气法治疗眼肌型重症肌无力26例[J].江西中医药,2010,41(6):58

吕妍,金兆祥,唐方*,等.藿香正气软胶囊提取物调节D-IBS模型鼠水液代谢的研究[J].中草药,2010,41(8):1332

吕妍,徐芳,唐方*,等.藿香正气软胶囊提取物对腹泻型肠易激综合征大鼠胃肠激素的调节作用[J].中草药,2010,41(9):1507

M

马琳.桂枝茯苓丸合五味消毒饮加减治疗盆腔炎疾病80例[J].河南中医,2010,30(6):608

马荣,杨秀婕,齐文升*,等.加减葛根汤治疗外感热病临床研究[J].中国中医急症,2010,19(7):1091

孟云辉,于慧卿,刘真,等.镇肝熄风汤对自发性高血压大鼠血管重塑的影响[J].河北中医,2010,32(7):1065

苗伟,李如华,缪新华,等.血府逐瘀汤热烘治疗带状疱疹126例临床观察[J].河北中医,2010,32(11):1661

N

牛豫洁,蒙定水.补中益气汤治疗老年人胃切除后营养不良62例[J].长春中医药大学学报,2010,26(3):387

P

潘大为.中医"方证对应"数学模型研究的思路与方法[J].北京中医药大学学报,2010,3(10):659

Q

乔建国.附子理中汤加减治疗慢性溃疡性结肠炎53例[J].河南中医,2010,30(5):478

S

尚尔鑫,范欣生,段金廒*,等.基于关联规则的中药配伍禁忌配伍特点的分析[J].南京中医药大学学报,2010,26(6):421

尚尔鑫,叶亮,范欣生,等.基于改进关联规则算法的中药药对药味间性味归经功效属性关系的发现研究[J].世界科学技术·中医药现代化,2010,12(3):377

施亚男.小柴胡汤加减治疗小儿上呼吸道感染100例[J].山东中医杂志,2010,29(9):608

石君杰.逍遥散对内脏高敏感大鼠血浆及结肠黏膜鸟苷素表达的干预作用[J].浙江中西医结合杂志,2010,20(7):399

宋群利,王健.血府逐瘀汤治疗瘀血阻络型高血压36例临床观察[J].新中医,2010,42(6):8

孙翠芬.小柴胡汤加减治疗肠易激综合征48例疗效观察[J].云南中医中药杂志,2010,31(3):28

T

唐丹丽,刘塞华,张华敏,等.血府逐瘀汤对大鼠心肌缺血再灌注损伤的保护作用[J].中国中药杂志,2010,35(22):3077

唐汉庆,李吉武.血府逐瘀汤对血瘀衰老模型动物血流变学干预的实验研究[J].山西中医,2010,26(3):48

唐立朋.葛根汤治疗外伤性蛛网膜下腔出血55例[J].中国中医药现代远程教育,2010,8(2):28

唐小云,刘开蕾,杨美荣.小柴胡汤对免疫抑制小鼠淋巴细胞共刺激分子的免疫调节作用[J].热带医学杂志,2010,10(9):1048

田立军.补中益气汤治疗低血钾型周期性麻痹30例[J].光明中医,2010,25(6):966

W

王海云,石君杰.逍遥散对内脏高敏感大鼠血清NO及腹壁肌电活动紊乱调节作用的实验研究[J].中国中医药科技,2010,17(5):395

王海珍.自拟活血化瘀汤治疗缺血性中风100例,中外医疗,2010,29(32):30

王阶,熊兴江.方证对应特征探讨[J].中医杂志,2010,51(3):200

王娟.自拟活血化瘀汤治疗产后恶露不尽体[J].天津中医药,2010,27(1):83

王明焕,卢国莲.自拟五子阳和平喘汤治疗支气管哮喘38例[J].国医论坛,2010,25(2):26

王迎寒,陈光晖,刘玉玲,等.健脾化湿颗粒对IBS模型大鼠结肠NO和NOS的影响[J].承德医学院学报,2010,27(2):129

王迎寒,刘玉玲,张晓峰*,等.健脾化湿颗粒对IBS模型大鼠血浆胃动素的影响[J].承德医学院学报,2010,27(3):239

王勇.葛根汤治疗颈型颈椎病50例[J].浙江中医杂志,2010,45(3):209

王竹风,汪宝军,陈家旭*,等.逍遥散对慢性束缚大鼠应激脑区GAP-43和Nogo-A蛋白的调节作用[J].中国中医药科技,2010,17(4):295

王竹风,汪宝军,陈家旭*,等.逍遥散对慢性束缚应激大鼠相关脑区NMDAR2A和NMDAR2B mRNA基因表达的调节作用[J].辽宁中医杂志,2010,37(1):44

文亚春.血府逐瘀汤治疗肺心病24例[J].中国中医药现代远程教育,2010,8(21):18

X

肖群,方燕飞.加味小柴胡汤治疗产后发热的临床疗效观察[J].中国妇幼保健,2010,25(31):4641

肖亚,熊艾君,何文智,等.痛泻要方对腹泻型肠易激综合征大鼠胃肠激素的影响[J].中国当代医药,2010,17(3):20

肖延龄,马淑然,刘强.清心养神方药对束缚应激大

鼠心肌细胞肾上腺素β受体的影响[J].中华中医药杂志,2010,25(5):670

谢鸣,杨卫红,刘月.小柴胡汤对高脂血症性模型大鼠的作用观察[J].浙江中医药大学学报,2010,34(1):54

熊兴江,王阶,何庆勇.基于方证对应理念的减少药物不良反应思考[J].中国中药杂志,2010,35(4):536

徐建龙,聂莉芳.基于关联规则的聂莉芳教授治疗IgA肾病用药规律分析[J].中国中医药信息杂志,2010,17(4):96

徐世军,代渊,李磊,等.基于"方证相关"理论的治"痹"经方调控T细胞亚群比较研究[J].中国中药杂志,2010,35(15):2030

徐舒,颜贤忠,吕志平,等."肝郁证"方证的代谢组学研究[J].时珍国医国药,2010,21(10):2718

Y

杨高社.小柴胡汤治疗视神经炎60例[J].中国中医药现代远程教育,2010,8(10):131

杨江升,徐珊,申屠利明,等.宁肠汤对腹泻型肠易激综合征模型大鼠酪神经肽的影响[J].中华中医药学刊,2010,28(3):609

杨雨微,胡晨,卞慧敏,等.通塞脉片对大鼠实验性动脉粥样硬化模型血管内皮细胞的影响[J].中成药,2010,32(3):371

叶亮,尚尔鑫,段金廒,等.中药性、味、归经对应分析研究[J].数理医药学杂志,2010,23(1):75

于红海.血府逐瘀汤配合葛根素治疗玻璃体积血疗效观察[J].陕西中医,2010,31(12):1624

余惠爱,张志海.葛根汤配合推拿治疗神经根型颈椎病53例疗效评价[J].中国医药导报,2010,7(11):76

喻玲,林蓉,吴丽丽.从中医传统方剂初步分析中医七情之怒临床用药特点[J].武警医学院学报,2010,19(4):319

岳利峰,陈家旭,霍素坤,等.逍遥散对肝郁脾虚证模型大鼠海马CA1区和杏仁核BLA区GluR2阳性细胞数变化的影响[J].中华中医药杂志,2010,25(8):1198

Z

张春燕,边尧鑫.羌活茵陈汤治疗急性痛风性关节炎发作疗效观察[J].河北中医,2010,32(7):983

张欢,范欣生,陶静,等.基于关联规则等方法的古今哮喘方中十八反药对的应用分析[J].南京中医药大学学报,2010,26(2):89

张惠珍,车艳华.葛根加术汤合补中益气汤加减治疗肛门瘙痒症80例[J].江苏中医药,2010,42(11):81

张健,张艳.消斑化瘀汤治疗过敏性紫癜性肾炎30例[J].陕西中医,2010,31(8):951

张军能,张铁.小柴胡颗粒抗肺癌的机制研究[J].湖南中医药大学学报,2010,30(6):46

张巧丽,岳广欣,陈家旭*,等.慢性束缚应激大鼠脑区BDNF的变化及逍遥散对其调节作用[J].辽宁中医杂志,2010,37(1):162

张秋雁,李雅,苏剑峰,等.血府逐瘀汤超微饮片治疗冠心病心绞痛临床观察[J].辽宁中医杂志,2010,37(4):678

张润顺,周雪忠,姚乃礼,等.基于关联规则挖掘肝脾不调证中药配伍规律研究[J].中国中医药信息杂志,2010,17(2):97

张社教.加味补中益气汤防治小儿反复呼吸道感染疗效观察[J].中国中医药信息杂志,2010,17(6):66

张文亮,张斌,赵耀武,等.地黄饮子类方治疗中风恢复期的用药规律及研究[J].甘肃中医学院学报,2010,27(1):23

张鑫.从药物组成浅析"苓桂"四方证治[J].吉林中医药,2010,30(9):799

赵爱军,申壮林.地黄饮子加味治疗慢性肾功能衰竭56例[J].陕西中医,2010,31(4):394

赵海梅,潘琦虹,刘端勇.从细胞信号转导探讨中医方证的规律性[J].时珍国医国药,2010,21(10):2663

赵厚睿.方证辨证不等于方证对应[J].河南中医,2010,30(11):1137

赵耀武,张斌,刘永琦,等.滋阴补肾法治疗中风恢复期的用药规律研究[J].时珍国医国药,2010,21(3):677

郑秋惠,窦增娥,王法林.小柴胡汤加减治疗癌性发热临床观察[J].湖北中医杂志,2010,32(10):58

周景洪.补中益气汤治疗骨科术后气虚发热20例小结[J].中医药导报,2010,16(5):69

周永艺,林丽娟,陈木水.血府逐瘀汤治疗腹膜后血肿63例[J].实用医学杂志,2010,26(8):1436

朱海燕.血府逐瘀汤治疗慢性盆腔炎疗效观察[J].实用中医药杂志,2010,26(4):223

朱树宽.血府逐瘀汤治疗不安腿综合征103例[J].山东中医杂志,2010,29(3):162

朱小勇.小柴胡汤加减治疗急性上颌窦炎30例疗效分析[J].中国中医急症,2010,19(5):768

祝涛,胡宗德,麦静愔.血府逐瘀汤治疗肋骨骨折并发症分层对照临床研究[J].中国中西医结合杂志,2010,30(9):905

祝玉慧,田磊,徐宁.葛根汤颗粒合达菲胶囊治疗甲型H1N1流感38例[J].山东中医杂志,2010,29(8):535

四、养生保健

【概述】

2010年养生保健的研究主要集中在理论研究、亚健康与养生、治未病与养生、饮食与养生以及延缓衰老与养生等方面。

1. 理论研究

刘寨华等从古代哲学养生倡保精、《内经》养精重养肾、古代医家养生主养精三方面分析了中医"精"理论在养生中的发展与应用。认为养精是养生防衰的关键。和中浚等以中医文献特别是《内经》为基础，从形神兼养重调摄、因时因地制宜重和谐、因人而养重个体三个方面分类概括了中医养生诸法，讨论其内涵和特色。认为中医养生是在总结道、儒、释各家养生文化基础上的发展和集大成。刘鲲等探讨了中医阴阳理论与养生的关系。认为中医养生的宗旨最重要的是维护阴阳平衡，核心是"精、气、神"。张河分析了"祛痰浊"对中医养生的积极作用。

2. 亚健康与养生

亚健康状态的研究是目前关注的热点，主要集中在对亚健康人群中医体质的分析及调理方面。王天芳等对495例疲劳性亚健康状态者调查分析，得到81种辨证结果，共获得24个证候类型，分别是肝郁脾虚证、肝气郁结证、肝火炽盛证、肝胃不和证、脾虚湿盛证、心脾两虚证等，涉及虚证、实证和虚实夹杂证。提取证候要素17个，其中病位类证候要素7个，分别为肝、脾、肾、胃、心、胆、肺；病性类证候要素10个，分别为气滞、气虚、热火、湿阻、痰阻、阴虚等，虚实均涉及，实以气滞最多见，虚以气虚最多见。杨璋斌等对201例中老年亚健康状态者的中医证型进行分析，发现共涉及17个证型，依次为肾阴阳两虚、肾阴虚、肾阳虚、肾精亏虚、肝郁脾虚、肾气不固等。其中肾阳虚证的证候特征为畏寒怕冷、大便稀溏、夜尿多、小便清长等；肾阴虚证为潮热颧红、五心烦热、便秘、盗汗、腰膝酸软、小便黄等；肾精亏虚证为须发早白、脱发、性欲减退。黄鹏等研究发现，亚健康失眠状态人员体质主要以阳虚体质为主，SCL-90量表各因子均分明显高于健康人群（$P<0.01$），社会应对方式趋向以消极应对为主，生活质量评分明显低于健康人群水平（$P<0.05$）。

商庆新等认为气血失调、正气不足是亚健康状态发生发展的内在根本原因，提出调和气血的基本治则。任萌等认为情志因素（学业压力、就业压力、经济压力、环境压力、恋爱困扰等）是大学生亚健康状态的首要原因，提出精神调摄、形体锻炼、饮食调理、针灸推拿、起居调养等调摄方法。雷龙鸣等认为心理性亚健康相关研究还处于起步阶段，对其概念的界定尚未明朗，大部分文章只是从传统提高身心健康的角度提出一些理论性的建议，一些具有实证意义的干预研究还很缺乏。积极寻找疗效可靠、易于接受和便于推广的治疗方法将是今后的研究方向。

"亚健康的调理"详见专条。

3. 治未病与养生

治未病的研究主要集中在对临床病证的指导治疗。李淑萍等运用治未病理论防治卵巢早衰。未病先防，调整生活方式，调畅情志，预防卵巢储备功能早衰的发生；既病防变，提出补肾、补益气血的治疗原则以及病后防复。朱辉等在治未病理论指导下防治糖皮质激素骨质疏松症。未病养生，防患未然，提出调节饮食习惯，适度体育锻炼，调摄精神情志；药物干预，防病于先，强调以补助肾气、健脾益气法，已病早治，防其传变，提出补肾填精壮骨法治疗。用药之初的补肾药物辅助以及骨质疏松发生后的预防骨折方面。李春林探讨中医对治未病的认识及中医药综合治疗方案规律，认为治未病主要针对体质的偏颇和脾气秉性的刚柔、不良生活事件的刺激、长期不良生活方式和习惯以及亚健康人群。提出祛除致病因素、积极的中药疗法（辨证论治、理疗、腿浴、泡足、耳穴等）和非药物疗法（针灸推拿、中药熏蒸腾敷等）。认为治未病可以由病因调查、健康调养咨询、中医传统疗法3个部分组成。曲强提出要将治未病思想运用到实践当中,防止各种传染病的入侵与传变,提高自身正气,顺应自然,达到阴阳调和。谭燕等运用治未病理论和免疫调节的基本思路,采取分段施治、因质制宜、因质因时论食、脏腑辨证分型论治的手段,选用双向免疫调节功效的中药,用于治疗小儿抽动-秽语综合征。罗琦等认为调理脾胃是中医治未病的关键环节,调治胃气是其重要方法。

4. 饮食与养生

饮食一直是中医养生保健的特色。吴夏秋等收集《本草纲目》中所载的食物,运用数据频次统计的客观手段,从食物本草的性、味、功效等方面对食物养生功效进行研究,总结出"食物多以平性、甘味为主,以补为多"的规律。对书中所载食物保健内容进行阐述,为保健食品、外用保健品的开发提供思路。王达等将体质学思想引入中医药膳研究,从指导思想、目的、方法以及意义等方面论述了药膳食材按照体质分类研究的可行性,为中医药膳研究提供新思路。王强芬等分析了阴阳思想和五行学说在饮食养生中的应用,提出研究中医饮食养生文化应以阴阳五行学说为本。孙利民论述了"阴之五宫,伤在五味"的养生观,指出饮食调养的重要性。

5. 延缓衰老与养生

延缓衰老的研究一直是中医养生学探讨的热点。李燕认为血瘀是导致人体衰老和老年病的基本病机之一,提出采用活血化瘀法辨证论治。孙霞等认为痰、瘀之邪是致衰和老年病的重要病理因素,提出以化痰祛瘀法辨证施治,但不可一味化痰祛瘀,需注意补虚以扶正泻实。马月香也认为痰浊和瘀血是导致人体衰老的重要因素,临床上应注重预防痰浊和瘀血的形成。杨胜林等从肝主疏泄与衰老,肝藏血与衰老,筋、目与衰老三个方面论述了肝脏与衰老的关系,提出养生延缓衰老应重视肝的作用。李国民等认为三焦气化失司是衰老的主要病因。从理法方药论述了三焦气化失司衰老学说与肾虚衰老学说的关系。程静等分析元气与衰老的密切关系,提出顾护元气是延缓衰老的关键。刘焕兰等对五脏衰老机理及其相关性进行探讨,认为机体衰老不只是某一脏或两脏虚衰而导致,是五脏生理功能共同衰退变化的结果。

实验研究方面详见专条。

(王旭东　熊俊)

【古代名家及古籍养生思想研究】

张文春等把史学典籍中的养生内容归纳为导引吐纳养生法、食养食疗养生法、修养心性养生法、房中保精养生法四个方面。李其忠等阐述"道法自然"是老庄无为论的理论背景,指出老庄之"无为"即"无违""自然","无事""无欲","善为""无不为",并从道法自然、俭啬寡欲、致虚守静等方面探讨了对中医养生的影响。周少林把孔子的养生思想归纳为:以立志树德为先,以开朗乐观为重,以调摄饮食为要,以运动健身为法,以起居有常为度。潘海强等将苏轼的养生之道总结为节饮食、数息法、养黄中、常习养生诀、去欲、酽茶漱口以固齿等。

马鸿斌认为《内经》的养生原则是"法于阴阳,和于术数,食饮有节,起居有常,不妄作劳",并简述了顺应四时、清静无为、饮食有节、顾护阳气、预防为主的具体养生方法。何颖阐述了《内经》中顺应自然、整体调和、形神共养、动静结合的养生基本原则,归纳其养生的一般特点为和于术数、调节情志、内养精神,并探讨了其养生的境界层次。禄保平等认为《内经》时代对适量饮酒有助于身心健康的认识是酒疗养生的基础。例举了《内经》中酒疗养生方法,左角发酒治尸厥,鸡矢醴方治鼓胀,按摩醪药治不仁,药酒温熨治寒痹,白酒和桂治口僻。归纳了酒疗养生的特点,所治病证多属经络病,所用药物多为温热药,治疗多配合针刺按摩。吕静认为《内经》养生益寿理论核心是保护脾胃功能,调节情志,增加体育运动,调摄内脏功能。孙华好等阐述了"和五味"与"阴平阳秘"、"形神相依"、"天人合一"相关性,认为《内经》中的五味在五行-五脏框架下,形成了包括"五欲"、"五过"、"五伤"、"五宜"等内容的系统化的"五味学说",体现了《内经》在先秦两汉以儒家为主的和谐观念影响下,从实用理性角度构建的"和"的稳定结构,展现了医学与现实生活密切相关的实用价值。陈丽姝等总结了龚廷贤《鲁府禁方》中的"万病根源总属虚",提出益寿养生注重调理脾胃;将防病却疾的中药寓于平常的饮食当中;抗老养颜,内外同治两法;注重情志在疾病和养生中的作用。柳亚平等介绍《养老奉亲书》重视老年痰证的预防,提倡以食疗为主,采用平和之剂,并顺应四时昼夜阴阳消长规律进行调养。张国强探讨了陈直养生思想对元代邹铉《寿亲养老新书》、丘处机《摄生消息论》,明代高濂《遵生八笺》,清代曹庭栋《老老恒言》的影响。李景远等认为《养生四要》中提出的寡欲、慎动、法时、却疾是养生四大要点,概括了保精气、节饮食、调情志、法阴阳、治未病、防药毒等养生原则与方法。

（鲍健欣）

【亚健康的调理】

王平等将亚健康体质分为阴虚、阳虚、气虚、血虚、阳盛、血瘀、痰湿、痰热、气郁等9种：①阴虚体质者,滋养肝肾,养阴清热,忌辣椒、姜、葱等辛辣燥烈食物,可用金银花苡仁粥药膳。②阳虚体质当温补脾肾,助阳祛寒,多食有温阳作用的食品,药膳可食当归生姜羊肉汤。③气虚体质当温补脾胃、肺、肾,常食粳米等平补之品药,药膳服黄芪童子鸡等。④血虚体质者宜生血行血,兼以补气,可常食桑椹等具有补血养血的作用的食物,药膳用当归乌骨鸡等。⑤阳盛体质者应清热泻火,适当滋阴生津,忌辣椒、姜、葱等辛辣燥烈食物,药膳服金银花苡仁粥。⑥血瘀体质应注意活血化瘀,并配以补气行气。可常食桃仁、油菜、玫瑰花等具有活血祛瘀作用的食物,药膳服用山楂红糖汤等。⑦痰湿体质应从脾肺肾论治,多吃些蔬菜、水果,少食肥肉及甜、黏、酸涩的食物,药膳用山药冬瓜汤等。⑧湿热体质宜健脾、祛湿、清热,食用清利化湿的食品,以芡实莲子苡仁汤等为药膳。⑨气郁体质应注意疏肝解郁,多食能行气的食物,药膳可食橘皮粥等。

孙晓敏等将67例亚健康者随机分为两组,均给予健康指导,治疗组35例加服维康颗粒(熟地黄、党参、怀山药、山萸肉、黄精、陈皮等)。治疗4周,总有效率分别为94.3%(33/35)、53.1%(17/32)。组间比较,$P<0.01$。穆志明将256例亚健康者分成两组,治疗组130例服用调理乾坤丸(人参、黄芪、柴胡、白芍药、山萸肉、熟地黄等),对照组126例服用谷维素。治疗10 d,治疗组治疗后睡眠质量指数积分和疲劳评定量表积分均有所下降,与对照组比较均有显著性差异($P<0.05$)。刘键等将60例亚健康者分为两组,治疗组30例予保元煎加味(西洋参、五味子、麦冬、枸杞子、丹参、酸枣仁等)及生活指导,对照组仅进行生活指导。治疗14 d后,两组总有效率为86.7%(26/30)、30.0%(9/30)。组间比较,$P<0.01$。李绍旦将148例亚健康失眠患者随机分为两组,治疗组75例采用和胃安神法基础方(半夏、薏苡仁、酸枣仁、石菖蒲、茯苓、白术等)加减治疗,对照组73例采用养心安神胶囊治疗。4周后,治疗组总有效率为92.0%(69/75)、睡眠质量完全改善率为81.3%(61/75),对照组分别为71.2%(52/73)、64.4%(47/73)。组间比较,均$P<0.01$。两组治疗后症状总积分均较治疗前显著降低,且治疗组效果优于对照组。沈佩莉等采用十全大补汤加味膏(党参、炙黄芪、炒白术、白芍药、茯苓、肉桂等)治疗47例,3个月后,亚健康得分为(10.39±3.41)分,明显优于治疗前的(4.60±3.00)分($P<0.05$)。高巾等采用宁神方(太子参、白术、熟地黄、当归、白芍药、川芎等)治疗亚健康失眠45例,对照组39例常规治疗。经治1个月后,总有效率分别为93.3%(42/45)、77.0%(30/39)。组间比较,$P<0.05$。治疗后两组PSQI总积分下降,但治疗组优于对照组($P<0.05$)。周海丰等采用中医保健推拿(仰卧位、俯卧位操作)治疗200例亚健康状态人群,每周2~3次,调治2~4周,总有效率为97.0%(194/200)。

（胡 菲）

【延缓衰老方药的实验研究】

于淼等采用D-半乳糖致亚急性衰老法,观察补肾丹(熟地黄、山药、山茱萸、枸杞子、覆盆子、巴戟天等)对模型大鼠调节免疫功能的作用。将77只大鼠随机分为正常对照组、金匮肾气丸组、补肾丹高中低剂量组、维生素E组和模型组。结果,模型组与正常对照组比较,血清中白介素2(IL-2)浓度明显降低,白介素6(IL-6)浓度明显增加($P<0.01$);与模型组比较,维生素E组、金匮肾气丸组以及补肾丹高、中、低剂量组IL-2浓度有所增加,IL-6浓度有所降低($P<0.05$或$P<0.01$)。康湘琴等研究发现,益气聪明汤(黄芪、炙甘草、党参、升麻、葛根、蔓荆子等)及其加减可改善衰老模型大鼠退化的空间学习记忆能力,提高大鼠超氧化物歧化酶(SOD)活性,降低丙二醛(MDA)含量,显著上调海马神经元内环磷酸酯腺苷依赖性蛋白激酶A(PKA)、环磷酸酯腺苷反应元件结合蛋白(CREB)、c-fos的蛋白表达水平,与D-半乳糖致衰老组比较,均有显著性差异($P<0.05$)。提示补肾益气方药可能是通过调节学习记忆相关的cAMP/PKA/CREB信号转导通路关键分子(PKA、CREB、c-fos)的表达,从而改

善衰老大鼠学习记忆能力,延缓衰老。孙琳林等研究发现,左归丸能使大鼠肝、脑组织中 Na^+-K^+-ATPase 和 Ca^{2+}-Mg^{2+}-ATPase 活性升高,原癌基因 B 细胞淋巴瘤(Bcl-2)表达上调,Bax、Caspase-3 表达下调,与模型对照组相比,均具有显著性差异($P<0.01$ 或 $P<0.05$)。提示左归丸的抗衰老作用可能与其提高 ATP 酶活性以维持细胞膜的稳定性和抑制细胞凋亡作用有关。

龚张斌等制作大鼠拟"衰老"胸腺细胞模型,分为空白组、正常对照组、模型组(皮质酮处理)、左归组(皮质酮加左归丸)。研究发现,与正常对照组比较,模型组细胞 OD 值显著降低,细胞阻滞于 G_1 期,P16 表达显著升高($P<0.01$),cdk4、IL-2、IL-2Rα 蛋白表达降低($P<0.05$)。与模型组比较,左归组细胞 OD 值显著升高,G_1 期细胞数显著减少,P16 表达降低,IL-2、IL-2Rα 蛋白表达升高($P<0.05$)。提示左归丸通过抑制 P16 表达,促进细胞增殖,延缓皮质酮致胸腺依赖性免疫功能退化的进程。桂卉等观察发现,超微归脾丸可显著提高衰老模型小鼠胸腺、脾、肝的脏器指数;肝组织中 MDA 不同程度下降,SOD 及谷胱甘肽过氧化物酶(GSH-Px)活性不同程度提高,与普通归脾丸相比,具有显著性差异($P<0.05$ 或 $P<0.01$)。

唐怡等研究发现,以葛根、柴胡组方调理肝脾气机法能升高 SD 雌性大鼠血清 FSH、E_2 浓度,降低血清 LH 浓度。鄢泽然等研究发现,益寿饮(莲子、山药等)高、中、低剂量组能显著提高亚急性衰老小鼠脾脏指数和全血中过氧化氢酶(CAT)和 GSH-Px 活性($P<0.05$,$P<0.01$),延缓衰老。张丹丹等研究发现,七味都气丸(五味子、山茱萸、茯苓、牡丹皮、熟地黄、山药等)能明显提高衰老小鼠 T 淋巴细胞增殖能力和 IL-2 水平。

(肖梅华)

[附] 参 考 文 献

C

陈丽姝,孙亦农.《鲁府禁方》养生观[J].长春中医药大学学报,2010,26(1):153

程静,王平.浅析元气与衰老的关系[J].河南中医,2010,30(3):223

G

高巾,王英,吴连捷,等.宁神方调治亚健康失眠 84 例[J].陕西中医,2010,31(10):1336

龚张斌,金国琴.大鼠拟"衰老"胸腺细胞功能退化的机制探讨及左归丸的作用[J].中国中医基础医学杂志,2010,16(1):42

桂卉,文雅萍,蔡光先.超微归脾丸对 D-半乳糖致衰老模型小鼠抗衰老作用的研究[J].时珍国医国药,2010,21(4):898

H

何颖.《黄帝内经》养生思想探析[J].医学与哲学(人文社会医学版),2010,31(3):56

和中浚,江玉.中医养生方法的归类及其内涵和特色[J].中华中医药学刊,2010,28(3):453

黄鹂,杨志敏,老膺荣,等.亚健康失眠状态人群中医特征及相关因素分析[J].陕西中医,2010,3(5):566

K

康湘琴,金国琴,韩志芬,等.益气聪明汤及其加减方对 D-半乳糖致衰老模型大鼠 cAMP/PKA/CREB 信号转导通路的影响[J].上海中医药大学学报,2010,24(3):60

L

雷龙鸣,李燕燕,何育风.心理性亚健康的研究[J].长春中医药大学学报,2010,26(4):513

李春林.中医对"治未病"的认识及中药综合治疗方案规律[J].成都中医药大学学报,2010,33(2):43

李国民,成海燕,于建春,等.论三焦气化失司衰老与肾虚衰老的关系[J].新中医,2010,42(7):1

李景远,李志更.浅谈《养生四要》中的养生观[J].中国中医基础医学杂志,2010,16(1):22

李其忠,樊尊峰.老庄无为论及其对中医养生观的影响[J].上海中医药大学学报,2010,24(2):9

李绍旦,杨明会.和胃安神法治疗亚健康失眠的临床研究[J].中国全科医学,2010,13(8A):2519

李淑萍,黄煌,张昱.治未病学说在防治卵巢早衰中的运用[J].辽宁中医药大学学报,2010,12(9):107

李燕.活血化瘀法在防治老年病及抗衰老中的运用体会[J].长春中医药大学学报,2010,26(3):362

刘焕兰,郑先贞.衰老机理的五脏相关性探讨[J].新

中医,2010,42(3):6

刘键,李锋.保元煎调治亚健康状态临床观察[J].现代中西医结合杂志,2010,19(4):414

刘鲲,刘娜.中医阴阳理论与养生探讨[J].辽宁中医药大学学报,2010,12(6):89

刘寨华,杨威.中医"精"理论在中医养生中的发展与应用[J].中国中医基础医学杂志,2010,1(3):191

柳亚平,汪剑,秦竹.《养老奉亲书》痰证调养疗法述要[J].陕西中医,2010,31(2):235

禄保平,韦大文,巴明玉.《内经》酒疗养生撷要[J].中医学报,2010,25(2):238

罗琦,纪云西,陈冠林."治未病"从脾胃论治[J].江西中医学院学报,2010,22(3):12

吕静.《内经》养生益寿理论探析[J].亚太传统医药,2010,6(7):167

M

马鸿斌.《黄帝内经》养生思想初探[J].中国中医药现代远程教育.2010,8(11):4

马月香.痰瘀致衰机制探讨[J].中医药学报,2010,38(4):13

穆志明.调理乾坤丸治疗亚健康状态256例临床观察[J].中西医结合心脑血管病杂志,2010,8(1):121

P

潘海强,郭启超,吴鸿洲,等.试论苏轼的养生之道[J].中国民族民间医药,2010,19(3):56

Q

曲强.从甲型H1N1流感到中医治未病的体会[J].吉林中医药,2010,30(1):8

R

任萌,尚庆新.对大学生亚健康状态的分析及其中医调摄[J].山东中医杂志,2010,29(4):226

S

商庆新,王鹏,宋咏梅等.从调和气血辨治亚健康状态分析[J].山东中医杂志,2010,29(11):741

沈佩莉,葛惠男,徐勇.十全大补汤加味膏调治亚健康状态47例[J].中医研究,2010,23(1):37

孙华妤,冯明清.从"谨和五味"看《内经》健康观[J].世界中西医结合杂志,2010,5(2):96

孙利民."阴之五宫,伤在五味"与中医的养生观[J].中医杂志,2010,51(8):765

孙琳林,康广盛,马艳春.左归丸对D-半乳糖致亚急性衰老大鼠ATP酶及Bcl-2Bax和Caspase-3表达的影响[J].中华中医药学刊,2010,28(1):205

孙霞,张钟爱.痰瘀之邪与衰老、老年病的相关性研究[J].吉林中医药,2010,30(2):129

孙晓敏,余克强,李玉萍,等.维康颗粒干预亚健康状态的疗效及安全性[J].山东医药,2010,50(25):70

T

谭燕,陈立翠."治未病"与免疫调节理论用于治疗小儿抽动秽语综合征[J].现代中西医结合杂志,2010,19(26):3364

唐怡,李祖伦,张庆文.调理肝脾气机法对初老大鼠卵巢功能调控的实验研究[J].江苏中医药,2010,42(1):72

W

王达,王雪翎,陈宝贵.论药膳食材按体质分类研究的可行性[J].天津中医药,2010,27(2):137

王平.再探亚健康的中医分型和对策[J].中华中医药学刊,2010,28(6):1232

王强芬,邹明亮.论阴阳五行在中医饮食养生中的应用[J].中医杂志,2010,51(增刊1):52

王天芳,王佳佳,薛晓琳,等.疲劳性亚健康状态的中医证候及证候要素分布特点[J].中西医结合学报,2010,8(3):220

W

吴夏秋,周俭.论《本草纲目》的食物养生保健思想[J].辽宁中医杂志,2010,37(5):839

Y

鄢泽然,冯丽莉,乔庆彬,等.益寿饮抗D-半乳糖所致衰老作用研究[J].时珍国医国药,2010,21(5):1117

杨胜林,徐志明.论肝与衰老[J].云南中医药杂志,2010,31(6):13

杨璋斌,师晶丽,张维颖,等.中老年人群亚健康肾虚型的证候特征初探[J].辽宁中医杂志,2010,37(7):1205

于淼,姚辛敏,王春雷,等.补肾丹对D-gal致衰老模型大鼠细胞因子IL-2、IL-6的影响[J].中医学报,2010,25(2):251

Z

张丹丹,陈景华,张春蕾.七味都气丸对衰老小鼠免疫功能影响的实验研究[J].中医药信息,2010,27(3):48

张国强.谈陈直养生思想对后世的影响[J].中医学报,2010,2(1):169

张河."祛痰浊"在中医养生中的作用[J].天津中医药,2010,2(4):301

张文春,王斌,鲍晓雷.史学典籍中养生内容探析[J].

成都中医药大学学报,2010,33(1):89

周海丰,轮轼芳.中医保健推拿调治亚健康状态人群200例[J].长春中医药大学学报,2010,26(3):370

周少林.孔子养生思想探究[J].辽宁中医杂志,2010,37(7):1256

朱辉,郑洪新.基于"治未病"理论的糖皮质激素性骨质疏松症的防治[J].辽宁中医杂志,2010,37(7):1234

五、医史文献

(一) 古籍文献

【概述】

2010年古籍文献方面发表的论文涉及文献考证、古籍校勘、文字训诂等方面。

1. 文献考证

(1) 成书年代考证 《斗门方》一书今无传本,佚文散见于《证类本草》之后的各种医方本草。范春燕等通过《斗门方》与《证类本草》、《备急总效方》、《古今医统大全》、《本草纲目》、《备救广义集》等书中相关条目的比较研究,认为《斗门方》大约成书于五代宋初之际,亡佚于南宋初年。张雪丹等从《永乐大典》中辑得《大方》一书的佚文27条,有名方剂35首,无名方剂3首。据佚文推断,《大方》应是宋、金时期一部较为系统、成熟的方书,所载内容广泛。张志斌等对清代《导引图》进行了考证,指出"敬慎山房"可能是收藏者的堂号。书中"眩"字缺末笔,写作"眩",乃避康熙名讳,但保留"丘"字,表明不避孔丘之讳,认为可能为清康熙早期的作品。从人物造型、发式及服饰、家具等背景看,类似明代形制,故图形底本可能年代更早。书中24幅图表示24种导引功法,其16种有治病作用,8种有强身作用,以设问作答的方式给出文字解释,说明功法作用。原图集为孤本,现有多种翻刻本。

(2) 版本、流传考证 王铁策等对《儒门事亲》在日本的流传进行了考证。以浅草文库收藏的古写本《儒门事亲》为线索,通过对卜斋家世、师承、浅草文库建立的考察,发现卜斋的恩师吉田宗恂1575年注解《医方大成论钞》时引用的"子和曰"均出自《儒门事亲》的前三卷。从而认定古写本《儒门事亲》是抄自吉田氏引用的三卷本《儒门事亲》,该书则是由两次(1539年、1547年)到过中国的吉田宗桂等医家于公元1575年之前带回日本的。钱超尘对《张仲景方》的流传和演变进行了考证,指出该书经王叔和整理,始著录于《隋书·经籍志》,复著录于《旧唐书·经籍志》与《新唐书·艺文志》,至有唐一代皆存而未佚。至五代长兴三年以后,《张仲景药方》离析为八种二十六卷,大多单独流行,分为《伤寒论》和《杂病》两大部分,著录于《宋史·艺文志》。万芳对《脏腑证治图说人镜经》(又名《人镜经附录全书》)的传承进行了考证。该书原撰者不详。明代钱雷为之增补,并著附录两卷,名《人镜经附录》。清初张俊英又补充两卷,名《人镜经续录》,后合称《人镜经附录全书》。与雍正十一年(1733)刻本比较,康熙元年(1662)刻本无刘源序和张吾瑾序。万氏认为,上述两种刻本为此书现存较好版本。

有关古籍版本考证的内容详见专条。

(3) 作者考证 钱超尘将傅山《霜红龛集》、《傅山全书》与《傅青主女科》的语言风格进行对比研究,认为《傅青主女科》虽非傅山所作,但具有重要临床价值。

2. 古籍校勘

李群堂等对《金匮要略·中风历节病脉证并治》中"汗出入水中,浴水伤心"一句从义理和医理的角度考证,认为"浴"先因音近或形似而误作"如",进而在句读时误属下句而读作"如水伤心",致使后学者对经义难以索解。指出本句正确的句读应是"汗出入水中浴,水伤心",并以《金匮要略·水气病》篇"黄汗……以汗出入水中浴,水从汗孔入得之"作为佐证。陈婷从博求众本、四校合参,除去重复,补其脱漏,改易篇第,注释经文三个方面对林亿校注《脉经》所采用的文献学方法进行分析研究,旨在对当今中医古籍整理提供借鉴。何茂活指出《中国简牍集成·武威医药简》在断句标点及文字过录方面存在疏误,注释内容及方法也有值得商榷之处,并以实例说明。

关于文字训诂方面的研究详见专条。

(柳长华　邱若虹)

【古籍版本考证】

钱超尘将日本内阁文库所藏宋本《伤寒论》与中国所藏5部宋本《伤寒论》进行逐字校读,发现日本内阁本讹误甚多,结合赵开美精于校雠的学术经历和对善本古书的珍惜态度,确证内阁文库本不是赵开美本的原刻本而是日本翻刻本。日本翻刻《伤寒论》最精善者是安政本。中国所藏5部宋本《伤寒论》皆为赵开美原刻本,其中分初刻本与修订本两种。钱氏强调考证宋本《伤寒论》务须将两类误称"仲景全书"者加以区别:一是与张卿子《仲景全书》相区别,二是与恽铁樵影印日本安政本相区分。段逸山等将明抄北宋小字本《金匮要略方》与邓珍刊本在内容、体例上进行比较研究,发现两者在书名、篇名、药物、剂量、制法等方面均存在差异。吴迁抄本的学术价值在于可用以纠正邓珍本诸多错误,充实邓珍本未见资料。张卫等从目录版本学角度对明代李中立的《本草原始》进行了考察,对中国中医科学院所藏两种永怀堂本《本草原始》及初刊本进行了比较分析,认为永怀堂本与初刊本在药物正文内容、药材图及书籍体例上都作了较大改动,这些改动应为葛鼐重刊该书时所为。《新编名方类证医书大全》成书于明代正统十一年(1446),曾于成化三年由熊氏种德堂刊刻,并东传日本。牛亚华对中国中医科学院图书馆和上海市医学会图书馆所藏种德堂刻本进行研究,并与日本翻刻本进行比对,认为上述两部书实际也是日本翻刻本,非明代原刻本。日本翻刻本几乎保持了明本的原貌。崔淑原等从历代的官修目录、史志目录、私人目录等目录学书中详细考察了孙思邈《备急千金要方》的版本情况,指出本书的版本大致分为两个体系:一为上个世纪传回国内,未经林亿等人校订的版本,属三十卷本(以下简称"未校订本");一为自宋代林亿等人校正后,一直流传于国内的版本(以下简称"校正本"),包括三十卷本和九十三卷本两种。崔氏认为以"校正本"之三十卷本中的元刻本和日本江户医学影北宋本为最好。原因如下:① 此三十卷本为孙氏古本之旧,且经过林亿等人校正,错误较少,雕刻精良;② 元刻本虽刊刻精致,为历代推崇,为现存最古之刊本,但已残缺不全;③ "未校订本"虽更为存真,惜宋版不全,中间初配明板又配元板,亦不足取;④《道藏》九十三卷本虽世传亦多,但其评价不高。张志斌对徐春甫《医学指南捷径六书》存世版本进行了考察,发现国内外现存有"入门"、"指南"2个系统的5种版本。① 安徽省图书馆藏"入门本"2卷,为该书的初刻本。② 安徽省图书馆藏"金鉴本"2卷,即上本剜补了作者姓名。二者均只有该书6卷中之卷五、卷六。虽然所缺内容较多,因为初刻,保留了许多重要信息。③ 日本国立公文书馆内阁文库与大阪府立图书馆藏"指南本"6卷,内容完整,展现了全书面貌。然字迹模糊脱失较多。④ 北京中医药大学藏"指南本"4卷,缺前2卷。⑤ 江西中医学院图书馆藏"指南本"卷一、卷二,为5种版本中惟一的抄本。

(邱若虹)

【文字训诂研究】

刘庆宇等对《五十二病方》、《胎产书》、《脉书》等出土医学简帛资料中"疕"的含义进行考辨,认为"疕"非辞书所言仅指"头疡",而是指可以发生于身体各部位、轻重不一的皮肤病。陈红梅论证了《五十二病方》篇名、章名及方名的主要命名方式符合周秦西汉古书"多摘首句两字以题篇"的通例,并探讨了《五十二病方》篇章间的内在联系,揭示了《五十二病方》"前后相属,以类相从"的编写原则。段祯对中外学者关于《武威汉代医简》第42~43简"行解"一语的三种解释进行了分析,认为"行解"的"行"当训为"即","解"乃痊愈之意,"行解"应训为"即解"。段氏对《武威汉代医简》中第5简"和"与第15简"合和"作了考证,认为其义均为"调和"、"搅拌"。

日色雄一等依韵校勘了《灵枢》和《素问》,指出《灵枢·营卫生会》"昼不精,夜不眠"之"眠"当改作"瞑","精""瞑"同韵。《灵枢·寒热病》"暴挛内逆,肝肺相抟,血溢鼻口,取天府"之"抟"当作"薄"或"搏",因"逆"、"薄"、"口"、"府"四字相押。《素问·调经论》"无令恶血得入于经,以成其疾"、"外门不闭,以出其疾"之"疾"当作"病",以合上下韵。《灵枢·五味》"其大气之搏而不行者,积于胸中,命曰气海,出于肺,循喉咽,故呼则出,吸则入"之"咽"当作"咙",与"行"、"中"合韵。《灵枢·本藏》"五脏皆端正者,和利得人心",有"心"字失韵,"心"字衍。《灵枢·决气》"今乃辨为六名,余不知其所以然"下当据《太素·六气》补"愿闻何谓精",以"名"、"精"合韵。鲍健欣从文理及医理两方面对《素问·生气通天论》中"足生大丁"的"丁"与

"疗"在文字上的联系与在内涵上的区别加以探讨,认为从"丁"到"疗"是一个由笼统到具体的过程,两者是包含和被包含关系,而非简单的对应关系。鲍氏还认为,对此句"丁"的认识在一定程度上影响了对"足"的理解。《素问》中的"足"字具有3类不同的存在形式,即以经络名称出现,以单个字形式出现,以词组形式出现。"足生大丁"的"足"与其余单个"足"字具有相同的语法条件,当释为"脚"。金栋等认为《素问·大奇论》"皆鬲偏枯"中"鬲"字当作"为",乃形似之误。《素问·长刺节论》"刺皮髊"以下之"髊",音 téng,吴地方言,意为皮肉坚厚处,《新校正》作"骺"字误。金氏等还认为,《素问·刺法论》中"皆相染易"之"易"系传染、传染病之义,与"疫"乃古今字。陈琦敏辨析了《素问·至真要大论》"明善恶之殊贯也"中"殊贯"的含义,"贯"作"贯通"解,全句意为药分君臣使三品,以令人明晓方剂中的药物虽气味善恶不同,作用悬殊,又协力贯通共同祛病。张亭立辨析了《太素》中"浑浑"词义,在"无刺浑浑之脉"中意为"浊乱",在"浑浑单至如涌泉"及"其应疾中手浑浑然者"指"洪大",在"是动则病耳聋浑浑淳淳"指"浑浊"。

赵天才等对《伤寒论》与《金匮要略》中的一词多义现象进行了探究,从一词两义、一词三义、一词四义三个方面,分析了外证、身疼痛、手足温、邪气、正气、证、痞、桂枝、胃中、喜、中风等词语在不同条文中的具体含义,有助于准确理解仲景原著的涵义。崔锡章等对古医籍中叠音词的词义特点和影响进行了分析,举《伤寒论》中"了了"作为词义与常用义微殊之例,举《伤寒论》中"缘缘"除医籍外罕用之词义例,可作为词典书证的补充。陈翠翠等认同经典著作中的"搏"字多讹为"搏"之说,由此分析了"搏"字的应用及临床意义,认为《伤寒论》小柴胡汤证"与正气相搏"、麻子仁丸证"浮数相搏"、风湿三附子汤证"风湿相搏",及《金匮要略》旋覆花汤证"寒虚相搏"、大乌头煎证中"邪正相搏"的"搏"字,形象地体现了致病因素的多重性及发病过程的复杂性,可作为分析复杂病机及选方用药的切入点。刘敏等在对《伤寒论》大黄"如博棊子"、"如棊子"的剂量进行考证的过程中,通过现存文献和文物证明"博棊"为汉代流传的、游戏双方各执棋子六枚的六博游戏,与围棋的棋盘、棋子数目、形状皆不相同。其棋子形状为方形,平均约长二寸、方一寸,相当于现今长 4.64 cm、宽 2.32 cm、高 1 cm 的长方体。

(李海峰 张苇航 张雪丹)

[附] 参 考 文 献

B

鲍健欣.《素问》"足生大丁"之"足"辨[J]. 中华中医药学刊,2010,28(5):1059

鲍健欣. 刍议"丁"与"疗"[J]. 广州中医药大学学报,2010,27(1):71

C

陈翠翠,高健生. 经典著作中"搏"字的应用及临床意义[J]. 中国中医基础医学杂志,2010,16(6):462

陈红梅.《五十二病方》编写体例探讨[J]. 天津中医药大学学报,2010,29(1):5

陈琦敏.《素问》中"殊贯"词义辨析[J]. 莆田学院学报,2010,17(4):44

陈婷. 宋·林亿校注《脉经》文献学方法研究[J]. 中医文献杂志,2010,28(3):8

崔淑原,和中浚,王缙. 孙思邈《备急千金要方》的版本考查[J]. 中国民族民间医药,2010,(24):52

崔锡章,陈婷,张宝文. 论古医籍叠音词义的特点及影响[J]. 北京中医药大学学报,2010,33(8):521

D

段逸山,邹西礼. 明抄北宋小字本《金匮要略方》研究[J]. 中医文献杂志,2010,28(2):1

段祯.《武威汉代医简》"行解"义证[J]. 中医文献杂志,2010,28(2):29

段祯.《武威汉代医简》"和""合和"正义——并就有关句读与张延昌先生商榷[J]. 甘肃中医学院学报,2010,27(1):77

F

范春燕,王家葵,何霖.《斗门方》初考[J]. 中医文献杂志,2010,28(1):11

H

何茂活.《中国简牍集成·武威医药简》标注本指疵[J]. 中医文献杂志,2010,28(4):16

J

金栋,李冬梅.《素问》名词考辨三则[J].中医文献杂志,2010(3):20

金栋.《素问》"染易"之"易"字辨析[J].中医文献杂志,2010(1):29

L

李群堂,王辉武.《金匮》"汗出入水中,如水伤心"考[J].中医文献杂志,2010,28(2):21

刘敏,王庆国,李宇航等.《伤寒论》"大黄如博棋子大"考辨[J].中医杂志,2010,51(4):374

刘庆宇,曲如意."疟"之含义考辨[J].中医药文化,2010,5(6):52

牛亚华.《新编名方类证医书大全》版本新探[J].中医文献杂志,2010,28(5):19

Q

钱超尘.《傅青主女科》非傅青主作[J].中医文献杂志,2010,28(1):19

钱超尘.《张仲景方》之流传与演变[J].中医文献杂志,2010,28(4):1

钱超尘.日本内阁本《伤寒论》不是赵开美本原刻本[J].中华医史杂志,2010,40(6):346

钱超尘.宋本《伤寒论》版本简考[J].河南中医,2010,30(1):1

R

日色雄一,严季澜*.《太素》《灵枢》《素问》依韵校勘举隅[J].北京中医药大学学报,2010,33(7):449

W

万芳.《脏腑证治图说人镜经》之传承考析[J].中医文献杂志,2010,28(5):3

王铁策,苏春梅.《儒门事亲》在日本的流传新证[J].中医文献杂志,2010,28(1):8

X

许国振.古今中药剂量换算的考证[J].中医文献杂志,2010,28(2):23

Z

张亭立.论《黄帝内经太素》中的"浑浑"[J].辽宁中医药大学学报,2010,12(1):30

张卫,张瑞贤.《本草原始》版本考察[J].中医文献杂志,2010,28(1):2

张雪丹,张如青.已佚古医书《大方》内容初探[J].中医文献杂志,2010,28(2):1

张志斌,程英.敬慎山房《导引图》考辨[J].中医文献杂志,2010,28(5):1

张志斌.《医学指南捷径六书》文献学考察[J].安徽中医学院学报,2010,29(5):13

赵天才,杨景锋.《伤寒论》与《金匮要略》中一词多义举要[J].辽宁中医杂志,2010,37(1):73

(二) 医 家 学 派

【概述】

2010年度,在中医各家学说和学派研究领域发表学术论文近600篇,其中张仲景及其著作的研究约占40%,清代医家及温病学说的研究约占28%。

郑红刚等总结了中医学术传承方式有师承授受、学校教育、家传、文仕通医;传承的特点是包容性、累积性和变通性;传承的新趋势是由争鸣走向融合,以及借助现代科学技术。并认为理想的中医学术传承方式应当在规模教育基础上满足特色教育。应用数据挖掘方法如决策树、神经网络技术等研究老中医学术经验,揭示名老中医临床思维模式、诊疗规律和经验,使名老中医学术经验得以全面继承。

本年度张仲景及其著作的研究论文主要涉及仲景方用药剂量研究(详见专条)、条文研究、方证研究、六经辨证研究、针灸学研究(详见专条)、经方的理论研究和临床实践、药物煎煮和服用方法、时间医学思想、护胃气思想等。《江西中医药》杂志连载了江西名老中医姚荷生的书稿《〈伤寒论〉疾病分类纲目》(即将出版)中的部分章节:太阳伤寒表实证、太阳中风表虚证、太阳表证(寒风郁阳、正邪相争)、太阳主证(表里同病)、太阳变证等。柴瑞震认为《伤寒论》中虽未提及"八法"之名,但寓意了"汗、吐、下、和、温、清、补、消(利)"八法。柴氏对《伤寒论》中"八法"进行了系统归纳和分类叙述。"八法"虽是中医治法的概括,但仍不完善,如固涩法、重镇安神法、熄风法等未能纳入。苏晓梅等以《伤寒论》的条文为基础,从煎服之法、药食相辅、药后观询、药后调摄四个方面,对伤寒论中的将息法进行理论探讨。

王广军等以中风病病因立论转变的原因为切入口,认为从汉末佛教的传入到金元时期佛教思想融入中国主流思想体系,使中国主体思想从开放性转向内收,即实现了从大视野向小尺度的转变,折射到医学领域就是医学指导思想从综合走向分析,这是金元医学兴起的最根本原因。刘完素因力创"主火论"且习用寒凉之品而身居金元四大家之首,其理论内涵对后世影响颇深。王缙等认为宋金元时期的社会背景、文化发展、医界流弊以及刘完素本人对经典的传承等几个方面,造就了刘氏"主火论"的学术主张。斯军民认为,朱丹溪在总结《内经》以及刘完素的"火热论"、李东垣的"阴火为元气之贼"等理论的基础上,结合儒家理学太极"阳动而变,阴静而合"之理,提出了相火论,其中指出了君火与相火的区别,提出相火是一切生命活动的基础,根于肝肾之阴而起作用。心火动则相火动,五脏异常皆可引起相火妄动。胃气的强弱,气血津液的通畅与否和心神的中正平和与否,都对相火产生影响。

寇爽等认为《温病条辨》中滋阴法的应用在温病三焦不同层次与病程阶段中各有特点:上焦以祛邪为主兼以滋阴,清热即是养阴;中焦祛邪与养阴并重,清热保津,急下存阴;下焦育阴兼以搜邪,热劫真阴,搜邪育阴。滋阴药的应用特点:上焦用药多属肺、心、胃经,性味多为甘、微寒,质地较为清轻;中焦用药多属脾、胃、大肠经,性味以甘、咸、寒为主,质地较为厚重;下焦用药多属肝、肾二经,性味多以甘、咸、寒为主,多为质重、性质沉降或血肉有情之品。吴名等认为,温病学派和火神派在继承《伤寒论》的基础上均有所发挥,温病学派突破《伤寒论》外感病辛温解表的基本原则,创立辛凉解表、清热养阴的治疗法则,从而确立了"顾阴"的基本思想。火神派突出研究三阴病的证治,特别是对阴盛格阳的辨识,丰富和发展了《伤寒论》有关三阴病的理论,从而奠定"扶阳"的基本思想。温病学派和火神派认识疾病和治疗疾病方法迥异,但其共同点都是围绕调整不和之阴阳,在临床都受到了广泛的应用并取得较好疗效。黄维震对叶天士《温热论》中的透法进行了归纳:① 清热透表法;② 泄卫透营法;③ 散血透斑法;④ 养正透邪法;⑤ 泄湿透热法。石磊等从六个方面论述了吴鞠通《温病条辨》中运用透邪法的特点:① 透邪非只解表;② 透邪尤重宣肺;③ 透邪善用轻剂;④ 透邪亦喜汗解;⑤ 透邪不避辛温;⑥ 透邪处处存阴。

单德成等探讨了孟河医派的形成和发展,认为出类拔萃的名医梯队是其形成和发展的基础,不断完善的学术特色是其繁荣昌盛的保证。其学术特色表现在：一是师古不泥，和缓醇正；二是博采众长，寒温兼容；三是不分门户，学而不偏；四是中西兼融，择善而从；五是精专博通，治法灵活。周奇峰等对孟河医家马培之的外科学术思想做了探析。徐传花等探讨了马培之治疗月经病经验，认为其治疗月经病认同"妇人以血为本，以肝为先天"，强调肝脾气血理论，主张气血同治。

李知行从三方面论述了张锡纯治疗痰饮证的特色：① 尊仲景方，灵活化裁；② 标本并治，《局方》发挥；③ 食疗药膳，点穴捏喉。从四方面概括了张锡纯治吐血衄血特色：① 重用赭石，辅以山药；② 随证加减，配伍得当；③ 治吐血、衄血不可只用凉血药及药炭强止其血；④ 自拟便方和药膳治疗吐衄。从五方面探析了张锡纯"大气论"的学术思想特色：① 大气与元气于人身之重要性相同；② 大气为诸气之纲领，为全身血脉之纲领；③ 立胸中大气下陷之证及鉴别诊断；④ 创升陷汤治大气下陷；⑤ 大气为延髓之原动力。

（张如青 丁 媛）

【《伤寒论》的针灸学研究】

廖穆熙总结了《伤寒论》中针灸的应用有五个方面的特色：① 适当应用针灸可治未病、防患于未然；② 强调辨证论治，取穴灵活多变，主要有：循经取穴、经络辨证重于腧穴、特别重视选用特定穴、重视局部取穴等方式的不同；③ 针、灸、药施用有规律：仲景施治方法因证治需要而定，其目的在于使优势互补，增强疗效而促进病愈，或宜针宜灸，各显其效，或针、灸、药联合并施；④ 误用针灸引起变证；⑤ 从针灸穴位、疗效推测疾病病变部位及预后。曾志纯则将《伤寒论》中针灸的应用总结为三个特点：① 既病防变；② 误针施治；③ 辨证施针(灸)。陈树楷等则通过对《伤寒论》中部分针刺条文的病因病机和用穴规律的总结分析，归纳出仲景刺法的五个特色：① 针刺常用穴有：期门、风池、风府、大椎、肺俞、肝俞等穴，但皆有一定的特色。其中有俞穴、募穴或正经及奇经之交会穴。② 所联系的交会及表里经脉历手足三阴、三阳及任、督、冲、阴阳维、阳蹻，此亦仲景重用奇经"溢蓄"调节经气的重要功能的体现。③ 所涉及针刺治疗条文不独于阳经也。在阳经有刺法，阴经亦有刺法，不可拘泥，需临证谨辨病机以确定治法。④ 针刺选穴治法具有"阳病治阴，阴病治阳"，"从阳引阴、从阴引阳"的特色，故多取俞穴及募穴，以发《灵枢》之旨。⑤ 仲景不仅"以刺泻邪"，并也"以刺止病"，其用针之精微，可见其端。陈氏等同时重点研究了《伤寒论》刺期门穴的应用规律，认为：① 仲景取期门穴，与奇经八脉的生理功能有关。期门穴与阴维脉交会，又与冲脉及足阳明、少阳及足少阴经密切联系，针刺期门可以"蓄溢"诸经之气血，而达到治病的效果。② 期门为肝之募穴，《难经》曰："阴病行阳，阳病行阴，故令募在阴，俞在阳。"取肝之募穴，以达到"阳病阴治，阴病阳治"的特色。③ 期门穴治疗范围很广，包括：太阳少阳并病、阳明病热入血室、妇人热入血室、肝气横逆乘脾土、肝气横逆侮肺等证。但其病机皆为肝经之实热，临证时当仔细辨证，体现了"治病必求于本"的思想。

（英洪友）

【仲景方用药剂量研究】

孙燕等对仲景方药物剂量研究进行了方法学总结和实际测量。总结仲景方用药剂量古今折算的研究方法有考据学方法、统计学方法、实物测量法、德尔斐法等，认为上述方法的综合运用是相对完善的研究模式。郭明章等采用文献考证结合实物测量的方法对仲景方中鸡蛋的品种进行考证，认为"石膏如鸡子大"的重量应与麻黄六两接近，两者比例应为1∶1，因此得出结论为"石膏如鸡子大"的重量厘定为 90 g 为宜。刘敏等在分析和总结历代文献、考证容量古今折算标准的基础上，采用文献考证药物品种、产地、炮制与药物实相结合的方法，并利用数据统计学等方法，对仲景方中以体积计量的葶苈子剂量进行古今折算，认为仲景方中葶苈子应为十字花科植物葶苈（又名苦葶苈）Semen lepidli 的种子，《伤寒论》大陷胸丸中葶苈子半升（100 ml）宜折算为 69.87 g。刘敏等以浙江产百合科植物麦冬的块根作为实测对象，先对麦冬半升（100 ml）进行实测，然后依次换算出麦冬一升（200 ml）和麦冬七升（1 400 ml）的剂量，得出炙甘草汤和薯蓣丸中麦冬半升为 59.67 g，竹叶石膏汤和温经汤中麦冬一升（200 ml）可折算为 119.349 g，麦门冬汤麦冬七升（1 400 ml）可折算为 835.38 g。刘敏等对《伤寒论》中大黄"如博棋子"、"如棋子"的剂量进行考证，认为"博棋"即为汉代流传的、游戏双方各执棋子六枚的六博游戏。六博棋子虽然材质各异，但形状肯定为方形。六博与围棋棋盘不同，棋子数目、形状更不同，两者不可混为一谈。将川大黄切成三块长 4.64 cm、宽

2.32 cm、高 1 cm 的长方体,再分别测量其重量,求平均值,得出如博碁子的大黄剂量为10.93 g。并依此换算出"碁子大小如方寸匕"的大黄约为 5.47 g。刘敏等对仲景方中以体积和个数单位计量的半夏用药比例开展研究,认为仲景方中半夏当为天南星科植物三叶半夏 Pinellia ternata (thunb) Breit 干燥根茎的生用品经水洗而成,半夏半升(100 ml)为 61.29 g,半夏一枚为 0.75 g。孙燕等通过研究本草文献发现,仲景方所用枳实并非今之所用枳实,而是种属为芸香科植物枸橘的枳壳,枸橘枳壳一枚为 12 g。傅延龄等以《难经》关于人体器官重量的记载为参照,对照现代人体器官的大小及重量,将《难经》的"两"折算为现代计量单位,认为仲景方中一两约在 14.55～25.63 g,平均为 19.63 g。

王竹兰等对《伤寒论》汤剂加水量与煮取量进行研究,认为《伤寒论》中汤剂的加水量与煮取量根据具体的病证、方、药的不同,而有不同的规则,理、法、方、药高度融合,体现了辨证论治的精神。王氏还认为,仲景方给予现代煎药的启示有:① 对于加水量,不仅要考虑药量对方剂的影响,另外还要兼顾方剂的功效、方中药物的药性、质地、用药部位、毒性等对方剂造成的影响;② 对煎取量而言,因其与病证息息相关,故要根据具体的病情及所用方药来决定煎取量的多少。

柴瑞震通过对张仲景《伤寒杂病论》中 273 首方剂服用次数的分析与研究,认为:① 病情的轻重缓急决定药物服用次数,可有一日服一次者,一日再服者,有日三服者,有日再夜一服者,有日三夜一服者,有日三四,夜二服者。② 方药的功能作用决定服药次数的,如气味轻薄,升散宣通者,服次多,服药间隔时间短;气味厚重,沉降收敛者,服次宜少,服药间隔时间宜长;药性烈者不宜多服。③ 病情的特殊需要决定服用次数,如病蒂深固,而病势不急者,可"顿服";病重势急,可"顿服";病情轻,病势缓,只残留余邪未尽者,可以"顿服";控制疾病发作,于临发前服;切近病位治疗,少少含咽服;试探性用药,少少与服之。而现在通行的中药一日服 2 次,不仅违背传统中医学的用药规律,影响临床疗效,又歪曲了中医药的"辨证施治"精神。

(汪泳涛)

【温病学学派发展的研究】

17～19 世纪,我国四处瘟疫流行,在江南更加猖獗,死伤无数,治疗疫病和控制瘟疫流行成为明清医家的重要课题。王良等探讨吴又可治瘟疫,从内在发病基础、形成发病基础的原因、致病因子及其三者关系对瘟疫的发病原因和机制进行分析以及提出相应的防治思想。林德云进一步提出戾气学说与中医传染病学二者关系,主张充分利用现代检测技术,深入研究疫疠和戾气,丰富中医传染病学科理论。

对于温病大家叶天士的研究,中医界一直保持高度热情。李杰等分析其"通阳利小便法"应用,黄维震讨论其治温病的透法,魏鹏草等探讨其对慢性咳嗽证治,蔡峰探析其燥证论治等。对于燥证证治,刘巍认为吴鞠通与叶天士同中有异,吴氏以"胜复"论辩,认识更为全面。李杰等认为吴鞠通对于温病的病机、辨证、论治、方药各方面的认识均有所提高,以三焦为纲、卫气营血为目,使温病的辨证更加准确与具体。屈强提出薛雪所称的湿热证主要指湿温,《湿热条辨》系统论述湿热病的病因病机、发病部位、感邪途径、病机演变情况及其与伤寒、温病的区别;并根据湿热证的不同部位和湿重、热重的偏盛层层辨析,为湿热病辨证论治作出贡献。在湿温病用药上,黄利提出叶天士、吴鞠通、王士雄三家都认为湿温为湿热掺杂之病,主因在湿,皆重通阳。而王士雄通阳多采取斡旋胸中大气来实现,用药较重,其弊在温阳与通阳相混杂,优点在于治病主次分辨比较清楚。张诏认为王士雄的养阴法更具特色,如甘寒濡润以生津液,主治肺胃津液耗伤;清热泻火以坚阴,主治火热之邪伤津;咸寒滋养以育阴,主治邪热深入下焦,灼伤肝肾之阴;疏瀹气机以布津,主治气机郁滞不能布散津液等。吴门医派是温病学的重要门派,陈超认为,《吴医汇讲》就是温病学学术交流与争鸣的园地,发挥了吴门医派创办医学刊物"扩充学问之一道"的重要作用。强调创新、反对人云亦云,也是这部医学刊物的基本精神。许滔仔细研读明清温病五大经典著作中的序言,探究温病学理论的形成和发展过程,结合创新学理论的知识,发现温病学理论蕴含与创新学理论相吻合的原理和路径。温病学派不断总结防治瘟疫与温病的临床经验,提出许多新的学说和学术见解,研制出不少有效新方,形成和完善温病的理、法、方、药体系,极大地丰富和发展了中医诊治外感热病的理论。

(杨奕望)

【新安医学研究】

1. 文化研究

王键等从文化的视野探讨了新安医学的特质:①目前被提出来的八大地域医学(新安医学、孟河医学、吴中医学、钱塘医学、永嘉医学、湖湘医学、盱江医学、岭南医学)皆与方言区基本保持同一性,说明新安医学应属徽方言区的特质文化之一;②新安医学是以程朱理学、皖派朴学、齐云山道教、九华山佛教等这些中国传统主流文化为底蕴而流传至今的区域医学流派,是徽文化的组成内容之一;③新安医学既有独特的地方特色,又融于整个中医传统医学文化的大循环发展中;④明清时期,中国的学术重心在江南,而新安医学曾是引领中医学术时尚的主流派区域之一。吴云霞认为,新安医学可以用"和"字来概括,历代新安医家在数百年行医过程中所坚守的中国传统伦理原则和以人为本的经营思想,是我们今天致力构建和谐社会的宝贵财富。刘茂松从"新安"一词的由来和变更谈起,追溯了新安医学的起源、兴起、鼎盛、衰退、再复兴的发展历程。许霞认为,新安槐塘程氏家族医学的传承形式主要有:文献载体的传承、儒家治学方法的传承、谋生手段的传承。作者认为这三点正是中医教育的关键所在。

2. 医家贯里著作考证

对新安医学七位医家的籍贯、医著作了考证。吴桂香等通过考证认为,崔默庵别号默庵,安徽省太平县甘棠村(今安徽省黄山区甘棠镇)人,而非安徽省当涂县人。他是清初医家而非清代后期医家。崔氏长于临证,有"崔一帖"之誉,撰有《时疫流行与伤寒不同方论》。吴氏等还认为:①张杲的生年目前无法确定,卒年应在1224~1228年,《医说》在付梓前曾经诸葛兴整理,张杲有后人流寓日本并著有医书;②江瓘的里籍为今安徽省黄山市屯溪区屯光镇南溪南村;③孙一奎生于1538年,卒于1600年,孙氏医著尚有《正脉启蒙》《本草刊讹》两种;④程应旄是今安徽省黄市屯溪区屯光镇人,曾在康熙八年己酉(1669年)补辑并作序刊行汪机《医读》一书,程氏也是《名医类编》和《伤寒秘解》的作者,其著作《读伤寒论赘余》未亡佚;⑤程林为安徽省黄山市歙县郑村镇棠樾村槐塘人;⑥汪宏为今安徽省歙县岔口镇周家村渔塘人。

3. 学术思想研究

张红梅等认为,汪昂的"暑必兼湿说"不仅具有气候内涵、地域内涵,也具有夏季人体体液代谢紊乱和微生态平衡失常等潜在内容。万四妹等认为,张节视燥邪为六淫之一,主张以《内经》五运六气理论为指导,强调医者当重视天时、地域、体质等差异,全面阐述了燥症的病原、病证、病脉及病辨。

尚莉丽认为,新安医学儿科最早的医家为徐道聪,最早的专著为刘锡的《活幼便览》,第一部涉及研究儿科医案的著作为《名医类案》,最有影响的儿科著作属程云鹏的《慈幼筏》、何鼎亨的《活法启微》与许豫和的《许氏儿科七种》。王君萃的《小儿烧针法》是介绍以烧针法治疗小儿惊风抽搐等症的专著。还认为,新安医家丰富了儿科的望诊内容,形成了儿童保健学系统观点,发展了儿科热病证治理论,补充和完善了小儿惊风证治内容,形成了痘疹预防诊治体系,丰富和发展了儿科治疗学。

韩瑞卿等认为,程敬通在学术上推崇金元四大家,晚年尤崇尚李东垣、朱丹溪之学。其病案言简意深,用药精而巧妙。著有《程敬通医案》、《心法要诀》、《眼科良方》、《医法心传》等著作。沈开金认为,程钟龄的《医学心悟》陈述理论持论平正,不偏不倚,其论虽似属平常,但言言切要,深入浅出,往往可使医者终身受益;其组方用药和平中正,药味不多,药不险峻,看似平淡,但疗效显著。此书既是初学者启蒙书,又是临床医生辨证论治的必读之物。姚志坚则对汪机的学术思想进行了总结,善用参芪固本培元,倡导营卫一气说,首倡新感温病说等。

4. 方剂研究

方向明认为,开方剂方论之先河的是明代吴昆的《医方考》,在方剂研究史上占重要一席之地;建立科学方剂分类体系的是清代名医汪昂,汪昂一改既往方书方剂分类按病证列方的编写惯例,采用以法统方的编排方式,现行全国高等院校使用的《方剂学》教材正是沿用这一方剂分类法与编写体例;此外,新安医家方书以简约易行为宗旨,崇尚实用,尤其编有丰富的汤头歌诀,以促进方剂教学。章健从"影响方剂学的理论","继承发展前人之方","创制新方展现特色","各科方剂内容丰富"四个方面介绍了新安医家对方剂学的贡献。陆翔等认为,新安医家创方文献有以下几种形式:① 是先列病证表现、病因病机、治则,再列方药、方解;② 是先列方药,再列病证和理法;③ 是先列病证理法,再列方药组成;④ 是有较为完整的理法方药内容,但无方名;⑤ 是仅列方药,其他内容并不同列。何桂等认为,新安名医郑重光自成一类,其用药功能排序是温里第一,补气第二,用温里药远远高于补气药。

5. 本草研究

黄辉认为《本草蒙筌》有如下特点:① 凡药制造,贵在适中;② "龙火反治"论;③ 张仲景白虎汤证虽有言"寒",然不可因其辞而害其意;④ 良药当勿传讹;⑤ 利前之药何以不利于后?黄氏还认为,汪机医论药话有以下特点:① 本草方书若不明所由,则难豁观者心目;② 注本草者,当先注病证;③ 甘草重用方能见效;④ 暑必兼湿说;⑤ 人之记性皆在脑中论;⑥ 龙脑体热而用凉论。

6. 临床研究

叶敏认为:① 王仲奇擅用脏腑经络学说指导临床,精熟经典,创新邪正之说和脑气之论,用药平淡轻灵,诊断经验独到,尤重望诊;② 王任之中医根基厚实,秉承家学而尤有创新,临床特色鲜明,汲取现代医学知识为我所用,临证案例多加探讨;③ 王乐匋以仲景之法治温病,治学有道,医艺双修,博取自成,对心脑病证有研究。陈贵华等认为,《名医类案》痛风病案反映了痛风的致病特点、病因病机及治法方药。其学术观点有:① 发病重内因,内因重正气;② 重视女性在痛风中的患病比例;③ 强调"情志致病";④ 治法独异,各臻其妙。王琠为明清间新安医家中六御医之一,著《意庵医案》,记载医案87例。黄志华等读后认为:王氏医术精湛,治法独特,师法戴人,善用下法,且注重精神疗法,认证处方果断,诊察如老吏之断狱,其按语又多类判牍,极具特色。并精选了8例医案进行赏析。

(王 键　牛淑平)

【岭南中医药文献研究】

孔祥华等对岭南中草药文献做了较系统的研究,认为从古代《异物志》到近现代的《岭南草药志》,体现了岭南中草药事业的良好传承。研究岭南中草药文献可发扬岭南中草药特色优势。

刘小斌等对杨孚《异物志》所载岭南药用动植物进行了研究,例举稻、橘等10种植物以及蚺惟大蛇、鲮鲤、玳瑁、犀角等4种动物以说明。认为《异物志》为岭南杨孚首创,杨孚可专其名;杨孚之后的各典籍的引文中,凡不称人名只称《异物志》者,皆当为杨氏书。

周睿等对《采艾编》与《采艾编翼》两书的作者及版本进行了考证,对历来不少学者认为《采艾编翼》为《采艾编》之姐妹篇,《采艾编翼》补《采艾编》之不足的观点提出了质疑。初步认为《采艾编》与《采艾编翼》并非出自同一人之手,《采艾编》作者叶广祚确有其人,而《采艾编翼》原作者佚名,辑校者所署名"叶茶山"者,系托名叶广祚茶山公刊行。

陈虹等对《诸病源候论》中有关岭南医药文献资料进行了整理,认为该书描述了瘴气候,提出青草瘴、黄芒瘴的病因和岭南伤寒的用药特点及病程发展;指出山瘴疟多发于岭南山瘴之地;详细描述了脚气病的症状、病因病机和养生导引方法,明确指出因岭南"土地卑下,风湿之气,易伤于人",导致脚气病多发;论述"蛊毒病诸候"、"猘狗啮候"、"蜞蜥着人候"等岭南各种常见传染病证候。书中收录与岭南相关的医药文献资料,证明岭南医学是我国传统中医药学不可缺少的组成部分。

(张志峰)

【傅青主学术思想研究】

1. 治疗经带疾病研究

朱淑惠对《傅青主女科》中"带下俱是湿证"之论,从病名、病因、治法等方面做了论述,认为傅山辨治带下病重视肝脾肾,详审病机,准确辨证,分清内湿、外湿。罗湘姣等认为,《傅青主女科》阐述了较完整的带下病病因病机;以色分带、辨证周详;治带以疏肝健脾利湿为要,为后世医家论治带下病提供了重要的理论依据。蒲勤认为,《傅青主女科》中专列血崩,从肝、脾、肾三脏立论,辨证论治着眼于血热、肾虚、郁结、血瘀等证型,培补气血、调理脾肾,立法严谨,方药简效。

2. 补肾、治肝思想研究

何冬梅认为,傅山通过补肾阴、肾阳、肾气以治肾虚或调节肾中阴阳,并利用五脏互相生克关系,通过补肾而补他脏之不足。胡燕尔认为,傅山补肾而不独着眼于肾,而是充分运用脏腑学说,尤其重视脏腑之间的互相联系和影响。总结治肾法有温润填精补肾法、甘温益气补肾法、甘咸滋阴养血补肾法、滋阴清热泻火法、引火归原法、滋肾养肝法、补肾健脾法、肾肝心脾兼顾法等。

封春华等认为，《傅青主女科·调经篇》中强调了肝、脾、肾在妇科月经病中的重要地位。徐重明等认为，傅山调经注重肝肾是其重要的学术思想之一，其所创立的调经诸方，大多从肝肾立论。对《傅青主女科·调经篇》注重肝肾的学术特点的讨论，结合其所记载的清经散、二地汤、定经汤、止血汤、加味四物汤、宣郁通经汤、调肝汤等7首方药，深入分析其从肝肾入手，调理妇科月经病的丰富学术内涵。周红光等认为，傅山善用治肝法治疗妇科疑难病证，全书与肝有关的条文共26条，治肝方剂约20首，并将其归纳为治肝八法：疏肝解郁、清肝扶脾、舒肝益肾、补肝温经、补血养肝、健脾舒肝、补肾舒肝、补气平肝法，可用于经带胎产诸疾。

3. 组方用药规律研究

刘鸿雁探析《傅青主女科》中71首内服方剂的用药规律方法，将71首方剂采用用药频率统计、药物功效归类等方法进行分析归纳，同时对使用量30 g以上药物的用药情况进行了统计，凸显其在方剂中的作用、地位，由此诠释傅山配伍用药的规律及机理。结果显示使用频率居前者为补气药、补血药、清热药、活血化瘀药、祛风药5大类，其组方不是药味的简单叠加，而是多类药物的有机配伍，但以益气补血、扶正固本为宗。

王静还单独对《傅青主女科》中荆芥的用药配伍规律进行了探讨，认为所载方中用荆芥的方剂有25首，傅山并非取其解表之效，其擅长运用配伍、用量、炮制等方法控制荆芥在复方中各种功用。从配伍来看，荆芥多与当归、黑姜及柴胡等养血止血疏肝之品同用，以增强药效；从用量来看，根据具体病情来调节用量；从炮制来看，荆芥炒黑长于引血归经和止血，炒制长于疏肝，生用长于升散祛风。

雷国兆等认为，《傅青主女科》以阴虚火动、气血亏损、瘀血离经、摄生失养立论，丰富了崩证的病机学说。王艳等认为傅山种子以扶正为主，固涩为辅；用药精准平和，轻重悬殊；喜用白术、人参、巴戟等，药味不多，药性平淡，但讲究配伍，注意剂量的应用，注重扶正，故收效非常，其治疗不孕之方药，仍为目前临床应用之典范。王丽云等认为，《傅青主女科》中约有40首方用到白芍药，将其应用白芍药的特色总结为：病之在肝，必用白芍药；注重炮制，突出药效；药物配伍，独具匠心。

4. 对痹证的研究

纪岳军等认为，傅青主对痹证的认识，病因病机方面与内伤虚损有关，特别是与肝、脾、肾等脏腑的关系密切；在治疗方面，则以疏肝理气、健脾化湿、补益气血为主，尤其重视补虚，重用益气养血、补益肝肾之品，兼以祛邪。

（胡　蓉）

【张锡纯用药特色研究】

杨素芳通过解读张锡纯20味法象中药，认为张氏以药物的形、色、气、味、体为主干，利用气化、运气和阴阳五行等学说，分析药物的性能，阐释药物的疗效，推衍药物的作用机理，建立了一整套"法象"用药模式。

郑璇通过对《医学衷中参西录》应用赭石的医案进行整理分析，发现该书组方中有赭石的方剂共33首，治疗方药中有赭石的医案共146例，占全书医案的21%，是张锡纯最常用药物之一。认为张锡纯用赭石，病深而重者，草木之剂常罔效，投用赭石主张剂量宜大，病轻即减量。气逆、痰火等证，剂量偏大，常用一两，甚至四两；而对于失眠、虚喘等证用量偏小，一般二钱至四钱。杨焱认为，张锡纯对山茱萸救逆之功非常推崇，善用山茱萸肉一味治疗脱证。其独辟蹊径，从肝论治，并辨识各种脱证特点，巧妙进行药物配伍，临证用量充分，用法讲究，取得显著疗效。徐宏超认为张氏能娴熟运用寻常之辈的山药治疗常见病，甚至重病。山药具有滋润、收敛、固涩之功。其用山药体现了"上滋于肺，中养于脾，下固于肾"的理虚培本思想。并用山药食养调胃。龙玲指出张氏治疗久泄，强调护阴而利湿止泻，重车前子与淮山药配伍治疗泄泻，车前子与其他利湿药相比不但能利湿止泻，更能滋阴。对于秋季泄泻，因见上焦燥热，下焦滑泻之症，故用山药与滑石并用，实大便，利小便，拟滋阴清燥汤，清上滋下。对脾胃阴阳俱虚的泄泻则用山药配白术。对肾阳亏虚的泄泻张氏推崇硫磺，认为"硫黄其功胜桂附。凡因肾阳虚衰致沉寒痼冷之病"皆可用。还注重饮食疗法，常用"薯蓣粥"治久泄滑肠者。李公文等认为，张锡纯运用龙骨的经验包括以下7个方面：能开痰，为治痰神品；收敛滑脱；清肝宁心，安神定魂；镇敛冲气，平肝息风；开通化滞，流通血脉；但敛正气，不敛邪气；常配牡蛎，不宜煅用。张文学等指出张锡纯临证擅用白虎汤，重用石膏，山药代替粳米，兼用人参，灵活化裁，广泛应用于治疗外感痰喘、温病、阳明腑实证、便秘、痢疾发热、中风、发斑、产后发热、疮疡热毒等。扩大了白虎汤的应用范围。

（陈丽云）

【《陈素庵妇科补解》之女科证治】

何冬梅总结陈素庵妇科治疗经闭的特色。经闭之病理尤重"不通"与"不足"两端。不通，包括血瘀不通、外邪风冷之寒凝不通、痰滞不通及七情郁结之气滞不通；不足，包括脾胃虚弱、二阳病及血枯导致的冲任气血津液不足。故经闭之治法以"通"和"补"为要。以通为治，注重疏肝理气，治疗中均加入疏肝解郁之要药香附以行气。以补为治，注重先后天之本。若脾胃虚弱之经闭，治以大补脾胃；对二阳病之经水不通，治以清心火、养脾血；若血枯之月水断绝，治以健脾益气、养血柔肝，并滋阴润肺；对于先天精血不足者，注重脾肾双补。

言慧等归纳陈氏伍用风药调经的特点。其用风药之妙，在于与补益之品相伍为用，使补而不滞，气机调畅，升降相宜，精血自旺，冲任之脉固摄。从风药的引经、升阳举陷、升发清气、祛风解表、疏肝解郁、炒黑止血等功用逐条分析。如《经行呕吐方论》中予平胃调中散，以葛根为使，引入阳明。又如《经水不通属二阳之病方论》用升阳益胃汤养脾血、清心火，伍以升麻、柴胡、秦艽、葛根升其清阳之气，使经自通。并认为运用祛风药同时，应注意照顾身体正气，以防损伤元气。

罗湘姣等总结陈氏辨治"经水不通"的法则。"经水不通"病因可分内因、外因、内外合因三类，又将经闭的病因分成两种，提出"有余者，调之通之，不足则补之"的总治则，主张审因论治。经闭的治疗，陈氏最重养血，拟以四物汤加减化裁。用药平和，邪正兼顾。如陈氏选清热药时喜用酒炒大黄，因大黄苦寒，能清热泻火，用酒炒之，不仅增加行血之力，亦以酒性之辛温缓解大黄苦寒之性。治疗妇女经水不通时，陈氏处处考虑到妇女生理特点，"顺"而治之。

周婷探讨陈氏调经宜和气的思想。认为陈氏见解独到，病因病机及辨证施治阐述清楚。提出四类病因：脾胃虚弱、血瘀、气滞、痰积。四类证型：脾胃虚弱型、瘀血阻滞型、气滞型、痰凝阻滞型。五类治法：行气运脾以理脾胃；用行气之法以行血，治血瘀之病；行血药中佐以行气药，使血行而不滞，加强行血药的作用；行气为主，行三焦诸气以祛气滞；行气以导痰使痰祛血行。临床以逍遥散、血府逐瘀汤、四物汤加减方等治疗月经病疗效好，均运用行气药，充分体现行气之法在治疗月经病中的重要作用。

邓菁瑛等总结陈氏辨治血崩的特点。血崩病因虽以"阴虚阳博"为主，临证则有寒热、虚实、阴阳、多脏受累之分，当审其因而治之。善诊左右六脉来把握血崩的诸多症候类型，通过脉象的变化了解脏腑、经络、卫气营血的改变，以分辨血崩病的各种症候类型。治疗以具有凉血、止血、养血功效的黑蒲黄散作为基本方，审因加减，求因治本、正本清源。重视药物的炮制，根据不同的病情采用不同的炮制方法，如药物炒炭既获固涩止血之效，又保留生药固有之性。

（杨奕望 姚艳丽）

【曹炳章对中医药的贡献】

沈元良对曹炳章临证心法进行了研究。提出曹氏注重舌诊，认为舌象的变化，可以客观地反映正气盛衰，病位深浅，邪气性质，病情进展，禀赋体质，可以判断疾病转归预后，指导处方遣药。著有《辨舌指南》，书中引古今医籍百余家，旁及当时国内外医学和报刊所载，结合自己的临诊经验，既引经据典，博采众长，又参以己见，融会新知。曹氏擅用中成药圆机活法，治疗时病、杂症、痰病、妇婴等病，尤其是对一些急症重病的救治，做到少而精、简而明，善用中成药治疗痧胀霍乱、暑热蒙闭清窍等疾病。同时，曹氏治痰经验丰富，其在《痰症要药说明》中指出、"痰为病之标，非病之本也。善治者，治其所以生痰之源，则不消痰而痰自无矣。"对外感痰、气郁痰、食积痰、痨瘵痰、痰塞咽喉、痰迷清窍、痰积胃肠、痰窜膜络等八类痰病证按类列症，随症出方，选方则荟萃膏丹丸散之效用彰著者逐一介绍，每方均有简要说明，撷方义之菁华，可以作痰症专辑阅读，有益于后学。曹氏对时疫的预防从居住的环境卫生、饮食卫生、个人卫生作了较全面的论述。对时疫的护理，曹氏从择医包括医患的合作、镇静、慎药、饮食、衣被等方面的论述，其观点不仅适合于时疫感证，也适合于其他疾病的护理。沈氏还认为，曹炳章对中药鉴别考证有贡献：首先，曹氏对药物的鉴别、采收、炮制加工、主治功效及用法方面有许多真知灼见，提出辨证讹药、厘定品种应从以下方面入手：① 乱真之假托；② 仿造之伪品；③ 不精之炮制；④ 不良之贮藏；⑤ 埋没之良材；⑥ 删除之次货等，从而达到去伪存真，去粗取精的目的。曹氏著作中有很大一部分关于药物考证的内容，如《人参通考》、《桂枝》、《琥珀考》、《白木耳考》、《沉香考》、《哈士蟆考》、《燕窝考》、《冬虫夏草考》、《化龙骨考》、《犀角考》、《麝脐香考》、《鹿茸通考》、《真珠诺》、《蛇谱》等。其考证药物专辑甚多，议论既深而面广，学术价值颇高，对今天药物研究颇有启迪。其次，曹氏改革成药，确定主治，并除旧创新。曹氏深悉丸散膏丹的药物组成、制剂方法，对何者应遵古，何者应革新，何者有殊功，何者须禁忌，结合其经验，加以厘定。再者，曹氏著《中华药物源流考》，对本草学的起源、兴衰、沿革有研究，并对当时药学退化的状况提出改革之法，即必须先编中华药物教科书，征集各种原药标本，每药将正路侧路，出于何地，一一说明。每药观其形色，尝其气味等，偏述体例，以效用分类等，并对谬误之处，皆应以删除。曹氏还增订了《伪药条辨》，将各药别其门类，条分缕析，分订四卷。卷一"山草部"28种；卷二"芳草部"17种，"湿草部"12种；卷三"毒草部"13种，"木部"19种；卷四"石部"4种，"虫介部"7种，"兽部"10种。其在原文基础上，对每一药物条下分别加以集注，或补其未备，或正其讹误，并参以自己的独到实践经验，以增广原著之说，使其增色甚多。

（许 吉）

【《医学正旨择要》的研究】

《医学正旨择要》是清代云南医学堂所用教材，由陈子贞等教官编写，目前藏于云南省图书馆。楚更五等对该教材的版本、编写背景和内容、指导思想等进行了考证和研究。该书成书于清光绪三十二年，全书约120万字，经考证为善本、孤本。该教材是清朝在云南省官办的医学堂（清朝政府国办医科）所用系列教材，研究者认为该书为云南省乃至全国首次发现的统一编写的中医教材。主编陈子贞以注重《内经》、《难经》等经典著作，同时广泛涉猎历代诸家之论为教材编写的指导思想，以辑录加评注的形式，择录历代医家相关论述，分门别类，汇集而成，内容系统而全面。内容涵盖现代教材中的中医基础理论、运气天纪、中医诊断学、中药学、方剂学、中医经典著作等基础理论，以及内、外、妇、儿、五官、伤、针灸等临床各科。对该书的重新挖掘整理，可使更多的人了解和掌握这部具有清代云南特色教材，对进一步研究当时的中医学课程体系和教学内容等亦具有重要学术价值和实际应用价值。杨胜林归纳整理了《医学正旨择要》脏腑卷的主要学术思想，认为其主要体现在注重儒家文化、突出以五脏为中心的整体观念、注重临床实践、重视脾肾两脏四个方面，其论证方式不仅与现代中医教学相符，并且体现了当今的"以问题为导向的教学方法"，对中医理论的继承和中医教学的改革有重要的借鉴作用。杨胜林同时对《医学正旨择要》所论最多的泄泻病进行了分析研究，通过对病因、病位、病性及治法进行统计分析，探讨其证治规律，认为该书诊治泄泻在病位上首重脾脏，在病因上首重湿邪，临床常见证型分为8种，并且特别强调风邪侵袭在泄泻病诊治上的重要地位，治法灵活，用方丰富，可供中医内科教学参考。岳胜难等通过《医学正旨择要》所记载的9位代表性医家对崩漏的论述，从发病年龄、病位及病因病机、治法等方面分析了崩漏的证治规律，总结该书对崩漏的辨证治疗特色，认为其以脾胃虚损、冲任损伤、相火湿热迫血妄行为主要病机，以补益气血、升阳举陷、泻火除湿为主要治则，对中医妇科有一定借鉴意义。李平等对《医学正旨择要》的主编、云南清代中医药学家、教育家陈子贞的生平、门人、世居等进行了考证，有助于进一步研究其学术思想，对于加强中医药理论在民族地区的对应性研究等方面也具有重要的历史文化价值。

（张苇航）

[附] 参 考 文 献

C

蔡峰.叶天士燥证论治探析[J].辽宁中医杂志,2010,37(7):1233

柴瑞震.《伤寒论》"八法"证治的研究[J].光明中医,2010,25(4):573

柴瑞震.《伤寒论》"八法"证治的研究(之二)[J].光明中医,2010,25(5):756

柴瑞震.关于《伤寒杂病论》中药物服用次数的研究[J].河南中医,2010,30(3):217

陈超.吴门医派温病学术思想及其创新[J].中医研究,2010,23(7):3

陈贵华,李振彬*,杨静,等.《名医类案》痛风篇探析[J].河北中医,2010,32(1):117

陈虹,刘小斌.《诸病源候论》中有关岭南医药文献资料的整理[J].吉林中医药,2010,30(2):178

陈树楷,曾子育,郭长青*,等.《伤寒论》针刺期门穴的应用[J].云南中医中药杂志,2010,31(6):7

陈树楷,刘乃刚,郭长青.《伤寒论》针刺时机与配穴浅析[J].中华中医药学刊,2010,28(9):1948

楚更五,李平,张建英,等.《医学正旨择要》考[J].云南中医学院学报,2010,33(2):52

D

邓菁瑛,尤昭玲.浅析《陈素庵妇科补解》辨治血崩特点[J].湖南中医药大学学报,2010,30(5):43

F

封春华,刘军锋.论《傅青主女科》调经篇中的肝脾肾脏腑辨证施治[J].基层医学论坛,2010,14(8):741

傅延龄,刘小河,杨琳.从《难经》的记载推算《伤寒论》"两"的量值[J].中医杂志,2010,51(6):566

G

郭明章,孙燕,李宇航,等.仲景方中"石膏如鸡子大"的折算研究[J].中华中医药学刊,2010,28(7):1385

H

韩瑞卿,邢昭雪,韩雷.新安医家程敬通学术思想浅述[J].中医药临床杂志,2010,22(2):100

何冬梅.《陈素庵妇科补解》治疗经闭之"通"与"补"探讨[J].中医研究,2010,23(3):74

何冬梅.《傅青主女科》补肾思想浅析[J].中医药导报,2010,16(4):4

何佳,周铭心,尚玉红.从清代早期医家郑重光临证用药分析新安医学地域性特征——从方剂计量学方法谈起[J].中华中医药杂志,2010,25(7):1002

胡燕尔.《傅青主女科》从肾论治在月经病治疗中的应用[J].现代中西医结合杂志,2010,19(26):3369

黄辉.《本草要要》医论药话评析[J].中医杂志,2010,51(6):570

黄辉.《本草蒙荃》医论药话评析[J].中医杂志,2010,51(1):89

黄利.湿温病用药分析[J].亚太传统医药,2010,6(3):53

黄维震.浅论叶天士治温病的透法[J].河北中医,2010,32(6):918

黄志华,赵青春.《意庵医案》奇案赏析8则[J].中医药通报,2010,9(1):40

J

纪岳军,朱天林.傅青主痹证治疗思想浅析[J].光明中医,2010,25(9):1573

K

孔祥华,刘小斌,裴芳利.岭南中草药文献著作简析[J].广州中医药大学学报,2010,27(3):291

寇爽,王雷,车念聪.《温病条辨》三焦分治中滋阴法的应用探讨[J].北京中医药,2010,29(8):608

L

雷国兆,王勇.《傅青主女科》治崩用药特色[J].世界中医药,2010,5(1):60

李公文,杨素兰,石光灿.浅析张锡纯运用龙骨之经验[J].中医药导报,2010,16(4):16

李杰,胡浩,沙塔娜提.叶天士"通阳利小便"法应用分析[J].上海中医药杂志,2010,44(2):30

李杰,刘汶.浅述吴鞠通对温病学的贡献[J].中国中医药现代远程教育,2010,8(1):3

李平,楚更五,杨俊斌,等.云南清代中医药学家教育家陈子贞考[J].云南中医学院学报,2010,33(1):59

李知行.浅谈张锡纯"大气论"特色[J].中国民族民间医药,2010,19(10):72

李知行.浅谈张锡纯治吐血衄血特色[J].中国民族民间医药,2010,19(12):69

李知行.张锡纯治疗痰饮特色初探[J].中国民族民间医药,2010,19(16):72

廖穆熙,江钢辉.浅析《伤寒论》中针灸疗法的应用特色[J].河南中医,2010,30(2):113

林德云.试论戾气学说与中医传染病学的发展[J].江苏中医药,2010,42(7):57

刘鸿雁.《傅青主女科》方药配伍规律探析[J].光明中医,2010,25(8):1349

刘茂松.浅谈新安医学的起源和兴衰[J].中国中医药现代远程教育,2010,8(16):3

刘敏,郭明章,李宇航,等.仲景方中半夏用药剂量及配伍比例研究.北京中医药大学学报,2010,33(6):365

刘敏,孙燕,李宇航,等.仲景方麦冬用药剂量研究[J].国医论坛,2010,25(2):1

刘敏,王庆国,李宇航,等.《伤寒论》"大黄如博棋子大"考辨[J].中医杂志,2010,51(4):374

刘敏,郑丰杰,李宇航,等.仲景方中葶苈子用药剂量

研究[J].时珍国医国药,2010,21(6):1366

刘巍.初探叶天士、吴鞠通燥证论治之异同[J].江西中医学院学报,2010,22(4):14

刘小斌,陈俊蓉.杨孚《异物志》与岭南药用动植物[J].广州中医药大学学报,2010,27(4):430

龙玲.张锡纯治泄泻方药特色浅析[J].浙江中医药大学学报,2010,34(1):82

陆翔,章健,方向明,等.新安医家创方研究思路与策略[J].中医药临床杂志,2010,22(4):346

罗湘姣,代波,尤昭玲.试析《傅青主女科》带下病辨治特色[J].中国中医药现代远程教育,2010,8(8):17

罗湘姣,尤昭玲.《陈素庵妇科补解》辨治"经水不通"浅析[J].中国中医药现代远程教育,2010,8(5):15

P

蒲勤.试论《傅青主女科》对血崩症的认识[J].中国社区医师,2010,12(28):10

Q

屈强.薛雪《湿热条辨》探析[J].光明中医,2010,25(4):570

S

单德成,赵小平.孟河医派的形成和发展探讨[J].中国中医基础医学杂志,2010,16(5):364

尚莉丽.新安医学儿科学术成就及学术思想探讨[J].中医杂志,2010,51(S1):16

沈开金.论医平正通达 治方中正和平——读《医学心悟》之悟[J].中医药临床杂志,2010,22(4):354

沈元良.曹炳章先生临证心法撷要[J].中华中医药杂志,2010,25(8):1327

沈元良.略论曹炳章对中药鉴别与考证的贡献[J].浙江中医杂志,2010,45(3):188

石磊,石云.吴鞠通《温病条辨》运用透邪法特点浅析[J].河南中医,2010,30(3):239

斯军民.浅谈朱丹溪相火论[J].江西中医药,2010,41(2):15

苏晓梅,袁素民,李怀斌.浅议《伤寒论》中的将息之法[J].中医药信息,2010,27(4):13

孙燕,郭明章,李宇航*,等.仲景方中枳实用药剂量古今折算研究[J].中华中医药学刊,2010,28(8):1597

孙燕.仲景方用药剂量古今折算的方法学研究[J].河北中医,2010,32(5):759

W

万四妹,戴慎.张节《伤燥论》研究[J].中国中医基础医学杂志,2010,16(2):96

王广军,史丽英,石学敏.汉末到金元——中国传统医学思想体系转变的原因分析[J].中国中医基础医学杂志,2010,16(3):179

王键,牛淑平.新安医学研究的文化视野[J].中医药文化,2010,(4):8

王缙,和中浚,马成杰.浅探刘完素"主火论"的学术背景[J].江西中医学院学报,2010,22(3):15

王静.《傅青主女科》荆芥用药配伍规律探讨[J].河北中医,2010,32(4):4607

王丽云,尤昭玲.《傅青主女科》中白芍应用浅析[J].新中医,2010,42(9):121

王良,黄秀深,罗雄.探讨吴又可分析瘟疫的发病原因和机制[J].四川中医,2010,28(1):41

王艳,尤昭玲.《傅青主女科》治疗不孕症的用药特点浅析[J].中国中医药现代远程教育,2010,8(12):10

王竹兰,肖相如.《伤寒论》汤剂加水量与煮取量的研究[J].中华中医药学刊,2010,28(4):885

魏鹏草,苗青,张文江,等.叶天士治疗慢性咳嗽的学术思想探讨[J].江苏中医药,2010,42(4):12

吴桂香,王旭光.6位新安医家生平资料新证[J].安徽中医学院学报,2010,29(4):4

吴桂香,王旭光.新安医家崔默庵生平考述[J].中医药临床杂志,2010,22(4):351

吴名,陈波,陈泽林.浅析温病学派"顾阴"与火神派"扶阳"[J].上海中医药杂志,2010,44(1):60

吴云霞.新安医学与"和"文化[J].中医药临床杂志,2010,22(4):356

X

徐传花,黄丽云.马培之治疗月经病经验[J].长春中医药大学学报,2010,26(3):351

徐重明,李曙光,汪自源.《傅青主女科》调经注重肝肾学术思想探析[J].贵阳中医学院学报,2010,32(4):1

许滔.从温病经典著作序言探讨温病学理论的创新学原理及路径[J].河北中医,2010,32(8):1238

许霞.新安槐塘程姓家族医学的传承对中医教育的启迪[J].辽宁中医药大学学报,2010,12(2):49

Y

言慧,尤昭玲.浅述《陈素庵妇科补解》伍用风药调经论[J].中医药导报,2010,16(3):6

杨胜林.《医学正旨择要》泄泻证治规律的分析研究[J].云南中医学院学报,2010,33(2):54

杨胜林.《医学正旨择要》脏腑卷主要学术思想研究[J].云南中医学院学报,2010,33(1):20

杨素芳.解读张锡纯之法象中药[J].浙江中医药大学学报,2010,34(3):303

杨焱.张锡纯运用山茱萸肉治脱证特色分析[J].中国中医急症,2010,19(3):491

姚荷生,伍炳彩,邓必隆,等.《伤寒论》证候分类纲目——太阳表证 寒风郁阳 正邪相争[J].江西中医药,2010,41(3):5

姚荷生,伍炳彩,姚梅龄.《伤寒论》证候分类纲目——太阳变证[J].江西中医药,2010,41(5):5

姚荷生,伍炳彩,姚梅龄.《伤寒论》证候分类纲目——太阳变证(续二)[J].江西中医药,2010,41(7):5

姚荷生,伍炳彩,姚梅龄.《伤寒论》证候分类纲目——太阳中风表虚证[J].江西中医药,2010,41(2):5

姚荷生,伍炳彩.《伤寒论》证候分类纲目——太阳变证(续五)[J].江西中医药,2010,41(10):5

姚荷生,姚梅龄,宋健平,等.《伤寒论》证候分类纲目——太阳主证 表里同病[J].江西中医药,2010,41(4):5

姚荷生,姚梅龄,伍炳彩.《伤寒论》证候分类纲目——太阳变证(续三)[J].江西中医药,2010,41(8):5

姚荷生,姚梅龄,伍炳彩.《伤寒论》证候分类纲目——太阳变证(续四)[J].江西中医药,2010,41(9):5

姚荷生,姚梅龄,伍炳彩.《伤寒论》证候分类纲目——太阳伤寒表实证[J].江西中医药,2010,41(1):5

姚荷生,姚梅龄.《伤寒论》证候分类纲目——太阳变证(续一)[J].江西中医药,2010,41(6):5

姚志坚.新安医家汪机学术思想浅探[J].中医药临床杂志,2010,22(2):101

叶敏,王键.新安王氏三医家学术与经验的研究[J].中医药临床杂志,2010,22(2):95

岳胜难,姜丽娟,赵文方.《医学正旨择要》崩漏证治规律探讨[J].云南中医学院学报,2010,33(4):51

Z

曾志纯.《伤寒论》针灸应用浅析[J].江西中医药,2010,41(4):68

张红梅,陈雪功,董昌武.对汪昂"暑必兼湿"的再认识[J].北京中医药大学学报,2010,33(1):11

章健.新安医家对方剂学的贡献[J].浙江中医药大学学报,2010,34(1):21

张文学,李成文,杨艳芳,等.张锡纯应用白虎汤特色浅析[J].中医杂志,2010,51(4):380

张诏.王士雄养阴学术思想探析[J].山东中医杂志,2010,29(7):435

郑红刚,花宝金,侯炜.中医学术传承的概述与展望[J].中国中医药信息杂志,2010,17(4):5

郑璇.《医学衷中参西录》赭石应用探析[J].光明中医,2010,25(1):123

周红光,傅友丰,周惠芳.论《傅青主女科》治肝八法[J].江苏中医药,2010,42(9):54

周奇峰,吴亚旭,路晔.孟河马培之外科学术思想探析[J].浙江中医药大学学报,2010,34(3):305

周睿,李禾,何扬子.《采艾编》与《采艾编翼》作者版本考据[J].广州中医药大学学报,2010,27(3):307

周婷.《陈素庵妇科补解》调经宜和气论浅析[J].湖南中医杂志,2010,26(2):112

朱淑惠.对《傅青主女科》中"带下俱是湿证"刍议[J].现代中医药,2010,30(1):46

(三) 医史文化

【概述】

2010年医史文化研究主要涉及诊疗史、疾病史、地方医学通史、医学现象与文化、医学制度与教育、医籍与文化、医学人物与医家医派、医学文化建设等方面,现概述如下。

1. 诊疗史

马燕冬对自商周至清末有关医学分科的史料加以梳理,对中国古代医学分科体系的发生、发展过程做了系统描述,《周礼》首次明确记载了内外科的分化;秦汉至南北朝时期,药科、兽医科、外伤科独立,设置食医,妇科独立也初现端倪;隋代,太常寺属下"太医署有主药、医师、药园师、医博士、助教、按摩博士、祝禁博士等员",已有医、按摩、咒禁三科的设置;唐沿隋制,加针灸成为四科;宋代医学分科影响较大的有元丰九科,即大方脉、风科、小方脉、眼科、疮肿兼折疡、产科、口齿兼咽喉科、针灸科、金镞兼书禁科,及崇宁"医学"之"三科通十三事";元代医学始分十三科,即:大方脉、杂医、小方脉、风、产、眼、口齿、咽喉、正骨、金疮肿、针灸、祝由、咒禁;明清医学分科加设痘疹科,官方承认外科,取消祝由咒禁科。洪德胜阐述了金元四大家对骨伤科发展的贡献,认为刘完素"六气皆从火化"、"五志过极皆为热病"的论点对痹证的辨治有一定影响,并提出行痹用防风汤、痛痹投加减茯苓汤、着痹用茯苓川芎汤、热痹治以升麻汤;"痛随利减"是张子和在骨科方药应用中的一大特点,其对骨折的治疗注重内服外用结合;李东垣以调理脾胃法应用骨伤科的治疗;朱丹溪在治疗四肢腰背筋骨慢性损伤也多以补肝肾、强筋骨为主,兼祛风湿。

色诊属中医四诊诊法之一,包含了形诊、形态诊、体质诊等多方面的内容,杜松等阐述了金元以前医家对色诊理论的发展和完善,指出《内经》是中医色诊理论之源;《伤寒论》奠定了中医诊断的基础,将四诊理论具体运用到临床病证的诊断过程当中;金元四大家对色诊理论加以完善,如朱丹溪对诊法的思维进行了深入的探讨,强调司外揣内。"三因制宜"思想体现了中医治病中原则性与灵活性的相互结合,李志更探讨了明清以前医家"三因制宜"学术思想的发展源流,认为秦汉及以前的著作《黄帝内经》、《难经》、《伤寒杂病论》三书中已经体现了中医"三因制宜"的治病思想;发展到金元时期,基本上形成了有医论、有运用、理法方药相融贯的格局,传统中医学已经达到了成熟的阶段;明清时期得到重要的补充和完善。石君杰等梳理了中医情志相胜心理疗法,《内经》对其基本原理和治疗方法作了系统的介绍,历代医家进行了补充和完善。

中医外治法种类繁多,《黄帝内经》记载了砭刺、药熨、蒸汗、渍浴、取嚏、按摩、吹气等,胡冬斐等探析了魏晋南北朝时期中医外治法的特点,《刘涓子鬼遗方》是我国现存最早的中医外科学专著,提出了金创、外伤和痈疽等外科疾患的诊疗方法,其中针烙引流和纸捻引流法是中国古代外科学上的创举。外治法不仅用于外科,而且广泛应用于内科、妇科、儿科、眼科、皮肤科、骨伤科等各科多种疾病,在《肘后方》、《小品方》、《范汪方》、《如意方》、《删繁方》等医著中记载有丰富的治疗方法和方药。吴玉冰等论述了中医茶疗的发展历程,指出《神农本草经》中已详细记载了茶的多种药效;唐代《新修本草》将茶列为木部中品;宋代中医茶疗的使用方法和运用范围逐渐扩大,《太平惠民和剂局方》列有药茶专篇;明代李时珍《本草纲目》对茶进行了系统性的总结,附茶药方16则,代茶饮20则;现代则研究出茶叶中含有的450多种化学成分,给中医茶疗带来新的治疗方式。

王晓林等探讨了明清时期治疗老年性痴呆的用药规律,通过收集分析141首治疗老年性痴呆的方剂,发现补虚药、甘温药、心肝经药物使用最多,人参、远志、石菖蒲、甘草、茯苓、茯神等为治疗早期老年性痴呆以及记忆力减退的首选药物。陈贵华等运用电脑统计分析《宋元明清名医类案》中清代名医治疗痹症的方药,认为清代医家治疗痹症的用药思维包括:重视正气不足;除湿不忘健脾、强调痰瘀的病理作用、巧用"通"法。"通"法常用驱风通络法、宣肺通络法、除湿通络法、温阳通络法、益气养血通络法、活血化瘀通络法、清热通络法、化痰通络法、"以藤达通"法九种。

2. 疾病史

包祖晓等按朝代顺序梳理了中医学对抑郁症认识的脉络，指出先秦至汉代时期已经认识到抑郁病证，在《黄帝内经》中有大量记载，并提出"喜胜悲"的治疗方法，为后世运用心理学方法治疗抑郁症奠定了基础。魏晋至金元时期是中医对抑郁证认识的发展期，但尚未提出专门的疾病名称，把抑郁症归于"虚劳"范畴，治疗以益气助阳药为首位。明清时期是中医认识抑郁证的成熟期，认识到以情志抑悒忧郁为主要表现的"情志之郁"，并明确提出了"怒郁"、"思郁"、"忧郁"病的病因病机。王立国等比较了抑郁症在东西方不同医学体系中的不同含义，西方医学对抑郁症的认识经历了五个阶段，古希腊时期奉行"体液论"，认为抑郁症是由黑胆汁过多造成的；中世纪时期，精神疾病患者被认为是因灵魂犯罪而遭天谴，抑郁症被认为是一种恶毒的病症；文艺复兴时期的思想家对"忧郁"的看法回归古希腊哲学家；科学时代，理性占统治地位，清洗法和浸泡法是常用的治疗方法；现代关于抑郁的认识主要受精神分析理论和精神生物学的影响。中医的"郁"在宋代以前主要指气血郁滞，宋代以后认识到情志的重要性，但还未明确提出郁证，直到明代正式提出"郁证"即情志之郁。

柯礼业等对黄疸病进行了梳理分析，认为先秦及秦汉时期确定了黄疸的病名和辨治原则；隋唐时期首提"胎疸、急黄、阴黄"病名，以湿热论为主；宋元明清时期深入论述了"阴黄"，并提出了"胆黄"的病名；近现代认为黄疸病以肝胆湿热为标，正气亏虚为本。治疗因湿为黄疸的病因核心，故退黄当从治湿着手，阳黄证宜清热利湿，阴黄证宜温阳化湿或逐瘀燥湿。彭清华等指出暴盲病名最早见于《证治准绳·杂病·七窍门》，《抄本眼科》又称为"落气眼"。新世纪全国高等中医院校规划教材《中医眼科学》将暴盲分为络阻暴盲、络损暴盲、目系暴盲和视衣脱离四种，但目前分化的这些病名是否就确切反映了每个疾病的特征，如目系暴盲等，还有待进一步讨论。刘向亮等考诸医籍，认为胎痫的病因病机有四个方面：一是孕母因素；二是胎热；三是风动痰扰；四是惊痫、客忤。治疗上当审其因，乳母宜静心节欲，心情舒畅。虞舜等采用文献计量学、频次分析、聚类分析的方法分析古今文献对瘀热病证的相关记载，论证周仲瑛提出的"瘀热"病因说，认为"瘀热"在外感和内伤病证中普遍存在，凉血散瘀方剂最早见于汉代，应用药物包括四种：清热凉血散瘀类，清热解毒养阴类，活血祛瘀止血类，补益阴血类药物。马丙祥等从病名、病因病机、治疗、预后四个方面论述了中医古籍对脑性瘫痪的认识，将本病纳入"五迟"、"五软"、"五硬"、"胎怯"等范畴；病因病机为先天不足和后天失调；治疗上，"五迟"以补养肾气为主，"五软"以滋化脾胃辅以补益肾精，"五硬"以"抑木扶土"为主，"胎怯"则以健脾理气为主。

宋红普等归纳了历代医家对中风病的认识，中风的病因病机分为"内风论"、"外风论"和"非风论"三种。唐宋以前的医家多持内虚邪中的观点；金元时期起，医家多从内风立论，但并未完全摒弃"外风论"；明清时期亦有诸多医家强调中风是由内外两方面因素导致。"非风论"的代表人物是明代医家张介宾，"非风论"又有"虚"、"火"、"痰"、"瘀"几种观点。谭春雨等总结了明清以前主要医籍对虚劳的概念和证治论述，《难经》明确提出虚劳病机概念和基本治法；《金匮要略》建立虚劳病论治体系，设小建中汤、黄芪建中汤、八味肾气丸、酸枣仁汤、炙甘草汤治疗五脏劳，提出"因虚致瘀"是虚劳的重要病机特点；《诸病源候论》对《金匮要略》提出的"干血劳"作了深入系统的阐释。郭虹秀等阐述了明清医家对噎膈的认识，明代医家张景岳明确将反胃与噎膈区分开来，其病因病机与七情内伤、酒食不节，久病年老有关，致使气、痰、瘀交阻，耗气伤津，胃失通降而成；治疗上除顺气化痰、滋阴润燥、补气温阳之外，尚需顾护津液和胃气。

3. 地方医学通史

刘德荣对明清及近代福建医学发展史略进行梳理，福建建阳自宋元以来一直是中国刻书中心之一，福建刻书总量在明代时居全国首位，其中医书达84种、604卷，最为著名的是熊宗立，其一生编次整理的医书有29种。见于地方志的医家，仅建宁、延平和邵武三府，便有30余个，较著名有熊宗立、许宏、聂尚恒、童养学、雷伯宗等。医学著作包括方剂、药物及临床各科等，如萧京的《轩岐救正论》、熊宗立的《丹溪治要法》和《新编妇人良方补遗大全》、郑大忠的《痘经会成保婴慈幼录》等。

由于经济的发展和繁荣，福建在明代已经成为对外医药交流的重要地域，尤其对日本的汉方医学产生了深刻的影响。清代，福建医家撰著医书100多部，影响较大的有陈梦雷的《古今图书集成·医部全录》、陈修园的《南雅堂医书全集》等。清代前中期，福建对外海上交通持续繁荣，主要体现在福建与日本和东南亚地区的医药交流。福建是近代西方医学传入我国的较早省份之一，创办了教会医院、教会医学校并遣派留学出国学习西方医学。民国初年，中医受到歧视和摧残时，福建出现早期的中医学术组织，如1911年福州成立"福州医会"；1919年建瓯成立"建瓯医学研究会"；1929年厦门林振南成立"闽南医学促进会"等。并致力于中医理论的研究和临床各科的实践，在内、外、妇、儿及方剂、药物学方面均取得一定的成就。

靳冬等阐述了河北的医学发展通史，战国时期的扁鹊，创立了望、闻、问、切诊法，擅长内、外、妇、儿、针灸等科，编著《扁鹊内经》《扁鹊外经》等多部著作。秦汉时期，河北保定一带出现隔水蒸药、调和药粉、打坨制药工具。后魏、北齐、隋相继出现了养生、本草、针灸著作，如《食经》、《药录》、《黄帝明堂经解》等。唐、宋时期，河北医学著作达30多种，其中方书、内科居多。金元时期河北医家的理论创新将祖国医学的发展推上了一个高峰，出现了河间、易水学派，易水学派创始人张元素对前人有关脏腑辨证理论进行研究整理，使之成为包括生理、病理、证候、演变预后和治疗五个方面的系统完善的理论体系。"金元四大家"中，河间（今河间县）刘完素的"火热论"及真定（今正定县）李东垣的"脾胃论"，此外，还有王好古、罗天益等著名医家。明清时期，学术著作约达200种，名家辈出，如王清任大胆提出对古籍中有关解剖方面记载的怀疑；张锡纯迈出了在临床中实践中西医结合的第一步，开创了中西医药物结合应用的先河。此外，戴铭等从广西医药起源研究、中医医家医著研究、涉医文物考证、医疗卫生制度及措施、中医学校教育、传教士的医疗活动等几方面介绍了广西地方医学史研究的概况。

4. 医学现象与文化

许继宗等认为"河图洛书"中"水、火、木、金、土"的排列顺序是古人通过观察、测量天地之间的共振频率，按照频率的高低顺序（羽、徵、角、商、宫五音）确定，并根据天人合一理论确定了经络子午流注顺序。吴水盛等阐述了道家的仙道与《内经》的人道之间的关系，认为老子的"道"正是在春秋时期天道、人道的基础上提出和升华的，因而有时不可避免地与天道、人道有一定联系。《内经》受老庄"恬淡虚无"等道家思想影响，更具体更实际地阐释了顺应自然、调和情志、治理气机、保养天真以却病延年的原则、方法和道理。房明东通过对孝文化的研究，认为孝文化促进了传统医德的形成、促进了老年医学的发展、促进了孕育和胎产医学的发展、促进了宫廷医学的发展、提高了医者的社会地位，但孝文化也阻碍了中医解剖学的发展。梁峻等探讨了中医学对"三生万物"哲学思想的诠释，认为在一生二基础上，以代表二的阴阳二者相互作用产生新物（所谓二生三），且三者间具有必然联系的许多新生事物。《内经博议》认为"气不得三，则无以布行于五，而阴阳冲气即所谓三气，也就是其气三"；清代汪绂认为一个太极必涵三气，这就是精气神也。

王莹莹等认为古代经络学说作为中国传统文化的有机组成部分，其理论体系的形成渗透着天人相应的文化观，融合着粗浅的客观观察和深刻的主观推理。经络学说中有一部分是来自实践的经验规律，有一部分是在天人相应的哲学思想指导下，通过取类比象的方法类推而来的。经络、腧穴数目的产生及其演变与天人合一的取数比类密切相关，经脉循环流注的产生及其演变与天人合一的整体观念密切相关。武燕洁等指出经学思维对中医有正、负两方面的影响，一方面使历代医家崇尚先贤与经典，注重经典的注释与阐发，著述和创新必依据经典；另一方面，由于过于崇尚经典、崇尚先贤，于是中医学术始终不能出现革命性的跨越，而只能是在原有基础上的修正，因此，中医理论的创新在经学思维的影响下行进缓慢，步履维艰。

福建寺庙药签形成于南宋以后，黄颖认为南宋以后经济的繁荣，促进了宗教信仰的兴盛，经济文化的繁荣，加之中医药学的进步，使福建民间求助于神灵的寻医问药由单纯地依靠巫术转变为"巫医并用"，而寺庙药签所载的验方、单方，凝聚着历代民间医生的智慧和经验，是地方性的医药精粹。"撞客"，指撞见死人之灵魂或祸祟邪气、秽毒邪气等而突发昏迷、神志不清、言语错乱、悲喜无常、狂言惊恐、乍寒乍热或以死人的语气说话等神志异常之情志病。金栋认为"撞客"即中恶、客忤、中客等病证,乃邪气(祸祟、鬼神、秽毒之邪气)所致,当属现代癔症范畴。中恶、客忤者等,首见于晋代葛洪《肘后备急方》。其病因病机,当为"正气不足,神志虚弱,邪气外犯"。

5. 医学制度与教育

李哲等阐述了宋代医药政策的可取之处,如重视运气学说,制定历法,提示某年节气可能发生的流行疾病,要求民众早做预防,在疾病瘟疫爆发时期派遣医生巡视京城和到边远地区支援指导救助、颁布名医效方、发送救命药材以及命令当地官员组织力量救助患病人;设置"安济坊"、"居养院",收容鳏、寡、孤、独,提供免费医疗服务;成立了制造和出售药材、中成药的专卖机构——熟药所,或称卖药所;重视对于医生的理论基础和临床实践技术的教育,建太医局,培养医师,重用民间医生;重视前代医学书籍的征集、校正和普及,在《新修本草》基础上校订并重编《开宝详订本草》。南宋政府钵依北宋《宋刑统》,践行了十三方面的医事律令,朱德明详述了其对医药发展的意义,如诸医违方诈疗疾病而取财物者,以盗论;禁止出售假药,废弃伪劣药品;禁止同姓通婚;禁止遗弃患病亲属等法令。这些均强化了医生职业道德和医疗事故责任制,铲除了医药卫生行业的痼疾,规范了民间医药习俗,对发展医药、人才培养和安定民生意义重大,也对元明清历朝乃至当今医疗卫生保健事业具有指导意义。韦韬回溯了明清时期的中医教育情况,明清均设立太医院,医学教育由太医院主管,但明清时期官办医学教育衰退,民间医学教育则持续兴盛;随着西方医学的传入,中医学术内部发生了相应的变化,使中医由传统形态向近现代演变;引发了一场旷久至今的中、西医学并存和存废之争。

6. 医学文化建设

赵子鹤认为中医文化的发展离不开中国传统哲学思想的指导,如中医基础理论中的元气学说、阴阳学说、五行学说,是中国传统哲学思想的基本理论,后又吸收了儒家的致中和思想、道家无为养生思想、宋明理学思想不断发展完善;中国语言文字的统一性和稳定性为中医文化的继承发展提供了良好条件;以道家思想为基础的养生学,以易学思想为标志的天文学和地理学,以儒家思想为指导的医学伦理学,以及各种传统学术相互融会而构成的理论思想,形成了中医学坚实的文化背景和知识基础。李昀泽等指出:要加强中医文化建设,就是要弘扬中医文化的"神、精、魄、魂、意"。行医是为了"普救含灵之苦",治学上要"精益求精,求真务实",顺应"天人相应,科学发展"观,为医院营造"中和平衡,团结和谐"的气氛,"发扬传统,不断创新",使中医学与时俱进,充满生机,培养符合现代要求的"精诚大医"。谭雅昕浅析了中医药文化在海外的传播策略和效果,认为应重视中医著作的外文准确翻译,提出以中医药文化打造中国"软实力"。刘景超等认为对中医药非物质文化遗产的保护应界定在民间"草根型"的中医药文化,对民间的中医药传统技艺进行普查筛选,对重点项目传承人进行保护,并建议将其归入中医学科中进行建设以使其更好发挥医疗保健作用。

(张如青 汤晓龙)

【宋代医学制度研究】

范家伟认为,三方面的因素为宋代医学发展创造了良好条件:① 宋代印刷术的盛行,有利医书的传播。② 北宋皇帝对医学的重视,使得北宋政府大力推动医学教育和选拔医学人才;搜集整理、校勘出版多部医学经典;官方编辑和颁布方书和本草书。③ 宋代科举盛行,失败者另谋出路,部分成为医者,出现儒医。宋代士大夫对医学同样有浓厚兴趣,儒医和士大夫为医学研究注入新的血液,随着宋代理学日渐盛行,以儒家思想的概念诠释医学的情况日益明显,儒医出现提升了医者的质素。范氏还从"皇帝与医学"、"士大夫与医学"、"疾疫与医学"、"人口南移与医学发展"等方面探讨了宋代医学制度的概况与特点,引用冈西为人的观点认为"仁宗朝以后进行的古书校勘和普及,使医学界面貌一新。医学从此向着取代以往的经验性治方,确立以《素问》、《伤寒论》为基础的理论性治方的方向发展。本草内容也因之得以改变,药理研究比起源问题更受到重视,寇宗奭的研究中即包含这一萌芽。此后不久,就发展为金元的药理说"。

轶名从"感冒"一词的渊源,考察了宋朝官宦患病请假制度,认为宋代馆阁官员值夜班请假,在请假簿上写上"腹肚不安,免宿"。从而相沿成习,并俗称其为"害肚历"。南宋时期,时为太学生的陈鹄则称"感风簿"。到了清代,"感风簿"演变成了"感冒假",成为官员请假休息的托词。"冒"是透出的意思,"感冒"即是感风之后仍然带病坚持工作,今天终于全面爆发了。

(张志峰)

【佛教对中医药学影响的研究】 顾加栋等对佛教医学思想进行了溯源,认为佛教诞生的根本宗旨是解决人类因生老病死而生的种种苦恼,医学作为研究人类生命进程以及同疾病作斗争的一门科学体系,同样也将解决人的生老病死问题作为它的根基和最终目的。这是佛教医学诞生的先天性条件。佛教医学在形成和发展的过程中同时受到过古印度医学和中国传统医学的影响。总体上说,现在我们所讨论的佛教医学是佛教基于"援佛理入医理"的基本方法,在吸收古印度医学思想及中国传统医学包括藏医学等少数民族医学理论基础上形成的具有独特风格的宗教医药学体系,有其自身宗教属性的指导思想和诊疗方法。面对社会性疾病、生态性疾病,佛教医学提倡高瞻远瞩,全面寻找出问题本质所在,然后提出更为合理的诊治方案。可以看出,佛教围绕"根"、"识"、"尘"层面展开而形成的医学思想分别与现代医学的生物医学、心理医学和社会医学相对应。

黄颖从宗教信仰的兴盛、经济文化的繁荣以及中医药学进步等三个方面探究了福建寺庙药签在南宋之后至明代前期形成的原因。认为:首先,福建是闽越族人的聚居地。闽越人自古有"好巫尚鬼"的传统,道教随着北方移民传入福建后,很快被民众接受并盛行起来。宋元时期在政府的推动下,民众对神灵的崇拜达到鼎盛。其次,福建经济文化本落后于中原地区,两宋之际随着北民南迁,福建的经济得到飞跃发展,文化出现全面繁荣,为医学进步奠定坚实的基础。再次,宋代以来,在政府对医学重视和福建儒生增多两方面因素的综合作用下,福建的医学发展有了明显的进步。使得福建民间的寻医问药从单纯依靠巫术转变为巫医并重,这是医学进步后对宗教进行渗透的产物,也是医学面对宗教信仰强大力量的妥协。药签所载的单方验方也是地方医学的精粹。

张东钰等从中医学的整体观、养生观、疾病观及医德医风方面着眼,分析传统文化中各家学说与中医学的内在联系。认为,在整体观方面,中医学吸取了佛家的"百一理论",即地、水、火、风四大元素构成了宇宙间万物,任何一种元素发生变化即可引起相对应疾病的产生。另外,佛家缘起论也认为人的生命是生理、心理及其生存的自然环境组成的系统。集成人生命的诸缘不可缺少不可分离。在养生观方面,佛教认为良好的道德高尚的情操有利于人的健康。佛教经典中的一些修习养性的方法与中医养生方法异曲同工。在疾病观方面,佛教从身心、行为与环境互相关联的天人合一论着眼,注重未病先防。这与中医学治未病思想相通。

(李 丛)

[附] 参 考 文 献

B

包祖晓,彭草云,田青,等. 古代中医认识抑郁症的历史沿革[J]. 中医药学报,2010,38(3):13

C

陈贵华,李振彬,杨静,等. 清代名医治疗痹证用药思维探析[J]. 河北中医,2010,32(6):916

陈贵华,李振彬,杨静. 清代名医巧用"通"法治疗痹证[J]. 河北中医,2010,32(2):272

D

戴铭,黄政德. 广西地方医学史研究概况[J]. 广西中医药,2010,33(2):34

杜松,刘治中. 金元以前中医色诊理论研究[J]. 云南中医学院学报,2010,33(2):11

F

范家伟. 宋代医学发展的外缘因素——评郭志松《中医药的演变:宋代(960~1200年)》. 中国科技史杂志,2010,31(3):329

房明东. 传统孝文化与中医药学之关系杂谈[J]. 江西中医学院学报,2010,22(2):25

付新伟,胥筱云. 试论《内经》对目诊的贡献[J]. 云南中医中药杂志,2010,31(6):10

G

顾加栋,周祥龙. 佛教医学思想简论[J]. 南京中医药

大学学报(社会科学版),2010,11(1):1

郭虹秀,张梅,李平,等.明清医家对噎膈的认识[J]. 中医药临床杂志,2010,22(5):377

H

洪德胜.金元四大家学术思想对骨伤科发展的影响[J].中医药临床杂志,2010,22(2):119

胡冬裴,李小茜.魏晋南北朝时期中医外治法特点研究[J].北京中医药,2010,29(2):104

黄颖.福建寺庙药签形成原因探析[J].福建中医学院学报,2010,20(2):66

J

金栋."撞客"考识[J].甘肃中医,2010,23(3):69

靳冬,于铁成.河北医学史撮要及特点[J].中医研究,2010,23(2):77

靳冬,于铁成.战国至清代河北医学的发展概况[J]. 中国民族民间医药,2010,19(16):26

K

柯礼业,韩树堂.黄疸的中医证治沿革[J].中医学报,2010,25(2):357

L

李昀泽,李建军.浅论中医文化的神、精、魄、魂、意及中医成才的"三高一低"[J].中医药管理杂志,2010,18(8):678

李哲,吕金山.论宋代主要医药卫生政策可取之处[J].中国中医药信息杂志,2010,17(5)增刊:5

李志更.历代中医学家对"三因制宜"学术思想的认识[J].中国中医基础医学杂志,2010,16(2):98

梁峻,庄乾竹,孔令青.论"三生万物"思想的哲学意义[J].世界中西医结合杂志,2010,5(4):283

刘德荣.福建医学发展史略(三)[J].福建中医学院学报,2010,20(1):58

刘德荣.福建医学发展史略(四)[J].福建中医学院学报,2010,20(2):57

刘德荣.福建医学发展史略(五)[J].福建中医学院学报,2010,20(3):57

刘景超,李具双,徐江雁,等.中医药非物质文化遗产保护之管见[J].中医药管理杂志,2010,18(4):298

刘向亮,马融.胎痫释微[J].吉林中医药,2010,30(5):372

M

马丙祥,张建奎,任燕.中医古籍对脑性瘫痪的认识[J].河南中医,2010,30(5):512

马燕冬.古代医学分科史考论[J].中华中医药杂志,2010,25(6):810

P

彭清华,彭俊.暴盲病名沿革及分化[J].中华中医药学刊,2010,28(9):1812

S

石君杰,徐发莹,陈树婷.古代中医情志相胜的心理疗法初探[J].江西中医药,2010,41(4):12

宋红普,魏江磊.历代医家中风病因病机观概述[J]. 上海中医药杂志,2010,44(8):26

T

谭春雨,刘平.明清前"虚劳"证治规律及其临床意义[J].上海中医药大学学报,2010,24(1):25

谭雅昕.浅析中医药文化在海外的传播策略及效果[J].中国中医药现代远程教育,2010,8(9):10

W

王立国,何裕民,倪红梅."抑郁"医学含义历史变迁[J].辽宁中医药大学学报,2010,12(8):37

王晓林,巴哈尔·哈德尔.明清时期治疗老年性痴呆的用药规律[J].光明中医,2010,25(5):749

王莹莹,杨金生.论古代经络学说的文化内涵[J].医学与哲学(人文社会医学版),2010,31(2):63

韦韬.论明、清时期的医学教育[J].贵阳中医学院学报,2010,32(4):21

吴大真,秦淼,秦罡,等.秦伯未[J].光明中医,2010,25(1):166

吴水盛,张丽霞.道家的仙道与内经的人道评析[J]. 中国中医基础医学杂志,2010,16(2):166

吴玉冰,魏飞跃.浅谈中医茶疗史[J].中医药导报,2010,16(2):4

武燕洁,焦振廉.试述经学思维对中医的影响[J].山西中医学院学报,2010,11(2):4

X

许继宗,乔宪春,石玉君.从古代音律学角度释河图五行顺序及十二经流注顺序[J].吉林中医药,2010,30(9):820

许敬生,孙现鹏.论滑寿对《内经》、《难经》的研究贡献[J].中医学报,2010,25(1):161

Y

轶名.感冒:清朝官员的请假托词.政府法制,2010,(11):37

虞舜,张稚鲲,杨丽娟,等."瘀热"学说的历史依据与现实意义[J].中国中医基础医学杂志,2010,16(4):274

Z

张东钰,崔翰博.浅谈儒释道对中医学的影响[J].山东中医药大学学报,2010,34(1):40

赵子鹤.浅谈中医文化发展的基础[J].中国中医基础医学杂志,2010,16(4):330

朱德明.南宋医药法律[J].医学与哲学(人文社会医学版),2010,31(4):70

六、民族医药

【概述】

2010年民族医药研究方面的论文，主要分为医史文献、学术理论、特色疗法、药物资源品种、品质鉴定、化学药理、临床报道及与中医理论比较等方面。

1. 医史文献整理

彭干成等报道《明代彝医书》共收载彝族治疗各类疾病的方剂226首，其中有大量治疗外科疾病的方药，并分析了善用酒和动物、药物内外并用、手术治疗等特点。华桦等通过对产生于南方河谷地带的藏药材以及好发于温热带地区的瘟疫、赤巴病等常见疾病深入观察和研究，揭示南派藏医药植根于复杂多样的地理、气候及生态环境的康巴地区，经过3 000多年的发展，已经形成了具有浓郁地域特色的医药学学术思想、理论体系、治疗方法和用药特点。作为首批国家级非物质文化遗产传统医药知识的一部分，对南派藏医药的抢救和保护具有重要的科学价值和文化价值。

2. 学术理论探讨

蓝毓营等报道壮医学的天人自然观、生理病理观、病因病机论以及诊断方法和治疗原则都渗透着整体观的思想。整体观主要体现在两个方面，一是人体之气与天地之气息息相通，密不可分；二是人体的天、地、人三部之气同步运行，是个有机的整体。东知项杰等认为糖尿病属于藏医"基尼萨克"病范畴，《四部医典》记载症状主要表现为尿频、嗜睡、多汗、恶臭、头发和指甲长等；根据尿色、气味和性质分为"培根"型、"赤巴"型、"隆"型三种；诊断常用尿诊、望诊和问诊等；治疗分为饮食、起居、行为疗法以及药物疗法和外治法。钱韵旭等报道了彝医理论体系中蕴涵的哲学思想。是以清浊二气、哎哺学说为核心，五行八卦学说为主要内容的完整体系，认为世界是万事万物相互联系、相互作用、不断变化的统一整体。包晓华从人体生理病理方面报道了蒙医脉诊的特点、蒙医诊脉的时间与定位、诊脉部位与脏腑的关系，进一步完善了蒙医脉学理论。李永廷报道蒙医传统理论对慢性肾炎的认识与治疗体会，认为慢性肾炎主要与"巴达干、赫衣"及"黏虫"有关，因外感湿冷、风寒，或潜伏热毒等遗留，水肿不愈引发"黄水"影响肾，及疲劳饮食失调等有关。临床上按属性分寒型、热型、赫依盛型；按病理分为尿潴留水肿型、正常尿量型；按病变影响的部位分为肾受累型、白脉受寒病型、脾胃受累型和心脏受累型。

3. 特色疗法挖掘

久仙加报道藏医认为血、赤巴引起的热性疾病均可用放血治疗，不宜用于正精耗竭、孕产妇、浮肿、大痨痼疾、胃火衰败等寒性疾病以及由培根依所转化的疾病者，儿童和年老体弱之人及已用催吐法、鼻药法、泻下法、灌肠法治疗后的患者均禁用。放血一般依据病情分早、中、晚期。《四部医典》中记载77处可放血的脉穴。放血前须做好准备工作，予分离汤，使病血与正血充分分离；放血方法分为静脉放血、组织放血、穴位针刺放血；器械为藏式手术刀。包占宏等报道科尔沁包氏蒙医整骨的历史源流和理论基础，详细介绍了所包含的喷酒整骨、外自固定、喷酒按摩、药物疗法、功能锻炼、饮食疗法方面的治疗特色，认为其在整骨术方面具有很大的优势和前景。仁旺次仁等报道白脉疗法广义上是指通过口服藏药和外治的方法相结合，治疗白脉病的综合治疗方法；狭义上指用陈酥油与特制的药物混合加热，用适当手法在相应白脉走行部位或痛点进行涂擦、按摩和推拿，起到调理气血、祛风除湿、疏通腠理、解毒消肿，达到调整白脉恢复其功能的作用，该方法对中风病康复具有重要意义。王爱华报道恩施地区民族药治疗蛇伤特色的形成，地理因素及蛇咬伤用药资源，总结具有配伍简单、方式多样、疗效确切、传承方式具有民族特色等用药特色，探讨了开发利用前景和药材资源保护与利用问题、对该地区民族药物研究投入问题。

4. 资源品种调研

蒋序等报道风毛菊属藏药的品种来源。"莪吉秀"主要来源于长毛风毛菊（Saussurea hieraciodes Hook. f）的全草；"公巴嘎吉"系多种风毛菊的总称，主要来源于风毛菊［Saussurea japonica（Thunb.）DC.］的全草；"杂赤巴冒卡"为菊科风毛菊属多种药用植物的总称，主要集中分布于风毛菊亚属；"漏孜堆保"主要来源于紫苞风毛菊（Saussurea tangutica Maxim.）；在藏族地区被称为"雪莲"的主要包括菊科风毛菊属中雪莲亚属和雪兔子亚属的多种药用植物；"恰果素巴"主要来源于菊科风毛菊属雪兔子亚属，为多种风毛菊属药用植物的总称；"煞杜构固"为多种风毛菊药用植物的总称，主要分布于雪莲亚属。钟国跃等报道常用藏药"蒂达（藏茵陈）"的资源与使用现状，藏、川、青、滇、甘等藏区分布可能作"蒂达"使用的资源物种有龙胆科獐牙菜属14种2变种、花锚属1种、扁蕾属2种2变种，喉毛花属3种，肋柱花属6种，虎耳草科虎耳草属11种2变种；各地实际使用的"蒂达"种类极为复杂。目前市场上流通的主流品种有印度獐牙菜 S. chirayita、川西獐牙菜 S. mussotii、椭圆叶花锚 H. elliptica 和篦齿虎耳草 S. umbellulata var. petinata 等4种。

5. 药材品质鉴定

张庆芝等报道傣药荜茇菜为胡椒科植物假蒟（Piper sarmentosum Roxb exHunter）的全草，同时对其药材性状、显微特征及理化鉴别等进行了详细研究。周燕雪等报道藏药烈香杜鹃（Rhododendron anthopogonoides Maxim. et Franch）的质量标准，结果 TLC 鉴别烈香杜鹃药材色谱清晰，金丝桃苷进样量在 $0.114 \sim 1.25\ \mu g$（$r=0.9994$）、槲皮素进样量在 $0.04076 \sim 0.4484\ \mu g$（$r=0.9999$）的范围内有良好的线性关系，平均回收率（$n=6$）分别为 98.6%（RSD 为 1.0%），97.5%（RSD 为 1.4%）。王园姬等报道维药瘤果黑种草子质量标准研究。结果，通过薄层色谱可鉴别常春藤皂苷元，常春藤皂苷元在 $0.252 \sim 10.08\ \mu g/ml$（$r=0.9999, n=6$）与峰面积具有良好的线性关系，平均回收率为 100.7%（RSD 为 2.3%）。

6. 化学药理分析

薛咏梅等报道从傣药铁刀木（Cassia siamea Lam.）叶中分离并鉴定了2-甲基-5-丙酮基-7-羟基-色原酮（1）、4-顺式-乙酰基-3,6,8-羟基-3-甲基-二氢萘酮（2）、大黄素（3）、大黄素甲醚（4）、β-香树脂醇（5）、β-谷甾醇（6）等6个化合物，其中化合物3-6为首次从傣药铁刀木叶中分离得到。彭程报道从藏药脉花党参（Codonopsis nervosa）的乙酸乙酯提取物中首次分离鉴定了6个化合物：羽扇豆醇（1）、β-谷甾醇（2）、何伯烷-6α,22-二醇（3）、山柰酚（4）、槲皮素（5）、獐牙菜苷（6）。李晓静等报道从鹰嘴豆中首次分离得到4个化合物：大豆精醇 A（soyasapoginolA，Ⅰ）、β-香树脂醇（Ⅱ）、β-谷甾醇（Ⅲ）和大豆皂苷 Bb（soyasaponin Bb，Ⅳ）。刘利敏等报道藏药短管兔耳草总黄酮对二甲苯诱导的小鼠耳肿胀有抑制作用，对小鼠棉球肉芽试验、大鼠鲜蛋清致足肿胀试验和醋酸导致小鼠毛细血管通透性增加均有明显抑制作用，表明短管兔耳草总黄酮具有抗炎作用。

7. 临床观察报道

钟江等报道梅花针联合壮医药线点灸治疗带状疱疹后遗神经痛50例，治疗3周后，点灸加梅花针组有效率为 88.0%（44/50），与点灸组的 72.0%（36/50）、梅花针组的 40.0%（20/50）比较，均有显著性差异（$P<0.05, P<0.01$）；治疗6周后，点灸加梅花针组有效率为 98.0%（49/50），高于点灸组的 72.0%（36/50）与梅花针组的 52.0%（26/50）（$P<0.05, P<0.01$）。徐卫方等报道维药寒喘祖帕颗粒治疗维吾尔医辨证为寒性乃孜来所致的咳嗽及异常黏液质性哮喘112例。结果：咳嗽、咯痰、喘息、哮鸣音的显效率分别为 89.1%（82/92）、90.6%（58/64）、88.3%（53/60）、92.3%（60/65），总有效率为 90.0%（253/281）。

8. 与中医理论比较研究

牛菲等通过比较傣医、中医"火"概念发生的思维背景、哲学背景、含义分析，理清其渊源、传承的脉络，阐述傣医、中医"火"之理论的"同"和"异"，提出傣医、中医两种传统医学理论应当进行多方面和多层交流，完善各自理论体系。李杰对中藏医时间医学异同进行比较研究，揭示了中藏医学在对人体生理、病理、诊疗等方面的认识，认为它们在临床应用上存在一定的差异；同时指出注重中藏医时间医学的研究，对指导中藏医临床治疗,尤其在择时治疗方面具有重要意义。蓝毓营从理论基础、诊视方法、观察内容、临床应用等方面对壮医甲诊与中医甲诊进行异同比较,从而揭示其实质,以期在保持各自特色的基础上相互借鉴,促进两者在诊疗疾病方面的进一步发展。蓝氏还探讨了"阴阳"在壮医与中医理论及应用中的异同,两者均将"阴阳"学说作为认识和诊疗疾病的理论基础,但在学术渊源、认识侧重点以及临床应用方面各具特色。

(陈仁寿)

【藏医理论研究】

久仙加认为"三因学说"是藏医理论的基础,贯穿于生理、病理、诊断、治疗等各个环节,是研究藏医药学的根本。三因不是"隆"、"赤巴"、"培根"三种具体的物质,而是分辨事物的一种思维方式,是从客观实体中归纳总结出来的三大体系。并从三因学说在生理、病理、诊断和治疗上的运用,认为机体所显现出来的各种生命活动,都是在三因相互作用的基础上产生的。三者有机配合和协调,使整个生命过程处于一个更为有序的代谢状态。西珠嘉措从藏医火灸疗法发展起源以及考古发现和藏医学著作等考证,认为火灸疗法作为藏医学外治疗法的一个重要组成部分,有着藏民族世代相传的悠久历史,是一种经济适用、疗效显著的治疗方法,为藏民族和周边民族的健康作出过巨大贡献。

马云伟等分析了藏医著《根本医典》、《论说医典》、《秘诀医典》、《后续医典》中的时间医学思想,认为早在几千年前,时间医学就已渗入到藏医学的理论体系中,并且经过无数临床验证取得了很好的效果,尤其是胎儿在母体发育过程的精准论述及为胚胎学和时间生物学的发展奠定了重要基础。贾波等根据藏医药的发展过程,提出藏医学的发展形成大致经历萌芽、奠基、繁荣和振兴四个时期。萌芽时期(远古至公元6世纪)为医学宗教混杂的"苯医",奠基时期(公元6世纪至9世纪中叶)以经典著作《四部医典》的成书为标志,发展繁荣期(公元9世纪中叶至公元19世纪)呈现南、北派学术争鸣,振兴时期(公元19世纪至今)展现出藏医发展的美好前景。

潘秋平等认为藏医药古籍保护工作的第一步是完成藏医药古籍目录的编写,提出藏医药古籍目录的编写需要确定收录古籍的范围、分类,包括书名、著者、版本、内容提要、存佚等内容。认为藏医药古籍目录的编写既要参照传统的藏文目录编写体例和吸收现代目录学的研究成果,又要遵循藏医药古籍的实际情况;要反映藏文特色,同时应重视其具有国际交流意义,提出文字应包括藏文、汉文、英文、藏文字母拉丁转写等4种文字。冯岭建立藏医古籍书目、全文和专题(专类、专书)三种形式并存的数据库,认为通过电子信息传递网络化,实现藏医古籍文献的资源共享,可以更好地继承、挖掘、发展和创新藏医学,开辟藏医学临床、科研新领域。

(李永亮)

【藏医等民族医药的诊法研究】

纳顺达来等通过对《四部医典》脉诊全面、系统、深入地研究,总结了《四部医典》对脉学的成就。认为《四部医典》创造性地提出寒热12种脉象,确定了统一的脉象标准,革新寸关恰分属五脏六腑,开拓脉象鉴别先河,将脉诊更加广泛地运用于临床实践,建立了一种新的诊脉体系——藏医学脉诊学体系。首次提出了命脉、足背脉的诊脉部位及其临床意义,提出健康人平脉有阳性脉、阴性脉和中性脉,记载了"七怪脉",进一步丰富了四季脉、鬼邪脉、死兆脉,完善了诊脉条件、部位和方法。极大丰富和升华了藏医脉学内容,标志着藏医脉诊学理论体系的形成。苏日古嘎等认为脉诊中寸关尺下脏腑的归类最早系统论述的是《黄帝内经》;《脉经》、《月王药诊》等书中渐渐深入;《四部医典》进行了相对全面系统化的论述,起到了重要作用;《甘露四部》提出了许多独特见解,对其形成起到了重要作用;《通瓦嘎吉德》系统性阐述了寸关尺下脏腑归类时结合寸关尺下相对应脏腑的位置和脉象位置、力度、搏动研究的独特见解,且加了不少附图纸等新内容。金学英对藏医尿诊进行研究。认为尿液的变化是机体隆、赤巴、培根发生紊乱的反映,观察尿液的变化,可以测知机体内三者的变化。指出尿诊前一天注意饮食起居,以晨尿为佳,盛尿容器应干净、透明,以提高尿诊的准确性。尿诊运用"三时九诊"辨尿诊病法,"三时"即观察尿液在冷却过程中的3个时期或3个阶段,按尿液冷却的不同时间分为热期、温期、凉期。"九诊"为每一时期所具体观察的内容,第一阶段热期观察尿色、蒸汽、气味、尿花(气泡)4个方面;第二阶段温期观察漂浮物(格亚)及浮皮(脂玛);第三阶段尿液冷却凉期观察尿液的转变时间与转变情形,以及转变后的色泽。金氏还认为从尿诊中也可诊查疾病的预后和患者的存活等情况。

朴仁范从阴阳多寡、形态学、性情、脏器大小、心理、药物宜忌、饮食宜忌等角度探讨了朝医特有的辨象方法，认为辨象是朝医诊断的核心，是施治的前提，只有辨象准确，才能取得很好的疗效。李京玉认为问诊是朝医独特的诊断手法，包括健康及病态时特征、心理状态、摄生嗜好及药物史、易感特异证的问诊。徐玉锦通过对168例甲印的观察，分析了四象人甲印的特点、甲印与病性之间的转化，认为望甲印结合四诊可以有效地分辨四象人体质，为朝医辨象施治提供了理论依据。

李珪等根据壮医辨证原则将167例消化性溃疡分为谷道热瘀型、谷道血瘀型和谷道虚劳型，探讨壮医目诊表现与证型的关系。研究表明，谷道热瘀型，67例，目诊表现为两眼巩膜消化区出现"U"形或"Y"形异常脉络。脉络较粗，颜色鲜红，分布散乱，并向瞳孔延伸；目诊表现积分为867分。谷道血瘀型，48例，表现为两眼巩膜消化区脉络粗细不均，颜色紫暗或有瘀点瘀斑；目诊表现积分为638分。谷道虚劳型，27例，表现为两眼巩膜消化区出现"U"形或"Y"形异常脉络，脉络较细，颜色淡红；目诊表现积分为276分。

回族汤瓶八诊疗法，包括头诊、面诊、耳诊、手诊、脚诊、骨诊、脉诊、气诊。贺晓慧等对其渊源及传承发展的沿革进行探索整理，认为汤瓶八诊疗法从诞生、发展至隐匿、复兴的传承历程中，与我国穆斯林民族文化有着相同的兴衰命运，正是在这样的时代变迁中不断完善、发展，最终成为时代承袭流传下来的优秀回族保健医学。

吴宝岩论述了蒙医把病人的尿液分别在热时、温时、冷却后，对其色、气味、蒸气、泡沫和漂浮物、絮状物、沉淀物及转变时、转变规律、转变之色素进行观察，判断疾病的寒热属性、发病部位和病势轻重。尿诊是肾病最常用的首选方法，具有经济、方便、实用的特征。

(田素娟)

【蒙医等民族医药治疗肝损伤的实验研究】

田会萍等采用脂肪乳灌胃法建立非酒精性脂肪肝(NAFLD)大鼠模型，发现蒙药地格达-4味汤(又名肋柱花四味汤，由肋柱花、黄连、栀子、瞿麦组成)可显著降低模型大鼠血清总胆固醇(TG)、低密度脂蛋白胆固醇(LDL-C)、游离脂肪酸(FFA)、空腹胰岛素(FINS)、空腹胰岛素抵抗指数(FIRI)、天门冬氨酸氨基转氨酶(AST)、TG、TC和丙二醛(MDA)水平。赵启鹏等研究表明，蒙药地格达-4能显著降低CCl_4所致肝损伤大鼠血清中总胆红素(TBIL)、碱性磷酸酶(ALP)、γ-谷氨酰转移酶(GGT)、过氧化氢酶(CAT)、人谷胱甘肽过氧化物酶(GSH-PX)、总抗氧化能力(T-AOC)、AST、丙氨酸氨基转氨酶(ALT)、MDA含水平及肝脏指数；升高肝组织中超氧化物歧化酶(SOD)活性；减轻肝组织变性、坏死等病理改变。与模型组比较，均$P<0.05$或$P<0.01$。高玉峰等将48只小鼠随机分为正常对照组、模型组、阳性对照组(予护肝片灌胃)、地格达-4味汤组，观察地格达-4味汤对硫代乙酰胺(TAA)所致小鼠化学性肝损伤的影响。结果发现地格达-4味汤可明显降低小鼠ALT、AST活性，与模型组比较有显著性差异($P<0.01$)。模型组肝组织学改变主要表现为碎片状坏死；护肝片组可见散在点状及小碎片状坏死；地格达-4味汤组可见散在点状坏死，有炎细胞浸润。

李萍等采用四氯化碳(CCl_4)建立小鼠慢性肝损伤模型，将60只小鼠随机分为正常对照组、模型对照组、秋水仙碱组、余甘子(壮语名：棵麻逸)组。结果：与模型对照组比较，余甘子各剂量组均能降低小鼠血清羟脯氨酸(Hyp)、MDA含量，升高SOD活性($P<0.01$)。余甘子中、高剂量组能明显降低肝脏系数($P<0.05$，$P<0.01$)，减轻肝组织病例损害程度，其作用呈剂量依赖性。鲍敏等观察藏药翁布提取物对CCl_4所致小鼠急性肝损伤的影响。结果：与模型组比较，藏药翁布可显著降低小鼠血清中ALT、AST($P<0.001$)、脂质过氧化产物(LPO)水平($P<0.01$)，提高SOD水平($P<0.05$)。洪性勋等研究发现，朝医二门五味汤可明显降低CCl_4引起急性肝损伤小鼠血清ALT、AST、MDA水平，提高谷胱甘肽(GSH)和T-AOC、SOD含量，与模型组比较，均有显著性差异($P<0.05$或$P<0.01$)。钟鸣等观察瑶药"猛老虎"对免疫性肝纤维化大鼠的影响。研究发现，猛老虎乙酸乙酯部位能减少大鼠血清Ⅲ型前胶原(PCⅢ)、层粘连蛋白(LN)、透明质酸(HA)和肿瘤坏死因子α(TNF-α)含量，提高γ干扰素(IFN-γ)水平，减少大鼠肝组织Ⅰ、Ⅲ型胶原、血清中转化生长因子$β_1$(TGF-$β_1$)相对表达和Hyp、基质金属蛋白酶组织抑制剂-1(TIMP-1)含量，促进基质金属蛋白酶-1

（MMP-1）生成，效果与秋水仙碱相当。与空白对照组和模型对照组比较，差异均有显著性意义（$P<0.05$ 或 $P<0.01$ 或 $P<0.001$）。

（李永亮）

【蒙医等民族医药治疗胃部疾病的临床及实验研究】

洪其那日图等采用蒙药二十一味寒水石散治疗慢性萎缩性胃炎（CAG）66例，治疗6个月后，胃部不适症状、胃黏膜萎缩与炎症明显减轻，胃黏膜腺体萎缩较治疗前显著减少（$P<0.01$）。胡云峰采用蒙药伊赫-哈日-12、哈日-嘎布日-10、阿那日-4、如达-6、阿木日-6、壮西-色润-召日散治疗38例慢性浅表性胃炎，10 d为1个疗程，治疗1~5个疗程后，总有效率为97.4%（37/38）。更藏加等采用藏药坐珠达西和仁青芒觉（交替使用）、二十一味寒水石丸、十三味青兰丸配合火灸（患者身前方9个胃的火灸穴位点和后方第11胸椎点）治疗76例CAG。15 d为1个疗程。治疗7~9个疗程后，总有效率为98.7%（75/76）。娜仁图雅等予蒙药十五味达哈布-满那格（寒水石、照山的、细叶铁线莲、大青盐、肉豆蔻、芫荽子等）治疗30例胃病，治疗4周，总有效率为96.7%（29/30）。

徐玉锦等研究了CAG胃镜改变与朝医"四维之四象"结构的相关性。研究发现，少阴人发病率最高，占45.7%，其次少阳人，占35.7%，太阴人占17.1%，最少为太阳人，占1.4%。少阴人多见CAG伴胃下垂或部分黏膜糜烂，胃镜下胃黏膜改变以白相为主，色泽灰白或灰黄色，血管透见多；太阴人多见CAG伴十二指球部溃疡、胃溃疡，或反流性食管炎，黏膜皱襞变细、平坦；少阳人多见慢性浅表性萎缩性胃炎，上皮细胞增生而成的黏膜多发性颗粒。何丹等总结了迪庆藏医治疗胃肠疾病的特色，强调辨清病证病缘的寒、热属性，以便对治原则与辨症施治相结合进行治疗。强调饮食等非药物疗法。在自制的藏药成方中，常用仁青芒觉、九味牛黄丸、坐珠达西、二十五味松石丸、十七味寒水石丸、黑冰利胆丸等，剂型多采用水丸剂、散剂。常用方中，使用频数较多的药物为诃子、云木香、荜茇等；前30味药中，辛味、苦味、甘味药分别占53.3%、50.0%、36.7%；常用对药包括大三果汤（诃子、余甘子、毛诃子）、小三果汤（芒果核、蒲桃、大托叶云实）、三辛（荜茇、干姜、胡椒）、三温（肉豆蔻、小豆蔻、草果）等。

刘男等采用无水乙醇小鼠急性胃溃疡模型，观察朝药关苍术提取物对小鼠胃黏膜损伤的影响。研究发现关苍术CO_2-乙醇组小鼠胃黏膜中NO含量明显增加（$P<0.05$）；关苍术CO_2-乙醇组和CO_2组黏膜中前列腺素（PEG_2）含量明显增加，与模型组相比，均有显著性差异（$P<0.05$）。提示CO_2-乙醇提取物可能通过增加NO的释放，提高胃组织中PEG_2含量，发挥对胃黏膜的保护作用。刘艳丽等研究发现，雪胆胃肠丸（雪胆、吴茱萸、木香、白及、黄芪等）能明显减小小鼠无水乙醇所致胃溃疡的溃疡面积，降低醋酸致小鼠扭体反应次数、溃疡指数，抑制巴豆油致小鼠耳郭肿胀，与空白对照组比较，均有显著性差异（$P<0.05$）。

（周毅平）

【蒙医治疗关节炎的临床研究】

王静等采用中药痹痛舒方（桑桂枝、片姜黄、赤白芍、当归、川芎、炙麻黄等）口服，配合蒙药浴（刺柏、杜鹃叶、杠柳、麻黄、荫麻子、草决明等）治疗风湿、类风湿关节炎118例。治疗2周，总有效率为95.8%（113/118）。包树智等将46例类风湿关节炎患者随机分为观察组22例和对照组24例，均以三痹汤（羌活、独活、防风、麻黄、桂枝、薏苡仁等）为主加减治疗。治疗组在此基础上外敷蒙药兰凤散（硬棘豆、大黄、草乌、诃子、栀子、黑芸香等）。10 d为1个疗程，治疗2~3个疗程后，治疗组总有效率为95.5%（21/22），对照组为54.2%（13/24）。组间比较，$P<0.01$。王卫东采用针刺（曲池、合谷、天井、尺泽、阳池、外关等）和蒙药森登朱汤（诃子、川楝子、栀子、白云香、决明子、荫麻子等）治疗类风湿关节炎86例，治疗4个月，总有效率93.0%（80/86）。武凤云等采用蒙药十味白云香散（白云香、五灵脂、草决明、线麻仁、川楝子、广木香等）为主剂加减治疗风湿性关节炎130例，总有效率为98.4%（128/130）。另采用蒙药二十五味驴血丸（驴血干、苦参、决明子、白云香、文冠木、诃子等）治疗118例类风湿关节炎患者，总有效率为87.3%（103/118）。

包迎春等采用蒙药乌兰陶勒布日（红花、制藜芦、香青兰、结草、诃子、狼毒等）治疗痛风性关节炎30例，14 d为1个疗程，治疗2~3个疗程后，总有效率为93.3%（28/30）。韩亮采用银针疗法治疗膝关节寒性协日乌苏病，针刺髌穴、内外膝眼、腓穴等，并用火烧于银针柄增加局部温度，促进"赫依"血运行畅通,调节协日乌苏,促进膝关节血运,恢复关节腔的正常功能。治疗60例,10 d为1个疗程,治疗1～3个疗程后,总有效率为95.0%(27/60)。殷振军等采用小针刀结合蒙药(小白蒿、刺柏、蒙古蒎、麻黄、山川柳)外洗治疗膝关节骨性关节炎60例。治疗3～4周后,总有效率分别为96.7%(58/60)。

白梅荣等用弗氏完全佐剂诱导大鼠佐剂性关节炎(AA)模型,观察蒙药那如-3丸(诃子、制草乌、荜茇)的治疗作用及部分机制。研究发现,那如-3丸可使大鼠足跖容积和足跖肿胀度、白介素-1β(IL-1β)、肿瘤坏死因子-α(TNF-α)、前列腺素(PGE_2)、NO含量明显下降,与模型组比较,均有显著性差异($P<0.05$、$P<0.01$)。结论:那如-3丸对AA大鼠继发性炎症具有治疗作用,可能与调节机体异常的免疫功能和维持细胞因子网络平衡有关。

(包哈申)

【壮医药线点灸的临床研究】

张燕珍等将70例原发性痛经患者随机分为两组,观察组35例用壮医药线点灸治疗,主穴取三阴交、(腹)梅花穴、下关元,配穴以阴阳辨证,伴经血色暗有块或色红量多、烦躁、乳胀、甲象见红紫等阳证者,加血海、太冲、十宣;伴神疲乏力、肢冷腹泻、指甲苍白等阴证者,加中脘、足三里、肾俞。对照组35例以传统针刺疗法治疗。3个月经周期后,观察组治愈率和总有效率分别为45.7%(16/35)、97.1%(34/35),对照组分别为31.3%(11/35)、91.4%(32/35)。两组疗效相当($P>0.05$)。与治疗前比较,观察组治疗后的症状积分明显降低($P<0.05$);与对照组比较,无显著性差异($P>0.05$)。

赵东风采用壮医药线点灸(沿病灶边缘疱疹行梅花形点灸,并寻找初发的2～3颗疱疹施灸)与针挑疗法(大椎、肺俞及背腰部夹脊穴附近似丘疹样稍突出皮表之阳性反应点)联合治疗带状疱疹33例,对照组37例采用常规西医治疗。治疗10 d,治疗组总有效率为94.0%(31/33),优于对照组的73.0%(27/37)($P<0.05$)。陆璇霖采用壮医药线点灸及壮药(七叶莲、救必应、水杨梅、两面针、龙船花、连翘等)外洗治疗带状疱疹150例,有丘疹未溃者,先灸周围4～5壮,再灸丘疹中央1壮;有丘疹已溃者,单灸周围4～5壮;已结痂者,灸结痂处2～3壮;后遗神经痛,按疼痛的方向直线点灸。5 d为1个疗程,治疗3～10个疗程,痊愈120例,疼痛减轻18例,无效12例。

邓翠荣等将60例斑秃患者随机分为两组,治疗组30例采用壮医药线点灸治疗,主穴取莲花穴(沿脱发区周边选取8～10个点成一组穴位,组穴相连呈莲花状)。配穴取肾俞、脾俞、血海、足三里、三阴交、神门等。主穴每穴1壮,配穴每穴2～3壮,隔日治疗1次,15次为1个疗程,连续治疗3个疗程。对照组30例用曲安奈德注射液、利多卡因注射液混合后脱发区点状注射,每15日1次,治疗6次。结果:治疗组总有效率为93.4%(28/30),明显优于对照组的73.4%(22/30)。邓翠荣等以莲花穴为主,配合肾俞、脾俞、血海、足三里、三阴交、神门等穴治疗斑秃30例,隔日治疗1次,治疗45次;并与曲安奈德注射液局部封闭30例(15日1次,最多治疗6次)进行对照。结果,两组总有效率分别为93.3%(18/30)、73.3%(22/30)。组间比较,$P<0.05$。

马桂敏将206例痹证患者随机分为两组,治疗组103例主穴取血海、足三里、命门、关元,根据患者疼痛部位局部选取配穴治疗,10次为1个疗程,间隔2～3 d后再进行下1个疗程,共治疗3～6个疗程;对照组103例采用独活寄生汤加减内服,治疗1个月。结果两组总有效率分别为90.3%(93/103)、60.9%(72/103)。组间比较,$P<0.01$。范郁山等将55例心脾两虚型不寐患者随机分为两组,治疗组30例取穴百会、四神聪、内关、神门、安眠、三阴交等,采用缓慢捻进针法,出针后行壮医药线点灸,取穴攒竹、三阴交、神门、四神聪、百会。对照组25例采用常规针刺治疗方法。治疗20 d后,治疗组总有效率为96.7%(29/30),对照组为64.0%(16/25)。组间比较,$P<0.05$。

(田素娟)

【维医等民族医药降血脂作用的研究】

吐尔地艾合买提·木合买提介绍了维吾尔医对高脂血症(HLP)发病机制的认识。目前维吾尔医学临床诊疗过程中认为在体内产生异常的Balham(黏液质)和Sapra(胆液质)、Sawda(黑胆质)体液形成,血液温度下降,代谢减弱,需求与供应失衡,脂肪代谢紊乱,血液中的脂肪含量增多,形成HLP。

范旭怡等将120例HLP患者随机分为治疗组和对照组各60例,分别用蒙药拉嘎-5味(石榴、桂皮、豆蔻、红花、荜茇)和辛伐他汀,均治疗12周。结果:两组总有效率无显著性差异。两组治疗后血脂水平较治疗前均有很大改善,且治疗组明显优于对照组($P<0.05$)。库尔班莫米西等观察维医复方兔丝草汤剂降血脂作用。将126例HLP患者先调理异常气质使用专用异常气质成熟剂和清除剂,后用复方兔丝草汤剂(兔丝草、番泻叶、盒果膝根、药西瓜、刺糖、阿勃勒等)进行治疗,15 d为1个疗程。1个疗程结束后,有效率为39.7%(50/126);2个疗程后,有效率为100%(126/126)。

热比姑丽·伊斯拉木等采用高脂乳剂灌胃SD大鼠形成HLP动物模型,观察买提布合艾菲提蒙方醇提物对HLP大鼠血脂水平的影响。研究发现,买提布合艾菲提蒙方醇提物小鼠最大耐受剂量为64 g(生药)/kg。与模型组比较,醇提物各剂量组能降低血清总胆固醇(TC)水平($P<0.05$,$P<0.01$),升高肝匀浆丙二醛(MDA)水平($P<0.01$);对血清高密度脂蛋白-胆固醇(HDL-C)、低密度脂蛋白-胆固醇(LDL-C)、甘油三酯(TG)、肝组织匀浆超氧化物歧化酶(SOD)、谷胱甘肽过氧化物酶(GSH-pX)、总脂酶无明显调节作用。王佳冰等复制单纯性肥胖大鼠模型,将造模成功后的50只SD幼鼠分为正常对照组、肥胖模型组、西布曲明组、柳茶治疗组,观察藏药柳茶(又名窄叶鲜卑花)提取物对单纯性肥胖大鼠脂质代谢的影响。研究发现,从给药第4周开始,柳茶治疗组大鼠的体重即开始低于肥胖模型组($P<0.05$)。给药8周后,治疗组大鼠体重和体内脂肪均明显少于模型对照组($P<0.05$);血糖(GLU)、血总胆固醇(CHOL)、TG均降低,高密度脂蛋白(HDL)升高,与肥胖模型组比较,均$P<0.05$。模型肥胖组大鼠瘦素(LEP)、胰岛素(INS)均升高。柳茶治疗组较肥胖模型组INS降低,LEP无明显变化,脂肪组织DNA无明显凋亡。认为藏药柳茶可明显抑制大鼠体重增长,其作用机制可能与改善瘦素和胰岛素抵抗、加快脂肪代谢有关。

(周毅平)

【瑶医特色庞桶药浴疗法】

瑶医特色庞桶药浴疗法是瑶医常用的外治法,能祛风除湿、解毒通络、强身健体。刘育衡等介绍了瑶族最常用的防治风湿病(红牛膝、健骨风、钻骨风、伸筋草、向日葵、瑶婆风等)、皮肤病(博落回、笔筒草、千里光、红花银糖菜、马鞭草、醉鱼草等)、小儿疾病(饿蚂蝗、密拱、葛麻藤、刚鞭木、铁凉伞、颠倒)以及产妇强身健体(益母草、野艾、血防藤、水蜡烛)的药浴植物70多种。药浴一般采用新鲜植物,平时也备干品冬季用。药浴无固定配方,常取3~7种药草即可。端午药市是瑶民药浴的高潮,不论男女老少这一天都要进行药浴,多为祛风除湿的药草。滕红丽等采用瑶医特色庞桶药浴疗法治疗风湿免疫病。采集新鲜草药入山虎(两面针,瑶语:别钳丈)、上山虎(海金子,瑶语:走钳丈)、红九牛(毛杜仲藤,瑶语:色拱主)、青九牛(宽筋藤,瑶语:拱九命)、紫九牛(翼核果、血风藤,瑶语:拱九色)、大钻(厚叶五味子、冷饭团,瑶语:浸端)等各30 g,用不锈钢锅煮沸后20~30 min,滤取药液置浴盆内,一般为20~25 kg,淹没浴者肩头(取坐姿)为宜,洗浴温度为38~42℃,根据浴者耐受程度及季节变化提高或降低,皮肤发红,全身发热,汗出为宜,温度不够时需添加热液,时间为15~30 min。7 d为1个疗程。急性病程者用2个疗程,慢性病程用4个疗程。疗效显著。

(田素娟)

[附] 参 考 文 献

B

白梅荣,图雅,巴根那,等.蒙药那如-3丸对佐剂性关节炎的治疗作用及机制.中成药,2010,32(9):1488

包树智,杨素梅,黄永凯.中蒙医结合治疗类风湿关节炎[J].中国民族医药杂志,2010,16(3):26

包晓华.蒙医脉诊特点浅析[J].内蒙古民族大学学报(自然科学版),2010,25(1):78

包迎春,乌力吉巴特尔.乌兰陶勒布日治疗痛风性关节炎30临床观察[J].中国民族医药杂志,2010,16(7):22

包占宏,包金山,包海鹰.科尔沁包氏蒙医整骨理论与实践[J].中国中医骨科杂志,2010,18(5):61

鲍敏,曾阳,陈振宁,等.藏药翁布提取物对CCl_4所致小鼠肝损伤的保护作用研究[J].青海师范大学学报(自然

科学版),2010,(1):43

D

邓翠荣,黎玉宣,文思全.壮医药线点灸疗法治疗斑秃30例[J].四川中医,2010,28(7):119

东知项杰,拉玛阿拉,俄措卓玛.浅谈藏医对糖尿病的认识与治疗[J].中国藏学,2010,(4):163

F

范旭怡,傲特根其木格.蒙药通拉嘎-5味与辛伐他汀降脂疗效比较[J].中国民族医药杂志,2010,16(1):8

范郁山,刘署鹏.缓慢捻进法配额和壮医药线点灸治疗心脾两虚型不寐30例[J].中医药导报,2010,16(6):85

冯岭.藏医古籍文献数据库研究[J].中医研究,2010,23(1):77

G

高玉峰,巴根那,青玉.蒙药地格达-4对TAA所致小鼠化学性肝损伤的实验研究[J].中华中医药学刊,2010,28(9):1984

更藏加,尕藏措,魏刚.藏医治疗慢性萎缩性胃炎76例[J].现代中西医结合杂志,2010,19(22):2810

H

韩亮.蒙医银针疗法治疗60例膝关节寒性协日乌苏病[J].中国民族医药杂志,2010,16(7):25

何丹,胥筱云,李玉娟.迪庆藏医治疗胃肠道疾病特色初探[J].中国民族民间医药,2010,19(9):4

贺晓慧,贾孟辉,牛阳,等.纵观中国回族汤瓶八诊疗法[J].时珍国医国药,2010,21(6):1472

洪其那日图,张晓晖.蒙药治疗慢性萎缩性胃炎临床观察[J].中国民族民间医药,2010,19(1):14

洪性勋,尹明浩.朝医二门五味汤对四氯化碳引起小鼠急性肝损伤的保护作用[J].中国民族医药杂志,2010,16(5):39

胡云峰.蒙药治疗慢性浅表性胃炎的体会[J].中国民族医药杂志,2010,16(3):13

华桦,杨宝寿,赵军宁.我国南派藏医药的形成与发展概述[J].中国民族医药杂志,2010,16(5):7

J

贾波,马维骐,侯璐.藏医发展史小考[J].四川中医,2010,28(6):125

蒋序,罗艳秋,徐士奎.风毛菊属藏药的品种研究[J].中国民族民间医药,2010,19(11):3

金学英.藏医尿诊略论[J].甘肃中医,2010,23(3):15

久仙加.藏医理论基础三因学说概论[J].中国民族医药杂志,2010,16(2):4

久仙加.浅谈藏医放血疗法[J].甘肃中医,2010,23(10):14

K

库尔班莫米西,喀哈尔库尔班,买日巴卡提米尔.维医复方兔丝草汤剂降血脂作用观察[J].中国民族医药杂志,2010,16(6):15

L

蓝毓营,李永亮.壮医学的整体观[J].北京中医药大学学报(中医临床版),2010,17(4):32

蓝毓营.试论阴阳在壮医与中医理论及应用中的异同[J].时珍国医国药,2010,12(2):462

蓝毓营.试论壮医甲诊与中医甲诊的异同[J].上海中医药大学学报,2010,24(2):22

李珪,李彤,王大东,等.消化性溃疡壮医目诊表现与证型关系初探[J].四川中医,2010,28(6):22

李杰.中藏医时间医学之比较研究[J].中国民族医药杂志,2010,16(3):7

李京玉.论朝医独特的问诊[J].中国民族医药杂志,2010,16(2):24

李萍,彭百承,谢金鲜,等.壮药余甘子抗慢性肝损伤的实验研究[J].内蒙古中医药,2010,29(7):162

李晓静,阿吉艾克拜尔·艾萨,程珍,等.维药鹰嘴豆的化学成分研究[J].现代药物与临床,2010,25(3):188

李永廷.蒙医传统理论对慢性肾炎的认识及治疗体会[J].中国民族民间医药,2010,19(11):7

刘利敏,朱俊博,戴亚妮,等.藏药短管兔耳草总黄酮抗炎作用研究[J].中国药师,2010,13(4):503

刘男,张颖丽,张善玉.朝药关苍术提取物对无水乙醇致小鼠胃黏膜损伤的影响[J].中国民族医药杂志,2010,16(3):41

刘艳丽,李笑然,许琼明,等.雪胆胃肠丸对胃溃疡的作用实验研究[J].时珍国医国药,2010,21(2):301

刘育衡,丁锋,朱如彩.瑶族"庞桶药浴"及浴波植物[J].中国民族医药杂志,2010,7(3):19

陆璇霖.壮医药线点灸及壮药外洗治疗带状疱疹150例[J].中国民间疗法,2010,18(8):60

M

马桂敏.壮医药线点灸治疗痹症103例临床效果观察[J].右江民族医学院学报,2010,(1):86

马云伟,杨玥,周桂桐.藏医学《四部医典》时间医学思想探析[J].天津中医药大学学报,2010,29(3):115

N

娜仁图雅,道·图雅.十五味达哈布——满那格治疗

胃病30例体会[J].中国民族民间医药,2010,19(15):51

纳顺达来,格日乐.《四部医典》脉诊法之探析[J].中国民族医药杂志,2010,16(7):35

牛菲,张闿,郑进,等.傣医与中医"火"概念的比较[J].中国中医基础医学杂志,2010,16(10):875

P

潘秋平,仲格嘉,冯岭.藏医药古籍目录编写体例[J].时珍国医国药,2010,21(2):450

彭程.藏药脉花党参化学成分研究[J].中成药,2010,32(7):1248

彭干成,郑进.《明代彝医书》治疗外科疾病特点浅析[J].云南中医学院学报,2010,33(4):1

朴仁范.试论朝医特有的辨象方法[J].中国民族医药杂志,2010,16(6):3

Q

钱韵旭,杨波,李莉.彝医理论体系中蕴涵的哲学思想[J].医学与哲学(人文社会医学版),2010,31(9):70

R

热比姑丽·伊斯拉木,尤力都孜·买买提,艾西木江·热普开提,等.买提布合艾菲提蒙方醇提物对高脂血症大鼠血脂水平的影响[J].中国中西医结合杂志,2010,30(7):726

仁旺次仁,扎桑.藏医白脉疗法在中风病治疗康复中的作用[J].中国藏学,2010,(4):159

S

苏日古嘎,斯琴.简述传统医学脉诊中寸关尺下脏腑的归类[J].中国民族医药杂志,2010,16(7):33

T

滕红丽,梅之南,郭力城.瑶医特色庞桶药浴疗法在风湿免疫病治疗中的应用研究[J].时珍国医国药,2010,21(3):704

田会萍,苏荣高娃,赵贵琴,等.蒙药地格达-4对非酒精性脂肪肝模型大鼠的治疗作用[J].中药药理与临床,2010,2(5):115

吐尔地艾合买提·木合买提,居来提·托合提.维吾尔医论高脂血症发生机制[J].中国民族医药杂志,2010,16(6):1

W

王爱华.恩施地区民族医药治疗蛇伤特色探究[J].辽宁中医药大学学报,2010,12(6):253

王佳冰,柴成奎,陈平,等.藏药柳茶提取物对单纯性肥胖大鼠脂质代谢的影响[J].中药新药与临床药理,2010,21(2):148

王静,张荣娣.中药配合蒙药浴治疗风湿、类风湿性关节炎118例疗效观察[J].中国民族医药杂志,2010,16(4):14

王卫东.中蒙医结合治疗类风湿性关节炎86例疗效观察[J].中国民族医药杂志,2010,16(2):22

王园姬,陈文,骆从艳,等.维药瘤果黑种草子质量标准研究[J].中成药,2010,32(7):1268

吴宝岩.论传统手法观察尿液的变化来诊病的重要性[J].中国民族医药杂志,2010,16(7):37

武凤云,包桂芝.蒙药治疗风湿性关节炎130例[J].中国民族民间医药,2010,19(13):8

武凤云.蒙药治疗类风湿性关节炎118例[J].中国民族医药杂志,2010,16(5):13

X

西珠嘉措.藏医火灸源流及其应用刍议[J].中国民族医药杂志,2010,16(4):22

徐卫方,张春林,李风森.维药寒喘祖帕颗粒治疗呼吸系统相关疾病112例临床观察[J].新疆中医药,2010,28(5):31

徐玉锦,李根培,金顺福等.论慢性胃炎的朝医诊疗标准[J].中国民族医药杂志,2010,16(2):23

徐玉锦,王竞.慢性萎缩性胃炎胃镜改变与朝医"四维之四象"结构的相关性分析[J].中国民族医药杂志,2010,16(4):9

徐玉锦.甲印与朝医辨象方法初探[J].中国民族医药杂志,2010,16(3):29

薛咏梅,王文静,饶高雄,等.傣药铁刀木叶的化学成分研究[J].云南中医学院学报,2010,33(2):17

Y

殷振军,李亚敏,高颖萍,等.小针刀结合蒙药外洗治疗膝关节骨性关节炎60例[J].中国民族医药杂志,2010,16(7):17

Z

张庆芝,张超,冯潇贤.傣药苤菝菜的生药学研究[J].中国民族民间医药,2010,19(7):11

张燕珍,林辰,方刚,等.壮医药线点灸治疗青春期原发性痛经的疗效评价[J].世界中西医结合杂志,2010,5(7):597

赵东风.壮医药线点灸与针挑疗法联合治疗带状疱疹临床观察[J].辽宁中医药大学学报,2010,12(8):170

赵启鹏,包纳日斯,王张,等.蒙药地格达-4对CCl_4致大鼠肝损伤的保护作用研究[J].中国药房,2010,21(9):1729

钟国跃,王昌华,刘翔,等.常用藏药"蒂达(藏茵陈)"

的资源与使用现状调查[J].世界科学技术·中医药现代化,2010,12(1):122

钟江,林辰,方刚,等.梅花针联合壮医药线点灸治疗带状疱疹后遗神经痛疗效观察[J].中国针灸,2010,30(9):773

钟鸣,余胜民,黄琳芸,等.瑶药"猛老虎"对免疫性肝纤维化大鼠的作用研究[J].实用预防医学,2010,17(10):2032

周燕雪,宋霞,逯雯洁.藏药烈香杜鹃质量标准研究[J].中成药,2010,32(4):619

七、港澳台中医药

【香港中医药】

香港近些年来开展了中药临床有效性和安全性研究，中药质量控制和标准化研究，及中药复方及有效成分作用机理研究，2010年发表SCI论文100余篇。表明香港中国医药研究发展迅速，并已达到国际水准。

1. 临床研究

Z. J. Zhang 等系统评价了针灸治疗对于抑郁症的疗效和安全性，该研究纳入207篇临床研究，其中113篇（占54.6%）是关于一般抑郁症（MDD），76篇（占36.7%）是关于中风后抑郁症（PDD）。20篇MDD的临床研究和15篇PDD的临床研究被纳入荟萃分析（Jadad评分≥3）。对于MDD，单用针灸治疗和抗抑郁药比较，针灸对于减轻症状优于单用抗抑郁药，但与安慰剂针灸相比没有显著差异；针灸加用抗抑郁药并未优于抗抑郁药本身。对于PSD，在改善抑郁症状方面，针灸优于抗抑郁药，并且针灸的副作用明显小于抗抑郁药。该系统评价支持针灸对于一般抑郁症和中风后抑郁症有显著的疗效，但对于其他的抑郁症状是否有效则需要进一步的研究来支持。

2. 中药研究

（1）中药复方研究 H. Qi 等最近运用基因芯片技术对基于补阳还五汤的脑中风复方ISF-1的分子药理机制进行了研究。发现血红素氧化酶-1（heme oxygenase 1，HO-1）可能是复方ISF-1治疗氧化损伤的重要靶标。进而利用脑中风的细胞和大鼠模型确立了一个由黄芪、川芎和地龙组成的精简方。该精简方的优点是各成分协同诱导HO-1表达，能显著提高人细胞对抗双氧水诱导的氧化损伤以及修复大鼠脑动脉栓塞造成的HO-1表达的下调。本研究采用系列溶剂萃取、柱色谱及半制备高效液相色谱等方法对川芎水提物进行了分离。再以人肝细胞HepG2作为细胞探测器（cellular detector），RT-PCR和Western blotting为检测手段来检测各成分诱导HO-1表达的活性。通过质谱和核磁分析，鉴定出洋川芎内酯-I（Senkyunolide-I）及洋川芎内酯-H（Senkyunolide-H）为活性分子。并证实了活性分子是通过启动Nrf2通路而诱导HO-1的表达并提高细胞对抗氧化损伤的能力。

Hu YM 等还研究了二仙汤在大鼠血清及主要器官中的化学成分及其代谢物质，利用LC-DAD-ESI-MS/MS方法在喂食二仙汤的大鼠中辨认出35种化学成分。不同的化学成分分别在血清、肾脏、肾上腺、卵巢、小肠、肝脏及脑部可被侦测，为二仙汤的体内代谢研究提供了基础。该化学成分及其代谢物质可以帮助进一步研发二仙汤治疗更年期综合征的物质基础。

Liu Q 等研究发现，天仙液通过影响bcl-2家族（诱导bax蛋白表达增加，下调bcl-2蛋白的表达）使大肠癌细胞株HT-29的线粒体线膜电位降低（JC-1荧光探针单体增加）并呈现一定的量效关系。天仙液可以促使线粒体释放细胞色素C到细胞液中并呈一定的量效和时效关系，诱导Caspase-9和Caspase-3活化后导致大肠癌细胞株HT29发生凋亡。该研究表明了天仙液的抗肿瘤机理。

（2）单味中药有效成分研究 Sze SCW 等研究了仙灵脾及其活性成分的抗氧化功能，包括治疗心血管病，防止及治疗骨质疏松症、神经保护功能等。仙灵脾含丰富抗氧化成分，其中黄酮类抗氧化成分（Total Flavonoid of Epimedium）能抑制炎症，保护过氧化氢诱发的心肌细胞损伤等。仙灵脾中其他成分如淫羊藿甙能保护自由基对细胞缺氧核糖核酸的破坏，防止自由基诱发细胞膜和低密度脂蛋白多不饱和脂肪酸的过氧化作用，以及减轻β-淀粉样蛋白的神经毒性。仙灵脾多糖类则帮助降低年老大鼠及小鼠血清和肝脏脂质过氧化物水平和老年小鼠心肌脂褐素水平，增加肝脏抗氧化酶的活性。

Du LB 等对丹参的有效成分丹参素的自氧化与促氧化机理进行了探讨，运用过氧化氢电极与电子自旋共振（ESR）谱仪检验了近生理pH值范围内丹参素的自氧化过程以及Cu^{2+}的促氧化作用,发现弱酸性条件下丹参素仅发生Cu^{2+}促氧化反应,生理环境中丹参素以弱自氧化现象为主,并产生少量自由基。弱碱性条件更有利于丹参素的自氧化过程,Cu^{2+}促氧化反应也有明显增强,可生成大量活性氧,可引起氧化损伤,提示,丹参对于小肠和胰腺病变的治疗方面应当慎用。

K. K. Wong 等从中药丹参中提取了一种化合物 Cryptotanshinone,该化合物具有乙酰胆碱酯酶抑制剂活性,用 Cryptotanshinone 喂养的造模大鼠能够快速提高空间认知感,从而改善痴呆的情况,表明该化合物对于治疗阿茨海默症有一定的潜力。

J. X. Song 等研究了5种从中药石斛中提取的化学结构类似的联苄化合物对神经毒素6-羟基多巴胺(6-OHDA)诱导 SH-SY5Y 细胞凋亡的保护作用,结果发现鼓槌石斛素(chrysotoxine)可显著抑制6-OHDA引起的细胞凋亡。鼓槌石斛素预处理也可显著对抗 NF-κB 的激活,从而抑制了 iNOS 的表达上调和一氧化氮(NO)的释放。该研究表明鼓槌石斛素通过线粒体保护及调节 NF-κB,有效地抑制了6-OHDA的神经毒性。在减缓或预防帕金森病中多巴胺神经退化方面,鼓槌石斛素值得进一步研究。X. Lin 等研究了铁皮石斛对干燥综合征的小鼠模型的保护作用。对铁皮石斛多糖的提取以及质量检测结果显示,提取率为21.47%,纯度为95.3%;在体内实验中对干燥综合征的小鼠模型进行评估,如小鼠日喝水量增加,颌下腺组织切片显示大量淋巴细胞浸润,以及组织内的水通道蛋白-5(AQP-5)表达下降,而铁皮石斛多糖治疗组显示出对小鼠明显的保护作用。在体外实验中,铁皮石斛多糖对人类唾液腺细胞有促进增殖,增加 AQP-5 的表达,阻止氧自由基和模型小鼠血清对细胞诱导的凋亡反应。除此以外,铁皮石斛多糖还显示出对其他脏器,如肺和肝脏中水通道蛋白-5的保护作用。

K. T. Wang 等研究了白术内酯Ⅲ对实验性胃溃疡的保护作用,发现白术中仅白术内酯Ⅲ对乙醇诱导的 PRGM 细胞死亡和细胞膜损伤具有明显的保护作用,同时,白术内酯Ⅲ能够降低 MMP-2 和 MMP-9 的表达量;体内研究表明白术内酯Ⅲ对实验性胃溃疡有显著的保护作用。

T. Y. Lee 等报道了穿心莲内酯的肝保护作用,表明穿心莲内酯能够降低胆管结扎诱导的 ALT、AST、TNF-α 和 IL-1 的升高,对其作用机制的研究表明穿心莲内酯能够调节 JNK 和 ERK1/2 信号通路,从而对肝细胞凋亡具有抑制作用。

K. W. Lu 等研究了绞股蓝总皂苷对口腔癌细胞转移的作用,发现绞股蓝总皂苷能够有效抑制口腔癌细胞 MMPs 和 uPA 的表达,从而抑制细胞转移,其作用可能是通过对 NF-κB 和 Erk 通路的抑制所形成。

Wang N 等研究了黄连水提取物对具有高转移性质的肝癌细胞系 MHCC97-L 的抗转移作用。发现黄连水提物中主要含有小檗碱类的生物碱化合物;其在非细胞毒性的剂量时能够显著抑制 MHCC97-L 在一维空间上的移动,并能抑制 MHCC97-L 穿透细胞外介质的能力,抑制作用呈现剂量效应。研究表明,小檗碱是黄连水提物抑制肝癌细胞转移的主要活性成分;黄连水提物对抑制细胞移动的 integrin beta-4 及 E-cadherin 的表达没有增强作用,对促进癌细胞侵袭的金属蛋白酶系也没有抑制作用,而是通过对细胞骨架蛋白 F-actin 的动态重排进行干扰,从而抑制癌细胞的极性移动,作用与其对细胞内信号通路 RhoA/ROCK1 的抑制相关联。

Mao Q. Q 等考察了芍药苷对抑郁症的神经保护作用,在 NMDA 诱导的老鼠模型上,芍药苷具有促进神经细胞的再生能力,降低 LDH 的释放,并且具有提高钙离子通道的集中效应。

Z. Y. Wang 等就鸡血藤(SS)药效及作用机制进行研究。通过 SS 对乳腺癌 MCF-7 和结肠癌 HT-29 肿瘤细胞的抑制生长,诱导凋亡,调控周期等分别用细胞培养及流式细胞仪测定分析药物对肿瘤细胞生长的影响;分析其潜在的机制,用免疫印迹(Western blot)方法分析 SS 对凋亡相关蛋白的表达及细胞周期的影响;用 DNA 片段化分析和 JC-1,流式细胞仪检测法对线粒体膜电位的减少。实验表明,SS 能抑制肿瘤细胞的生长,促进凋亡的作用。且调控点在 G2/M 期,剂量与作用在一定的范围内呈依赖关系。SS 能减少线粒体的膜电位,从而诱导凋亡。

(3) 中药质量控制研究　S. K. Lau 等对雷公藤极其相似品进行分子鉴别,采用 ITS 分析及 5S rDNA 测序方法,确定 T. hypoglaucum 和 T. doianum 与雷公藤正品源 T. Wilfordii 相似,而

T. regelii应与它们区分。其为市售雷公藤中的伪品苦皮藤的鉴别提供了可靠的方法。Z. T. Liang等采用荧光显微镜及HPLC-MS的方法对药材何首乌进行了鉴定,通过比较不同样品中活性成分的含量及样品的荧光特征,认为外观上具有较大面积表皮和较少维管束的何首乌质量较好,为何首乌药材的质量控制提供了新方法。

(童 瑶 钟丽丹)

【台湾中医药】

1. 基础研究

吴贤财应用多通道脉波处理技术研制"自动化脉诊仪",将桡动脉脉波信号经由RS23或USB接口传输至计算机,对脉波进行时域分析,并加入手动调整特征点定位功能,更精确地找出脉波的各项特征值。刘省宏研制的可携式脉诊仪,可同步记录血管体积变化和血压脉波,正确寻找最佳脉脊和接触压。林康平研制的可携式脉诊仪,模拟中医师把脉时使用的浮举、中寻、沉取的抽象压力,建立施予血管压力后连续脉搏信息的相关资料。目前已完成系统雏形的设计、实际系统的测试(包括系统特性测试、模拟测试及人体测试三个阶段)及测量作业流程的制定。

邱创乾架设撷取语音信号的设备,收集患者的语音信号并将语音参数分析、量化,包括时域(平均过零点数A1、峰谷值变化A2)、频域(共振峰频率变异值A3、高频能量比A4、低频能量比A5)及碎形维度分析,比较虚证与非虚患者参数的差异。结果显示:① 肺活量足与不足两组的语音末段的高频能量比有差异($P<0.05$)。② 元音/i/音的平均过零点数(Zero-crossing),在非虚、中度气虚和重度气虚三组间都有显著差异($P<0.05$)。吴文祥运用资料探勘技术,从系统性红斑狼疮患者的四诊资料中,找出中医师辨证的常用语并给予编码,使其四诊资料有统一的用语和编码。

2. 临床研究

蔡沛芳等选取197名过敏性鼻炎患者进行中医辨证分型(肺气虚寒、肺脾气虚、肾气虚),以过敏性鼻炎症状量表、血清IgE指数等作为疾病症状严重度的指标。结果发现,中医证型与临床记录的重度无直接关系;在个案年龄与中医证型的变异数分析中,肾气虚型平均年龄为(57.4 ± 12.0)岁,肺气虚寒型为(29.4 ± 13.3)岁、肺脾气虚型为(25.1 ± 12.3)岁,肾气虚型与年龄直接相关($P<0.001$)。张正广使用经颅多普勒(TCD)评估补阳还五汤对缺血性中风预后的影响,结果发现服用补阳还五汤后,患者大脑血流动力学的变化和神经缺损状况均有明显改善。

3. 针灸研究

唐远云等将71例脑中风偏瘫患者分为治疗组39例(针灸推拿结合复健治疗),对照组32例(复健治疗),治疗前后应用Barthel指数进行日常生活能力评定,Brunnstrom分期进行肢体运动功能评定。结果:① 治疗前后Barthel指数的差值,治疗组较对照组有显著差异;② 日常生活能力依赖性较严重的患者(Barthel指数≤40),治疗前后Barthel指数及Brunnstrom分期的上肢近端(proximal upper extremity, PUE)、上肢远端(distal upper extremity, DUE)和下肢(lower extremity, LE)部分的评定,治疗组较对照组有显著差异。

赵明玲等探讨穴位按压改善植物人便秘的成效。将23位患者随机分成对照组(11位)给予常规软便剂,实验组(12位)加按压关元(单)、中脘(单)、天枢(双)、腹结(双)、足三里(双)等,每日1次,每次各穴位按压1分钟,共按压18 d。结果显示实验组的自解便重量、肠蠕动、排便等各项数据未达到统计上的显著差异,但在穴位按压6 d后,自解便重量及肠蠕动出现增加的趋势,排便性质由硬便转为软便。

4. 中药研究

(1) 中药资源 陈世雄进行台湾原生半夏和柴胡的GAP生产模式研究,结果显示:① 半夏接种于1/2MS+1 mg/L BA培养基中,6~7周可完成1个继代世代;混合施用有机肥4 000 kg/ha与钾肥50 kg/ha可获得高产,单独施用有机肥也可获得高产,单独施用化学肥料产量较低。② 柴胡的栽培土壤以红壤最为适宜,其次为砂土与坋土;柴胡耐旱忌水,栽培时须注意田间排水,避免积水造成根部腐烂;施用有机肥4 000 kg/ha与钾肥120~240 kg/ha可获得高产;栽培时间以2~3年为宜。

周凤英进行中药材的辐射灭菌研究,发现各中药材样品完全灭菌所需伽马线照射的剂量分别为：甘草 24 kGy，枸杞 20 kGy，黄芪、杏仁 12 kGy，人参、黄芩、丹参、川芎、柴胡、山楂 10 kGy，陈皮、大黄 8 kGy，当归、白果 6 kGy，白芍药 4 kGy。中药材经所需灭菌剂量照射后不会影响其细胞毒性；与未照射者相比，对纤维瘤 L929 细胞的生长抑制效果相同。

张永勋等探讨中药材辐射灭菌剂量对指标成分及疗效的影响，发现白芍药、黄芩、山楂、丹参、川芎、陈皮在 10 kGy 下可达灭菌效果，其指标成分除黄芩有显著性减少之外，其余药材均没有显著性差异；山楂和丹参的抗氧化能力显著减少，其余药材均没有显著性差异。

周凤英应用伽马线照射分解人参中残留的有机氯农药，结果显示：① 伽马线照射对 Endrin、Lindane、Endosulfan-1、Endosulfan-2、Heptachlor、Heptachlor epoxide、Aldrin、Dieldrin、p,p'-DDE、p,p'-DDD、o,p'uDDD、p,p'-DDT 12 种有机氯农药均有分解效果，且分解效率随照射剂量增高而增加。② 浓度 100 ppm 的五氯硝基苯（PCNB）经 5、10、15 kGy 照射后残存浓度分别为 23.1、2.4 及 1.23 ppm，20 kGy 照射后残存浓度已低于侦测值。③ 经辐射照射后的 PCNB 对白绢病原菌（Sclerotium rolfsii）菌落的生长抑制毒性有明显的下降，对 L929 纤维细胞毒性稍有下降。④ 15 kGy 照射对人参的指标成分没有影响，20 kGy 照射指标成分约有 3%～7% 的下降。

(2) 药材鉴定　谢长奇建立中草药基因体资料库以鉴别与管理中草药，目前已完成 50 种中药材的基因体定序工作，并将结果发表至美国国立生物技术信息中心（NCBI）的 GenBank 数据库，同时建立"台湾中草药基因体资讯网"（tcmgdb.cmu.edu.tw，bioinfo.cmu.edu.tw）以存放研究数据。

吴思节等收集台湾地区 8 种常用石斛属植物（6 种药用，2 种观赏用），探讨其分子与解剖上的差异。结果：在分子层次方面，对核糖体 DNA 的内转录间隔区（ITS）及叶绿体 DNA 的 trnL 内含子（trnL intron）和 trnL-trnF 基因间隔区（trnL-trnF intergenic spacer，IGS）进行定序与分析研究，显示在 IGS 区域中，可将常用石斛分为 4 群，其中霍山石斛（Dendrobium huoshanense）与其他相似品种有足以区分的序列差异。

李世杰等选取 5 个肉桂品种（中国大陆的菌桂、阴香、锡兰肉桂，越南清化桂，中国台湾土肉桂），使用聚合酶链式反应（PCR）、去氧核糖核酸定序等方法来研究样本的遗传基因变异程度，评估其用于分子鉴别不同品种肉桂的可行性。结果显示 5 种肉桂品种间存在核糖体内转录区间第二段序列（internal transcribed spacer2，ITS2）变异。李氏等又萃取台湾地区 7 种不同地理品系的土肉桂叶片精油，经气相层析-质谱仪分析鉴定与群团分析后，依组成成分分类与其相对含量，可分为 6 种化学品系：桂皮醛型、枷罗木醇型、樟脑型、桂皮醛-桂皮乙酸酯型、桂皮乙酸酯型与混合型。

(3) 中药化学　张芳荣从五倍子的氯仿抽取物中分离纯化得到模绕酮酸（Moronic acid）、白桦脂酸（Betulinic acid）、半模绕酮酸（Semimornic acid）及马缨丹白桦脂酸（Lantabetulic acid），由光谱及质谱分析证明为三萜（triterpene）结构。蔡东湖等由埔姜桑寄生茎叶部得到一全新儿茶素衍生物- catechin-5-O-(6-O-galloyl-β-glucopyranoside) 及 10 个已知黄酮类化合物。收集 3 种来自不同宿主的埔姜桑寄生样本，利用高压层析法分析其化学成分，发现以 catechin，quercetin-3-O-(6-O-galloyl-β-glucopyranoside)，quercetin-3-O-β-glucopyranoside 和 quercetin-3-O-β-glucuronide 为主要成分，这些成分与宿主种类无关，但各成分的相对含量变化却因不同宿主而有所不同。

吴姿颖等收集屏东县雾台乡、花莲县秀林乡、宜兰县大同乡、台东县兰屿乡等不同地区的野生白及，以 militarine、cinnamic acid、1,8-bi(4-hydroxybenzyl)-4-methoxyphenanthrene-2,7-diol(BHMD) 和 4,7-dihydroxy-1-p-hydroxybenzyl-2-methoxy-9,10-dihydrophenanthrene(DHMD) 等 4 种指标成分进行 HPLC 定量分析，并以 Folin-Ciocalteu 方法测定总酚类含量，检测 DPPH 清除能力以评估其抗氧化性。结果显示：① 宜兰大同白及的 cinnamic acid 和 militarine 成分在块茎中含量较高。② 台东兰屿白及的 BHMD 及 DHMD 在块茎中含量最高，且实生苗成分含量略低于母株；总酚含量较高，且具有较高的清除 DPPH 的能力。

(4) 中药药理　邓文炳发现固态栽培樟芝可抑制癌细胞生长，增强抑癌基因 p53 的表现，其机理是使癌症逆转。沈立言以强迫游泳诱导出大鼠的忧郁情绪,然后连续给予天麻水萃物21 d,发现高剂量组(1 g/kg体重)和低剂量组(0.5 g/kg体重)均有显著的抗忧郁效果,脑部多巴胺(dopamine)及5-羟色胺(serotonin)代谢速率降低;天麻能改善强迫游泳引起的学习记忆衰退现象,但对空间记忆衰退改善效果不明显。

褚俊杰研究桑黄多醣合用抗癌药物顺铂(cisplatin)、依托泊苷(etoposide)及阿霉素(doxorubicin)的作用。发现在肿瘤细胞实验中,桑黄多糖有辅助抗癌药物的功效,明显减缓肿瘤细胞的迁徙;在动物模型中,桑黄多糖能提高肿瘤动物的存活率,明显减缓肿瘤的转移。

许准榕研究发现,预先给予大鼠穿心莲内酯可有效改善缺血性再灌流手术引起脑血管梗死所造成的脑部伤害;连续喂食血府逐瘀汤两周可有效减少手术造成的脑部伤害。穿心莲内酯可抑制胶原蛋白(collagen)引发的血小板凝集反应及血小板钙离子的释出、蛋白激酶C(PKC)的活化和血栓素A2(TXA2)的生成,抑制血小板自由基的释放,并经由cGMP及cAMP引发磷蛋白(VASP)的磷酸化增加。苏进成研究发现:① 黄芪皂苷Ⅳ在体外不能抑制人类肺癌细胞株的增殖,反而上调转移相关基因核转录因子κBp65(NF-κBp65)、环氧化酶2(Cox-2)和基质金属蛋白酶2(MMP-2)的蛋白表现。② 丹参酮ⅡA在体外能抑制人类肺癌细胞株的增殖,且有浓度和时间依存效应;可增加释放活性氧簇(ROS)、降低基质金属蛋白酶(MMP)、增加Ca^{2+}释放,引起肺癌细胞株(A549、H292、H661)的凋亡。③ 丹参酮ⅡA作用于肺癌细胞株(A549,H292,H146)后,可上调DNA损伤诱导转录因子3(DNA damage inducible transcript 3)及下调细胞周期素B2(cyclin B2)、极光激酶A(Aurora kinase A)、驱动蛋白家族14(Kinesin family member 14)和驱动蛋白家族20A(Kinesin family member 20A)的基因表现。成佳宪分析10种黄连组成分:小檗碱(berberine)、黄连碱(coptisine)、掌叶防己碱(palmatine)、药根碱(jatrorhizine)、表小檗碱(epiberberine)、甲基黄连碱(worenine)、非洲防己碱(columba mine)、木兰花碱(magnoflorine)、阿魏酸(ferulicacid)、氯原酸(chlorogenic acid)应用于辅助肿瘤放射线治疗免疫调控反应的可行性及其分子机理。结果显示,chlorogenic acid能增强放射线诱发BNL与LLC细胞凋亡的比例。黄连组成物对放射线直接诱发血管内皮细胞产生IL-6或A549细胞产生PG-E2表现的效果与放射线间接诱发共同培养中的巨噬细胞(THP-1,RAW264.7)产生TNF-α、IL-1β、IL-6及环氧化酶2(Cox-2)的作用不同。黄连组成物中具有能抑制核转录因子NF-κB及AP-1活化的分子存在。

韩鸿志利用微阵列分析技术探讨当归丙酮层的萃取物TZU-01对抗肝癌细胞标的基因。结果发现,肝癌细胞Nur77、Nurr1和Nor-1等同属于Nur77家族的基因明显被调高,表明TZU-01可能通过Nur77造成细胞凋亡。

王锡岗探讨蟾蜍灵(bufalin)及华蟾精(cinobufagin)对雄激素依赖性人类前列腺癌细胞株LNCaP及非雄激素依赖性人类前列腺癌细胞株DU145及PC3的影响及作用机理。结果显示,蟾蜍灵或华蟾精对3种前列腺癌细胞株都有抑制生长和促进细胞凋亡的作用;两种药物促进癌细胞凋亡的路径是通过促凋亡蛋白Bax插到线粒体外膜,改变线粒体膜电位而释放细胞色素C(cytochrome C),活化一连串半胱氨酸蛋白酶(caspases),造成细胞凋亡;在此的调控因子,于LNCaP是p53和Fas,于DU145和PC3是Fas。

鲍力恒利用睾酮(Testosterone)与细胞色素P450 3A(CYP3A)反应代谢6β羟基睾酮(6β-hydroxytestosterone)的方式测定CYP3A与中药的交互作用。结果显示:① 黄芩、牡丹皮、鸡血藤、黄芪可显著抑制CYP3A酶活性,抑制率为70%~99%。② 甘露饮、辛夷清肺汤、龙胆泻肝汤、苍耳散、半夏泻心汤可显著抑制CYP3A酶活性,抑制率为67%~93%。邱文慧等探讨台湾民间草药冇骨消(Sambucus formosana,SF)对造骨细胞的影响,结果显示:① 冇骨消乙醇萃取物的氯仿可溶层制备物(SF-C)可促进前驱造骨细胞的分化及矿化,其机理与骨成型蛋白-2(BMP-2)及β-连环蛋白(β-catenin)的信号通路有关;② SF-C可由提高OPG/RANKL的比值来间接抑制蚀骨细胞的分化及活化。

侯毓昌等以大鼠脑部缺血再灌流引发脑中风,1小时后与穿心莲乙素(5-10 μg/kg,i.v.)干预,并于中风后24小时评估。发现穿心莲乙素可减少脑梗死区域,显著改善大鼠的运动神经行为能力;显著抑制中风大鼠脑部主要病理生化指标,如自由基(ROS)、硝化蛋白质(nitrotyrosine);可经由抑制转录因子NF-κB和HIF-1α的活化,减少中风造成的大量自由基、诱导型一氧化氮合酶(iNOS)、gp91phox/NADPH oxidase 2(NOX2)及IL-1β的表现,达到中枢神经保护效果。

周虹儒等探讨紫苏梗、叶、成熟种子不同部位的水萃物抗氧化活性。发现在浓度为 5 μg/ml 时,紫苏梗水萃物有较佳超氧阴离子清除活性(61.8%),依次为紫苏叶(60.8%)、成熟种子(33.3%);在 DPPH 捕捉力方面,紫苏梗水萃物有很强活性(54.8%)。紫苏梗、叶、成熟种子的水萃物均具有较强的还原力和亚铁离子螯合能力。

林信堂等分析何首乌的叶、茎、根抗氧化活性。发现在 DPPH 自由基清除能力、总抗氧化活性、还原力及 NO 清除活性为根＞叶＞茎,而超氧阴离子的清除活性为茎＞叶＞根。何首乌的抗氧化活性主要与大黄素(emodin)相关化合物及槲皮素(quercetin)有关。何首乌三部位萃取物清除自由基的活性优于 emodin 及 quercetin 标准品。

叶怡真等的研究显示,槲皮素对人类葡萄膜黑色素瘤细胞有明显的选择性细胞增殖抑制作用,其机理与诱导细胞凋亡有关。

(5)方剂研究 侯钰琪进行三黄泻心汤浓缩制剂与水煎剂人体药物动力学的比较研究。采集志愿者分别口服两种剂型后的血液与尿液,以 HPLC-UV 定量分析其指标成分与其代谢物的含量,发现除大黄酸(rhein)之外,水煎剂各成分的总排除量与浓缩制剂无显著差异。血药动力学部分,所有志愿者的血液均未能检出各指标成分的原型与代谢产物,显示口服两种剂型后血药浓度极低。

许准榕研究发现,桃红四物汤(1.2 及 2.4 g/kg)有抗肠系膜血管血栓模型小鼠的血栓的功效,有效减少其脑部伤害,抑制胶原蛋白引发的血小板凝集,抑制缺氧诱导因子-1A(HIF-1A)、肿瘤坏死因子-A(TNF-A)、诱导型一氧化氮合酶(iNOS)及活性半胱胺酸蛋白酶-3(active caspase-3)的表现。

施子弼探讨补中益气汤对正常人体干细胞和乳腺癌肿瘤细胞的影响,发现其:① 对正常细胞的生长有正面修复或保护效应,对乳癌衍生细胞有负面效应。② 促进乳癌衍生细胞高量表现肿瘤抑制和转移抑制基因,抑制乳癌衍生细胞表现血管生成相关基因。③ 影响乳癌组织衍生初代细胞对周边其他组织细胞的调控作用。

李宗谚探讨茵陈蒿汤保肝作用的分子调控机制。研究发现,其主要成分之一茵陈色原酮(Capillarisin)可降低脂质过氧化产物硫代巴比妥酸反应物的含量,提升谷胱甘肽(Glutathione)的含量,影响细胞凋亡重要指标半胱氨酸天冬氨酸蛋白酶 3(Caspase-3)的活性与细胞色素 C 及血红素氧合酶 1(heme oxygenase 1)蛋白质的变化。实验显示茵陈蒿汤可抑制胆道结扎手术引起的肝组织中金属蛋白酶抑制因子 1(TIMP-1)及基质金属蛋白酶 2(MMP-2)的增加,抑制血清中单核细胞趋化蛋白 1(MCP-1)的过度表现。蛋白质体学研究显示茵陈蒿汤可改善胆道结扎引起的网蛋白 1(Plectin-1)的减少及角蛋白 8(Keratin-8)、角蛋白 19(Keratin-19)的过度表现,改善肝脏纤维化过程中载脂蛋白 A-I(ApoA-I)的减少及糖蛋白 33(Glycoprotein 33)的过度表现。其还可改善肥胖引起的肝脏氧化压力的增加,恢复血液中受损的内皮祖细胞(EPC)的表现,改善糖类与脂质的代谢。

林俊清从传统方剂中寻找具有抗肝癌作用的方剂。发现黄连解毒汤和散肿溃坚汤对人类肝癌细胞株 HepG2 和 PLC/PRF/5 具有良好的细胞增生抑制作用,最佳浓度是 500 μg/ml。黄连解毒汤的作用机理是促使 HepG2 和 PLC/PRF/5 的细胞周期停滞于 S-G2/M 期;透过 p53-非依赖性(p53-independent)的方式增加 p21 的表现;抑制细胞周期素 A(cyclin A)、细胞周期素 B(cyclin B)、cdc2、cdc25C 的表现,促使 cdc2 和 cdc25 保持于不活化的磷酸化状态,从而抑制细胞周期的演进;改变促凋亡和抑制凋亡 Bcl-2 蛋白的比值从而启动线粒体相关的凋亡路径,而造成细胞死亡;抑制细胞生存路径核因子 κB(NF-kB)的转位、活性以及下游分子 Bcl-XL 的表现而促进细胞死亡。

李佩端研究发现,大鼠并服葛根芩连汤水煎剂与甲氨蝶呤(Methotrexate,MTX)时,MTX 的血药面积显著提高,滞留时间增加,甚至造成死亡。大鼠并服葛根芩连汤水煎剂与丙戊酸(Valproic acid,VPA)时,VPA 的血峰浓度及血药面积显著降低,滞留时间显著增加。

杨荣森等研究发现龙胆泻肝汤可缓解对乙酰氨基酚(Aceta minophen,Act)的肾毒性,疏经活血汤、血府逐瘀汤对 Act 的肝、肾毒性有加强作用。

5. 医史文献研究

郑淑臻等收集整理历代各家和现代文献对十二原及四关的记载和论述，分析归纳为：①《灵枢·九针十二原》中十二原指的是五脏之原加上膏、肓之原，以五脏为主，是诊断治疗脏病的主要穴位；后世演化发展的十二原以十二经脉为主。② 临床上六腑原穴对腑病的诊断治疗作用不如阴经原穴，主要以治疗外经病为主，六腑病主要选取下合穴主治。③《灵枢·九针十二原》中四关指的是人体4个重要枢纽，即"腕踝膈脐"，在治疗脏病时更强调"膈脐"二关的作用。

陈玉昇等比较历代各家对紧脉脉形的定义，总结其特点为："缠丝转索"的动态不稳定状态，如"绞转无常位"、"左右弹指"等；"切绳"的稳定静态形态，如"如切绳状"、"如纫簟线"等。并与《伤寒论》中的条文相参照，推断《伤寒论》中紧脉脉形的原意较符合前者，着重在"无常"；紧脉和弦脉的鉴别在于弦脉为"按之不移"。

陈淼和等考证宋版、桂林版等《伤寒论》条文笔风柔弱，序文却激昂愤慨、语调不合；序文混淆外感与传染性疫毒；序文不符格式、不避皇帝讳名、弄错疫毒流行时间，序文字义与条文有别，仲景之前无人写序文置于卷首等因素推测仲景序文非出于仲景。比对不同版本《伤寒论》等古籍后，认为宋本序文是某君于683年至761年间，抄袭《千金要方》孙思邈之语与孙氏所引用张仲景之语等，托仲景之名伪作，再经宋臣等增衍而得。

（黄　颖）

[附]　参　考　文　献

B

鲍力恒.临床常用科学中药与西药交互作用之评估（94～95年度成果报告）[J].中医药年报（台湾），2009，27(3)：433

鲍力恒.临床常用科学中药与西药交互作用之评估[J].中医药年报（台湾），2009，27(3)：345

鲍力恒.临床常用科学中药与西药交互作用之评估Ⅱ[J].中医药年报（台湾），2009，27(3)：403

C

蔡东湖，刘宜珍，林丽纯.埔姜桑寄生的类黄酮素[J].药物食品分析（台湾），2010，18(4)：256

蔡沛芳，陈俊良，杨贤鸿.过敏性鼻炎中医证型与年龄的相关性[J].中医药杂志（台湾），2010，21(1,2)：43

陈淼和，欧阳玉娥.仲景序文应系后人托作于孙思邈之后、王冰之前.中医药研究论丛（台湾），2010，13(1)：25

陈世雄.一年生中药材台湾GAP生产模式之建立与评估(2-1)[J].中医药年报（台湾），2009，27(1)：435

陈世雄.一年生中药材台湾GAP生产模式之建立与评估(2-2)[J].中医药年报（台湾），2009，27(1)：461

陈世雄.一年生中药材台湾GAP生产模式之建立与评估（结案报告）[J].中医药年报（台湾），2009，27(1)：531

陈玉昇，孙茂峰，刘耕豪，等.从《伤寒论》论紧脉脉形之特色及与弦脉脉形之鉴别.中医药杂志（台湾），2010，20(3,4)：111

成佳宪.中药材黄连组成物对肺癌及肝癌放射线治疗动物模式之免疫调控因子基因表现[J].中医药年报（台湾），2009，27(2)：449

褚俊杰.桑黄辅助癌症化学治疗与评估改善多重药物抗药性表现之药理机制探讨[J].中医药年报（台湾），2009，27(1)：347

D

邓文炳.樟芝防治癌症之重要机转与特色——癌症逆转[J].中医药年报（台湾），2009，27(1)：183

H

H. Qi, S. O. Siu, J. Rong*, et al. Senkyunolides reduce hydrogen peroxide induced oxidative damage in human liver HepG2 cells via induction of heme oxygenase-1. Chem Biol Interact 2010, 183: 380-389

Hu YM, Wang YT, Tong Y*, et al. (2010) Identification of the major chemical constituents and their metabolites in rat plasma and various organs after oral administration of effective EXD fraction by liquid chromatography-mass spectrometry. Biomedical Chromatography 2010, 24(5): 479

韩鸿志.以端粒酶活性为筛选平台从当归分离出抗肿瘤成分Butylidene-phthalide并研究其药物萃取物抗肝癌细胞生长调控之基因体研究[J].中医药年报（台湾），

2009,27(2):493

侯钰琪.建立以健康人体比较方剂浓缩制剂与传统水煎剂中指标成分生体相等性之研究模式[J].中医药年报(台湾),2009,27(1):207

侯毓昌,王雅惠,刘国同,等.穿心莲乙素(andrographolide)经由抑制 iNOS 和 gp91phox/NADPH oxidase 2(NOX2)的表现保护缺血型中风大鼠脑组织[J].中医药杂志(台湾),2010,21(3,4):85

K

K. K. Wong, P. C. Shaw, D. C. Wan. Cryptotanshinone, an acetylcholinesterase inhibitor from Salvia miltiorrhiza, ameliorates scopolamine-induced amnesia in Morris water maze task. Planta Med. 2010 Feb;76(3):228

K. W. Lu, J. C. Chen, J. G. Chung*, et al. Gypenosides inhibits migration and invasion of human oral cancer SAS cells through the inhibition of matrix metalloproteinase-2/-9 and urokinase-plasminogen by ERK1/2 and NF-kappa B signaling pathways. Hum Exp Toxicol. 2010 May 28 [Epub ahead of print]

L

Liu Q, Tong Y, Sze SCW, et al. (2010) Tian Xian Liquid (TXL) induces apoptosis in HT-29 colon cancer cell in vitro and inhibits tumor growth in vivo. Chinese medicine, 2010, 5, 25

L. G. Chen. Gastroprotective activity of atractylenolide Ⅲ from Atractylodes ovata on ethanol-induced gastric ulcer in vitro and in vivo. J Pharm Pharmacol, 2010,62(3):381

李珮端.葛根芩连汤对 methotrexate 与 valproic acid 药品动力学之影响[J].中医药年报(台湾),2009,27(3):371

李世杰,李常晖,林敏宜,等.利用核糖体内转录区间第二段部分序列于分子鉴别肉桂属肉桂植物样品品种之研究[J].药物食品分析(台湾),2010,18(4):225

李世杰,邱淑娇,颜瑞宏,等.核糖体内转录区间第二段部分序列应用在条码土肉桂样品之研究[J].药物食品分析(台湾),2010,18(2):128

李宗谚.应用蛋白质体学研究中药茵陈蒿汤对保肝作用的分子调控机制(2-1)[J].中医药年报(台湾),2009,27(2):301

李宗谚.应用蛋白质体学研究中药茵陈蒿汤对保肝作用的分子调控机制(2-2)[J].中医药年报(台湾),2009,27(2):355

李宗谚.应用蛋白质体学研究中药茵陈蒿汤对保肝作用的分子调控机制(总报告).中医药年报(台湾),2009,27(2):403

林俊清.传统方剂对人类肝癌细胞之体内及体外抑制增生、肿瘤入侵、血管新生作用和诱发细胞程式死亡机制之探讨(2-1)[J].中医药年报(台湾),2009,27(3):213

林康平.以连续恒压施压为基础之可携式中医脉诊量测系统应用研究(2-1)[J].中医药年报(台湾),2009,27(6):355

林信堂,蓝偲灵,黄雅吟,等.生鲜何首乌抗氧化成分及特性探讨.药物食品分析(台湾),2010,18(2):120

刘省宏.可携式脉诊仪之自动化与脉象辨识之研究[J].中医药年报(台湾),2009,27(6):165

J

J. X. Song, P. C. Shaw, Y. B. Zhang* et al. Chrysotoxine, a novel bibenzyl compound, inhibits 6-hydroxydopamine induced apoptosis in SH-SY5Y cells via mitochondria protection and NF-κB modulation. Neurochem Int, 2010,57(6):676

Q

Q. Q. Mao, X. M. Zhong, Z. Huang, et al. Paeoniflorin protects against NMDA-induced neurotoxicity in PC12 cells via Ca^{2+} antagonism. Phytother Res., 2010 Oct 29. doi: 10.1002/ptr.3321 [Epub ahead of print]

邱创乾.利用现代语音科技发展中医闻诊辅助仪器(2-1)[J].中医药年报(台湾),2007,25(5):601

邱创乾.利用现代语音科技发展中医闻诊辅助仪器(2-2)[J].中医药年报(台湾),2009,27(6):427

邱创乾.利用现代语音科技发展中医闻诊辅助仪器(全程计划总报告)[J].中医药年报(台湾),2009,27(6):453

邱文慧,陈建志,洪铭宏.有骨消(Sambucus formosana)借由活化 BMP-2 及 β-Catenin 讯息路径刺激 MC3T3-E1 前驱造骨细胞分化[J].中医药杂志(台湾),2010,21(1,2):1

S

S. K. Law, M. P. Simmons, P. P. But*, et al. Molecular analyses of the Chinese herb Leigongteng (Tripterygium wilfordii Hook. f.). Phytochemistry, 2011 Jan, 72(1):21

Sze SCW, Ng TB, Tong Y*, et al. Herba Epimedii: Anti-oxidative properties and its medical Implications. Molecules, 2010,15(11):7861

沈立言.天麻水萃物在动物实验中的抗忧郁效果及

其机制之探讨[J].中医药年报(台湾),2009,27(1):279

施子弼.补益类中药保护干细胞及影响乳癌病患肿瘤细胞之免疫相关之功能基因体研究[J].中医药年报(台湾),2009,27(2):127

苏进成.黄芪皂苷Ⅳ及丹参酮ⅡA对人类肺癌细胞基因表现的影响[J].中医药年报(台湾),2009,27(2):185

T

T. Y. Lee, H. H. Chang, et al. Modulation of the cannabinoid receptors by andrographolide attenuates hepatic apoptosis following bile duct ligation in rats with fibrosis. Apoptosis, 2010, 15(8):904

唐远云,林建雄,游东阳,等.脑中风患者针灸推拿结合复健之临床疗效评估[J].中医药杂志(台湾),2010,21(1,2):53

W

Wang N, Feng Y, Lau PW, et al. F-actin reorganization and inactivation of Rho signaling pathway involved in the inhibitory effect of Coptidis Rhizoma on hepatoma cell migration. Integrative Cancer Therapies, 2010, 9(4):354

王锡岗.蟾蜍灵及华蟾精抑制人类前列腺癌细胞生长之作用机转[J].中医药年报(台湾),2009,27(3):299

吴思节,刘育姗,陈增蔚,等.药用石斛属植物分子标志及形态观察之研究[J].药物食品分析(台湾),2009,17(6):474

吴文祥.运用资料探勘技术建立红斑性狼疮患者之中医临床辨证决策支援系统(2-1)[J].中医药年报(台湾),2009,27(6):401

吴贤财.新一代自动化诊断脉诊仪开发与研究——多通道脉波处理技术于脉诊平台实现[J].中医药年报(台湾),2009,27(6):1

吴姿颖,陈建志,赖宏亮.台湾产白及的成分分析及抗氧化能力之研究[J].药物食品分析(台湾),2010,18(4):279

X

Xu XC, Yang Y, Shen JG*, etc. Autoxidation and prooxidation mechanism of Danshensu. Acta Phys Chim Sin, 2010,26(7):1737

X. Lin, Stephen C. W. Sze, Y. B. Zhang*, et al. Protective Effect of Dendrobium officinale Polysaccharides on Experimental Sjögren's Syndrome. J Compl Integr Med, 2010, 7(1): Article 14

谢长奇.台湾中草药基因体基原鉴定及中英文基因体资料库之建立[J].中医药年报(台湾),2009,27(2):39

许准榕.穿心莲及血府逐瘀汤对缺血性-再灌流引起之脑梗死之疗效评估[J].中医药年报(台湾),2009,27(1):381

许准榕.中药传统方剂桃红四物汤预防缺血性脑中风之疗效评估[J].中医药年报(台湾),2009,27(1):417

Y

杨荣森,萧水银.常用中药方剂与阿司匹林类药物并用对鼷鼠肝脏及肾脏功能的影响[J].中医药年报(台湾),2009,27(3):477

叶怡真,杨佩玉,陈明丰,等.槲皮素对葡萄膜黑色素瘤细胞的作用.中西整合医学杂志(台湾),2010,12(2):21

Z

Z. J. Zhang, H. Y. Chen, K. C. Yip, et al. The Effectiveness and Safety of Acupuncture Therapy in Depressive Disorders: Systematic Review and Meta-analysis. J Affect Disord, 2010,124:9

Z. T. Liang, Y. X. Shi, Z. Z. Zhao*, et al. Histochemical analysis of the root tuber of Polygonum multiflorum Thunb. (Fam. Polygonaceae). Microsc Res Tech., 2010 Oct 13 [Epub ahead of print]

张芳荣.台湾市售五倍子之指纹图分析与活性成分之研究[J].中医药年报(台湾),2009,27(1):259

张永勋,何玉铃,周凤英,等.中药材辐射灭菌剂量对指标成分及疗效之影响(2-1)[J].中医药年报(台湾),2009,27(5):331

张永勋,何玉铃,周凤英,等.中药材辐射灭菌剂量对指标成分及疗效之影响(2-2)[J].中医药年报(台湾),2009,27(5):359

张永勋,何玉铃,周凤英,等.中药材辐射灭菌剂量对指标成分及疗效之影响(95~96年度成果报告)[J].中医药年报(台湾),2009,27(5):397

张正广.从早期大脑血液量的变化评估补阳还五汤对缺血性中风预后的影响[J].中西整合医学杂志(台湾),2009,11(2):11

赵明玲,陈绿蓉.穴位按压对植物人便秘之成效初探:随机分派研究[J].中西整合医学杂志(台湾),2010,12(2):11

郑淑臻,孙茂峰,林建雄,等.浅议十二原及四关.中医药杂志(台湾),2010,20(1,2):35

周凤英.加马线分解中药材人参中残留有机氯农药之照射平台建立及其安全性评估[J].中医药年报(台湾),2009,27(5):59

周凤英.中药材辐射灭菌剂量及包材评估研究(2-1).中医药年报(台湾),2009,27(5):87

周凤英.中药材辐射灭菌剂量及包材评估研究(2-2)[J].中医药年报(台湾),2009,27(5):131

周凤英.中药材辐射灭菌剂量及包材评估研究(95~96年度成果报告)[J].中医药年报(台湾),2009,27(5):217

周凤英.中药材辐射灭菌量产研究及其产官学专家研讨[J].中医药年报(台湾),2009,27(5):1

周虹儒,郭钟达,林恩仕.紫苏不同部位水萃物之抗氧化能力研究[J].药物食品分析(台湾),2009,17(6):489

八、国外中医药

【国外中医药相关法规、教育和就业简况】

程铭钊等介绍了中医药在英国的 10 年立法历程,从 2000 年 11 月英国上议院公布辅助医学报告,提议对草药、针灸等辅助医疗进行立法管理,到 2008 年 6 月英国卫生部公布联合立法工作组报告,已将近 8 年。2009 年 8 月 3 日,英国卫生部正式宣布对中医师、草药师和针灸师的立法管理进行第二次公众咨询。英国中医药学会对卫生部的咨询文件的 24 个问题逐个探讨分析,采取措施,争取各界支持中医立法管理,此次咨询卫生部总共收到回应 6 000 多份,并作处理。2010 年 4 月 1 日英国卫生部发布新闻文稿《辅助疗法(管理)的新步骤》:① 所有向公众提供非执照草药的从业者必须在辅助与自然保健委员会(the Complementary and Natural Healthcare Council, CNHC)注册,意味着政府已经放弃了 HPC (Health Professions Council)方案。② 此注册将不适用于"full trappings of professional recognition"(专业认证范围),意味着很有可能是指中医师将不会像西医业者一样拥有受法律保护的头衔。③ 针灸从业者的注册将后延,意味针灸和草药中医的注册将被再次分开。以英国中医药学会(ATCM)为代表的中医界呼吁政府尊重前两次公众咨询支持立法管理的大多数意见,继续推进中医立法;尤其强调政府再次把草药和针灸的注册分开是错误的。英国政府对针灸草药中医立法管理的态度在 10 年间几经变更,最终有可能放弃政府自己提出的专门用于管理医疗辅助人员的 HPC 方案。中医行业在英国,要进入法律认可的健康行业还有很长的路要走。马伯英回顾了英国中医立法的曲折历程,总结了中医在英国立法过程中的经验教训。立法过程中需要不断征询民众和业者意见,中医团体应充分利用自己的发言权,中医师本身学术素质包括英语水平应当加速提高。基础研究、中药标准生产及安全性提供皆是中医在英国主流社会获得正面评价的重要因素。

田力欣等介绍了欧美各国中医教育发展现状:培养方向多元化、培养形式多样化、课程设置系统化、教学管理规范化等特点。指出为促进中医教育在欧美各国的开展,应采取:① 扩大宣传,加强与欧美学术界、医疗界和教育界的沟通。② 加强合作办学模式,扩大中医教育的国际影响。③ 建立国际性中医教育认证机构或权威学术组织,规范中医教育的标准,研讨教育教学方法。④ 实行派出与引进相结合的战略方式。在对留学生强化中医教育的同时,也应强调中国文化的传授,实现"文化、教育、医学"三位一体。⑤ 培养高水平的外向型中医药师资人才,提高专职教学人员素质。⑥ 针对各国不同文化背景下的教学特点,组织力量编写适于各层次教学的高质量中医药教材,使教材在内容编排及外文文字表述上都易于被教育者接受。

胡萌介绍澳大利亚中医学会与澳洲全国中医药协会 2010 年 7 月在悉尼宣布成立联合联络工作小组,以准备 2011 年 7 月澳大利亚政府对全澳中医师的注册管理。工作小组的成立标志着澳大利亚中医药专业团体在团结合作、共谋发展以及推广中医药方面迈出重要一步。

(杨淑静)

【国外对针灸的应用与研究】

Matsubara Yuichi 等[日]研究针刺对高强度运动后唾液中分泌型免疫球蛋白(SIgA)的影响。将 12 名健康男性随机分为针刺组与对照组,均进行 60 min 踏自行车的激烈运动。针刺组在运动结束后加针刺孔最、合谷、足三里、下关 30 min。分别测定被试者运动前及运动结束后 1、2、3、4、24 h 唾液中的 SIgA 含量,并进行疲劳程度的问卷调查。结果显示,运动结束后 3 h,对照组 SIgA 的分泌明显下降,而针刺组无明显下降。运动结束后 1、24 h,针刺组 SIgA 含量较对照组增加($P<0.05$)。但问卷调查显示针刺组主观疲劳感并未较对照组减轻。提示针刺可对自主神经产生影响,阻止因剧烈运动所致的 SIgA 分泌的下降,从而提高黏膜免疫力。Azizi Hoda 等[伊朗]选取 186 个穴位对 106 名受试者进行针刺,在针刺前

和起针后立即测量血压与脉率,咨询有无高血压病史及针刺史,记录下取穴和中西医诊断结果,评估针刺不同穴位是否有影响血压与脉率的作用。结果无论有无针刺史,针刺后收缩压、舒张压、脉率均较针刺前均有不同程度的下降($P<0.01$)。有针刺史受试者收缩压、舒张压、脉率的针刺前后差值与无针刺史受试者比较,$P>0.05$;无论是否有高血压病史,针刺后受试者收缩压、舒张压、脉率较针刺前均有不同程度的下降($P<0.01$)。有高血压病史组收缩压、舒张压、脉率的针刺前后差值与无高血压病史组比较,$P>0.05$。研究发现大椎、腰夹脊与收缩压的降低有关;大椎、承山、合谷、腰夹脊、阴陵泉与舒张压的降低有关;膻中、合谷、阳池、支沟与脉率变化有关。Freire Anaflávia O[巴基斯坦]将40例睡眠呼吸暂停综合征患者随机分为用手针刺治疗组、10 Hz电针刺治疗组、2 Hz电针刺治疗组及对照组各10例。针刺各组分别针刺孔最、列缺、合谷、迎香、百会、上廉泉等30 min。多导睡眠描记法测定显示,用手针刺治疗组、10 Hz电针刺治疗组的呼吸暂停指数及呼吸功能不全指数均较对照组、2 Hz电针刺治疗组有所下降(均$P<0.05$)。提示用手针刺及10 Hz电针刺可改善睡眠呼吸暂停综合征患者的呼吸症状。Landgren Kajsa等[瑞典]将2~8周疝气患儿随机分为治疗组43例与对照组38例。治疗组每周接受2次针刺合谷,每次2 s,对照组实施不包括针刺的处理方案,3周后最终完成81例。结果发现,与对照组比较,治疗组因疝气痛而引发的哭闹的强烈程度及持续时间均减轻或缩短(均$P<0.05$)。Walker Eleanor M等[美]将50例乳腺癌患者随机分为针刺组与盐酸文拉法辛胶囊组各25例,针刺组前4周,每周分别针刺主穴肾俞、太溪、三阴交,次穴大椎、风池、太渊、太冲、百会、足三里等2次;后8周,每周针刺1次。经治12周后,两组潮热、抑郁症状均有所改善。随访2周后,文拉法辛组潮热重新出现,而针刺组潮热症状并不明显($P<0.01$)。盐酸文拉法辛胶囊组有18例出现恶心、头晕眼花、焦虑等副作用,而针刺组无明显副作用($P<0.05$)。提示在乳腺癌长期抗雌激素疗法中运用针刺可减轻盐酸文拉法辛引起的血管收缩症状,疗效安全持久。

Lewis K等[美]分析Pubmed过去50年与针灸治疗背痛疗效相关的文献,发现已发表的关于针灸的文章大部分由病例报道、系列案例或者设计尚不充分的疗效评价干预试验组成。提示对于此种多因素造成的疼痛的针灸疗效的研究,通常研究水平较低,尚缺乏高质量的研究。认为针灸在背痛治疗中确切的有效性还不清晰,但针灸在背痛的治疗中一直持续作为一种重要的方法被应用。

尹容[韩]简要介绍了舍岩针法的起源,理论基础及选穴原则。舍岩针法为朝鲜中期舍岩道人所创,将辨别脏腑虚实寒热与五行相生相克关系相结合,实施自经补泻和他经补泻。

(杨淑静)

【国外对气功的研究】

1. 临床研究

Biesinger E等[德]将受耳鸣困扰超过3个月的患者随机分为干预组与对照组各40人。干预组进行为期5周的气功干预治疗。在入组前、每周干预后、5周干预后、随访期的第1、3个月进行视觉模拟评分法(VAS)及耳鸣调查量表(TBF-12)的评估。结果显示,气功干预组VAS及TBF-12评分均明显下降,提示气功干预可有效辅助治疗耳鸣。且气功干预依从度高,随访3个月内疗效稳定。Chen K W等[美]探讨了将气功冥想辅助戒毒的可行性及其效果。将248名被试者随机分为冥想训练组与进行控制压力放松训练对照组(SMART组),每日均锻炼2次,连续4周。每周进行一次问卷调查,发现冥想训练组的配合完成率(92%)比SMART组(78%)更高($P<0.01$)。对毒品的欲望、戒毒期症状也有明显的降低及缓解。同时还发现女性比男性更适合利用冥想疗法进行辅助戒毒,且提高冥想水平有利于得到更好的戒毒效果。Gates D J等[美]对参与气功锻炼的2型糖尿病高风险的农村女性患者进行了实验室血清、血压检测及健康理念的评估。结果发现气功能提升2型糖尿病高风险妇女的健康观念,但是血压及实验室血清检查并没有明显变化。Jahnke RA等[美]在全美18个站点对非专业气功师进行"简化太极拳"的培训,学程结束后再由这些"培训辅导员"在这个站点教授新学员。共有330名被试参加,平均年龄73岁,其抗压水平在习练"简化太极拳"后有显著提高($P<0.01$),睡眠质量及体能精力亦有改善。其中93%的被试者表示乐于参加这个锻炼,91%表示今后会继续练习。实验表明以此种模式在老年人

群中推广"简化太极拳"是可行的,接受度高且可有效提高老年人的生活质量。Wang C C 等[美]将66例纤维肌痛综合征患者随机分为太极组(练习杨氏太极拳)与对照组(接受身心健康教育及伸拉运动)各33例,两组每次课持续60 min,每周2次,共12周。结果纤维肌痛影响问卷(FIQ)评分太极组为(35.1±18.8)分,对照组为(58.6±17.6)分,组间比较,$P<0.001$。医学转归研究36项短表健康测查(SF-36)生理成分的评分太极组为(28.5±8.4)分、(37.0±10.5)分,对照组为(28.0±7.8)分、(29.4±7.4)分,$P<0.001$;心理成分的评分太极组为(42.6±12.2)分、(50.3±10.2)分,对照组为(37.8±10.5)分、(39.4±11.9)分,组间比较,$P<0.05$。Vincent A 等[美]将350例慢性疼痛患者(疼痛持续超过3个月且疼痛指数≥3)随机分为外气治疗组(每周接受30 min 外气治疗,连续4周)26例与对照组24例。使用模拟视觉评分表评估疼痛严重程度,结果与对照组比较,外气治疗组在治疗后的第2、3、4周疼痛有明显好转(均$P<0.01$),随访至第8周疼痛指数持续下降但未见统计学差异。Sun G C 等[美]将32例经 Bastry 大学评估符合条件的被试者(平均年龄56.3±8.1岁)随机分为气功干预组(每周进行2次,每次30 min 的气功锻炼)11例、对照组10人例、运动对照组(PRT组,接受渐进式力量训练)。被试者除胰岛素注射外,均维持其他常规治疗,包括用药、饮食控制及体育锻炼。疗程均为12周。结果气功干预组较治疗前空腹血糖水平明显下降($P<0.01$),但 PRT 组与对照组却逐步上升但无统计学差异;对照组糖化血红蛋白浓度维持不变,气功组与 PRT 组轻微下降;对照组与 PRT 组血液胰岛素水平略微上升,气功组维持不变,但无显著差异。三组之间比较,气功干预组比其余两组空腹血糖下降明显,胰岛素耐受指数有所提高。研究表明,12周的气功锻炼治疗方案能有效降低2型糖尿病患者空腹血糖,并有助于降低糖化血红蛋白浓度及胰岛素抵抗指数,是一项有效的辅助治疗方法。Cheng R W 等[加拿大]用单波长探针记录气功冥想时左前额叶的还原血红蛋白变化情况,发现还原血红蛋白含量显著下降。提示在冥想状态下大脑额叶前部激活状态有所增加。并用双波长探针进行第二次实验,发现与非气功师比较,气功师在冥想状态下还原血红蛋白含量降低,氧合血红蛋白含量上升,组间比较,$P<0.05$。研究提示气功冥想对激活额叶前部有显著作用。

2. 文献研究

Jahnke R 等[美]以"Tai Chi"、"Taiji"、"Tai Chi Chuan"、"Qigong"为关键字在 PsycINFO、Pubmed、Cochrane database 及 Google Scholar 等数据库检索了1993～2007年发表在同行评议的专业期刊上关于气功和太极拳作用研究的随机对照研究报导共77例,归纳分为9个类别:骨密度4例,心肺功能19例,生理机能16例,与摔倒有关的风险因素23例,生活质量17例,自我效能8例,患者主诉临床效果13例,心理症状27例,免疫功能6例。证实了气功和太极拳的随机对照实验大部分得出对身体有益的结果,且具有一致性和显著性。

(竺英祺)

[附] 参 考 文 献

A

Azizi Hoda, Bahrami-Tahanki Hanlid Reza, 章正祥, 等. 针刺对不同疾病患者血压与脉率的影响[J]. 国际中医中药杂志, 2010, 32(2): 136

B

Biesinger E, Kipman U, Schatz S, et al. Qigong for the treatment of tinnitus: a prospective randomized controlled study[J]. J Psychosom Res, 2010, 69(3): 299

C

Chen K W, Comerford A, Shinnick P, et al. Introducing qigong meditation into residential addiction treatment: a pilot study where gender makes a difference[J]. J Altern Complement Med, 2010, 16(8): 875

Cheng R W, Borrett DS, Cheng W, et al. Human prefrontal cortical response to the meditative state: a spectroscopy study[J]. Int J Neurosci, 2010, 120(7): 483

程铭钊, 沈惠军. 英国中医立法的10年历程回顾[J].

环球中医药,2010,3(3):210

F

Freire Anaflávia O, Sugai Gisele C M, Togeiro Sônia Maria, et al. Immediate effect of acupuncture on the sleep pattern of patients with obstructive sleep apnoea [J]. Acupunct Med, 2010,28:115

G

Gates D J, Mick D. Qigong: an innovative intervention for rural women at risk for type 2 diabetes [J]. Holist Nurs Pract, 2010,24(6):345

H

胡萌.澳大利亚中医药界携手谋发展[J].中医药管理杂志,2010,18(7):610

J

Jahnke R, Larkey L, Rogers C, et al. A comprehensive review of health benefits of qigong and tai chi [J]. Am J Health Promot, 2010,24(6):1

Jahnke RA, Larkey LK, Rogers C. Dissemination and benefits of a replicable Tai Chi and Qigong program for older adults [J]. Geriatr Nurs, 2010,31(4):272

L

Landgren Kajsa, Kvorning Nina, Hallströml Inger. Acupuncture reduces crying in infants with infantile colic: a randomised, controlled, blind clinical study [J]. Acupunct Med, 2010,28:174

Lewis K, Abdi S. Acupuncture for lower back pain: a review [J]. Clin J Pain, 2010,26(1):60

M

Matsubara Yuichi, Shimizu Kazuhiro, Tanimura Yuko, et al. Effect of acupuncture on salivary immunoglobulin A after a bout of intense exercise [J]. Acupunct Med, 2010,28:28

马伯英.英国中医立法的曲折历程和经验教训[J].环球中医药,2010,3(2):143

S

Sun G C, Lovejoy Jennifer C, Gillham Sara, et al. Effects of Qigong on Glucose Control in Type 2 Diabetes: A randomized controlled pilot study [J]. Diabetes Care, 2010,33:8

T

田力欣,王超,王卫,等.欧美中医教育概况[J].中国中医药信息杂志,2010,17(4):1

V

Vincent A, Hill J, Kruk KM, et al. External qigong for chronic pain [J]. Am J Chin Med, 2010,38(4):695

W

Walker Eleanor M, Rodriguez Alba I, Kohn Beth, et al. Acupuncture Versus Venlafaxine for the Management of Vasomotor Symptoms in Patients With Hormone Receptor-Positive Breast Cancer: A Randomized Controlled Trial [J]. Journal of Clinical Oncology, 2010,28(4):634

Wang C C, Schmid Christopher H, Rones Ramel, et al. A Randomized Trial of Tai Chi for Fibromyalgia [J]. N Engl J Med, 2010,363(8):743

Y

尹容.韩国合岩针法简介[J].天津中医药,2010,27(3):259

九、教学与科技研究

(一) 教 学 研 究

【案例式教学法的应用】

张星平等以"医家刘完素"的授课为例探讨了案例教学法在《中医各家学说》中的具体运用,并分析了传统的"医案讲授"法与案例式教学法的不同之处。前者主要还是以教师讲授为主;后者则强调启发式,强调学生的亲自参与,而教师只是处于一种从属地位,其主要任务就是对学生的讨论加以指导。张氏还认为案例教学法要求学生有一定的相关基础理论知识,否则案例所涉及的知识点学生就无从理解,课堂讨论也就无法进行。故该教学方法的实施不能盲目进行,应该有计划、有选择地进行。宋健等从七个方面介绍了案例式教学法在《中医内科学》教学中的运用:① 融入名老中医经验介绍;② 纸上谈病,课堂结合经典临床案例教学,培养学生临床思维;③ 谈古论今,结合中医医籍或者原著选读讲解病案;④ 带病人进入课堂,降低见习成本,提高学生见习的效果;⑤ 西医诊断与中医治疗结合,提高学生综合诊治能力;⑥ 使用影像资料,结合多媒体进行病案教学,提高学习质量;⑦ 课堂教学与师承临床见习相结合提高学生临床应诊能力。宋氏还分析了在《中医内科学》教学中引入案例式教学法存在的缺点和不足:① 对于任课教师要求更高,需要教师投入更多的时间和精力;② 教学资源的相对缺乏,制约了案例式教学法的广泛开展;③ 学生对于传统教学方式的依赖性较强;④ 加重学习负担,复习时间不足;⑤ 诸多环节协调配合,制约了案例式教学法的长久开展。

苑述刚等探讨了案例教学法在《中成药学》课堂教学中的应用。具体做法为:教师课前根据教学大纲要求,对要求掌握的一级中成药,收集其历代名老中医医案及现代临证病案,并将其制作成多媒体课件。授课中,首先详述典型医案的症状,然后让学生根据症状进行讨论互动,归纳辨证结果并陈述其辨证理由;最后确定治法和选择适合的中成药,要求学生讲清所选中成药与医案中的症状、证候的联系。所选案例应注重典型,插入医案应注重多样,教师应注重启迪引导学生。通过案例教学法的运用,便于学生将中医理、法、方、药融会贯通,既有助于理解、掌握已学过的中成药,又加强了临床辨证技能和遣方选药能力的训练。莫建霞根据《中药综合实验》课程的特点,从设计案例、资料查阅、组织讨论以及实施与评价4个方面采用案例教学法。案例设计分为两类:一类是由教师提供;另一类是学生在老师的指导下自己设计感兴趣的案例。案例设计的基本要素是具有典型性、针对性、系统性。案例的实施是指学生根据自己的实验方案进行案例的实践,并对实验结果随时修正和改进以达到实验目的,实验结束后,需要总结实验并形成论文形式的实验报告,实验指导教师在学生实验过程中悉心观察学生动手情况,并记录存在的主要问题,总结时进行讨论和纠正。袁子民等结合《中药药剂学》专业课理论教学特点,在部分理论教学内容中应用案例教学法,认为教学中对案例的选择要有针对性、专业性、时效性,要不断积累,特别是在应用时要围绕教学主线,自然切入,以理论讲授为主,以案例教学为辅,采用理论精讲-案例例证-理论巩固的方式。俞洁东等采用导入法与研讨法对《中药学》开展案例式教学。教学内容包括:① 案例教学方式能把握中药理论程度(重点突出,难点讲解清楚);② 案例内容不拘泥课本,有深度和广度;③ 理论联系实际,选用的实例恰当、生动,适应临床需要;④ 案例信息量能反映中药学学科的动态和新发展;⑤ 案例内容与目前科技发展同步,能适应临床辨证能力的需要;⑥ 遵循古代本草学著作学术思想并与教学实际紧密结合。教学方法包括:① 表达生动,逻辑性强,条理清楚,声音洪亮,语调节奏适当；② 课件条理清晰,重点突出；③ 讲究教学艺术,注重学生学习兴趣培养；④ 注重培养学生的思维和自主学习能力；⑤ 根据课程的内容,合理控制讲授进度；⑥ 案例教学时间安排宜几周或几章或一学期进行几次。都广礼等将《方剂学》案例的设计分为文字案例、口述案例和多媒体案例三种。以章节为单位,每一章(节)编排一个典型案例。认为《方剂学》重点在于阐述药物配伍、治法和主治病证的关系,其中配伍是方剂的灵魂,因此案例教学应该重点讨论遣药用方,突出学科特色。

周青等认为,采用案例教学法进行《中医外科学》教学有利于激发学生的学习兴趣、提高学生分析和解决临床问题的能力、提高教师业务素质和教学水平。具体步骤分为：教师集体备课,课前预习,集中启发讲授,分组分析讨论,学生发言,归纳总结。其中案例选择是关键,要与教学内容密切结合,便于学生直观、形象地学习相关的理论知识,并且难度要与学生的能力相适应。段彦苍等根据学科和《中西医结合妇产科学》教材特点进行了教学改革,即部分以中医为主的内容以传统教学方法为主,其余课程以针对性强的病例导入新课,并提出相关问题,形成"以病案为中心、以问题为中心"的互动启发式教学方法。将课堂学习定义、发病机制、临床表现、治疗原则与病例结合起来,引导学生思考,鼓励学生大胆发表见解,使学生充分理解其内涵,并在讲解病例过程中强调一些常见病的诊疗思路。王建玲认为,案例式教学法适应《中西医结合儿科学》教学改革需要。具有针对性、真实性、代表性的特点。案例能将书本知识与临床融会于一体,通过病案选择、小组讨论、课堂总结3个基本环节进行教学实施,能较好地使能力培养与知识的传授有机结合,使学生临床诊断、治疗和分析处理儿科疾病的能力得到提高。汪俊兰等从《中西医结合儿科学》课程教学的实际出发,将案例式教学法分为教师确定案例和设定问题、学生案例分析、课堂交流讨论以及教学考核四个步骤。蒋利群指出,中医儿科学创造性案例教学模式是一种确有效果的自主创新性研究性教学模式和教学方法,但尚存在一定问题,如：学生对案例教学适应力不强、临床案例选取的代表性与难易程度难以把握、案例情境局限性难以涵盖知识结构的系统性和完整性、案例教学耗时太多、尚未形成系统的案例教学体系等。据此提出以下建议：建立案例库,注重教学案例的适用性；循序渐进,设计系统能力培养的案例教学体系；案例教学与理论教学穿插,确保知识结构系统性和完整性；善于诱导、启发学生思维的自主性和创造性。

(邱若虹)

【PBL教学法的应用】

杨丽萍等根据以往的经验和教训,强调在中医院校准备开展 PBL(problem-based learning)教学法前应做好教学设施、教学内容、教学手段、考核体系及师生知识和心理等方面的充分准备,才能确保成功,达到预期教学效果。王玉兴等认为小组老师在掌控 PBL 小组讨论时应注意以下方面：① 放下教师身段,始终抱有服务和促进学生自主式学习的意识；② 控制讨论主线；③ 婉拒知识质询,鼓励学生通过图书馆和互联网去搜集希望得到的资料；④ 留意学生进步,小组老师对学生评价的重点是综合能力提高的速度与程度；⑤ 参加教学例会,小组老师应该在学生与教案撰写专家组之间架起一座桥梁,通过教学例会实现高效率沟通以及时修正和调整指导策略。

刘迎辉等将 PBL 教学法应用于中医基础理论的教学中。教师根据教学大纲的要求设计问题。所提出的问题要兼顾综合性、启发性和趣味性。既可以选择名家或医学杂志上的典型病案,还可以自己设计病案,同时要贯穿综合性论述题。教师要指导学生如何查阅资料,寻找答案,并引导学生进行讨论。相较于传统的教学方法,认为 PBL 教学法能够更好的调动学生的学习兴趣,提高教学效果。李慧观察 PBL 教学模式对《中医基础理论》教学的影响。将研究对象随机分为研究组(PBL 教学法组)和对照组(系统讲授法组),通过教学质量考评、学生问卷调查和智能考核等进行综合评估。与系统讲授法比较,PBL 教学法能提高学生的学习兴趣,促进学以致用；学生普遍认为有助于培养自主学习、独立思维和团队协作能力；学生论述中医基础理论相关问题的水平也有不同程度的长进。林大勇等认为 PBL 教学法中医经典教学中尚存在教师水平欠佳、师资力量不足、无配套教材以及学生自主性不强、缺乏团队精神等问题亟待解决。

王运律将5~6名学生分为1个学习小组,3个学习小组为1个班。教案以临床典型病例及相关思考题为基础,课堂教学围绕病例及思考题讨论学习。与传统教学模式相比,PBL 模式更有效地激发学生学习《中医内科学》的兴趣及调动学生的主动性和积极性,促进教学互动。周敏等将80名学生随机分组,均选择《中医外科学》重点病种痛风、银屑病(理论课学习中未讲授)为临床见习病例,分别采用不同模式的教学方式。对照组采用传统带教法,即教师结合病例,应用多媒体课件等以课堂讲授为主要形式进行带教。试验组采用PBL教学法的"设问-讨论-总结"三段式教学。结果试验组见习成绩和学科总成绩均高于对照组($P<0.05$)。试验组绝大多数同学认为PBL教学方法能够提高学习的积极性和主动性,培养自主学习的习惯,同时打破学科界限,拓展临床思维,更能够增强团队协作,语言表达,文献检索快速解决临床问题等综合能力。王军通过《中医外科学》教学实践,认为PBL教学法强化了中医辨证治疗及外治方法的选择依据,可以针对病例认识中医药治疗及现代医学治疗的各自优势与不足,有助于学生在临床上更好地应用《中医外科学》知识和技能。张爱平选择了中医妇科常见病证(崩漏、异位妊娠、胎漏、产后发热等),采用设问-讨论-总结三段式PBL教学法。发现PBL教学法可调动学生的积极性,提高学生分析和解决问题的能力。丛品等在《中医耳鼻喉科学》教学过程中应用PBL教学实践和评价调查基础上,分析了学生、教师、学校在实施PBL教学过程中存在的问题,认为应在临床各课程教学中逐步普及PBL教学模式,改变学生过多依赖课堂教学的学习方式,使大多数学生能够尽快适应PBL课程,积极主动学习。培养学生适应PBL教学所需要的能力和技巧,包括团队合作精神、主持能力、倾听与表达、尊重与宽容、自我学习能力、对文献评价和使用能力,写作技巧等。教师在课程前期要有充分的准备期:包括课程编制、案例选择、问题设置、材料搜寻、配套组合、强化基础和相关学科的边缘知识等。

马睿杰等分析PBL教学应用于《针灸学》课程的可行性,同时结合前期的教学实践,从PBL在《针灸学》教学中合理布局、PBL教学模式下要注重教师角色的转变和PBL教学中学生角色的转变等方面,阐释PBL在《针灸学》教学中应用的体会。卢岩为探讨实验针灸学的教学方法,在40名学生中采用传统教学模式结合以问题为学习基础的PBL教学模式,将教学过程分为4个阶段,采用问卷调查和考试成绩相结合的形式评估教学效果,结果表明PBL教学法在实验针灸学的教学中具有良好的教学效果。成词松等基于PBL的教育理念探索针灸推拿专业课程教学模式,认为教学模式改革有必要引入PBL模式但又不能全盘引用,应探索大班授课条件下的具有PBL特质的教学模式,在实施过程中还需要研究"教"与"学"的平衡点、PBL范式及评估体系等问题。成氏通过形成性评价和终结性评价发现,PBL教学可以在早期介入中医本科教育,PBL教学与传统教学可按1:3的量度实施,前3/4学时采用传统授课模式,后1/4学时采用PBL教学模式。江征等采用康复医学PBL相关教材,将授课分为两次。第一次授课内容包括设置小组、案例介绍、确定学习问题、任务分配、查阅资料;第二次授课内容包括资料共享评价、汇总资料、各组发言、教师总结。通过反馈表结果显示,92%的学生认为PBL教学模式明显优于传统教学模式,新颖、灵活、印象深刻,康复临床思维能力有所提高,使所学理论与实践、基础和临床更加紧密结合。张仕年指出,在PBL教学法中,调动学习的积极性是提高教学效果的根本,教师的归纳是不可或缺的,提高学生的综合素质是PBL教学法的灵魂。推拿学科具有理论知识和操作技能及实践能力紧密结合的特点,运用强调培训整合知识运用能力的PBL教学法具有良好的前景。

张丽等在中药分析课程的教学中进行了3年PBL与传统的LBL(lecture-based learning)讲授法相结合的教学实践,学生的反馈表明该复合授课模式效果良好,既可保证教师在有限的课时内按照教学大纲完成既定的教学目标,保证学生足够的专业知识积累,同时又充分发挥了学生学习的主观能动性,提高了学生的语言表达能力及组织沟通、制作PPT等综合素质。

韩捷通过问卷调查了解实习生对PBL教学法的教学评价意见、态度和反应,并从病历书写、毕业前理论考试、毕业前临床技能考试3个方面与传统实习带教法进行比较。结果实习生对PBL教学法感兴趣者占98%(69/70),认为有必要者占97%(68/70)。PBL教学组病历书写及毕业前临床技能考试平均分明显高于对照组(68例)($P<0.05$)。认为PBL教学法有助于提高实习生的临床实践能力、解决问题的能力争自学技能等,是一种行之有效的教学方法。李佳在中医护理专业毕业生岗前强化培训中应用PBL教学

法，认为该教学法围绕临床护理实际问题进行讨论，指导实习生在学习中既能发现问题，又能解决问题，能把传统的"吸收-储存-再现"的学习过程，转变为"探索-转化-创造"的过程，使实习生更具有主动权。

（邱若虹）

【《方剂学》教学方法研究】 潘丰满等在《方剂学》教学中运用了多种方法：①课堂教学分阶段安排，以启发式为主，强调学以致用。教学初期阶段，重点让学生理解方剂的组成原则、配伍方法。此阶段主要目的是突出"学"，一是让学生学习"方从法出"、"法随证立"、"方以药成"的组方思想和"君臣佐使"的组方原则；二是让学生学会将《中医基础理论》、《中医诊断学》、《中药学》所学知识运用到方剂的学习之中，锻炼分析问题的能力。在学生基本熟悉组方原则和方法之后，教学改以突出"用"为主，强调学以致用。此阶段教学以逆课本编排体例安排，以贴近临床"证（理）原法原方原药"的诊疗实际过程。先以某方主治病证的症状为切入点，引导学生运用相关知识进行病因病机分析，然后确定治疗方法。再启发学生运用所了解的组方原则、配伍规律和中药学知识，按照病证主次、药物的君臣佐使选用相应的药物配伍成方。最后，教师对所提问题在学生讨论的基础上给予正确的归纳总结。②案例式教学加模拟训练，培养学生临床思维能力。在教学前期"学方"阶段，主要是通过介绍名家名方临床治疗经验或教师自己的临床处方经验，让学生切实体会方剂的魅力，激发学习兴趣，加深理解记忆。在"组方原用方"教学阶段，则以临床典型病例为教学案例，让学生结合所学方剂按"理、法、方、药"过程进行临床模拟诊疗训练，教师对结果进行点评，肯定、鼓励学生正确的诊疗思路，指出学习中理论与临床的差距，使学生提前进入医生角色。③开设实践和实验教学，增加感性认识，培养科研能力。利用课余时间，组织学生到临床见习，选取合适的病例让学生自己辨证处方，增强学生对处方用药过程的感性认识，帮助学生初步形成理论知识与临床实践相结合的学习意识，培养学生的动手能力。同时，开设相关实验课程，促进学生理解方剂学理论知识，增强学习、运用方剂的兴趣和自觉性。④强化方歌的记忆，练好方剂的基本功。

李冀根据不同方剂的特点，在应用归纳演绎法进行教学中，将其分为三类：①"处方至主治"归纳演绎教学法。即展示方剂组成-分析配伍方义-总结效能功用-推导主治病证。②"主治至组方"归纳演绎教学法。即说明主治病证-分析病因病机-提出治法-选药组方。③"双向"归纳演绎教学法。本教学法多适用于古代名方，在后世医家的医疗实践中，对其原来主治病证进行了扩展。教学程序为：先用"主治至组方"归纳演绎教学法，推导出该方的组成药物，然后再用"处方至主治"归纳演绎教学法推导出该方的另一功用与主治。云雪林等针对药学专业学生思维习惯，调整教学思路，在理论教学中，采用三要素析方法、药物功效结构析方法、方药药性平衡理论等多种手段，并在教学中根据具体方剂的内容有机地应用各种教学方法，既培养了学生的学习兴趣，也提高了学生对方剂的理解能力。秦竹等建构了一套《方剂学》非直线式的多维立体化综合教学模式。教学方法包括教师讲授法、趣味教学法、问题讨论法、实践教学法、模拟处方法、感性认知法、知识竞赛法、四维测评法。教学手段包括板书教学法、多媒体教学法、网络教学法。认为该模式具有督促学习、夯实基础、牢固记忆，提高成绩等特点，符合学生认知规律和教师成长规律。李理指出在教学中可以对方剂的名称、来源、组方背景、历代医家的评价等方面进行简单讲述，既能增强课堂趣味性、提高学生学习兴趣，又能丰富学生的知识、加深学生对方剂的理解和印象。教师应采用各种手段督促学生背诵方歌；重视方剂实验课的开设。这样既能加深学生对理论知识的理解和认识，又有利于掌握实验技术，提高学生独立思考的能力。

刘莎等在《方剂学》的教学过程中，以制方者的学术思想阐释组方特点，以学派思想阐释方剂的运用，并结合后世医家对古方的运用及发挥，有利于学生理解和掌握方剂的组方特点、运用变化及方剂之间的区别与联系。赵黎注重各医学流派发展，把握制方医家学术主张，着眼各制方医家处方用药特点，重视制方医家脏腑学说探讨，紧扣制方医家临床证治规律。试图将《方剂学》与各家学术思想深层次地联系起来，以提高《方剂学》教学质量。王欣提出将《实验方剂学》从方剂学理论课程中分化出来设置为一门独立课程，不仅完善了方剂学课程体系，更将方剂学知识传授、创新意识培养与能力训练协调统一起来，为加强学生科研能力、提高自主创新意识搭建了平台。年莉等结合《方剂学》课程特点设计了"《方剂学》讨论式教学-自主式学习课前预习表",表中的每一个问题都紧紧结合《方剂学》课程的教学内容与目的,且在教材中都没有现成的答案,这样避免了学生盲目抄书。要求学生在上课之前,针对"课前预习表"中的问题,结合个人的学习情况进行回答。这样有助于培养学生发现关键问题的能力。在学生完成自主学习步骤之后,老师组织学生进行集体讨论交流,培养学生共同学习,交流表达能力。

袁立霞等认为,PBL教学模式在方剂学课程中的应用过程应该是:学生提出问题,然后独立建立假设,自学及收集相关资料,最后到论证假设。学生是从真实具体的临床病例入手开始进入方剂学课程学习的,在解决具体问题的过程中通过查询资料、动手做事、相互讨论以及自我反思而获得和理解相应的方剂学知识。PBL教学法在方剂学课程中实施的关键首先在于,教师应首先掌握教学大纲,吃透教材,查阅相关的文献资料,再根据教学要求精选案例,病案的好坏直接决定着实施效果的优劣。可以在最初的教学中应选用与教材上所学方剂主证接近的病例。这样选用的病案可以符合学生的实际情况从而激发其学习热情。韩向东等在《方剂学》PBL教案设计中,注重病案的重点环节。病案涉及多个章节的内容,以拓展学生在整体观念下的辨证思维,有助于对所学知识的回忆与理解,加强了辨证的拓展性,有助于学生对所学知识的分析、整理和运用。杨周赟指出,《方剂学》的教学应注重对学生的组方能力和临床思维能力的培养,在此基础上加强对基础方、重点方的记忆,以便牢固掌握和融会贯通中医"理、法、方、药"体系。认为应采取传统教学方法和PBL教学法相结合的教学模式。在学习早期,学生基本理论和思路还未形成,如一味强调使用PBL教学法将不利于学生的基本知识和思路掌握,只会导致学生学习的盲目性,起不到事半功倍的效果,这时建议使用传统教学方法。通过讲解帮助学生掌握方剂学基本知识和分析思路、分析方法。之后,结合PBL教学法培养学生自主学习能力,发展学生综合思维能力和学习技巧,锻炼学生团队合作能力和创新思维及创新能力。

冯泳等将市场调研实践引入到《方剂学》教学中。学生课后采取实地走访、采访交流、资料查阅等方式,深入药品市场,进行调查并收集资料。根据医学与药学专业的不同而提供相应的调研选题,内容可以涉及:方剂功用与主治病证的相关情况,方剂剂型现状、改良与思考,中成药生产与价格情况,中成药与中药汤剂的使用率调查及原因分析等。通过实践活动,学生普遍体会到方剂学习的乐趣与信心,促进理论教学与实践教学的结合,培养了探究创新精神。高秀兰介绍了谢鸣教授直观形象教学法在《方剂学》教学中的运用。即充分运用丰富的肢体语言,使抽象知识形象化;运用生动形象的举例,使抽象知识简单化;运用精心设计的多媒体,使知识直观化;运用黑板直接素描及绘图,与多媒体讲解配合,不仅大大提高了教学表现力,而且也起到强化学生记忆的效果。

(邱若虹)

[附] 参 考 文 献

C

成词松,诸毅晖,方杨琪,等.大班授课模式下的PBL教学评价[J].中医药管理杂志,2010,18(8):705

成词松,诸毅晖,刘旭光.基于PBL的教育理念探索针灸推拿专业课程教学模式[J].中医药管理杂志,2010,18(1):45

丛品,魏炯洲.中医耳鼻喉科学PBL教学的实践与思考[J].浙江中医药大学学报,2010,34(5):785

D

都广礼,文小平,马福良,等.方剂学案例教学模式的探讨[J].浙江中医药大学学报,2010,34(1):98

段彦苍,杜惠兰,贾苗先,等.中西医结合妇产科学案例教学调查分析[J].河北中医药学报,2010,25(2):47

F

冯泳,杨卫平,云雪林,等.市场调研实践活动在方剂学课程中的教学意义[J].浙江中医药大学学报,2010,34(1):113

G

高秀兰.直观形象教学法在方剂学课堂教学中的运用——谢鸣教授方剂学教学经验探讨[J].北京中医药,

H

韩捷.PBL教学法在本科实习生教学中的实践体会[J].卫生职业教育,2010,28(16):88

韩向东,郭晶磊,王雨秋,等.《方剂学》PBL教学体会[J].陕西中医学院学报,2010,33(6):130

J

江征,王诗忠.PBL教学法在中医院校康复医学教学中的探讨[J].中医药管理杂志,2010,18(3):230

蒋利群.中医儿科学创造性案例教学实施中若干问题的思考[J].江苏中医药,2010,42(4):63

L

李慧.《中医基础理论》课程PBL教学模式研究与实践[J].浙江中医药大学学报,2010,34(3):451

李冀,陈宝忠.归纳演绎法在方剂学教学中的应用[J].陕西中医学院学报,2010,33(6):117

李佳.PBL教学法在中医护理专业毕业生岗前强化培训中的应用[J].湖北中医学院学报,2010,12(3):76

李理.《方剂学》教学方法探讨[J].中国中医药现代远程教育,2010,8(9):36

林大勇,朱辉,王树鹏.PBL教学法用于中医经典教学的主要问题分析[J].国际中医中药杂志,2010,32(5):450

刘莎,张义兵.将医家学术思想融入《方剂学》教学的体会[J].江苏中医药,2010,42(2):67

刘迎辉,刘忠文,杜红卫.浅谈PBL教学法在中医基础理论教学中的应用[J].中国实用医药,2010,5(25):272

卢岩.PBL教学模式在实验针灸学教学中的应用[J].山西医科大学学报(基础医学教育版),2010,12(8):813

M

马睿杰,林成明,方剑乔,等.PBL在《针灸学》教学中的应用初探[J].医学教育探索,2010,9(6):816

莫建霞.案例教学法在《中药综合实验》教学中的应用[J].中医药导报,2010,16(9):128

N

年莉,周志焕,王鹏,等.《方剂学》讨论式教学——自主式学习教学方法改革的经验体会[J].天津中医药大学学报,2010,29(1):41

P

潘丰满,张德新.方剂学教学改革与实践[J].时珍国医国药,2010,21(7):1783

Q

秦竹,熊红艳,张胜,等.方剂学多维立体化综合教学模式的构建与实践[J].陕西中医学院学报,2010,33(6):132

S

宋健,董正华,史传道,等.案例式教学法在《中医内科学》教学中的运用[J].中国中医药现代远程教育,2010,8(9):43

W

汪俊兰,尚莉丽,桂金贵,等.案例式教学在中西医结合专业儿科学课程教学中的应用[J].中医药临床杂志,2010,22(10):908

王建玲.《中西医结合儿科学》案例教学法探析[J].光明中医,2010,25(3):532

王军.PBL教学法在外科教学中的应用[J].天津中医药大学学报,2010,29(3):153

王欣.《实验方剂学》课程的构建与实施[J].陕西中医学院学报,2010,33(6):129

王玉兴,王洪武,田露,等.小组老师如何掌控好PBL小组讨论[J].天津中医药大学学报,2010,29(3):151

王运律,刘敏.PBL教学法在中医内科学课堂教学的应用[J].医学教育探索,2010,9(5):816

Y

杨丽萍,汤红琴,武慧敏,等.PBL教学法在中医院校推广应用的先期准备[J].中医药管理杂志,2010,18(7):602

杨周赟.方剂学教学推行传统教学法和PBL教学法结合的优势和必要性[J].内蒙古中医药,2010,29(13):141

俞洁东,陈晓阳,李晟.对《中药学》案例教学满意度的调查分析[J].医学教育探索,2010,9(8):1037

袁立霞,蔡红兵.PBL教学模式在方剂学课程中的应用探讨[J].现代中西医结合杂志,2010,19(23):2992

袁子民,程岚,吕佳,等.案例教学法在中药药剂学理论教学中的应用[J].卫生职业教育,2010,28(2):45

苑述刚,阮时宝,马少丹,等.《中成药学》案例式教学法的研究与实践[J].陕西中医学院学报,2010,33(6):124

云雪林,杨卫平,冯泳.基于中药学类专业特点的方剂学教学方法研究与实践[J].时珍国医国药,2010,21(3):716

Z

张爱平.PBL教学法在中医妇科学教学中的应用

[J].甘肃中医,2010,23(1):63

张丽,单鸣秋,包贝华,等.基于PBL与LBL相结合的教学法在中药分析课程中的教学实践与探索[J].安徽医药,2010,14(7):867

张仕年.PBL教学法在推拿治疗学教学中的实践研究[J].河北中医,2010,32(2):313

张星平,毕肯,黄刚.案例教学法在中医各家学说教学中的运用示例[J].新疆中医药,2010,28(1):54

赵黎.精研各家学术思想提高方剂学教学质量浅论[J].中医教育,2010,29(2):63

周敏,李欣,石冬梅,等.PBL教学模式在中医外科学教学中的应用[J].中国中医药现代远程教育,2010,8(13):52

周青,刘丽芳,周亮,等.《中医外科学》案例教学探究[J].中医药导报,2010,16(3):114

（二）科技研究

【国家重大中医理论基础研究资源状况分析】

"973"计划（国家重点基础研究发展计划）中医理论专项是"973"计划的组成部分。中医理论基础研究自"973"计划中医理论基础研究专项（简称中医理论专项）设立以来得到显著加强。为进一步加强中医理论基础研究，提高中医理论专项的组织实施效率，王思成等对中医基础理论研究资源状况进行了调查分析。

1. "973"计划中医理论专项情况

为保证国家对中医药基础理论的可持续研究，科技部于2005年设立并实施"973"计划中医理论基础研究专项。至2009年已有17个项目通过评审立项。研究领域涉及中医基本理论、中药理论、针灸理论和评价理论等4个方面。

2. 中医理论基础研究相关基地平台分布情况

为提高中医药理论创新和临床服务能力，国家中医药管理局不断加大科研基地与队伍建设力度，完善中医药创新科技体系，在全国确立了16个国家中医临床研究基地、81个重点学科、103个重点研究室、388个科研三级实验室，涉及行业内外160个医、产、学、研单位，为开展中医药多学科研究搭建了平台。

（1）重点学科81个　国家中医药管理局在全国47个大专院校、医院和科研院所设立了81个重点学科：① 中医研究方面，设立11个重点学科：中医基础理论、中医诊断学、中医文献学等。② 中药研究方面，设立19个重点学科：方剂学、中药生药学、中药制药学、中药药理学、临床中药学等。③ 针灸研究方面，设立6个重点学科。④ 临床研究方面，设立45个重点学科：中医临床基础、中医内科脑病学科、中医内科心血管学科、中医外科皮肤学科、中医妇科学、中医儿科学、中医眼科学、中医骨伤学科等。

（2）重点研究室103个　① 中医方面，设立了62个重点研究室。如：艾滋病扶正排毒、慢性阻塞性肺疾病肺气虚证、肺病慢性咳喘、不孕症痰瘀证治、慢性肝病虚损、慢性肝病肝肾论治、慢性重型肝炎解毒化瘀、中医肝藏象、高血压病血脉理论及应用、脊柱退变肾骨相关等重点研究室等。② 中药方剂方面，设立了26个重点研究室。如：中药炮制工艺原理、药用动物可持续利用、中药质谱分析方法、中药血清药物化学方法、中药新资源与品质评价、中药炮制标准、中药临床评价等重点研究室等。③ 针灸方面，设立了7个重点研究室。分别是：经络感传、经穴脏腑相关、经穴效应临床基础、针灸免疫效应、热敏灸、针灸理论与方法学、针灸特色疗法评价等重点研究室。④ 民族医学方面，设立了4个重点研究室。分别是：苗医苗药治疗慢性疼痛、藏药方药临床应用评价、维吾尔医白癜风诊治、蒙医疗术等重点研究室。⑤ 其他方面，设立了4个重点研究室。分别是：传统医药法律保护、中医医疗服务评估、中医药信息应用方法学、中医临床评价等重点研究室。

（3）国家中医临床研究基地16个　设立了16个国家中医临床研究基地，分布在全国16个省市自治区，其研究领域各有侧重。如：天津中医药大学第一附属医院、吉林省中医院为中风病研究基地，山东省中医院为高血压病研究基地，成都中医药大学附属医院、安徽省中医院为糖尿病研究基地，上海中医药大学附属龙华医院为恶性肿瘤、骨退行性变基地等。

这些重点学科、重点研究室、中医临床研究基地，成为中医药理论基础研究的主力军。临床与科研相结合平台的建立，对于提高中医药对重大、疑难、传染性疾病治疗、研究、评价、规范的能力和水平，推动中医药科技创新有重要意义。

3. 中医理论基础研究队伍分布情况

中医理论专项实施5年来，共部署了17个项目115个课题。项目承担单位12个、课题承担单位51个、参研单位171个，研究人员2 155人，其中高级职称占66.5%，45岁以下的中青年研究人员占69%。从承担单位的性质来看，以大学、科研机构为主；从区域分布来看，以北京、上海、广东等省市为主。课题承担与课题参研单位仍以大学、科研机构为主,医疗机构和行业外单位所占比例有较大增长。一大批行业内外的优秀人才加入到中医药基础研究队伍,开展多学科合作研究。不仅积累了经验,也为下一步专项的实施和中医理论基础研究的深入开展,以及重点领域关键问题的突破,奠定了良好的科研和人才基础。

4. 小结

通过几年的科研实践,特别是中医理论专项的实施,已经培养了一批有较高学术水平和科研能力的中青年领军人才,积累了组织和实施大项目的经验。但前期研究基础比较薄弱,各中医院校之间的基础研究资源分布还很不平衡,基础研究资助的力度和范围还比较有限,还有许多中医院校和综合性大学未能获得参与中医理论基础研究的机会,研究资源的整合与共享不够。加之中医理论基础研究的难度很大,如何在坚持中医自身特点和规律的同时,进一步揭示中医药理论自身的科学内涵,还需要长期的积累。

(袁久林)

【国家科技支撑计划中医药项目组织管理模式探索与创新】

科技部"十一五"国家科技支撑计划(简称支撑计划)中医药项目中,除中医药诊疗与评价技术研究、中药产业区域发展及特色产品开发研究、中医药国际化示范研究外,共有9个项目由国家中医药管理局负责组织实施。苏刚强等就支撑计划中医药项目组织管理模式与运行机制方面进行了的分析研究。

1. "十一五"支撑计划中医药项目部署情况

(1) 重大疑难疾病中医防治研究 以心脑血管疾病、肿瘤、糖尿病、慢性肾病等重大疾病,帕金森氏病、重症肌无力、重症胰腺炎、类风湿关节炎等重大疑难疾病为重点,对具有中医或中西医结合治疗优势的综合治疗方案,开展多中心临床优化研究,形成综合防治方案。同时建立独立的第三方中医临床研究的质量控制和评价平台,形成中医临床科研方案优化的规范及临床疗效评价方法。项目下设21大类45个课题,参研单位461个,研究人员2 048人。

(2) 中医治疗常见病研究 选择中医治疗有优势的常见病,采用符合DME原则的多种临床研究方法,针对同一种疾病同时开展临床治疗方法或方案、中医药特色治疗技术规范及中医常见病基层医生诊疗规范的研究。项目下设10大类64个课题,参研单位312个,研究人员2 062人。

(3) 针灸诊疗方案和评价研究 主要开展针灸适宜病证研究、针灸治疗优化方案评价及临床共性技术研究。本项目下设7大类16个课题,参研单位82个,研究人员446人。

(4) 中医"治未病"及亚健康中医干预研究 主要开展亚健康的内涵及其中医辨识、分类、干预等关键科学问题研究,亚健康基础数据库及其数据管理共性技术的研究,亚健康人群监测方法与监测网络的研究等。项目下设7大类11个课题,参研单位58个,研究人员388人。

(5) 中医外治特色疗法和外治技术示范研究 主要开展中医外治疗法临床示范性研究;中医外治技术临床规范及外用制剂共性技术研究;常用传统制剂外用安全性和常用中药外用功能规范研究。项目下设9大类45个课题,参研单位28个,研究人员714人。

(6) 名老中医临床经验、学术思想传承研究 研究内容包括:名老中医药专家经验传承研究;名老中医临床经验应用研究(病证结合);名老中医养生保健经验方法及理论研究(中医"治未病"思想)等。项目下设7大类136个课题,参研单位190个,研究人员859人。

(7) 中医药标准规范技术体系研究 主要开展中医技术标准类目研究,中医标准制、修订共性技术研究,中医基础标准示范研究等。项目下设6类课题46个专题研究组,参研单位41个,研究人员267人。

(8) 中药资源可持续利用及产业共性技术研究 主要开展生物技术与中药材优良品种选育研究;道地药材适宜生产区的区划及生态适宜性研究;有效恢复中药材生产立地条件与土壤微生态环境修复技术研究等。下设8类76个课题,参研单位173个,研究人员1 267人。

(9) 民族医药发展关键技术示范研究 主要开展藏医、蒙医、维吾尔医治疗某些病证的临床疗效评价研究,藏药、蒙药、维吾尔药的特色炮制技术和传统制备工艺研究,蒙医治疗关节黄水病、过敏性紫癜和脑震荡的临床疗效评价研究等。项目下设10个课题,参研单位85个,研究人员681人。

2. 中医药项目的组织管理框架

支撑计划项目根据支持的方向和作用,分为重大项目和重点项目,按项目、课题两个层次组织实施。支撑计划的组织实施单位,包括科技部、项目组织单位和课题承担单位。三者之间各有分工,又相互配合。科技部对支撑计划实施的总体效果负责;项目组织单位负责对项目目标的完成及实施效果负责;课题承担单位对课题任务的完成及实施效果负责。

3. 中医药项目组织管理模式的探索与创新

(1) 成立支撑计划中医药项目办公室,加强项目组织管理 支撑计划中医药项目办公室主要职责是负责承担支撑计划中医药项目运行管理的具体日常工作,包括受理项目建议、组织可行性研究、立项评审、启动实施、过程监管、验收评估、总结考评等具体事务性工作。支撑办在项目组织实施管理中,起到了重要的枢纽作用。同时调动各省市中医药主管部门和课题承担单位科管人员,参与支撑计划项目的协调管理。

(2) 成立支撑计划中医药咨询专家委员会,充分发挥专家的作用。

(3) 选定中医药项目协管单位和责任专家,加强项目实施过程跟踪与分类指导 中医药项目协管单位和专家的主要职责,是承担项目过程跟踪、研究指导、及时了解项目研究进展、编报项目年度执行情况报告等。中医药项目协管单位和责任专家的设立,有效地调动了各协助单位专家的工作积极性,加强了项目的分类指导,对于确保各项目的顺利实施发挥了重要作用。

4. 严把"三关",确保项目实施顺利,研究质量可靠

在每个支撑计划中医药项目的实施过程中,都做到:① 严把课题启动关,优化完善研究实施方案;② 严把研究人员关,针对不同项目开展专题培训;③ 严把过程质量关,建立第三方中医临床研究四级监查体系。

5. 及时总结经验、提炼成果,及时推广应用

"重大疑难疾病中医防治研究"项目专门设立了"中医临床研究的方案优化与质量控制研究"课题,就符合中医特点的临床研究方案设计、评价方法、质量控制措施等关键技术进行深入研究,指导各临床研究课题组优化研究方案,并建立质量控制与质量保证体系,开展临床研究质量控制,在实践中积累了经验,取得了阶段性成果。支撑计划中医药项目办公室组织及时组织撰写《中医临床研究实施方案设计与优化》,总结重大疑难疾病项目课题实施方案优化过程中的经验与体会。

为使更多的临床科研工作者学习掌握中医临床研究实施方案执行与管理的基本原则和方法,促进提高中医药临床研究的质量和水平,支撑计划中医药项目办公室组织又组织编写了《中医临床研究实施方案执行与管理》,针对中医临床研究实施方案执行与管理中遇到的一些实际问题,提出了一些符合中医临床研究实施方案执行、质量控制、数据管理、课题管理的基本原则和方法。

(邱若虹)

【中医临床研究方案优化及质量控制】

高质量的中医临床研究是中医药发展和创新的重要途径。"十一五"科技支撑计划"重大疑难疾病中医防治研究"项目,专门设立了"中医临床研究的方案优化及质量控制研究"课题,进行中医临床研究方案设计与优化及质量控制的研究,协助和指导各临床研究课题组开展工作,并取得了阶段性成果。

1. 中医临床研究方案的设计与优化

翁维良等指出,中医临床研究设计方案的优化是根据确定的治疗方案与研究目的,对研究目标人群的选择、分组、样本量的计算,效应指标的确定、测量与评价、研究中偏倚等的控制;数据质量保障,统计分析计划等内容所做的优化选择和规定。只有通过反复咨询多学科专家,对研究方案的科学性、合理性和可行性反复进行优化论证,才能提高中医临床研究设计水平,使最终的研究方案更加科学合理。中医临床研究方案优化包括治疗方案优化、诊断标准优化、设计类型优化、样本量设计优化、伦理问题优化、统计分析计划优化、标准操作规程优化和数据规范管理优化等内容。

(1) 治疗方案优化 翁维良等认为,治疗方案是进行优化的目的是使治疗方案趋于科学合理,在确保疗效和安全性的前提下,提高研究效率,提升课题研究水平。课题研究人员结合对所

研究领域的文献资料的分析整理，形成研究问题，确定研究目标。邀请行业内外相关专家进行论证、完善，从不同角度为研究方案把关，最后，综合多方意见修改完善方案。

（2）中医临床研究诊断标准优化　翁维良等强调，中医临床研究方案设计优化阶段，诊断标准的选用十分重要。标准一般分为国际、区域、国家、行业、地方和企业标准，层次级别依次减低。中医临床研究的西医诊断标准应首选世界卫生组织所指定的国际通用标准，如果暂时缺少该标准，则依次向下一层级选择。中医病名诊断标准应参照国家颁布的最新标准，如果暂时缺少该标准，可依据最新版高等中医药院校教材制定。中医临床研究还应选用中医症候诊断标准，一般采取病症结合模式，即西医疾病的诊断标准结合该疾病某种症候的诊断标准。纳入标准和排除标准也应严格按照各种标准选用。

（3）设计类型优化　田元祥等认为，中医临床研究设计类型多样，有平行随机对照试验、队列研究、随机交叉对照试验、病例对照研究、横断面研究和叙述性研究等，不同的设计类型对研究结果的论证强度有所不同。在符合临床研究自身特点的基础上，根据研究目的和研究内容选择不同类型的试验设计，如果研究条件允许，应尽可能地选择论证强度高的设计类型。探索性研究多选用横断面研究、叙述性研究等设计类型。验证性研究较多选用随机对照试验设计、队列研究、病例对照研究设计等设计类型。中医临床研究设计类型的优化强调多学科专家的参与选择最佳试验设计类型。

（4）样本量设计优化　刘建平等指出，样本量估算是临床研究设计中的基本要素之一，是指在确保研究结论可信的前提条件下，所需研究对象数量的最小值。样本量估算存在一定程度上的不确定性，在实际临床研究进行样本量估算时应选择多个效应指标的参数，尽可能采用多种估算方法，根据研究问题（假说）确定最适宜的样本含量。田元祥等认为，在进行样本量估算时，应明确各类参数的取值及依据，如 α 值、β 值（或 $1-\beta$ 值）、效应指标的类型、效应指标预计值及其依据等。同时，还应考虑研究设计类型及比较类型，各组分配比例，预计失访率，依从性及结局指标等因素的影响。

（5）伦理问题优化　李睿等指出，加强中医临床研究的伦理学管理，应对伦理委员会的组成、研究方案的伦理审核、知情同意过程、跟踪审查以及试者的保护与补偿等方面进行优化，从保护和尊重受试者的角度出发，确保其在临床研究项目中应享有的权力和利益。

汪秀琴等认为，伦理委员会的组成工作应体现独立性，一切活动不受任何临床研究机构或个人的干扰或影响。伦理审查应主要从研究设计的科学性和伦理合理性，权衡受试者的获益和风险，以确保受试者的安全和权益不会受到不当的损害。

（6）统计分析计划优化　陆芳等指出，统计分析计划是统计分析的总则，是确保临床研究成果合理、科学的基础。统计分析计划应在临床研究的开始阶段，由生物统计专业人员起草，与主要研究者共同讨论，进行修改、完善。临床研究进行过程中可以继续细化、修改和补充，如果是盲法研究，则在第一次揭盲之前必须定稿，保证分析结果的可信性。完整的统计分析计划包括临床研究背景、目的、设计、统计分析数据集、主要和次要指标、安全性指标、拟采用的统计分析方法和分析时点等内容。

（7）标准操作规程优化　田元祥等强调，标准操作规程的目的是使不同的人行使某项工作职能时具有一致性而制定的详细书面说明。中医临床研究过程的每项工作都应根据研究方案的要求执行相应的 SOP，制定的原则是依据研究方案对临床研究过程的每项工作的具体要求，突出 SOP 的可操作性和指导性。

（8）数据规范管理优化　田元祥等认为，临床研究的数据管理工作应贯穿于试验的始终，涉及试验管理的方方面面，数据质量的好坏直接关系到试验结果的可靠性。临床研究数据管理作为一门学科，包括开始阶段的数据管理设计，实验过程的数据管理实施、数据管理知识的培训等。其中，电子数据的管理又是临床研究数据管理的核心，流程是首先根据研究病历或病例报告表设计电子数据库，指定专职数据录入人员，一般是双人双录入，根据原始数据纠正不一致处；在数据录入过程中数据管理人员随时可对提交的数据发出疑问，必要时采取源数据现场核查（Source Data Verification, SDV）；在完成所有病例的录入后，进行数据清理及疑问解决，在盲态审核后闭合数据库，导出数据进行统计分析。

2. 中医临床研究的质量控制

李睿等认为对中医临床研究开展严格的质量监查是进行质量控制的有效措施。为保障"十一五"国家科技支撑计划"重大疑难疾病中医药防治研究"项目的实施，孙塑伦等建立了四级质量控制体系，形成了一整套中医临床研究质量控制管理规范，以确保研究进度和质量，并为中医临床研究质量控制提供方法学的借鉴。国家中医药管理局科技司发布了《"十一五"国家科技支撑计划重大项目"重大疑难疾病中医防治研究"中医临床研究质量控制与质量保证规范》。《规范》中明确规定：凡承担和参加国家科技支撑计划"重大疑难疾病中医防治研究"的各临床研究医院和课题组都必须进行一级检查、二级监查，接受三级稽查、四级视查。

（1）一级检查　由各承担单位和（或）参加单位的主要研究者任命质量检查员，依据事先制定的质量检查清单进行自检。检查内容应包括课题研究进度、源数据核查、受试者真实性核实、电子数据上报及药物管理。自检完毕，经主要研究者审核后签字。确保及时发现研究课题存在的质量问题，并采取相关措施迅速处理。

（2）二级监查　由研究课题负责人委派监查员对参与本课题研究的各分中心进行监查。应制定详细的监查计划、监查流程，监查员对全部研究内容进行现场确认，以保证研究数据准确、真实。监查完毕，监查员填写监查报告，课题负责人审核后签字。

（3）三级稽查　李秋艳等指出，三级稽查由项目组织管理部门或课题负责单位委托专业组织或单位承担，属于第三方质量控制，可客观反映研究课题的质量。受委托单位委派稽查员，按照稽查计划和流程对研究课题质量进行评估。稽查员除检查研究课题是否严格按照研究方案及相关规范运行外，还应抽查一定数量的研究病历和电子病历报告表，进行数据核对。稽查完毕，稽查员撰写稽查报告提交项目管理部门。

（4）四级视察　由项目组织管理部门委派视察员，按照制定的视察计划和流程对研究课题的质量控制措施和质量保证体系进行视察。视察员抽查一定数量的研究病历和电子病例报告表，进行数据核对，同时对临床研究中的关键数据进行溯源。视察完毕，视察员撰写视察报告，项目组织管理部门负责人审核后签字。

根据质量控制工作的需要，在"十一五"国家科技支撑计划"重大疑难疾病中医药防治研究"项目中期评估时，还实施了质量控制的三、四级联合监查。刘峘、杨靖等指出，所谓联合监查是指在一次质量控制检查中同时实施两级或两级以上的检查，这种组织形式有利于按照相同的标准对课题的质量进行评估，解决了以往由于掌握尺度不同，导致检查结果不尽相同的问题。此外，联合监查利于交流经验，各课题组互相取长补短，同时还节约了监查成本。

王思成等认为，中医临床研究需要解决的核心问题是提高中医药疗效，并提出疗效肯定并被国际认可的中医药治疗方法和方案。通过"中医临床研究的方案优化及质量控制研究"课题组对"重大疑难疾病中医药防治研究"项目实施的方案优化与质量控制，各临床研究课题的研究水平和成果质量都有了很大程度地提升。

（翁维良　耿涛　李睿）

【科研思路与方法研究】

陈仁寿指出，近年来中医药科研更注重研究方法的先进性和新颖性，有些偏离了中医的本体理论和思路，有些甚至可以说是完全用研究西医和西药的思路来研究中医中药，这样的研究成果对于中医药的发展所起的作用十分有限。目前中医药科研中存在的主要问题是前期文献研究工作不足，导致项目的中医特色不明显，其研究结果对中医的临床无明显指导意义和作用。一些中医药科研成果并没有达到理想的目的，或缺少可信性和重复性，这些所谓的动物模型和实验数据，不能真正反映中医的理论体系，因此结果往往没有生命力，对中医理论的创新和更好地服务临床没有指导意义。陈氏认为，中医药科研的内容与方法应当回归到中医药的本体理论上来，要以中医药文献研究为基础，重新认识和研讨中医药科研的内容与手段，以中医文献和理论研究为突破口，做真正意义的中医药科学研究。

谭智敏指出，目前中医科研指导思想和科研定位尚存在不足之处。大量科研经费投入到寻找脏腑经络的"实质研究"，分析中药的"有效成分"，从老鼠身上验证中医有效性上，甚至有些中医药科研号称达到基因水平，却丢掉了中医自身的特色与优势。这些"研究成果"大多数既不能指导中医临床实践，也不能对中医基础理论的发展产生实质性的影响。谭氏认为中医药科研要坚持辩证唯物主义思想观,要在中医理论体系的指导下,遵循实事求是的原则,遵循整体观念的原则,强调优势互补的原则,按照中医的方法论进行研究。坚信实践是检验真理的唯一标准,不能用西医的研究思路代替中医的研究思路。中医药学在几千年的临床实践中十分重视医学文献的收集与整理,积累了大量的医学文献,对中医药学的发展起着十分重要的作用。中医在临床诊治过程中十分强调古典医著的理论、实践的指导意义。这些都提示中医药学与循证医学在研究方法上有一定的内在联系。中医的科研也应遵循循证医学的研究方法,把中医文献研究和临床研究作为重中之重。

张天奉等认为推动中医发展,应坚持以下3个基本原则:① 走出"科学主义"阴影,在坚持以中医为主体的前提下开展多学科研究。对于学科发展而言,更重要的是自身理论体系的创新和发展,研究的终极目标不在于诠释中医的科学性,更重要的是完善和发展中医理论,提高理论对临床实践的指导价值。提倡中医与多学科的研究,但前提是从事研究的人一定要懂中医,或者研究队伍中一定要有中医人员的参与。② 正确认识中西医之间的差异,建立自身的方法学体系。在以往中医学现代化研究思路大多以西方学术思想为指导,采取分析还原方法,违背了中医从整体、联系、动态及功能的角度把握和研究人体生命活动的本质特征。因此,构建和创立中医学自身的方法学体系至关重要,而不是盲目地追随现代医学。要摆脱用西医的方法来评价中医,二者的研究目标虽然是一致的,但在认识论和方法论上缺少通约性。③ 鼓励求新求异思维,以宽容的姿态接收新观点、新学说。在没有构建现代的中医理论之前,一切符合中医自身规律的研究方法都应该受到提倡和保护。要鼓励运用多种研究方法对中医学基础理论进行全方位、多次层面研究,充分利用现代科学知识,如系统论、信息论、控制论等多方面对人的有机性、复杂性以及人与宇宙、人与社会、人与自然环境、人与群体的密切关系,从宏观和微观上对中医学基础理论进行全面研究。此外,上级决策部门的政策导向对于中医研究起着至关重要的作用,在制定发展战略之前,对中医研究的历史和现状进行认真总结和理性反思,广泛征求各方面意见和建议,是中医发展过程中不可或缺的一个重要环节。

高振等提出应该采用宏观与微观相结合的原则,争取在中医的诊疗上有所突破,从整体、器官、组织、细胞、分子等不同层次和水平揭示证的本质,寻找证的相关标志物或"证前状态"标志物,深化对证候的生物学基础研究,从宏观和微观两方面深化对中医"证"的认识,使中医证候理论建立在更严谨的科学基础上。争取在"候"出现之前就诊出某种"证"的存在,所谓"候前状态",即有"证"无"候"的状态,提前干预,为中医"治未病"提供支持。同时借助色谱、质谱、核磁共振等技术揭示方药产生疗效的物质基础和服药机体的反应状态,为方药的有效性提供依据和判定手段。此外,应坚持定性与定量相结合的原则,借鉴综合集成方法对中医证候指标的定量化(或半定量化)进行系统研究。高氏还主张进行"正""邪"结合的研究,从中医药的自身特点出发,从传统中医有关"正""邪"的概念出发评价受试方药的疗效,建立中药临床试验的假说,进而开发临床新药。

杜月英等从中医药科研的现状出发,对新中国成立后,特别是改革开放以来,中医药在科研战略和制度建设、传承与基础研究、重大防病治病研究、中医药资源和产业研发进行了系统梳理。指出目前对中医药学科学价值认识不足,中医药科技未能摆在应有的重要位置,学术界认识的不一致导致研究脱节及"医药分家"。认为中医药科研决策要略应紧紧围绕中医药特点及发展规律,坚持统筹兼顾这一基本原则为研究主线。

(袁久林)

[附] 参 考 文 献

C

陈仁寿.文献研究对现代中医药发展的作用及影响[J].北京中医药大学学报,2010,33(1):13

D

杜月英,胡全兵,赵金文,等.中医药科研发展与决策创新要略思考[J].科技通报,2010,26(3):462

G

高振,李风森,杨剑,等.中医科研方法琐谈[J].国际中医中药,2010,32(3):217

L

李秋艳,翁维良,李睿,等.影响中医药重大科研项目研究进度的多种因素分析[J].世界科学技术·中医药现代化,2010,12(2):281

李睿,陆芳,翁维良,等.中医临床研究设计中的伦理问题与优化[J].中华中医药杂志,2010,25(7):1050

李睿,翁维良,李秋艳.中医临床研究质量监查的优化[J].中华中医药杂志,2010,25(9):1444

李睿,翁维良,田元祥,等.中医临床研究质量的监查工作[J].中西医结合学报,2010,8(5):405

李睿,翁维良,田元祥.中医临床研究质量控制方案的优化[J].中华中医药杂志,2010,25(6):882

刘岠,谢雁鸣,翁维良,等.国家科技支撑计划课题的现场监查[J].中医杂志,2010,51(1):8

刘建平,曹卉娟.从循证医学看国内发表的中医药临床研究的现状及改进策略[J].中国中西医结合杂志,2010,30(1):5

陆芳,翁维良,田元祥.中医临床研究统计分析计划的优化[J].中华中医药杂志,2010,25(8):1261

S

苏刚强,孙塑伦,王思成,等.国家科技支撑计划中医药项目组织管理模式探索与创新[J].世界科学技术·中医药现代化,2010,12(4):490

孙塑伦,翁维良,杨龙会.中医临床研究实施过程质控与管理[M].北京:中国中医药出版社,2008

T

谭智敏.关于中医药科研指导思想和定位的思考[J].现代中西医结合杂志,2010,19(33):4323

田元祥,翁维良,陆芳.中医临床研究设计类型的优化[J].中华中医药杂志,2010,25(4):556

田元祥,翁维良,陆芳.中医临床研究样本量设计的优化[J].中华中医药杂志,2010,25(5):710

田元祥,翁维良.中医临床研究标准操作规程的优化[J].中华中医药杂志,2010,25(10):1627

田元祥,翁维良.中医临床研究数据规范管理的优化[J].中华中医药杂志,2010,25(11):1820

W

汪秀琴,熊宁宁,王思成.中医药临床研究与伦理审查[J].中国医学伦理学,2010,23(4):82

王思成,汪秀琴,熊宁宁,等.中医药临床研究伦理审查发展对策思考[J].北京中医药大学学报,2010,33(3):156

王思成,徐春波.国家重大中医理论基础研究资源状况分析[J].中国基础科学,2010,(2):36

翁维良,田元祥,李睿.中医临床研究设计优化的必要性、原则与程序[J].中华中医药杂志,2010,25(1):89

翁维良,田元祥,李睿.中医临床研究诊断标准的优化[J].中华中医药杂志,2010,25(2):253

翁维良,田元祥,李睿.中医临床研究治疗方案的优化[J].中华中医药杂志,2010,25(3):399

Y

杨靖,叶晓勤,谢雁鸣.中医康复技术多中心临床研究的顶层设计、管理与质量控制[J].中医杂志,2010,51(1):154

Z

张天奉,李秋梅.关于中医发展战略的几点思考[J].江苏中医药,2010,42(4):3

一、学术会议

▲ **第三届"治未病"高峰论坛** 于1月16日在北京召开,由国家中医药管理局主办。论坛主题为"治未病——维护提升健康状态"。卫生部副部长、国家中医药管理局局长王国强发表讲话,在回顾总结了"治未病"健康工程实施所取得的成绩基础上,重点强调了"维护提升健康状态"的内涵和创立"治未病战略联盟",加快推进中医特色预防保健服务体系建设的新思路。

▲ **中医药标准化国际研讨会** 于1月25日至26日在上海召开,由国家中医药管理局和国家标准化管理委员会共同主办,上海市中医药研究院及上海中医药大学附属曙光医院承办。奥地利、瑞典、荷兰、西班牙、澳大利亚、韩国、日本、中国、越南、新加坡、泰国、突尼斯、加纳等19个国家60余名药专家和标准化官员参加了研讨会。卫生部副部长、国家中医药管理局局长王国强出席开幕式并致辞。各国代表简要介绍了本国传统医药历史及发展现状。中国、日本、韩国、德国及西班牙专家就中医药国际标准化必要性、规划及需要注意的一些问题进行了专题报告。与会专家还就新中医药技术委员会的工作范畴交流意见,一致认为中医药国际标准化有助于其在世界范围内发展交流,更好地为各国人民健康服务。

▲ **日中中医诊断学研究学术研讨会** 于3月7日在东京医科齿科大学召开,由东京临床中医学研究会与中华中医药学会中医诊断分会联合主办,NPO法人日中健康科学会与在日中国科学技术者联盟医药协会协办。以中华中医药学会中医诊断分会副主任委员兼秘书长、北京中医药大学王天芳为团长的来自北京中医药大学、上海中医药大学、天津中医药大学、中国中医科学院的11位专家代表和来自日本全国各地的汉方界代表共80余人出席了本次会议。

▲ **中医临床疗效评价的关键科技问题——香山科学会议第368次学术讨论会** 于3月24日至26日在北京召开。王永炎、王吉耀和刘保延担任会议执行主席。中医药行业内外多学科跨领域的专家近80人应邀参会。会议的中心议题包括中医临床疗效评价的理念、中医临床疗效的评价方法与指标体系、中医临床疗效的证据及其应用。

▲ **转化医学与清热解毒类中药的基础及临床再深入研究研讨会** 于4月1日在广州召开,由中华中医药学会主办,广东省中医药学会、中国中药杂志协办,广药集团广州敬修堂(药业)股份有限公司承办。参会代表近200名,中国科学院院士陈可冀任大会主席,中国中医科学院基础所宋剑南、暨南大学中药及天然药物研究所栗原博及何蓉蓉、广州中医药大学临床科研设计-衡量-评价中心梁伟雄及广东省中医院呼吸科林琳围绕转化医学与清热解毒类中药的基础及临床再深入研究分别作了专题报告。大会还进行了清热消炎宁胶囊临床应用及作用机理再研究暨转化医学产、学、研联盟合作项目签约仪式。

▲ **首届全国中医药信息化经验交流会** 于4月1日在无锡召开,国家中医药管理局副局长吴刚、办公室主任闫树江,江苏省卫生厅巡视员吴坤平等出席并讲话。国家中医药管理局办公室副主任、信息办主任徐皖生宣读了"全国中医医院信息化示范单位名单"。中国中医科学院广安门医院等20家全国中医医院信息化示范单位代表参加授牌仪式。国家中医药管理局办公室信息办副主任张秀英、综合处处长陈伟主持全国中医药信息化建设经验交流。

▲ **中华中医药学会骨伤分会换届暨学术研讨会** 于4月9日至11日在郑州召开。国家中医药管理局副局长、中华中医药学会副会长马建中,国家中医药管理局原副局长、中国中药协会会长房书亭,国家中医药管理局医政司司长许志仁,中华中医药学会副会长兼秘书长李俊德,河南省卫生厅常务副厅长兼中医管理局局长夏祖昌,我国著名骨伤专家李同生、施杞、孙树椿,及河南羚锐股份有限公司董事长熊为正等170余人出席了会议。朱立国代表分会第四届委员会作工作报告。会议选举孙树椿为第五届委员会主任委员,张军为秘书长。

▲ **第三届药用植物化学与中药新药研发会议** 于4月9日至11日在南宁召开，由中华中医药学会主办，北京中医药大学中药学院、广西大学、广西中医学院协办。200余人参会。广西中医学院院长朱华、北京中医药大学中药学院院长石任兵及广西大学林学院副院长林翠梧作了主题报告。中国科学院、北京大学、清华大学、解放军302医院、上海交通大学等单位30位专家做大会演讲。

▲ **中华中医药学会内科分会第十四次肝胆病学术会议** 于4月9日至11日在上海召开，由中华中医药学会内科分会主办、国家中医药管理局专科专病协作组（肝病组、传染病组）协办、上海中医药大学附属曙光医院承办。内科分会主任委员孙塑伦、上海中医药大学附属曙光医院书记朱惠蓉、内科分会肝胆病专业主任委员钱英、专科专病协作组主任王灵台等出席开幕式并讲话。会议共收到论文142篇。内容涉及肝纤维化肝硬化、肝癌、重症肝炎、慢性乙型肝炎、丙型肝炎、酒精肝脂肪肝、基础理论研究与学科建设等。

▲ **2010年卷《中国中医药年鉴》（学术卷）编委会议暨审稿会** 于4月19日至21日在天津召开，由国家中医药管理局主办，上海中医药大学承办，天津中医药大学第一附属医院、第二附属医院协办。国家中医药管理局办公室综合处陈伟处长、医政司吴凯处长、天津市卫生局中医处陈子震处长等有关领导、嘉宾、《年鉴》编委、特邀编委及编辑部工作人员共60余人出席了会议。编委们针对如何提高《年鉴》编纂质量展开了讨论，并审阅了各栏目稿件，提出修改意见。陈处长还转达了卫生部副部长、国家中医药管理局局长王国强的指示，要求《年鉴》工作者加强责任感、使命感，使《年鉴》常办常新，质量不断提高。

▲ **中华中医药学会外科分会换届会议** 于4月23日至25日在郑州召开。全国25个省市和地区的与会代表130余人，选举李曰庆为第四届外科分会主任委员。李曰庆总结了近5年来外科分会的发展及工作情况。名誉主任委员王沛，顾问崔公让、王玉玺、余培南，河南中医学院郑玉玲院长、北京弘神企业集团王宏章董事长及第四届外科分会副主任委员先后致辞。

▲ **中华中医药学会脑病分会第二届学术研讨会** 于4月23日至25日在郑州召开，由中华中医药学会主办，河南中医学院第一附属医院、河南省中医药学会脑病专业委员会承办。会议特邀了陕西中医学院张学文及广东省中医院刘茂才作报告。162名代表参会，35位专家发言。共收到学术论文255篇，反映了最近一年来脑病理论研究、基础研究、临床研究等诸多方面的最新进展。

▲ **全国医史文献学科建设研讨会** 于4月25日至30日在云南腾冲召开，由中华中医药学会医史文献分会主办、上海中医药大学承办、云南中医学院协办。会议旨在总结和探讨中医药文化的传承、发展和传播，以及新形势下医史文献学科建设与发展的新思路，为进一步促建中医药的研究和发展找到新的途径和方法。大会共收到论文50余篇，从不同视角对医史文献、中医药文化、医家思想及学科建设等内容进行了阐述。

▲ **第四届国际中医心理学与系统生物信息学术研讨会** 于4月29日在成都召开，由世界中医药学会联合会中医心理学专业委员会与成都中医药大学联合主办。来自美国、日本、英国、新加坡、中国等国家的近100位代表了出席研讨会。汪卫东会长、丁维俊、邓柯分别作了"中医心理学发展现状与重点任务"、"肾阳虚证遗传属性的系统生物学研究"和"广义词典模型——中医研究的一种新思路"的主题报告。春木豊、奈良雅之、杨秋丽等专家学者围绕中医心理学的临床、科研和教育领域的主题在分会场进行了报告。

▲ **第四届国学国医岳麓论坛** 于5月21日至23日在长沙召开，由中华中医药学会和中和亚健康服务中心主办，湖南中医药大学、湖南省中医药学会、湖南省中西医结合学会、国家中医药管理局亚健康干预技术实验室、湖南炎黄文化研究会易学与科学专业委员会和湖湘老年报等单位协办，中华中医药学会继续教育部、富智集团、中华中医药学会亚健康分会、上海莱香（国际）化妆品有限公司、北京天地中源医药科技中心和华夏长寿网等单位承办。论坛设一个主论坛和七个分论坛，主题为中医治未病与亚健康。国家中医药管理局吴刚副局长、中华中医药学会李俊德秘书长、湖南省中医药管理局邵湘宁局长等领导出席会议。

▲ **全国中医五运六气高级培训班暨疫病预测多学科研讨会** 于5月25日至30日在江苏江阴召开，由中华中医药学会和国家科技重大专项"重大传染病中医药应急救治能力建设"课题组共同主办，江阴市致和堂中医药研究所和中国科学

技术大学承办。50余人参加了培训班,学习了五运六气疫病预测的科学态度和方法、运气学说中的天文背景、疫病预测的气象分析、五运六气与经络测量、重大传染病预测后的反思、物候与五运六气疫病预测等内容。中国中医科学院刘保延副院长、卫生部传染病科技重大专项管理办公室江锋博士、中国国际科技促进会副秘书长兼信息部主任王世明、江苏省中医药学会黄亚博秘书长以及来自中国科学技术大学、中国疾控中心等多学科专家出席了研讨会。

▲ **中华中医药学会民间传统诊疗技术与验方整理研究分会第三次主委工作会议** 于5月29日在广州市召开。中华中医药学会副会长、秘书长兼民间传统诊疗技术与验方整理研究分会主任委员李俊德和副主任委员庞国明、杨志敏、郭宏昌、韩巧菊、湛龙华等参加了会议。会议表决增补了三位副主任委员和两位副秘书长。分会秘书长庞国明简要汇报了2009年分会的工作总结。会议就中华中医药学会《民间中医药"寻宝鉴宝"活动评审办法》(草案)和《全国民间优秀中医师评选办法》(草案)进行了初步讨论,并拟进行更深入的意见征询。

▲ **中华中医药学会疼痛学分会成立大会** 于6月6日在北京召开。中国科协、国家中医药管理局等单位领导到会祝贺,民政部民间组织管理局领导致电祝贺。国家中医药管理局副局长马建中、中国科协学会学术部副部长赵小敏、中国中医科学院首席研究员孙树椿、北京中医药大学校长高思华、中华中医药学会副会长兼秘书长李俊德、中华中医药学会副秘书长曹正逵、北京中医药大学第一临床医院院长王耀献等领导出席了成立大会的开幕式。会议选举北京中医药大学东直门医院疼痛科主任刘长信为中华中医药学会疼痛分会第一届委员会主任委员,郭宇博为秘书长。

▲ **世界中医药学会联合会肿瘤专业委员会换届会议暨第三届中医肿瘤国际学术大会** 于6月11日在浙江宁波召开。来自世界各地的近500名中医肿瘤专家、学者参加了会议。朴炳奎教授当选骨伤科专业委员会第二届理事会会长,世界中医药学会联合会主席余靖教授颁发证书并发表了讲话。

▲ **中华中医药学会对外交流与合作分会成立大会暨中医药国际交流合作学术研讨会** 于6月19日在太原召开。中华中医药学会副会长兼秘书长李俊德,科技部国际合作司副司长续超前、主任周隆超,山西省科技厅国际合作处处长牛青山,山西省卫生厅中医药管理局局长文渊,山西中医学院党委书记陶功定、副院长张永德,黑龙江中医药大学副校长孙忠人,江西中医学院副院长杨明、张永德,北京中医药大学港澳台中心主任牛欣,山西振东集团董事长李安平,北京身心康国际中医研究院院长陈勇等出席。山西中医学院副院长冯前进当选为分会主任委员。13名专家、学者、企业家作了精彩的学术报告。

▲ **全国经方论坛暨经方应用高级研修班** 于6月23日至27日在北京召开,由中华中医药学会主办,首都医科大学附属北京中医医院、北京市赵炳南皮肤病医疗研究中心承办,武警北京总队第三医院、复兴中医网等协办。共收到征文100余篇,400余人参加了论坛。大会由明医论坛、特邀演讲及大会交流三部分组成。共进行了6场24人次演讲,体现了"百花齐放、百家争鸣"的学术氛围。

▲ **中药分析专业委员会成立大会暨中药分析专业委员会第一届学术年会** 于7月2日至4日在长春召开,由世界中医药学会联合会、中药标准化技术国家工程实验室主办,沃特世公司、长春中医药大学、吉林敖东洮南药业股份有限公司承办。来自中国、美国、加拿大、中国香港等国家的200余位代表参加本次大会。会上选举果德安研究员作为中药分析专业委员会会长;聘请中国工程院院士姚新生、国家中医药管理局原副局长任德权、长春中医药大学教授刘淑莹为名誉会长;由果德安会长主持理事会人员选举,鼓掌通过了钱忠直等12位教授为副会长,陈万生教授为秘书长,吴婉莹等三位副研究员(副教授)为副秘书长,杨世林等38位教授为常务理事,白钢等80位教授或副教授为理事。

▲ **2010年肛肠外科世博高峰论坛** 于7月3日在上海召开,由世界中医药学会联合会肛肠专业委员会主办,上海中医药大学附属龙华医院承办。来自中国、希腊、澳大利亚、韩国等国家的近500位代表参加此次论坛。专家学者围绕肛肠动力性疾病、痔瘘、盆底肌障碍综合征、肛肠肿瘤、炎性肠病等临床问题,以及肛肠病外科技术、影像诊断技术等诊疗手段做了学术报告。

▲ **中医药基础研究发展战略——香山科学会议第379次学术讨论会** 于7月6日至8日在

北京召开。张伯礼、刘德培、王永炎担任会议执行主席,来自全国高等院校、科研院所和管理部门等30个单位,50余位专家学者应邀参加了讨论会。与会专家围绕中医理论前沿问题的基础研究、中药理论前沿问题的基础研究、针灸理论前沿问题的基础研究、中医药基础与多学科交叉研究等中心议题进行了广泛交流和深入讨论,并提出了建议。

▲**中华中医药学会第三届中医方证基础研究与临床应用学术研讨会** 于7月17日至21日在吉林延吉召开,由中华中医药学会主办、河南中医学院承办。70余名代表参加了会议。10余位专家作了大会报告。共收到论文80余篇,内容涉及理论、文献、临床、实验等多个方面,经学术会组委会专家评审,李筠等所撰写的论文被评为本届学术会优秀论文。

▲**中华中医药学会第八届中医体质研讨会** 于7月17日至18日在山东青岛召开,由中华中医药学会体质分会主办、山东中医药大学承办、银色世纪公司协办。与会专家就体质辨识与"治未病"、中医体质与疾病相关的基础与临床研究、中医体质与证候关系研究、中医体质与临床各科疾病诊治预防、中医体质与养生康复、中医体质理论与针灸治疗等方面进行了探讨。王琦当选为新一届主任委员,北京中医药大学倪诚当选为秘书长。

▲**中华中医药学会第十九届全国医古文学术研讨会** 于7月18日在长春召开,由中华中医药学会主办、长春中医药大学承办。与会专家对医古文课程的定位与发展、医古文教材教法的研究与改革、医古文与中医药文化的关系、医古文在中医药文献研究中的作用、2011年医古文分会成立三十周年纪念等相关问题进行了广泛深入交流。

▲**世界中医药学会联合会第四届肾病国际学术大会** 于7月22日至24日在成都召开,由世界中医药学会联合会肾病专业委员会主办。来自中国、新加坡等国家的近150位代表参加此次大会。专家学者围绕糖尿病肾病、尿毒症、慢性肾炎、IgA肾病、慢性肾衰竭等病症的中医药干预方案及疗效,以及中药高位肠道净化技术等诊疗手段做了学术报告。

▲**第十一次中医诊断学术年会** 于7月24日至28日在北京召开,由中华中医药学会主办、北京中医药大学承办。大会推举季绍良为名誉主任委员,王天芳为主任委员,李灿东为候任主任委员,王忆勤、严惠芳、吴承玉、陆小左、周小青、郑进、郑小伟为副主任委员,李峰为秘书长。共收到论文136篇,内容涉及诊法的客观化研究,证候的规范化、标准化研究,证候研究中数据处理与挖掘方法的研究,特色诊法及民间诊法的研究等方面。会上还召开了"中医四诊操作规程"的专家论证会及《实用中医诊断学》编审会议。

▲**第十届全国中药鉴定学术研讨会** 于7月28日至30日在陕西咸阳召开,由中华中医药学会主办、陕西中医学院承办。165名代表参加了会议,共收到论文172篇。会议旨在研究和探讨中药鉴定学所面临的热点和难点问题,切磋、交流学术经验和思想,从中药资源调查开发利用、中药鉴定技术、中药质量标准、影响中药品质的因素、民族药物学以及中药教学等多个相关学术领域,对近年来的研究前沿成果作了全方位的展示交流。中药鉴定的内涵定位探讨及其鉴别方法技术的研究,对中药资源普查和中药资源问题的探讨及中药资源的开发和产业化是本次会议的主要议题。

▲**世界中医药学会联合会消化病专业委员会成立大会暨首届消化病国际学术大会** 于7月29日至31日在北京召开,由世界中医药学会联合会消化病专业委员会主办、中国中医科学院西苑医院承办。来自中国大陆及港澳台地区、新加坡、韩国、日本、美国、英国等国家的近250位代表参加本次大会。第一届理事会成员涵盖了各国消化病领域的156位知名专家学者,中国大陆以外理事比例超过25%。专家学者们就功能性消化不良、溃疡性结肠炎、胃癌前病变、非酒精性脂肪肝、肠易激、胃黏膜肠上皮化生等病症的中医、中西医结合诊疗做了学术报告。大会同时举行了青年医师与研究生论坛。

▲**全国中医内科肺系病第十四次学术研讨会** 于7月30日至8月2日在内蒙古呼伦贝尔市鄂温克族自治旗召开,由中华中医药学会内科分会、北京中医药学会肺系病专业委员会主办,中日友好医院承办,扬子江药业集团、天津达仁堂、北京东方运嘉科技发展有限公司协办。中华中医药学会副秘书长曹正逵,中日友好医院纪委书记李赵城,鄂温克族自治旗副旗长樊秀敏,中华中医药学会内科分会副主任委员、河南中医学院副院

长李建生，北京中医药学会秘书长高丹枫等出席了开幕式。145名代表参加了会议，就中医药防治哮喘、慢阻肺、肺纤维等疾病经验与体会进行了交流，对部分肺系病中医诊疗标准进行了探讨。

▲ **全国中药、天然药物研究与发展研讨会** 于8月4日至5日在长春召开。参会代表58人。巢志茂、裴月湖、窦德强、王金辉、江仁望、赵雪梅等就所研究领域进做了学术报告。会议研讨内容包括：中药（复方）有效物质基础研究；中药（复方）药代动力学及代谢产物与分析；中药材、中药饮片及中药提取物的质量标准；中药资源保护与利用；中药提取分离技术、设备与应用；创新药物研究（改变药物剂型或用药途径，提高药物的生物利用度方面的研究；中药作用机理研究；高效低毒的创新药物研究）；中药化学领域人才教育及培养等。

▲ **中华中医药学会脾胃病分会第二十二届全国脾胃病学术交流会暨"2010年度胃肠病中医诊疗新进展学习班"** 于8月4日至8日在江西井冈山召开，由中华中医药学会脾胃病分会主办，江西中医学院附属医院、首都医科大学附属北京中医医院消化中心承办。共收到学术论文400余篇，300余位代表参会。大会分为新进展学习班和大会交流两个部分，大会交流又分为临床研究、基础研究、青年论坛等6个单元。会议内容涉及脾胃病的各个方面，体现了脾胃病学科的最新进展和发展趋势。

▲ **世界中医药学会联合会风湿病专业委员会成立大会暨第四届国际中医风湿病学术会议** 于8月6日至8日在北京召开。会议选举王承德教授担任第一届理事会会长，著名国医大师路志正、朱良春以及平马直树（日本）、张成国（台湾地区）等为名誉会长。第一届风湿病专业委员会理事会共由251名专家和学者组成。来自美国、英国、荷兰、日本、韩国、新加坡等国家和地区，以及中国大陆和港澳台地区的代表500余人参会。共收到论文180余篇，内容涉及中医风湿病的理论探讨、临床观察、实验研究、针灸治疗、研究进展等。

▲ **第五届中医药发展论坛暨中医药走向世界峰会** 于8月7日在北京召开，由中华国际医学交流基金会、中国民族卫生协会主办。全国300多位中医药专家和中医药工作者探讨了中医药行业的未来走向、中医药学科体系和评价指标体系建设、中医药的现状及继承与创新等热点问题。王国强出席开幕式并对推动中医药走向世界提出6点建议。

▲ **第三届（23次）中华中医药学会肾病分会学术交流大会** 于8月7日在哈尔滨召开。国医大师路志正、张琪，中国科学院院士陈凯先，黑龙江卫生厅赵忠厚厅长和黑龙江省中医研究院王学军院长出席了开幕式。来自全国各地中医、中西医结合、西医肾病医生以及中医内科医生近400名参加了大会。大会设有原发性肾小球疾病分会场、继发性肾病及替代治疗分会场、肾病基础研究分会场和青年论坛分会场等4个分会场。经常委会讨论一致通过，增补常委1名，委员3名，青年委员24名。

▲ **中华中医药学会风湿病分会第三届换届改选会议、2010年学术研讨会暨第四届国际中医风湿病学术会议** 于8月7日在北京召开，由中华中医药学会主办、中华中医药学会风湿病专业委员会承办。原卫生部副部长兼国家中医药管理局局长佘靖，国家中医药管理局原副局长李振吉、国家中医药管理局副局长于文明，国医大师路志正、朱良春等出席了开幕式。来自美国、英国、荷兰、日本、韩国、新加坡等国家和地区，以及中国大陆和港澳台地区的代表500余人参会。12位风湿病专家做了专题讲演，17位专家学者做了大会发言。在类风湿关节炎、系统性红斑狼疮、原发性干燥综合征、强直性脊柱炎、骨关节炎等常见的风湿病病因病机、临床分型、治疗康复等方面进行了深入探讨。

▲ **2010年全国中成药学术研讨会** 于8月13日至15日在沈阳召开，由中华中医药学会中成药分会和全军中药专业委员会主办，解放军302医院和沈阳军区总医院以及辽宁省药学会承办，成都地奥制药集团有限公司协办。全军中药研究所所长肖小河被推选为中华中医药学会中成药分会和全军中药专业委员会的新一届主任委员。来自全国全军各大医院、科研机构及企业的367名代表参加了会议。大会报告涉及中药安全性评价、中成药有效性再评价与提高、中药药效物质筛选与辨识、面向临床的中药标准化研究等四个方面。

▲ **中华中医药学会中药实验药理分会2010年学术年会** 于8月14日至17日在郑州召开，由中华中医药学会主办，河南中医学院承办。共

有39位代表参加了会议。会议主要内容为研讨中药实验药理科研、教学的热点、难点问题,提高中药药理的科研、教学水平;交流中药新药研制相关信息,中药实验药理研究的新思路与新方法,及与企事业制药单位如何合作,促进产学研发等。

▲ **全国第十一次中医药新技术新成果新经验学术会议** 于8月18日至23日在北海召开,由中华中医药学会主办、河南中医学院承办,《河南中医》和《中医学报》协办。来自全国各地的代表共139人参加了会议。共收论文近600篇,内容涉及中医基础及应用研究的新观点、新学说、新技术、新成果以及时疫研究、中药安全性研究等。中国工程院院士、中国中医科学院李连达莅会并做了中药安全性研究的学术报告。

▲ **世界中医药学会联合会第三届中医、中西医结合老年医学会学术大会** 于8月19日至22日在河南南阳召开。国家中医药管理局副局长吴刚,中国中医药协会会长、世界中医药学会联合会副主席、国家中医药管理局原副局长房书亭,世界中医药学会联合会老年医学专业委员会会长周文泉,世界中医药学会联合会副秘书长常文佐,世界中医药学会联合会老年医学专业委员会副会长、河南宛西制药股份有限公司董事长孙耀志出席会议。国内外医学专家围绕人口老龄化与老年疾病主题分别做主题报告、专题演讲和优秀学术论文交流。

▲ **中华中医药学会神志病分会全国第二次学术年会** 于8月20日至23日在黑龙江牡丹江召开。赵永厚、冯斌、黄俊山等10位专家作了专题性学术报告。专家们就《中医神志病诊疗指南》编写的有关事项进行了讨论。分析了我国不同地区,不同民族的神志病发病特点,总结了各地治疗经验,并对纳入病种、编写体例、编写内容及时间安排等进行讨论,提出了编写过程中可能出现的问题及解决措施。

▲ **第十四届中韩中医药学术研讨会暨第九届四象体质医学学会夏季学术研讨会** 于8月21日至26日在韩国首尔召开,由中华中医药学会与韩国大韩韩医师协会联合主办。约100余位专家学者出席了会议。研讨会以"体质医学和温病学说"为主要议题,交流了中韩医体质医学研究的成果,探讨了中医药防治温病的基础研究和临床应用,加强了两国学者的相互学习和沟通,对促进两国体质医学理论和温病理论的深化研究,相关新技术、新成果的应用推广起到了积极作用。

▲ **国际中医药发展高峰论坛(2010·澳洲)暨首届世界中联中青年专家论坛** 于8月25日在澳大利亚堪培拉召开,由世界中医药学会联合会主办、澳大利亚健康之路发展有限公司承办。大会主题是"中医药现代化、标准化、国际化的战略意义与实际应用"。来自中国、澳大利亚等国家约30余位专家学者围绕大会主题展开了学术交流,共谋传统医药的合作与发展。世界中医药学会联合会考试部主任郑跃先、中国驻澳大利亚大使馆科技处秘书高凯、澳大利亚堪培拉科技学院南校区校长凯西·考茨、首都中医健康中心首席顾问吴琼、澳大利亚健康之路发展集团董事长王海东、澳大利亚中医药针灸学会总裁朱迪·占姆士等嘉宾出席会议。

▲ **第十次全国中医妇科学术大会** 于8月29日至31日在哈尔滨召开。约200余位代表参加了会议,收到研究论文244篇,主要涉及专家经验介绍、理论探讨、临床研究及实验研究等,反映了对排卵障碍性相关疾病的中医药防治新思路及所取得的最新学术成果。肖承悰、尤昭玲等17位专家就中医药诊治排卵障碍性相关疾病的基础研究、临床研究及专家经验作专题报告。

▲ **第九届海峡两岸中医药学术交流会** 于9月4日至5日在福州召开,由中华中医药学会、中国中医药研究促进会、福建省中医药研究促进会、台北市中医师公会联合主办。全国人大常委、农工党中央副主席王宁生,福建省政协副主席李祖可,中华中医药学会副会长谢阳谷出席了会议。大会以"弘扬中华传统文化,推动海峡两岸中医药事业发展"为主旨,与会专家学者就现代中医药事业发展战略、打造两岸中医药交流合作平台、建立两岸中医药交流合作的长效机制等进行多角度、全方位探讨与交流。

▲ **第十六次全国中医耳鼻咽喉科学术会议** 于9月11日在北京召开。刘大新继任新一届分会主任委员,严道南、汪冰、阮岩等任副主任委员,严道南兼任秘书长。大会收到学术论文209篇,涉及耳鼻喉科综合研究、耳科研究、鼻科研究、咽喉科研究、经验介绍及教学等方面内容。参会人数约260余人,中华中医药学会耳鼻喉分会制订了《中医医院耳鼻咽喉科建设与管理指南》和《中医耳鼻喉科常见病诊疗指南》,对国内中医耳鼻咽喉科的医疗、科研、教学、管理及常见病诊

疗等方面提供了指导意见。

▲ **第六届国际络病学大会** 于9月11日在天津召开,由中华中医药学会、中华医学会、中国中西医结合学会、中国医师协会、中国工程院医药卫生学部共同主办。来自包括香港、澳门等全国各地及美国、韩国、日本等专家学者800余人参会。结合络病学说指导血管病变防治基础研究进展,河北以岭医药研究院、北京阜外医院、复旦大学等项目参与单位就脉络理论及其学术价值、脉络理论指导内皮功能障碍、动脉粥样硬化、急性心梗、脑梗、糖尿病微血管并发症等方面的基础与临床研究进行了专题汇报。吴以岭院士再次当选为络病分会的主任委员。

▲ **首届国家中医药发展论坛（珠江论坛）** 于9月12日在广州召开,由科技部、国家中医药管理局和广东省人民政府共同主办,广东省科技厅、广东省中医药管理局、广东省中医药科学院、广东省中医院承办。主题是"中医学术流派研究的历史与现状、继承与发展"。论坛的执行主席由中国科学院院士陈可冀、中国工程院院士张伯礼、中国中医科学院院长曹洪欣和广州中医药大学校长徐志伟担任。国医大师张学文以及来自全国各地的50多位中医药领域及相关学科专家进行了热烈的发言和研讨。会议主张学术平等,鼓励对原有理论提出质疑,提倡发表不同意见和提出非常规的思考。

▲ **全国第十三届中医药文化学术研讨会暨《黄帝内经研究集成》首发式** 于9月15日至19日在陕西延安召开。国家中医药管理局吴刚副局长到会并致辞。大会受到了延安市政府的关心、媒体的广泛关注和延安市常泰药业有限公司的大力支持。会议内容涉及中医院文化与中药企业文化研究、中医药文化传播与科普、中医心理学研究等领域。在对中医文化战略意义的认识上,与会专家一致认同弘扬中医药文化已经成为弘扬中国传统文化、提高文化软实力的一个重要内容。

▲ **2010年中华中医药学会皮肤性病分会第七次学术年会暨全国中医中西医结合皮肤病诊疗新进展高级研修班** 于9月16日至19日在重庆召开,由中华中医药学会皮肤性病分会主办,重庆市中西医结合学会联合重庆市第一人民医院、重庆市中医院皮肤科承办。9月16日晚在中华中医药学会学术部组织和主持下先后召开了中华中医药学会皮肤性病分会换届工作领导小组会议和换届选举工作会议。推选出97名委员、37名常委、10名副主任委员和1名主任委员。来自全国30多个省市自治区的参会代表近400余名。收录学术论文200余篇。分设中医皮肤病基础、银屑病、中西医结合三个专场。会议内容涉及中医皮肤科学科发展思路、中医科研课题申报、中医皮肤病基础理论、实验研究进展、名家经验介绍及中西医结合、西医诊疗皮肤性病新进展、新设备、新技术等方面。

▲ **第二届中日韩传统医药大会暨第七届中俄生物医药论坛** 于9月16日在哈尔滨召开,由世界中医药学会联合会、黑龙江中医药大学共同主办,俄罗斯阿穆尔国立医学院、中华中医药学会协办。主题为"中医药与天然药的基础研究与应用"。来自中国、俄罗斯、日本、韩国、英国、埃及、奥地利等国家的40余位专家学者围绕主题展开了学术交流,共谋传统医药的合作与发展。世界中医药学会联合会副主席兼秘书长李振吉、副秘书长徐春波出席会议。

▲ **世界中医药学会联合会心血管病专业委员会第一届理事会换届会议暨第四届学术大会** 于9月17日至19日在广州召开。近150名专家、学者参加会议,共收到论文93篇。大会选举出第二届理事会成员,中国科学院院士、中国中医科学院首席研究员、中国中医科学院西苑医院心血管病中心主任陈可冀当选为心血管病专业委员会第二届理事会会长,西苑医院副院长史大卓为常务副会长。

▲ **中华中医药学会心病分会全国第十二次学术年会暨中华中医药学会心病分会换届选举工作会议** 于9月27日至28日在江苏无锡召开。来自全国二十多个省市地区的150多位代表参加了会议。王阶、黄永生、郑梅生等代表分别作了"中医临床证据分级与评分体系研究"、"顽固性先天伏寒治疗体会"、"中药玉夏胶囊对肾性高血压大鼠血压降压影响"的学术报告。王阶当选为新一届主任委员。

▲ **第八次全国中医护理学术交流暨第二届全国中医护理先进集体表彰大会** 于10月9日至11日在南宁召开,由中华中医药学会主办,中华中医药学会护理分会、广西中医学院附属瑞康医院承办,广西中医药学会协办。来自全国30多个省市、自治区约500多位代表参加会议。大会收到论文297篇,内容以发挥中医优势,突出中医

护理特色为主,涉及护理管理,内、外、妇、儿、针灸等临床护理经验。大会隆重举行了"第二届全国中医护理先进集体"的颁奖典礼。国家中医药管理局吴刚副局长对荣获"第二届全国中医护理先进集体"的单位表示祝贺,对中医护理工作的发展提出了三点建议:一是重视发展中医护理工作,发挥中医护理专科的优势和提高中医护理常规及技术操作能力和中医护理质量;二是培养中医护理发展的人才,完善各类护理教育中中医护理知识的课程设置;三是促进中医护理行业的交流,国家中医药管理局,中华中医药学会护理分会等应在中医护理的发展中搭建经验交流平台。

▲ **中国科协第45期新观点新学说学术沙龙** 于10月9日在北京举行,由中国科协学会学术部主办。沙龙不设主席台,采用轮流发言、共同讨论的方式,围绕"象思维与经络实质"主题,从运用"象思维方法"研究中医、经络实质探讨等方面集中展开。中国中医科学院针灸研究所黄龙祥就"经络学说的哲学基础与科学内容"、上海中医药大学何裕民就"中医原创思维的几大特点"、中国社会科学院哲学所王树人就"象思维——文化创新的原动力"、北京中医药大学针推学院刘天君就"具象思维"、清华大学科技与社会研究所吴彤就"从科学实践哲学和复杂性科学的双视角看中医学研究"等分别发言。中医药、针灸、哲学、史学、理论物理、天文、地理、传媒等不同知识背景的专家,平等交流,深入探讨,为活跃中医学术,促进中医临床思维创新,提高临床疗效,提供了宽松、自由、平等的交流平台。

▲ **方药量效关系——香山科学会议第382次学术讨论会** 于10月14日至15日在北京召开。刘昌孝、丁健和仝小林担任会议执行主席,来自中医学、中西医结合医学、中药学、药学、循证医学、系统生物信息学、生物化学等不同学科的42位专家学者应邀参加了会议。就"方药量效关系的困惑与思考"、"方药量效关系的理论与假说"、"方药量效关系的多学科研究方法"等中心议题进行了深入交流与讨论。

▲ **第二届全球传统医学大学联盟会议** 于10月14日至16日在北京召开,由北京中医药大学主办。日本、韩国、澳大利亚和中国大陆及香港、台湾地区的7所具有地域代表性的传统医药高等院校参会,与会专家学者就主题"传统医药高等教育的发展与未来"进行研讨。北京中医药大学校长助理翟双庆、日本明治大学 Kenji Kawakita 等专家分别就本校在传统医药学生培养、高等教育发展思路、国际合作、信息交流等方面的内容作了汇报。会议轮值主席北京中医药大学与其他各校就交换访问学者等事项达成共识。联盟就相互协作、联合攻关的双边或多边合作等签署了"北京协议"。

▲ **2010年全国中西医结合肿瘤学科建设暨学术交流大会** 于10月15日至17日在北京召开。由中国中医药研究促进会肿瘤专业委员会、国家中医药管理局中国中医药科技开发交流中心主办,卫生部中日友好医院中西医结合肿瘤内科、北京中西医结合学会肿瘤专业委员会、北京中医学会肿瘤专业委员会承办。国家中医药管理局重点学科、重点专科科室负责人,大会执行主席贾立群主持大会,李佩文等专家、学者宣读了20余篇学术论文,围绕肿瘤专病诊疗特色、肿瘤中西医最新进展、中医治疗肿瘤并发症的技术与应用等多个专题展开了热烈的学术交流,并对中医肿瘤学的传承与创新以及如何结合现代医学的技术和理论等问题进行了深入探讨。

▲ **世界中医药学会联合会艾滋病专业委员会成立大会暨国际中医药防治艾滋病大会** 于10月15日至17日在北京召开。来自菲律宾、尼日利亚、塞舌尔等国家和地区以及中国大陆和港澳台地区的代表约200余人参会。选举王阶担任专业委员会第一届理事会会长,王健、王融冰等9人担任副会长。

▲ **中华中医药学会感染病分会第十次全国中医药防治感染病学术交流大会** 于10月16日至19日在苏州召开,由中华中医药学会主办,中华中医药学会感染病分会、苏州大学第二附属医院承办。来自全国各地的分会委员候选人和论文作者代表共140余人参加了会议。选举了马健担任第四届感染病分会主任委员,万海同、王秀莲、卢秉久、叶进、艾军、危剑安等为副主任委员,刘涛为秘书长。邀请金庆江就清代著名温病学家叶天士的学术思想和生平作了专题报告。

▲ **世界中医药学会联合会针刀专业委员会换届会议暨北京汉章针刀医学研究院第三届国际针刀医学学术交流大会** 于10月12日至17日在北京召开。来自世界各地的近500名学者参会。选举出第二届理事会成员,王燮荣当选第二届理事会会长,葛恒君当选常务副会长、刘清国当

选副会长兼秘书长。世界中医药学会联合会副主席兼秘书长李振吉为理事会成员颁发了证书并讲话。

▲**世界中医药学会联合会中医特色诊疗研究专业委员会第三届学术年会** 于10月16日至17日在北京召开，由世界中联特色诊疗研究专业委员会主办。来自海内外的特色诊疗专家、学者，欢聚一堂，研讨学术、交流经验、推广成果，谋求合作。十届全国政协副主席李蒙、世界中医药学会联合会姜再增副秘书长、国家中医药管理局政策法规司桑滨生司长、中国中医科学院范吉平副院长出席会议并讲话。

▲**中华中医药学会翻译分会第四届学术研讨会** 于10月22日至23日在太原召开，由中华中医药学会翻译分会主办、山西中医学院承办。收到征文27篇，其中10位代表作了大会交流发言。来自全国各省市中医院校的中医翻译人员、中医英语教学人员、从事对外交流的人员以及相关的出版业工作者共40余位代表围绕中医翻译中的热点、难点问题和中医英语教育事业的未来发展方向进行了讨论。

▲**第十一次全国中西医结合防治呼吸系统疾病学术研讨会** 于10月23日至24日在北京召开，由中国中医科学院广安门医院和中国中西医结合学会联袂举办。就肺部感染、哮喘、慢性阻塞性肺疾病、弥漫性肺间质疾病、肺血管病、呼吸睡眠暂停综合征、肺动脉血栓栓塞症、胸膜和纵膈疾病及呼吸系统少见病、疑难病中西医结合的临床诊治、基础研究、名老中医的经验总结等方面进行了充分交流。

▲**世界中医药学会联合会糖尿病专业委员会第七届世界糖尿病学术大会** 于10月30日至31日在郑州召开，由世界中医药学会联合会主办，世界中医药学会联合会糖尿病专业委员会、河南中医学院第一附属医院承办。来自中国、新加坡、韩国、荷兰等国家的近100位代表参加会议。重点研讨了糖尿病及其并发症的辨证诊疗经验、中药研发成果、中医药诊疗特色等主题。

▲**中医药在重大公共卫生事件中的地位和作用论坛——第十二届中国科协年会22分会场** 于11月1日在福州举行，由中国科协、福建省人民政府主办，中华中医药学会、福建中医药大学承办，步长集团、《世界中西医结合》杂志社、福建省中医药学会协办。中国科学院院士陈可冀，中国工程院院士李连达、张伯礼，中国中医科学院曹洪欣院长，中华中医药学会副会长兼秘书长李俊德，步长集团董事长赵步长，福建中医药大学校长陈立典及福建省中医药学会秘书长阮诗玮等出席开幕式。全国各省市约100余名专家学者参加了论坛。

▲**2010年全国第二届中医膏方高峰论坛** 于11月5日至6日在南京召开，由中华中医药学会、中国中医科学院主办，南京市中医院承办。约300名中医专家学者参会。收到交流论文60余篇，议题除了包括膏方的发展方向、膏方在中医医院的开展实践、膏方的临床应用、生产制备等方面内容，还涉及膏方的实验研究、名老中医膏方经验分析等方面。人民日报、新华社、中央电视台等近40家媒体记者到会采访。中国中医科学院曹洪欣，国医大师周仲瑛、徐景藩作主题演讲，23位专家作了专题发言。

▲**世界针联2010年美国国际针灸学术研讨会** 于11月6日在美国旧金山召开，由世界针灸学会联合会和中国中医科学院联合主办，美国中医药针灸学会承办。国家中医药管理局党组成员、规划财务司司长王志勇应邀率团出席了会议。50多个国家约500于名专家学者参会，分别就针灸研究的进展、中西结合、针灸教育标准、经络穴位、骨伤痛症、老年医学、预防养生、针灸立法发展、中药保健、临床实践、各家学说等内容作演讲。

▲**全国第五次中医药科普高层论坛暨全国中医药科学普及先进个人表彰大会** 于11月8日在浙江武义召开。国家中医药管理局副局长吴刚，国家中医药管理局原副局长、中国中药协会会长房书亭等出席了开幕式。中华中医药学会继续教育部主任王奕宣布了《中华中医药学会关于表彰中医药科普及先进个人的决定》及获奖者名单，有82人获"全国中医药科学普及金话筒奖"、22人获"全国中医药科普编辑金牛奖"、15人获"全国中医药科学普及传播奖"。

▲**2010国际中医药发展论坛暨中医药国际联盟成立大会** 于11月19日在北京召开，由中国中医科学院主办。以"发挥优势、和合共进、促进健康"为主题，深入探讨国际中医药应用和发展的最新动态与先进理念。全国人大常委会副委员长周铁农、国家中医药管理局副局长于文明出席会议并讲话，中国中医科学院院长曹洪欣、俄罗斯公使陶米恒、日本东京药科大学校长长坂达夫、中

国医学科学院院长刘德培分别在会上致辞。160余位中外代表参加了会议。会上同时颁发了"岐黄中医药基金会传承发展奖",马继兴、王永炎、李经纬、陆广莘、陈可冀、路志正、薛清录7位致力于中医理论与临床研究的专家获此殊荣。

▲**中华中医药学会肛肠分会成立30周年纪念大会暨2010年中医肛肠学术交流会** 于11月14日至17日在福州召开,由中华中医药学会肛肠分会主办、福建中医药大学承办。来自中国大陆及香港、台湾地区以及日本的学者共788人参加了会议。大会共收到论文572篇,其中552篇收入《中医肛肠理论与实践》中。39位国内外肛肠病专家在大会上以中医肛肠学术继承与发展,结直肠和肛门疾病的新思维、新理论、新技术为专题作学术报告,报告反映了中医肛肠最新的学术成就。中华中医药学会继续教育部主任王奕宣布了新增补的中华中医药学会肛肠分会第五届理事会副秘书长、常务委员、委员名单和表彰"全国肛肠学科先进名医工作站(室)"、第四批"全国中医肛肠学科名专家"、"支持中医肛肠事业突出贡献奖"、"《中医肛肠三十年》著作出版历史性特殊贡献奖"决定。会中邀请中医肛肠三十年经历者李雨农、陆琦、田振国、丁义江等忆往昔、话未来、谈发展。

▲**第三届中医药现代化国际科技大会** 于11月25日至26日在成都召开,由科技部、卫生部、国家中医药管理局等15个部委和四川省人民政府共同主办,四川省人民政府承办。20多个国家、地区和国际组织约2000名代表参会,征集论文约1300余篇,确定学术报告200余篇。以"中医药创新与发展"为主题,包括创新论坛、专题活动、中医药科技博览三部分。创新论坛由大会报告和主题分会两部分组成,设置了政府论坛、中医药学传承创新与基础理论研究等七个主题分会。围绕中医药学术、国际合作、产业发展方面的热点问题开展活动,并首次设置了"生物医药产业对接洽谈暨重大科技项目签约仪式"和"重大科技成果转化签约仪式"。诺贝尔奖获得者、美国斯克利普斯研究院的贝瑞·夏普利斯,中国科学院陈凯先、陈可冀院士,中国工程院吴以岭院士等分别围绕中医药现代化、国际化等问题做主题报告。

▲**世界中医药学会联合会儿科专业委员会第二届世界中医儿科学术交流会** 于11月29日至12月1日在上海召开。加拿大、巴巴多斯、英国、加蓬、澳大利亚、叙利亚等17个国家(地区)的242名代表参会,收到学术论文195篇。

▲**全国中医标准化技术委员会、中华中医药学会中医标准化项目终审会** 于12月8日在北京召开。中华中医药学会副会长杨明会、谢阳谷、孙树椿、李俊德(兼秘书长)及曹正逵副秘书长,国家标准化管理委员会国家标准审查部沈同和国家中医药管理局政策法规与监督司李钟军出席了会议。中医临床各科、中医基础以及标准化领域的评审专家20余人参会。各项目组汇报了项目编制情况。此次评审的项目共299项,包括《中医外科常见病诊疗指南》、《中医妇科常见病诊疗指南》、《中医儿科常见病诊疗指南》等269项行业标准,《中医四诊操作规程》、《中医临床术语》等30项国家标准。审查会分两组进行,各项目组提交了标准审查稿,通过演示汇报的方式充分介绍和说明了各项标准的制定情况,对评审专家的提问做了详细解答。专家们一致认为,各项标准的起草过程严格按照标准编制的有关程序,内容翔实,适应中医临床和理论研究的需求,达到了标准编写的相关要求,原则上通过审查。

▲**中国医学气功学会2010年学术年会** 于12月8日至9日在上海召开。国家中医药管理局直属机关党委常务副书记杨锐参加了开幕式,并作讲话。大会听取了常务理事会的2010年度工作汇报和2011年工作设想,讨论了《医学气功诊疗规范》的制订工作。会议收到论文60余篇,评选出10余篇优秀论文。与会学者就医学气功功理功法、医学气功临床规范等进行了交流发言。

▲**第四批全国老中医药专家学术经验继承工作经验交流会** 于12月16日至17日在哈尔滨召开,由国家中医药管理局主办。各省(区、市)卫生厅局、中医药管理局,局直属单位分管领导、23个承担临床医学(中医师承)专业学位培养工作的高等中医药院校学位管理部门负责人及带教单位、指导老师和继承人代表约120余人参会。总结交流了第四批继承工作进展情况,部署了下一阶段重点任务。卫生部副部长、国家中医药管理局局长王国强,黑龙江省人民政府副省长孙尧,国家中医药管理局副局长李大宁等领导同志出席会议并讲话。国家人力资源和社会保障部专业技术人员管理司、国务院学位委员会办公室有关部门负责人出席了会议。

▲**全国方药量效关系与合理应用研讨会暨**

"973"计划"以量效关系为主的经典名方相关基础研究"启动会 于12月18日至20日在北京召开,由中华中医药学会和中医杂志社联合主办。科技部、国家中医药管理局以及项目承担单位的代表等出席了会议。旨在总结提炼"随症施量"的用量规律,形成中医方药剂量理论,为临床合理选择剂量、安全有效用药提供科学支撑和理论依据。"973"项目首席专家、中国中医科学院广安门医院副院长仝小林介绍了项目研究进展情况。

▲ **首届黄河心血管病防治论坛** 于12月24日至26日在郑州召开,由中华中医药学会介入心脏病专家委员会、河南省中西医结合学会心血管病专业委员会联合主办,河南中医学院第一附属医院承办。以"面向基层,共同提高,中西结合,健康中原"为主题,设中西医结合心血管病论坛、胸痛论坛、冠心病防治与高血压论坛、冠心病介入论坛、房颤论坛、心衰论坛等12个分论坛,100多位国内心血管疾病防治专家在各分论坛上进行了交流。中国工程院院士张伯礼等专家做了大会主题演讲。

▲ **全国院内制剂名方、验方的开发应用及申报路径高峰论坛** 于12月25日至26日在广州召开,由中华中医药学会主办、广州和华中药研究开发有限公司承办、中华中医药学会药房管理分会协办。全国医院、教学、药品生产和科研单位的150多位专家、代表参加了论坛。旨在探讨新医改形势下,有关院内制剂的研发、申报问题,分析其现状和作用,了解其从选方、研发、报批、生产到临床应用等要求和途径。论坛将启动在全国重点开展扶持名方、验方的发掘和整理,开发院内制剂的科学规范应用试点工作。

二、中外交流

▲**澳大利亚中药行业联合会成立** 联合会由澳大利亚中药研究机构人员，经销中药材、中医工具、针灸器材的商家以及种植中药材的厂家联合组成，其中包括澳大利亚20家主要中药业者。澳大利亚联邦政府医药管理局官员麦克·史密斯在仪式上说，澳大利亚中药行业联合会的成立使中药行业执业者可以通过这一有代表性的组织与政府相关部门直接沟通，对联邦政府医药管理局在制定草药销售、应用、卫生管理等相关政策和法规方面也将起到积极作用。

▲**中医讲座首次走进欧洲议会** 2月2日下午，位于布鲁塞尔的欧洲议会首次举办了题为《我的健康我做主》的中医讲座。欧洲议会以及其他国际机构的100余人参加了讲座。主讲人北京中医药大学基础医学院副院长李峰简要介绍了中医的养生理论和实践经验。

▲**第十三届日中友好中国研修之旅** 于3月22日在北京举办研讨会。卫生部副部长兼国家中医药管理局局长王国强以及中日两国中医药界专家、学者和部分日本针灸大学学生约150余人参会。日本东方出版社社长野濑真主持会议，石学敏、刘保延、王富春等针灸专家作专题讲座，与会者还参观了中国中医科学院广安门医院等中医药机构。

▲**于文明会见阿尔巴尼亚卫生部长** 4月13日，阿尔巴尼亚卫生部长佩特里特·瓦西利在阿驻华使馆全权公使达蒂亚娜·康勾丽等使馆官员的陪同下访问了国家中医药管理局，于文明副局长亲切会见了瓦西利部长一行。双方就开展中阿中医药合作进行了热烈讨论，深入交换了意见。

▲**王国强会见西班牙欧洲中医基金会代表团** 5月5日上午，西班牙欧洲中医基金会副会长、世界中医药学会联合会监事会主席拉蒙先生一行访问国家中医药管理局，卫生部副部长兼国家中医药管理局局长王国强与拉蒙就西班牙中医药的发展及现状进行会谈。拉蒙介绍了中医药在西班牙和欧盟的发展概况和目前存在的主要问题，并表示西班牙卫生部正在考虑对针灸立法，望双方相关部门加强沟通，促使其制定符合针灸特点的法案。王国强高度赞扬拉蒙20多年来对推动中医药在西班牙和欧盟发展所作的努力，表示将积极与西班牙主管部门增进了解，以邀请来华参观、举办研讨会、在西举办中医药展览等形式加强西有关部门对中医药的认识，争取推动其制定适合中医药在西进一步发展的相关立法。

▲**王国强会见世界中医药学会联合会副主席梅万方代表团** 5月5日，卫生部副部长兼国家中医药管理局局长王国强会见了来华出席世界中联第二届第六次理事会的世界中联副主席梅万方先生及英国自然健康联盟咨询有限公司理事罗伯特·沃克医生代表团，代表团介绍了《欧盟传统植物药注册指令》给中药在英国及欧盟发展带来的挑战及目前形势，双方就如何应对该指令进行了深入讨论。

▲**于文明会见德国魁茨汀中医院代表团** 5月20日，国家中医药管理局副局长于文明会见了来访的德国魁茨汀中医院代表团。魁茨汀中医院是德国首家中医院，承担北京中医药大学与慕尼黑大学合作的科研项目，进行中西医诊断及治疗方法的研究与比较。于文明副局长对双方长期的合作表示赞赏，向施道丁格家族对中华文化和中国人民的深情厚谊表示了感谢。双方同意，在今后的合作中继续加强交流，创新模式，扩大规模，为中医药在德国的生根、发展共同努力。

▲**王国强会见法国参议员盖雷** 5月27日，卫生部副部长、国家中医药管理局局长王国强会见了来访的法国参议员盖雷等一行。盖雷介绍了2009年11月在喀麦隆举办的雅温得传统医学会议的情况，对国家中医药管理局副局长李大宁率团出席会议及中方对大会成功举办作出的贡献表示感谢。王国强对去年雅温得会议的成功举办表示了祝贺，并对今后继续举办此类会议提出了希望。双方还就法国"未来基金会"网站的建设与全球发布等事宜进行了探讨。

▲**中医药发展暨中药在欧洲注册国际论坛** 于6月3日在上海召开，由荷兰海牙市政府

和世界中医药学会联合会共同主办，上海市中医药发展办公室、荷兰中医药学会、中国医药保健品进出口商会、中国医药企业成长论坛和北京中医药发展基金会联合承办，全欧洲中医药学会联合会、北京康健讯达医药科技中心协办及国家中医药管理局为支持单位。大会的主题是"加强国际交流与合作，促进中医药国际发展"，来自欧盟的药品注册专家重点介绍《欧盟传统药品法》的实施和进展以及欧盟药品注册的规则和程序，探讨中草药走进荷兰及欧盟之路。同时，中医药国际标准化建设也是论坛关注的重点议题之一。

▲ **王国强率中医药代表团访问美国、加拿大** 应美国加利福尼亚州参议院副执行主席和加拿大卫生部邀请，卫生部副部长、国家中医药管理局局长王国强率中医药代表团于6月8日至17日访问了美国和加拿大，与两国卫生和中医药管理等机构，就中医药合作计划进行探讨，并交换意见。

▲ **第二次世界卫生组织传统医药服务运行与监测研讨会** 于6月21日在上海召开。世界卫生组织总部、西太区、东南亚区以及13个国家和地区的卫生和传统医学专家、官员约60人就进一步落实《传统医学决议》、在医疗卫生体系中更好地发挥传统医学作用和传统医药服务的运行监测等专题进行研讨。会议由世界卫生组织卫生系统管理与服务运行司传统医学处协调官张小瑞主持，卫生部副部长、国家中医药管理局局长王国强到会并作重要讲话，上海市卫生局副局长、上海市中医药发展办公室主任沈远东代表东道主致欢迎辞，世界卫生组织卫生系统管理与服务运行司司长 WimVanLerberghe 作了专题报告。

▲ **王国强会见马其顿卫生部长布亚尔·奥斯马尼** 6月29日，王国强会见了马其顿卫生部长布亚尔·奥斯马尼，双方就进一步落实2006年4月12日在北京签署的《中华人民共和国国家中医药管理局与马其顿共和国卫生部传统医药领域合作谅解备忘录》合作内容进行友好磋商，一致同意尽快在针灸培训领域开展实质性合作。并将为此派遣专业人员了解对方国家具体情况，根据民众需求和发展条件，设立针对性强的具体合作方式和内容。

▲ **于文明会见法国"传统之未来"基金会秘书长皮埃尔·诺埃勒** 7月30日，国家中医药管理局副局长于文明与法国"传统之未来"基金会秘书长皮埃尔·诺埃勒举行会谈，旨在落实卫生部副部长、国家中医药管理局局长王国强与法国参议员、"传统之未来"基金会主席盖雷先生之前商定的有关合作事宜。双方就共同举办国际研讨会事宜交换了意见。

▲ **中国-东盟中医优势与传统医学发展研讨会** 于8月16日至21日在北京召开，东盟成员国及东盟秘书处的22名代表和中国的18名代表参会。卫生部、外交部、国家中医药管理局和东盟秘书处的高级官员出席开幕式，研讨会探讨了中医学在中国卫生体系中的地位和作用、东盟传统医药发展现状及发展规划、中医药的科技创新等。会议就建立中国-东盟传统医药部门和机构的通信网络；促进传统医学融纳入医疗保健、科学研究和教育体系，使其成为国家综合卫生系统一部分；发挥传统医学在治疗其优势病种方面的优势；在各国学术团体、产业界、高等院校、社会团体和专业组织之间开展合作，促进传统医学医疗实践、教育、培训、药品原材料和药物产品的发展等达成共识。

▲ **王国强会见捷克上议院副议长米兰·施德奇** 8月24日，国家中医药管理局局长王国强会见了捷克上议院副议长米兰·施德奇，向捷方介绍了中医药的历史、在中国医疗卫生服务体系中的地位和作用以及中医药"简、便、验、廉"的特色和优势。希望能与捷克继续加强业务交流，互通有无；在中医药医疗服务、养生保健、科学研究、产业合作等各个方面开展务实有效的交流与合作，共同努力促进传统医学在两国的发展，更好地为两国民众的健康服务。

▲ **中国与加纳政府签署《关于合作发展中医药协议》** 8月27日，国家中医药管理局副局长李大宁及加纳卫生部副部长 Mettle-Nunoo Joseph Robert 分别代表两国政府在协议上签字。为保证中医药产品有正常规范的渠道进入加纳，双方同意中医药世界联盟负责筛选、推荐已在中国市场上市的优秀中药品种，并认可中医药世界联盟为已在加纳注册的中药产品进口的唯一质量检验组织；中国协助加纳完成对中药的审批体系的建立；加纳协助中医药世界联盟在西非地区寻找中药临床试验中心，并进行人群桥接试验及其他相关临床试验；中医药世界联盟与加纳政府联合组织培训机构，完善中医药技术、产品等相关知识的培训。

▲ **马建中率团访问印度尼西亚、泰国** 应泰国卫生部、印度尼西亚针灸学会的邀请,国家中医药管理局副局长马建中率中医药代表团于10月26日至11月4日访问印度尼西亚和泰国,分别与印尼卫生部、教育部,泰国卫生部进行了会谈,并参观了印尼针灸诊所、泰国皇家军队医院、华侨中医院、国家制药厂、索奈县级医院以及北京同仁堂公司驻印尼和泰国分店。

▲ **第八届中新中医药合作协调会** 于11月16日在北京召开,新加坡卫生部医药服务总监Satku率团参会,卫生部副部长、国家中医药管理局局长王国强主持会议。就上一届协调会以来双方合作的落实情况进行回顾,并对下一步合作内容与方式达成共识。在中新中医药合作备忘录框架下继续开展合作,中方向新加坡卫生部推荐专家协助开展中医考试工作,新方为中医药高层管理人员提供培训机会。双方承诺进一步完善合作机制,将中医药科研、中西医结合、教育合作内容纳入合作计划,使合作机制与时俱进,适时更新,日益完善。

三、动态消息

▲ **贾振华荣获中国青年科技奖** 由中共中央组织部、人力资源社会保障部、中国科协共同开展的第十一届中国青年科技奖评选活动1月13日在北京揭晓,来自全国各地的100位年龄在40岁以下的青年科技工作者受到表彰。中华中医药学会推荐的络病分会秘书长、河北以岭医药研究院贾振华博士获此殊荣。

▲ **香港卫生署林秉恩署长率团访问国家中医药管理局** 1月20日,卫生部副部长、国家中医药管理局局长王国强,国家中医药管理局副局长李大宁、国际合作司领导会见并宴请了林秉恩署长及代表团。陪同会见的还有中国中医科学院针灸研究所的专家。林秉恩署长介绍了香港中医戒烟项目的总体情况,计划于3月在香港启动中医戒烟项目引进社区医院,并希望得到国家中医药管理局的支持。中国中医科学院针灸所的专家向代表团介绍了内地开展中医戒烟,特别是针灸戒烟的情况;代表团就中医戒烟的关键问题向专家进行咨询。国家中医药管理局对香港卫生署的计划表示全力支持,并将派出专家赴港协助戒烟项目的开展。

▲ **国家中医药管理局启动中医药古籍整理研究** 国家中医药管理局中医药古籍整理研究工作会1月28日在福州召开。会议是在贯彻《国务院关于扶持和促进中医药事业发展的若干意见》精神,做好中医药的继承和创新,保护、研究、挖掘中医药古籍文献的背景下召开的。其全面梳理了近5年的中医药文献,探讨"十二五"期间研究方向和任务,并对中医药古籍研究规划提出了建议。

▲ **国际标准化组织(ISO)确定中医药技术委员会秘书处落户中国上海并召开第一次会议** 国际标准化组织成立了中医药技术委员会(暂定名),并将秘书处设于上海,由国家标准化管理委员会和国家中医药管理局共同负责指导和管理。国际疾病分类与代码(ICD-11)首次将中医药等传统医学纳入,对中医药进入国际标准化体系意义重大。

▲ **首次全国中医基本现状调查完成** 被调查机构达80万个,事关中医药事业发展全局的战略性、基础性工作,对做好中医药宏观战略规划、科学管理决策、政策研究制定,确保中医药事业科学发展具有重要意义。

▲ **四部委印发《全国民族医药近期重点工作实施方案》,加大对民族医药的扶持力度** 国家中医药管理局会同国家民委、卫生部、国家食品药品监管局印发《全国民族医药近期重点工作实施方案(2010—2012)》,对民族医药工作全面部署。对150部民族医药特色文献和140个民族医药诊疗技术进行规范整理和研究。确定了16个民族医药重点学科建设点。

▲ **发展现代中药被列为国家发展战略性新兴产业生物医药部分重点之一** 国务院出台《关于加快培育和发展战略性新兴产业的决定》,要"大力发展现代中药"。工业和信息化部等三部门联合印发《关于加快医药行业结构调整的指导意见》,提出优先发展具有中医药优势的治疗领域的药品,培育50个现代中药。卫生部等三部局发布《关于加强医疗机构中药制剂管理的意见》,简化审批程序,扩大调剂范围,规范制剂管理。

▲ **20家全国中医医院信息化示范单位确定** 2月,国家中医药管理局确定中国中医科学院广安门医院、首都医科大学附属北京中医医院等18家医院为全国中医医院信息化示范单位,青海省藏医院为全国藏医院信息化示范单位,内蒙古自治区兴安盟蒙医院为全国蒙医院信息化示范单位。

▲ **国家重点基础研究发展计划中医理论专项2010年申报工作说明视频会议在京召开** 国家中医药管理局科技司、科技部基础司和"973"计划中医理论专项专家组于2月10日共同组织召开了2010年"973"计划中医理论专项申报工作说明会。就开展基于"肝藏血主疏泄"的藏象理论、常见病针灸治疗机制及理论、中药"十八反"配伍理论关键科学问题、中医健康状态认知理论等四方面研究提出具体申报要求。专家组顾问佘靖、组长李振吉、副组长李德新,以及科技部基础司、

国家中医药管理科技司有关负责同志参加了会议。

▲**中医药防治传染病重点研究室建设单位确定** 国家中医药管理局确定了中日友好医院、上海中医药大学附属曙光医院等41家中医药防治传染病重点研究室（临床基地）建设单位，旨在充分发挥中医药防治传染病的特色优势和作用，进一步推进中医药防治传染病临床科研体系建设。国家中医药管理局要求各有关部门根据相关管理办法、建设标准和要求，指导和督促各建设单位尽快落实各项保障条件，建立完善相关工作机制，并对项目建设进展情况及时督促检查和推进。

▲**2010年度高等学校科学研究优秀成果奖（科学技术）颁布** 全国中医药院校共获奖七项，其中科技进步一等奖两项、二等奖三项，技术发明二等奖一项，自然科学二等奖一项。

▲**《本草纲目》、《黄帝内经》入选《世界记忆亚太地区名录》** 3月，世界记忆工程亚太地区委员会第四次会议评选出第二批入选《世界记忆亚太地区名录》的文献。中国申报的《本草纲目》和《黄帝内经》两部中医药古籍顺利入选。入选的《本草纲目》为1593年金陵版，《黄帝内经》为1339年由胡氏古林书堂印刷出版，当今世界上保存最早、最完好的版本。

▲**《中医杂志》英文版被列为SCI-E来源期刊** 由中华中医药学会和中国中医科学院主办的《中医杂志》英文版（Journal of Chinese Traditional Medicine）已通过美国汤姆森科技信息集团科学信息研究所（Thomson ISI）的严格评估，于2010年起被列为美国《科学引文索引（扩展库）》(SCI-E)来源期刊。这是中国中医期刊继《中国中西医结合杂志》英文版（Chinese Journal of Integrative Medicine）列为SCI-E来源期刊之后的第二种SCI来源期刊。

▲**香港赛马会中药研究院许少珍率团访问国家中医药管理局** 3月4日，国家中医药管理局副局长于文明会见并宴请了代表团一行，参加会见的还有张伯礼、李大鹏、吴以岭等中医药界专家。许少珍就香港赛马会中药研究院今后的发展思路、发展方向，与内地相关机构的合作机会、合作模式，以及赛马会中药研究院目前存在的问题等进行探讨。

▲**香港注册中医学会组团访京** 4月2日，卫生部副部长、国家中医药管理局局长王国强会见代表团一行。香港注册中医学会于2003年成立，由香港中医学会、国际中医中药总会等11个中医团体组成，其宗旨是与香港特区政府中医药管理委员会协调，共同维护注册中医的专业地位，争取中医的专业权益，促进中医药科技的发展，保障人民健康。近年，该学会先后组团访问了北京、四川、云南、广东等省市，与内地多个中医药学会合作举办学术研讨和探讨合作意向。

▲**中医界19位全国劳动模范与先进工作者获国家表彰** 4月27日，2010年全国劳动模范和先进工作者表彰大会在北京人民大会堂隆重举行。康佳（女）、陈宝贵、张会琴（女）、高宝华、李景华、王拥军、尤建良、洪敏俐（女）、熊周勇、丛海波、唐祖宣、庞国明、周祖山、李丽花（女）、李隆云、曾玲（女）、索朗欧珠（藏族）、许筠（女）、何建青等19位中医人名列其中受到表彰。中共中央总书记、国家主席、中央军委主席胡锦涛在会上发表重要讲话。

▲**香港注册中医学会慈善基金启动典礼暨中医药保健嘉年华** 于5月1日在香港举行，卫生部副部长、国家中医药管理局王国强局长率团应邀出席了启动仪式，出席启动仪式的还有香港食物及卫生局副局长梁卓伟、卫生署署长林秉恩、中医药管理委员会主席范佐浩等。

▲**"973"计划中医理论专项项目初评会议在京召开** 5月11日，在北京召开了"973"计划中医理论专项项目初评会议。科技部基础司、国家中医药管理局科技司领导、行业内相关领域专家及项目办公室有关人员参加了会议，国家中医药管理局李大宁副局长出席会议并讲话。国家中医药管理局科技司报告了2010年中医理论专项申报指南和2010年项目评审方案的形成过程，以及2010年项目评审原则与方案。科技部基础司介绍了"973"计划2010年项目的整体申报情况，强调了"973"计划中医理论专项组织实施的基本原则，李振吉代表"973"计划中医理论专项专家组介绍了中医理论专项实施概况、中医理论基础研究的特点与基本要求，并重点介绍了专家组对2010年项目申报指南的理解和把握。

▲**中华中医药学会科普工作座谈会暨首席健康科普专家颁发证书仪式在京举行** 6月7日，中华中医药学会科普工作座谈会暨首席健康科普专家颁发证书仪式在北京举行。国家中医药管理局副局长、中华中医药学会副会长马建中，国

家中医药管理局办公室主任闫树江，中国科协科普部副部长高勘，山东省政协副主席、山东中医药大学名誉校长、中华中医药学会副会长王新陆，以及中华中医药学会副会长谢阳谷、副会长兼秘书长李俊德、副秘书长曹正逵等出席会议。授予尤昭玲、王琦、王新陆、仝小林、张伯礼、张国玺、唐旭东、晁恩祥、高学敏、温长路、樊正伦11位专家为"中华中医药学会首席健康科普专家"。

▲**第三批国家级非遗名录推荐项目名单公示** 文化部对第三批国家级非物质文化遗产名录推荐项目名单进行公示。在349项推荐项目中，包含了11个传统医药项目，其中新入选项目4项，扩展项目7项。4个新入选项目均为民族医药，分别为：壮医药，由广西中医学院申报的壮医药线点灸疗法；彝医药，由云南省楚雄彝族自治州申报的彝医水膏药疗法；傣医药，由云南省西双版纳傣族自治州、德宏傣族景颇族自治州共同申报的睡药疗法；维吾尔医药，由新疆维吾尔医学高等专科学校申报的维药传统炮制技艺、新疆维吾尔自治区和田地区申报的木尼孜其·木斯力汤药制作技艺、新疆维吾尔自治区莎车县申报的食物疗法、新疆维吾尔自治区维吾尔医药研究所申报的库西台疗法。7个扩展项目包括中医诊法、中医传统制剂方法、针灸、正骨疗法、藏医药、蒙医药、苗医药。

▲**海峡两岸中医药发展与合作研讨会在厦门举行** 6月20日，卫生部副部长、国家中医药管理局局长王国强出席了会议，副局长于文明主持开幕式。研讨会期间，还举办了2010年海峡两岸中医医院院长讲坛、两岸中医药工作推动小组协调会、中医药成果展示与项目签约仪式。王国强还参加了海峡中医药科技平台揭牌仪式。该平台将致力于闽台常见病湿热证的基础和相关疾病发病机理研究与治疗、特色中药材开发、中医诊疗数字化等方面的研究。

▲**习近平出席皇家墨尔本理工大学中医孔子学院授牌仪式** 6月20日，正在澳大利亚访问的国家副主席习近平出席了皇家墨尔本理工大学中医孔子学院授牌仪式并发表讲话。习近平强调，中医药学凝聚着深邃的哲学智慧和中华民族几千年的健康养生理念及其实践经验，是中国古代科学的瑰宝，也是打开中华文明宝库的钥匙。深入研究和科学总结中医药学对丰富世界医学事业、推进生命科学研究具有积极意义。中医孔子学院把传统和现代中医药科学同汉语教学相融合，必将为澳大利亚民众开启一扇了解中国文化新的窗口，为加强两国人民心灵沟通、增进传统友好搭起一座新的桥梁。

▲**香港博爱医院代表团访问国家中医药管理局** 6月27日，卫生部副部长、国家中医药管理局局长王国强，国家中医药管理局副局长于文明会见了代表团。双方就中医针灸戒烟疗效、服务模式以及扩大中医药服务领域等问题进行深入交流。王国强对"针灸戒烟项目"在香港公共卫生服务领域取得的成效给予了充分肯定，勉励双方在促进中医药学术交流，提高中医药的疗效、服务能力等方面取得更大的发展。并表示国家中医药管理局将继续支持香港开展中医药戒烟项目，派专家赴港提供技术支持、人员培训等，也欢迎香港中医师来大陆学习、进修。

▲**首届中医药博士优秀论文评选揭晓** 由中华中医药学会与《中华中医药杂志》社联合举办的"首届中医药博士优秀论文"评选揭晓。张琳《基于慢性乙型肝炎的中医治则热者寒之的循证医学初步研究》等50篇论文入选。评选历时了4个多月，旨在促进中医药继承和创新，搭建中医药学术交流平台，展现中医药博士研究成果，努力培育新一代中医药领军人才。

▲**国家中医药管理局中医药古籍保护与利用能力建设项目在青岛启动** 7月11日至12日在青岛召开了项目启动会议，国家中医药管理局副局长李大宁、科技司司长苏钢强，山东省中医管理局局长于淑芳，以及山东中医药大学、南京中医药大学、上海中医药大学、福建中医药大学、浙江省中医药研究院、陕西省中医药研究院、河南省中医药研究院、辽宁中医药大学、成都中医药大学的领导、专家50余人参会。项目是自1982—1986年卫生部组织第一、第二批重要中医古籍整理出版工作以来，又一次由中央财政安排专项资金支持、国家中医药管理局组织的大规模中医药古籍保护与利用能力建设工程。

▲**国家启动民族医药文献整理及适宜技术推广项目** 7月29日至30日在广西召开了项目启动会议。根据《国家中医药管理局关于印发2010年中医药部门公共卫生专项资金项目管理方案的通知》要求，到2012年底，国家将投入7 480万元建成民族医药古籍文献基础数据库、《全国民族医药古籍文献总目》、出版150部民族医药

文献、筛选推广140项民族医药适宜技术，培训4 200名民族医技术人员，并使21万患者享受到安全、有效的民族医药适宜技术。该项目覆盖内蒙古、吉林、湖北、湖南、广西、四川、云南、西藏、宁夏、青海、新疆等11个民族医药分布集中、民族医药工作基础较好的中西部省、自治区，是迄今为止中央财政投入经费强度最大的专项资金项目。

▲ **现代中药国际化产学研联盟正式启动** 8月7日，由卫生部和天津市人民政府主办的现代中药国际化产学研联盟启动暨复方丹参滴丸FDA II 期临床试验结果报告会在北京召开。全国人大常委会副委员长桑国卫出席报告会并宣布现代中药国际化产学研联盟启动。联盟由天士力集团与北京大学、天津大学、北京中医药大学、天津中医药大学等17家校企共同组建。天士力集团生产的复方丹参滴丸成为中国第一例完成美国食品与药品监督管理局（FDA）II期临床试验，即将进入III期临床试验，有望成为中国打入美国市场的首个中成药。

▲ **中医药参与玉树、舟曲重大自然灾害的防病救治，并获表彰** 青海玉树强烈地震和甘肃舟曲特大泥石流灾害发生后，中医药系统紧急组建救援医疗队参加救灾救治，中医（藏医）传统疗法和制剂在抢救伤员、灾后防疫、康复保健中得到广泛应用，发挥了独特作用。8月19日，中共中央、国务院和中央军委在西宁市举行全国抗震救灾总结表彰大会。一批"全国抗震救灾英雄集体"和"全国抗震救灾模范"受表彰。中国中医科学院望京医院副院长朱立国、原塔尔寺藏医院副院长坚赞昂旦荣膺模范称号。

▲ **中医中药中国行活动再启程，重点转向"进乡村、进社区、进家庭"** 9月，以"进乡村、进社区、进家庭"为主题的中医中药中国行第二阶段活动顺利启动，通过中医药文化科普宣传周、中医药文化科普巡讲、全国万名基层中医师读报等系列活动，普及中医药科学知识，引导民众正确认识中医药、使用中医药。

▲ **港、澳中医药业联商会率团访问国家中医药管理局** 9月15日，卫生部副部长、国家中医药管理局局长王国强，国家中医药管理局副局长于文明会见了代表团，其来访主要目的是为加强港、澳地区与内地中医药业界交流，了解内地中医药产业发展动向，包括政府法规、科研成果等讯息，开拓业界视野，提升行业竞争力，为促进港、澳及内地中医药事业发展做好充分准备。

▲ **中药新药已占中药批准品种总数的78%** 9月26日，国家食品药品监督管理局发布《2009年药品注册审批年度报告》，2009年审评并批准中药新药72件，占批准品种总数的78%，首次出现批准新药比率升高、重复申请降低的现象。

▲ **第二届中医诊疗设备论坛在沈阳召开** 10月12日，由国家中医药管理局主办该论坛，并作为第64届中国国际医疗器械秋季博览会的组成部分，47家企业的75种中医诊疗产品参加展示交流。中医诊疗设备第一次以组团形式参加国际医疗器械行业会议。王国强、马建中等为展览会开幕剪彩。

▲ **香港中药业协会率团访问国家中医药管理局** 10月19日，国家中医药管理局副局长于文明会见了代表团。其来访的主要目的是加强中医药合作，通过信息交流，了解国家中医药推广政策，提升行业竞争力，为促进中医药事业发展打下坚实的基础。

▲ **第七届中国医师奖颁奖大会在京举行，7名中医中西医结合医师获殊荣** 11月5日，由中国医师协会主办的第七届中国医师奖颁奖表彰大会在北京人民大会堂举行。中国医师奖获奖医师涵盖了西医、中医、口腔医学、公共卫生等多个医学专业的95名执业医师。其中7位获奖的中医、中西医结合医师分别是何东仪、宋柏林、张永杰、杨关林、杨宝元、陈进春、蒋国昌。

▲ **国家中医药管理局为181位名老中医建传承工作室** 国家中医药管理局11月9日发布通知，确定了包括22位国医大师和159位名老中医在内的181名专家成为2010年全国名老中医药专家传承工作建设项目专家。全国名老中医药专家传承工作室将建立国医大师/名老中医临床经验示教诊室及资料室，总结研究其擅治常见病、疑难病的诊疗经验和学术思想，形成系统的诊疗方案，并推广运用于临床。此外，将把国医大师学术经验、学术理论推广应用于中医药理论研究、教材建设及教学之中，研究国医大师成才规律和临床资料，并形成专著出版。

▲ **中医药申报人类非物质文化遗产代表作名录取得突破** 11月，"中医针灸"正式被联合国教科文组织列入人类非物质文化遗产代表作名录，其为目前213项代表名录中的第一个传统医药类项目。

▲ **中医药防治肝病临床研究联盟成立** 由上海中医药大学附属曙光医院、湖北省中医院、湖南中医药大学附属第一医院组成的国家中医临床研究基地中医药防治肝病临床研究联盟（以下简称肝病联盟）宣告成立。同时成立了以上海中医药大学附属曙光医院王灵台为组长的12人专家组，负责提供技术指导、业务咨询和评估协调等工作。肝病联盟将在专家组的指导下，制定肝病临床研究总体方案，明确病种研究切入点和牵头单位，实现联盟各基地业务建设目标。其取得的研究成果将纳入国家中医临床研究基地和研究型医院业务建设评价系统，并作为验收依据。

▲ **中国已制定23项针灸国家标准** 从11月23日召开的全国针灸标准化技术委员会（SAC/TC475）2010年度工作会议上了解到，目前已制定发布了23项针灸国家标准，其中《针灸技术操作规范 第1部分：艾灸》、《耳穴名称与定位》、《针灸技术操作规范 第2部分：头针》和《针灸针》4项国家标准正在申请转为国际标准。

▲ **299项中医标准获验收并原则通过** 12月8日，中华中医药学会中医标准化项目终审会在北京举行。会议审查验收并原则通过了299项"十一五"期间中华中医药学会承担编制的中医标准。此299项标准分属于《中医外科常见病诊疗指南》、《中医妇科常见病诊疗指南》、《中医儿科常见病诊疗指南》、《中医耳鼻喉科常见病诊疗指南》、《中医肛肠科常见病诊疗指南》、《中医骨伤科常见病诊疗指南》等13个项目。

▲ **首批42家中医药标准研究推广基地被确定** 国家中医药管理局确定了中国中医科学院西苑医院等42家单位为第一批中医药标准研究推广基地（试点）建设单位。其将进一步加大中医药标准研究和应用推广力度，提高中医药标准制修订质量，建立中医药标准研究制定、应用推广、评价反馈相结合的工作机制。对于推进中医药标准化建设，建立标准体系，推动我国中医药标准向国际标准转化有着重要意义。

▲ **中国中医科学院中医药文化中心成立** 12月20日，中国中医科学院中医药文化中心成立大会暨首届中医药文化研究高峰论坛在京举行。文化部非物质文化遗产司司长马文辉，国家非物质文化遗产代表性传承人、中国中医科学院院长曹洪欣出席并为中心揭牌。该中心未来工作将立足于三个结合：一是与东城区国家中医药改革试验区建设相结合；二是与中国医史文献所科研力量相结合；三是与中国医史博物馆相结合，把弘扬中医药文化，推动中医药文化传播发展作为重点，加强文化内涵研究，扩大中医药文化的影响力。

▲ **海峡两岸签署医药卫生合作协议** 12月21日，海协会与海基会在中国台北签署《海峡两岸医药卫生合作协议》。明确双方将就中药材品质安全保障措施、中医药诊疗方法研究、中医药学术研究及其他相关事项进行交流与合作。其主要内容包括中医药研究与交流、医药品和中药材的安全管理、传染病防治合作、临床试验及医药研发合作、紧急医疗救治5个部分。

▲ **中医学本科专业完成认证试点工作** 受教育部委托，由教育部高等学校中医学教学指导委员会（简称"中医教指委"）组织实施的为期三年的中医学本科专业认证试点工作12月22日结束。"中医教指委"主任委员、天津中医药大学校长张伯礼指出，此项工作对规范我国中医药高等院校办学、保证教育质量、完善制定教育标准，以及促进中医药国际教育健康发展，均具有重要意义。

▲ **中医药系统十一人获全国优秀科技工作者称号** 中国科协日前发布关于表彰全国优秀工作者的决定，中医药系统三家学会共有11名中医药工作者获得"全国优秀科技工作者"称号，包括中华中医药学会推荐的仝小林、孙涛、朱立国、杨明会、黄璐琦，中西医结合学会推荐的陈可冀、王文健、萧伟、黄光英和中国针灸学会推荐的朱兵、梁繁荣。中国中医科学院西苑医院陈可冀还荣获"十佳全国优秀科技工作者提名奖"。

▲ **中华中医药学会介入心脏病学专家委员会成立** 12月25日，中华中医药学会介入心脏病学专家委员会成立大会在郑州召开。国家中医药管理局副局长马建中出席会议。中华医学会心血管病分会主任委员胡大一、中国科学院院士陈可冀、中国工程院院士吴以岭任专业委员会名誉主任委员，北京中医药大学东直门医院心内科主任王显为主任委员。

▲ **中国针灸学会成立科普工作委员会** 12月28日，中国针灸学会科普工作委员会在京成立，旨在组织全行业积极开展针灸医学的普及工作，推动针灸医学知识向各行业、各领域和各类人群传播，以适应针灸医学发展需要。

索 引

目 录

《中国中医药年鉴》(学术卷)(2011卷)主题词索引

A 阿艾安

阿魏酸钠/药物作用 185a
艾迪注射液/治疗应用 74b 77a
艾滋病/中药疗法 63a/中西医结合疗法 63a
安络化纤丸/治疗应用 66b
安胎灵/治疗应用 121b

B 巴白百版保鼻闭荜痹扁便髌病拨玻补不

巴戟天,炮制/生产和设备 364a
白癜风/中药疗法/中西医结合疗法/中医外治疗法 156a
白附子,炮制/生产和设备 366a 368b
白花蛇舌草注射液/治疗应用 76a
白及/化学 452b
白龙解郁颗粒/治疗应用 109a
白毛藤/药效学 77b
白茅根,炮制/生产和设备 366a
白内障,老年性,早期/中西医结合疗法 184b
白塞病/中药疗法/中西医结合疗法 159a
白芍,炮制/生产和设备 366a
白术,炮制/生产和设备 366b
白细胞减少症,小儿/中药疗法 136b
白芷,炮制/生产和设备 366b
百日咳,小儿/中西医结合疗法 133b
百日咳/中西医结合疗法 62b
版本 418a
保肝药,穿心莲内酯/药理学 454b 450a
保肝药,茵陈蒿汤/药理学 454b
保肝中药/药理学 380a
鼻窦炎,慢性/中药疗法 186a
鼻敏汤/治疗应用 192a
鼻炎,变应性,常年性/中药疗法 192a/中西医结合疗法 192a
鼻炎,变应性/中药疗法 186a/中西医结合疗法 192a
鼻炎/过敏性/中医疗法 451a
鼻炎克泡剂/治疗应用 186a
闭经/中医疗法 52a
萆薢渗湿汤/治疗应用 125a
痹祺胶囊/治疗应用 179a
痹症/中医疗法 56b
扁平苔藓,口腔/中药疗法 186b
扁平疣/中药疗法/中西医结合疗法/中医外治疗法 149b
便秘,功能性,小儿/中药疗法/中西医结合疗法/中医外治疗法 141a
便秘/针灸疗法/中医疗法 55a 451b
髌骨软化症/按摩疗法 227b
病毒性心肌炎,小儿/中药疗法/中西医结合疗法 138b
拨云退翳丸/治疗应用 184b
玻璃体积血/中西医结合疗法 188a
补肾促排方/治疗应用 121a
补肾丹/治疗应用 413b
补肾活血汤/治疗应用 180b
补肾健脾复方助孕3号/治疗应用 126a
补肾祛邪方/治疗应用 192a
补肾通络方/药效学 177a
补肾通窍方/药物作用 188a
补肾壮督通络法/治疗应用 178b
补肾壮骨汤/治疗应用 176b
补中益气汤/药理学/治疗应用 193a 404a 403a

不寐/中药疗法　54a
不育症,男性/中药疗法/中西医结合疗法　167a

C　残曹茶柴蟾肠陈成抽出除川穿传疮次刺促痤

残留,有机氯,人参　452a
曹炳章　427b
茶多酚/药效学　79b
柴胡,炮制/生产和设备　366b
柴青散/治疗应用　191b
蟾酥,炮制/生产和设备　364a
肠梗阻,老年/中药疗法/针灸疗法　151b
肠胃清/药效学　79b
肠系膜淋巴结炎,小儿/中药疗法/中医外治疗法　135b
肠炎,病毒性,小儿/中药疗法/中西医结合疗法/中医外治疗法　140a
肠易激综合征/针灸疗法/中药疗法/中西医结合疗法　207a　95b
《陈素庵妇科补解》　427a
成瘾　214a
抽动秽语综合征,小儿/针灸疗法　136b
抽动症,多发性,小儿/中医病机/中药疗法/针灸疗法　143a
出血热,流行性/中西医结合疗法　62b
除风益损汤/治疗应用　189b
除翳明目片/治疗应用　185a
川崎病,小儿/中药疗法/中西医结合疗法　137a
穿心莲胶囊/治疗应用　186a
传染性单核细胞增多症,小儿/中西医结合疗法　133b
疮疡/中医病机/中医外治疗法/中西医结合疗法　149a
次髎穴　200a
刺法　200a
刺络　216a
促氧化药,丹参素/药理学　449b
痤疮/中药疗法/中西医结合疗法/针灸疗法　157a

D　大代带丹胆淡当道邓地癫丁督独

大将逐瘀汤/治疗应用　179a
大椎穴　200b　203b
代谢综合征/中药疗法　105a
带状疱疹/中药疗法/针灸疗法　149b
丹参/药效学　75a/治疗应用　180a
丹参片,复方/治疗应用　189b
丹参酮ⅡA/药效学　79b
丹参注射液,复方/治疗应用　191a
丹莪妇康煎膏/治疗应用　122a
丹桔颗粒/治疗应用　105a
丹葶肺心颗粒/治疗应用　89b
丹栀逍遥散/药物作用/治疗应用　194b
胆黄连,炮制/生产和设备　364b
胆石症/中药疗法/中西医结合疗法　164a
淡豆豉,炮制/生产和设备　364b
当归,炮制/生产和设备　366b　368b
当归鸡血藤汤,加味/治疗应用　178a
道地通管汤二号方/治疗应用　126b
道地通管汤一号方/治疗应用　126b
邓铁涛　51a
地方医学通史　433b
地格达-4味汤/治疗应用　442a
地黄,炮制/生产和设备　367a
地龙,炮制/生产和设备　369a
癫证/中医疗法　54a
丁桂儿脐贴/治疗应用　123a
督脉　203b
独活寄生汤/治疗应用　178a　179a

E 莪蒽耳二

莪术,炮制/生产和设备 369a
蒽醌类/分析 274a
耳聋,突发性/中药疗法 190b/中西医结合
　疗法 190b
耳鸣/气功疗法 460b
耳鸣/中药疗法 185b
二丁冲剂/治疗应用 186a
二门五味汤/治疗应用 442b
二仙汤/药代动力学 449b

F 发方防肥肺分粉佛扶辐辅妇复副傅腹

发育异常/骨纤维/中医疗法 54a
方剂/药理学/治疗应用 398b 398a
方剂研究 55b
方证,方剂/药理学 399b
方证理论 399a
防感煎剂/药物作用 68a
防感颗粒/治疗应用 67b
防治慢性阻塞性肺疾病中药/药理学 385b
防治糖尿病中药/药理学 379b
防治早期糖尿病肾病(中药)/药理学 398a
肥胖症/单纯性/中医疗法 56a
肺癌/中药疗法 74b/中西医结合疗法 74b
肺疾病,阻塞性,慢性/气功疗法 231b/针灸疗法/穴位疗法 205a
肺结核/中药疗法 67a/中西医结合疗法 67a
肺经草/药物作用 68a
肺痨康/药物作用 67b
肺泰胶囊/治疗应用 67a
肺心胶囊/治疗应用 89b
肺岩宁/治疗应用 74b
肺炎,社区获得性,口服,灌肠/中药疗法/中西医结合疗法 87a
肺炎,小儿/中药疗法/中医外治疗法 134a
肺炎痰热闭肺证,呼吸道合胞病毒性,小儿/中药疗法 134b
肺与大肠相表里 37b
分裂症/精神/中医疗法 54a
分子鉴别技术/利用 249b
粉防己碱/药效学 80a
佛教 436a
扶脾化瘤饮/治疗应用 76b
辐射灭菌 451b
辅助抗肿瘤,黄连/药理学 453a
妇炎康栓/治疗应用 128b
复方丹参注射液/治疗应用 76a
复方莪术散/治疗应用 122a
复方金笑汤/治疗应用 129b
复方苦参注射液/治疗应用 76b
复方水蛭滴眼液/药物作用 185a
复方浙贝颗粒/药效学 79a
复明片/药物作用 184a
副伤寒,甲型/中西医结合疗法 62b
傅青主 425b
腹痛,功能性,小儿/中药疗法 135b
腹泻,迁延性,小儿/中西医结合疗法/中医外治疗法 135a

G G干甘肝肛高葛更宫古骨固关冠归桂过

GAP生产,半夏,柴胡 451b
干眼症/中药疗法 190a/中西医结合疗法 190a
干燥综合征/中医病机/中药疗法/中西医结合疗法 157b
甘草,炮制/生产和设备 364b 369a
甘草提取物/药物作用 186a
甘露消毒丹治疗应用 64a
甘露饮/治疗应用 190b
甘遂,炮制/生产和设备 364b

肝癌/原发性/中医疗法 53a
肝炎,丙型,慢性/中药疗法 66b/中西医结
　合疗法 66b
肝炎,黄疸型,急性/中药疗法 65a/中西医
　结合疗法 65a
肝炎,乙型,慢性/中药疗法 61a/中西医结
　合疗法 61a
肝炎,重型/保留灌肠疗法 64a/中药疗法
　64a/中西医结合疗法 64a
肛裂/中药疗法 150a
肛瘘,复杂性/中医外治疗法 161b
肛门瘙痒症/中药疗法/中医外治疗
　法 150b
肛周脓肿/中医外治疗法 150b
高血压/针灸疗法/中医疗法 51b 206b
高眼压,糖尿病性/中西医结合疗法 185a
葛根素/药物作用 184b/治疗应用 191b
葛根汤/治疗应用 401b
更年期综合征/按摩疗法 227a
宫颈癌/中药疗法 77b/中西医结合疗法
　77b/中医疗法 53a

古籍校勘 417b
骨蚀重活片/治疗应用 180a
骨碎补,炮制/生产和设备 367a
骨性关节炎,膝关节/中医疗法 181a/中药
　疗法 181a/中西医结合疗法 181a
骨折,桡骨远端/中医疗法 176a
骨质疏松症/中药疗法 180a/中西医结合疗
　法 180a
固齿健周丸/治疗应用 186b
关联规则,性味归经功效 400b
关联规则,药对 400b
关联规则,中药配伍 400b
关木通,炮制/生产和设备 369b
关元穴 203a
冠心病/中医疗法 52a
归经汤/治疗应用 122b
归脾汤加味/治疗应用 76b
桂枝茯苓胶囊/药效学 78a
桂枝茯苓丸/药效学 78b
桂枝汤/药物作用 62b
过敏性鼻炎口服液/治疗应用 192a

H　海合何荷鹤红喉呼虎护华化坏黄回活火藿

海昆肾喜胶囊/治疗应用 104a
海桐皮汤/治疗应用 177a
合谷穴 199b
何任 52b
何首乌,炮制/生产和设备 370a
荷叶,炮制/生产和设备 367a
鹤蟾片/药效学 75a
红核妇洁稀释液/治疗应用 125b
喉炎/中药疗法 186a
呼吸道感染,反复,小儿/中药疗法/中医外治
　疗法 134a
呼吸系统中药/药理学 379b
呼吸衰竭,慢性/中医病机 84b
虎射利咽方/药物作用 186a
护网明目散/药物作用 188b
华蟾素/治疗应用 77a
化浊解毒和胃方/治疗应用 94b
坏死,股骨头/中药疗法 179b/中西医结合

　疗法 179b
黄柏,炮制/生产和设备 367a
黄斑变性,年龄相关性/中药疗法 184b
黄褐斑,女性/针灸疗法 149b
黄精,炮制/生产和设备 364b 369b
黄连,炮制/生产和设备 369b
黄连素/药效学 79b
黄芪总黄酮/药物作用 184b
黄氏响声丸/治疗应用 186b
黄酮类/分析 274a
回族汤瓶八诊疗法 442a
活骨生骨胶囊/治疗应用 179b
活血化瘀方/药理学 405b
活血化瘀方/治疗应用 404b
活血消瘿片/治疗应用 104b
火把花根片/治疗应用 189a
藿香正气散/药物作用 62b

J　机肌鸡积基疾甲肩健姜僵降角接结解金经晶颈灸菊厥

机制,抗肿瘤中药/药理学　384a
肌营养不良症/进行性/中医疗法　52a
鸡血藤/药效学　75a
积雪草提取物/药物作用　185a
基因体定序,中药材　452a
基因芯片,抗氧化,脑中风复方/药理学　449a
疾病史　433a
甲方/治疗应用　51b
甲型 H1N1 流感,小儿/中西医结合疗法　133b
甲状腺结节,良性,痰凝血瘀证/中药疗法　151b
甲状腺肿大/中药疗法/中西医结合疗法　104b
肩关节周围炎/气功疗法　232a/中医疗法　78a/中药疗法　78a/中西医结合疗法　78a
肩痛颗粒/治疗应用　178a
肩周炎/针灸疗法　213b
健骨二仙丸/药效学　177a
健脾解毒方/药效学　77a
姜黄素/药效学　79a
僵蚕,炮制/生产和设备　367a
降糖通络片/治疗应用　185a
角膜瘢痕/中药疗法　185a
角膜炎,单纯疱疹病毒性/中药疗法　185a/中西医结合疗法　185a
接骨续筋汤/治疗应用　176b
结肠炎,溃疡性,口服,灌肠/中药疗法/中西医结合疗法/中医疗法　54a　93b
解毒化瘀方/治疗应用　84a
解毒祛瘀消岩汤/治疗应用　74b
解肌渗湿汤/治疗应用　57a
金柴抗病毒胶囊/药物作用　68a
金福安汤/治疗应用　75a
金喉健/药物作用　193a
金匮肾气丸/药物作用　185b
金丝桃素/药物作用　185b
经络　36a
经前平颗粒/治疗应用　120b
晶状体损伤/中药疗法　184b
颈椎病/中医疗法　58a　179a
针灸疗法　212b/中药疗法　179a/中西医结合疗法　179a
灸法　200a　217a
菊花决明散/药物作用　185a
厥心痛/中医疗法　57b

K　康抗考楮壳咳克口苦

康艾注射液/治疗应用　76a
康莱特注射液/治疗应用　75a
抗感染中药/药理学　381a
抗溃疡药,白术内酯Ⅲ/药理学　450a
抗痨胶囊/药物作用　67b
抗瘤增效方/治疗应用　74b
抗免助孕汤/治疗应用　127b
抗炎中药/药理学　378b
抗氧化药,何首乌/药理学　454a
抗氧化药,仙灵脾/药理学　454a　449b
抗氧化药,紫苏/药理学　454a
抗抑郁药,天麻/药理学　453a
抗肿瘤药,补中益气汤/药理学　454a
抗肿瘤药,蟾酥灵,华蟾精/药理学　453b
抗肿瘤药,丹参酮ⅡA/药理学　453a
抗肿瘤药,当归/药理学　453a
抗肿瘤药,黄连解毒汤,葛根芩连汤/药理学　454b
抗肿瘤药,黄芪皂苷Ⅳ/药理学　453a
抗肿瘤药,鸡血藤/药理学　450b
抗肿瘤药,桑黄多糖/药理学　453a
抗肿瘤药,天仙液/药理学　449b
抗肿瘤中药/药理学　378a
考证　418a　425b

榼藤子,炮制/生产和设备 370a
壳脂胶囊/治疗应用 96a
咳嗽,外感,小儿/中药疗法/中西医结合疗法 134a
咳嗽综合征,上气道,小儿/中药疗法 137b
克敏汤/治疗应用 192a

口腔解毒汤/治疗应用 193b
口腔溃疡,复发性/中药疗法 193a/中西医结合疗法 193a
苦参素/治疗应用 66b
苦杏仁,炮制/生产和设备 370a

L 拉莱兰阑榄痨雷类李理利痢莲凉淋灵岭苓流硫六龙鹿

拉嘎-5味/治疗应用 444b
莱菔子,炮制/生产和设备 365a
兰凤散/治疗应用 443b
兰茵凤扬化浊解毒方/治疗应用 94a
阑尾炎,化脓性,术后/中药疗法 152a
榄香烯乳/治疗应用 77b
榄香烯乳剂/治疗应用 76b
痨康汤/治疗应用 67a
雷公藤片/治疗应用 188b
类风湿关节炎/中药疗法 107b
李振华 55b
理气消梅汤/治疗应用 56b
利咽代茶饮/治疗应用 192b
痢疾,细菌性/中西医结合疗法 62b
莲房,炮制/生产和设备 367b

凉血养阴祛瘀汤/治疗应用 186b
淋巴瘤/霍奇金氏/中医疗法 53b
灵芝/化学 274a
岭南医学 425b
苓甘五味姜辛汤/药物作用 196a
苓桂术甘汤合十枣汤/治疗应用 75b
流感,甲型H1N1/中药疗法 67b/中西医结合疗法 67b
流行性腮腺炎,小儿/中药疗法/中药外治疗法 133b
硫酸软骨素/药效学 181b
六君子汤,加味/药效学 77b
六百汤/治疗应用 67a
龙胆泻肝汤/治疗应用 191a
鹿瓜多肽注射液/治疗应用 181a

M 麻马买麦脉猫毛没梅泌密免民明木墓

麻疹,小儿/中西医结合疗法 133b
麻疹/中西医结合疗法 62b
马钱子,炮制/生产和设备 370b
马钱子碱/药效学 79a
买提布合艾菲提蒙方醇提物/治疗应用 445a
麦麸,炮制/生产和设备 370b
脉管炎,血管闭塞性/中药疗法/中医外治疗法 162b
猫人参/治疗应用 53a
毛冬青甲素/药效学 79a
毛细支气管炎,小儿/中西医结合疗法 134a
没药胶囊/治疗应用 179b
梅核气/中医疗法 56b

梅尼埃病/中药疗法/中西医结合疗法 191a/中医疗法 56a 191a
泌尿生殖系中药/药理学 380b
密蒙花方/治疗应用 187b
密蒙花提取物滴眼剂/药物作用 190b
密蒙花总黄酮/药物作用 190b
免疫功能 202b
免疫抑制中药/药理学 379a
民族药/化学 274b
明目驱瘀合剂/治疗应用 187b
明目祛淤汤/治疗应用 187b
木香,炮制/生产和设备 365a
墓头回/药效学 78b

N 那脑逆尿牛暖

那如-3丸/治疗应用　444a
脑瘫/针灸疗法　210a
脑炎,病毒性/中药疗法　61b/中西医结合
　疗法　61b
脑中风/针灸疗法　451b
逆转胶囊/药效学　79b
尿毒症/中医疗法　53b
牛蒡子,炮制/生产和设备　365a
牛膝,炮制/生产和设备　367b

P 膀喷盆皮疲贫平葡埔

膀胱经　203b
喷咽炎Ⅰ号气雾剂/治疗应用　192b
盆腔炎,慢性/针灸疗法　209b
盆炎康合剂/治疗应用　121b
皮肤溃疡/中医病机/中医外治疗法/中西医
　结合疗法　152a
疲劳综合征,慢性/中药疗法　110b
贫血,缺铁性,小儿/中药疗法　136a
贫血,再生障碍性/中药疗法/中西医结合疗
　法　101b
贫血,早产儿/中西医结合疗法　136b
平肺口服液/药效学　75a
葡萄膜炎/中药疗法　188b/中西医结合疗
　法　188b
埔姜桑寄生/化学　452b

Q 七芪蛴启杞气前强禽青清曲驱祛缺

七厘散/治疗应用　180a
芪参四味散/治疗应用　67a
芪附汤/药物作用　194a
芪归解毒汤/药物作用　185a
蛴螬,炮制/生产和设备　367b
启膈方/药效学　77b
杞菊地黄丸/治疗应用　189b
气功,国外　460b
前列腺炎,慢性/中医病机/中药疗法/中西医
　结合疗法/中医外治疗法　166a
前列腺增生/中药疗法　151a
强脊通络汤/治疗应用　179a
禽流感病毒　62b
青芪汤/药效学　75b
青光眼/中西医结合疗法　189b
清肺化瘀汤/治疗应用　87a
清化汤/治疗应用　124b
清心豁痰汤/治疗应用　56b
曲池穴　199b
驱风通窍汤/治疗应用　192a
祛毒增宁胶囊/药物作用　63a
祛湿化瘀通络方/治疗应用　86b
缺氧缺血性脑病,新生儿/中药疗法/中西医
　结合疗法　133a

R 热人任肉乳弱

热毒宁注射液/治疗应用　69a
人参,炮制/生产和设备　370b
人参/化学　274a
人参皂甙Rh2/药效学　79b
任继学　57a
肉桂/药效学　78b
乳腺癌/中医疗法　53a
乳腺炎,浆细胞性/中医外治法　150a
乳腺增生病/中药疗法/中医外治疗
　法　159b
乳痈,产褥期,未成脓/中医外治疗法/按摩疗
　法　150a

弱视/中西医结合疗法　185b

S　腮三散桑山伤烧蛇参身深神肾生声胜失湿十石时视手首舒熟术树数腧衰双睡四苏娑

腮腺炎,流行性/中西医结合疗法　63a
三百胶囊/治疗应用　67b
三才封髓汤/治疗应用　193b
三黄泻心汤/药代动力学　454a
三阴交穴　200b
三物白散方,加味/治疗应用　77a
散结明目片/药物作用　188b
散血明目片/治疗应用　187a/药物作用　187a
桑菊饮/药物作用/治疗应用　67b
桑螵蛸,炮制/生产和设备　365a
山茱萸,炮制/生产和设备　365a　368a
《伤寒论》　422a
烧伤,中小面积/中医外治疗法　151b
蛇床子素/药效学　177a
参虫胶囊/药物作用　187b
参苓白术散/治疗应用　186a
参麦注射液/治疗应用　75a　76b
参芪扶正注射液/治疗应用　77a　78a
参芪健胃汤/治疗应用　77a
身痛逐瘀汤/治疗应用　179a
深静脉血栓/中医病机/中药疗法/中医外治疗法　150b
神经保护药,芍药苷/药理学　450b
神经毒性,联苄化合物,石斛/药理学　450a
神经损伤/中药疗法　185b
神经痛/三叉/中医疗法　58a
肾病,IgA/中药疗法/中西医结合疗法　99b
肾病综合征,小儿/中医病机/中药疗法/中西医结合疗法　141b
肾风/急性/中医疗法　57a
肾风/慢性/中医疗法　57a
肾功能衰竭/慢性/中医疗法　54b
肾上腺皮质/减退症/功能/中医疗法　58b
肾衰竭,慢性,口服,灌肠/中药疗法/中西医结合疗法　98b
肾炎,紫癜性,小儿/中药疗法　136a

生物碱类/分析　274a
声带息肉/中药疗法　186b
声嘶方/治疗应用　186b
胜红蓟/药物作用　193a
失眠/按摩疗法　225a/气功疗法　231b/中药疗法　108b
失眠,顽固性/中医疗法　54a
湿疹/中药疗法/中西医结合疗法/中医外治疗法　153a
十五味达哈布-满那格/治疗应用　443a
十枣汤,加味/治疗应用　76a
石斛生物碱/药物作用　184b
石斛属/生长和发育　242b
石榴皮,炮制/生产和设备　367b
时间医学思想　441a
视舒袋泡剂/治疗应用　190b
视网膜病变,脉络膜,浆液性,中心性/中西医结合疗法　184a
视网膜病变,糖尿病性/中药疗法　187b/中西医结合疗法　187b
视网膜光损伤/中药疗法　184b
视网膜静脉阻塞/中药疗法　186b/中西医结合疗法　186b
视网膜色素变性/中西医结合疗法　184b
视网膜脱离,术后/中药疗法　184a
手足口病/中药疗法　68b/中西医结合疗法　68b
首乌补肾方/治疗应用　106a
舒清丸/治疗应用　64a
舒顺冲剂/治疗应用　110b
熟地/治疗应用　54b
熟地山萸汤/治疗应用　124a
术后并发症/针灸疗法　211b
树舌多糖/药效学　77b
数据挖掘,方证　399b
腧穴特异性　199b
衰老/针灸效应　215a

索　引 ・509・

双降汤,加味/治疗应用　96a
睡眠呼吸暂停综合征/针灸疗法　460a
四君子汤/治疗应用　52b
四神煎/治疗应用　108a

苏木/药效学　75b
苏子,炮制/生产和设备　367b
苏子油软胶囊/治疗应用　103a
娑罗子,炮制/生产和设备　367b

T　太痰糖桃体天调萜铁通痛头透土蜕脱

太白穴　199b
痰热清注射液/治疗应用　65b
"痰瘀相关"理论　51a
糖骨康胶囊/药效学　180b
糖尿病肾病/中药疗法/中西医结合疗法　104a
糖尿病胃轻瘫/针灸疗法　207b
糖尿病足/护理　236b
糖尿病足/中药疗法/中西医结合疗法/中医外治疗法　163b
糖益肾方/治疗应用　104a
桃红牡丹生七汤/治疗应用　188a
桃红四物汤/治疗应用　176b
体质学说　38b
天麻,炮制/生产和设备　368a
调节内皮细胞分泌中药/药理学　386b
调节束缚应激,方剂/药理学　406a
萜类/分析　274a

铁棒锤,炮制/生产和设备　368a
通管方/治疗应用　126b
通窍活血化痰汤/治疗应用　191b
通窍活血汤/治疗应用　191b
通窍止嚏汤/药物作用　186a
痛经/中药疗法/内外合治
痛经/中医疗法　56a
痛经贴/治疗应用　123a
痛经效灵汤/治疗应用　123a
头痛,颈源性/按摩疗法　226a
头痛/中医疗法　56a
透骨香,炮制/生产和设备　368a
土荆皮酸/药效学　78a
土木香/化学　274b
蜕皮甾酮/药物作用　185a
脱肛/中医外治疗法　150b
脱位,肩关节/中医疗法　177b

W　外王网胃温文乌吴五

外阴阴道假丝酵母菌病　125a
王绵之　54b
网脱1号方/治疗应用　184a
胃癌/中药疗法　76b/中西医结合疗法　76b
胃肠功能/针灸效应　212a
胃食管反流病,小儿/中西医结合疗法　135b
胃炎,慢性/中医疗法　54a
胃炎伴癌前病变,萎缩性,慢性/中药疗法　94b
温病学　423a
温肾清卫颗粒/治疗应用　100b

温下方/药效学　75a　79a
温养化痰方/治疗应用　87b
文献考证　216b　217a　417a
乌兰陶勒布日/治疗应用　443b
乌梅,炮制/生产和设备　370b
乌药,炮制/生产和设备　368a
吴茱萸碱/药效学　79b
五倍子/化学　452b
五积散/治疗应用　108a
五苓丙肝散/治疗应用　66b
五苓散/治疗应用　75b
五味子含漱液,复方/治疗应用　193b
"五脏相关"理论　51a

X 息系细纤现香象消小哮心辛新性胸续玄学血训荨

息风醒脑通腑化瘀方/治疗应用 236a
系统生物学 200b
细胞色素酶抑制剂(中药)/药理学 453b
细胞增长抑制药,樟芝/药理学 452b
细胞增殖刺激药,石斛/药理学 450a
细胞增殖抑制药,槲皮素/药理学 454a
细胞转移抑制药,黄连/药理学 450b
细胞转移抑制药,绞股蓝总皂苷/药理学 450b
纤维化/肝/中医疗法 55a
纤维肌痛综合征/气功疗法 461a
现代医学成像技术 199b 200a
香菇多糖/治疗应用 76a
香菇多糖注射液/治疗应用 77a
香砂六君子汤/治疗应用 55a
象思维,中医思维方式 41b
消化不良,功能性,小儿/按摩疗法 226b
消结安胶囊/治疗应用 105a
消疲灵颗粒/治疗应用 193b
消痰散结方/药效学 77a
小柴胡汤/药理学/治疗应用 402a
小茴香,炮制/生产和设备 371a
哮喘,咳嗽变异性,小儿/中药疗法/中西医结合疗法/中医外治疗法 134b
哮喘,支气管,缓解期,小儿/中药疗法/中西医结合疗法 138a
心包经 199a
心肌梗塞/急性/中医疗法 57b
心肌炎,病毒性/中药疗法 91b

心经 199a
心力衰竭/中医疗法 51b
心律失常/针灸疗法 206a
心血管中药/药理学 377a
心脏病,肺源性/中西医结合疗法 89a
辛芩冲剂/治疗应用 192b
新安医学 424a
性早熟,女童/中药疗法 136b
胸腹水,恶性/中药疗法 75b/中西医结合疗法 75b
续骨活血汤/治疗应用 180a
玄冬清爽颗粒/治疗应用 193a
玄麦地黄汤/治疗应用 190a
学派研究 421a 423b
学术思想研究 423b
血栓通胶囊,复方/治疗应用 184b
血吸虫病/中药疗法 62a/中西医结合疗法 62a
血小板减少/紫癜/原发性/中医疗法 58b
血压/针灸效应 207a
血液学药物,穿心莲内酯/药理学 453a
血液学药物,桃红四物汤/药理学 454a
血脂异常,2型糖尿病./中药疗法/中西医结合疗法 103a
训诂 418b 417b
荨麻疹/穴位疗法/中药疗法/中西医结合疗法/针灸疗法 154a 210a

Y 鸦牙亚咽延严岩炎厌央阳养氧腰瑶药叶医胰遗乙抑易益薏茵淫银营影硬用瘀萸禹玉远越云

鸦胆子油乳剂/治疗应用 76a
牙周炎,慢性/中西医结合疗法 186b
亚健康 413a
咽炎,急性/中药疗法 186a
咽炎,慢性/中药疗法 192b/中西医结合疗法 192b
延胡索,炮制/生产和设备 365b

严克宁/治疗应用 127a
岩舒注射液/治疗应用 76a
炎琥宁/治疗应用 68a
厌食症,小儿/中药疗法/中医外治疗法/按摩疗法 139a
央芎汤/药效学 77a
阳明经 199b

养血定悸口服液/治疗应用　95b
养血活血汤/治疗应用　123a
养阴清肺汤/药物作用　193a/治疗应用　190a
氧合血红蛋白/针灸效应　461b
腰腿痛/中医疗法　58a
腰椎间盘突出/气功疗法　231b
　中医疗法　178b/中药疗法　178b/中西医结合疗法　178b
瑶药"猛老虎"/治疗应用　442b
瑶医特色庞桶药浴疗法　445b
药对,黄连-吴茱萸/药理学　382a
药用植物育种　239b
药用植物种质资源评价　239b
叶黄素/药物作用　189b
医学教育　435a
医学制度　435a　435b
《医学正旨择要》　428a
胰腺炎,急性/中药疗法/中医外治疗法/中西医结合疗法　165a
胰腺炎/中医疗法　54a　58a
遗精,心肾不交型/中药疗法　151a
遗尿,小儿/按摩疗法/针灸疗法　136a
乙方/治疗应用　51b
乙脑,小儿/中西医结合疗法　133a
乙酰胆碱酶抑制药,丹参/药理学　450a
抑郁,脑卒中后/中药疗法　106b
抑郁症/针灸疗法/中药疗法　108a　449a　208b
易筋经　232b
益母草,炮制/生产和设备　368a
益母草/化学　274a

益气聪明汤/治疗应用　413b
益气清热活血方/治疗应用　94b
益气养心丸/治疗应用　91b
益肾复宫汤/治疗应用　124b
益肾健中饮/治疗应用　57a
益视汤/药物作用　184a
益寿饮/治疗应用　414b
益心解毒汤/治疗应用　91b
益眼明口服液/治疗应用　189b
益元活利汤/治疗应用　104a
薏苡仁,炮制/生产和设备　365b　368b
茵陈蒿汤/治疗应用　65b
淫羊藿甙/药效学　177a
银屑病/中药疗法/中西医结合疗法/中医外治疗法　154b
银杏达莫注射液/治疗应用　188b　191b
营卫　40a
营养不良,小儿/按摩疗法/中医外治疗法　135a
影响骨骼中药/药理学　381a
硬化症/肌萎缩侧索/中医疗法　51b
用药规律　52b　53b
用药经验　55a　58b
瘀消积颗粒/治疗应用　95a
萸竹定眩汤/治疗应用　191b
禹白附,炮制/生产和设备　365a
玉屏风散/治疗应用　192b
远志,炮制/生产和设备　371b
越鞠升降汤/治疗应用　109a
云南白药/治疗应用　193a
云威灵,炮制/生产和设备　368b

Z　甾脏藏早皂泽增张针真诊证支知栀脂植枳
　　至治质痔中钟肿仲重逐注驻壮资紫综足左

甾醇类/分析　274a
脏躁/中医疗法　56b
藏象理论　37a
藏医尿诊　441b
藏医药古籍保护工作　441a
早泄/中药疗法　151a

皂苷类/分析　274a
泽泻,炮制/生产和设备　366a
泽泻汤/治疗应用　191b
增视润目汤/治疗应用　190a
增液汤/治疗应用　52b
张锡纯　426b

针刺刺激参数　200b
针刺复合麻醉　202a
针刺镇痛机制　201a
针刺镇痛效应　201b
针灸,国外　459b
针灸学　422a
真心痛/中医疗法　57b
诊疗史　432a
证候动物模型　40b
证治规律,补中益气汤　404a
支气管哮喘/针灸疗法/穴位疗法　203b
　　204b
知柏地黄汤/治疗应用　193b
栀黄颗粒,复方/药物作用　194b
栀子,炮制/生产和设备　366a
栀子柏皮汤合泻火达衡汤/治疗应用　128a
脂肪肝,非酒精性/中药疗法　96a
植物多酚/分离和提纯/药理学　383a
枳壳,炮制/生产和设备　365b　368b
枳实,炮制/生产和设备　365b
至真方/药效学　79b
治未病　52a
质量,雷公藤　450b
质量,中药炮制品/标准　362b
痔,混合,术后/中药疗法/中西医结合疗法/
　　中医外治疗法　160b
痔,外,血栓性/中医外治疗法　150a
中耳炎,化脓性,慢性/中药疗法　185b
中风,缺血性/中西医结合疗法　105b
中风/中医疗法　57b
中国医学史,宋　435b
中汇糖脉康/治疗应用　103a
中枢神经保护药,穿心莲乙素/药理
　　学　453b
中枢神经系统中药/药理学　377b
中药/毒性/药代动力学　381b
中药DNA条形码技术/利用　262b
中药单体/分离和提纯　324a
中药分离和提纯/方法　343b
中药干燥技术/方法　345b
中药工艺改进,澄清工艺/标准　352b
中药归经理论　47b

中药化学成分鉴定　275b
中药挥发油成分鉴定　313a
中药剂型改进/标准　346b
中药鉴定,肉桂　452b
中药鉴定,石斛　452a
中药炮制工艺/标准　360a
中药炮制品/分析/化学/药理学　361a
　　362a
中药配伍规律　48a
中药配伍禁忌　48b
中药品种考证　258b
中药提取法/方法　342a
中药药对配伍　48a
中药药性理论　47a
中药有效成分,不同产地/分析　246a
中药有效成分,动态累积规律/分析　243b
中药制药工艺/标准　342a
中药质量,高效毛细管电泳技术/利用　286a
中药质量/分析　260a
中药中的微量元素/分析　264b
中药资源保护　239a
中药资源再生技术　241b
中药自微乳制剂/生产和设备/药代动力学
　　353b　354b
中医各家学说　421a
中医临床辨证思维,中医思维方式　42b
中医思维方法　41b
中医药文化　435b
钟乳石,炮制/生产和设备　365b
肿瘤/中医疗法　52b
肿瘤多药耐药/中药疗法　78b/中西医结合
　　疗法　78b
仲景方/投药与剂量　422b
重肝合剂/治疗应用　64a
逐瘀通脉方/治疗应用　186b
注意缺陷多动综合征,儿童/中药疗法/针灸
　　疗法　136a
驻景丸/治疗应用　190a
壮腰健肾汤/治疗应用　180a
壮医目诊　442a
壮医药线点灸　444a
资冲颗粒/治疗应用　121a

紫草滴耳油,复方/治疗应用　185b
紫丹活血片/治疗应用　190b
紫癜,过敏性,小儿/中药疗法/中西医结合疗法　137a
紫癜,血小板减少性,特发性/中药疗法/中西医结合疗法　100b

紫龙金/药效学　79b
紫石英,炮制/生产和设备　366a
综合征/POEMS/中医疗法　54a
足三里穴　203a
左归丸提取液/药物作用　61a

2011卷《中国中医药年鉴》(学术卷)特邀编委名单

(排名不分先后)

副主任特邀编委：

谢　恬　杭州师范大学生物医药与健康研究中心教授、大连金港药业公司技术总监

特邀编委：

唐启盛　北京中医药大学第三附属医院院长

庞　鹤　北京中医药大学东方医院党委书记

吕玉波　广东省中医院院长

乙　引　贵州师范大学生命科学学院院长

朱广旗　贵阳中医学院第一附属医院院长

陈建杰　上海市浦东新区传染病医院院长

唐旭东　深圳市创新中药及天然药物研究重点实验室副主任

车念聪　首都医科大学中医药学院院长

郑元林　徐州师范大学副校长、江苏省药用植物生物技术重点实验室首席科学家和学科带头人

肖涟波　上海市长宁区光华中西医结合医院院长

李大鹏　浙江康莱特集团有限公司董事长

阿吉艾克拜尔·艾萨　中国科学院新疆理化技术研究所副所长、新疆特有药用资源利用省部共建重点实验室主任

李荣亨　重庆医科大学附属第一医院中西医结合科教授、主任医师，博士研究生导师

吕志平　南方医科大学中医药学院院长

何光远　安徽中医学院中西医结合医院

张树峰　承德医学院院长

朱国胜　贵州省现代中药材研究所副所长

马　骥　辽宁中医药大学教授

钟　森　成都中医药大学附属医院院长

宋柏林　长春中医药大学附属医院院长

李玉新　东北师范大学 药物基因和蛋白筛选国家工程实验室主任

杨向东　成都肛肠专科医院院长

张国清　三普药业股份有限公司首席科学家

李庆海　河南中医学院第三附属医院党委书记、副院长

尹　平　重庆市北碚区中医院党委书记、院长

王之虹　长春中医药大学校长

朱婉华　南通良春风湿病医院院长

董大伦　贵阳新天药业股份有限公司董事长

广告单位：

北京中医药大学东直门医院中医内科学科

黑龙江中医药大学

成都中医药大学

南京中医药大学

浙江康莱特集团

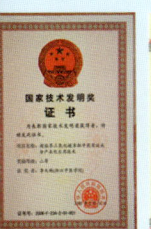
国家技术发明
二等奖

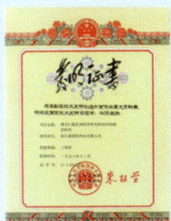
国家技术发明
三等奖

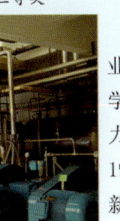
国家科技进步奖二等奖

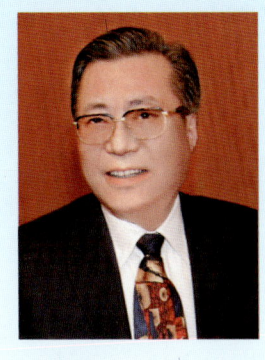

李大鹏 浙江中医药大学教授、博士生导师，浙江康莱特集团董事长。2007年当选中国工程院院士。30多年来，坚持科技自主创新，先后主持13项（次）国家级中医药重大攻关课题（项目）；研发新药5个，在研3个；获中、美、日、欧（共体）、俄等国的发明专利27项。科研成果先后获得国家技术发明二等奖、国家技术发明三等奖、国家科技进步二等奖，以及部（省）级一等奖4项，二等奖3项。

浙江康莱特集团是一家以制药为主业的高新技术民营集团企业，由著名药学家李大鹏博士1993年创办，一直致力于民族中药现代化和人类健康事业。1996年被国家科技部列入"全国重点高新技术企业"，先后被评为"中国优秀民营科技企业"、"全国五一劳动奖状"、"中国民营企业500强"、"全国双

超临界二氧化碳萃取中药有效成分
产业化设备全景

评先进企业"及"浙江省AAA级纳税信誉企业"等，是"浙江省五个一重点企业"，浙江省、杭州市非公有制企业纳税大户。

主导产品康莱特注射液是"国家重点新产品"，拥有自主知识产权，已获余个国家的发明专利证书。该产品是从天然植物药—薏苡仁中提取有效抗活性成分，运用现代国际尖端制剂工艺制备而成，可供静、动脉大剂量输注双向广谱抗癌乳剂。其既能直接抑杀癌细胞、保护正常细胞生长，还能整体地提高机体免疫功能。无论是单独使用还是联合放疗、化疗及手术使用，对癌、肝癌、胰腺癌、乳腺癌、肠癌、恶性淋巴瘤等多种中晚期恶性肿瘤均有较疗效。其先后被有关部门认定为"国家基本药物"、"国家基本医疗保险药"，曾被列为"七五"、"八五"、"九五"、"十五"、"十一五"国家中医药大攻关项目和重点国家级火炬计划项目及国家科技成果重点推广项目、中药科技成果重点推广项目等。其科研成果先后获得"国家技术发明三等奖"、"国家科技进步二等奖"、"国家技术发明二等奖"等多项荣誉。

公司还研发了康莱特软胶囊、银杏叶软胶囊、脂肪乳注射液、辅酶Q10软胶囊、康尔特胶丸、莱福特保健酒等产品，现均已投产上市。

如今，公司正积极拓展海外市场，实现"以国内为基础，国际市场为主导"的战略目标。国内销售实现战略合作联盟，二次开发拓展市场，并且引资合作，极筹划公司上市。康莱特注射液2001年被美国FDA通过IND审查并被批准行临床试验。2003年圆满完成I期临床试验，II期临床方案经过预试后已式启动并已接近尾声。经过在俄的临床试验，2003年12月俄罗斯卫生部批康莱特注射液作为抗肿瘤（肺癌）治疗处方药在全俄上市应用。

康莱特"弘扬祖国传统医药学，振兴民族医药工业，为人类健康事业而拼、自强、务实、开拓，取之社会，用之社会"的创业宗旨，正指引着康莱特人为人类健康事业、为社会做出更大的贡献。

从1975年始，经过多年的潜心研究，从中药薏苡仁中发现并分离提取到一种抗癌新化合物—薏苡仁甘油酯，并设计研制成功国际新兴尖端的静脉乳剂剂型，形成最终产品"康莱特注射液"。1993年，康莱特注射液通过了科研成果鉴定，1995年获得新药证书。

1995年，响应国家"改革开放"、"科技人员领衔创办高新技术企业"的号召，克服种种困难，自筹资金，领衔创办了国家级高新技术企业—浙江康莱特药业有限公司，将"产、学、研"有机结合。经过10余年的艰辛创业，建成了拥有10余亿资产的浙江康莱特集团。

康莱特注射液作为"国家重点新产品"，拥有自主知识产权，是目前国内外理想的抗肿瘤治疗药物之一。已在国内外2000余家大中型医院得到推广应用，上百余万例肿瘤患者由此受益，市场占有率连续多年位居我国中西抗肿瘤药第一，累计实现产值销售40多亿元，纳税4亿多元。

如今，康莱特注射液作为中药处方抗癌药正积极拓展海外市场。2001年被美国FDA通过IND审查并被批准进行临床试验，2003年圆满完成I期临床试验，II期临床方案经过预试后已正式启动并已接近尾声；2003年12月，在俄完成临床试验后，俄罗斯卫生部批准作为抗肿瘤（肺癌）治疗处方药在全俄上市应用。成为第一个走出国门的中药处方药。

李大鹏一直在中药制备工艺上进行探索创新，1996年立题研究"超临界二氧化碳萃取（SFE）中药有效成分产业化应用"，经过近10年的不懈攻关，使该新技术新工艺成功地应用于薏苡仁油等产品的产业化提取分离上。创新工艺打破了传统中药制备工艺，显著提高了产品得率和纯度，大幅度降低生产成本，缩短工时近50倍，并且"节能减排"，每年可为国家节约数万吨的石油能源。该新工艺展示出巨大的同行业产业化应用推广前景。

李大鹏在漫长的科研、创业历程中，始终坚持"弘扬祖国传统医药学，振兴民族医药工业，为人类健康事业拼搏、自强、开拓、务实"的宗旨，带领一批同道志士坚持科技创新，获得了一个又一个科技成果，创造了一个又一个奇迹，为人类的健康事业做出了重大贡献。

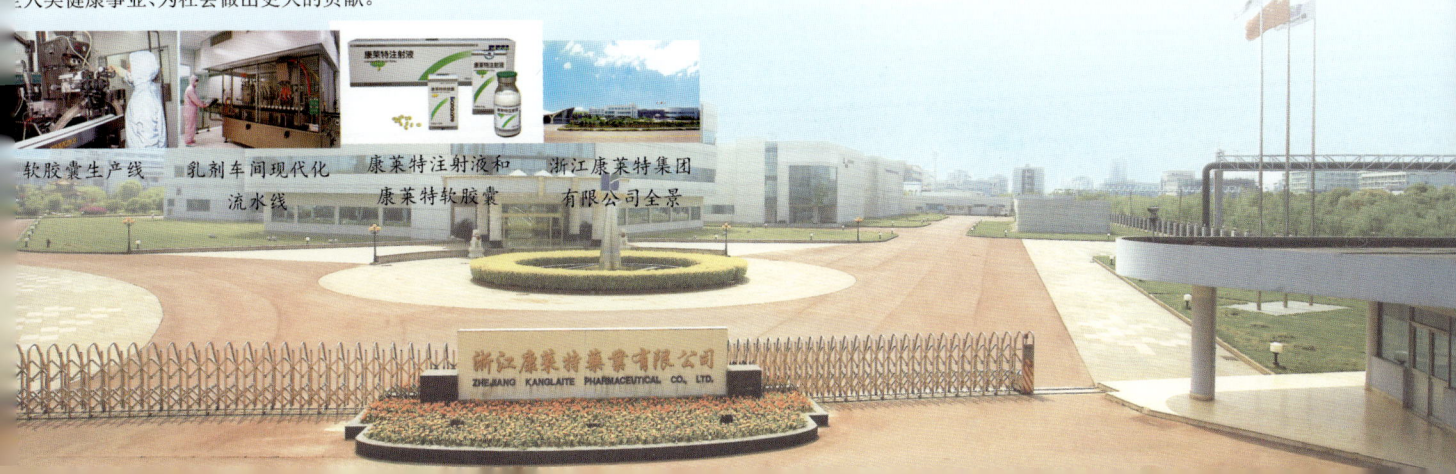

软胶囊生产线　乳剂车间现代化　康莱特注射液和　浙江康莱特集团
　　　　　　　　流水线　　　　　康莱特软胶囊　　有限公司全景

金港药业公司

金港药业公司始建于1971年,位于北方明珠大连金州新区。公司拥有通过GMP认证的大容量注射液车间、小容量注射剂车间、口服液车间及原料药提取车间。公司现有产品主要包括四大类:①抗肿瘤药物:金港榄香烯系列抗肿瘤植物药;②原发性和继发性血小板减少症治疗药物:金港血康口服液;③儿童智力结构陷缺治疗药物:金港精苓口服液;④大输液、脂肪乳和小容量注射液等。金港药业是国家载药乳剂技术和抗肿瘤植物药的龙头企业。

公司现有国家注册品种60余种,拥有发明专利10多项。其中金港榄香烯注射液、金港榄香烯口服乳是金港药业独家生产的原研专利抗肿瘤新药,是国家发改委抗肿瘤药高技术示范工程项目,是国家"八五"至"十二五"攻关项目,2004年被列入国家医保药品目录,2000年、2002年、2004年分别进入《国家基本药物目录》。经循征医学(Meta分析)系统评价证实榄香烯注射液和榄香烯口服乳对肺癌、肝癌、脑瘤、食管癌、胃癌、鼻咽癌、骨转移癌、胰腺癌、白血病、膀胱癌及妇科肿瘤安全有效,尤其在延长生存期、提高生存质量、抗转移复发等方面有明显效果。"金港榄香烯系列抗肿瘤植物药研发及产业化技术和临床应用"于2008年荣获教育部科技进步一等奖,2009年荣获中国中西医结合学会科技奖一等奖。

金港药业坚持以科技为先导,注重人才吸纳和培养,不断开发新产品,应用新技术。历年来,金港药业荣获国家高新技术企业、纳税大户、守合同重信誉单位、信用AAA企业、环保模范企业、先进基层党支部、先进基层工会、双十佳团支部等荣誉称号。

金港药业全体员工正以实际行动实践着金港药业的使命——为医生提供良药、为病人解除疾苦、为社会创造价值、为健康做出贡献!

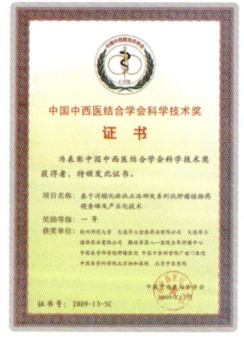

09年中西医结合学会科学技术奖

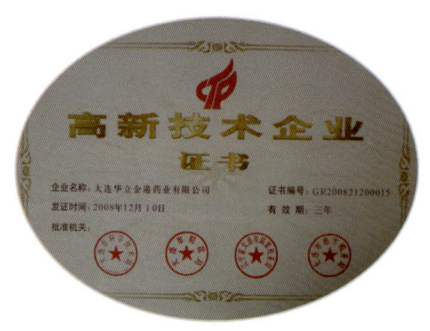

国家高新技术企业证书

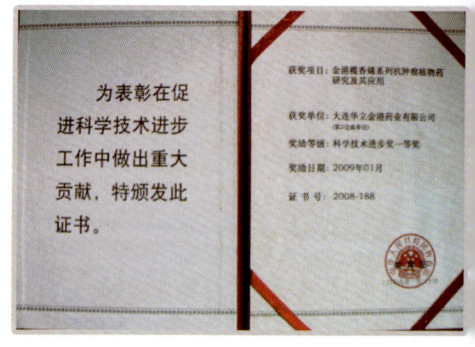

教育部一等奖证书(金港)

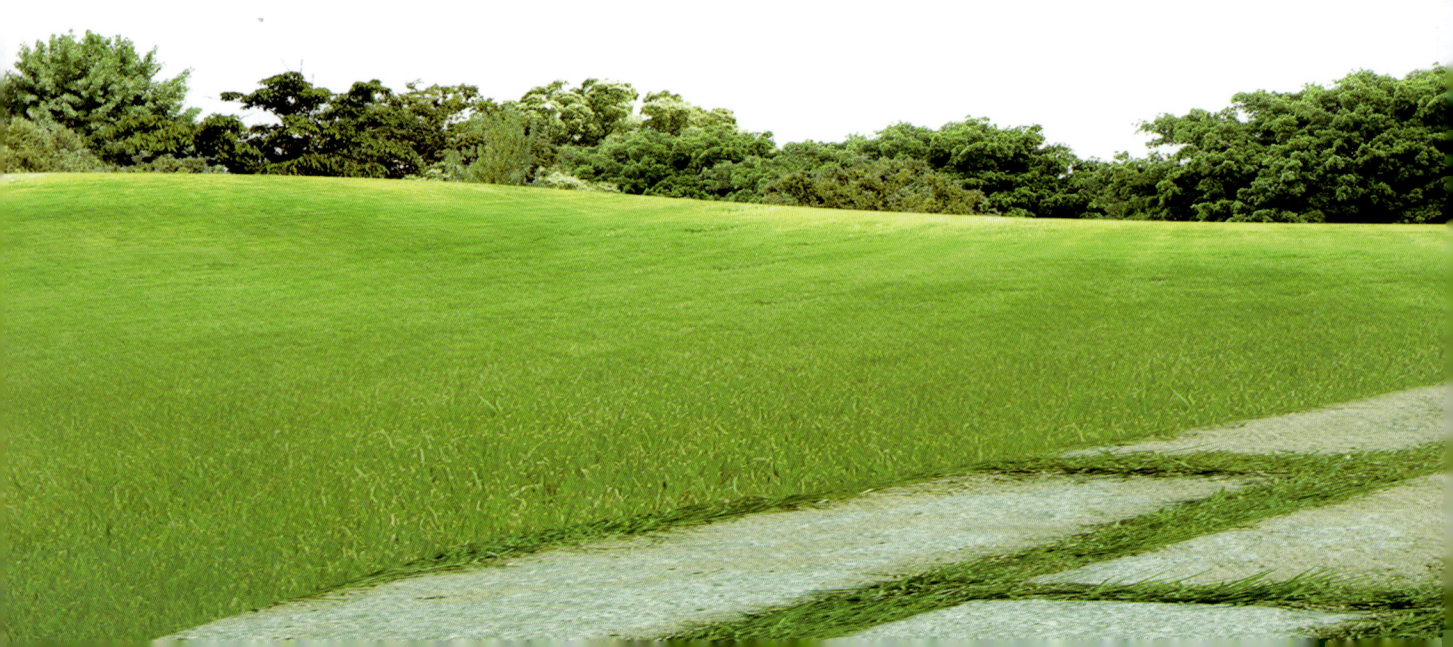

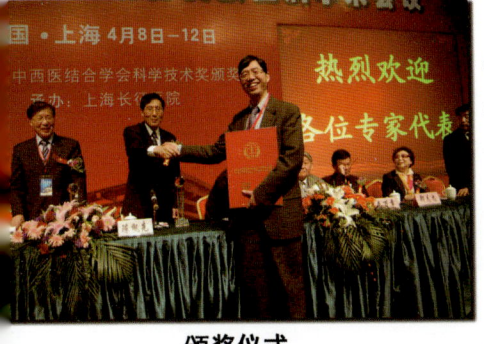

颁奖仪式

谢恬 杭州师范大学生物医药与健康研究中心教授，1990年获得医学博士学位。大连金港药业公司技术总监，杭州市"131"人才工程第一层次优秀人才，浙江省"151"人才工程第二层次优秀人才，浙江省有突出贡献中青年专家，杭州市成绩突出科技工作者，大连市特聘专家突出贡献者，浙江省政协委员，杭州市人大代表，大连金州新区政协常委。

主持国家中药现代化项目"濒危珍稀药材铁皮石斛人工繁育及铁皮枫斗系列中药制剂高技术产业化示范工程"，主持国家高技术产业化项目"榄香烯系列抗肿瘤药物高技术产业化示范工程"，以上两个项目产生了重大的经济效益和社会效益。主持国家自然科学基金"超低温微波辅助抗癌天然产物榄香烯的寡肽修饰研究"及浙江省重大项目"他汀类系列原料药的绿色合成技术集成和示范"等科研项目多项，获得10多项发明专利，包括"温郁金提取物注射剂及其制备方法和用途"，"榄香烯注射液及其制备方法和用途"，"倍半萜烯类注射剂及其制备方法和用途"，"倍半萜酮类注射剂及其制备方法和用途"等。30年来，带领团队成功研发新药10多个并实现产业化，产生了重大社会效益和经济效益。

培养研究生30多位，出版《现代临床中药学》、《灵芝》、《肿瘤科中西药物手册》等专著10多部，发表《分子配伍的理论与实践》等论文几十篇，其中SCI收录10多篇。主持的项目"金港榄香烯系列抗肿瘤植物药研究及其应用"2008年荣获教育部科技进步一等奖；"基于消癥化瘀扶正法研发系列抗肿瘤植物药榄香烯及产业化技术"2009年荣获中国中西医结合学会科学技术奖一等奖，"干姜提取物防治冠心病及心肌梗塞临床与实验研究"荣获杭州市人民政府科技进步二等奖，"尿毒净胶囊治疗慢性肾功能衰竭临床与实验研究"荣获浙江省人民政府科技进步三等奖。

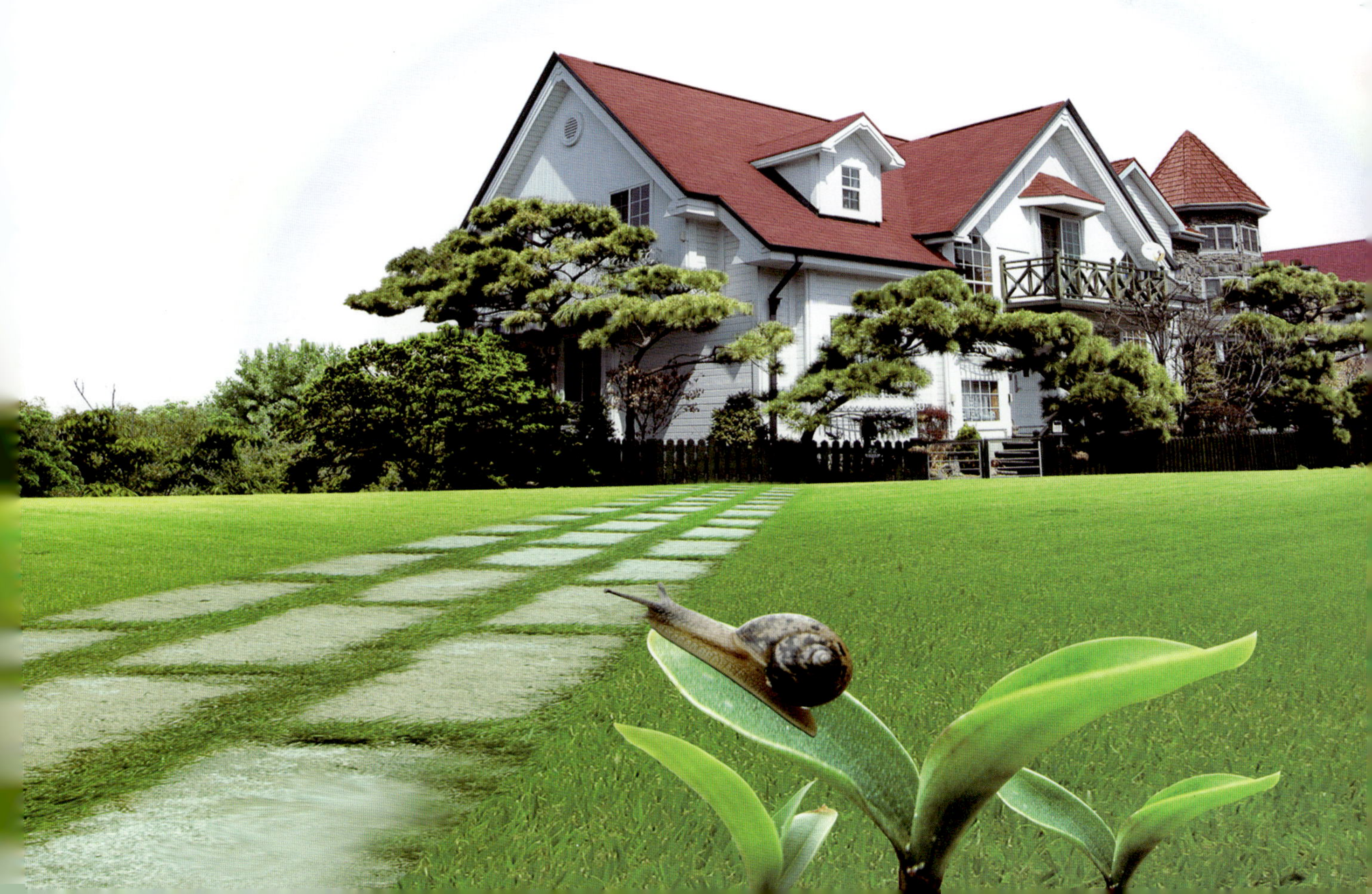

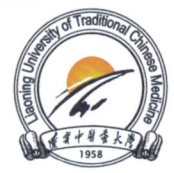

辽宁中医药大学

辽宁中医药大学成立于1958年，主校区位于省会城市沈阳，分校区位于滨城大连，是辽宁省唯一一所培养中医、中药、针灸推拿、中西医临床医学、高级护理人才和医学相关类人才的高等院校。学校先后获得全国纪检监察先进集体、辽宁省先进基层党组织、先进集体、精神文明创建工作先进单位、"辽宁五一奖状"、依法治校示范校、安全文明校园等多项荣誉称号。

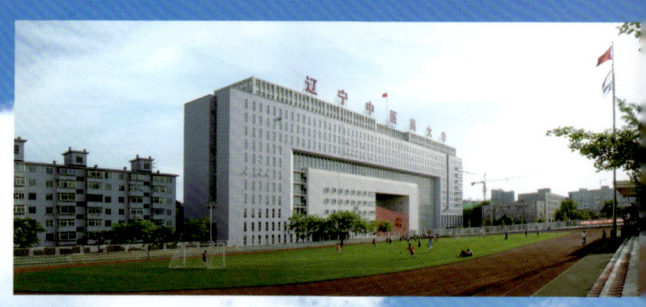

辽宁中医药大学设置医、理、工、管、文5个学科门类，32个本科专业(含专业方向)，现有在校生万余人，下设15个学院、4所直属附属医院、2个教学部、2个教学实验中心、3个研究院、6个研究所、2所图书馆、1所博物馆。

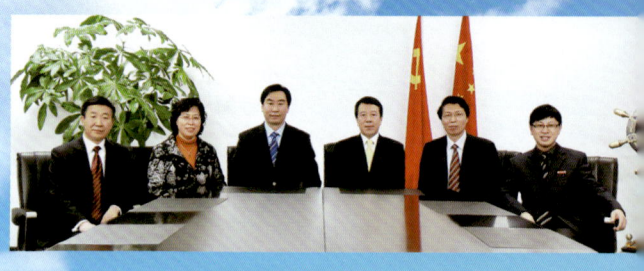

拥有1个国家教育部重点学科、12个国家中医药管理局重点学科，1个省一流重点学科(含12个二级学科)、3个省提升计划立项学科、1个省高水平重点学科、1个省优势特色重点学科、21个省中医药重点学科；3个博士后科研流动站、3个一级学科博士学位授权学科(中医学、中药学、中西医结合)、16个二级学科博士学位授权点、3个一级学科硕士学位授权学科、18个二级学科硕士学位授权点。

拥有4个国家级特色专业建设点、1个国家级人才培养模式创新实验区、1个国家级教学团队、3门国家级精品课程、4项国家级教学成果奖；6个省级示范(特色)专业、3个省级实验教学示范中心、5个省级教学团队、22门省级精品课程；主编30余部国家级规划教材、8部省级精品教材；获得19项中央与地方共建基础实验室、特色优势实验室项目；与欧美及东亚、东南亚等20多个国家和地区的80多个大学或机构建立合作关系，加快了对外开放及国际合作步伐。

拥有1个国家中医临床研究基地、11个国家中医药管理局科研三级实验室、20个国家中医药管理局科研二级实验室、15个省重点实验室及工程中心；承担和完成国家重大科研项目数十项，省级科研项目数百项；发表学术论文数千篇、出版著作数百部。科研经费年均突破亿元。

拥有10个国家中医药管理局重点专科、专病医疗中心，20个省重点专科、专病医疗中心；4所直属附属医院，分别是辽宁省中医医院、辽宁省中医药研究院、辽宁省肛肠医院、辽宁省中西医结合医院；另有5所非直属附属医院、40余所临床教学及临床实习医院。

拥有中医学、基础医学、药学、化学和中西医结合5个学科的教授评审权；有1名国家名师、1名国医大师、16名全国老中医药专家学术经验继承指导教师，6名省名师、5名省专业带头人，25名省名医；2人入选国家"百千万人才工程"，22人入选省"百千万人才工程"百人层次、52人入选千人层次；49名享受国务院特殊津贴专家、10名省"315工程人才"。

栉风沐雨谱华章，桃李芬芳誉满园。在改革中不断前进的辽宁中医药大学，本着"不求最大，但求最强"的办学理念，实施"学科立校、人才强校、科技兴校"战略，全面加强内涵建设，形成了自己的特色和优势，在振兴辽宁老工业基地方面发挥了应有的作用，为祖国中医药事业的传承和发扬做出了重要的贡献，正向着高水平的教学研究型中医药大学的奋斗目标阔步前进！

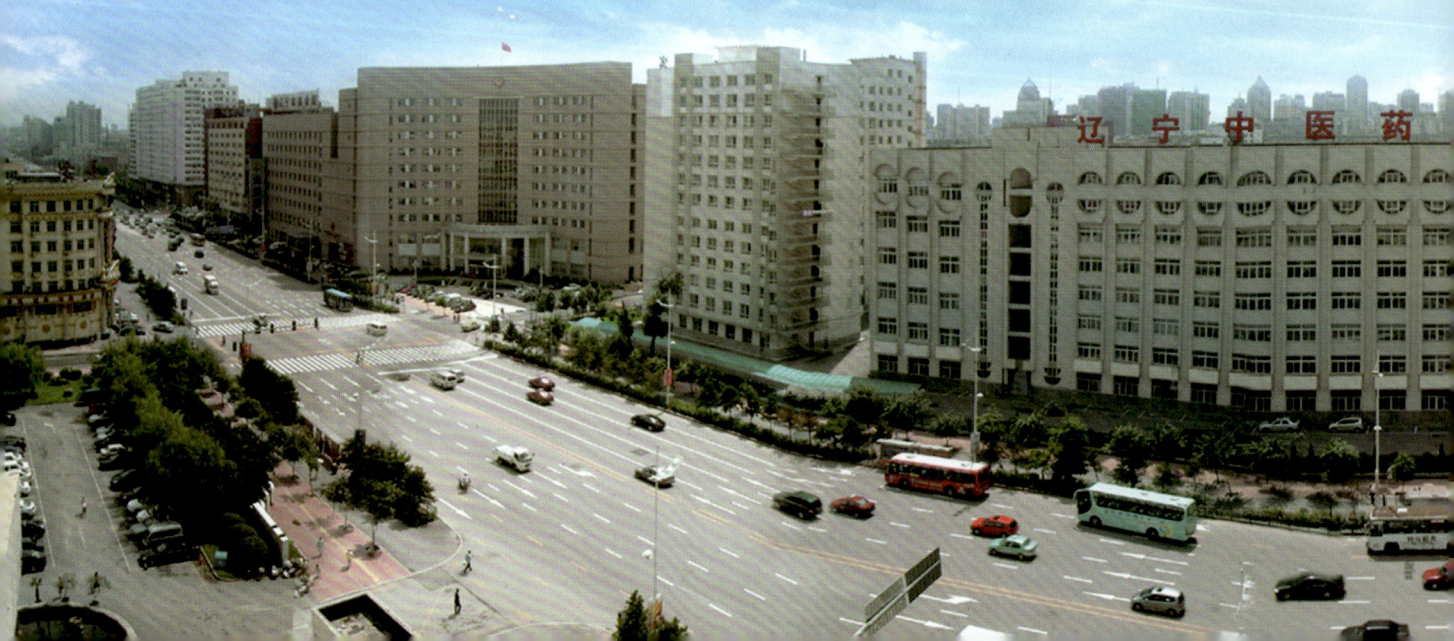

马骥 教授，博士生导师。1969年毕业于辽宁中医学院中医系，先后担任过辽宁中医学院教务处副处长、处长，辽宁中医学院副院长、院长，辽宁中医药大学校长，辽宁中医药大学学位评定委员会主任委员，辽宁省重点学科——方剂学科带头人。马骥教授是辽宁省高校科研创新团队（方剂学科科研创新团队）、辽宁省高校省级教学团队（方剂学科教学团队）的带头人，获辽宁省政府自然科学专项津贴，享受国务院颁发政府特殊津贴；兼任中华中医药学会常务理事及方剂分会副主任委员，全国临床医学中医中西医结合专业学位教育指导委员会委员，中华医学会辽宁分会医学教育学会副主任委员，辽宁省中医药学会副理事长，全国普通高等教育中医类规划教材编审委员会委员，辽宁省政府学位委员会委员，辽宁省自然科学研究系列专业技术职务评审委员会委员等职务，已被载入《世界名人录》、《中国当代高级科技人才系列辞典》。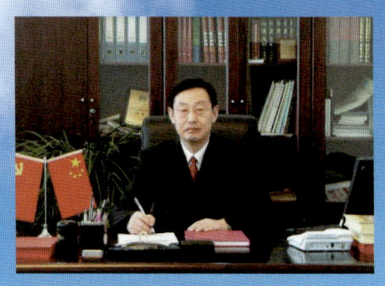

马骥教授曾任辽宁省政协委员，连续四届被选为沈阳市皇姑区人大代表，两次被选为中国共产党沈阳市代表大会代表，曾多次被学校党委评为优秀共产党员，被中共沈阳市委科教工委评为优秀共产党员，被中共沈阳市委员会授予优秀共产党员称号。

马骥教授长期从事中医方剂的教学、科研以及医疗和管理工作，在中医组方研究上造诣颇深，其研究方向为中医方剂配伍规律及其治疗作用机理，重点为中药复方治疗血液病的研究、中药复方治疗类风湿的研究、方剂学文献研究、中药复方治疗癌性疼痛机理的实验研究等。专业理论水平深厚，擅长中医内科病及血液病的临床治疗，在全国方剂专业领域享有较高的声望和影响力，有很强的组织管理和培养指导能力，曾多次应邀前往意大利、马来西亚、韩国、日本、澳大利亚等国家地区讲学和考察。

马骥教授积极开展教学研究与教学改革工作，目前主要承担本硕七年制《方剂学》、硕士研究生《方剂学导论》，博士研究生《方剂学关键问题及方剂配伍方法》等课程。培养博士后、博士研究生、硕士研究生20余名。其主持的"面向21世纪的外向型中医药人才培养的研究与实践"教改课题，于2001年获国家教育部教学成果二等奖；"外向型中医药人才三位一体构建模式"教改课题 于2005年获辽宁省教育厅教学成果一等奖。

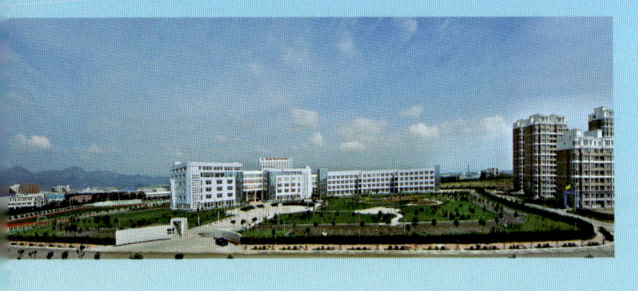

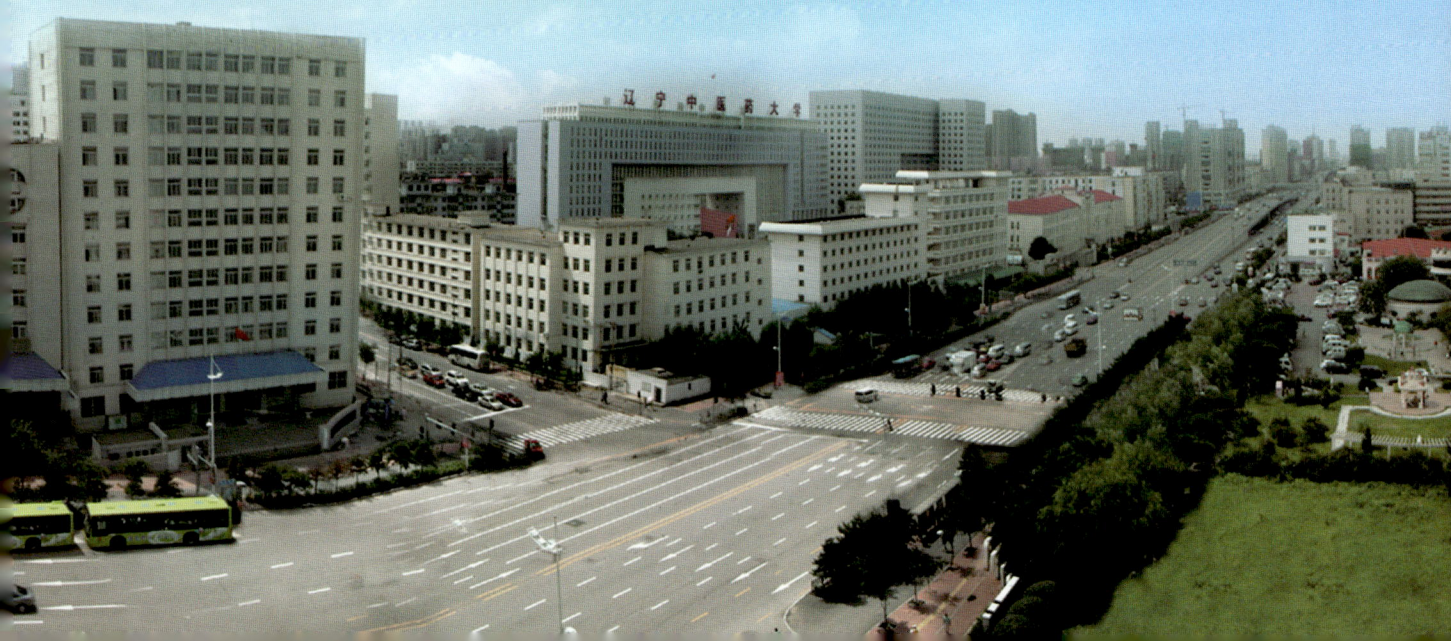

贵阳新天药业股份有限公司

贵阳新天药业股份有限公司创建于1995年8月，是一家集科研、生产、销售为一体的现代化中药制药企业，注册资本5166万元，总资产3.8亿元，已形成了以"肾系、妇科、心脑血管"三大系列为主的50余个药品品种。公司药品生产基地位于贵阳国家高新技术产业开发区，占地面积约120亩，拥有硬胶囊剂、凝胶剂、合剂、颗粒剂等六条GMP生产线，均达到国内先进水平。新天药业的主要产品有宁泌泰胶囊、坤泰胶囊、夏枯草口服液、苦参凝胶、龙掌口含液、黄柏胶囊、欣力康颗粒（胶囊）、当归益血口服液、热淋清片（糖浆）等。尤为值得一提的是，宁泌泰胶囊属贵州省名牌产品，2007年被载入《慢性前列腺炎中西医结合诊疗指南》，专门推荐用于治疗湿热下注型的中成药，宁泌泰胶囊在治疗泌尿生殖系感染中成药领域中，持续畅销。"坤泰胶囊替代雌激素治疗更年期综合征作用机理研究与临床研究"获2008年中华中医药学会科学技术奖一等奖。

新天药业现有员工700余人。公司管理层是一个具有变革创新、市场开拓和经营管理现代科技型企业的高素质团体，中高层管理团队平均年龄35岁，均具有本科以上学历，并有至少五年以上医药行业的从业经验。公司员工大专以上学历者达60%以上，生产一线工人均为长期从事制药生产的熟练技术工人。

公司先后得到国家发改委、科技部、农业部、国家民委及其省、市属相应部门的政策及资金支持，荣获"全国民族用品定点生产企业"、"农业产业化国家重点龙头企业"、"全国光彩之星"、"农业部农产品加工企业技术创新机构"、"全国设备管理优秀单位"、"高新技术企业"、"省产学研结合示范基地"、"省级技术中心"、"省级守合同重信用单位"、贵阳市"十佳科技企业"、"市信息化建设示范企业"、贵阳市非公有制经济"十佳"明星企业、"十强"纳税大户等国家、省、市、区各种荣誉几十项。

2000年公司在上海成立控股子公司—上海海天医药科技开发有限公司（注册资本1000万元），并在此基础上成立了技术中心，是"贵州省级技术中心"、"贵州省第二批省级产学研结合示范基地"，现有各类研究人员60余名，本科以上学历占总人数的90%，年均投入研发资金约800万元，成功开发了宁泌泰胶囊、消瘀降脂胶囊、坤泰胶囊、苦参凝胶、夏枯草口服液等数十个具有自主知识产权的新药，申请发明专利60余项，已获得授权20多项，获得中药保护品种3项。据第28届全国医药工业信息年会颁布的《2011中国医药研发产品线最佳工业企业排序》，新天药业研发实力全国排名第26位。

公司视学术推广为企业的营销原动力，致力于推行"产品优质化、销售服务化、推广专业化"的经营方略。公司在全国28个省、自治区、直辖市建立了销售网点，并拥有一支素质良好的专业自营销售团队，营销团队管理层均为专业扎实、经验丰富的销售精英。

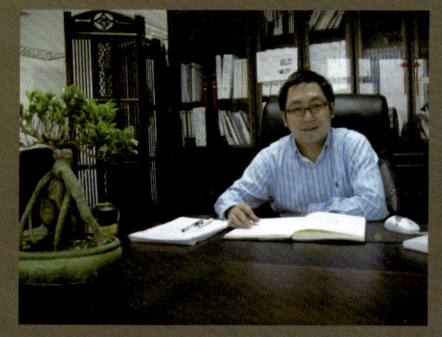

董大伦先生1964年出生，1984年毕业于中国药科大学，生化制药学士。2007年又顺利完成中欧国际商学院EMBA课程。

1995年8月，在新天生物技术开发公司的基础上，创立贵阳新天药业有限责任公司，担任董事长职务，并于2001年12月整体改制为股份有限公司。

主持开发了10余个中成药新品种。其中包括：中药二类新药"消瘀降脂胶囊"于2002年11月获科技部"十五"期间重大项目"创新药物与中药现代化"研究课题批复（即"863"计划），这也是贵州省药业界有史以来唯一获得的"863"计划项目。

在主持公司科研生产经营的同时，董大伦先生不忘学术研究，著有不少论文，其中"宁泌泰胶囊治疗泌尿生殖系统感染105例临床观察"获广西壮族自治区民族医药协会"优秀论文"一等奖。

我们都因梦想而精神、而精彩！

董事长

主要产品介绍

广审批文：黔药广审（文）第2011100158号
2011年11月7日在上海备案

宁泌泰胶囊
治疗泌尿系感染的专利经典苗药

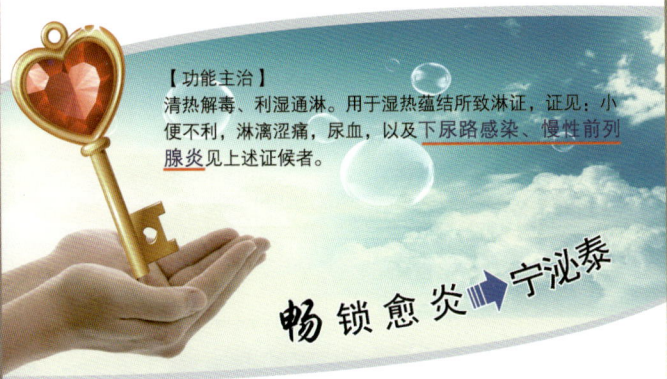

【功能主治】清热解毒、利湿通淋。用于湿热蕴结所致淋证，证见：小便不利，淋漓涩痛，尿血，以及下尿路感染、慢性前列腺炎见上述证候者。

2005年获"治疗泌尿系统感染和前列腺炎的中药复方制剂"发明专利

- 【成　　份】四季红、白茅根、大风藤、三颗针、仙鹤草、芙蓉叶、连翘。
- 【规　　格】每粒装0.38g。
- 【用法用量】口服，一次3~4粒，一日3次；7天为一个疗程，或遵医嘱。
- 【批准文号】国药准字Z20025442

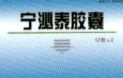

坤泰胶囊
十年积淀，破茧重生！

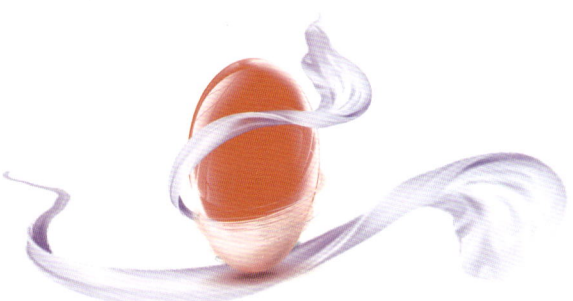

改善卵巢功能衰退症状
提高女性生活质量

- 【成　　份】熟地黄、黄连、白芍、黄芩、阿胶、茯苓。
- 【功能主治】滋阴清热、安神除烦。用于绝经期前后诸证、阴虚火旺者，证见潮热面红、自汗盗汗、心烦不宁，失眠多梦，头晕耳鸣，腰膝酸软，手足心热；妇女卵巢功能衰退更年期综合征见上述表现者。
- 【用法用量】口服，一次4粒，一日3次，2-4周为一疗程，或遵医嘱。
- 【批准文号】国药准字Z20000083

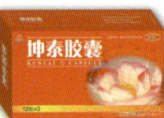

苦参凝胶

- 高纯度妇科外用植物药
- 卡波姆现代凝胶剂型

- 【成　　份】苦参总碱。
- 【功能主治】抗菌消炎。用于宫颈糜烂，赤白带下，滴虫性阴道炎及阴道霉菌感染等妇科慢性炎症。
- 【用法用量】每晚一支，注入阴道深处。
- 【批准文号】国药准字Z20050058

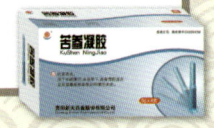

夏枯草口服液

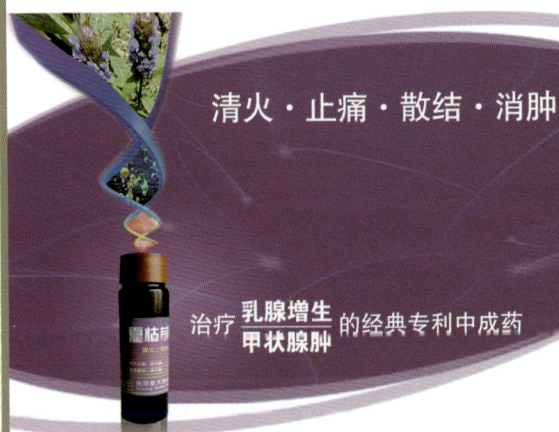

清火·止痛·散结·消肿

治疗**乳腺增生 甲状腺肿**的经典专利中成药

- 【成　分】夏枯草提取物。
- 【主治功能】清火，散结，消肿。用于火热内蕴所致的头痛、眩晕、瘰疬、瘿瘤、乳痈肿痛，甲状腺肿大，淋巴结核，乳腺增生病见上述证候者。
- 【用法用量】口服，一次10ml，一日2次。
- 【批准文号】国药准字Z19990052

本广告仅供医学药学专业人士阅读。

 贵阳新天药业股份有限公司

公司地址：贵阳国家高新技术产业开发区新添大道114号　公司总机电话：0851-6317631
邮编：550018　网址：http://www.gyxtyy.com　公司销售电话：021-64222293

长春中医药大学

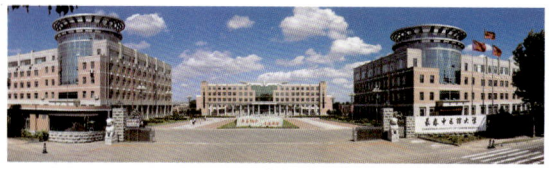

学校正门

长春中医药大学前身为1958年成立的长春中医学院,2006年更名为大学。在50余年的办学历程中,学校始终秉承"启古纳今、厚德精术"的校训精神,突出办学特色,坚持教育创新,形成了较完整的教学、科研、医疗体系,具有学士、硕士、博士学位授予权,成为吉林省唯一一所以中医药学科为主,医、理、工、管、文等多学科协调发展,具有鲜明办学特色和广泛社会声誉的省属重点大学。

进入新世纪以来,学校紧紧抓住难得的发展机遇,创造性地开展工作。在充分发挥自身的品牌、学科和人才优势的基础上,励精图治、科学发展,实现了内涵建设与外延建设的齐头并进,取得了十项具有标志性意义的成就:净月新校区建成并投入使用,成为博士学位授权单位,中医学、中药学两个一级学科在全国具有博士学位授权一级学科整体水平评估中位居第7名、第9名,成为省属重点高校,更名为长春中医药大学,中医学、中药学成为博士后流动站,教育部本科教学工作水平评估获得优秀,与省政府共建吉林省人参科学研究院,成为国家中医临床研究基地,任继学教授荣获"白求恩奖章"、"国医大师"、"吉林骄傲"称号。

学校占地面积54.7万平方米,建筑面积37.6万平方米。主校区坐落在净月经济开发区,毗邻净月潭国家森林公园。学校现有本科专业14个,硕士学位授权点22个,博士学位授权点3个,博士后流动站2个,博士后创新工作站1个。全日制在校生9022人。现有教职工1802人,具有高级专业技术职务人员465人,其中正高级专业技术职务人员141人,副高级专业技术职务人员324人。享誉全国的终身教授6人,博士生导师20人,硕士生导师140人,国家"白求恩奖章"、"国医大师"获得者1人,国家级优秀教师3人,享受国务院政府特殊津贴者33人,国家及省级有突出贡献的中青年专家16人,吉林省第三届创业先锋1人,吉林省特等劳动模范1人,吉林省高级专家、优秀专业技术人才6人,教学名师2人,新世纪首席教授1人,吉林省名中医17人。

学校现有国家级特色专业建设点4个、省级特色专业建设点2个;国家级精品课程3门,省级精品课程14门,省级优秀课程31门,省级优秀教学团队5个;主编国家"十一五"规划教材13部;国家级人才培养模式创新实验区1个,国家级大学生文化素质教育基地1个,省级实验教学示范中心3个;有省部级重点学科16个,省部级以上重点实验室11个,有国家级中医临床研究基地1个,国家级规范化中药药理实验室1个;省校共建吉林省人参科学研究院1个,省级现代中药工程研究中心1个。学校教学科研仪器设备总值8911万元。馆藏图书114.3万册,有一批学术价值很高的珍、善本典籍。出版发行《长春中医药大学学报》、《吉林中医药》等学术期刊。学校是教育部首批批准招收国外留学生的中医药院校,留学生培养涵盖本科生、研究生教育两个层次。学校广泛开展国际学术交流与合作,多次举办中医药国际学术会议,与多个国家和地区的高校与研究单位保持着长期的友好往来。

站在新的历史起点上,学校实施内涵式为主的发展战略,通过"十二五"乃至更长时间的努力,实现万名学生、千亩土地、百位名师名医、十大国家部局级重点学科、一位院士或"国医大师"的办学格局,把学校建设成在国际上有一定影响、具有鲜明办学特色的一流教学研究型中医药大学。

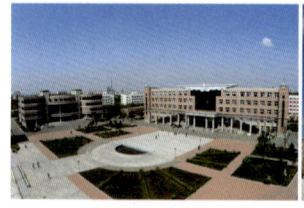 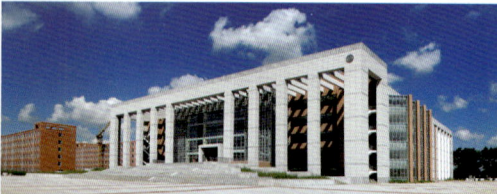 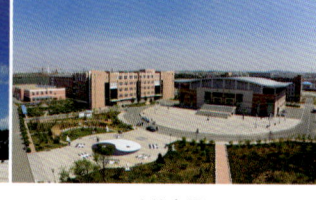 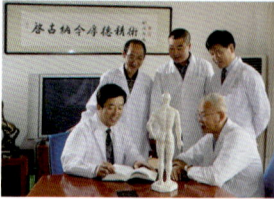

致知楼(教学楼)   四象城(图书馆)   八卦广场   学术讨论

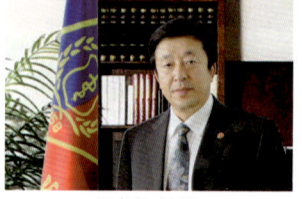

王之虹 校长

王之虹 教授,博士生导师,国家中医药管理局重点学科—针灸推拿学学科带头人,国家级精品课程《推拿手法学》课程负责人,教育部本科教学工作水平评估专家组组长。兼任吉林省政协委员、吉林省政府决策咨询专家、世界中医药联合会教育委员会副会长、世界中医骨伤联合会副主席、吉林省科协副主席、中国针灸学会副会长、中华中医药学会常务理事、吉林省针灸学会会长、吉林省中医药学会副会长、吉林省食品药品监督协会副会长。

王之虹教授始终奋战在教学一线,教学经验丰富,教学效果良好。他积极探索教育教学规律,开展教学方法研究,培养了一大批优秀针灸推拿人才。自1983年开始,他一直从事教学、临床、科研工作,承担《推拿学》、《推拿手法学》、《推拿研究进展》等多门本科生及研究生课程的教学任务;他为人师表,教书育人,多次被学校评为"优秀教师"、"三育人"工作先进个人。2007年王之虹教授主讲的《推拿手法学》课程被评为国家级精品课程,带领的教学团队被评为省级优秀教学团队,目前正积极申报国家级优秀教学团队。

王之虹教授坚持真理,追求真知,注重中医药基础理论研究和应用开发研究。近10年,共承担国家、部、省级科研课题8项。作为课题主要负责人,他于2006年获得了国家基础研究重大项目"973"课题"中医病因病机理论继承与创新研究",目前该课题研究已取得突破性研究成果。他承担的国家中医药管理局科研项目"曼马胶囊的开发"研究,获研究经费45万元。主持的"针刺对剥夺性弱视猫视觉系统脑源性神经营养因子的影响"课题,获2005年吉林省科技进步二等奖。"合募配穴治疗腹病的研究"项目获得2007年吉林省科技进步二等奖。主编的《中国针灸大系·微针疗法大全》获省中医药科技成果三等奖。主持的"基于OIBIS技术的针刺干预视觉剥夺后视皮层中枢重组机制研究",获得2009年国家自然科学基金项目。主编的《中国推拿大成》获国家中医药管理局基础研究三等奖。主编的《推拿治疗手法图解》、《推拿手法彩色图谱》、《热敷熨法治百病》、《气功推拿百病疗法》、《新穴奇穴图谱》、《腧穴病种疗法大全》等著作,受到广大读者的好评。主编全国高等中医药院校本科生教材2部,其中《推拿手法学》获2005年全国高等学校医药优秀教材一等奖,获奖10万元图书并捐赠于学校图书馆。主编普通高等教育"十一五"国家级规划教材1部,主编的《现代中医必备丛书》(共20种)已由国家一级出版社出版,主编写著作共30余部,取得了良好的社会效益。他主持研究的经络疏通仪、太极八卦组场治疗仪等项目已在全国普遍推广。

王之虹教授既是中医理论和实践的领军者,又是教育改革的领导者和实践者。他提出并亲身践行"启古纳今、厚德精术"的办学理念,团结和依靠全校师生员工,坚持"质量立校、科技强校、人才兴校、特色办校、依法治校"的办学方略,加强管理,提升质量,强化特色,推进内涵建设,为学校创建在国际上有一定影响、国内一流的教学研究型中医药大学的奋斗目标奠定了坚实的基础。

因工作业绩突出,又有特殊贡献,王之虹教授曾多次被评为长春市劳动模范。2003年被评为吉林省第七批有突出贡献的中青年专业技术人才。2005年被评为吉林省优秀专业技术人才,入选吉林省首批拔尖创新人才工程人选。2006年被评为吉林省"五一劳动奖章"获得者、吉林省优秀专业技术人才。2006年享受国务院政府特殊津贴。2007年被评为吉林省第三届"创业先锋"、获振兴长春老工业基地贡献奖。2008年被评为吉林省名中医和吉林省省管高级专家。2009年被评为吉林省特等劳动模范。

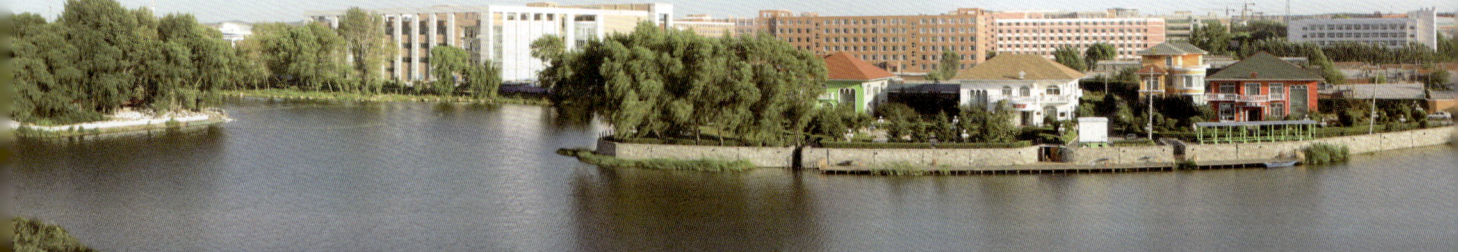

成都中医药大学

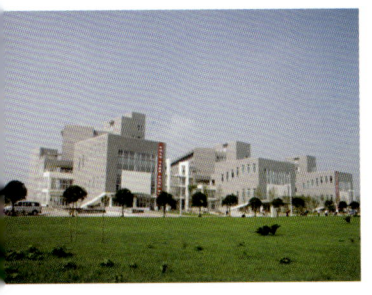

教学楼

成都中医药大学创建于1956年,是经国务院批准建立的我国最早的四所中医药高等院校之一,1995年更为现名。现为四川省属重点高等学校,四川省人民政府与国家中医药管理局共建高校,教育部本科教学工作水平评估优秀学校。

学校地处天府之国成都,现有五个校区,占地总面积2218亩,教学科研仪器设备资产达到2.1亿元,图书馆藏书129万余册,校园网覆盖全校。现有教职工2600余人,在校学生20000余人。

学校以"国医大师"、教学名师等优质师资和国家教学示范中心等为依托,坚持"秉承传统、崇尚创新、突出特色、强化优势、服务社会"的办学理念和"让学生明确发展方向、让学生得到发展机会、让学生增强发展动力"的"三让"素质理念,充分发挥地处"中医之乡、中药之库"的人才资源优势,为国家培养了大量中医药人才。学校现有16个学院,29个本科专业,博士学位授权一级学科3个,覆盖16个博士学位授权点,硕士学位授权点49个;有国家级重点学科4个,省部级重点学科20个,有国家级特色专业6个,国家级精品课程5门,国家级教学团队3个,国家级人才培养模式创新实验区1个。

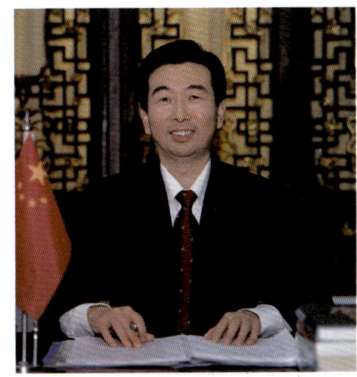

党委书记张忠元

学校建有各级各类实验室57个,其中包括省部共建国家重点实验室培育基地1个、国家级实验教学示范中心1个、教育部重点实验室1个、教育部工程研究中心1个、中药饮片炮制国家与地方联合工程研究中心1个、财政部中央与地方共建实验室20个等。直属附属医院有4所,其中成都中医药大学附属医院(四川省中医院)是国家发改委与国家中医药管理局确定的国家中医临床研究基地(糖尿病基地)建设单位。

"十一五"以来,学校科研成果显著,新上各类科研项目1486项。其中"973"计划、"863"计划、国家科技支撑计划、国家自然科学基金等国家级项目166项,获得各级各类科技进步奖70项,科研经费达到3.78亿元。学校积极开展学术交流与合作,设有世界卫生组织(WHO)"人类生殖研究合作中心",联合国人口基金会"南南合作培训中心",科技部授予的"中医药国际科技合作基地";国家中医药管理局授予的"中医药国际交流合作基地"。

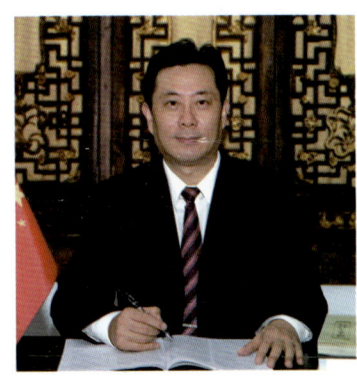

校长范昕建

近年来,学校按照"政府规划、专家献智、市场运作、多方共赢"的原则大力推进产学研结合的力度,"十一五"期间学校签署校地、校企合作协议30余项,签订技术合同和转让合同200余份,合同经费超过6500万元,在中医药产业发展方面迈出了实质性的步伐。

"一万年太久,只争朝夕",在我国高等教育改革不断深化的今天,成都中医药大学坚持"秉承传统、崇尚创新、突出特色、强化优势、服务社会"的办学理念,以民生为根本、质量为核心、改革为动力,攻坚破难,高位求进,为"十二五"期间建设特色鲜明的高水平中医药大学而努力奋斗!

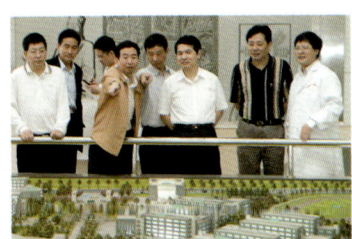

四川省委常委、组织部长柯尊平赴学校调研学习实践科学发展观活动

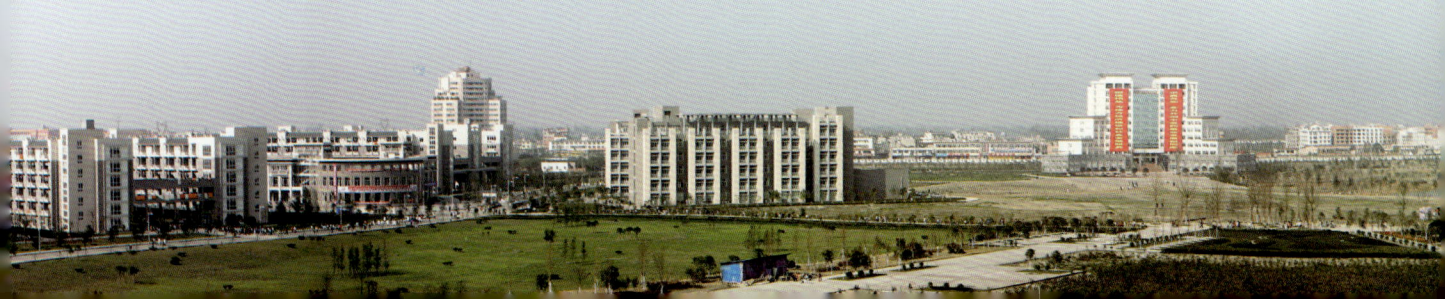

南京中醫藥大學

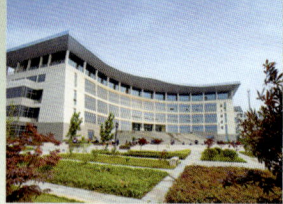
仙林校区敬文图书馆

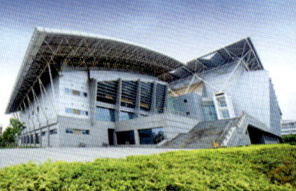
仙林校区体育馆

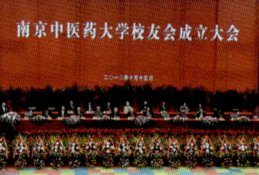
校友会成立大会

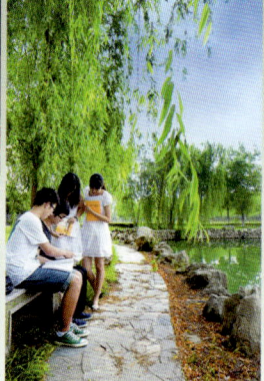
仙林校区一角

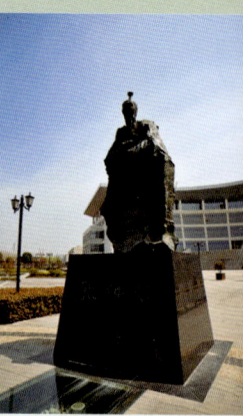
仙林校区仲景广场上的张仲景像

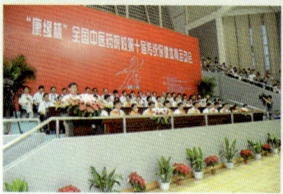
传统保健体育运动会开幕式

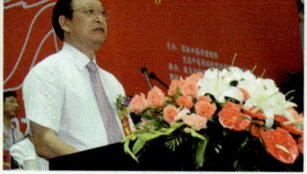
王国强副部长在开幕式上发表讲话

仙林校区学术报告厅

　　南京中医药大学，历经江苏省中医进修学校、江苏省中医学校、江苏新医学院、南京中医学院等历史时期，始建1954年，是全国建校最早的高等中医药院校之一，也是江苏省重点建设高校。半个世纪以来，南京中医药大学为新中国高等中医教育培养输送了第一批师资、主持编写了第一套教材和教学大纲，培养并诞生了新中国中医药界最早的学部委员，为新中国现代中医高等教育模式的确立和推广做出了重要贡献，被誉为"中国高等中医教育的摇篮"。

　　学校坐落于钟灵毓秀、虎踞龙蟠的古都南京，拥有汉中门和仙林两个校区。现有各类在校生18000余名，设有基础医学院、第一临床医学院、第二临床医学院、药学院、经贸管理学院、护理学院、外国语学院、信息技术学院、心理学院9所直属学院，20个本科专业，涉及医、管、理、工、经、文等6个学科门类，初步形成了以中医药为主体、中西医结合、多学科为支撑协调发展的办学格局。

　　学校现有3个国家级重点学科、14个国家中医药管理局重点学科、8个江苏省重点学科（其中2个列入国家级重点学科培育点）、3个江苏高校优势学科。拥有中医学、中药学、中西医结合3个博士后科研流动站，24个博士点和42个硕士点，博士点覆盖中医、中药、中西医结合所有二级学科，具有博士生导师自审权和主干学科专业的教授评审权。学校现有5个国家级特色专业、6门国家级精品课程、1个国家级教学团队、1个国家级人才培养模式创新实验区、2个国家级实验教学示范中心、25部国家级规划教材（主编）。现已建成19所附属医院、4所中西医结合临床医学院，各类教学及毕业实习基地逾百所。学校积极创新人才培养模式，加快推进校企联合办学，先后与四家企业联办二级学院，进一步提高人才培养质量。

　　学校科研实力雄厚，是国家科技部新药临床试验研究(GCP)中心、国家教育部中药炮制规范化及标准化工程研究中心、江苏省植物药深加工工程研究中心、江苏省海洋药物研究开发中心、江苏省中药质量控制工程技术研究中心的依托建设单位。学校现有1个国家科技部规范化中药药理实验室、1个省共建针药结合重点实验室、2个国家中医药管理局重点研究室、4个江苏省重点实验室、8个国家中医药管理局三级科研实验室、1个SPF级动物实验中心。学校构建形成了"一个中心、四大板块"的科技平台布局，加快推进"产、学、研"结合，积极为地方经济社会发展服务。

　　学校治学严谨，学术氛围浓厚，建校以来，名家云集，人才辈出，涌现出了一批又一批蜚声海内外的专家、学者和教授，诞生了周仲瑛、徐景藩、程莘农等"国医大师"，及承淡安、叶橘泉、吴以岭等两院院士。近年来，该校教师先后多人次荣获"国家级有突出贡献中青年专家"、"国家教学名师"、"全国模范教师"、"全国优秀教师"、"全国先进工作者"、"全国师德建设先进个人"等各类国家级荣誉称号和表彰。

　　学校是世界卫生组织(WHO)传统医学合作中心、卫生部确定的国际针灸培训中心、全国中医师资进修教育基地、中国中医文献检索中心分中心，同时也是首批获国家教育部批准接受和培养外国留学生及台港澳地区学生的高等中医药院校。学校目前与世界90多个国家和地区有着广泛交流和联系，并与世界30多个国家和地区的政府、高等院校或学术团体及机构建立了友好合作关系，具有较高的国际声誉和影响力。

　　半个多世纪以来，学校全体师生医护员工秉承"自信敬业"的校训和"团结奋进、继承创新"的优良校风，在总结五十多年办学积淀的基础上，凝练形成了"仁德、仁术、仁人"的教育理念。2005年，学校凭着鲜明的办学特色、雄厚的办学实力和突出的办学成就，在教育部本科教学工作水平评估中被评为优秀。通过近年来的建设与发展，学校的学科专业结构更趋合理，办学规模适度扩展，办学活力显著增强，综合实力明显提升，并已逐渐成为培养高素质、创新型中医药人才的重要阵地，解决中医药发展重大课题的重要基地，推动中医药成果转化为现实生产力的重要力量和促进中医药国际合作与交流的重要平台。

　　面向未来，南京中医药大学将进一步继承和发扬办学的优良传统和作风，不断深化体制机制改革，加强内涵建设，提升办学水平，通过办学规模、结构、质量、效益的协调发展，建设"国内一流、国际著名"的研究教学型中医药大学，努力跻身于全国具有特色的重点大学行列。

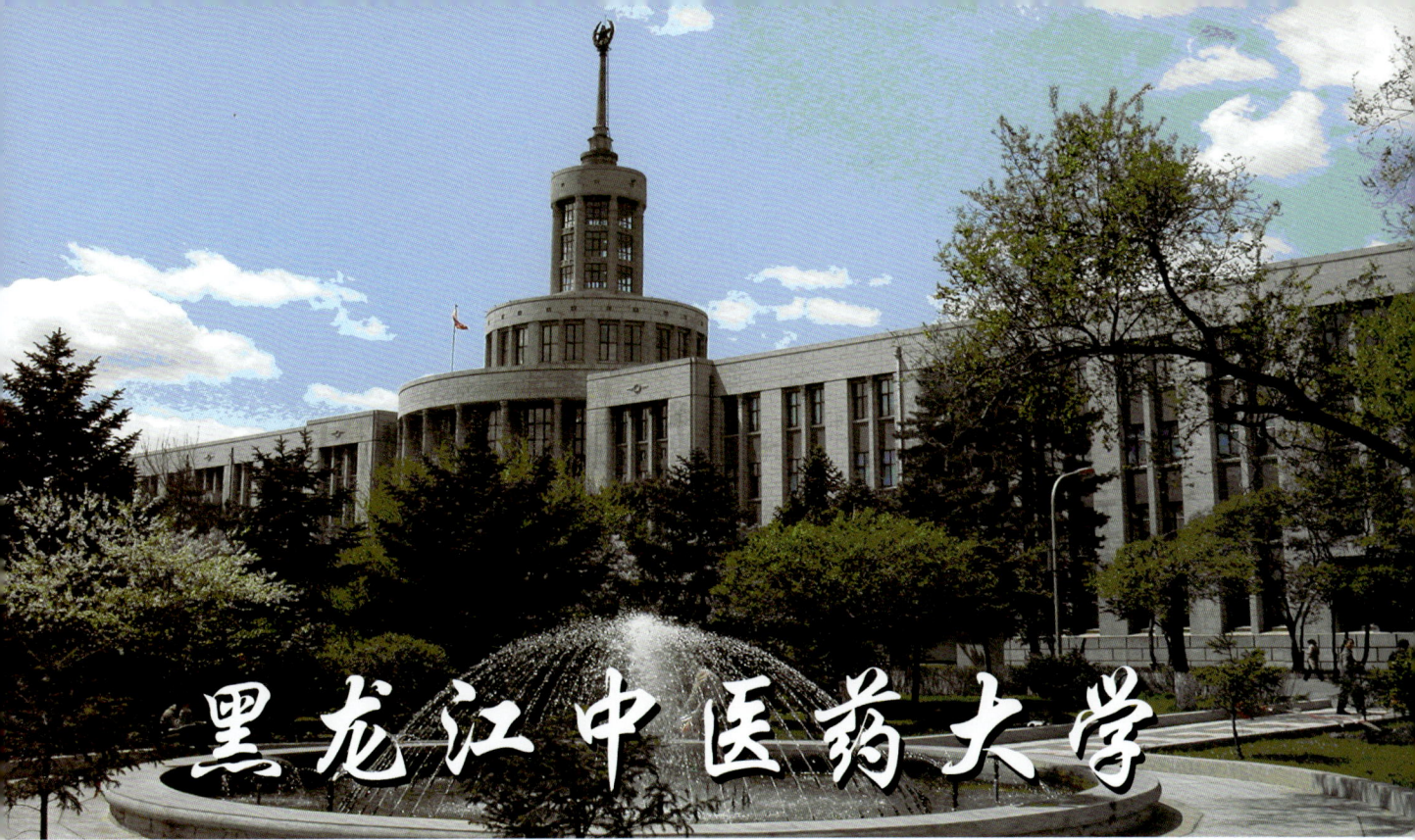

黑龙江中医药大学

黑龙江中医药大学始建于1954年,现为黑龙江省重点建设的高水平大学。学校于2004年全国首批教育部本科教学工作水平评估获优秀,2007年全国首家通过教育部本科中医学专业认证单位,2008年被确定为国家中医临床研究基地建设单位,2009年获全国精神文明建设工作先进单位称号。

学校下设9所学院、8所附属医院(其中6所为非直属)、1个研究院、26所教学医院和85个实习基地。中医学、中药学、中西医结合、药学4个一级学科具有博士学位授予权,居全国同类院校之首。有28个学科具有硕士学位授予权。学校设有中医学、中药学、中西医结合3个博士后科研流动站,有国家级重点学科4个、国家中医药管理局重点学科9个、省级重点学科18个。设有18个本科专业及13个专业方向,涵盖医、理、文、工、管、法等多个学科门类。

学校现有教职工2449人(校本部1093人),其中教授、副教授及相应职称人员685名,博士研究生导师86人,硕士研究生导师221人,有38位专家享受政府特殊津贴,卫生部有突出贡献中青年专家3名,百千万人才工程国家级人选4人,国家级教学名师3名,全国先进工作者1名,全国优秀科技工作者1名,全国优秀教师6名,巾帼建功标兵1名。现有长江学者讲座教授1人,龙江学者特聘教授6人。"中药及方剂的血清药物化学研究团队"、"中药及复方药效物质基础研究团队"、"中医妇科学团队"被评为省级科技创新团队。

学校现有省部共建教育部重点实验室1个,国家中医药管理局重点研究室3个,国家中医药管理局三级实验室10个,省重点实验室3个,省普通高等学校重点实验室5个,科技部国际科技合作基地1个,黑龙江省中医药国际科技合作基地1个,黑龙江省科技创新平台1个,黑龙江省校企合作工程技术中心2个。学校教学科研设备总值达亿元,有超导核磁共振波谱仪、超高效液相质谱联用仪、电子显微镜(透射)、激光共聚焦扫描仪等一批大型精密仪器设备。

"十五"以来,获得各级各类科研课题立项1598项,其中国家"973"项目3项、"863"项目1项;获得各级各类奖励489项,其中国家技术发明二等奖1项、国家科技进步二等奖6项、高校科学技术自然科学奖一等奖1项、中华中医药科技进步一等奖2项、黑龙江省自然科学一等奖3项、黑龙江省科技进步一等奖4项。2008年,学校培养的博士撰写的论文获得教育部、国务院学位委员会"全国优秀博士学位论文",成为全国第三个获此殊荣的中医药大学。在中药天然药物药效物质基础研究、中药血清药物化学研究方面处于国际先进水平,在方剂配伍规律、针灸作用机理研究和中医药治疗内科、妇科、肾病等重大疾病的临床研究方面处于国内领先水平。

学校拥有省内唯一一家药物安全性评价中心(GLP),建立了黑龙江省中药材GAP研究中心;为"省医药工业校企合作专业委员会"牵头单位,与多家企业合作,成立了黑龙江中医药大学久久药业和黑龙江宝泉制药有限公司等校企联合的科技实业;建成了占地100万平方米的黑龙江中医药大学清河中药材种子种苗繁育基地,并在黑龙江省14个市、县建成中药材GAP示范基地。

学校已同世界上30多个国家和地区的近40所医学院校或研究机构开展了教育、医疗、科技合作与交流,目前学校长期国际合作项目139项,接受国外来访学者500多人。多次承办大型国际学术会议,举办了八届"中俄生物医药论坛"、二届中匈双边医药学术研讨会、首次中德睡眠研究学术讨论会、第二届多囊卵巢综合征国际论坛、现代分析技术与中医药研究学术研讨会等。学校与英国伦敦南岸大学、哈尔滨师范大学联合在英国伦敦创办的世界首家中医孔子学院,连续两年被国家汉办评为"优秀孔子学院"。

近年来,黑龙江中医药大学进入了一个新的历史发展阶段,在学科建设、人才培养、师资队伍建设、教学科研等各方面都取得了显著成绩,为将学校建设成为国内一流大学奠定了坚实的基础。

承德医学院

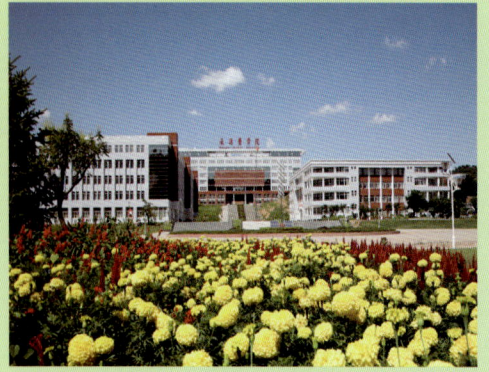

学院正门

承德医学院创建于1945年，原名冀东军区卫生学校、中国医科大学第四分校、热河医学院、承德医学专科学校等。1982年经教育部批准定名为承德医学院。2003年被国务院学位办批准为"硕士学位授予单位"；在2007年国家教育部本科教学工作评估中获得优秀。学校坐落于我国著名旅游胜地承德市，与风光旖旎的皇家园林避暑山庄和恢宏壮观的外八庙毗邻。校园占地面积1500亩。

学校现有在校生8000余人。设有临床医学、中西医临床医学等10个本科专业，临床医学、护理学等6个专科专业。学校下设有直属附属医院1所，非直属附属医院17所，教学实习医院54所，总床位达15000余张。学校目前设有临床医学、中医学、护理学、中药学、心理学、生物医学工程学6个系及临床学院、继续教育学院。中药学、肿瘤学、人体解剖学与组织胚胎学、病原生物学、病理学与病理生理学等5个学科具有硕士学位授予权，11个学科与兄弟院校联合招收和培养博士及硕士研究生，2006年开始招收第一届外国留学生，2007年与新加坡联合培养护理学留学生。

学校现有教职工1900余人，教师1000余人，其中正、副教授400余人，教师中具有硕士、博士学位者近50%，有45人被聘为硕士、博士研究生导师，多人为国务院和河北省政府特殊津贴获得者。学校聘请了多名国内外知名学者为兼职或客座教授。学校本部现设有66个教研室，15个医学实验中心，建有临床学、基础医学、中药学、计划生育、眼科学、蚕业6个研究所。拥有中药学科河北省唯一重点实验室——"河北省中药研究与开发实验室"，有符合GLP标准的动物实验室，人体解剖学等9门课程为省级精品课程，人体寄生虫学为河北省教学团队，临床医学、护理学专业被评为河北省本科人才培养创新高地、河北省品牌特色专业，并被评为国家级特色专业建设点。学校图书馆藏书57万册。

在科研方面，已形成了以中草药研究与开发利用为主的科研方向。1996年以来，先后承担了国家自然基金、科技部重点课题、国家"九五"攻关课题和省部级课题、厅局级课题400多项，多项科研成果获得省级以上奖励。中药学被评为省级重点学科，省级重点发展学科3个。2000年以来，主编参编学术著作100余部，国家规划教材57部。

学校十分重视与国内外高校建立和发展友好交流与合作，与加拿大、日本、俄罗斯、韩国、泰国、丹麦、新加坡及香港等数所大学建立了友好院校和交流关系。

学校坚持培养社会需要的医药卫生人才，强化教育教学。近年来，一大批毕业生直接考取了全国著名院校的硕士、博士研究生或赴国外攻读学位。学生考研录取率达到40%以上，高于同类院校。

学校6次荣获"省级文明单位"称号，大学生社会实践5次获得中宣部、教育部和团中央等部委表彰，被国家教育部、总参谋部和总政治部等授予"全国大学生军事训练先进单位"，被授予河北省校园文化建设"十佳单位"称号，2008年被评为河北省"文明大院"，附属医院荣获"全国卫生系统先进单位"称号。护理系2009年被评为"全国三八红旗集体"。

建校以来，学校已先后培养各专业毕业生20000余人，他们工作在全国各地，多数毕业生已经成为名医、专家、优秀的党政干部、杰出的企业家和各医疗卫生单位、高等院校及科研院所的业务骨干。

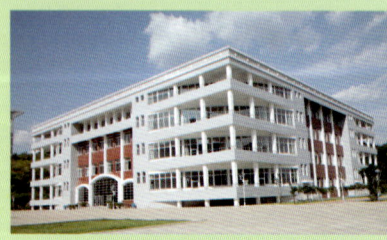
教学楼

实验楼

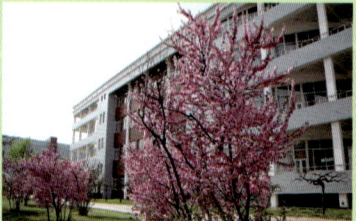
宿舍楼

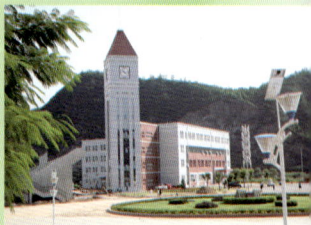
行政楼

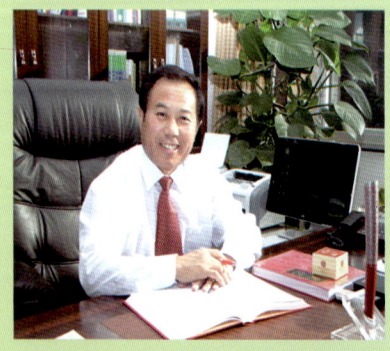
张树峰校长

张树峰 教授、主任医师，硕士生导师。1976年9月毕业于华北煤炭医学院中医系，1987年7月毕业于河北师范大学政教系，1997年至1999年在中国人民大学工商管理学院研究生班学习。现任承德医学院党委副书记、校长；兼任河北省中医药学会副理事长、河北省中医药学会"治未病"专业委员会主任委员，世界中医药学会联合会中医心理学专业委员会常务理事，中国药学会中药补益药专业委员会副主任委员，河北省伦理学会副会长，中国心理卫生协会煤炭分会副理事长，《中国健康心理学》杂志副主编，中华医学会心身医学分会委员。

主要从事中医学、中药学教学、科研、临床及医学伦理学研究和管理工作。作为主编、副主编出版医学专著6部，先后发表中医药学术论文50余篇，先后主持和承担国家科技支撑计划项目、中国—匈牙利国际合作项目、河北省重大课题及省部级课题等10余项，获省部级科技进步二、三等奖3项。先后应邀赴日本、匈牙利等国6所大学作学术报告。

首都医科大学中医药学院

Capital Medical University School of Traditional Chinese Medicine

学院概况

首都医科大学中医药学院前身是北京中医学院分院，创建于1978年。1986年挂靠北京联合大学独立办学，是北京市属唯一一所培养高级中医药人才的院校，30年来为北京地区培养中医药高级专业人才3000余人，在职培训2000余人，其中相当一部分已经成为北京市中医药行业的骨干。2002年学院进入首都医科大学，成为其二级学院。

目前，学院行政管理机构有学院办公室、教学科研办公室和学生工作办公室；教学机构有中医系、中药系和实验教学中心。中医系设有中医基础学、中医临床基础学、方剂学、针灸推拿学、中医史文献学5个教研室，中药系有中药药剂学、临床中药学、中药化学、中药资源学4个教研室。学院建有首都医科大学中医药研究所，围绕重大疾病的基础与临床防治开展研究，研制和开发新药物，内设中医代谢病、中医脑病、中医肝病以及中药新药等4个研究中心。

学科建设

"十一五"期间，学院围绕建设教学研究型的"国内一流、国际知名"医科大学的战略目标，以学科建设为中心，制定了以"优、特、重"建设为核心，全面推进的策略，突出中医与中药紧密结合、基础与临床紧密结合的学科特色。学科布局明显优化，学院现有1个北京市重点建设学科—中医学，下设5个二级学科群；中药学系下设4个二级学科群。目前拥有中医学、中药学两个硕士一级学科授权学科，6个专业学位授权点。

教育教学

学院现有在校本科生300余人，研究生60余人。学院承担学校中医学、中药学、药学等专业的教学任务，为研究生、本科生、留学生、成人高等教育等各类各层次学生开设70余门次课程，为全校开设选修课10门。本科教育设有中医学及中药学2个专业。在人才培养模式上，实施中医药专业精品教育，实行本科生导师制，在中医传承与现代教育相结合培养复合型实用人才方面具有特色。中医学专业已建设成为北京市特色专业、教育部特色专业。近年来学院有7门课程获批校级精品课程，5部教材获批校级优秀教材。近5年共获得校级教育教学成果奖5项，现有校级优秀教学团队2个。

科学研究

学院先后获卫生部、国家中医药管理局、北京市科委、北京市卫生局科技进步成果奖20余项。近年来科学研究水平进一步提高，共获批市局级以上科研项目64项，其中国家自然科学基金15项、北京市自然科学基金5项、国家中医药管理局课题3项，局级项目40余项。近5年学院教师共发表论文400余篇，其中SCI论文4篇，核心期刊论文280余篇。作为主编及副主编编辑学术著作及教材近40部，参加编写的学术著作与教材94部，学科建设与科研水平不断得以提高。

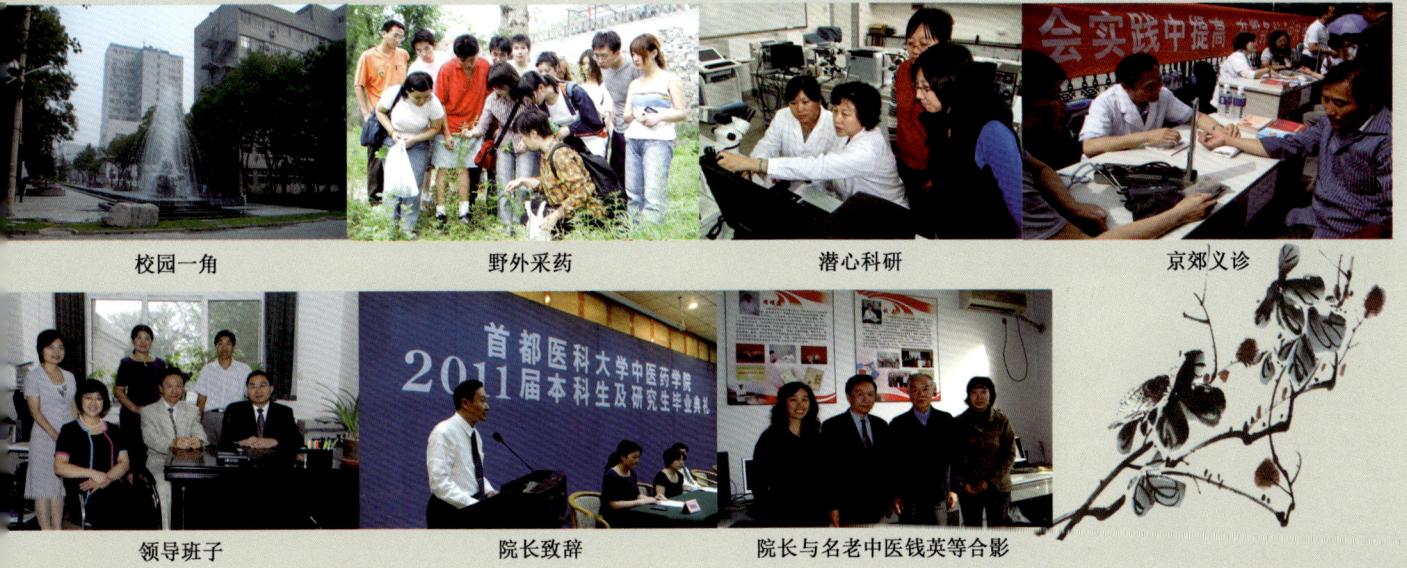

校园一角　　野外采药　　潜心科研　　京郊义诊

领导班子　　院长致辞　　院长与名老中医钱英等合影

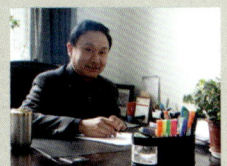

车念聪　首都医科大学教授、硕士生导师、享受国务院政府津贴。首都医科大学中医药学院院长，兼任首都医科大学中医药研修学院院长，中医学学科带头人。从事中医温病学、中医内科学及内科肝胆病的教学、科研和临床工作。兼任世界中医药联合会内科肝病委员会常务理事，中华中医药学会内科分会肝胆病学术委员会副主任委员兼秘书长，全国中医药高等教育学会常务理事，北京中医药学会常务理事，北京市中医药学会基础理论委员会副主任委员，中国保健科技学会专家委员会委员，北京市中西医结合学会常务理事等职务。

擅长慢性肝损伤性疾病（病毒性肝炎、肝纤维化、肝硬化、脂肪肝、酒精性肝损伤）和脾胃病（急慢性胃肠道疾病，如胃炎、溃疡病、肠炎）等治疗与研究。先后发表学术论文50余篇；参编、主编《临床中医内科学》、《实用中医消化病学》等专著9部。近年来主持、参加市局级科研课题4项，其中"慢性丙型肝炎的临床与实验研究"、"北京地区慢丙肝临床流行病学调查"等课题在十余年研究基础上，将中医药治疗病毒性肝炎的研究进一步推向深入。共获各类教学、科研成果奖10余项，其中省部级成果奖3项，局级成果奖3项。"'软肝煎'治疗慢性乙型活动性肝炎及抗纤维化的理论、临床与实验研究"获国家中医药管理局科技进步三等奖。

南方医科大学中医药学院
——中西医结合医院

南方医科大学中医药学院前的身是医大中医系,始建于 1975 年 7 月。1986 年成立全军中西医结合研究所,1997 年 3 月更名为中医药研究所,1998 年批准建立中医医院,是系、所、院合一的编制体制,也是全军唯一的集教、研、医为一体的培养全军中医、中药、中西医结合高级人才基地。2005 年 6 月学校转制后成立中医药学院,2006 年,成立南方医科大学中西医结合医院,实行院院合一管理模式。

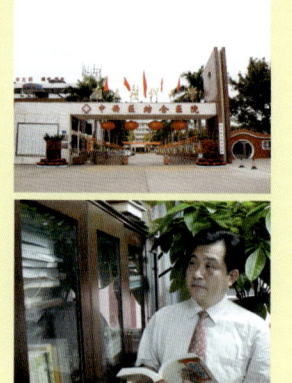

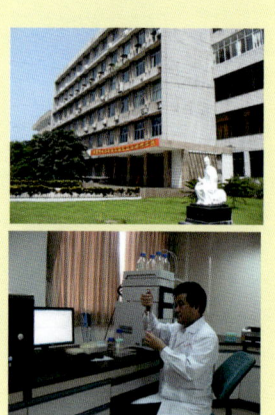

在学科建设方面,学院目前已经形成集中医学、中药学、中西医结合医学为一体,教、医、研并举的特色学科群。拥有国家重点学科 1 个(中西医结合临床医学)。在教育部网站上公布的 2007 年中国大学研究院各二级学科 A++ 级学校排行榜中,该校中西医结合临床医学排名第二(共 67 个)。2008 年由该学科牵头组织的"疑难病证中西医结合诊疗方案优化及新制剂研发"项目,成功进入广东省"211 工程"三期重点建设。同时学院还有国家中医药管理局重点学科 5 个,国家重点专病建设单位 3 个,国家中药临床药理基地 1 个,国家中医药管理局三级实验室 3 个,广东省重点学科 1 个,省级重点实验室 1 个,广东省中医药局重点专科 2 个,广州市中药品种开发中心 1 个。

在教学建设方面,学院拥有中西医结合和中药学 2 个一级学科博士学位授权点和中医学硕士学位一级学科授权点。有国家特色专业 1 个、国家级教学团队 1 个、国家级精品课程 1 门;广东省名牌专业 2 个、广东省特色专业 1 个、广东省高校实验教学示范中心 2 个、广东省精品课程 2 门。目前学院已形成了以本科生、研究生培养为主体,留学生培养为特色,以中西医结合为教学模式,学历教育和继续教育相结合的培养体系。已为军队和地方培养本科生近 4000 名,博士、硕士研究生近 500 名,为 30 多个国家培养留学生和中药技术人才 300 多名。目前军队中 90% 的中医药和中西医结合人才均出自该学院,有 80% 的军队医院中医科或中药房主任是该学院培养的学生。

在科研工作方面,"十一五"以来,全院共获省部级科技进步奖 32 项,承担各类基金课题 100 余项,其中国家基金课题 46 项,并在"863"、"973"、国家科技支撑计划及国家自然科学基金重点项目上取得突破,获资助资金近 5000 余万元。在中药新制剂、新剂型、中医急症新药研究方面处于国内先进水平。在国际上第一个研制成中药粉针剂—双黄连,并成功用于工业化生产,获国家发明专利;首创抗轮状病毒感染疾病新药—葛根芩连微丸;国内首创中药袋泡剂剂型。研制的三九胃泰、正天丸、金关片、壮骨关节丸原是南方制药厂(三九集团)的主打产品;由康臣药厂生产的尿毒清产值超过十亿元;研制的无限极保健系列口服液现在还是李锦记保健食品有限公司的主要上市产品,补脾益肠丸是陈李济药厂的重要产品,益元口服液、无服极系列口服液等保健品年销售额逾 2 亿元,创造了巨大的经济效益和社会效益。

在医疗方面,2006 年,广东省委省政府关于建设中医药强省决定中明确提出了"支持南方医科大学发挥中西医结合学科群优势,建设一所投资多元、医教研一体,国内一流水平的南方中西医结合医院"。于 2006 年 10 月中西医结合医院门诊部开业;2010 年 6 月,400 张床位的住院部启用,已经形成分科比较齐全、特色比较明显的中医、中西医结合诊疗体系,在中医药防治肾病、脑病、风湿病、脾胃病、肝胆病、老年心血管病、慢性软组织损伤、退行性骨关节病和中西医结合治疗肿瘤等疑难杂症方面在省内外享有较高声誉。

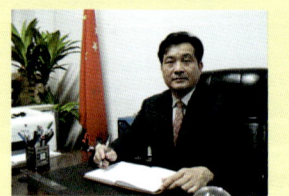

吕志平 教授、主任医师、博士生导师。1980 年毕业于广州中医学院医疗系,1995 年获山东中医药大学硕士学位。现任南方医科大学中医药学院/中西医结合医院院长,国家重点学科和广东省"211"三期重点学科建设项目—中西医结合临床医学学科带头人,教育部中医学特色专业带头人,教育部中西医结合内科学教学团队带头人,国家教育部中医高等学校教育指导委员会委员,国家优秀教育工作者。

兼任中华中医药学会常务理事、中医基础理论专业委员会副主任委员、科技成果奖评审专家,中国中西医结合学会常务理事、教育工作委员会副主任委员、基础理论专业委员会副主任委员,中国中西医结合医师协会执行常委,广东省中医药学会副会长、络病专业委员会主任委员、肝病专业委员会主任委员,广东省中西医结合学会常务理事、肿瘤专业委员会副主任委员,国家自认科学基金、广东自然科学基金、国家保健药品评审专家,广东省中医药科学院专家委员会委员等职。

从事中医药教学、科研、临床工作 30 余年。教学上主讲研究生、中医、中医本科等多层次的中医基础理论、中医诊断学、中医内科学等课程。主编 21 世纪高等医药院校教材《基础中医学》、高等医学院校创新教材《中西医结合导论》;副主编普通高等教育"十一五"国家级规划教材《中医学基础》、全国高等医药院校创新教材《中医思维方法》、新世纪全国高等医药院校改革教材《中西医结合思路与方法》。获广东省教学成果二等奖等奖项 10 余项。

临床上,长期主持南方医院中西医结合医院中西医结合肝胆专科工作,是广东省重点专科中西医结合肝病带头人,专长中医内科杂病的治疗,对肝胆、胃肠疾病、呼吸系统疾病的中西医结合治疗积累丰富经验。科研上,主要研究领域包括中医藏象理论的临床与实验研究和中西医结合肝病证的临床与实验研究。先后主持国家"十一五"科技支撑计划、国家重大新药创新及自然基金等课题,广东省"211"重点课题等各类课题 20 余项,获研究经费近 3000 万元。发表论文近百篇,其中 SCI 收录 5 篇;主编《常见病调养与康复丛书》、《肝脏病防治与自我调理》等著作 20 部(册),副主编著作 37 部(册);"保肝宁抗肝纤维化作用的机制研究"获中国中西医结合学会一等奖、省科技进步二等奖,"'肝郁'机理的临床与实验研究"获中华中医药学会科技进步奖二等奖,另外还获得军队医疗成果二等奖等各类科技进步奖 11 项。

廣東省中醫院

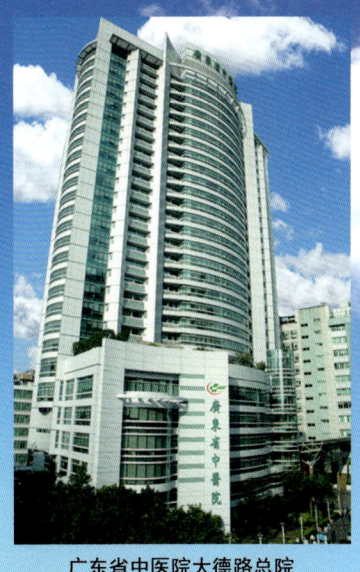

广东省中医院（广州中医药大学第二附属医院、广州中医药大学第二临床医学院、广东省中医药科学院）始建于1933年，是我国近代史上最早的中医医院之一，被誉为"南粤杏林第一家"。目前，医院已发展成为拥有大德路总院和二沙岛分院、芳村分院（广州市慈善医院）、珠海医院、大学城医院等4所三级甲等医院以及广州下塘、天河、罗冲围三个分门诊的大型综合性三级甲等医院。

广东省中医院2010年全年门诊量已超过568万人次，连续10多年占居全国中医院之首位。反映医院社会效益和经济效益的其他重要指标也排在全国医院的前列。医院有床位3100多张，拥有超过8亿元的现代化医疗设备。成为全国年服务患者人数最多全国规模最大、实力最强的中医医院之一。

医院拥有国家级重点学科4个，国家级重点临床学科4个，重点专科12个，省级重点专科17个。近5年来，承担的省部级及以上课题达471项，其中国家级课题119项（包括国家"863"计划、"973"计划、国家攻关课题、国家支撑计划课题和国家自然科学基金重大课题），省部级课题352项。

医院重视医院文化建设和内部运行机制的构建，使医院获得了快速的发展，取得了一系列的成绩，连续多年被评为全国精神文明建设先进单位、全国精神文明建设示范点、全国职业道德建设先进单位、全国示范中医院、全国百佳医院、全国先进基层党组织，获得全国"五一"劳动奖状，在医疗卫生系统争取排头兵，取得多个率先，取得了明显的社会效益和经济效益，在广大患者心目中建立了良好的口碑，实现了医院的跨越式发展，被卫生部和国家中医药管理局赞誉为全国卫生战线的一面旗帜。

广东省中医院大德路总院

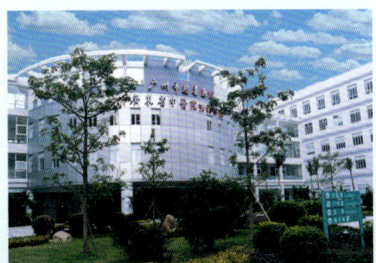

广东省中医院芳村医院

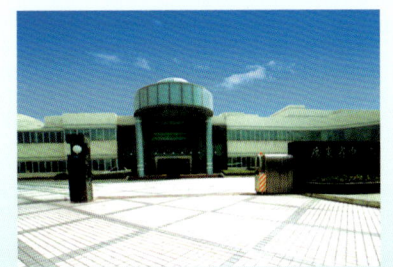

广东省中医院二沙分院

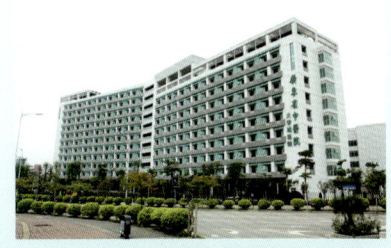

广东省中医院大学城医院

吕玉波 研究员，高级经济师，研究生导师，广东省中医院、广州中医药大学第二临床医学院、广东省中医药科学院院长兼党委书记，兼任中国医院协会副会长，中华中医药学会副会长，世界中医药学会联合会康复保健专业委员会会长，广东省中医药学会会长，广东省医院协会副会长，广东医学会副会长。

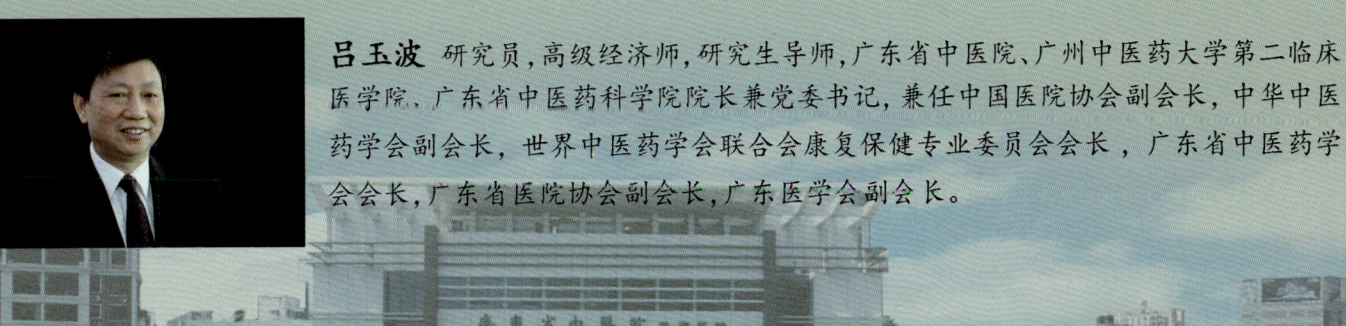

广东省中医院珠海医院

北京中医药大学东方医院

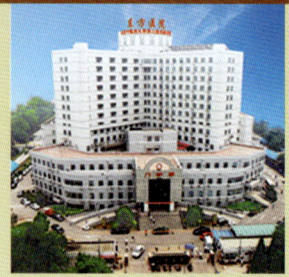

东方医院是北京中医药大学第二临床医学院,国家中医药管理局直管单位,全国三级甲等中医医院。教育部211工程建设的唯一一所中医药大学北京中医药大学附属医院,北京市医疗保险定点医院。总占地面积31231.62平方米,建筑面积87264平方米,是一所特色明显、功能齐全、设备先进,集医疗、教学、科研、预防和健康咨询为一体的现代化大型综合性中医医院。院内共开放床位705张,日平均门诊量5000人次;设有临床科室37个,技术力量雄厚,诊疗方法是以中医为主、中西医结合。有周平安、陈淑长、王沛等全国知名专家、教授应诊,还有一大批中青年学科、专科带头人出诊查房。

医院重视发展中医,特色鲜明,优势明显。拥有国家中医药管理局重点专科(病)项目6个,分别是脑病科、肾病科、心血管科、妇科4个专科和青盲(眼科)、周围血管病(动脉硬化闭塞症)2个专病。拥有脑病科、呼吸热病科、儿科3个北京市中医诊疗中心。在治疗各种常见病、疑难病等方面,均有丰富的经验和独特的疗效。根据中医"治未病"理念,针对现代亚健康人群不断扩大的形势,于2008年成立了治未病中心,用传统的中医方法,内调外养,达到预防保健的效果。

作为教学医院,为国家培养高素质专门人才。设有中医内科、外科、妇科、儿科、针灸推拿、中西医结合临床等11个研究生招生专业,建有中医学、中西医结合博士后流动站,设有博士学位授权点6个,硕士学位授权点11个,共有内、外、妇、儿等18个临床教研室,是全国中医药高等教育学会临床教育研究会的常务理事单位。医院共有博、硕导师近100名,8名专家享受政府特殊津贴,3名专家被国家确定为师承制教育导师。其承担学校七年制科研方向班和北京中医药大学——新加坡南洋理工大学中医——生物双学位项目班的临床授课、毕业实习以及五年制学生毕业实习等教学任务。

医院还开展了包括国家"973"计划、国家科技攻关(支撑)计划、国家自然科学基金项目等在内的共468项课题研究,其中主持国家"973"计划、"重大新药创制"专项、国家自然科学基金、国家科技支撑计划、国家中医药管理局行业专项43项,教育部课题35项,获各级科技成果奖37项。拥有国家中医药管理局细胞分子技术三级实验室,及卫生部、国家食品药品监督管理局中药新药临床试验基地,设有呼吸内科、心血管内科、神经内科、内分泌、消化内科、肿瘤科、外科、妇产、眼科、耳鼻喉科、皮肤等11个新药临床试验专业。中医内科为国家教育部重点学科,中西医结合临床学科、中医妇科学为国家中医药管理局重点学科建设单位。目前承担国家教育部"211工程"三期重点建设项目,是国家中医药管理局重点研究室、北京市重点学科建设单位,中华中医药学会耳鼻喉科分会、脉管病专业委员会、全国中医性学专业委员会及北京市等多个学术团体的组长单位。北京市"薪火工程"名老中医杨甲三、刘弼臣、王永炎、韦玉英、王沛、周平安等教授学术传承研究及工作室站的建设单位设在东方医院。

医院将以"大医精诚、救死扶伤、患者至上"为宗旨,"精益求精、诚信为本、弘扬国粹、传承创新"为理念,竭诚为广大患者服务。

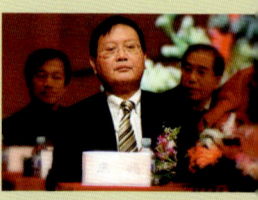
庞鹤书记主持东方医院十周年院庆

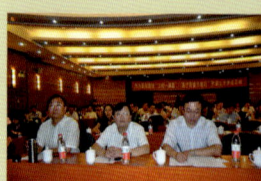
医疗质量万里行,"三好一满意"公开承诺大会会场

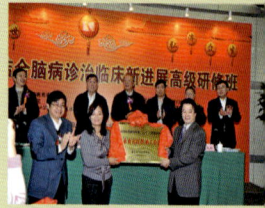

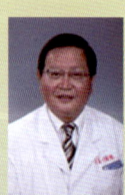 **庞鹤** 主任医师、教授、博士生导师,北京中医药大学东方医院党委书记、周围血管科学科带头人。兼国家中医药管理局心脉气血研究室主任,中华医师协会中西医结合医师分会第一届委员会常委,中华中医药学会科技奖评审库专家、亚健康分会副主任委员、仲景学术专业委员会委员,中国中医药研究促进会理事,北京中医药协会中医周围血管专业委员会顾问,北京市中医学会脑血管专业委员会副主任委员,世界中医药学会联合会临床疗效评价专业委员会常务理事,《当代医学》、《中华中医临床杂志》、《世界中西医结合杂志》杂志编委,《山西中医学院学报》特邀编委。

王永炎名医工作站揭牌

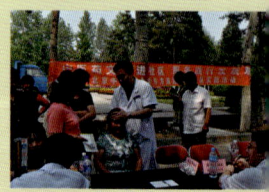
专家进社区乡村进行义诊

1978年毕业于北京中医药大学中医系,同年留校承担《金匮要略》课程的教学任务。深得刘渡舟、苏宝刚、魏中民等名师的指点与教诲,研读了大量古籍文献,并积累了丰富的教学经验,曾被评为"北京市教书育人先进工作者"。1990年起,任北京中医药大学基础部副主任、基础医学院副院长,从事临床与教学工作,曾作为主要参加者参与国家"八五"、"九五"、"十五"攻关课题以及国家自然基金、国家教委博士点、国家中医药管理局重大中药课题的开发,经过二十余年的理论研究与临床实践的积累,在心脑血管、周围血管疾病的诊治方面造诣颇深,已形成具有自身特点的诊疗方法与学术观点,认为疑难杂症多由正虚瘀毒阻络所致,毒又以痰、浊、热、湿为多见,瘀毒伤脉,流注经络所致,故采用护正祛湿通络为主的治疗方法。作为周围血管外科的学科带头人,积极主张采用中西医结合疗法,一方面引进先进的仪器设备开展手术微创治疗及高新科技的临床应用(包括人体基因、骨髓干细胞移植等);另一方面又开设中医特色疗法,以中医经典著作中的学术思想为指导,探索中医药在血管性疾病中的临床及实验研究,丰富中医诊断血管性疾病的理论与内涵,研制新的治疗方法和手段,使得血管外科在临床诊断和中西医结合手术、介入治疗方面在国内血管外科领域有着显著的影响,难愈性溃疡中医外治及中药药浴足疗等方面均处于国内领先地位。近8年来已完成国家自然科学基金、国家中医药管理局、北京市中医药管理局及教育部重大课题共4项,获基金资助金额40余万元,现作为主要负责人在研课题有4项,共培养研究生13人,主编及参编学术著作3部,协编教材1部,发表研究论文30余篇,其中在核心期刊发表学术论文5篇。

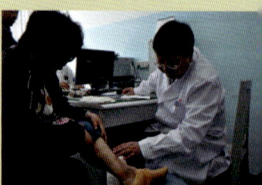
庞书记出门诊

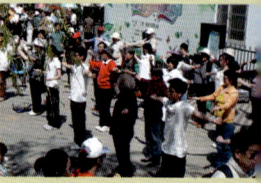
新加坡留学生教社区居民易筋经

曾获奖励:1996年获国家中医药管理局优秀教材一等奖,1997年获北京市普通高校优秀教材一等奖,"破血化瘀、泄热醒神、化痰开窍法治疗出血性中风的临床与实验研究"获1997年国家中医药管理局科技进步一等奖,1998年国家科技进步三等奖,"肾应冬生理机制的研究—松果腺在冬夏对性腺的调节"获2004年中华中医药学会科技进步二等奖,"中医脉象信息采集关键技术研究"获2006年教育部科技成果奖;曾被评为"北京市教书育人先进工作者"。

网址: www.dongfangyy.com.cn 咨询电话:010-67689655

北京中医药大学第三附属医院

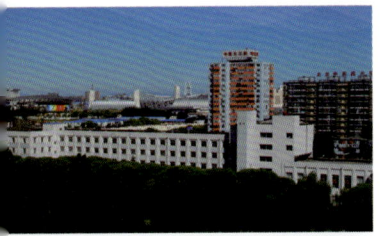

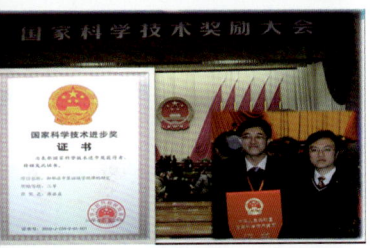

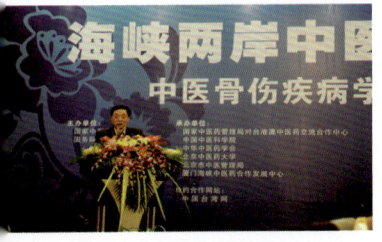

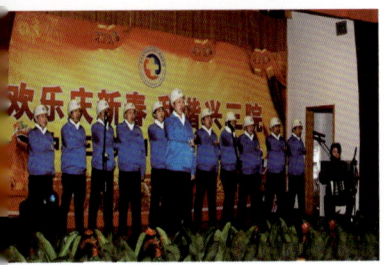

北京中医药大学第三附属医院是北京市医保定点、三级中西医结合医院。现有职工565人（含合同制141人），其中卫生技术人员484人，包括正高级职称19人、副高级职称56人、中级职称177人，拥有国家级项目学科带头人2名。有入选"全国中青年名中医"、国家中医药管理局优秀中医临床人才等国家级人才培养项目。为全国中医药高等教育学会临床教育研究会的常务副理事单位。

医院设有床位520张。中西医结合骨伤科、中西医结合脑病科是国家中医药管理局重点建设专科，中医全科医学、中医骨伤科学是国家中医药管理局重点学科单位。脑病科在中风病、头痛、痴呆、抑郁症、焦虑症等疾病的诊治方面已达到国内领先水平。学科带头人是北京市名老中医、国内知名神经内科专家、博士生导师唐启盛教授。脑病科还被中华中医药学会评为"全国中医特色护理优秀科室"。骨伤科开展的各种创伤、骨折、颈椎病、骨质疏松症、腰椎、骨关节病、腰椎间盘突出症、膝髋骨关节炎、微创手术、足踇外翻等疾病的治疗，在国内外享有盛誉。其骨质疏松症门诊是卫生部医疗质量万里行骨质疏松症诊疗技术协作基地。学科带头人王庆甫教授为中华医学会北京医学会骨科学会委员、中华中医药学会北京分会骨伤科学会副主任委员、卫生部突发公共卫生事件国家级应急专家。

医院相对固定教师118人，其中博士研究生导师8人，硕士研究生导师31人，在职教师中正高职称占16%，副高职称占41%，已形成以博导、硕导为学科带头人的教师队伍。承担中医、针推、骨伤专业本科、专科、七年制等22门临床课程教学任务，完成295名本科生及研究生的临床实习和见习、带教教学及中医护理基础理论教学任务。

医院承担了国际科技合作项目、国家自然科学基金项目、教育部重点科研项目、教育部博士点项目、科技部"十一五"支撑奖项目及首都医学发展基金项目等研究课题。其中唐启盛教授主持的"抑郁症中医证候学规律的研究"，获2009年国家教育部科技进步一等奖、2010年国家科技进步二等奖；名老中医董建华工作站站长杨晋翔教授的"酒精性肝纤维化中医证候表达的临床及生物学基础研究"，获北京市科学技术奖三等奖；裴晓华教授的"三氧化二砷和粉防己碱抑制乳腺肿瘤作用及协同效果的研究"，获中华中医药学会科学技术奖三等奖。

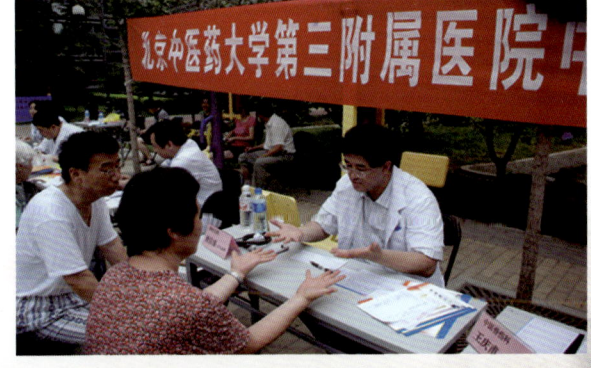

唐启盛 北京中医药大学第三附属医院院长，主任医师、教授、博士生导师，享受国务院颁发政府特殊津贴。兼任国家中医药管理局全国脑病重点专科抑郁症协作组组长，中华中医药学会中医内科学会常委、脑病专业委员会常委，北京市中医学会脑病专业委员会副主任委员、精神卫生专业委员会委员，世界中医联合会老年病学会副会长、中医心理学会常委，中国中西医结合学会神经专业委员会委员，北京市中西医结合学会常务理事，国家第九、第十届药典委员会委员，国家发展和改革委员会药品价格评审委员，国家食品药品监督局中药新药评委，国家药品基本目录编委和国家自然基金初审评委等。

从事中医内科医疗、教学、科研工作多年。对中医脑病如心境障碍、中风、血管性痴呆、头痛、癫痫、帕金森病等有较深入的研究，尤其在抑郁症方面，根据中医理论及多年的临床经验，分为虚、实两类证候，虚证主要为肾虚、心胆气虚、脾虚，实证主要为肝郁、心火等。但临床多以虚实夹杂为主，如肾虚肝郁、肝郁脾虚等证型。抑郁症以肝郁为标，而脏腑功能失调，元神失养，特别是肾精亏虚是其发生发展的根本。其治以益肾解郁、调气安神为大法取得了很好的疗效。

先后承担包括国家科委"九五"、"十五"攻关课题的分题研究和"十一五"国家科技支撑计划、国家科技部国际合作项目、国家自然科学基金项目、国家科委教育部博士点课题、北京市首都发展基金重大联合项目以及国家中医药管理局科研基金课题等；发表论文70余篇，出版著作12部；多次获国家及省部级奖励，其中"抑郁症中医证候学规律研究"获2008年北京中医药大学科技进步一等奖、2008年中国中西医结合学会科技进步二等奖、2009年国家教育部科技进步一等奖、2010年国家科技进步二等奖。

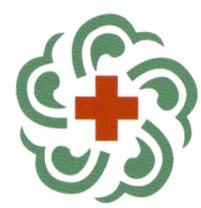

成都中医药大学附属医院
四川省中医医院

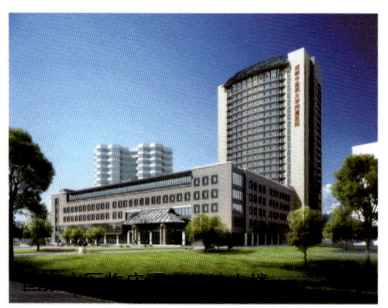

四川省中医医院/成都中医药大学附属医院始建于1957年，是西南地区临床中医学科门类最齐全、综合服务水平最高的集医疗、教学、科研于一体的三级甲等综合性中医院、全国示范中医院。为国家中医临床研究基地建设单位（承担糖尿病的研究），中医药国际合作交流基地，国家中药临床试验研究（GCP）中心，全国中医眼病医疗中心，全国中医急症医疗中心以及国家中医药管理局中医、中西医结合急诊临床基地和感染病临床基地。

医院占地面积8万余平方米，建筑面积12万余平方米，编制病床2000张，目前实际开放床位数838张，开放标准手术室9间，占地1200余平方米。医院现有临床科室30个（含一级科室和二级专业），医技科室9个，中医特色病区8个，中医专科门诊22个，中医专病门诊58个。医院拥有国家级重点学科3个（中医五官科学、中医妇科学、针灸推拿学），国家中医药管理局重点学科6个（中医眼科学、中医妇科学、中医肝胆病学、针灸学、中医内分泌学、中医急诊学），国家中医药管理局重点专科/专病6个（中医眼科、中医肾病科、中医妇科、中医耳鼻咽喉科、推拿科、中风病），国家中医药管理局中医、中西医结合临床基地2个（急诊科、传染病），四川省第一批重点学科重点建设项目2个（中医内科、中医妇科），四川省重点学科6个（中医眼科、中医妇科、中医内科、中医外科、中医骨科、中西医结合内科），省级重大疾病防治中心5个（中风病防治中心、糖尿病防治中心、眼科防治中心、妇科防治中心、肝病防治中心），省级治未病中心1个，以及省级重点专科4个（肛肠科、针灸科、呼吸科、肝病科）。门诊设有肾病、眼底病、糖尿病、痛风、外科、男性不育、杵针、痔瘘等中医、中西医结合专病诊室和"治未病"医学（体检）中心，常年有高级职称的280余名专家在门诊，有名中医55人在名医堂为病员服务。

医院是成都中医药大学的临床医学院，有教研室14个，模拟医院1所，图书馆1个。开办了全国第一批中医学本科专业，1978年招收全国第一届中医学（硕士）研究生，1981年获得全国第一批中医学硕士学位授权点，培养了全国第一个中医妇科学博士和中医五官科学博士。2006年中医学专业和中西医临床医学专业为省第一批特色专业，2008年中医学成为国家级特色专业，2009年中西医临床成为国家级特色专业。在读博士研究生79名，硕士研究生683名，七年制和本科生2882名，同时医院还附设一所省级中专学校—针灸学校。

医院拥有国家三级实验室4个（中医眼科实验室、中医妇科实验室、中医急诊科实验室、肾病内科实验室），省二级实验室1个（推拿实验室），省级科普基地1个。近5年来承担国家重大专项、攻关计划、支撑计划、"863"、国家自然科学基金等国家级、省部级、厅局级科研项目共309项，30余项成果获省、市以上科技进步奖，获专利5项。发表学术论文1093篇，其中SCI收录期刊及核心期刊论文312篇。在省部级以上学会担任理事、专业委员会委员共239人。现有中药饮片460种，中成药380余种。医院制剂有14种剂型，近70个特色制剂，被患者誉为"信得过"产品。

医院现拥有医疗设备总值2.66余亿元，有MRI、X线C型臂数字化血管造影系统、准分子激光系统（鹰视酷眼）、全身CT、CR、DR、彩色超声波诊断仪、CCU、ICU、TTM、全自动细菌分析仪、全自动生化分析仪、尿沉渣定量分析仪、腹腔镜、宫腔镜、电子肠镜、电子胃镜、纤维支气管内窥镜、全自动数字X线机、人工肾、体外循环机、共焦激光等万元以上医疗设备1730余台件。

医院目前在编职工逾千人，其中副高职称以上240人，中级职称321人，博士生导师30人，硕士生导师113人，享受国务院政府特殊津贴专家32人，国务院学位委员会中医中药学科评议组成员1人，国家百千万人才工程国家级人才1人，国家新药评审专家9人，国家有突出贡献中青年科学、技术、管理专家2人，四川省学术技术带头人11人，国医大师1人，四川省首届十大名中医3人，四川省名中医49人，四川省有突出贡献的优秀中青年专家15人，四川省有突出贡献卫生人才1人，四川省卫生厅有突出贡献中青年专家3人。

在对外教育方面，先后为29个国家和地区培养了4000余次的中医药、针灸、推拿人员。近年来常年在医院短期学习的境外学生保持在300人左右。接待了来自美国、德国、新加坡、韩国、葡萄牙、俄罗斯等30多个国家和地区的来访者5000余人次。

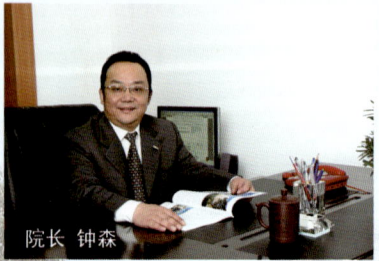

院长 钟森

钟森 教授，主任医师，博士生导师，四川省学术和技术带头人，享受国务院政府特殊津贴专家，全国卫生系统先进工作者。1994年毕业于重庆医科大学，获医学博士学位。1998年破格晋升为传染病学教授。现任成都中医药大学附属医院院长。兼任中国中西医结合学会传染病专业委员会副主任委员，四川省防痨协会副理事长，四川省中西医结合学会肝病专业委员会副主任委员，四川省医学会感染病专业委员会常务委员，四川省医院协会副会长。

钟森教授于1994年在国内率先应用乳猪制备低分子肝细胞再生因子和胸腺素混合制剂治疗重症肝炎，并因此于1998年被评为四川省优秀中青年科技创业奖。曾荣获部省级进步奖四项、厅局级科技进步奖一项，其中四川省政府科技进步二等奖两项，四川省政府科技进步三等奖一项，均排名第一。其"结核病HSP70/B7-1嵌合DNA疫苗研究"于2006年获国家发明专利，2009年"用于结核病免疫治疗和预防的候选药物hsp70/B7-1嵌合DNA疫苗研究"于2006年获国家发明专利，2009年"用于结核病免疫治疗和预防的候选药物hsp70/B7-1嵌合DNA疫苗的研究"获得国家"重大新药创制"科技重大专项"十一五"计划资助。

钟森教授培养硕士20人，博士7人。主编、参编专著7部，发表论文100余篇。负责完成国家自然科学基金课题2项，正在负责承担国家"重大新药创制"科技重大专项"十一五"计划和"艾滋病和病毒性肝炎等重大传染病防治"科技重大专项"十一五"计划各1项，为国家中医临床研究（糖尿病）基地负责人，国家中医药管理局中医、中西医结合传染病临床基地负责人，国家中医药管理局重点学科（中医肝胆病学）建设项目负责人，全国高等学校中西医临床医学特色专业负责人。

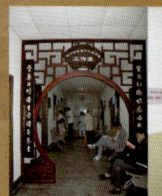
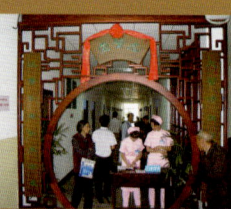

名医堂——四川省十大名中医工作室

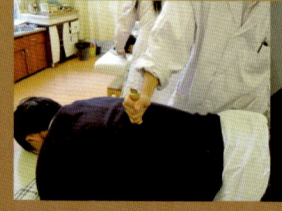
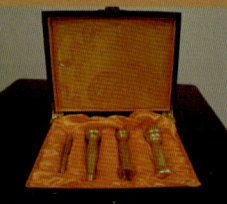

省级非物质文化遗产保护项目"中医杵针"疗法

长春中医药大学附属医院（吉林省中医院）

长春中医药大学附属医院（吉林省中医院）创建于1958年，是吉林省唯一一所集中医医疗、教学、科研、保健、康复于一体的综合性三级甲等中医院。2008被确定为国家中医临床研究基地建设单位，是国家药品临床研究基地、国家中医师资格认证基地、国家中医药国际合作基地、全国中医中风急症医疗中心、国中医医院信息化示范单位、全国中医医院中医药文化建设试点单位、全国中医"治未病"试点单位。近年来，荣获了全国卫生系统先进集体、全国医药卫系统先进集体、全国中医护理先进集体、全国中医医院总务后勤管理先进单位等荣誉称号。

医院现设"两部两中心"，即总部、二部，脑病康复中心、传统诊疗中心。总建筑面积13.1万平方米，开放床位1500张，现有职工1204人，其中高级职232人。有国家名老中医、终身教授5人（已故2人），省市名医46人，博士生导师9人，硕士生导师129人。

医院设临床科室38个，医技科室8个。有7个国家中医药管理局重点专科（脑病科、心血管科、眼科、骨科、肛肠科、儿科、推拿科），急诊科是国家急诊基地；卫生厅重点专科2个（脑病科、针灸科）；省中医药管理局重点专科8个（骨伤科、肛肠科、儿科、呼吸科、肾病科、针灸科、消化科、糖尿病科），省中医药管理"十二五"重点专科建设单位5个（妇科、耳鼻喉科、老年病科、皮肤科、风湿科）。

拥有国家三级实验室1个，省二级实验室3个，省卫生厅重点实验室1个，国家中医药管理局重点研究室1个，国家中医药管理局重点研究室（临床基地设单位）1个，省级研究室13个（其中4个为省重点研究室）。

拥有国家中医药管理局重点学科6个（中医脑病学、中医心病学、中医肺病学、中医骨伤科学、推拿学、针灸学），省教育厅重点学科4个（中医内科学、中医伤科学、中医五官科学、中西医结合基础），省中医药管理局重点建设学科7个（中医内分泌学科、中医肛肠学科、中医康复学科、中西医结合临床学科、中医科学科、中西医结合基础学科、中医眼科学科）。拥有大型现代化诊疗设备，如核磁共振、CT、CR、DR、数字胃肠机、全自动生化分析仪、免疫分析仪、彩色多普勒声诊断仪、电子纤维窥镜、多参数心脏监护系统、血液透析机、体外冲击波碎石机、微波治疗机、多普勒诊断仪、眼底氩激光仪、前列腺气化电切镜、超声聚焦等。

2006年以来，医院坚持"突出中医特色，发挥专科特长，体现时代特点，提高综合实力"的办院方针，牢牢抓住国家扶持中医药事业发展的有利机遇，借助策优势，以国家中医临床研究基地建设和医院管理年活动为良好契机，以文化建设引领医院发展，不断深化改革，加强内涵建设，综合实力快速提升，医、教、工作协调发展，以"学习型、和谐型、研究型"现代化中医医院为建设目标，加快了创建国内一流、国际知名的现代化中医名院的步伐。

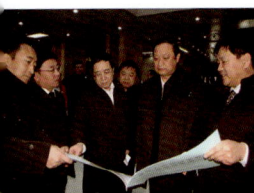
生部副部长、国家中医药管理局长王国强视察国医堂

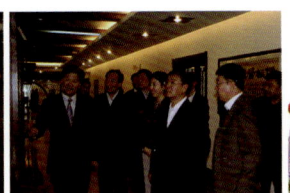
国家中医药管理局副局长马建中视察医院

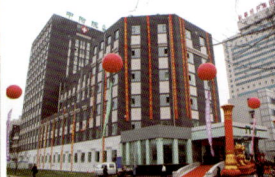
医院二部

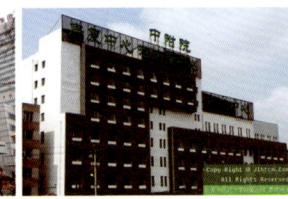
脑病康复中心

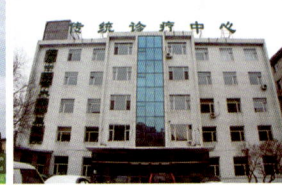
传统诊疗中心

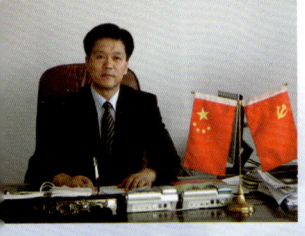

宋柏林 教授 长春中医药大学副校长、附属医院院长。兼任卫生部"健康中国2020"战略规划研究专家、教育部高等学校公共卫生与全科医学教学指导委员会全科医学教学指导分委员会委员、中华中医药学会医院管理分会副会长、《中国医院管理》杂志常务理事、《中国现代医生杂志》编委、中国中西医结合学会第六届理事会理事、吉林省中西医结合学会会长、吉林省中医药学会副会长、国家自然科学基金委员会评审专家、国家奖励评审专家、吉林省科技厅奖励评审专家、吉林省政府第三届决策咨询委员、长春市十三届人大代表等。曾荣获全国卫生系统先进工作者、全国中医医院优秀院长、第七届"中国医师奖"等光荣称号。

宋柏林 教授

地址：长春市工农大路1478号　邮编：130021
电话：0431-86177012　传真：0431-85656164
院长：宋柏林

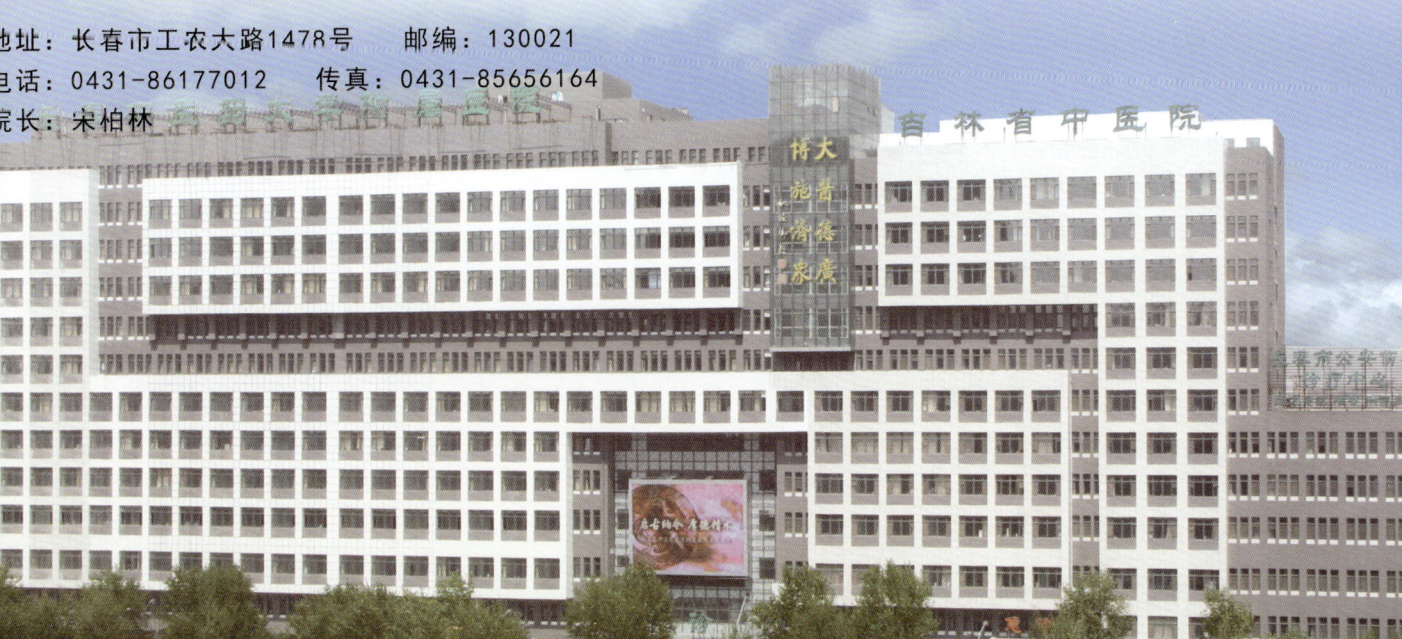

贵阳中医学院第一附属医院

贵阳中医学院附属第一医院，创建于1956年，经过50多年的发展，现已成为贵州省规模最大的集医疗、教学、科研为一体的三级甲等中医医院。曾荣获全国卫生系统"先进集体"、"全国医院文化建设先进单位"、贵州省"医德医风示范医院"、"贵州省省级五好党委"、"贵州省高等教育优秀实习基地"等荣誉称号。2008年，经国家发改委、国家中医药管理局批准，成为国家重点中医院项目建设单位。

医院占地面积26000平方米，总建筑面积44360平方米。全院职工800余人，拥有专业技术人员500余人，其中高级职称人数130人，中级职称人数180人，全国老中医药专家学术经验继承工作指导老师4批共15人，贵州省名中医11名。拥有硕士生导师50余人、硕士学位52人、博士学位7人。全院编制床位1000张，有临床、医技科室32个，年门诊30余万人次，出院病人10000人次，年手术3000余人次。

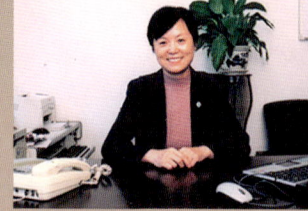

朱广旗院长

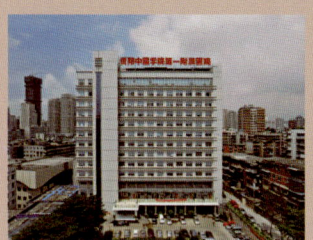
医院环境

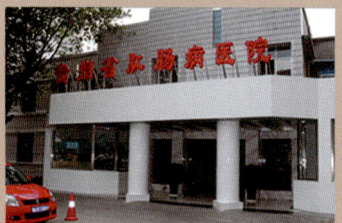
贵州省肛肠病医院

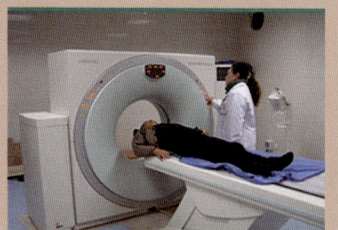
西门子双层螺旋CT机

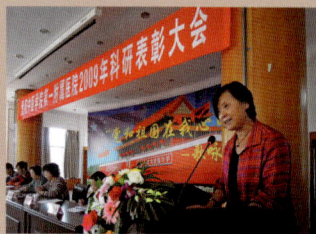
科研表彰

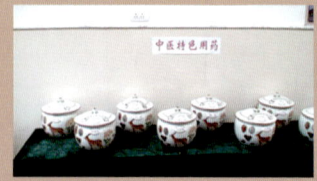
特色药品

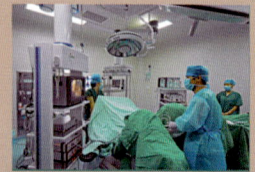
层流手术室

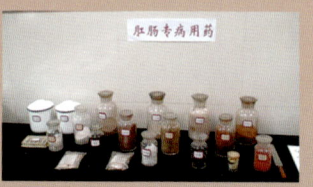
特色药品

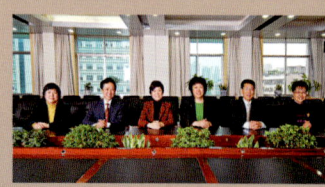
领导班子

医院拥有检测、诊断仪器价值逾亿元。比较先进的设备有：西门子多层双螺旋CT、核磁共振、柯达CR数字成像系统、GE胃肠机、奥林巴斯全自动生化分析仪、菲利浦iu-Ⅱ彩超、德国drager麻醉机、德国西门子9000型呼吸机等。

医院充分发挥中医药特色和优势，进一步强化专科专病建设，促进了学科的增殖和分化，综合实力逐渐增强。现有国家中医药管理局"十一五"重点专科建设项目3个（糖尿病、脑卒中、眼底病），重点专科（专病）强化建设项目1个（甲状腺专病），重点学科3个（中医内分泌病学、中医脑病学、针灸学），贵州省重点中医专科建设项目8个（中医骨伤学科、呼吸内科、消化内科、中医肛肠科、妇科、皮肤科、肾病科、急诊与重症医学专科）；拥有"贵州省肛肠病医院"、"贵州省中医骨伤诊疗中心"、"贵州省中医眼底病诊疗中心"、"国家食品药品监督管理局临床药物试验机构"，国家中医药管理局"苗医苗药治疗慢性疼痛重点研究室"，贵州省名老中医工作室、贵州省中医医疗监测分中心、贵阳中医学院血液病研究所、骨伤研究所，且一直是贵州省中医师执业医师考试技能操作培训点和考点，贵州省全科中医师培训基地。

近年来，医院学科不断增殖、分化，新成立了体检中心、治未病中心、神经外科、心胸外科等，病区从2005年的14个增加到22个，新技术新项目不断开展，收治病种范围逐渐扩大，门诊人次、住院人次以及经济收入持续增长。现正在积极着手成立产科、介入科、重症医学科。

朱广旗 主任医师、教授、硕士生导师，贵阳中医学院第一附属医院院长。兼任中国针灸学会理事，中华中医药学会血栓病分会常务委员，贵州省医学会常务理事、神经病学会常务委员，贵州省中医药学会常务理事，贵州省针灸学会副会长。

朱广旗为医院神经内科学学科带头人及国家"十一五"专科专病——"中风病"建设项目学术带头人，先后主持省厅级科研项目10项，参与国家中医药管理局科研项目1项，发表论文20余篇。对中医药、苗药、针灸治疗神经系统疑难病证有其独到见解。擅长运用针灸、中医治疗脑血管病、脑瘫、脊髓病变等神经系统疾病、各种痛证及疑难杂症，以中医学整体观念和辨证论治为特点，优化、整合中医及苗医药以往研究成果，采用独创的特色优势（贵州苗药+醒脑阴阳透刺法+督脉刺法+特色点穴推拿疗法），建立中医及苗医药卒中病房，以寻求具有较高效价比的可供推广的中医药及苗医药特色疗法防治脑卒中的方案。同时还运用督脉刺法治疗脊髓病变的病人，有效率达90%以上；运用督脉刺法、头针、及透刺法治疗小儿脑瘫，有效率达95%；运用中药治疗头痛、眩晕、癫痫、血压及失眠等常见病，临床有效率也在95%以上。

主要成果：

1. 作为国家中医药管理局"十一五"重点专病——"中风病"建设项目主持人。目前，正在建立以坚持中医学整体观念和辨证论治为特点，以提高临床疗效为目的的中医及苗医药卒中病房模式。

2. 作为国家药物（中药）临床试验机构主任，已完成贵州省中药现代化科技产业研究开发专项项目——国家药物（中药）临床试验机构第一期建设，并顺利通过评审，现在正在进行该机构的第二期项目建设。

3. 作为国家中医药管理局重点研究室"贵阳中医一附院痛证研究室"主任，正在进行"针灸对痛证、中医药对痛证、民族医药对痛证、器械在痛证中应用"等的研究。

4. 主持完成"针刺对佐剂性关节炎大鼠滑膜产生PGE2的影响"、"针刺对缺血性脑损伤发病及治疗作用机理的实验研究"等10余项省厅级科研课题。

5. 发表《百会穴在中医急症中的应用》、《太阳刺络的临床运用》等20余篇论文。

6. 主编高等院校《针灸治疗学》教材1部。

河南中医学院第三附属医院

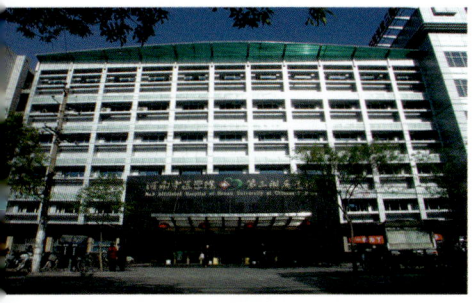
医院外貌

河南中医学院第三附属医院位于郑州市金水路中段，前身为河南中医学院医院，1999年与河南中医学院针灸推拿学院合并，实行"院系合一"。2003年更名为河南中医学院第三附属医院。医院以医疗为中心，以教学为基础、以科研为动力，医、教、研协调发展，相互促进。已成为以脊柱关节及相关疾病诊治为龙头、以针灸推拿为依托、中医专科特色突出、服务水平优良、环境优美的综合性中医医院。十多年来，在学院领导和卫生主管部门的关心下，三附院依托学院强大的人才、科研优势，群策群力，艰苦创业，在打造"名院、名科、名医、名药"品牌的过程中，逐渐形成了医院独特的优势和特色。

医院名医荟萃、专家云集，现有主任医师、副主任医师119人，其中有国医大师李振华，全国名老中医专家邵经明、张磊等13人，河南省名中医3人，博士生导师7人。名老中医药专家具有精湛的医术和较高的知名度，尤其对内科疑难杂症、脾胃病、肝胆病、妇科病、椎间盘突出、糖尿病等有独到的治疗方法和显著的疗效。针灸推拿专科是国家中医药管理局和河南省重点专科，也是省培养高级针灸推拿人才的基地。截止目前，医院共承担课题有35项，其中国家自然科学基金项目2项、国家"十一五"科技支撑重大项目(子)1项、国家"十五"科技专项1项、国家"针灸临床操作技术规范研究项目(子)"1项；国家中医药管理局临床诊疗技术整理项目9项。两年来，在国家级、省级各类学术刊物上发表独著、第一作者论文170余篇，出版著作34部，并承担了多部全国规划和协编教材的编写工作。

近两年来，医院先后获得河南省先进基层党组织、河南省"红旗团委"、全省中医系统2007年医院管理年活动先进单位，多次获得河南中医学院"三育人"先进集体、河南中医学院文明单位标兵。同时，在全省省直医院行风评议中，获得行风评议活动第六名的好成绩。

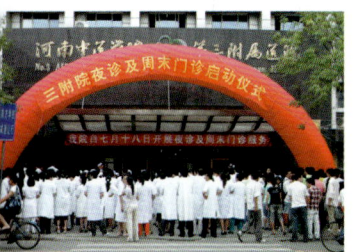
夜诊启动仪式

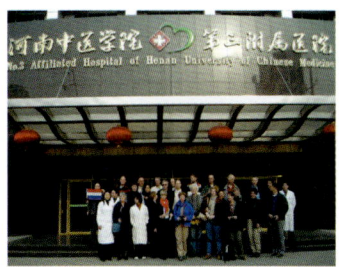
瑞典、芬兰、挪威等国专家来三附院进行学术交流

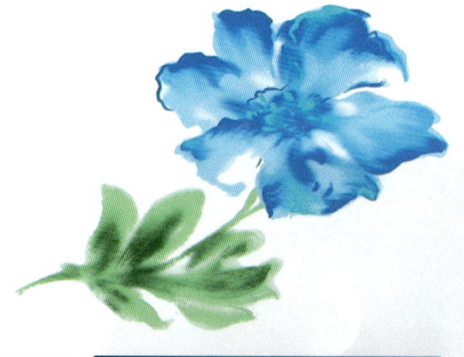

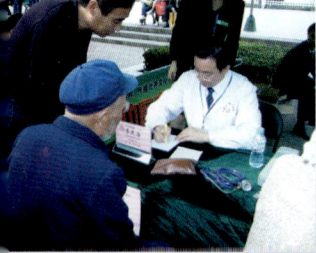
医院义诊

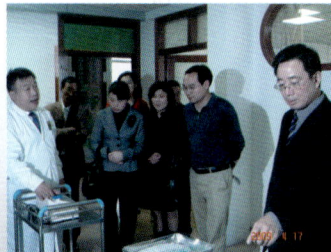
肛肠医院参观学习

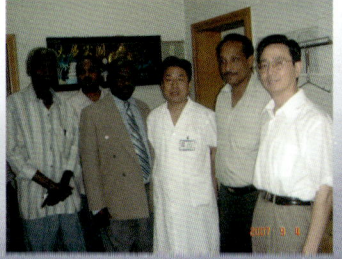
学术交流

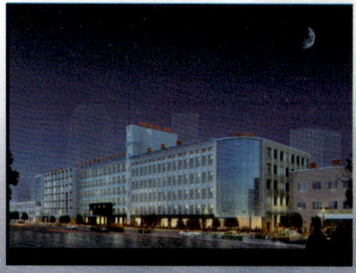
医院夜景

李庆海 主任医师、硕士研究生导师，现任河南中医学院三附院党委书记、副院长。兼任中华中医药学会心病专业委员会副主任委员、河南中医药学会心病专业委员会副主任委员、国家中医药管理局胸痹急症协作组河南分组组长、郑州市中医药学会理事会副会长、国家首批药品价格评审专家、中国医师协会中西医结合医师分会委员等职务，2009年被评为河南省名中医。

李庆海擅长运用中医的理法方药，诊治心血管常见病、多发病及急危重、疑难病，如冠心病、高血压、心肌炎、心衰、心律失常等。成功救治过多例急危重、疑难病人及心跳骤停病人。积极运用中医药防治冠心病冠脉支架术后再狭窄，并在心脏外科手术、肾脏移植和肝脏移植术等围手术期运用中医药，提高手术成功率，防治并发症，促进康复，提高生活质量等方面均起到了积极作用。培养研究生9名，带徒1名，带教实习、进修人员20余名。研制中药制剂6种。发表学术论文40篇，完成医学专著6部。获省科技进步三等奖1项，河南省中医成果一、二、三等奖各1项，地厅级科技进步二等奖3项，三等奖1项。撰写完成个人学术思想及临证经验，刊于国家星火计划培训丛书——《心血管病名医验案集》。

李庆海

地址：河南省郑州市东明路63号
网址：www.zysfy.com.cn 电话：0371-65676840

三普药业股份有限公司

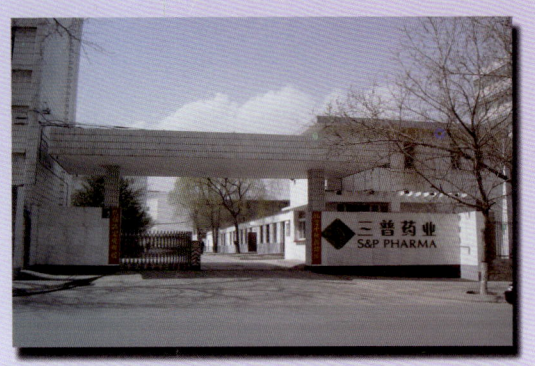

三普药业股份有限公司

三普药业股份有限公司（原名青海三普药业股份有限公司），系经青海省经济体制改革办公室[1994]第021号文批准，于1994年5月17日采取募集方式设立的股份有限公司。1994年8月11日经中国证券监督管理委员会证监发字[1994]第3号文批准向社会公开发行股票，并于1995年2月6日在上海证券交易所挂牌交易，股票代码"600869"。公司注册地址：青海省西宁市城东区德令哈路58号。法定代表人：蒋锡培。注册号：630000100009098。公司下属子公司有远东电缆有限公司、江苏新远东电缆有限公司、远东复合技术有限公司、青海省医药有限责任公司、上海宝来企业发展有限公司。

公司前身是成立于1969年的青海中药制药厂。经过多年的探索和拼搏，现已成为青海省最大的中藏药生产基地。公司拥有治疗心血管系统、呼吸系统和保健品等三大类100多个品种。主导产品三普乙肝健片、三普心脑欣胶囊、三普利肺片、三普芪风颗粒、三普红景天胶囊等均采用青海本地天然药材精制而成。

2010年9月，公司非公开发行股份购买资产暨重大资产重组（关联交易）成功获得中国证监会通过，实现远东电缆资产上市，公司总股本由12000万元增加到42743.2684万元。通过此次运作，三普药业随之变身电缆行业上市公司新龙头，成为拥有电力电缆、电气装备用电线电缆、裸导线、碳纤维复合芯软铝导线等四大类电线电缆产品和天然植物药生产销售两大主业的上市公司，优化和调整了三普药业的主营业务，拓展业务范围，给三普药业带来新的利润增长点，为三普药业实现健康、稳定、快速增长奠定了基础。

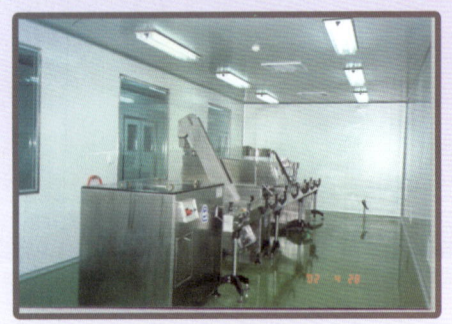
生产车间

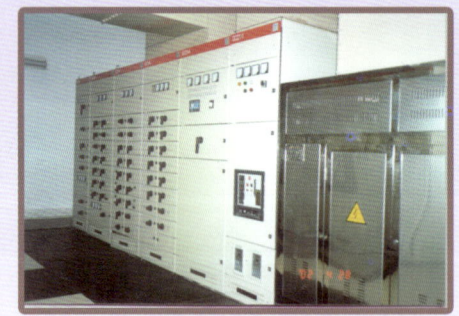
中央控制室

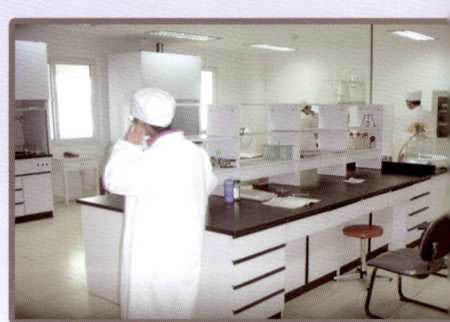
产品检验室

张国清 1977年毕业于南京药学院（现中国药科大学）化学制药专业。毕业后留校任教，期间被聘为分析化学讲师。1985年，留学日本昭和大学药学部藻品分析教室，从事化学发光分析研究。1987年，转入日本九州大学药学部药品分析教室，从事脑啡肽的分析研究。1991年，荣获九州大学药学博士学位。1992年，在加拿大Salkachewan大学药学院读博士后，从事药物代谢研究。1995年，进入加拿大植原药物公司，从事抗癌药物紫杉醇的研究。1997年回国，参与江苏鹏鹞药业有限公司的改制经营活动。回国后至2007年12月，担任江苏鹏鹞药业有限公司董事兼总经理，获得中法中药专利15个，获得国家专利局授权专利10个，主导开发并获批各种剂型的仿制药达50个之多，还主导开发了银杏内皓滴丸新药，已获国家药监局批件。

2008年起从事中药保健品的研发，科学设计保健品处方，已获国家保健食品批文18个，中法保健食品专利12个。

2009年，受聘于三普药业股份有限公司，担任首席科学家、监事会监事，从事中药生产、中药药品的相关研究。

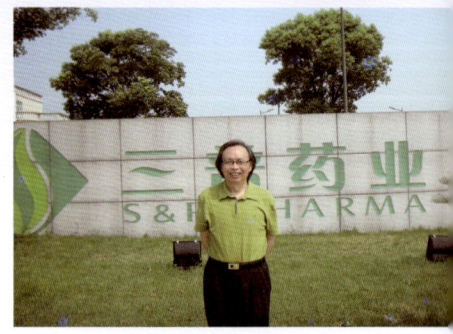
张国清

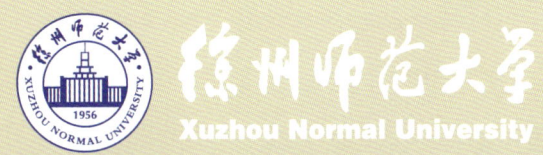

江苏省药用植物生物技术重点实验室

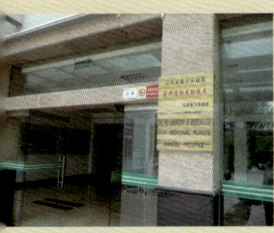

江苏省药用植物生物技术重点实验室设立在徐州师范大学。实验室立足于药用植物生物技术的开发利用,以分子生物学技术为手段,以提高生物科技创新能力为核心,致力于抗衰老、抗肿瘤的天然活性物质资源开发和利用的创新性研究。近年来,主要在药用植物种质遗传资源和药用植物次生物质药理和毒理学等方面,开展了相关研究工作。

1. 药用植物种质资源的研究。以我国尤其是江苏苏北地区丰富的药用植物资源为对象,重点研究对抗衰老、抗肿瘤有明显作用的库拉索芦荟、银杏、葛根、紫甘薯等以及蒿甘和植物内生菌等药用植物的资源分布以及遗传多态性。利用DNA指纹图谱(RAPD、RFLP、SSR、AFLP等)分析技术,以及器官组织和染色体水平、蛋白质肽谱、同功酶谱等鉴定方法,对有重要药用植物资源信息库以及进一步开展药用植物开发研究工作奠定坚实的基础。以生物高新技术为手段,从中筛选抗衰老、抗肿瘤的稀有或新的活性物质,并对于这些活性物质进行提取、分离、纯化与结构研究。

2. 药用植物活性成分药理学研究。在药用植物活性成分药理学研究方面,瞄准世界生命科学研究前沿,利用现代分子生物学技术,结合生命科学的最新研究成果和理论,针对天然活性物质抗衰老、抗肿瘤作用的相关关键科技问题开展分子生物学作用机理的研究。特别是在分子信号转导通路机制的研究上,应用荧光双标免疫组化及免疫印迹等现代分子生物学方法,以与抗衰老、抗肿瘤作用密切相关的炎症反应信号转导通路、AMPK信号转导通路以及细胞存活和凋亡信号转导通路等信号转导通路为主线,对通路上、下游以及重要中间信号途径等关键位点的细胞因子在组织细胞中的表达进行定位、定性和定量分析,系统地研究天然活性物质抗衰老、抗肿瘤作用过程中相关信号转导通路调节变化的规律以及信号转导途径上、下游细胞因子间的共变关系,旨在阐明天然活性物质抗衰老、抗肿瘤作用分子生物学机制及其作用的关键靶点,并为有关疾病的预防和治疗方面提供坚实的分子生物学等理论基础和新的启示。

实验室主持和承担了国家自然科学基金项目、国家"863"项目子课题、"十一五"国家支撑项目子课题、国家科技部微生物资源平台项目、江苏省"优势学科建设工程一期项目"化学生物学学科建设项目、江苏省高校自然科学重大基础研究项目、江苏省产学研前瞻性项目、江苏省"六大人才高峰"项目等课题。累计发表论文500余篇(其中SCI论文300余篇,最高SCI影响因子达到10.0),申请专利20余项(已授权9项),为抗肿瘤、抗病毒、抗衰老天然药物的研发与工业化生产提供理论和技术支撑,有着重要的理论研究价值和深远的社会经济效益。

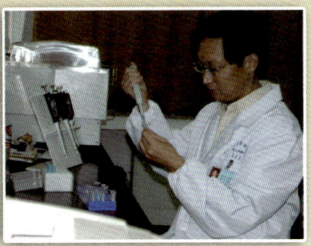
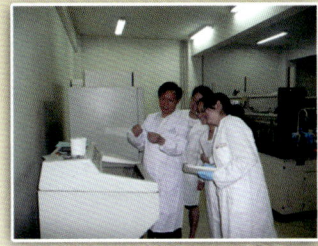
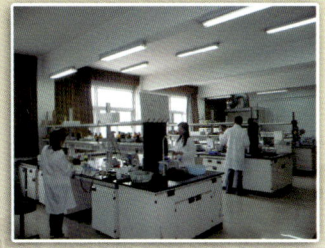

郑元林 教授、博士生导师,徐州师范大学副校长,江苏省药用植物生物技术重点实验室首席科学家和学科带头人,江苏省"优势学科建设工程一期项目"化学生物学学科带头人、江苏省"青蓝工程"药用植物资源开发和利用科技创新团队带头人。主要从事天然药物花青素、葛根素、槲皮素等黄酮类化合物抗衰老的分子生物学机制等领域的研究工作。在天然活性物质干预神经退行疾病的分子药理学研究方面,瞄准世界生物医药研究前沿,利用现代分子生物学技术,结合生命科学的最新研究成果和理论,针对天然活性物质对不同神经退行性疾病的动物模型(氧化应激所致脑损伤、炎症所致脑损伤、老年痴呆、肥胖或者糖尿病所致的记忆缺陷等)开展从分子机理到细胞再到表型的多角度和多层次的系统研究,最终阐明药物作用的机理。特别是在信号转导通路机制的研究上,应用神经行为学模型、免疫沉淀和免疫印迹技术、荧光双标或者多标技术、小分子RNA干扰技术等现代生物学检测手段,以与神经退行性疾病的发病机理可能密切相关的信号转导通路,如氧化应激信号转导通路、炎症反应信号转导通路、能量代谢信号转导通路、内质网应激信号转导通路、胰岛素信号转导通路、以及细胞存活和凋亡信号转导通路等为主线,对通路上、下游以及重要中间信号途径等关键位点的蛋白因子在神经退行性疾病的动物模型组织细胞中的表达进行定位、定性和定量分析,系统地研究天然活性物质抗神经元退行性疾病的病理生理发生过程中相关信号转导通路调节变化的规律以及信号转导途径上、下游细胞因子间的共变关系,旨在阐明天然活性物质抗神经退行性疾病作用的分子生物学机制及其作用的关键靶点,并为神经退行性疾病的预防和治疗方面提供坚实的分子药理学理论基础和新的启示。其在国内外相关学术期刊上发表论文80余篇,其中SCI收录的学术期刊上论文有25篇,SCI影响因子3.0以上的学术期刊论文有13篇,特别是有7篇论文发表在国际权威期刊《Brain》、《Cerebral Cortex》、《Journal of Pathology》、《Brain Pathology》、《Brain, Behavior, and Immunity》上(SCI影响因子均超过5.0,最高SCI影响因子达到10.0)。

贵州师范大学生命科学学院

贵州师范大学生命科学学院成立于2008年7月，由贵州师范大学生物技术与工程学院和地理与生物科学学院重组建立，专门从事基础生命科学及现代生物技术和生物工程的教学、研究和产业开发。

学院现有教职工73人，其中专任教师56人，具有博士学位26人、硕士学位21人，高级职称33人、占58.9%，中级职称23人、占41.1%。拥有教育部高等学校生物科学与工程教学指导委员会委员1人，多人先后获得"全国师德先进个人"、国务院政府特殊津贴、省管专家、省级教学名师、"省五四青年奖章"、"省青年科技奖"、"省优秀青年科技工作者"、"省优秀教师"和"省优秀党务工作者"等光荣称号，生物技术核心课程教学团队获校级优秀教学团队。

学院现有省级重点学科1个（植物学）、省级重点实验室1个（贵州省植物生理与发育调控重点实验室）、一级学科硕士点2个（生物学、生态学）、本科专业3个（生物科学、生物技术、生物工程）。在院本科生951人，硕士研究生154人。现有教学科研用房8000多平方米和现代实验仪器设备1500多万元。拥有省级评估合格实验室3个（生物科学基础实验室、生物技术基础实验室、生物工程专业实验室）。

从20世纪50年代末期开始，先后开展了抗生素（红霉素、金霉素、土霉素）的提炼、小球藻大规模快速培养、链孢酶生产工艺等项目的研究。60年代中期至90年代，先后对贵州药用植物资源进行了系统研究，参加了梵净山、茂兰、宽阔水等3个自然保护区的调研和科学考察；主持和参编了《贵州植物志》、《中国苔藓植物志》、《中国蓝藻志》、《中国真菌志》以及各类考察集；建立了省内高校中最大的生物标本馆，收集了淫羊藿、头花蓼、姜黄、吴茱萸、灯盏细辛、马兰草等近100个种类的贵州地道中药材种质资源30000余份；建立了喀斯特特色药用植物种质资源库，培育出10余个高黄酮含量的淫羊藿新品种。进入21世纪后，科学研究领域不断扩大，先后对石斛属、金线莲属等100余种药用植物进行组织培养、细胞培养、花药培养、原生质体融合与植株再生等研究，建立了20余种特色药用植物的固体、液体培养体系，为药用植物优良品种的培育和生产推广奠定了基础。

在兰科石斛属药用植物研究方面，阐明了铁皮石斛、金钗石斛、环草石斛、马鞭石斛和黄草石斛等五种药用石斛在贵州的资源分布、利用情况及人工种植规律；建立了5种药用石斛的茎段快速繁殖技术体系和内生真菌共生体系；首次建立了贵州金钗石斛的DNA指纹图谱、HPLC指纹图谱和GC指纹图谱；通过真菌菌肥技术有效保证金钗石斛组培苗移栽成活率达到80%以上，并将成果推广到金钗石斛GAP规范化种植。

将生物代谢组学的研究成果运用到贵州特色中草药，先后完成蓝布正、蜘蛛香、千里光等中药材有效成分分析，建立了杠板归等贵州地道药材效相结合的质量评价体系，完成了黔产民族药隔山消抗抑郁活性成分及神经分子药理机制、民族药灯盏细辛的抗老年痴呆活性成分、免疫药理活性成分化学生物学等研究。

近5年来，承担各级科研项目110项，科研经费2040.2万元；发表学术论文381篇，其中核心期刊198篇，SCI、EI收录24篇；出版专著11部；获省部级奖8项。

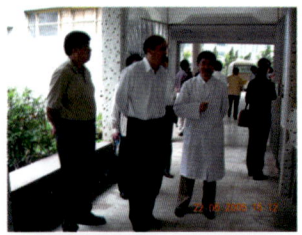
国家学位委员会考察学院博士点建设

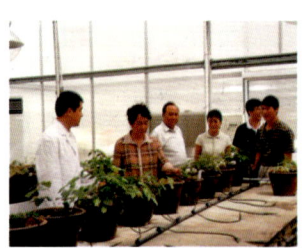
刘副省长视察植物遗传育种实验室

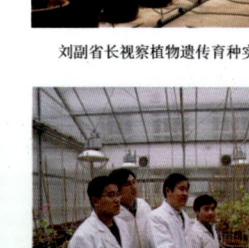
良好的实验教学环境

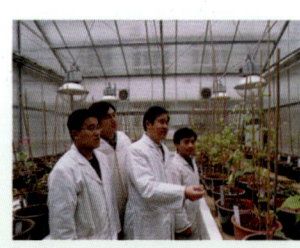
一流的科研团队

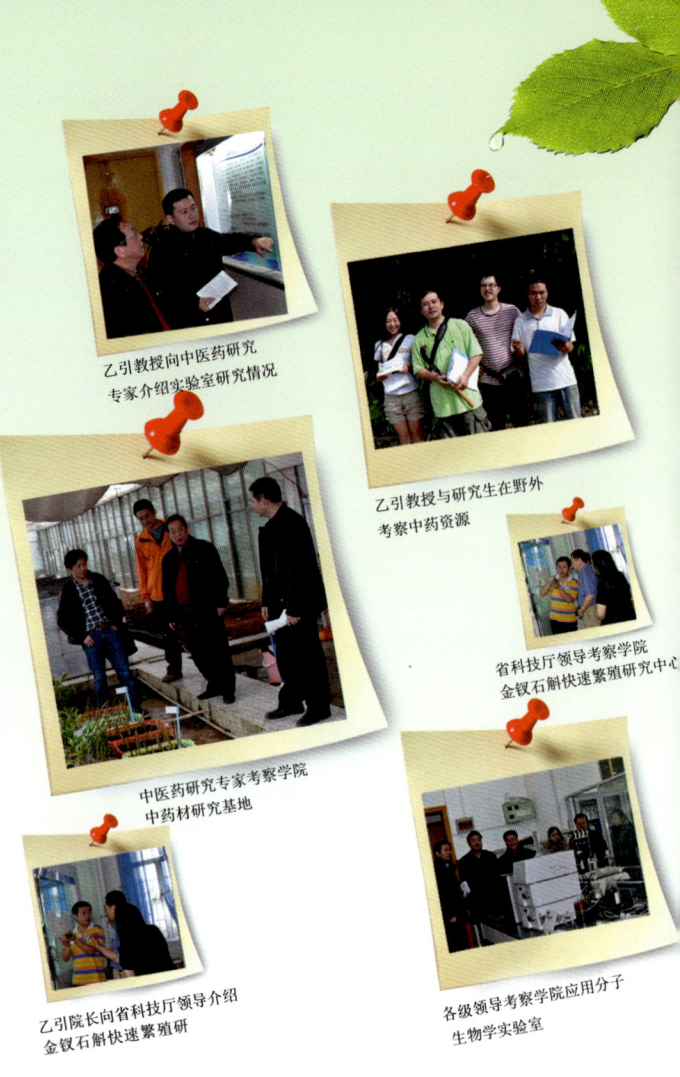

乙引教授向中医药研究专家介绍实验室研究情况

乙引教授与研究生在野外考察中药资源

省科技厅领导考察学院金钗石斛快速繁殖研究中心

中医药研究专家考察学院中药材研究基地

乙引院长向省科技厅领导介绍金钗石斛快速繁殖研

各级领导考察学院应用分子生物学实验室

乙引 教授，博士生导师，贵州师范大学生命科学学院院长。为南京大学植物学学士、生态学硕士，在中国科学院上海植物生理研究所攻读植物生理学博士，1995年毕业后到贵州师范大学，先后担任贵州师范大学生物研究所副所长、所长，生物科学技术系副主任。兼任教育部高等学校生物科学与工程教学指导委员会委员、中国植物生理学会理事、贵州省生物化学学会理事、贵州省植物学会副理事长、贵州省生态学会理事、贵州省林学会理事、贵州省野生动植物保护协会理事、贵州省兰花协会常务理事。

主要从事植物生理生态、道地中药材开发与利用，围绕贵州国民经济建设需求，结合贵州喀斯特生境的特殊性，重点在药用植物资源开发、药用植物环境适应性、品质及其质量控制等方面开展了研究。（1）通过比较研究喜钙药用植物、嫌钙药用植物和兼性药用植物的钙吸收特征及其对干旱、高钙和营养（氮、磷）亏缺的生理生化响应，从生理生态的角度揭示喀斯特药用植物的嗜钙机理以及药用植物嗜钙性与其环境适应性的关系。（2）完成了黔产药用石斛种质资源评价及其利用研究：①建立了8个类群药用石斛的ISSR分子标记指纹图谱及其检索方法；②建立了黔产金钗石斛生物碱组分的HPLC指纹图谱；③以气相色谱-质谱（GC-MS）技术结合计算机检索对其化学成分进行分离鉴定，按面积归一法计算各化学成分的相对含量，表明贵州4个地金钗石斛精油成分不同，为石斛属植物的GAP种植和GMP生产提供了良好的质量控制标准。（3）完成了黔产药用石斛快速繁殖体系研究，建立了环草石斛（Dendrobium loddigesii Rolfe.）、马鞭石斛（Dendrobium fimbriatum Hook. Var. oculatum Hook.）、黄草石斛（Dendrobium chrysanthun Wall.）、铁皮石斛（Dendrobium candidum Wall.ex Lindl.）和金钗石斛（Dendrobium nobile Lindl.）等5种黔产药用石斛无性繁殖的固体、悬浮培养体系，解决了药用石斛规模化生产中存在的资源短缺问题。（4）收集和保存了药用石斛种质资源10000余份，为药用石斛的品质鉴定和改良提供了物质基础。

近5年来，主持和参加国家自然科学基金项目2项、国家科技支撑计划项目3项、国家农业成果转化项目1项、贵州省重大科技项目2项，在研项目20余项。发表学术论文100余篇，其中，核心期刊71篇、SCI期刊10余篇、EI期刊5篇，出版专著1部，申请专利5项。先后获贵州省高等教育教学成果一等奖1项、二等奖1项，获第八届贵州省青年科技奖和"全国师德先进个人"、"贵州省普通高等学校教学名师"荣誉称号。

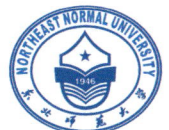

东北师范大学

药物基因和蛋白筛选国家工程实验室

药物基因和蛋白筛选国家工程实验室，是国家发展和改革委员会在生物技术领域首批建立的十个国家工程实验室之一。其主要任务是根据国家生物医药产业创新与发展的重大战略需求，建立和完善药物产品与技术的创新体系，开展成药基因、蛋白和中药成分筛选，为制药企业提供具有自主知识产权的候选药物，满足药物开发的源头创新需要。

工程实验室设立于东北师范大学，由东北师范大学与中国医学科学院北京药物研究所联合组建。工程实验室拥有一支具有技术攻坚能力的技术团队，人员专业组成包括生物学、医学、药学、化学、数学和计算机科学。配备有用于新药研发的国际先进水平的仪器设备和技术条件，设有筛选技术平台、鉴定技术平台、验证技术平台和中试规模制备技术平台等4个技术平台体系。筛选技术平台的功能是通过筛选发现具有重要新药开发价值的新的候选基因、候选蛋白和候选中药成分，主要包括基因和蛋白表达检测实验室、基因文库与肽库实验室、中药化学成分库实验室、筛选模型实验室、高通量和高内涵筛选实验室及计算机虚拟筛选实验室；鉴定技术平台的功能是对筛选获得的基因、蛋白和中药成分进行分子结构和化学特性鉴定，主要包括基因与蛋白鉴定实验室和中药成分鉴定实验室；验证技术平台的功能是对筛选获得的基因、蛋白和中药成分的活性和功能进行验证，并对其成药性进行实验评价，主要包括药物体外活性检测实验室、动物转基因实验室和药理学动物实验室；中试规模制备技术平台的主要功能是对筛选发现的候选基因、候选蛋白、候选中药成分，在确定其成药性后进行中试规模制备，主要包括核酸及蛋白中试规模制备实验室和中药成分中试规模制备实验室。

近年来，工程实验室承担完成了国家"863"计划项目、国家"重大新药创制"科技重大专项项目、国家创新基金项目、国家自然科学基金项目、教育部高等学校科技创新工程重点项目和省、市科技发展计划重大项目30余项。针对恶性肿瘤、心脑血管疾病、代谢性疾病及神经退行性疾病等重大疾病的预防和治疗，构建了一系列基因水平、蛋白水平、细胞水平及整体水平的药物筛选模型，利用这些自行构建的药物筛选模型对所建的中药化学成分样品库和生物样品库进行了系统筛选，现已经通过筛选获得了一系列具有重要应用开发价值的先导化合物和候选药物。在此基础上，申报专利30余项，研制开发了一批生物工程新药、现代中药新药、医疗器械和保健食品。

目前工程实验室已为和记黄埔集团、中生集团、修正药业集团、哈药集团、中国科学院、中国医学科学院、中国军事医学科学院、中国科技大学、天津大学、沈阳药科大学等大中型企业、高等院校和科研院所提供了大量新药开发技术服务；与广东、安徽、河南、河北、辽宁、黑龙江、吉林等10余个省、自治区的制药企业和科研机构形成了密切合作关系，开展以药物筛选及候选药物成药性评估为核心工作的专业技术服务。同时，还为新疆、内蒙等少数民族地区开展了一系列有关民族特色药物的研究和开发工作。作为承担着生物医药产业技术辐射中心和产品创新源头职责的国家工程实验室，为促进我国生物医药产业发展发挥了至关重要的作用。

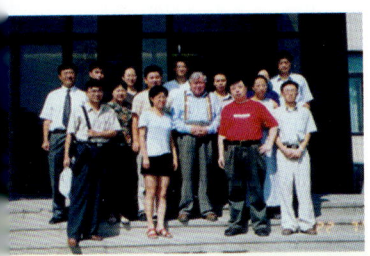

美国医学专家、诺贝尔奖获得者Daniel Cardlenton Gajdusek到实验室进行学术访问

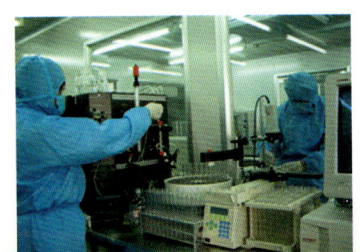

核酸和蛋白中试规模制备实验室

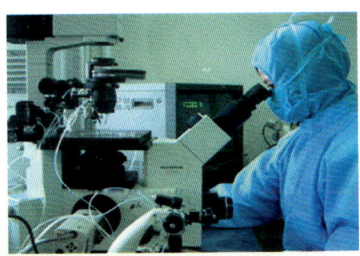

科研人员在动物转基因实验室进行显微注射

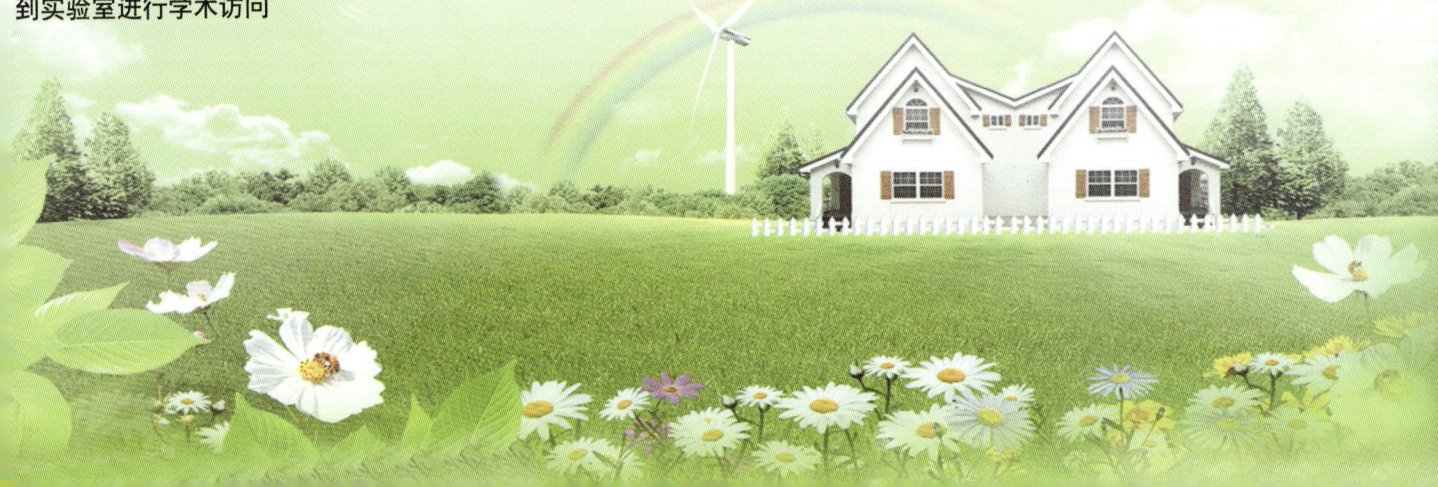

中国科学院新疆理化技术研究所
—— 新疆特有药用资源利用实验室

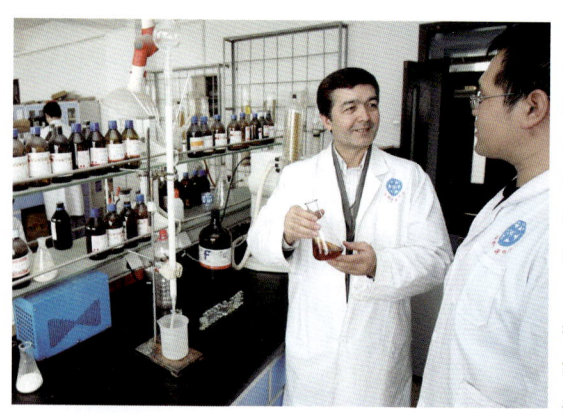

新疆特有药用资源利用实验室，于2002年经新疆维吾尔自治区人民政府批准成立，2009年成为省部共建国家重点实验室培育基地。实验室的研究方向为"新疆民族药药效的物质基础及作用原理研究"，确立民族药学、天然药物化学、生物化学为主要学科。旨在运用化学和现代分析手段，致力于新疆优势资源转化，开展维吾尔医常用药材的药效物质基础、天然化合物结构改造、可食植物资源持续利用等方面的研究，为民族药现代化的发展及药用植物资源的可持续利用做出贡献。通过多年的努力，已形成了一支民族医药研究队伍，活跃在科研一线，成为新疆优势植物资源转化研究领域的领军力量，2006年被自治区总工会授予"开发建设新疆奖"。

近5年来，实验室承担了国家自然科学基金、科技部、国家外专局、中国科学院、自治区科技厅等省部级重要科研项目50余项；发表学术论文100余篇，其中SCI收录72篇；申请国家发明专利65项，已授权20项。目前，实验室拥有研究员7名、副研究员11名、客座教授7名，共培养博、硕士研究生70余名。

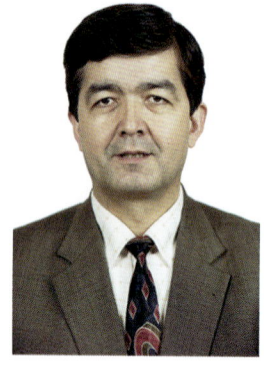

阿吉艾克拜尔·艾萨 维吾尔族，毕业于中国科学院上海药物研究所，药物化学博士学位、研究员、博士生导师，中国科学院新疆理化技术研究所副所长、学术委员会主任，新疆特有药用资源利用省部共建重点实验室主任。兼任新疆生理学会理事长、哈萨克斯坦国立大学客座教授、中国医药生物技术学会常务委员、《中国药科大学学报》特邀编委。近5年来，承担国家自然科学基金、国家科技支撑计划、中国科学院及新疆维吾尔自治区重大科研项目30余项，2009年度获国家杰出青年科学基金资助；发表论文151篇，其中SCI、EI收录59篇，最高影响因子4.101；申请发明专利62项其中已授权18项，实施8项，国外专利一项。荣获2010年度全国先进工作者称号、2007年度新疆科技进步奖突出贡献奖、2007及2008年度新疆科技进步二等奖等。

多年来，阿吉艾克拜尔研究员紧密围绕新疆优势资源转化战略，在维吾尔医常用药材物质基础及作用机理、维吾尔药经典验方和成方制剂的挖掘、整理和质量标准提升、维吾尔药新药研究等方面取得了突出成绩。同时不断扩大国际合作领域，为民族药科学技术水平的提升做出了重大贡献。

1. 维吾尔药质量标准化研究

将高速逆流色谱技术与制备液相色谱技术运用于维吾尔化学对照品的制备，建立了维吾尔药材化学对照品制备技术平台，获得12个维药化学对照品，其中一枝蒿酮酸、异紫草素、异槲皮素已获得全国标准样品技术管理委员会颁发的标准品证书，实现了维吾尔药化学标准品零的突破。完成维吾尔保护品种的质量标准研究7个，挖掘、整理民间维药经典药方6个，其中西帕降糖胶囊成药性研究成果已在企业进行转化。

2. 维吾尔药新药研究

完成了拥有自主知识产权的维药天然药物五类新药"抗老年痴呆症草花总黄酮"及2个中药六类新药的临床前研究，发现具有自主知识产权的维药候选药物3个。

3. 维药物质基础分离及活性筛选研究

开展了10余种常用药材物质基础及活性筛选研究，获得新化合物67个，发现活性的组分和化合物8个。建立了维吾尔药降糖、降脂筛选平台，从维吾尔民间药方和常用药材中筛选，获得有效组分30余种，为维吾尔药现代化提供科学依据。首次建立了含1500个标准组分和1000个化合物的化学样品资源库。

4. 干旱半干旱地区优势植物资源转化领域

对鹰嘴豆化学成份进行了较为系统的研究，肯定了鹰嘴豆的营养价值，确认了其降糖有效部位。开发出功能食品和营养食品12种，建立了原料的质量标准和产品企业标准，确定了适宜新疆南北疆产业化种植推广的品种，产生直接、间接经济效益8000余万元。帮助种植基地木垒县彻底甩掉"国家级贫困县"的帽子，成为依靠科技脱贫致富，建设新农村的典范。

5. 国际合作

结合向西开放的地域优势和相融的文化背景，与中亚国家建立了实质性科技合作关系，拓展了药用植物资源研究领域，成为我国与中亚国家科技合作的桥梁。

6. 人才培养

作为学术带头人，建成了新疆特有药用资源和利用省部共建国家重点实验室培育基地，组织申报并获批了化学博士后流动站、有机化学博硕士培养点、药物化学硕士培养点，共培养博士研究生11人，硕士研究生27人。

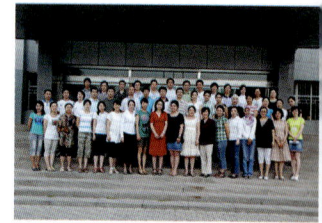

学术团队

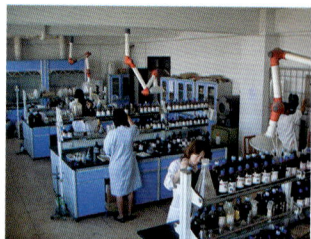

一丝不苟

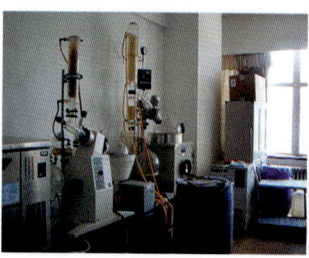

仪器设备

深圳清华大学研究院
深圳市创新中药及天然药物研究重点实验室

深圳市创新中药及天然药物研究重点实验室设立在深圳清华大学研究院。实验室成立于2001年7月，拥有800余平方米的实验场地，配备了全套的天然产物提取、分离、纯化中试实验设备，拥有包括400MHz超导核磁共振谱仪、LC/MS液质联用仪、GC/MS气质联用仪、流式细胞仪、红外仪等有机化合物结构解析及生物学活性筛选平台。实验室的主要研究方向：①创新中药及天然药物研究（先导化合物发现与筛选、中药作用物质基础、传统名优方剂的二次开发）；②生物活性物质的发现、筛选、制备与分离（天然小分子活性化合物，活性肽物质）；③健康相关产品研究与产业化应用（保健品、化妆品、烟草降害等）。

近年来，实验室在充分利用天然药物先导化合物源头研究的优势基础上，结合现代生物技术，建立了抗心脑血管药物组合受体色谱筛选平台、抗菌抗病毒基因组高通量筛选平台，在心脑血管疾病、老年痴呆、抗菌、抗病毒等方面取得良好的进展。

实验室承担完成包括国家自然科学基金、科技部"863"、"973"计划、科技部重大新药创制计划、国家中医药管理局、深圳市科技局等纵向科研任务50余项。截至2011年5月实验室已申请31项发明专利，其中10项获得授权，1项完成PCT国际申请。培养博士后、研究生、本科生计180余人，在SCI收录及核心期刊发表论文90余篇。十年来，科研人员从中药及天然药物基源植物中分离出近万余种组分，发现新化合物170余种，活性化合物500余个。

实验室历来重视产学研结合，积极开展应用性课题的研究，在中药和天然药物研究为主的基础上开发的番石榴叶降糖降脂系列保健品、祛黄褐斑口服液、专业抗衰护肤产品、中式低危害卷烟已经成功上市，得到了企业与使用者的一致好评。

作为深圳市重点实验室，在完成本职科研任务的同时也积极承担对外社会服务功能，如为中小企业解决研发或生产中的技术难点，提供质量标准的提升与制订、化合物结构测试、生产工艺改进等系列服务；对大中型企业，通过提供测试服务及共享实验设备等合作形式，为企业提供医药生产中间体的监控、化合物结构测试及鉴定等专业服务。目前为止，已服务深港粤澳等地科研机构近二十家，测试样品近两万余份，发挥了良好的对外开放功能，为企业节省了宝贵的研发开支及管理费用。

实验室注重对外交流活动，与病毒生物技术国家工程中心、香港理工大学、东京海洋大学、英国剑桥大学药理学系、香港科技大学中药研发中心、香港大学中医药学院、吉林大学、西北大学、中国军事医学科学院、深圳微芯生物科技有限公司、康恩贝集团等国内外十余家科研院所和医药企业就课题研究、成果转化、产学研结合等取得了良好的进展。

近10年的不断建设与发展过程中，实验室立足于中药现代化这一集科学性、社会性、经济性、历史性为一体的复杂课题，通过继承创新，充分依靠现代科学技术，以阐明其科学原理和更好的解决研发、生产、质量控制中遇到的问题为研究目标。在上述中药现代化研究的优势基础上积极开展应用性产品开发以改善现代人们由于环境、压力、饮食、生活方式等多种因素导致的亚健康状态，研制系列绿色环保产品。

深圳市创新中药及天然药物研究重点实验室立足创新中药这一核心，致力于发展成为产业集群内的各类创新要素的载体，建成珠三角医药领域中的特色平台。

秉承传统，融合现代，科技创新，天道酬勤！

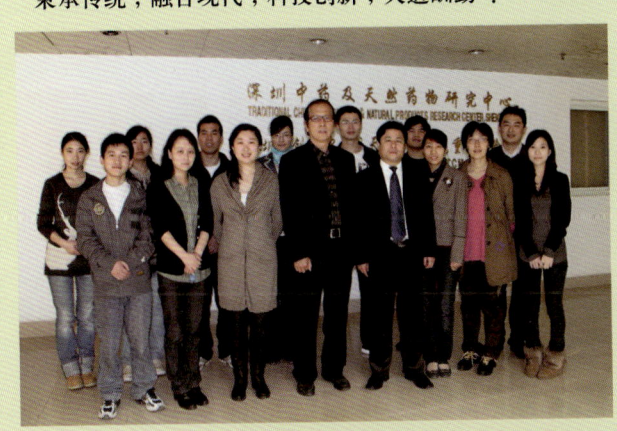

实验室人员合影

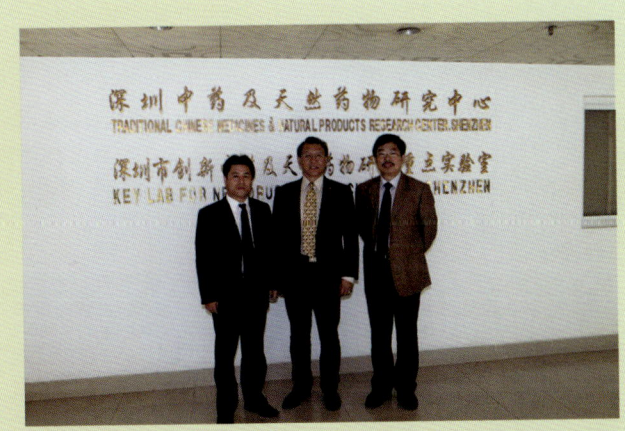

唐旭东研究员（左）、剑桥大学樊台平教授（中）、郑晓晖教授（右）合影

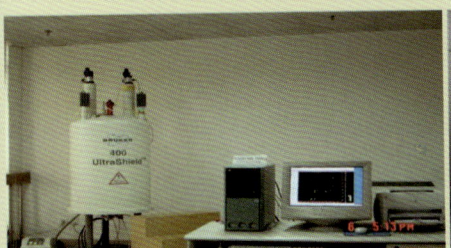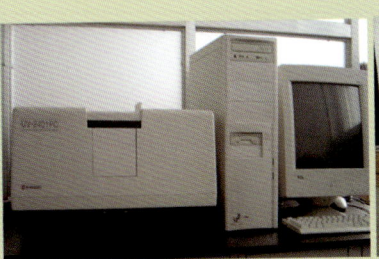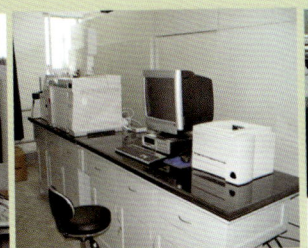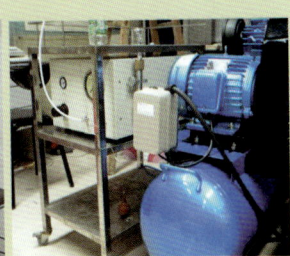

部分实验设备

重庆医科大学附属第一医院

重庆医科大学附属第一医院中医（中西医结合）科

重庆医科大学附属第一医院中医（中西医结合）科是重庆市最早的中西医结合临床市级重点学科和硕士学位授权点，现为国家中医药管理局中西医结合临床重点学科，国家中医药管理局"十一五"老年病重点专科，全国综合医院中医药工作示范单位。下设中医（中西医结合）门诊、中西医结合病房、针灸理疗室、实验室、中药煎药室等部门；开放床位55张。

科室由临床经验丰富的中医及中西医结合专家、教授主持门诊、病房诊疗工作。其中教授3人，副教授4人，主治医师8人；博士生导师1人，硕士生导师4人；博士4人，硕士5人。充分应用中西医结合的取长补短、优势互补的临床诊疗特色，采用中西药物、中医外治、针灸理疗等特色疗法，主要诊治内科疾病及其他疑难病症。近年来，科室门诊量、入出院人次、床位利用率等医疗综合指标显著增长，医教研、学科建设等处于西部地区同类学科先进水平。

主要专业方向：

1. 中西医结合风湿免疫病专科：重点诊治系统性红斑狼疮、类风湿关节炎、多发性肌炎、硬皮病、干燥综合征等弥漫性结缔组织疾病；骨质增生、骨质疏松、颈椎病等骨及关节退行性疾病；多种原因所致的急慢性关节炎与关节痛、颈肩腰背痛与四肢痛；各种过敏性疾病、免疫功能异常与免疫功能减退性疾病。

2. 老年病、疑难病症与虚证方向：重点针对冠心病、糖尿病、高血压、慢支炎、骨关节炎等各种老年性疾病、恶性肿瘤手术、放疗及化疗后患者的治疗与康复，各种瘫痪（包括面神经瘫痪）病症、虚弱性病证、多种重症患者的康复治疗及失眠、更年期综合征诊治等。

3. 消化病及血液病方向：重点诊治慢性胃炎、慢性结肠炎、消化性溃疡、慢性肝炎、脂肪肝、肝硬化、外科术后消化不良等消化系疾病；各种贫血、白细胞减少症、血小板减少性紫癜、白血病、淋巴瘤等血液系疾病。

4. 肾脏病方向：重点诊治各种肾小球肾炎、肾病综合征、尿路感染（包括前列腺炎）、尿路结石、肾小管-间质疾病、慢性肾衰竭，以及糖尿病、高血压病、痛风等全身性疾病及其继发的肾损害。

5. 针灸理疗方向：运用针灸、推拿、理疗、火罐、电针、微波、TDP、穴位注射、穴位埋线等治疗技术，主要治疗各种瘫痪病症（中风后遗症、面瘫、三叉神经及坐骨神经痛、末梢神经炎等），各种疼痛病症（颈肩腰腿痛、骨关节、肌肉与软组织疼痛等）和疑难杂症（呃逆、尿潴留、失眠等），单纯性肥胖、胃肠功能紊乱、月经不调等。

中医特色疗法：

1. 针灸理疗、频谱消炎镇痛仪、风湿病激光治疗。
2. 耳穴压籽、中药穴位贴敷、穴位注射、穴位埋线。
3. 中药足浴、中药熏蒸、中药离子导入。

门诊地点：门诊大楼四楼自动扶梯侧
病房地点：三病区六楼
健康热线：门诊：89012791　病房：89012864　89012902

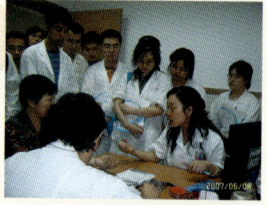
教学门诊

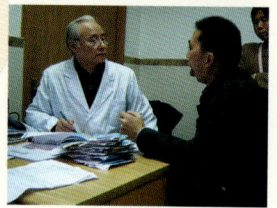
专家门诊

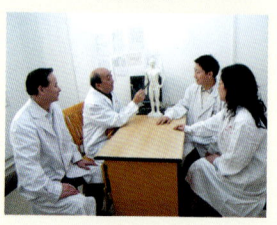
三代同堂

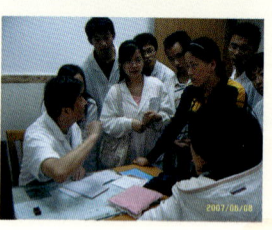
教学示教

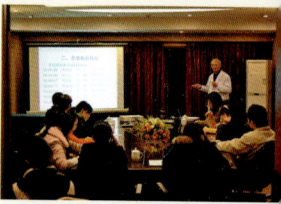
专题讲座

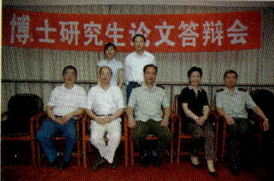
论文答辩

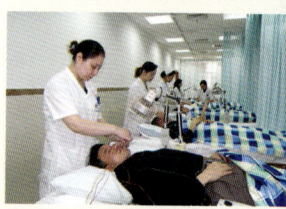
针灸理疗

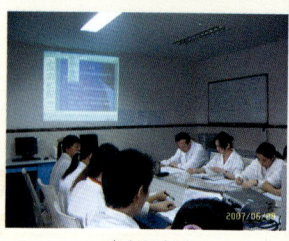
病例讨论

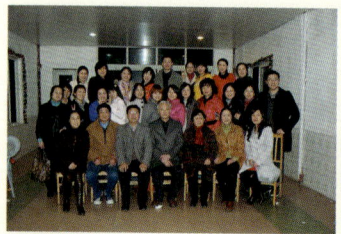
科室聚会　　医护团队

李荣亨 重庆医科大学附属第一医院中西医结合科教授、主任医师，博士研究生导师。重庆市首届中西医结合临床医学学科学术和技术带头人，重庆市首届名中医师带徒指导老师，曾任科室副主任、主任。现为该学科学术带头人，中国农工民主党党员，（曾任农工重庆市委委员、重庆医科大学农工总支主委），重庆市第一、二届政协委员，中国中西医结合学会理事、风湿病专委会委员，重庆市中西医结合学会第一、二届副会长，重庆市中西医结合学会内科专业委员会主任委员、风湿病专业委员会荣誉主任委员。

从事中西医结合临床工作40余年，负责本学科疑难及危重病人教学大查房。以中西医结合治疗风湿病、老年病及肾脏病经验丰富，疗效卓著，对湿邪及血瘀致病尤有独到见解。门诊量长期名列全科第一，重庆市也名列前茅。承担各级各类科研课题30余项，其中获省部级及厅局级科技进步奖各2项。发表科研论文100余篇，参编《中西医结合临床内科学》等专著6部。

担任本科、硕士及博士研究生教学工作，先后招收中西医结合临床硕士研究生40余名，内科学风湿病博士研究生近10名。授课生动，举例恰当，深受学生好评，多次被评为"优秀教师"及"学生最喜爱老师"。担任卫生部"十一五"规划教材，普通高等教育"十一五"国家级规划教材，全国高等医药教材建设研究会规划教材，全国高等学校教材供基础、临床、预防、口腔医学类专业用《中医学》第六版和第七版编委，21世纪临床医学辅导教材《中医学学习与解题指南》副主编。

上海市浦东新区传染病医院

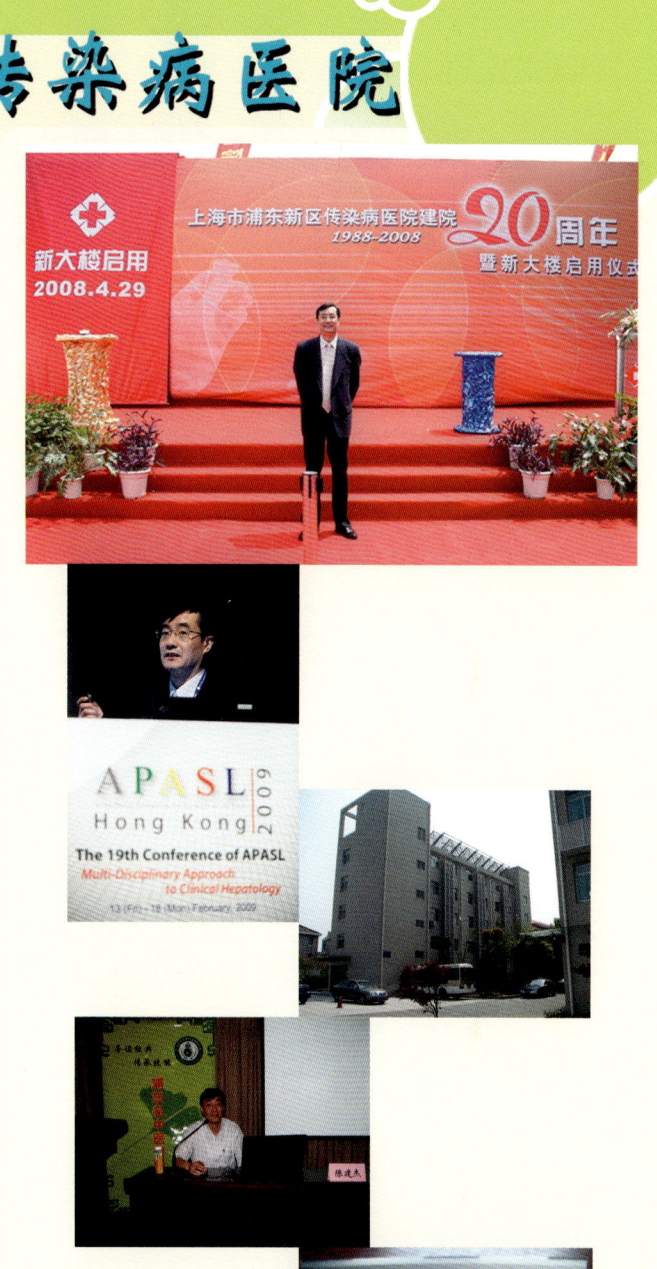

浦东新区传染病医院是一所二级专科医院，2003年抗击SARS期间医院被上海市卫生局指定为"SARS次定点医院"，后被浦东新区社发局卫生处指定为"不明原因肺炎"的定点留观医院。2010年世博会期间，承担了浦东国际机场、洋山深水港、外高桥港区的口岸输入性疑似非检疫传染病病人的筛查处置任务。

2003年陈建杰担任院长后，医院发展进入了快车道，先后更新了X线机、添置了流式细胞仪、全自动细菌培养鉴定仪、PCR扩增仪、生物安全柜等，建立了PCR实验室、免疫实验室、微生物实验室、病毒血清库等，运用先进的基因测序检测手段，使传染病检测技术、诊断水平得到很大提高。医院强调传染病重在"预防"，积极组织落实中医进社区的"治未病"工作，并与多个社区建立共建关系，在医院组织"肝病之友"专场，进入社区讲授传染病防病知识，把专业知识送到社区、送到病人身边。特色建设带动了医疗水平的提高，推动了医院医疗业务的良性发展，自2003年以来门诊量增加近3倍，业务总量增加了2.3倍。

医院的中西医结合肝病专科2004年被列为"上海市医学重点专科"，2005年医院被列为上海市唯一的"国家中医药管理局（中西医结合）传染病临床基地"建设单位，2007年被列为"上海市公共卫生体系建设新三年行动计划"建设单位。医院承担了上海市新兴前沿技术联合攻关项目"慢性乙型肝炎中医辨证规范和疗效评价体系的研究"、上海市教委高水平特色发展项目2项子课题的研究，参与了国家中医药管理局传染病基地重点病种的科研协作组，作为一家二级传染病专科医院，在全国中医防治传染病方面达到了比较先进的水平。

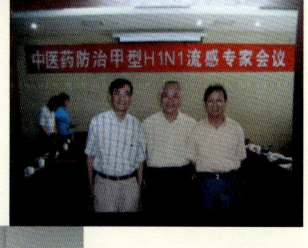

陈建杰 教授、博士生导师，上海浦东新区传染病医院（曙光医院浦东肝病专科分院）院长，上海中医药大学肝病研究所副所长。兼任上海市中医药学会肝病分会副主任委员、感染病分会副主任委员，台湾长庚大学长庚医院客座教授、澳大利亚胃肠病学会会员、亚洲太平洋地区肝病协会会员，国家中医药管理局中医药防治艾滋病、甲型H1N1流感专家组成员，国家中医药管理局（中西医结合）传染病临床基地负责人，以及《中西医结合肝病杂志》等10余家专业杂志副主编或编委。从事临床医疗、教学、科研工作三十余年，发表学术论文、译文200多篇，撰写专著10余部。指导硕士、博士生共计29人。1994、1999年两次赴澳大利亚悉尼大学P.P.A.医院访问学习各一年，多次应邀赴台湾地区及英国、美国和欧洲诸国讲学及研究，连续参与或主持了国家"六五"到"十一五"科研攻关项目的研究，目前为国家"十一五"科研攻关项目的首席科学家；荣获国家级、市级科研成果奖12项。2次入选上海市卫生系统"百人计划"，"上海市医学领军人才"、"上海市领军人才"，上海市"银蛇奖提名奖"，并获全国卫生系统先进工作者、上海市劳动模范、上海市先进工作者、上海市卫生系统抗击"非典"先进个人等多项殊荣。

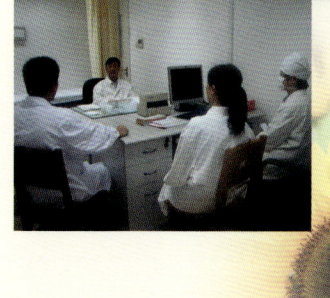

光华中西医结合医院

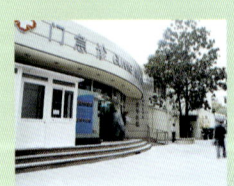
光华中西医结合医院

上海市长宁区光华中西医结合医院是一所以关节病中西医结合诊治为特色的二级甲等专科医院,隶属于长宁区卫生局。医院成立于1958年,1997年经国家中医药管理局及上海市卫生局评审考核,定为二级甲等中西医结合医院,2003年第二冠名为"上海市光华中西医结合类风关专科医院"。

医院座落于上海市西区的新华路上,周围环境幽静、交通方便。院内开放床位258张,设有内科、外科综合科、类风关内科、类风关外科、类风关中医科(中医科)、特需科等6个病区。关节病床位214张,占全院开放床位的82.9%。医院职工315人,医务人员279人,正、副主任医师25人,硕士学位28人,博士学位4人,享受国务院特殊津贴专家1人。医疗设备齐全精良,拥有四肢关节成像仪(四肢MRI)、GE16排CT、流式细胞仪等先进检测仪器,有力地推动了业务发展,增强了医院的核心竞争力。

医院以中西医结合诊治类风湿关节炎和其他各类关节病而闻名。经过多年的努力,专科已成为国家中医药管理局"十一五"重点专科(病)建设项目、上海市医学重点专科、中医特色专科,长宁区关节病诊疗中心和人工膝关节置换特色专科。逐步形成专业人员集聚,技术力量雄厚的关节病专科品牌,在国内外享有较高声誉。在关节内科诊治方面,擅长类风湿关节炎、强直性脊柱炎、骨关节炎、痛风性关节炎、系统性红斑狼疮、混合结缔组织病、多发性肌炎、骨质疏松症等疾病的诊治。同时,在中医治疗关节病方面开展了药浴、自制中药外敷等特殊治疗,拥有蛇制剂、舒筋合剂等自制制剂,创新了中西医结合治疗关节病的方法,提出了中西医结合综合治疗关节病的新理念。在关节外科手术方面,已开展了各种关节置换术和关节微创手术,在国内关节外科同行中处于领先水平。在关节病诊断方面,拥有关节B超、关节核磁共振等先进的诊断仪器,开展了抗CCP抗体、HLA-B27、GPI抗原、类风湿因子滴度等检测项目,使关节病早期诊断的准确率处于国内领先水平。

为建立医患之间直接沟通的渠道,医院自2004年起定期举办关节病病友会,普及疾病基本知识与健康宣教知识,指导患者科学就诊,促进了相互理解信任。并积极筹建成立公益性组织——关爱关节病病友俱乐部。自2008年启动了"关节病知识进社区"活动,针对关节疾病开展系列讲座,积极普及"关节健康养生操",将健康教育服务向社区辐射,使关节病诊治特色惠及社区居民。

医院秉承"传承、创新、和谐、发展"的宗旨;坚持"以病人为中心,实现科学发展;以员工为根本,建设和谐医院"的理念,肩负着"我们能够为关节病患者提供一流的医疗保健技术和优质服务,我们的服务将使关节病患者、医院员工和整个社会受益"的使命,努力争创"全国一流关节病专科医院"。

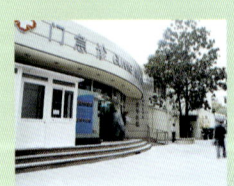
光华中西医结合医院

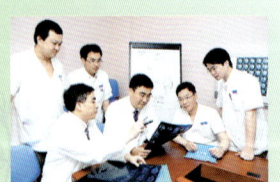
病例讨论

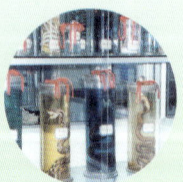
中药制剂(蛇制剂)标本

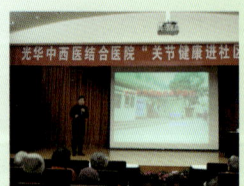
科普讲座

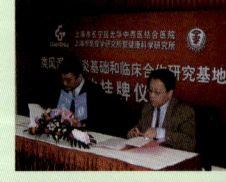
院所合作

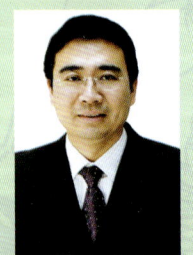

肖涟波 管理学硕士、主任医师,上海中医药大学硕士生导师,上海市长宁区光华中西医结合医院院长。兼中国中西医结合风湿病学会委员,上海市中西医结合学会理事、骨伤科分会副主任委员,上海市中医药学会理事,上海老年学会骨质疏松专业委员会副主任委员,安徽蚌埠医学院兼职副教授。毕业于中南大学湘雅医学院医疗系。2004-2007年参加上海市高级中西医研修班学习,致力于类风湿关节炎、强直性脊柱炎、骨关节炎、骨质疏松症等关节疾病的中西医结合临床和科研,特别对伴有严重骨质疏松、大量骨缺损及高度畸形的复杂关节病的人工关节假体选择、围手术期处理及术后假体松动的预防方向有深入研究。同时对于颈椎病、腰腿痛、创伤骨科、手外科疾病也有丰富的经验。

以第一作者或通讯作者发表核心期刊论文20余篇,以第二作者参与编撰《国家级继续医学教育项目教材·骨科分册》—类风湿关节炎人工关节置换围手术期处理。科研主要从事类风关关节骨质破坏、继发骨质疏松症动物模型建立的研究及中西医结合防治类风关骨破坏、继发骨质疏松症的临床疗效及机理研究,探讨延缓类风湿关节炎骨破坏的中西医结合临床干预方案和新的药物。近年来集中在类风关骨破坏和骨质疏松与类风关的炎症机理与免疫干预途径的研究,以第一负责人主持的上海市科委课题"肝素抑制类风关炎症细胞粘附滑膜细胞的机理与应用研究"、区卫生局课题"原发性骨质疏松症的社区干预模式"已结题。现以第一负责人主持市科委"类风湿性关节炎骨破坏临床防治和机理研究"(09411967400)、区卫生局"治未病"课题各1项,主持密骨达全国多中心药物临床试验1项,以第二负责人参与上海市科委的"重组抗TNF-α 1pha人鼠嵌合单克隆抗体的临床研究"(09431900500)、"英夫利西(Infliximab)对类风湿关节炎患者的免疫调节作用的研究"(10ZR1422500)课题2项。近年来课题集中在防治RA骨破坏的作用机制,探索IL-17/Cyr61介导RA骨破坏的途径与机制,为设计治疗RA骨破坏的临床方案和寻找治疗RA骨破坏的新型药物靶点提供理论与实验依据。已带教硕士研究生5名。

安徽中医学院中西医结合医院

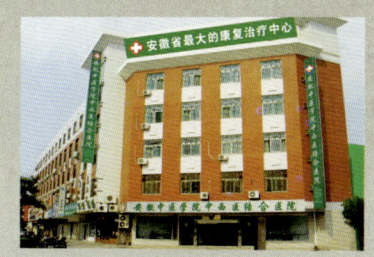

安徽中医学院中西医结合医院经过八年的创建，现为安徽省三级建制的省级中西医结合医院，安徽中医学院教学医院。承担着全省中西医结合医疗、教学、科研、预防和保健的重要任务，每年承担安徽中医学院临床教学2000学时，是培养中医药及中西医结合临床人才的摇篮。目前医院正在筹建三级甲等"安徽省中西医结合医院"。医院是省、市城镇职工医保定点医院，合肥市居民医保定点单位，合肥市工伤医保定点医院，安徽省新型农村合作医疗定点医院。安徽省推拿专业委员会主任委员单位，安徽省灸法研究会会长单位。

医院占地面积1.2万平方米，建筑面积2.7万平方米，分为东、西二区。开放床位400张，固定资产近1亿元。医院拥有一批省内外著名专家、教授及名老中医，博士、硕士研究生导师10余人，博士、硕士研究生30余人，国家级名老中医1人，享受国务院特殊津贴专家2人。设有内科、外科、妇科、儿科、针灸推拿科、中医骨伤科、康复科、心血管内科、肿瘤科、内分泌科、烧伤科等30余个临床科室，其中针灸推拿科是安徽省"十二五"中医重点专科，中医骨伤科是"十二五"省级中医重点专科续建专科，针灸（针刀）科为合肥市第三周期重点学科建设单位。医院拥有传统疗法中心、康复中心、体检中心、名医工作室等多个诊疗服务中心，开设10个中西医结合特色门诊。医院年门诊约18万人次，出院患者约9000余人次。

医院拥有先进的美国GE多排螺旋CT、意大利esaote全身多普勒彩超、德国STOZ腹腔镜、日本岛津C臂机、全自动生化分析仪、高压氧舱、体外碎石机和脑彩超及中医诊疗设备等价值近3500万元的医疗设备。医院实施"科教兴院"战略，依托安徽中医学院重点实验室开展相关临床及实验研究。近三年来，先后承担了国家级、省部级等各类研究课题16项，发表学术论文60余篇、主编或参编专著10余部。

医院始终坚持"中西医并重、中西医结合"的办院方针始终坚持"您的康复，我的追求"的服务宗旨，始终坚持以严谨的医疗作风、崇高的医疗道德、精湛的医疗技术、热情的服务态度、低廉的医疗价格，服务于省内外患者。省内外慕名前来的求治患者络绎不绝，取得了良好的社会效益。

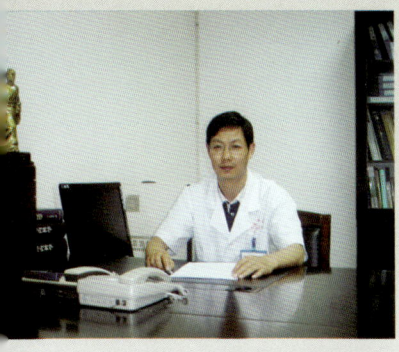

何光远院长

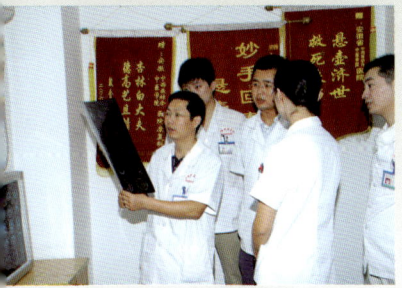

病例讨论

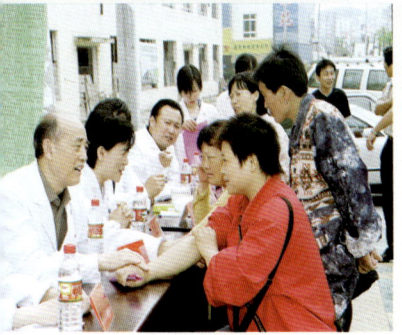

专家义诊

何光远 副主任医师，医院管理硕士，安徽中医学院中西医结合医院院长。兼任中国中西医结合学会养生学与康复医学专业委员会常务委员、中国中西医结合学会管理专业委员会常务委员、中华中医药学会管理专业委员会委员、中国传统医学手法研究会常务委员、安徽省中医药学会推拿专业委员会主任委员、安徽省中医药学会常务理事、安徽省针灸学会常务理事、安徽省中西医结合学会常务理事、安徽省性医学学会副会长、安徽省老年学研究会副会长兼秘书长、安徽省灸法研究会副会长。《中华中西医临床杂志》、《医学综述》第三届编委会编委。全国高等中医药院校"十二五"规划教材《推拿学》、《推拿手法学》编委。2007年度被评为"全国中医院优秀院长"，2008年荣获"合肥市科技创新优秀工作者"，并多次荣获安徽中医学院先进工作者称号。

1992年至2003年一直师从于著名的神经病学专家杨任民教授，从事神经内科和神经康复科临床、教学和科研工作。曾在中国康复研究中心研修脑血管疾病偏瘫、截瘫、小儿脑瘫等中西医结合康复治疗。发表医学论文十余篇，近五年出版专著有：《实用小儿推拿》、《实用美容推拿》、《推拿学》、《中国疾病相关基因与基因诊断》、《中医康复学》、《运动系统常见疾病临床检查图解》。其中《中医康复学》为全国高等中医药院校教材，《实用小儿推拿》、《推拿学》被安徽中医学院选为本科生教材。

曾主持并参加国家自然科学基金、国家中医药管理局、省卫生厅、省教育厅、省科技厅等多项科研课题，获省科技成果奖1项，为安徽省"十二五"重点中医专科建设项目"针灸推拿学科"带头人、安徽省推拿名医李业甫教授学术继承人。对脑血管疾病偏瘫、外伤性截瘫、小儿脑瘫、老年性（血管性）痴呆、帕金森病、颈椎病、腰椎间盘突出症、颈肩腰腿痛的临床康复具有颇深的研究，康复疗效显著，对亚健康人群如失眠、头痛、慢性疲劳综合征、"六高一低"（高血糖、高血脂、高血粘度、高血尿酸、高血压、高肥胖、低免疫力）、慢性脑供血不足等康复保健治疗也疗效明显。

医院地址： 东区：安徽省合肥市敬亭山路1号（敬亭山路与临泉路交叉口）
西区：安徽省合肥市青阳南路1号（青阳路与贵池路交叉口）
咨询电话： 东区：0551-2839969 2839949　　西区：0551-5169198
总值班电话： 13855123129

成都肛肠专科医院

成都肛肠专科医院,源于痔瘘泰斗黄济川先生于1884年在四川泸州开办的痔瘘诊所。1904年黄老在原有诊所的基础上于成都创办黄济川痔瘘医院;1956年黄济川先生将医院献给国家,并改名为成都痔瘘专科医院,成为新中国第一所肛肠病专科医院;1998年经成都市卫生局批准更名为成都肛肠专科医院,是成都市中医管理局审批注册和管理的全民所有制非营利性二级专科医院。1956年7月黄济川先生当选为中华医学会外科学会常务委员,并当选为四位副主任委员之一。

目前医院已成为国内知名的肛肠专科医院,是中国便秘联谊会创始人单位。医院设有"全国中医肛肠学科名专家"工作室2个,"四川省名中医"工作室1个,"成都市名中医"工作室2个。拥有全国中医药高等教育学会临床教育研究会肛肠分会秘书长1人、副会长2人、副秘书长1人、常务理事3人,中华中医药学会肛肠分会副会长1人、常务理事4人,世界中医药学会联合会肛肠专业委员会副会长1人、常务理事1人,中国中西医结合学会大肠肛门病专业委员会常务理事1人,中国PPH技术(规范)资格认证委员会主任委员、秘书长各1人,四川省中医药学会副秘书长1人,四川省中西医结合学会副会长1人,成都市中医药学会副理事长1人,四川省中医药学会肛肠专业委员会正副主任委员各1人,成都市中医药学会副理事长1人,四川省中医药学会肛肠专业委员会正副主任委员各1人,成都市中医药学会肛肠专业委员会正副主任委员各1人,中国肛肠病学研究生联合会正副会长、秘书长各1人。医院是中国肛肠网[www.chgcw.com]的创办单位,有总编辑1人,执行主编1人。还拥有反复手术复发性肛瘘会诊中心、女子肛肠疾病治疗中心和黄济川肛肠病学术思想与成就研究、肛肠病无痛手术治疗研究、顽固性肛门坠胀研究、慢性顽固性便秘研究、先天性肛门畸形研究、重症复杂性痔疮的修复与整形研究、晚期复发性直肠癌研究、PPH手术与技巧研究等8个肛肠科常见疑难顽症科技攻关项目组。医院是全国重点肛肠专科协作建设单位,成都市医学重点学科,中华医学会外科分会结直肠外科学组、全国六大"肛肠良性疾病示范医疗中心",中国PPH技术培训中心,中国TST技术培训基地,成都中医药大学肛肠专业研究生招生点。

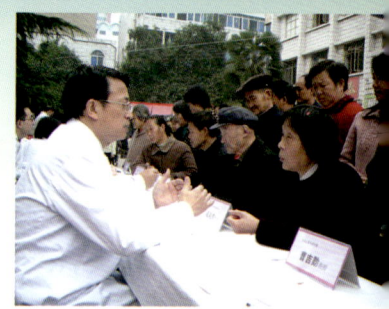

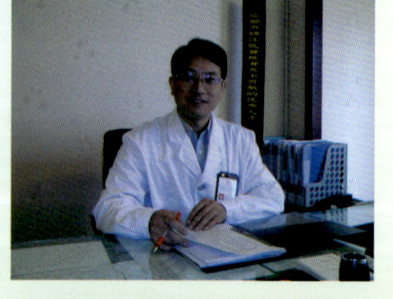

杨向东 主任医师、成都中医药大学教授、研究生导师。毕业于第三军医大学,博士学历。现任成都肛肠专科医院院长,成都直肠癌防治中心主任,中国PPH技术培训中心主任,四川省中医药学会副秘书长,成都市中医学会副理事长,中国便秘联谊会创始人,全国中医药高等教育学会肛肠分会副会长兼秘书长,中华中医药学会肛肠分会副会长,世界中医药联合学会肛肠分会副会长,四川省中医药学会肛肠分会会长,首批"全国中医肛肠学科名专家",四川省名中医,成都市名中医,省市高级技术职称评审委员会委员,省人大信息中心研究员,中国肛肠网总编辑。

杨向东教授医疗技术精湛,具有独特的诊疗风格。独创了低位直肠癌经腹会阴联合切除左下腹、排便可控制人工肛门技术首创"结肠瘫痪症"概念,首创"选择性结肠切除术"治疗顽固性便秘,独创整形修复方法治疗复杂性重症痔疮及会阴撕裂肛门缺损等疾病,癌症及晚期复发性癌症术后配合中医药、针灸等治疗,低位、超低位直肠癌保肛率达90%以上。近年来,积极引进新技术(如排粪造影、结肠传输试验、肛门直肠测压、PPH等)。

杨向东教授从事大肠肛门病专业工作近30年,先后出版医学专著7部,发表专业论文100余篇,承担各级科研项目10余项,在国内外肛肠学术界具有广泛的影响。同时主持多项国家、省、市、区各级科研项目,多次应邀参加全国及亚太地区、欧美等地业学术交流。他在孜孜汲取学术营养的同时,不忘利用自己在业界的影响力及号召力为推动四川中医药事业的发展不懈努力。

地址:成都市太升南路大墙东街152号
邮编:610015
咨询电话:400-884-8833 028-86080522 028-86622380
医院总机:028-86789414 028-86787390
医院传真:028-96786525
成都肛肠专科医院:www.cdgcyy.com
中国肛肠网:www.chgcw.com

北碚区中医医院

北碚区中医医院位于重庆以北24公里，美丽的缙云山麓、嘉陵江畔，始建于1953年月。五十多年来，由建院初期仅十三名职工的集体小诊所发展到现在拥有院本部、城南院、三个社区卫生服务中心，集中医医疗、教学、科研为一体的一所二级甲等、全国示范医院、爱婴医院。医院建筑面积30000多平方米，在职职工363名，高、中级专业技术人员136人，开放床位330张，资产总额1.13亿元，是广州中医药大学、成都中医药大学、重庆医科大学、西南大学药学院等多家中医药院校的教学医院，是中国中医科学院望京医院的合作指导医院。医院先后获得第三批全国名老中医专家学术经验继承工作先进管理单位、重庆市十佳医院、重庆市文明单位、重庆市卫生系统先进集体、重庆市卫生达标单位、重庆市厂务公开先进集体等多项荣誉称号。

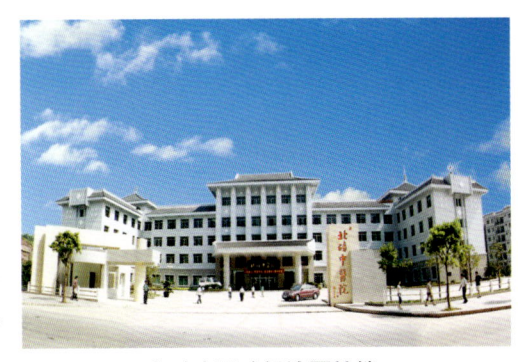
北碚中医院门诊医技楼

医院医疗设施齐全，拥有德国西门子螺旋CT、柯达ACR-2002系统、菲利普和日立彩色B超、日本奥林巴斯电子胃肠镜系统、全自动血球三化分析仪、体外震波碎石机、电视腹腔镜、进口高档麻醉机、500MAX光机、微电脑快速牵引床等一大批先进医疗设备。

医院技术力量较强，专科特色突出，拥有多位市、区级名老中医。开设有中医内、外、妇、儿科、消化、脑血管病、骨伤、针灸推拿、五官、口腔、急诊等临床科室。其中，脑血管病专科是重庆市重点专科，国家中医药管理局"十一五"重点专科（专病）—中风病项目建设科室；中药制剂室是重庆首家通过换证验收的、规模最大的医院中药制剂室，国家中医药管理局"十一五""中药制剂能力建设项目"科室；急诊科是重庆市标准急诊科，国家中医药管理局急诊急救能力建设项目科室；骨伤科被国家中医药管理局确定为2008年农村医疗机构中医民族医特色专科；中药房被确定为2008年县级中医医院中药房建设项目。医院科研方面硕果累累，近5年来，相继有300多篇论文在国家和省级刊物发表，结题和新立项的科研项目就有16项。"咽喉康喷雾剂"、"偏瘫康复液"、"潜阳降压胶囊"等多个自主研发生产的中药成品，经重庆市食品药品监督管理局批准生产，临床疗效明显。2004年医院启动的"国家三级医院"创建工作，已纳入重庆市中医建设项目，并作为北碚区政府发展卫生事业的重点工作。

医院将本着"病人至上、优质服务"的服务理念，坚持"弘扬国粹、自强不息"的医院精神，不断继承和发扬中医药特色，继续大力加强中医药文化建设，努力建成综合功能齐全、中医药特色突出，专科专病优势明显，教学科研能力较强的现代化综合性三级中医院，让祖国医学神圣的中医药文化大放异彩！

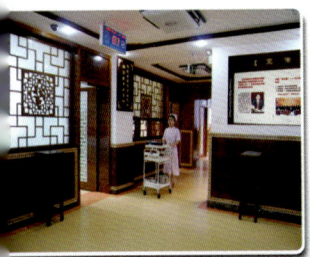
国家"十一五"中风病建设病区

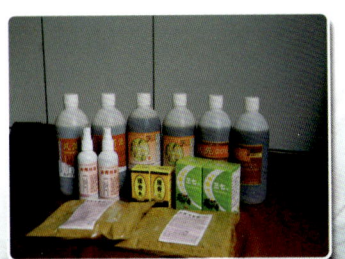
院内制剂

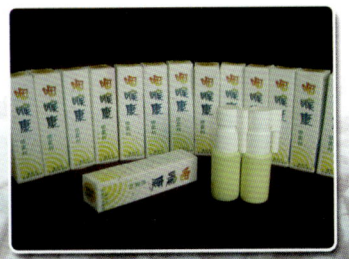
院内制剂

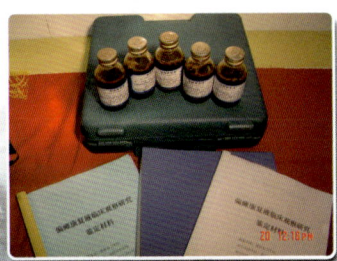
院内制剂

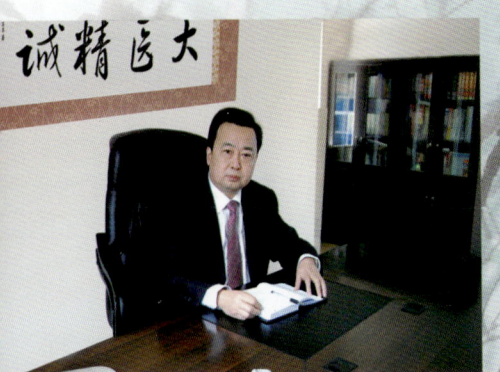
北碚中医院党委书记、院长尹平

尹平 高级政工师，北碚区中医医院党委书记、院长。1983年在北碚区中医医院针灸科工作，任医师、科主任。1997年中央党校函授学院法律专业本科毕业，2001年西南师范大学经济政法学院研究生课程班经济管理专业毕业，2003年任职高级政工师，2003年被选为北碚区中医院党总支书记，2005年被选为北碚区中医院党委书记。北碚区第八届、第九届、第十届党代会代表。2007年起任现职至今。

1996年被区委评为"优秀共产党员"，多次被区卫生局党工委评为"优秀共产党员"，从1997年至今每年均被区卫生局党工委评为"优秀党务工作者"，3次被区精神文明建设指导委员会评为"先进个人"，2003年被团市委、市卫生局团委授予"十年重庆卫生系统青年文明号活动优秀组织奖（个人奖）"。2006年被北碚区科委评为科普工作先进个人，2007年被北碚区委、区政府授予创建全国科普示范区先进个人，2008被评为重庆市抗震救灾先进个人。

地址： 重庆市北碚区碚峡路93号　　电话： 023-68863618　　传真： 023-68355411
急救电话： 023-68219999　　邮编： 400700

南通良春风湿病医院

南通良春风湿病医院(前身是南通市良春中医药临床研究所)是一所由国医大师、著名虫类药专家、风湿病泰斗朱良春教授和他的学术继承人朱婉华主任医师领衔创办的江苏省第一所市级风湿病专科医院,南通市医保定点单位。2007年医院被国家中医药管理局确定为国家"十一五"重点专科(专病)建设单暨全国痛风协作组组长单位。中国中医科学院基础临床研究所博士后流动工作室(站)和南京中医药大学临床实习基地。

医院以风湿病专科、肿瘤专科、康复养生科为医院的特色专科。建有达到GPP要求的制剂室,用房2800平方米。生产21种治疗风湿病、肿瘤、肝病、脾胃肾病、肺病等疑难杂病的,有自主知识产权的医院制剂。

医院以朱良春和朱婉华为首的学术团队坚持"继承要创新,弘扬不离宗",在中医药治疗风湿病、恶性肿瘤领域已形成自己独特的临床治疗体系,"益肾蠲痹法"治疗风湿病,具有疗效肯定,毒副作用少的特点,居国内领先水平,显示出中医药的特色优势。

医院目前承担和参与国家"十一五"科技支撑计划课题2项,承担江苏省科技支撑计划课题1项;获得国家发明专利3项,专利受理5项;"益肾蠲痹法治疗风湿病(类风湿、强脊炎、骨关节炎、颈胸腰椎退变、痛风、红斑狼疮等)"被列为国家中医药管理局科技成果推广项目;"朱良春益肾蠲痹法"被列为通市非物质文化遗产保护名录,并申报江苏省非物质文化遗产;世界中医药学会联合会成立风湿病专业委员会,朱良春任名誉会长,传承人朱婉华任常务事,第三代传承人蒋恬任青联委员;医院与中国中医科学院签订协议联合设立博士后科研工作室,人力资源和社会保障部与全国博士后管委会批准设立全博士后科研工作分站。

医院承办国际、国内风湿病学习班10余次。与广东省中医院签订合作协议,建成后的"良春中医专科医院"将成为广东省中医院主办卫生部高级研修教学基地和国家中医药管理局中医现代化典范的实习基地。与南京中医药大学签订建立教学基地关系的协议。

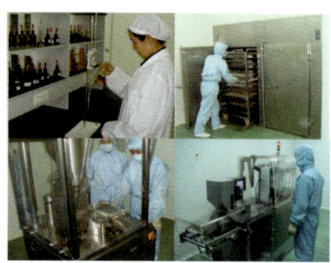

医院制剂室

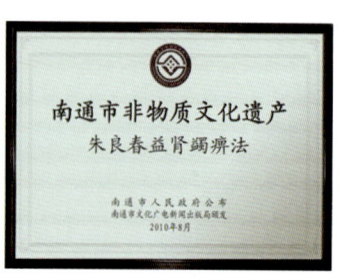

2011年将申报国家非物质文化遗产

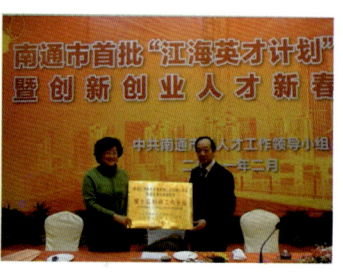

南通市副市长杨展里同志为博士后科研工作分站授牌

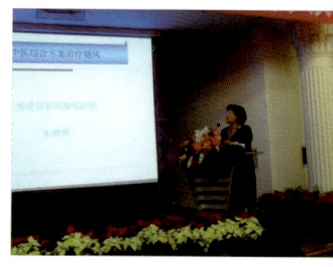

"中医综合方案治疗通风"的学术论文获得一等奖

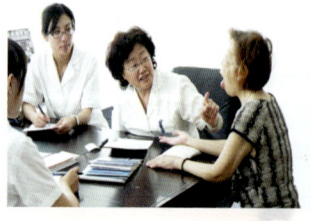

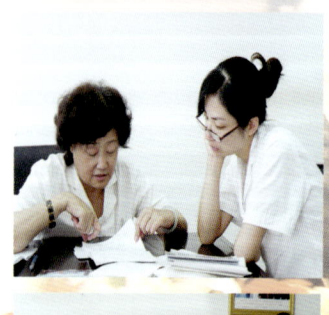

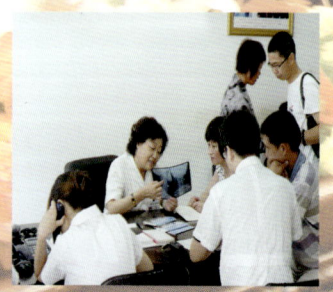

朱婉华 主任医师,安徽中医学院兼职教授,南通良春中医专科医院、南通良春风湿病医院院长,南通良春中医药研究所所长。兼任中华中医药学会风湿病分会副主任委员、名医学术思想研究会副主任委员、肿瘤分会委员,中国中西医结合学会风湿病专业委员会常委暨防治风湿病联盟副主席,中国癌症基金会北京鲜药研制中心委员,江苏省南通市事业管理协会副会长,江苏省第十届人大代表,国医大师朱良春教授的学术继承人。

朱婉华教授善于继承和创新,在整理朱良春大师经验的基础上,在中医药治疗风湿病、肿瘤领域已形成自己独特的临床治疗体系。在风湿病领域已获得5项部、省、市级科技进步奖:"顽痹(类风关)从肾论治"获1987年江苏省科技进步四等奖、南通市科技进步二等奖,"朱良春主任医师痹证诊疗软件"获1988年江苏省科技进步四等奖、南通市科技进步三等奖,"益肾蠲痹丸治疗顽痹(类风关)的临床和实验研究"获1990年国家中医药管理局科技进步三等奖,"痛风冲剂治疗痛风性关节炎临床和实验研究"获2003年南通市科技进步三等奖,"益肾蠲痹丸作为类风湿关节炎基础用药的研究"获2008年南通市科技进步二等奖。研发国家级新药"益肾蠲痹丸"。参与撰写、编写5本著作及5部大型工具书。在国内外杂志上发表学术论文50余篇,其中18篇获国际及国内优秀论文奖。主持完成国家科技部"十五"重点攻关项目2项。为国家科技部"十一五"科技支撑计划—"中医治疗常见病研究项目"—"痛风性关节炎中医综合治疗方案研究"课题负责人和"疑难病中医干预及疗效评价研究项目"—"基于二次临床研究的中医药治疗类风湿性关节炎的临床评价"课题、江苏省科技支撑计划"朱良春诊疗经验传承创新及运用示范"课题分中心负责人,国家中医药管理局"十一五"重点专科(风湿病科)建设项目负责人,暨全国痛风协作组组长。2008年10月被中国中西医结合学会风湿病专业委员会授予"推动风湿病学术发展贡献奖"。2009年荣获江苏省"五一"劳动奖章。2009年荣获"中国经济女性年度十佳创新人物奖"。

朱婉华教授擅长治疗强直性脊柱炎、类风湿关节炎、痛风性关节炎、系统性红斑狼疮、干燥综合征、硬皮病、皮肌炎、白塞病、骨关节炎、腰椎间盘突出等疾病。近年来在原发性肝癌、肠癌、肺癌、胰腺癌、乳腺癌等肿瘤的治疗领域中又有创新和突破,在国内外颇具影响,病人遍及全国各地及港、澳地区和美、英、日、韩等10多个国家。

北京中医药大学东直门医院

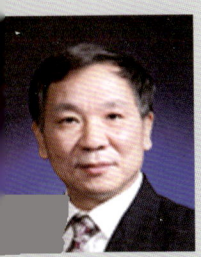

教育部重点学科"中医内科学"
国家中医药管理局重点学科
中医血液病学科　学术带头人
陈信义教授

东直门医院创建于1958年，是一所集医疗、教学、科研为一体的大型综合性中医院，是全国唯一进入国家"211工程"建设的高等中医药院校—北京中医药大学的附属医院，是历届全国中医临床教育研究会主任委员、秘书长单位，也是教育部首批中医院校长江学者特聘单位。在三代学科带头人董建华院士、王永炎院士、姜良铎教授等指导下，该院中医内科学自1989年被批准为国家级重点学科，是历届全国中医内科学会的主任委员单位。近年来，在内科主任陈信义教授、副主任王新月教授带领下，中医内科人才辈出，学术氛围浓厚，医教研蓬勃发展。目前，中医脑病学、中医内分泌病学、中医肝胆病学、中医肺病学、中医血液病学、中医老年病学、中医急诊学等7个三级学科成为国家中医药管理局重点学科；中医肾病、中医脑病、中医肝胆病、中医急诊是"十一五"国家中医药管理局重点专科建设单位；中医肾病、中医脑病、中医急诊已经成为卫生部重点专科建设单位。中医内科是北京中医药大学东直门医院医疗、教学与科学研究的主力军，医疗收入大于全院二分之一，教学任务量占全院三分之二，科研课题、科技成果、发明专利、技术成果转让位于全院之首。已经或正在承担国家攻关及"973"课题10项，国家自然科学基金课题15项，省部局级课题32项。近五年，获得国家科技进步三等奖2项，获得省部市局级科技进步一等奖4项、二等奖6项、三等奖17项，发明专利30余项，转让科技成果10余项，取得了良好的社会与经济效益。教学方面，北京中医药大学东直门医院中医内科学教学处于全国领先水平，《中医内科学》课程曾于2009年获得"国家级精品课程"称号。在长期大量的实践中，团队已建设成为高层次、高质量、多模式的人才梯队，历史悠久，名师辈出，2010年中医内科学教学团队获"国家级优秀教学团队"称号。此外，团队还在不断地进行摸索、创新与改革，在继承中获得更优异的发展，其创新研究成果于2008年获得北京市教育教学成果奖一等奖。教材建设方面，学科引领者董建华院士是五版《中医内科学》教材的副主编，王永炎院士主编了第六版《中医内科学》教材，田德禄教授担任面向21世纪课程教材《中医内科学》主编，该教材2005年获"北京市精品教材"，2006年获卫生部医药类优秀教材一等奖。王新月教授主编了教育部"十一五"国家级规划教材—中医药对外教育系列双语教材《中医内科学》，在国内外影响深远。

中医肺病学

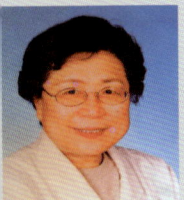

中医肺病学科带头人
武维屏教授

北京中医药大学东直门医院肺病科为国家中医药管理局重点学科建设单位。在国内知名呼吸病专家武维屏教授带领下，提出了以下理论及技术创新观点：①中医治疗肺病的调肝理肺法；②酸甘化阴法治疗激素依赖性哮喘新思路；③气虚血瘀痰阻贯穿COPD疾病始终的病机理论；④肺间质纤维化"肺痹—""肺痿"两元论。

中医血液病学科

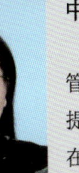

中医血液病学科带头人
李冬云教授

北京中医药大学东直门医院血液科为国家中医药管理局重点学科建设单位。学科在大力发展医疗、全面提高人才培养质量、推广行业共识研究成果基础上，站在学科发展前沿，围绕学科稳定的研究方向开展了具有中医特色与可持续发展的医教研工作，并有系列科研课题、研究成果、科技奖励、专利与系列学术论文作为支撑。

中医老年病学科

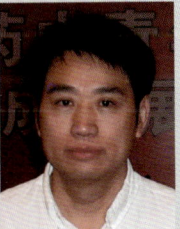

中医老年病学科带头人
田金洲教授

北京中医药大学东直门医院老年病科为国家中医药管理局重点学科建设单位。学科在学术带头人王永炎院士指导下，形成了以学科带头人田金洲教授为首的结构完善、专业互补、层次合理的学术团队。多年来紧跟国际学术发展前沿，以教育部"创新引智基地"和教育部"创新团队"为契机，推动老年神经疾病的中医药防治水平。

中医急诊学科

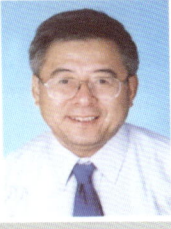

中医急诊学术带头人
姜良铎教授

北京中医药大学东直门医院急诊科为国家中医药管理局重点学科、中医急诊临床基地与卫生部重点专科建设单位。在董建华院士、杜怀棠、周平安、林越、孙塑伦、姜良铎等教授的指导下，中医药治疗脓毒症、耐药菌感染、脑血管病等急症居于国内领先地位。在国内率先提出了"急诊、急救、留观、ICU"一体化的运转模式，为综合性中医院急诊科室的建设树立了典范。

中医脑病学科

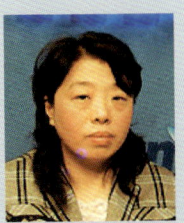

中医脑病学科带头人
副院长高颖教授

北京中医药大学东直门医院脑病科是国家中医药管理局中医脑病重点学科和重点专科、卫生部重点专科建设单位，国家中医药管理局中医脑病重点专科协作组组长单位。在中医药防治中风病、血管性痴呆、抑郁症和头痛头风等研究领域处于国内领先地位。在王永炎院士、孙塑伦教授指导下，提出了"毒损脑络"、"化痰通腑"、"清热解毒"、"扶正护脑"等创新理论，为医教研全面发展奠定了坚实的理论基础。

中医内分泌病学科

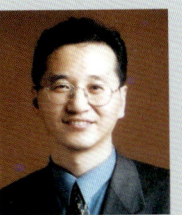

中医内分泌病学科带头人
赵进喜教授

北京中医药大学东直门医院内分泌科是国家中医药管理局重点学科、糖尿病肾病"微型癥瘕"重点研究室建设单位和世界中联糖尿病专业委员会会长单位。在吕仁和、王秀琴等老一辈专家带领下，学科以糖尿病肾病"微型癥瘕"、2型糖尿病"壮火食气"病机理论及糖尿病治疗的"二五八"方案、"六对论治"辨治方法、辨体质—辨病—辨证"三位一体"辨证方法、糖尿病足"清热解毒"外敷法为特色，其中，糖尿病肾病研究处于国内领先水平。

中医肝胆病学科

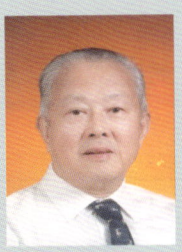

中医肝胆病学术带头人
田德禄教授

北京中医药大学东直门医院中医脾胃病科是国家中医药管理局中医肝胆病重点学科与重点专科建设单位。在董建华院士创立的"通降大法"指导下，学术带头人田德禄教授、学科带头人叶永安教授，后备学科带头人刘敏主任、王新月教授先后在慢性肝病（乙型病毒性肝病、酒精性肝病、非酒精性肝病）、慢性胃病（慢性萎缩性胃炎癌前期病变）、慢性肠病（溃疡性结肠炎）等方面形成了具有国内学术领先水平的优势病种及一套具有中医特色和优势的治疗消化系统疑难疾病的系列方案。

贵州省现代中药材研究所

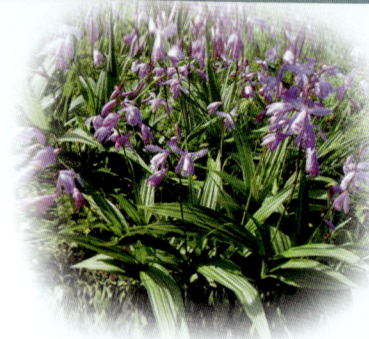

贵州省现代中药材研究所隶属于贵州省农业科学院管理，经贵州省编委批准设立的社会公益性事业单位。2008年9月正式成立并启动运行。

研究所重点围绕中药农业发展中的关键技术问题，系统开展中药材资源收集、保存、育种、繁育、栽培、产业开发与综合利用等研究和示范推广工作。建所三年来，建立了一支结构较为合理的中药材专业研究技术团队，固定人员11人，其中国家"百千万人才工程"一二层次人才培养对象1人，贵州省跨世纪人才培养对象1人，贵州省优秀青年科技人才培养对象1人；博士生导师1人，硕士生导师3人；研究员2人，副研究员4人；博士4人，硕士4人。承担国家科技支撑计划项目"半夏、何首乌、金钗石斛等8种药材规范化种植和野生保护抚育关键技术研究及应用示范"，省创新能力建设、科技攻关、科技基金及院各类科研项目（课题）20余项，申报专利1项，发表论文30余篇。

已建立了中药材种质资源圃和智能温室、贵州省中药工程技术中心种植平台功能实验室、贵州省现代农业产业技术体系药材质量安全与市场信息实验室、种子种苗及菌种生产中试基地等基础研发平台。收集保存药用野生植物资源100余种，其中石斛10000余份（株）、天麻200余株、半夏1200余份、独蒜兰350份、白及800余份、何首乌300余份；初步完成半夏、石斛、独蒜兰、白及、何首乌等中药材系统评价与优良种源筛选，筛选出优良株系；建立了石斛、杜鹃兰、独蒜兰、白及、鹅毛玉凤花、半夏等药材种子种苗工厂化生产技术体系。收集药用植物伴生菌50余种1500多个菌株，药食兼用真菌10余种150多个菌株。建立了省内种类最多的药用植物伴生菌和药食兼用真菌菌种资源库；建立了菌种母种及原种生产基地800 m²；建立了兰科植物菌根真菌单菌丝团分离的方法，初步建立了兰科植物种子萌发菌筛选方法和组培菌菌根化育苗方法。制定了《贵州半夏有害生物无害化治理技术规程》、《半夏规范化生产标准操作规程（SOP）》、《续断规范化种植标准操作规程（SOP）》、《独蒜兰野生资源收集和整理及调查标准》、《白及试验区病虫害综合防治技术规范》等系列标准。

建立了"贵州中药材产业信息网"。与企业联建半夏GAP规范化种植基地500余亩，白及GAP野生保护抚育基地3000余亩，石斛仿野生栽培与石漠化生态修复治理基地和独蒜兰仿野生栽培基地150余亩。初步形成了科学研究与推广应用相结合、"产学研"联动的中药材科技成果研发体系。

地　　址： 贵州省贵阳市小河区金农社区省农科院现代中药材研究所
邮　　编： 550006
电　　话： 0851-3762695
传　　真： 0851-3762695
手　　机： 13984319801
E-mail： zgsah@yahoo.com.cn
网　　址： http://www.gzzyc.com.cn/（贵州中药材产业信息网）
http://58.42.241.48:8089/Default.aspx（贵州省现代中药材研究所）

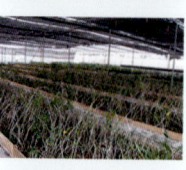
大方半夏规范化种植技术研究试验基地

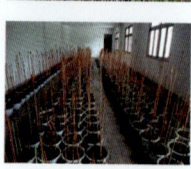
石斛品种选育试验基地

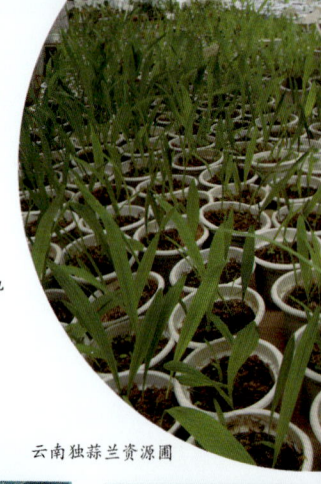

天麻有性繁殖　　云南独蒜兰资源圃

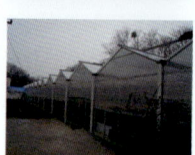
智能温室

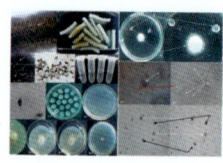
建立了菌根菌单菌丝团分离方法

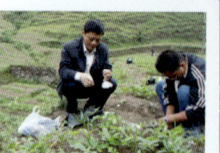
朱国胜博士在大方半夏基地开展半夏土壤微生物研究

朱国胜 博士，副研究员，硕士生导师。现任贵州省现代中药材研究所副所长，贵州省优秀青年科技人才培养对象，贵州省微生物学会常务理事，贵州省微生物学会食用菌专业委员会主任委员，贵州省中药材现代产业技术体系岗位专家，贵州省中药材品种审定专业委员会副组长，中国菌物学会会员，中国微生物学会会员。

从事食药用真菌、中药材共生真菌及益生菌的研究与应用、贵州中药材产业信息网建设等。主持国家科技支撑计划项目子项目2项，作为技术负责人承担国家科技支撑计划项目3项，完成贵州省自然科学基金、贵州省重大专项子项目、省农科院重点项目和专项项目各1项，现主持在研贵州省优秀青年科技人才培养计划项目、贵州省中药现代化项目、贵州省农业科技攻关项目、农科院博士科研启动项目、贵阳市科技局星火计划项目和贵州省重大专项子项目各1项。主持贵州省中药材产业技术体系建设岗位项目1项。承担在研贵州省重大专项子项目1项。作为常务负责人，参与完成中药现代化项目2项，贵州省优秀人才项目1项。作为技术负责人参与贵州省农业科技攻关项目1项、贵州省重大专项项目1项、国际科技合作项目1项、中药现代化项目2项。另外常务负责中央补助地方和科技创新能力建设两个平台建设项目。发表各类文章50余篇，其中核心期刊30余篇，1篇被SCI收录，1篇获得贵阳市优秀论文一等奖，1篇获得贵州省优秀论文二等奖。申报专利3项，获得专利授权2项。获得贵州省科技进步二等奖1项。

较系统地开展了环草石斛、独蒜兰、云南独蒜兰、杜鹃兰、半夏和淫羊藿菌根真菌，天麻伴生菌，农业废弃物堆肥高温菌和堆肥中有益微生物的研究。建立了兰科植物菌根真菌单菌丝团分离方法，确定几种光合兰科植物为丝核菌类菌根菌，半夏为丛枝菌根菌，淫羊藿为深色有隔菌类菌根菌；建立了兰科植物种子萌发菌原生地播种诱捕的技术方法，获得了一批天麻萌发菌和蜜环菌，筛选出优良萌发菌3株和蜜环菌4株；建立了杜鹃兰组培根状茎菌根化育苗方法，实现环草石斛、杜鹃兰和云南独蒜兰的基地种植，达到中试水平。建立了食药用真菌菌种资源库，茯苓、猪苓和竹荪优良菌株及新栽培技术达到中试水平。负责建立了"贵州中药材产业信息网"和QQ群，组织建立了贵州省微生物学会食用菌专业委员会。